Medicina Nuclear
Princípios e Aplicações
2ª edição

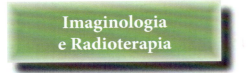

Imaginologia e Radioterapia

Outros Livros de Interesse

A Ciência e a Arte de Ler Artigos Científicos – **Braulio Luna Filho**
A Didática Humanista de um Professor de Medicina – **Decourt**
A Neurologia que Todo Médico Deve Saber 2ª ed. – **Nitrini**
A Questão Ética e a Saúde Humana – **Segre**
A Saúde Brasileira Pode Dar Certo – **Lottenberg**
A Vida por um Fio e por Inteiro – Elias **Knobel**
Abdome Agudo - Clínica e Imagem – **Lopes**
Artigo Científico - do Desafio à Conquista - Enfoque em Testes e Outros Trabalhos Acadêmicos – **Victoria Secaf**
As Lembranças que não se Apagam – Wilson Luiz **Sanvito**
Atlas de Diagnóstico por Imagem em Pediatria – **Barba Flores e Costa Vaz**
Atlas de Ultrassom Fetal - Normal e Malformações – **Zugaib e Bunduki**
Atlas do Abdome Agudo – **Lopes Samuel**
Coluna: Ponto e Vírgula 7ª ed. – **Goldenberg**
Conceitos Básicos de Física e Proteção Radiológicas – **Vianey Augusto**
Cuidados Paliativos – Diretrizes, Humanização e Alívio de Sintomas – **Franklin Santana**
Dicionário de Ciências Biológicas e Biomédicas – **Vilela Ferraz**
Dicionário Médico Ilustrado Inglês-Português – **Alves**
Física e Dosimetria das Radiações - Série Tecnologia em Radiologia Médica – vol. 2 – **Bitelli (São Camilo)**
Física e Higiene das Radiações – **Bitelli**
Gestão Estratégica de Clínicas e Hospitais – **Adriana Maria** André
Guia de Consultório - Atendimento e Administração – **Carvalho Argolo**
Guia de Diagnóstico Diferencial em Radiologia – **Harrison**
Laser em Biomedicina – **Chavantes**
Lesões das Valvas Cardíacas - Diagnóstico e Tratamento – **Meneghelo e Ramos**
Manual de Tomografia Computadorizada – **Nóbrega Daros**
Medicina Nuclear Aplicada à Cardiologia – **Tinoco e Fonseca**
Medicina Nuclear em Cardiologia - Da Metodologia à Clínica – **Thom Smanio**
Medicina Nuclear em Oncologia – **Sapienza**
Medicina: Olhando para o Futuro – **Protásio** Lemos **da Luz**
Medicina, Saúde e Sociedade – **Jatene**
Nem Só de Ciência se Faz a Cura 2ª ed. – **Protásio da Luz**
O Que Você Precisa Saber sobre o Sistema Único de Saúde – **APM-SUS**
PET e PET/CT em Oncologia – Sociedade Brasileira de Biologia, Medicina Nuclear e Imagem Molecular – **Ramos e Soares**
Politica Públicas de Saúde Interação dos Atores Sociais – **Lopes**
Problemas e Situações em Ecocardiografia - Abordagem Prática – **Del Castillo**
Radiofarmácia – **Ralph Santos** Oliveira
Técnicas de Imagem por Tomografia Computadorizada – **Nóbrega Daros (São Camilo)**
Técnicas em Ressonância Magnética Nuclear – **Nóbrega**
Técnicas Radiológicas – **Boisson**
Ultrassom e Ecocardiografia para a Prática em Urgência e Emergência ECOMU – Hélio **Penna Guimarães**
Um Guia para o Leitor de Artigos Científicos na Área da Saúde – **Marcopito Santos**

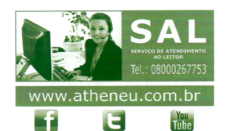

Envie sugestões, críticas ou correções ao e-mail:

inrad-add@gmail.com

assunto = LIVRO, para possível incorporação em futuras edições.

Medicina Nuclear
Princípios e Aplicações
2ª edição

Editor-chefe

Fausto Haruki Hironaka

Professor doutor do Departamento de Radiologia da Faculdade de Medicina da Universidade de São Paulo (FMUSP). Coordenador do Programa de Residência em Medicina Nuclear do Hospital das Clínicas da FMUSP. Mestre e doutor pela FMUSP.

Editores

Carla Rachel Ono

Professora colaboradora do Departamento de Radiologia e Oncologia da Faculdade de Medicina da Universidade de São Paulo (FMUSP). Médica-assistente dos Serviços de Medicina Nuclear do Instituto do Câncer do Estado de São Paulo (Icesp) e do Instituto de Radiologia (InRad) do Hospital das Clínicas da FMUSP/Centro de Medicina Nuclear. Doutora em Ciências pela FMUSP.

Carlos Alberto Buchpiguel

Professor titular da Disciplina de Medicina Nuclear do Departamento de Radiologia e Oncologia da Faculdade de Medicina da Universidade de São Paulo (FMUSP). Diretor do Centro de Medicina Nuclear do Instituto de Radiologia (InRad) do Hospital das Clínicas da FMUSP.

Marcelo Tatit Sapienza

Professor-associado do Departamento de Radiologia e Oncologia da Faculdade de Medicina da Universidade de São Paulo (FMUSP). Mestre, doutor e livre-docente em Medicina pela FMUSP.

Marcos Santos Lima

Médico-assistente do Hospital das Clínicas da Faculdade de Medicina da Universidade de São Paulo (HCFMUSP)/Serviço de Medicina Nuclear do Instituto do Câncer do Estado de São Paulo (Icesp). Membro titular da Sociedade Brasileira de Medicina Nuclear. Membro titular do Colégio Brasileiro de Radiologia. Título de Clínica Médica pela Sociedade Brasileira de Clínica Médica. Engenheiro de Computação pela Escola Politécnica da USP.

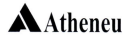

EDITORA ATHENEU

São Paulo	Rua Jesuíno Pascoal, 30 Tel.: (11) 2858-8750 Fax: (11) 2858-8766 E-mail: atheneu@atheneu.com.br
Rio de Janeiro	Rua Bambina, 74 Tel.: (21)3094-1295 Fax: (21)3094-1284 E-mail: atheneu@atheneu.com.br
Belo Horizonte	Rua Domingos Vieira, 319 — conj. 1.104

CAPA: Paulo Verardo
PRODUÇÃO EDITORIAL: Sandra Regina Santana

CIP-BRASIL. CATALOGAÇÃO NA PUBLICAÇÃO
SINDICATO NACIONAL DOS EDITORES DE LIVROS, RJ

M442
2. ed.
Medicina nuclear : princípios e aplicações / Fausto Haruki Hironaka...[et al.] -- 2. ed. --
Rio de Janeiro : Atheneu, 2017.
il. ; 28 cm.

Inclui bibliografia
ISBN: 978-85-388-0778-0

1. Medicina nuclear. I. Hironaka, Fausto Haruki.

17-40874

CDD: 616.07575
CDU: 616.07575

HIRONAKA, F. H.; ONO, C. R.; BUCHPIGUEL, C. A.; SAPIENZA, M. T.; LIMA, M. S.
Medicina Nuclear – Princípios e Aplicações – 2ª edição

© EDITORA ATHENEU
São Paulo, Rio de Janeiro, Belo Horizonte, 2017

Autores

Alexandre Teles Garcez

Bacharel em Física pelo Instituto de Física da Universidade de São Paulo (USP), vinculado aos Serviços de Medicina Nuclear do Instituto do Câncer do Estado de São Paulo (Icesp) e do Instituto de Radiologia (InRad) do Hospital das Clínicas da Faculdade de Medicina da USP (HCFMUSP)/Centro de Medicina Nuclear.

Artur Martins Novaes Coutinho

Médico-assistente dos Serviços de Medicina Nuclear do Instituto do Câncer do Estado de São Paulo (Icesp) e do Instituto de Radiologia (InRad) do Hospital das Clínicas da Faculdade de Medicina da Universidade de São Paulo (HCFMUSP)/Centro de Medicina Nuclear. Doutor pela USP e pesquisador em pós-doutorado no Athinoula A. Martinos Center for Biomedical Imaging (Harvard/MIT – EUA).

Bruno Gomes Padilha

Residência médica no Serviço de Medicina Nuclear do Instituto de Radiologia (InRad) do Hospital das Clínicas da Faculdade de Medicina da Universidade de São Paulo (HCFMUSP)/ Centro de Medicina Nuclear.

Camila Maria Longo Machado

Pesquisadora científica II do Laboratório de Investigação Médica em Medicina Nuclear do Hospital das Clínicas da Faculdade de Medicina da Universidade de São Paulo (LIM43-HCFMUSP). Graduada em Ciências Biológicas, mestre e doutora em Genética e Biologia Molecular pela Universidade Estadual de Campinas (Unicamp). Pós-doutoramento em Desenvolvimento no Memorial Sloan Kettering Cancer Center.

Daniele de Paula Faria

Pesquisadora na área de Radiofarmácia e Imagem Pré-clínica. Farmacêutica pela Universidade Positivo. Tecnóloga em Radiologia pela Universidade Tecnológica Federal do Paraná (UTFPR). Doutora pela Universidade de Groningen, Holanda.

Fabio Luiz Navarro Marques

Coordenador do Laboratório de Radiofarmácia do Instituto de Radiologia (InRad) do Hospital das Clínicas da Faculdade de Medicina da Universidade de São Paulo (HCFMUSP). Mestre em Química Orgânica pelo Instituto de Química e doutor em Ciências pela FMUSP.

George Barberio Coura Filho

Médico-assistente do Serviço de Medicina Nuclear do Instituto do Câncer do Estado de São Paulo (Icesp) – Faculdade de Medicina da Universidade de São Paulo (FMUSP). Doutor pela FMUSP.

Giovanna Carvalho

Médica-assistente do Serviço de Medicina Nuclear do Instituto do Câncer do Estado de São Paulo (Icesp). Membro titular da Sociedade Brasileira de Medicina Nuclear e do Colégio Brasileiro de Radiologia. Especialista em Medicina Nuclear e em Radiologia.

Heitor Naoki Sado

Professor colaborador do Departamento de Radiologia e Oncologia da Faculdade de Medicina da Universidade de São Paulo (FMUSP). Coordenador médico do Serviço de Medicina Nuclear do Instituto de Radiologia (InRad) do Hospital das Clínicas da FMUSP/Centro de Medicina Nuclear. Graduado em Medicina pela FMUSP. Especialista em Medicina Nuclear pela Associação Médica Brasileira, Colégio Brasileiro de Radiologia e Diagnóstico por Imagem (AMB/CBR). Mestre e doutor em Ciências da Saúde pela Universidade Federal do Paraná (UFPR).

Ivani Bortoleti Melo

Biomédica coordenadora do grupo técnico no Serviço de Medicina Nuclear do Instituto de Radiologia (InRad) do Hospital das Clínicas da Faculdade de Medicina da Universidade de São Paulo (HCFMUSP)/Centro de Medicina Nuclear. Mestre em Tecnologia Nuclear pelo Instituto de Pesquisas Energéticas e Nucleares (Ipen).

José Cláudio Meneghetti

Diretor do Serviço de Medicina Nuclear do Instituto do Coração (InCor) do Hospital das Clínicas da Faculdade de Medicina da Universidade de São Paulo (HCFMUSP). Doutor em Medicina pela FMUSP.

José Flávio Gomes Marin

Médico-assistente do Hospital das Clínicas da Faculdade de Medicina da Universidade de São Paulo (HCFMUSP)/Serviço de Medicina Nuclear do Instituto do Câncer do Estado de São Paulo (Icesp).

José Soares Júnior

Médico-chefe do Serviço de Medicina Nuclear e Imagem Molecular do Instituto do Coração (InCor) do Hospital das Clínicas da Faculdade de Medicina da Universidade de São Paulo (HCFMUSP). Doutor em Medicina pela FMUSP.

José Willegaignon Amorim Carvalho

Físico-chefe do Serviço de Medicina Nuclear do Instituto do Câncer do Estado de São Paulo (Icesp). Pós-doutor em Radiologia pela Faculdade de Medicina da Universidade de São Paulo (FMUSP). Doutor em Ciências na Área de Tecnologia Nuclear pelo Instituto de Pesquisas Energéticas e Nucleares/Comissão Nacional de Energia Nuclear de São Paulo (Ipen/CNEN/SP).

Marcelo Araújo Queiroz

Médico-assistente do Hospital das Clínicas da Faculdade de Medicina da Universidade de São Paulo (HCFMUSP)/Serviço de Medicina Nuclear do Instituto do Câncer do Estado de São Paulo (Icesp). Membro titular do Colégio Brasileiro de Radiologia (CBR).

Marco Antonio de Oliveira

Físico-chefe e supervisor de Radioproteção do Serviço de Medicina Nuclear e Imagem Molecular do Instituto do Coração (InCor) do Hospital das Clínicas da Faculdade de Medicina da Universidade de São Paulo (HCFMUSP). Bacharel em Física.

Maria Clementina P. Giorgi

Médica-assistente do Serviço de Medicina Nuclear e Imagem Molecular do Instituto do Coração (InCor) do Hospital das Clínicas da Faculdade de Medicina da Universidade de São Paulo (HCFMUSP). Doutora em Medicina – Radiologia pela FMUSP.

Maria Inês Calil Cury Guimarães

Física do Serviço de Medicina Nuclear do Instituto de Radiologia (InRad) do Hospital das Clínicas da Faculdade de Medicina da Universidade de São Paulo (HCFMUSP)/Centro de Medicina Nuclear. Mestre em Física pelo Instituto de Física de São Carlos da USP. Doutora em Tecnologia Nuclear Básica pelo Instituto de Pesquisas Energéticas e Nucleares (Ipen).

Marisa Izaki

Médica-assistente do Serviço de Medicina Nuclear e Imagem Molecular do Instituto do Coração (InCor) do Hospital das Clínicas da Faculdade de Medicina da Universidade de São Paulo (HCFMUSP). Especialista em Medicina Nuclear e doutora em Medicina pela FMUSP.

Paulo Luiz Aguirre Costa

Médico e físico. Doutor em Medicina pelo Departamento de Radiologia da Faculdade de Medicina da Universidade de São Paulo (FMUSP).

Paulo Schiavom Duarte

Médico-assistente do Serviço de Medicina Nuclear do Instituto do Câncer do Estado de São Paulo (Icesp). Especialista em Medicina Nuclear e doutor em Ciências pela Faculdade de Medicina da Universidade de São Paulo (FMUSP).

Rafael Fernandes Nunes

Residência médica no Serviço de Medicina Nuclear do Instituto de Radiologia (InRad) do Hospital das Clínicas da Faculdade de Medicina da Universidade de São Paulo (HCFMUSP)/ Centro de Medicina Nuclear.

Roberta Morgado Ferreira

Médica nuclear e assistente do Serviço de Medicina Nuclear – MedImagem – Beneficência Portuguesa de São Paulo.

Rômulo Hermeto Bueno do Vale

Residência médica no Serviço de Medicina Nuclear do Instituto de Radiologia (InRad) do Hospital das Clínicas da Faculdade de Medicina da Universidade de São Paulo (HCFMUSP)/ Centro de Medicina Nuclear.

Silvana Prando

Bacharel em Física pelo Instituto de Física da Universidade Federal de São Carlos (UFSCar), vinculado ao Serviço de Medicina Nuclear do Instituto de Radiologia (InRad) do Hospital das Clínicas da Faculdade de Medicina da Universidade de São Paulo (HCFMUSP)/Centro de Medicina Nuclear. Mestre em Física pelo Instituto de Física da USP.

Tomoco Watanabe

Médica-assistente do Serviço de Medicina Nuclear do Instituto de Radiologia (InRad) do Hospital das Clínicas da Faculdade de Medicina da Universidade de São Paulo (HCFMUSP). Graduada pela Faculdade de Medicina de Sorocaba – Pontifícia Universidade Católica de São Paulo (PUC-SP), mestre em Medicina e doutora em Ciências pela FMUSP.

Agradecimentos

Agradecemos aos residentes de todas as épocas, que, além de sua colaboração direta, nos auxiliam e motivam a escrever este livro.

Agradecemos também a todos os membros da equipe multiprofissional – biomédicos, físicos, enfermeiros, tecnólogos, farmacêuticos, químicos, recepcionistas, secretárias – pelo apoio e pela ajuda no crescimento da especialidade.

Prefácio da 2ª edição

A Medicina Nuclear tem se destacado como uma especialidade que apresenta grande potencial para contribuir com tratamentos inovadores nas próximas décadas com a associação de radioisótopos a quimioterápicos ao mesmo tempo e continua evoluindo no diagnóstico com a introdução de novos fármacos, tendendo estes serem cada vez mais específicos.

Na área dos equipamentos, o desenvolvimento tecnológico levou à introdução do PET-RM, método muito promissor para diagnósticos em sistema nervoso e fígado em particular, em Oncologia e doenças neurodegenerativas. A sua aplicação em pesquisa nos últimos anos tem evoluído rapidamente para diversas indicações de uso clínico a curto prazo.

A preocupação da equipe do Centro de Medicina Nuclear do Instituto de Radiologia do Hospital das Clínicas da Faculdade de Medicina da Universidade de São Paulo (HCFMUSP), liderada pelo Professor Carlos Buchpiguel, é de prover aos especialistas e residentes da área uma nova edição deste livro de Medicina Nuclear retratando a evolução da especialidade nos últimos anos e as perspectivas de evolução futura.

A experiência dos autores deste livro é única, atuando na fronteira da ciência e da assistência dentro do Complexo Hospital das Clínicas, incluindo o Instituto do Câncer, sua mais recente unidade assistencial, e dispondo de um cíclotron que permite a produção de seus radioisótopos e do primeiro PET-RM em Hospital Universitário do país. Isso possibilita à equipe multiprofissional uma visão moderna da Medicina Nuclear e de suas perspectivas futuras.

Tenho certeza de que este livro contribuirá, de forma decisiva, para todos os que se interessam por essa extraordinária especialidade e incentivará os futuros especialistas e pesquisadores a buscarem cada vez mais a inovação.

São Paulo, abril de 2017

Giovanni Guido Cerri
Professor titular da Disciplina de Radiologia da
Faculdade de Medicina da Universidade de São Paulo

Prefácio da 1ª edição

Os métodos de diagnóstico por imagem apresentam um enorme avanço tecnológico nas últimas décadas contribuindo de modo decisivo para o prolongamento e melhora da qualidade de vida.

A Medicina Nuclear tem sido fundamental para diagnosticar e fazer o seguimento de diversas doenças de forma não invasiva e precisa.

A introdução de técnicas terapêuticas ampliou a presença do especialista nas atividades hospitalares demonstrando o potencial da especialidade.

Mais recentemente, o PET-CT passou a ser um exame fundamental para o diagnóstico, o estadiamento e o controle de pacientes com câncer.

A ampliação das fronteiras na Medicina Nuclear ampliou também as pesquisas na área e a perspectiva de ser um método decisivo no tratamento do câncer no futuro utilizando radioisótopos vinculados aos quimioterápicos.

Em razão de todas essas perspectivas favoráveis da especialidade, publica-se esta obra escrita por alguns dos mais importantes especialistas em Medicina Nuclear trazendo as fronteiras do conhecimento.

Este livro é dedicado em particular aos residentes que se iniciam nos conhecimentos de Medicina Nuclear e também a todos que se interessam por esta fascinante especialidade.

A experiência deste grupo de médicos do Instituto de Radiologia, do Centro de Medicina Nuclear e do Complexo Hospital das Clínicas, está presente neste livro que certamente agradará a todos.

São Paulo, abril de 2012

Giovanni Guido Cerri

Professor titular da Disciplina de Radiologia
Faculdade de Medicina da Universidade de São Paulo

Apresentação da 2ª edição

Esta 2ª edição de *Medicina Nuclear – Princípios e Aplicações* foi elaborada no ano IV da Disciplina de Medicina Nuclear da Faculdade de Medicina da Universidade de São Paulo.

É parte integrante do compromisso de criação de ambiente acadêmico propício a reflexões sobre ensino-aprendizado, desenvolvimento técnico-científico e excelência na assistência clínica em Medicina Nuclear.

Foi escrita por equipes multidisciplinares que atuam no Centro de Medicina Nuclear e serviços de Medicina Nuclear do Instituto do Coração e Instituto do Câncer que constituem a Disciplina e que conta com suporte de tecnologia atualizada, como Cíclotron e Tomografia por Emissão de Pósitrons associada à Tomografia Computadorizada ou à Ressonância Magnética.

Tem como objetivo ser texto de referência para educação em serviço dos médicos interessados na especialidade, atuando na Residência, Complementação Especializada ou Ano Adicional em Métodos Híbridos.

A Medicina, como outras ciências aplicadas, passa por uma fase de intensa interdisciplinaridade. Tecnologia híbrida é realidade diária da Medicina Nuclear.

Estamos no alvorecer da incorporação da Biologia Molecular, e a especialidade terá importância renovada na busca da Medicina de Precisão e Personalizada. Afinal, o impacto histórico do caminho para as Índias não foi nem a Índia nem o caminho, mas as consequências históricas da busca.

São Paulo, abril de 2017
Fausto Hironaka

Apresentação da 1ª edição

Medicina Nuclear – Princípios e Aplicações é expressão de compromisso com atividade de ensino.

Os editores, representando o corpo docente da disciplina de Medicina Nuclear, pretendem expressar a importância da diversidade de formação, de percepções e de objetivos dos integrantes.

Propõe ser instrumento do binômio ensino aprendizado, situando-se no contexto de evolução e reflexão sobre método e conteúdo da educação durante a residência médica.

Tem como finalidade a sistematização da aplicação clínica, indispensável ao treinamento em serviço que é a residência médica.

Os métodos de ensino da especialidade em imagem serão beneficiários da tecnologia de informação, da mesma forma que a geração de imagem é resultado da serendipitosa integração de princípios físicos e informática.

Medicina Nuclear – Princípios e Aplicações será, portanto, integrado ao Moodle, Wikipedia e ao Arquivo Didático Digital com acesso pleno ao PACS e com capacidade de processamento de imagens.

Escrito por médicos, físicos, biomédicos e farmacêuticos da Faculdade de Medicina da Universidade de São Paulo, que atuam no Centro de Medicina Nuclear, Instituto de Coração e Instituto do Câncer, é meio e fim, de ensino e aprendizado, do corpo discente e docente.

São Paulo, abril de 2012

Fausto Hironaka

.

Adendo – Nomenclatura de Radiofármacos

A nomenclatura para os radiofármacos utilizada neste livro foi baseada nas instruções estabelecidas pela *International Union of Pure and Applied Chemistry* (IUPAC) para nomenclatura dos compostos isotopicamente marcados[1], em uma proposta brasileira para nomenclatura de compostos de coordenação, categoria na qual estão inseridos os radiofármacos de [^{99m}Tc]tecnécio e outros metais[2] e nas normas para adaptação das traduções dos nomes de moléculas orgânicas da língua inglesa para a língua portuguesa[3].

Optamos por usar de alguma liberdade para apresentar os nomes e as fórmulas de modo mais simples do que aquele exigido nas instruções, mas sem perder características importantes, como a de manter o símbolo do metal à frente do ligante, p. ex. ^{99m}Tc-DTPA, ^{99m}Tc-MDP, ^{111}In-Octreotídeo, pois as fórmulas químicas não sofrem processo de tradução.

Referências bibliográficas

- Nomenclature of Inorganic Chemistry – Part II. 1. Isotopically Modified Compounds. Pure Appl Chem. 1981;53:1887-900.
- Ferreira AMC, Toma HE. Nomenclatura de compostos de coordenação: uma proposta simplificada. Química Nova. 1984;7:9-15.
- Guia IUPAC para a Nomenclatura de Compostos Orgânicos. Tradução portuguesa nas variantes Europeia e Brasileira de "A Guide to IUPAC Nomenclature of Organic Compounds – Recomendations 1993", original em inglês preparado por R. Pânico, W. H. Powell e J.-C. Richer. Tradutores: Ana Cristina Fernandes, Bernardo Herold, Hernani Maia, Amélia Pilar Rauter e José Augusto R. Rodrigues. Lisboa: Editora Lidel – Edições Técnicas Ltd., setembro de 2002.

Sumário

SEÇÃO 1 – BASES

1 Aperfeiçoamento Médico, 3
Fausto Haruki Hironaka
Marcelo Tatit Sapienza

2 Princípios Básicos de Física das Radiações, 11
Maria Inês Calil Cury Guimarães
Marcos Santos Lima

    2.1 Exercícios Resolvidos de Física das Radiações, 25
    Marcos Santos Lima

3 Instrumentação, 27
Marcos Santos Lima
Alexandre Teles Garcez
Silvana Prando
Marco Antonio de Oliveira

4 Processamento Digital das Imagens e Tecnologia da Informação, 55
Marcos Santos Lima

5 Radiofarmácia, 71
Fabio Luiz Navarro Marques
Daniele de Paula Faria
Roberta Morgado Ferreira

6 Radiobiologia – Bases Celulares e Moleculares dos Efeitos da Radiação, 87
Camila Maria Longo Machado

7 Proteção Radiológica e Dosimetria, 105
Artur Martins Novaes Coutinho
Maria Inês Calil Cury Guimarães

8 Avaliação de Métodos Diagnósticos, 119
Paulo Schiavom Duarte

9 Procedimentos Gerenciais e Tecnológicos em Medicina Nuclear, 129
Ivani Bortoleti Melo

SEÇÃO 2 – DIAGNÓSTICO

10 Diagnósticos em Cardiologia

10.1 Cintilografia de Perfusão Miocárdica, 140
José Cláudio Meneghetti
José Soares Júnior
Marisa Izaki
Maria Clementina P. Giorgi
Bruno Gomes Padilha

10.2 Avaliação da Função Ventricular, 159
José Cláudio Meneghetti
José Soares Júnior
Marisa Izaki
Maria Clementina P. Giorgi

10.3 Cintilografia Cardíaca com Pirofosfato, 168
José Cláudio Meneghetti
José Soares Júnior
Marisa Izaki
Maria Clementina P. Giorgi

10.4 Viabilidade Miocárdica, 170
José Cláudio Meneghetti
José Soares Júnior
Marisa Izaki
Maria Clementina P. Giorgi

10.5 Avaliação da Inervação Cardíaca com [123]MIBG, 178
José Cláudio Meneghetti
José Soares Júnior
Marisa Izaki
Maria Clementina P. Giorgi

10.6 Inflamação e Infecção Cardiovasculares, 180
José Cláudio Meneghetti
José Soares Júnior
Marisa Izaki
Maria Clementina P. Giorgi

11 Endocrinologia

11.1 Tireoide, 186
Tomoco Watanabe

11.2 Pesquisa de Corpo Inteiro (PCI), 197
Tomoco Watanabe

11.3 Paratireoide, 203
Tomoco Watanabe

12 Gastrointestinal

12.1 Trânsito Esofágico, 210
Heitor Naoki Sado

12.2 Esvaziamento Gástrico, 214
Heitor Naoki Sado

12.3 Refluxo Gastroesofágico e Pesquisa de Aspiração Pulmonar, 219
Heitor Naoki Sado

12.4 Mucosa Gástrica Ectópica, 225
Heitor Naoki Sado

12.5 Glândulas Salivares, 229
Heitor Naoki Sado

12.6 Fígado e Vias Biliares, 233
Carla Rachel Ono

12.7 Cintilografia Hepática com Hemácias Marcadas para a Avaliação de Hemangioma Hepático, 248
Carla Rachel Ono

12.8 Cintilografia Hepatoesplênica e Pesquisa de Baço Acessório, 251
Carla Rachel Ono

12.9 Sangramento Intestinal, 255
Carla Rachel Ono

12.10 Outros Métodos e Técnicas *in Vitro*, 259
Carla Rachel Ono

13 Infecção e Inflamação, 265
Paulo Schiavom Duarte

14 Musculoesquelético

14.1 Cintilografia Óssea e PET com ^{18}F-fluoreto em Doenças Benignas, 282
Marcelo Tatit Sapienza
Giovanna Carvalho

14.2 Cintilografia Óssea e PET com ^{18}F-fluoreto em Doenças Malignas, 296
Paulo Schiavom Duarte
Giovanna Carvalho

14.3 Densitometria Óssea, 304
Marcelo Tatit Sapienza

15 Nefrourinário

15.1 Cintilografia Renal Dinâmica, 310
George Barberio Coura Filho

15.2 Cintilografia Renal Estática, 319
George Barberio Coura Filho

15.3 Cistocintilografia, 323
George Barberio Coura Filho

15.4 Cintilografia Escrotal, 326
George Barberio Coura Filho

15.5 Estudos Quantitativos, 329
George Barberio Coura Filho

16 Oncologia (Não PET)

16.1 Cintilografia com Gálio-67 (^{67}Ga) na Avaliação de Processos Oncológicos, 332
Paulo Schiavom Duarte

16.2 Cintilografia com ^{99m}Tc-sestamibi, 338
George Barberio Coura Filho
Marcos Santos Lima

16.3 Cintilografia Cerebral e Estudos com Tálio-201 e Sestamibi, 346
Artur Martins Novaes Coutinho
Carla Rachel Ono
Carlos Alberto Buchpiguel

16.4 Cintilografia com Metaiodobenzilguanidina (MIBG), 350
Artur Martins Novaes Coutinho

16.5 Linfonodo Sentinela e Intraoperatórios Radioguiados, 357
Heitor Naoki Sado

17 Oncologia PET com FDG

17.1 Bases da Tomografia por Emissão de Pósitrons (PET), 372
Marcelo Tatit Sapienza
Carlos Alberto Buchpiguel

17.2 PET/RM – Princípios e Perspectivas, 378
Marcelo Araújo Queiroz

17.3 Tumores do Sistema Nervoso Central, 382
Artur Martins Novaes Coutinho
Carla Rachel Ono
Carlos Alberto Buchpiguel

17.4 Tumores da Cabeça e do Pescoço, 388
Heitor Naoki Sado

17.5 Estudos Diagnósticos com Análogos da Somatostatina, 395
Marcelo Tatit Sapienza
George Barberio Coura Filho

17.6 Tumores do Sistema Endócrino, 404
Marcelo Tatit Sapienza

17.7 Câncer de Pulmão, 409
Carla Rachel Ono

17.8 PET/CT no Câncer de Esôfago, 419
Rômulo Hermeto Bueno do Vale

17.9 PET/CT no Adenocarcinoma Colorretal, 424
Carlos Alberto Buchpiguel

17.10 PET/CT no Câncer de Estômago, 430
Rafael Fernandes Nunes

17.11 PET/CT no Câncer de Pâncreas, 441
Rômulo Hermeto Bueno do Vale

17.12 PET/CT no Câncer de Fígado e Vias Biliares, 448
Rafael Fernandes Nunes

17.13 Câncer de Mama, 456
George Barberio Coura Filho
José Flávio Gomes Marin

17.14 Tumores Ginecológicos, 462
George Barberio Coura Filho
José Flávio Gomes Marin

17.15 Tumores Urogenitais, 467
Carla Rachel Ono

17.16 Linfoma, 477
Marcos Santos Lima

17.17 Aplicações da PET e PET/CT com ^{18}FDG nos Tumores do Sistema Musculoesquelético, 486
Giovanna Carvalho

17.18 Melanoma, 491
Paulo Schiavom Duarte

17.19 Tumores de Sítio Primário Desconhecido, 496
Heitor Naoki Sado

18 Cintilografia Pulmonar, 501
Artur Martins Novaes Coutinho

19 Sistema Nervoso Central

19.1 Estudo de Perfusão Cerebral e Metabolismo Glicolítico Cerebral, 516
Artur Martins Novaes Coutinho
Carla Rachel Ono
Carlos Alberto Buchpiguel

19.2 Cisternocintilografia, Cintilografia Cardíaca com ^{123}I-mIBG em Neurologia, Cintilografia para Avaliação de Quebra da Barreira Hematoencefálica (Cintilografia Cerebral Convencional e Cintilografia Cerebral para Avaliação do Sistema Dopaminérgico), 533
Artur Martins Novaes Coutinho
Carla Rachel Ono
Carlos Alberto Buchpiguel

19.3 Imagem Cerebral com Traçadores Amiloide, 539
Artur Martins Novaes Coutinho
Carla Rachel Ono
Carlos Alberto Buchpiguel

20 Vários

20.1 Dacriocintilografia, 546
Artur Martins Novaes Coutinho

20.2 Linfocintilografia de membros, 549
Marcelo Tatit Sapienza

SEÇÃO 3 – TERAPIA

21 Princípios Básicos da Terapia com Radionuclídeos, 557
José Willegaignon Amorim Carvalho

22 Hipertireoidismo, 567
Tomoco Watanabe

23 Câncer de Tireoide, 573
George Barberio Coura Filho

24 Terapia do Neuroblastoma e Feocromocitoma, 579
Paulo Schiavom Duarte

25 Terapia de Tumores Neuroendócrinos, 585
Marcelo Tatit Sapienza
George Barberio Coura Filho

26 Terapia de Linfoma, 591
Marcos Santos Lima

27 Tumores Hepáticos, 595
George Barberio Coura Filho
Paulo Luiz Aguirre Costa

28 Sinovectomia Radioisotópica, 601
Heitor Naoki Sado
Marcelo Tatit Sapienza

29 Terapia de Metástases Ósseas, 605
George Barberio Coura Filho
Marcelo Tatit Sapienza

Índice Remissivo, 611

Seção 1 – Bases

Aperfeiçoamento Médico

1

FAUSTO HARUKI HIRONAKA
MARCELO TATIT SAPIENZA

CONTEÚDO

Introdução
  Bases da Formação em Medicina Nuclear
  Incorporação de Novos Conhecimentos na Formação em
  Medicina Nuclear
  Trabalhando com Incertezas – O Processo de Tomada de
  Decisão

Conhecimento Especializado/*Expertise*
Arquivo Didático
Análise Crítica de Literatura
Medicina Baseada em Evidências
Contextualização Clínica
Conclusão

Introdução

"Na verdade, não é o desconhecido a origem das dificuldades, mas o que se crê como certo e não é."

Nietzsche

O contínuo aprimoramento do processo de tomada de decisão é um dos objetivos centrais da formação médica geral ou especializada. A educação para o aperfeiçoamento é iniciada na residência médica, e sua sistematização representa a proposta didática de nossa instituição. A própria construção do presente livro, agora em sua segunda edição, faz parte desta proposta, pois a necessidade de transmissão exige sedimentação e sistematização de conhecimento por parte de todos os envolvidos neste projeto.

Bases da Formação em Medicina Nuclear

Na formação médica especializada, a principal modalidade de ensino para formar médicos especialistas nas diferentes áreas é a residência médica. Um ponto central é que o programa de residência baseia-se no aprendizado em serviço, com exposição a situações concretas da especialidade e centradas no atendimento ao paciente. Além dos programas de residência credenciados pela Comissão Nacional de Residência Médica, existem também estágios reconhecidos pelas sociedades de especialista, em geral com princípio e estrutura similares.

A formação em medicina nuclear tem algumas particularidades, entre as quais uma grande dependência tecnológica para seu aprendizado e posterior exercício profissional. A necessidade de conhecimento e domínio

de aspectos técnicos, metodológicos e gerenciais não deve obscurecer o objetivo central da residência médica, que é a formação de especialistas capazes de atender às necessidades clínicas dos pacientes.

A base de transmissão de conhecimentos na especialidade é, portanto, fundamentada no atendimento ao paciente nas atividades de rotina da clínica. As atividades devem cobrir toda a especialidade: estudos cintilográficos planos e tomográficos (SPECT), tomografia por emissão de pósitrons (PET), procedimentos e cirurgias radioguiadas, terapia; além de opcionalmente abarcar os procedimentos *in vitro* e a densitometria óssea. A introdução dos métodos híbridos (PET/CT, SPECT/CT e PET/RM) trouxe a questão, ainda não completamente respondida, sobre a necessidade de aprofundamento dos conhecimentos radiológicos e de anatomia seccional. Nesse amplo leque de atividades, a introdução do residente no atendimento do paciente deve ser feita em graus crescentes de complexidade. Como exemplos dessa escalada na área diagnóstica, estão atividades de anamnese para confirmação da indicação de um estudo diagnóstico, avaliação da qualidade e necessidade de imagens complementares na liberação de um exame, interpretação e laudo de exames, e discussão aprofundada do significado clínico de um achado diagnóstico.

A transmissão do conteúdo médico na nossa instituição, fundamentalmente obtida por meio das atividades práticas de rotina, é estruturada em uma segunda camada por meio de estudos ou reuniões dirigidas, módulos com conteúdo programático preestabelecido e sob a responsabilidade de tutores específicos.

Apesar de ser claro que a transmissão de noções básicas de radiação e radioproteção deva preceder a entrada do residente ou estagiário na clínica, consideramos que o aprofundamento de conhecimentos nas diversas ciências nucleares aplicadas é enriquecido quando realizado de forma progressiva no decorrer da residência. Dessa forma, além de um curso introdutório com ênfase nas noções de física das radiações e radioproteção, são também desenvolvidos durante a residência diversos módulos com conteúdo preestabelecido e sob a responsabilidade de tutores nas diferentes áreas (física das radiações, instrumentação, radiofarmácia, tecnologia e biomedicina etc.). Ao lado desses tópicos, a complexidade técnica da área torna importante que o residente seja exposto na rotina às dificuldades de organização do atendimento e das atividades multiprofissionais envolvidas na operação de um serviço de medicina nuclear.

Incorporação de Novos Conhecimentos na Formação em Medicina Nuclear

A atividade profissional em qualquer campo é dinâmica, e os conhecimentos necessários para a formação precisam acompanhar essas mudanças. Deve haver uma análise crítica dos conhecimentos necessários para o especialista, com sua incorporação no processo de formação. Isso não significa abarcar outras especialidades dentro de um campo já extenso, mas sim definir quais os conhecimentos necessários para a atuação dentro da especialidade e qual a melhor forma de transmiti-los. Exemplo dessa situação foi a necessidade de conhecimentos da fisiopatologia da circulação coronariana e função contrátil ventricular para a correta análise e interpretação da cintilografia de perfusão miocárdica, sem a pretensão de transformar um médico com formação em medicina nuclear em um cardiologista.

O fato de os métodos híbridos terem se tornado progressivamente um componente central e imprescindível para o desenvolvimento da especialidade se torna evidente quando se considera que, ao lado dos mais de 400 serviços de medicina nuclear, já temos em operação no país mais de 100 equipamentos de PET/CT. Entende-se que a obtenção de imagens híbridas em plataforma única (PET/CT, SPECT/CT, PET/MR) deva ser acompanhada por uma formação médica que permita um raciocínio integrado, com único profissional capaz de inter-relacionar e interpretar os achados diagnósticos de forma mais resolutiva para o paciente. Além disso, a formação de um profissional mais completo poderá permitir uma simplificação de processos operacionais nos serviços, com consequente impacto na redução de tempo de laudo e de custo. Nesse sentido, a instituição tem a proposta de aprofundamento da formação do médico nuclear em métodos híbridos, por meio de um quarto ano adicional na residência médica.

Ao lado dos equipamentos para obtenção de imagens, o desenvolvimento de novos radiofármacos com fins diagnósticos ou terapêuticos é outro pilar de crescimento da especialidade. O desenvolvimento de radiofármacos passa por um momento em que se avança de processos funcionais e metabólicos para a tentativa de caracterização de processos moleculares específicos. A investigação de mecanismos moleculares das doenças tem papel crescente nas mais diversas especialidades médicas, não apenas para compreensão dos processos da doença, como também para orientação de conduta. A imagem molecular deve apresentar papel crescente no desenvolvimento da especialidade, motivo pelo qual é importante que conceitos básicos de biologia molecular, mesmo que ainda não plenamente incorporados na prática assistencial, sejam apresentados aos profissionais em formação.

Trabalhando com Incertezas – O Processo de Tomada de Decisão

O médico diariamente enfrenta a necessidade de tomar decisões que podem ter impacto na vida de seu paciente. As decisões são feitas em diferentes planos, que podem envolver desde a escolha de algoritmos diagnósticos até a instituição de uma terapia, ou mesmo a opção de não agir e manter conduta expectante para um paciente. Além da dificuldade de prever os resultados decorrentes de uma decisão, muitas vezes as bases de conhecimento que nos levam a tomar determinada conduta não são completamente claras. Existe, portanto, uma incerteza não apenas de resultado, mas também do próprio processo de tomada de decisão, que contribui para gerar angústia ou ansiedade no profissional.

Na atividade diária de medicina nuclear, a incerteza pode estar presente na orientação de um estudo, na interpretação de uma imagem, na correlação de um achado com a queixa do paciente, na indicação de uma terapia e na discussão de caso com o médico solicitante. Muitas vezes não é possível a eliminação completa da incerteza, como decorrência de vários limitantes, entre os quais:

- Tempo: as decisões têm de ser tomadas dentro de um intervalo definido para poderem ser aplicadas;
- Recursos materiais: pode existir restrição de radiofármacos, equipamentos, custo financeiro;
- Relação custo-efetividade: não apenas o custo financeiro, mas o risco e a morbidade associados a um procedimento ou intervenção podem contraindicá-lo.

Diversos caminhos podem ser tomados para a redução dessa incerteza, e esses caminhos compõem a base da formação médica que se inicia na residência e que se mantém durante todo o exercício profissional. A busca de conhecimento e compreensão da situação específica do paciente é a principal forma de redução da incerteza. Esse conhecimento pode ser obtido de forma pessoal e particular com base no próprio atendimento ou por uma correlação adequada dos dados do paciente com informações de literatura.

Conhecimento Especializado/*Expertise*

O conhecimento prático especializado ou *expertise* se desenvolve, progressivamente, pela interconexão de dados e informações de diferentes procedências. O médico em especialização traz consigo uma bagagem de anatomia, fisiologia, patologia etc., passível de uma rápida integração com as informações aprendidas na especialidade. Dessa forma, o residente que aprende sobre a eliminação renal de um determinado radiofármaco interpreta a atividade vesical em uma cintilografia de corpo inteiro como um achado fisiológico normal, estando também incluídas na base desse raciocínio as informações previamente conhecidas sobre a fisiologia da formação da urina e sobre a topografia da bexiga. Indivíduos com maior experiência prévia, por exemplo, decorrente de uma especialização anterior, têm a possibilidade de uma integração mais rápida de conhecimento. A formação prévia como facilitadora do amadurecimento profissional aplica-se, por exemplo, a um radiologista que se dedique a uma segunda especialização completa em medicina nuclear, pois já traz amplos conhecimentos de imagem, que são integrados no seu processo de formação. Por outro lado, essa situação não deve ser confundida com o "fatiamento" do conhecimento em áreas de atuação (por exemplo: formação específica em cintilografia da tireoide ou em PET/CT com ^{18}FDG), considerando-se inadequada a formação que não contemple de forma plena a especialidade.

Quanto maior o conhecimento internalizado pelo profissional, maior sua capacidade de estabelecer relações e conectar dados para a adequada interpretação da situação concreta do paciente. Não apenas isso, mas manter o foco na questão específica do paciente permite o caminho contrário: a preocupação crítica com determinado paciente, buscando a melhor interpretação possível de um achado, permite relacionar novas informações que irão ajudar no estabelecimento de novas conexões futuras. Exemplificando: caso o profissional em treinamento saiba que o veneno de cascavel leva à rabdomiólise e saiba que o ^{99m}Tc-MDP é captado em áreas de infarto tecidual com alteração da deposição de cálcio, será capaz de interpretar com segurança a captação muscular observada na cintilografia óssea de um paciente picado por uma cobra. O aprendizado sobre a captação de MDP em áreas de infarto tecidual torna o indivíduo mais preparado para interpretar um novo caso de rabdomiólise por choque elétrico ou outras causas.

Além da interpretação imediata de achados diagnósticos, é desejável que a preocupação no ganho de conhecimento se estenda para a repercussão desses achados para o paciente. Além de formular uma hipótese diagnóstica, espera-se que o achado em um exame levante outras questões:

- O achado permite definir uma conduta capaz de modificar a história clínica natural da doença?
- Existe significado prognóstico de um achado ou critérios de gravidade na interpretação que indiquem diferença de evolução em uma mesma doença?

À medida que se adentram essas questões, percebe-se que as fronteiras do conhecimento estão abertas e sempre há terreno a ser explorado.

O conhecimento prático especializado (*expertise*) representa a habilidade de detectar as anormalidades e julgá-las, qualidades que são desenvolvidas individualmente pela prática e experiência clínica. O incremento do conhecimento prático especializado e do julgamento clínico em método de diagnóstico se faz presente quando o diagnóstico eficaz é correlacionado com as condutas terapêuticas e desfechos.

Como em qualquer atividade humana, em uma fase inicial de aprendizado, o ganho de conhecimento é muito rápido. Parte-se de muito pouco, e em alguns meses (espera-se!) já começa a ser firmado um conhecimento específico, proveniente do estudo e da vivência diária das situações clínicas. A transmissão de conhecimento pela supervisão dos assistentes e preceptores e também pelo convívio diário com residentes seniores é um fator decisivo nessa fase. Além da supervisão guiada das atividades, outro ponto facilitador é a disponibilidade de casos representativos e discutidos com finalidade didática, que não substituem o aprendizado, mas o complementam.

Arquivo Didático

A área de imagem presta-se de forma quase única à construção de sistemas didáticos muito próximos da atividade de rotina. Sistemas de arquivo bem construídos permitem que, apesar de o paciente não estar presente, sejam mantidos os registros de anamnese, imagens e interpretação de achados. Apesar de não haver uma verdadeira condução do caso (com a carga de responsabilidade e consequente aumento de atenção e aprendizado), o estabelecimento de um banco de casos didáticos traz como ganhos o fato de o caso poder ser complementado com uma discussão mais aprofundada, dados de evolução, intervenções realizadas e desfechos.

A visão de que o foco didático de técnicas de diagnóstico por imagem não pode estar unicamente centrado na descrição e interpretação de achados nos exames, devendo incorporar também a compreensão e a reflexão sobre as indicações dos métodos e as repercussões desses achados nos cuidados médicos prestados ao paciente, levou o Instituto de Radiologia (InRad) do Hospital das Clínicas da Faculdade de Medicina da Universidade de São Paulo (HCFMUSP) a investir no projeto de um Arquivo Didático Digital (ADD), que tem por finalidade tornar disponível e acessível uma base de dados sobre imagens médicas de diferentes modalidades e complementadas com informações clínicas pertinentes. O registro de casos com a correlação de achados de imagem a dados clínicos dos pacientes também permite a criação de uma memória da instituição, que se reflete diretamente na qualidade do ensino. Além do aprendizado do profissional em especialização na área de imagem, o ADD é uma ferramenta importante na elaboração de material didático para ensino de outros profissionais em especialização e dos alunos de graduação da Faculdade de Medicina.

O ADD baseia-se em uma infraestrutura que suporta base de imagens médicas, documentos clínicos e informações associadas, sendo compatível com o sistema de arquivamento e comunicação de imagens (PACS) e acessado por rede, com critérios de segurança de acesso e confidencialidade dos dados de pacientes. Mais do que a infraestrutura, o conceito crítico é que, além dos registros de imagem, deve ser valorizado o contexto clínico dos achados. As experiências adquiridas poderão contribuir para a ampliação das habilidades na condução de casos reais, desenvolvendo o espírito crítico, o senso ético na condução e preparação dos casos, a capacidade de julgamento e a independência intelectual, concomitantes ao crescimento pessoal e profissional.

Análise Crítica de Literatura

A experiência prática e a discussão de situações clínicas com colegas e supervisores são fontes desejáveis e válidas para o desenvolvimento do raciocínio crítico e da capacidade profissional. Outras fontes tradicionais de aprendizado médico são as aulas e congressos, os livros-texto e a literatura médica. O crescimento exponencial do volume de informações disponíveis, particularmente na literatura médica, leva a uma paradoxal redução da possibilidade de um indivíduo absorver informações e se apropriar delas; ou seja, torna-se cada vez mais difícil agregar as informações em uma rede de conexões que permita gerar conhecimento prático, aplicável na condução de um caso clínico. As dificuldades podem ser provenientes de informações mal fundamentadas, dados contraditórios, achados fora de contexto clínico ou simplesmente pela impossibilidade de leitura de quantidade enorme e crescente de textos.

Como primeiro passo para o levantamento de informações na literatura, é necessário o acesso aos depositários dessa literatura, cada vez mais representados pelos bancos de dados (Medline, SciELO, Lilacs, Biblioteca Virtual da Saúde etc.). Apesar da importância cada vez menor da presença física das publicações na biblioteca, salienta-se que as revistas científicas médicas mantêm um importante papel devido ao processo de revisão e análise crítica dos artigos publicados, que as diferenciam de outros conteúdos disponíveis *online*. Além do acesso aos bancos de dados e publicações, é importante saber como buscar as informações ou artigos desejados, por meio de descritores, limites de busca, filtros etc. Ainda, após ter um artigo em mãos (ou na tela), é necessário que o leitor saiba identificar a qualidade do artigo e da informação nele contida, o que inclui identificar o tipo de estudo (Tabela 1.1), fontes de erros aleatórios ou sistemáticos, noções básicas de estatística e sensibilidade e especificidade de um método. Conceitos como significância estatística, grau de correlação, valor de predição e probabilidades pré- e pós-teste precisam ser familiares e fazer parte do vocabulário e do raciocínio do médico especialista.

A participação na elaboração ou condução de projetos de pesquisa é uma das formas de entender como é gerado e quais as limitações do conhecimento científico médico, incluindo os erros sistemáticos (Tabela 1.2) ou outras possíveis falhas no processo. Mesmo em um artigo bem estruturado, é importante que, ao lado dos conceitos de sensibilidade e especificidade de um método diagnóstico, se compreenda a limitação inerente a essa abordagem, em geral simplificadora. Na própria construção de uma tabela 2 x 2 para análise de sensibilidade, está implícita a simplificação decorrente do agrupamento em duas categorias de todo o espectro que vai dos quadros normais até as doenças de maior agressividade, bem como a ausência da gama de interpretações dos estudos positivos ou negativos. Sob esse prisma, do desenvolvimento de um raciocínio crítico e compreensão das limitações do conhecimento, a elaboração ou participação em projetos de pesquisa pode fazer parte de um programa de residência médica, mesmo que o programa não tenha por objetivo a formação de pesquisadores.

TABELA 1.1
Classificação de Tipos de Estudo

Estudos Primários

- Estudos Observacionais
  - *Descritivo (em geral transversal):* relatos ou séries de casos, populacionais (ou ecológicos)
  - *Analítico Transversal:* estudo de acurácia diagnóstica (teste investigado *vs.* método padrão)
  - *Analítico Longitudinal (retrospectivo / prospectivo):*
    Coorte: prospectiva ou retrospectiva (obs.: pode haver coorte experimental)
    Caso e controle: agrupados pelo quadro final, recupera informação da exposição no passado.

- Estudos Experimentais (intervenção do pesquisador)
  - *Descritivos* = ensaio não controlado ou não analítico
  - *Ensaio clínico controlado não randomizado*
  - *Ensaio clínico* = estudo prospectivo controlado randomizado

Estudos Secundários

- Revisão por critérios do autor

- Revisões sistemáticas / meta-análise

- Análise econômica

TABELA 1.2
Descrição de Alguns dos Principais Erros Sistemáticos em Pesquisa Médica Diagnóstica

Viés de seleção	• Presente quando características são introduzidas de forma sistemática e não intencional na seleção de pacientes para o estudo, além do fator sob investigação • Para reduzir este tipo de erro existem mecanismos usados durante a delineação do projeto, tais como a *randomização*, ou usados na análise de resultados (*estratificação* ou *ajuste*). *Exemplos:* laboratório seleciona para tratamento com medicamento indivíduos com maior probabilidade de resposta; voluntários a programa de *screening* diagnóstico podem ter maior probabilidade pré-teste da doença quando são motivados por antecedentes familiares ou contato prévio com a doença; coorte retrospectiva pode selecionar indivíduos com apresentações mais brandas ou cronificação da doença (coorte de sobreviventes).
Viés de aferição ou de informação	• Presente quando o método de análise/mensuração não são aplicados ou avaliados de forma homogênea *Exemplos:* biópsia confirmatória feita apenas para lesão positiva em um método diagnóstico sob investigação; recordação de história de exposição é mais frequente em quem manifesta uma doença possivelmente associada (também chamado de viés de memória ou *recall bias*); exposição muda forma de investigar ou de interpretar o desfecho (também chamado de viés de averiguação do desfecho ou *ascertainment bias*)
Viés de confusão	• Associação observada devido a uma terceira variável ou a uma cointervenção, que se relaciona com a variável de exposição e com o desfecho e leva a uma associação sem relação causal *Exemplo:* comprimento do cabelo falsamente relacionado à incidência de câncer de mama quando ambos são relacionados ao terceiro fator que é o sexo feminino.
Viés em estudos por antecipação de diagnóstico (lead time bias)	• A introdução de um método diagnóstico pode simular melhora na evolução dos pacientes, com prolongamento do tempo a partir do diagnóstico antecipado até o desfecho, mesmo que a terapia instituída não mude a história natural da doença
Viés de duração de tempo (lenght time bias)	• A introdução de um método diagnóstico pode simular melhora na evolução dos pacientes, porque a detecção precoce inclui doença no espectro menos grave da doença *Exemplo:* pequenos tumores de crescimento lento e que demorariam ou nunca teriam manifestação clínica
Viés de publicação	• Maior chance de um estudo com dados interessantes e positivos ser encaminhado e aceito para publicação

Medicina Baseada em Evidências

O atendimento ao paciente impõe problemas práticos na tomada de decisão, com uma margem de incerteza que pode ser diminuída pela busca crítica de conhecimento e informações na literatura. A epidemiologia clínica e, posteriormente, a Medicina Baseada em Evidências (MBE) surgiram como ferramentas facilitadoras da busca apropriada de informações e geração de conhecimento médico corretamente embasado. Em 1992, ao criar o termo "medicina baseada em evidência", o grupo da Universidade McMaster, no Canadá, propôs a inclusão explícita de achados de pesquisas clínicas no processo de tomada de decisão em medicina. O termo "evidência", aplicado nesse contexto como o conjunto de elementos utilizados para confirmar ou negar uma hipótese de forma científica, é empregado por algumas correntes como se fosse a única forma válida de conhecimento, o que parece supervalorizar a capacidade da ciência e subestimar outras formas de obtenção e aplicação de conhecimentos especializados.

O aprendizado em serviço, base da residência médica, não deve ser restrito, mas precisa incluir o conhecimento científico. Ou seja, além da *expertise* em medicina nuclear, é desejável que cada médico seja capaz de procurar, interpretar e aplicar os resultados de estudos científicos às questões individuais de seus pacientes.

A visão da instituição é que a MBE deve ser empregada como uma ferramenta auxiliar no estudo da questão clínica gerada pelo problema individual do paciente. A partir do problema individual se parte para a busca de respostas na análise de literatura (em que conjuntos de pacientes com características similares são estudados) e finalmente se retorna com os dados obtidos, que complementam outras fontes de informações específicas do paciente para a melhor tomada de decisão.

A essa visão da MBE, partindo e retornando ao cuidado clínico individual do paciente, se contrapõe outra tendência, que é o emprego da MBE para a elaboração de *guidelines* ou guias de conduta de "cima para baixo" (ou *top-down*). Apesar de os *guidelines* servirem como referência geral de conduta, eles não devem se sobrepor ao pensamento médico crítico e voltado para a situação específica do paciente. A uniformização e a mecanização do atendimento, apesar de permitirem maior controle sobre a atividade médica por parte de instituições ou contratadores do sistema de saúde e de evitarem condutas extremamente aberrantes, impedem o pensamento crítico e centrado na situação específica do paciente. A especificidade do quadro de cada paciente inclui a apresentação de sua doença dentro de um espectro de gravidade, a presença de antecedentes ou quadros concomitantes, dados socioculturais etc., que dificilmente serão enquadrados em uma abordagem genérica. Por esse motivo, o uso isolado de MBE ou de diretrizes para a condução médica de um caso, sem levar em consideração as particularidades de cada caso, é considerado insuficiente e falho.

Os conceitos básicos da MBE foram adotados pela Associação Médica Brasileira e pelo Conselho Federal de Medicina, por meio do Projeto Diretrizes. Resumidamente, o projeto tem por objetivo conciliar informações da área médica a fim de padronizar condutas que auxiliem o raciocínio e a tomada de decisão do médico, sendo conduzido em parceria com as sociedades de especialidade. Para a produção das diretrizes, parte-se da elaboração de uma questão com quatro subitens, que serão buscados na literatura, estratégia também conhecida pela sigla "PICO": **P**roblema ou situação do **P**aciente, **I**ntervenção, **C**omparação ou Controle e **O**utcome ou desfecho. Um exemplo seria a investigação de paciente com tromboembolismo pulmonar com intervenção por anticoagulante, comparado a grupo sem intervenção, avaliando-se como desfecho a morte na primeira semana do quadro.

A literatura nesses referenciais é levantada de forma sistemática e classificada quanto ao *nível de evidência científica*. Os *graus de recomendação* para determinadas condutas são estabelecidos de acordo com a evidência ou confiabilidade dos dados de literatura.

O nível de evidência científica leva em consideração o desenho da pesquisa, a consistência das medidas e a validade dos resultados dos trabalhos levantados. De forma geral, os trabalhos de maior força são os ensaios clínicos randomizados, por eliminar várias fontes de viés de seleção (Tabela 1.2) ou, ainda melhor, a metanálise com a junção de dados obtidos de populações homogêneas estudadas em diversos ensaios clínicos randomizados. Estudos experimentais ou observacionais de menor consistência são ainda considerados superiores a séries ou relatos de casos, dando-se menor valor para a opinião de especialistas. Os níveis de evidência atribuídos a diferentes desenhos de estudo podem ser encontrados de forma detalhada nas páginas do Projeto Diretrizes e do Centro de Medicina Baseada em Evidências de Oxford (ver *Leitura sugerida*), sendo progressivamente menor para metanálise, ensaios clínicos randomizados, coorte, caso-controle, relato de caso e opinião de especialista. Um resumo da correspondência entre grau de recomendação e nível de evidência encontra-se na Tabela 1.3.

As diretrizes de prática clínica elaboradas pelas associações de especialidades representam a aplicação prática dos conceitos de medicina guiada por bases científicas. Porém, a análise da situação da cardiologia, uma das especialidades médicas com fundamentação científica mais robusta, permite percebermos que há uma limitação

TABELA 1.3
Correspondência entre o Grau de Recomendação e a Força de Evidência Científica

Projeto Diretrizes da Associação Médica Brasileira e Conselho Federal de Medicina

A	Estudos experimentais ou observacionais de melhor consistência
B	Estudos experimentais ou observacionais de menor consistência
C	Relatos de casos estudos não controlados.
D	Opinião desprovida de avaliação crítica, baseada em consensos, estudos fisiológicos ou modelos animais

American College of Cardiology / American Heart Association

A	Recomendação baseada em múltiplos ensaios randomizados ou meta-análise
B	Recomendação baseada em único ensaio randomizado ou estudos não randomizados
C	Recomendação baseada em opiniões de especialista/estudo de caso/padrão de cuidados

nas evidências existentes para recomendação de condutas médicas. Apesar de nos últimos 20 anos existirem 16 diretrizes com recomendações de cuidados para doenças cardiovasculares elaboradas pela *American College of Cardiology* e pela *American Heart Association*, salienta-se que apenas 11% das atuais 2.711 recomendações têm nível de evidência A e 48% têm nível de evidência C. Mesmo entre recomendações classe I, em que há consenso de que a ação é útil e efetiva, apenas 19% têm nível de evidência A e 36% têm nível de evidência C.

A aplicação da MBE na área de diagnóstico por imagem é incipiente e ainda mais limitada que em outras áreas do conhecimento médico. A dificuldade em parte é decorrente da complexidade de estabelecer protocolos experimentais com métodos diagnósticos. Poucos ensaios clínicos randomizados investigam os métodos diagnósticos como parte da intervenção; ainda menos frequentes são os ensaios com randomização na aplicação do método diagnóstico e avaliação de um desfecho clinicamente significativo. Estudos de medicina nuclear em centros voltados à MBE, tais como o Centro Cochrane, são quase inexistentes. A grande maioria dos estudos encontrados na literatura é observacional, com descritivo dos achados e correlação a outros métodos de imagem ou a um padrão anatomopatológico. Os estudos de acurácia diagnóstica são exemplos de estudo observacional transversal, em que o resultado do método em investigação é comparado ao padrão-ouro.

Contextualização Clínica

O julgamento clínico se dá em um contexto mais amplo que a MBE, por abranger o espectro de gravidade da doença, a presença de antecedentes ou comorbidades, valores individuais do paciente etc. Esse contexto de interação do médico com o paciente é sempre mais amplo do que a evidência científica isolada. Mesmo ao considerarmos a definição mais apropriada da MBE, temos o "uso consciente, explícito e *judicioso* da melhor evidência clínica disponível ao tomar decisões sobre o tratamento de um paciente", reafirmando a necessidade de integração da melhor evidência científica com o julgamento clínico da situação específica do paciente.

Usando como exemplo um levantamento de MBE com perguntas no formato "PICO" (*Patient, Intervention, Control, Outcome*), uma metanálise pode não recomendar a anticoagulação de pacientes com suspeita de trombose venosa profunda (TVP) e ultrassom de membros inferiores negativo, pelo risco de os efeitos colaterais superarem o benefício na redução de eventos. Porém, a análise de subgrupos com baixo, moderado ou alto risco de TVP torna discutível a contraindicação da anticoagulação, pois os subgrupos mostram desfechos diferentes na prática clínica. A análise clínica de um caso isolado poderá ser ainda mais discrepante da metanálise, ao se considerar, por exemplo, um paciente com maior risco de sangramento por ter antecedente de úlcera gástrica, seguir religião que condena o uso de hemoderivados e que mora sozinho em uma casa na zona rural, sem acesso a serviços de saúde. Como traduzir cientificamente a situação desse paciente específico?

A situação exposta anteriormente reforça que o exercício da atividade médica carrega sempre a necessidade de uma contextualização clínica, indispensável na tomada de decisão. A contextualização clínica, sempre que possível, pode e deve ser cientificamente embasada, porém em um entendimento mais amplo da ciência, nem sempre exata e estatística. A contextualização clínica é, e provavelmente se manterá por muito tempo, baseada na observação individual do caso.

Na área diagnóstica a atividade observacional é ainda mais fundamental, pois a formulação experimental das áreas terapêuticas que leva à obtenção de dados científicos reprodutíveis de forma estatística é mais difícil. O paciente que realiza um exame não obrigatoriamente será submetido a uma intervenção, comparada a um controle com objetivo de melhorar o desfecho. Como ciência observacional, pressupõe-se que o médico tente enxergar o conjunto da situação concreta apresentada pelo paciente, incluindo-se o quadro clínico, antecedentes, resultados de outros exames, abordagens terapêuticas possíveis. Porém, ao contrário de outras ciências observacionais de grande impacto, como, por exemplo, parte da biologia (toda a teoria da evolução das espécies por seleção natural foi elaborada com base observacional!), o aprendizado médico tem uma vantagem:

o desfecho pode ser conhecido se houver interesse médico em acompanhar a evolução do paciente.

Acreditamos que a contextualização clínica adequada, incluindo a avaliação do desfecho é uma oportunidade de aprendizado e aprimoramento na tomada de decisão e condução de futuros casos. Esse foco complementa o da MBE, em que se busca a melhor evidência disponível na literatura, para saber o impacto do método ou do achado diagnóstico na condução e desfecho do caso.

Conclusão

Um dos desafios futuros para a especialidade é a capacidade de formular e responder a questões com foco clínico, que permitam uma fundamentação adequada de raciocínio médico. A capacidade de formular e responder a questões clínicas significativas terá repercussões futuras na manutenção e na incorporação de métodos de medicina nuclear na prática clínica.

A especialização em medicina nuclear apresenta particularidades, como a base tecnológica e conhecimentos específicos necessários, mas essas particularidades não a afastam do princípio e da finalidade comum a qualquer atividade médica, na atenção e assistência ao paciente. Atividades acadêmicas e de pesquisa em medicina nuclear também se aproximam da atividade assistencial, na medida em que a formação de novos especialistas tem efeito multiplicador e a pesquisa tem o potencial de aprimorar a assistência. O casamento dessas diferentes esferas, mantendo o foco na atenção ao paciente, é o motivo e o motor da disciplina e do programa de residência.

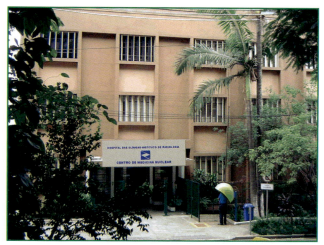

FIGURA 1.1. Centro de Medicina Nuclear (Fonte: www.hcnet.usp.brhistoriahcinstitutos.htm).

Leitura Sugerida

- Patton DD. Introduction to clinical decision making. Semin Nucl Med. 2010;40(5):319-26.
- Kowalczyk N. Review of teaching methods and critical thinking skills. Radiol Technol. 2011;83(2):120-32.
- Tricoci P, Allen JM, Kramer JM, Califf RM, Smith SC Jr. Scientific evidence underlying the ACC/AHA clinical practice guidelines. JAMA. 2009;301(8):831-41.
- McNutt RA, Livingston EH. Evidence-based medicine requires appropriate clinical context. JAMA. 2010;303(5):454-5.

Princípios Básicos de Física das Radiações

2

MARIA INÊS CALIL CURY GUIMARÃES
MARCOS SANTOS LIMA

Conteúdo

ÁTOMOS E ESTRUTURA DA MATÉRIA
Introdução
Modelos Atômicos
  Modelo de J. J. Thomson
  Modelo de Rutherford
  Modelo de Bohr

ESTRUTURA DO ÁTOMO
Matéria
Radiação de Corpo Negro
Raios X
Ionização e Excitação
Fóton
Dualidade Onda-Partícula
Conservação de Energia
Radiação Corpuscular
Radiação de Frenamento
Fontes Emissoras de Raios X
Radioisótopos
Atividade Radioativa

IRRADIAÇÃO E CONTAMINAÇÃO

RADIAÇÃO ELETROMAGNÉTICA
Ondas Eletromagnéticas
Parâmetros de uma Onda
  Propriedades de Onda
  Propriedade de Partícula
  Características de uma Onda

NATUREZA CORPUSCULAR E ONDULATÓRIA DAS RADIAÇÕES
Partículas sem Massa
Aniquilação de Partículas
Criação de Partículas
  Elétron-Volt (eV)

ESPECTRO DA RADIAÇÃO ELETROMAGNÉTICA
Energia de Ligação
Massa e Energia de Ligação

RADIONUCLÍDEOS E SUAS RADIAÇÕES
Decaimento Alfa
Decaimento por Partículas Beta
  Captura Eletrônica
Transição Isomérica e Conversão Interna
Raios X Característicos
Elétrons Auger
Produção de Pares
Efeito Fotoelétrico
Efeito Compton
Equação Geral do Decaimento
Meia-Vida e Constante de Decaimento
Vida Média
Meia-Vida Biológica e Meia-Vida Efetiva
Estatística do Decaimento Radioativo
Distribuição de Poisson
Unidades de Radioatividade
Atenuação e Transmissão de Fótons

ÁTOMOS E ESTRUTURA DA MATÉRIA

Introdução

Os antigos filósofos da natureza não se faziam perguntas apenas sobre a constituição do universo, mas também pensavam sobre a estrutura da matéria em si. Sabemos que a existência do universo é explicada por duas entidades: matéria e energia. Essas duas entidades são intercambiáveis e existem em diferentes formas.

Para Demócrito (460-375 a.C.), o mundo material era constituído de minúsculas partículas indivisíveis, que se denominaram átomos (em grego, "indivisível"). Hoje, sabe-se que o átomo é formado de um núcleo contendo prótons e nêutrons e uma eletrosfera com elétrons que giram ao seu redor e contém muitas outras partículas em sua estrutura.

Toda matéria é composta de um limitado número de elementos, que, por sua vez, são formados por átomos. Um átomo é a menor parte de um elemento que mantém todas as suas propriedades químicas. Em geral, átomos são eletricamente neutros, isto é, eles não mostram qualquer carga elétrica, porque contêm o mesmo número de elétrons e prótons. Entretanto, átomos não são indivisíveis como já foi pensado, mas são compostos de três partículas elementares: elétrons, prótons e nêutrons. O núcleo concentra quase toda a massa do átomo e está carregado positivamente. Os prótons e os nêutrons (constituídos cada um por três *quarks*) são em torno de 1.836 vezes mais pesados que os elétrons.

A matéria também é caracterizada por sua quantidade, chamada massa, que é composta da menor unidade fundamental: o átomo. Em física atômica, a unidade de massa é a unidade de massa atômica (uma), que é igual a $1,67 \times 10^{-27}$ kg, sendo quase igual à massa do próton (1,00728 uma). Um próton é uma partícula com carga positiva igual em quantidade à do elétron. Elas são cerca de 2.000 vezes mais pesadas do que o elétron.

O número de prótons no núcleo de um átomo é chamado de número atômico (Z) e é único para cada elemento. Especifica a posição do elemento na tabela periódica e, portanto, sua identidade química. O nêutron tem carga elétrica nula e massa semelhante ao próton (1,00867 uma). O número de elétrons em um átomo é igual ao número de prótons (número atômico Z) no núcleo. Define-se também o número de massa (A), que representa a soma da quantidade de prótons e nêutrons existentes em um átomo. Em um átomo neutro, o número de prótons é igual ao número de elétrons. Cada próton tem carga de $1,602 \times 10^{-19}$ C, e o elétron possui carga igual, porém negativa.

A estrutura eletrônica determina as propriedades químicas do elemento, enquanto a estrutura nuclear define a estabilidade e a transformação radioativa do átomo. Os elétrons que estão na última camada, camada de valência, são os responsáveis pelas ligações químicas. No caso dos metais, a última camada é a que permite condução de eletricidade através dos elétrons livres. A força de atração entre os elétrons da última camada e o núcleo é muito fraca, deixando-os suscetíveis a saírem do seu átomo caso recebam energia externa. Em alguns casos, a própria energia térmica do sistema é suficiente para liberar o elétron.

A força de atração elétrica (Coulomb) entre as cargas positivas no núcleo (devida aos prótons) e as cargas negativas dos elétrons provê estabilidade para os elétrons que giram em volta do núcleo. A primeira camada (de menor raio) é conhecida como camada K, a segunda L, a terceira M, e assim por diante. Há um limite para o número de elétrons que pode ocupar uma dada camada. A camada K pode ser ocupada por no máximo 2 elétrons, a camada L, por no máximo 8 elétrons, a M, por no máximo 18 elétrons e a N, por no máximo 32 elétrons. Entretanto, a camada mais externa do átomo não pode ser ocupada por mais de 8 elétrons. No átomo de hidrogênio, há somente um elétron que em circunstâncias normais ocupa a camada K. Já no átomo de iodo, há 53 elétrons que são arranjados nas camadas K, L, M, N e O com 2, 8, 18, e 7 elétrons cada, respectivamente. Essa é uma descrição por demais simplificada da estrutura atômica, que na realidade é mais complexa. Para o propósito deste livro, é suficiente.

Modelos Atômicos

Usamos constantemente modelos ou representações em nossas vidas. Da mesma forma, os cientistas usam modelos para descrever vários conceitos sobre fenômenos de larga escala no universo e muito pequena escala, tais como os componentes da matéria. Uma característica importante de um modelo é que ele geralmente tem um campo restrito sobre o qual se aplica. Assim, utilizamos modelos diferentes para explicar observações diversas da mesma entidade, o exemplo clássico é a dualidade onda-partícula da radiação: às vezes é conveniente imaginar a radiação como pequenos pacotes discretos de energia que podemos contar individualmente; outras vezes a radiação parece se comportar como uma entidade contínua ou onda (teoria da dualidade onda-partícula).

O átomo é uma estrutura complexa que pode ser simplificada por um modelo (Figura 2.1). A seguir temos os principais modelos utilizados na sua representação.

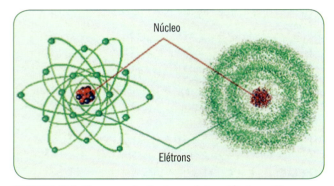

FIGURA 2.1. Representação de modelos atômicos: (à esquerda) modelo clássico, em que os orbitais são trajetórias geométricas percorridas por elétrons; (à direita) modelo quântico, no qual os orbitais são representados por nuvens envolvendo o núcleo.

Modelo de J. J. Thomson

Em 1904, J. J. Thomson, então diretor do Laboratório Cavendish, ao realizar experimentos com descargas elétricas em tubos de raios catódicos, notou que os elétrons que eram os responsáveis pela descarga no tubo deveriam ser parte constituinte do átomo. Portanto, o átomo deveria ser constituído de uma parte eletricamente negativa e outra positiva, pois já se sabia na época que o átomo era eletricamente neutro. Thomson considerou os elétrons partículas negativas presas em uma massa carregada positivamente. Essa estrutura ficou conhecida como "pudim de ameixas".

Modelo de Rutherford

Em 1909, Ernest Rutherford realizou experimentos com uma fonte de polônio emissor de partículas alfa (carga positiva) e finas folhas de ouro colocadas na frente de um anteparo contendo um filme fotográfico sensível à radiação. As partículas alfa não tinham dificuldade em atravessar a fina folha de ouro. Essa experiência comprovava a teoria de Thomson, pois o aglomerado disforme de carga positiva ("pudim de passas") não oferecia obstáculo à passagem das partículas alfa. No entanto, após repetir várias vezes o experimento, Rutherford e sua equipe notaram que algumas vezes as partículas alfa sofriam grandes desvios de sua trajetória, atingindo o filme em pontos diferentes; então concluíram que um campo elétrico intenso era responsável pelo tal desvio. Esse campo era devido à concentração de cargas positivas do átomo que estaria no núcleo. Baseando-se no sistema planetário, Rutherford imaginou que o átomo seria constituído de um núcleo muito denso que concentraria toda a carga positiva, enquanto os elétrons negativos seriam os planetas que orbitavam ao redor dos núcleos. Esse modelo continha uma inconsistência física, porque, se o elétron está acelerado, pela teoria eletromagnética clássica, deveria emitir radiação continuamente, o que faria com que o elétron perdesse energia e terminasse caindo no núcleo.

Modelo de Bohr

O modelo mais aceito atualmente para o átomo é o modelo de Bohr de 1913. Ele utilizou esse modelo para poder representar o átomo de hidrogênio. Nesse modelo, Bohr estabelece que os elétrons giram em torno do núcleo em regiões definidas como órbitas ou camadas permitidas e níveis de energia bem determinados, quantizadas, que significa que têm valores de energia discretos, e não um valor qualquer. Os elétrons, que possuem carga negativa, orbitam em torno do núcleo em órbitas bem definidas por níveis de energia. Cada órbita é chamada de camada. A energia absorvida para o elétron passar de níveis de menor energia para os de maior energia é também quantizada e coincide com o valor da energia do fóton emitido. Quando um elétron salta de uma camada mais externa para uma mais interna, a diferença de energia entre as camadas aparece como radiação eletromagnética ou fótons. Quando um elétron passa de uma camada mais interna para uma camada mais externa, a diferença de energia necessária que é absorvida deve ser fornecida externamente para o processo ocorrer.

ESTRUTURA DO ÁTOMO

A matéria é constituída de átomos. Um átomo consiste de um núcleo contendo prótons (Z) e nêutrons (N), chamado de núcleons, e elétrons girando em volta do núcleo. A soma dos nêutrons e prótons (número total de núcleons) é o número de massa representado pelo símbolo A.

O número de elétrons em um átomo é igual ao número de prótons (número atômico Z) no núcleo.

Matéria

A ideia de que a matéria é composta de pequenas partículas, ou átomos, foi proposta pela primeira vez pelo filósofo grego Demócrito e seu mestre Leucipo, por volta de 450 a.C. Entretanto, foi a hipótese de Avogadro, formulada em 1811, de que todos os gases a uma dada temperatura contêm o mesmo número de moléculas por unidade de volume, que levou à interpretação correta das reações químicas e, mais tarde, por volta de 1900, à teoria cinética dos gases. Além disso, a hipótese de Avogadro permitiu explicar quantitativamente muitas propriedades da matéria e levou a uma aceitação geral da teoria molecular da matéria. Assim, ficou estabelecido que a matéria não é contínua, como parece à primeira vista, e sim quantizada, ou seja, formada por partículas distintas. O fato de que a matéria parece ser contínua foi atribuído ao pequeno tamanho dessas partículas.

Radiação de Corpo Negro

Foi o estudo da radiação térmica emitida por corpos opacos que forneceu os primeiros indícios da natureza quântica da radiação, estudada pelo físico alemão Max Planck em 1900. Quando uma radiação incide em um corpo opaco, parte é refletida e parte é absorvida. Os corpos de cor clara refletem a maior parte da radiação visível incidente, enquanto os corpos escuros absorvem a maior parte da radiação. A radiação absorvida pelo corpo aumenta a energia cinética dos átomos que o constituem, fazendo-os oscilar mais vigorosamente em torno da posição de equilíbrio. Como a temperatura de um corpo é determinada pela energia cinética média dos átomos, a absorção da radiação faz a temperatura do corpo aumentar. Acontece que os átomos contêm partículas carregadas (os elétrons) que são aceleradas pelas oscilações; assim, de acordo com a teoria eletromagnética, os átomos emitem radiação, o que reduz a sua energia cinética e, portanto, diminui a temperatura.

A radiação eletromagnética emitida nessas circunstâncias é chamada de radiação térmica. Em temperaturas moderadas (abaixo de 600 ºC), a radiação térmica emitida pelos corpos não é visível; a maior parte da energia está concentrada em comprimentos de onda muito maiores que os da luz visível. Quando um corpo é aquecido, a quantidade de radiação térmica emitida aumenta e a energia irradiada se estende a comprimentos de onda cada vez menores. Entre 600 e 700 ºC, existe energia suficiente no espectro visível para que o corpo comece a brilhar com luz própria, vermelho-escura. Em temperaturas mais elevadas, o objeto brilha com luz vermelho-clara ou mesmo branca.

Segundo Einstein, a quantização da energia usada por Planck no problema do corpo negro era, na verdade, uma característica universal da luz. Em vez de estar distribuída uniformemente no espaço no qual se propaga, a luz é constituída por *quanta* discretos de energia.

Raios X

O físico alemão Wilhelm K. Röentgen descobriu os raios X em 1895, quando trabalhava com um tubo de raios catódicos. O cientista observou que os "raios" produzidos no ponto em que os raios catódicos (elétrons) atingiam o tubo de vidro, ou um alvo instalado no interior do tubo, podiam atravessar objetos opacos e excitar uma tela fluorescente ou um filme fotográfico. Röentgen investigou exaustivamente o fenômeno e descobriu que todos os materiais, em maior ou menor grau, eram transparentes a esses raios e que a transparência era inversamente proporcional à densidade do material.

Röentgen observou que os raios recém-descobertos não eram afetados pela presença de um campo magnético e não conseguiu observar os fenômenos de refração e interferência normalmente associados a ondas. Como a teoria eletromagnética clássica prevê que toda carga elétrica produz ondas eletromagnéticas ao ser acelerada ou freada, era natural supor que os raios X fossem ondas eletromagnéticas produzidas pelos elétrons ao se chocarem com os átomos do alvo. Esse tipo de radiação é chamado de *bremsstrahlung*, uma palavra que significa "radiação de frenagem". Os raios X são uma forma de radiação eletromagnética com comprimento de onda entre 0,01 e 0,10 nm.

Ionização e Excitação

Um átomo neutro é aquele que tem carga total neutra, ou seja, tem Z elétrons. Entretanto, é possível retirar elétrons de um átomo neutro de modo que seja formado um par iônico. Se a radiação incidente transportar energia igual ou superior à energia de ligação do elétron, pode ocorrer o processo de ionização e a radiação é chamada de ionizante. Portanto, a radiação ionizante, eletromagnética ou corpuscular, possui a propriedade de ceder ou retirar elétrons dos átomos constituintes, tornando-os eletricamente carregados (ionizados).

Quando um elétron é removido completamente de um átomo, o processo é conhecido como ionização. O átomo é dito estar ionizado e torna-se um íon. Por outro lado, quando um elétron sai de uma camada de baixa energia para uma de alta energia, o processo é chamado de excitação.

Tanto o processo de ionização como o de excitação requer o fornecimento de energia de fora do átomo, tais como calor, ou aplicação de um campo elétrico. Nos átomos excitados, os elétrons saltam de uma camada de alta energia para as camadas de baixa energia para alcançar sua estabilidade. A diferença em energia aparece como radiação eletromagnética ou fótons. Então, se a energia de ligação da camada K como no caso do bromo é de -13,5 keV e a energia de ligação da camada L é de -1,8 keV, se ocorrer a transição do elétron da camada L para a camada K haverá a emissão de um fóton de **11,7 keV [(-1,8) - (-13,5)] = 11,7 keV**) (Figura 2.2).

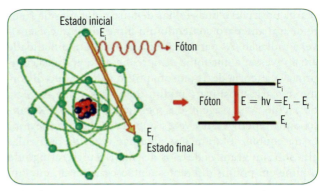

FIGURA 2.2. Representação de uma transição eletrônica resultando na emissão de um fóton de luz ou raios X característico.

Sob condições normais, elétrons ocupam as camadas de mais baixa energia (aquelas mais próximas do núcleo) consistente com o número máximo de elétrons pelo qual uma dada camada pode ser ocupada.

Fóton

Fóton é a menor quantidade de qualquer tipo de radiação eletromagnética, assim como o átomo é a menor quantidade de um elemento. O fóton pode ser descrito como um pacote de energia, também conhecido como *quantum*, que viaja pelo espaço com a velocidade da luz (o plural é *quanta*). Existem fótons de raios X e fótons de luz, assim como outros tipos de radiação eletromagnética. No século XIX, James Clerk Maxwell demonstrou que a luz visível possuía tanto propriedades elétricas quanto magnéticas, daí então o termo "radiação eletromagnética". O próprio Maxwell fez sua definição, dizendo que fótons são perturbações de energia que viajam à velocidade da luz, mas não possuem massa, carga ou forma.

Radiação eletromagnética na faixa estreita referida com luz visível pode ser refletida ou absorvida com pouco efeito sobre a matéria. Entretanto, na faixa de energia referida como raios X ou gama, o comprimento de onda da radiação eletromagnética torna-se menor do que o tamanho do átomo, e a radiação pode penetrar através da matéria.

Dualidade Onda-Partícula

A luz visível possui maior comprimento de onda e menor frequência que os raios X e, apesar de ambos serem ondas eletromagnéticas, ou seja, fótons, possuem comportamento diferenciado ao interagirem com a matéria. A luz possui maior interação do tipo onda com a matéria. Por outro lado, os raios X comportam-se como uma partícula ao incidirem e atravessarem a matéria. Essas diferenças que as ondas eletromagnéticas apresentam são conhecidas como dualidade onda-partícula.

A interação do fóton com a matéria está intimamente ligada com seu comprimento de onda, de forma que ondas curtas interagem com elementos pequenos e ondas longas sofrem influência de obstáculos grandes.

A teoria quântica de Max Planck, vencedor do Nobel em 1918, afirma que cada onda eletromagnética possui uma quantidade de energia associada, medida em elétron-volt. A energia está relacionada simplesmente com a frequência da radiação por uma constante ($\hbar$), constante de Planck, onde $\hbar = 4,15 \times 10^{-15}$ e V.s ou $6,626 \times 10^{-34}$ J.

Além disso, os experimentos mostraram que a radiação era liberada em pacotes discretos. Isso foi um resultado surpreendente na época, pois a teoria clássica do eletromagnetismo previa que a energia era contínua. A radiação eletromagnética só poderia existir em múltiplos do produto hv. A radiação foi dita quantizada, e os *quanta* discretos tornaram-se conhecidos como fótons. Cada fóton contém uma quantidade de energia que é um múltiplo inteiro do produto hv. A unidade de energia é o joule (*J*), e podemos calcular a energia da radiação contínua em um fóton com comprimento de onda de 450 nm, por exemplo. Essa radiação corresponde à porção do espectro visível na faixa ultravioleta; cada fóton de luz de 450 nm contém o equivalente a $4,42 \times 10^{-19}$ J de energia de forma discreta.

$$E = hv = \frac{hc}{\lambda} = \frac{6,63 \times 10^{-34} \, Js \times 3 \times 10^8 \, ms^{-1}}{450 \times 10^{-9} \, m} = 4,42 \times 10^{-19} J$$

Conservação de Energia

Uma onda eletromagnética oscila em certa frequência, assim sendo, pode-se concluir que a onda eletromagnética é uma energia em deslocamento. Nesse raciocínio, tem-se uma relação entre a frequência da onda e uma quantidade de energia. Essa relação é dada pela equação de Planck:

$$E = hv = \frac{hc}{\lambda}$$

Isso é importante, pois, quando houver a interação entre um fóton e a matéria, a energia do sistema, antes e depois da interação, deve se manter inalterada. Isso é assegurado pela Lei de Conservação da Matéria e Energia. Dessa forma, a energia criada numa determinada interação deve ser proveniente de algum componente que a perdeu, e vice-versa.

Radiação Corpuscular

Quando partículas com massa e velocidade formam um feixe, dizemos que a energia é carregada na forma de radiação corpuscular (Tabela 2.1). Por exemplo: a energia de um feixe de elétrons com velocidade v é dada por:

$$E_c = \frac{(m \cdot v^2)}{2}$$

Essa componente é chamada de energia cinética da radiação.

TABELA 2.1
Tipos de Radiações Corpusculares

Partícula	Símbolo	Massa relativa	Carga
Elétrons	e^-	1	-1
Pósitron	e^+	1	+1
Prótons	p^+	1836	+1
Nêutrons	n^0	1839	0
Alfa	α	7350	+2

Radiação de Frenamento

Quando um elétron passa bem próximo a um núcleo, a carga positiva dele age sobre a carga negativa do elétron. A atração entre o núcleo carregado positivamente e o elétron negativo faz com que ele seja desviado de sua trajetória original. Assim, o elétron perde sua energia cinética, que é convertida na forma de fóton de radiação.

A radiação produzida dessa forma é denominada *bremsstrahlung*, que significa radiação de frenamento.

Fontes Emissoras de Raios X

Raios X são produzidos quando elétrons de alta energia são subitamente desacelerados. A radiação produzida nesse processo de freamento é referida como *bremsstrahlung*. Nesse caso são produzidos fótons de várias energias, em que a energia máxima depende do valor da quilovoltagem.

Dentro da ampola de raios X, um filamento de tungstênio (catodo) libera elétrons termoionicamente, os quais são acelerados por uma diferença de potencial (*kV*) em direção a um alvo (anodo), que geralmente é de tungstênio, podendo ser também de molibdênio. A corrente de elétrons (*mA*), ao interagir com o anodo, tem apenas 1% de sua energia convertida em raios X, sendo o restante da energia liberado na forma de calor. É feito vácuo dentro da ampola de raios X, com o objetivo de evitar que os elétrons se choquem com moléculas de ar, perdendo sua energia e mudando sua direção.

Quanto maior a diferença de potencial aplicada ao tubo, maior será a aceleração dos elétrons e maior a energia do feixe produzido, ou seja, maior a penetração dos fótons. Quanto maior o produto corrente vezes o tempo de exposição (maior *mAs*), maior será a intensidade do feixe e consequentemente ocorrerá aumento de dose de radiação no paciente.

Radioisótopos

O núcleo atômico é constituído de prótons e nêutrons. Os elementos químicos estáveis possuem o mesmo número de prótons e nêutrons. Caso o número de prótons e nêutrons seja diferente, ocorre emissão de radiação e esses elementos são referidos como instáveis ou radioativos.

Os radioisótopos, por serem instáveis, apresentam decaimento radioativo por emissão de partículas corpusculares – partículas alfa, beta e nêutrons. Em muitos casos o núcleo ainda se encontra em um estado excitado e emite fótons. Os elementos com alto número atômico tendem a ser instáveis.

O que caracteriza os elementos radioativos é sua energia de emissão. No caso do ^{131}I, a maior parte dos fótons possui 364 keV, o que em medicina nuclear é chamado fotopico. Além da emissão gama, ocorre a emissão de partículas beta, e a energia média dessas partículas é de 0,2 keV (Tabelas 2.2 e 2.3).

TABELA 2.2
Características dos Elementos Radioativos

Radioisótopo	Energia (keV)	T 1/2	Γ
^{99m}Tc	140	6,02 h	0,76
^{131}I	364	8,02 dias	2,23
^{18}F	511	110 min	5,73
^{137}Cs	662	29 anos	3,32

A constante é fornecida para distância de 1 cm.

TABELA 2.3
Características dos Elementos Radioativos

Radioisótopo	Energia (keV)	T 1/2 (meia-vida)	Γ (mSv.m²/MBq.h)
^{99m}Tc	140	6,02 h	$3,317 \times 10^{-5}$
^{131}I	364	8,02 dias	$7,647 \times 10^{-5}$
^{18}F	511	110 min.	$1,879 \times 10^{-4}$
^{137}Cs	662	30 anos	$1,032 \times 10^{-4}$

Atividade Radioativa

A atividade radioativa corresponde ao número de desintegrações por unidade de tempo. A unidade atual que expressa a atividade é o Becquerel (Bq), que corresponde a uma desintegração por segundo (dps). Entretanto, a unidade antiga, o Curie (Ci), ainda é a mais utilizada nos serviços de medicina nuclear, em que *1 Ci = 3,7 × 10¹⁰ Bq [1 mCi = 37 MBq]*.

O tempo necessário para que a atividade de uma amostra radioativa decaia pela metade do seu valor inicial é chamado de meia-vida.

As atividades radioativas são aferidas em câmaras de ionização especiais, também conhecidas como calibradores de dose ou curiômetros.

IRRADIAÇÃO E CONTAMINAÇÃO

A irradiação ocorre quando um material ou uma pessoa é exposto à radiação. Isso se dá tanto em medicina nuclear como em radiologia e radioterapia. Ocorre quando os trabalhadores e pacientes submetidos aos exames diagnósticos e tratamentos são injetados ou expostos à radiação ionizante. Equipamentos de raios X, apesar de emitirem radiação ionizante, não possuem material radioativo, sendo assim, não podem contaminar o ambiente ou um indivíduo, pois só emitem radiação quando acionados.

A contaminação é a presença indesejável de material radioativo em locais onde não deveriam estar. A contaminação interna ocorre quando o material radioativo é ingerido, absorvido pela pele ou inalado.

A contaminação externa ocorre quando o material radioativo está somente na superfície da pele ou impregnando outros materiais.

As fontes radioativas podem ser abertas (não seladas) ou seladas. As fontes abertas são utilizadas em medicina nuclear como o ^{99m}Tc. As fontes seladas são utilizadas na radioterapia com ^{192}Ir, ^{137}Cs, ou como fontes de calibrações de equipamentos em medicina nuclear e (^{57}Co e ^{133}Ba) e em muitas atividades industriais.

RADIAÇÃO ELETROMAGNÉTICA

Ondas Eletromagnéticas

James C. Maxwell descobriu que a luz é uma oscilação de campos elétricos e magnéticos. Os campos elétrico e magnético oscilantes regeneram um ao outro, formando, dessa maneira, uma onda eletromagnética. Existe apenas um valor de velocidade, por sua vez, para o qual os campos elétrico e magnético mantêm-se em perfeito equilíbrio, com um reforçando o outro enquanto transportam energia através do espaço, ou seja, à velocidade da luz.

Diferentemente de outros objetos em movimento, as ondas eletromagnéticas se propagam através de espaço vazio, sem mudar de velocidade. A razão para isso envolve a indução eletromagnética e a conservação de energia. Se a velocidade da luz diminuísse, seu campo elétrico variável geraria uma onda menos intensa, a qual, por sua vez, geraria um campo magnético ainda mais fraco, e assim por diante, até a onda se extinguir por completo. Energia seria perdida e não poderia ser transferida de um lugar para outro pela onda. Portanto, a luz não pode propagar-se mais lentamente do que já faz.

As ondas eletromagnéticas são vibrações de campos elétricos e magnéticos que se propagam pelo espaço e podem ser captadas por receptores sensíveis a essas variações. As ondas eletromagnéticas podem variar de forma bastante ampla, para a nossa percepção, por exemplo: as ondas de rádio e televisão; luz visível e não visível; comunicação via satélite, raios X e gama, entre outras. As ondas eletromagnéticas possuem características de frequência (número de oscilações por segundo) e comprimento de onda (distância entre dois valores máximos consecutivos) que lhes garantem comportamentos peculiares.

O fenômeno da indução eletromagnética nos diz que os campos elétricos e magnéticos variam com o tempo e não são independentes – um afeta o outro. Quando um campo magnético se move com o tempo, ele induz um campo elétrico perpendicular a ele, e o mesmo é verdade para a situação inversa, na qual um campo elétrico variável com o tempo induz um campo magnético. Ondas eletromagnéticas são assim chamadas, porque são ondas cuja energia é transmitida por campos elétricos e magnéticos interdependentes. A radiação eletromagnética pode ter comportamento dual como uma onda ou uma partícula, porque demonstra propriedades de ambas.

Parâmetros de uma Onda

Propriedades de Onda

Radiação eletromagnética é geralmente considerada como sendo uma onda. Se for considerada luz visível, pode-se demonstrar que ela pode sofrer reflexão, refração, difração, interferência etc., todas sendo consideradas propriedades das ondas. Alguns trabalhos experimentais têm também demonstrado a propriedade de difração dos raios X.

Propriedade de Partícula

Alguns fenômenos associados com a radiação eletromagnética, tais como o efeito fotoelétrico e o espalhamento Compton, não podem ser explicados pela teoria ondulatória. Para explicar esses fenômenos, a radiação eletromagnética deve se comportar como partículas ou pacotes de energia em vez de ondas.

Características de uma Onda

A energia de uma onda eletromagnética é dada por seu comprimento de onda, que corresponde à distância entre dois picos sucessivos de uma onda (Figura 2.3). Quanto menor o comprimento de onda, maior a energia e maior o seu poder de penetração.

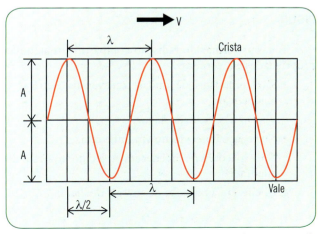

FIGURA 2.3. Parâmetros de uma onda, comprimento, amplitude, crista e vale.

A amplitude da onda eletromagnética A é definida pelo valor máximo do seu campo elétrico. A frequência f é o número de oscilações da onda por unidade de tempo, expressa em hertz (Hz). O tempo de repetição das ondas é inversamente proporcional a f. A intensidade I de um campo eletromagnético é proporcional ao quadrado da amplitude A**.

As radiações são quantizadas e referidas como fótons. A energia dos fótons é diretamente proporcional à frequência f e inversamente proporcional ao comprimento de onda.

A divisão das ondas eletromagnéticas em relação à sua energia é chamada de espectro eletromagnético.

NATUREZA CORPUSCULAR E ONDULATÓRIA DAS RADIAÇÕES

A ideia de um corpo com massa de repouso nula não faz sentido na física clássica, já que as expressões clássicas para a energia cinética e o momento se anulam para massa igual a zero. Classicamente, portanto, um "corpo" com massa nula não pode ser distinguido do vazio absoluto, pois não possui nem energia nem momento. No caso da mecânica relativística, todo corpo cuja massa é nula se move com a velocidade da luz. Reciprocamente, uma partícula cuja velocidade é igual à velocidade da luz (c) tem necessariamente massa nula.

A partícula sem massa mais conhecida é o fóton, que está associado à radiação eletromagnética como a luz. Classicamente, a radiação eletromagnética é descrita, por meio das equações de Maxwell, como um fenômeno ondulatório, com a energia e o momento distribuídos continuamente ao longo do espaço percorrido pela onda. Hoje sabemos que a energia e o momento da radiação se comportam como se estivessem concentrados em pequenos "pacotes", que receberam o nome de fótons. Os fótons se movem com a velocidade da luz, o que significa que sua massa deve ser nula.

Uma segunda partícula cuja energia de repouso é nula é o glúon. Essa partícula é a portadora da interação forte entre os *quarks*, que são os "tijolos" de uma classe de partículas conhecidas como hádrons, entre os quais estão os prótons e os nêutrons.

Aniquilação de Partículas

A equivalência relativística entre a massa e energia implica outro fenômeno para o qual não existe analogia clássica: contanto que o momento e a energia sejam conservados no processo, partículas elementares com massa de repouso diferente de zero podem se combinar com suas antipartículas em um processo denominado aniquilação, transformando-se em pura energia. Assim, por exemplo, um elétron e sua antipartícula, conhecida como pósitron, podem se aniquilar mutuamente, produzindo dois ou três fótons. Os pósitrons estão presentes entre os produtos da desintegração de alguns núcleos radioativos.

Se as velocidades do elétron e do pósitron são muito menores que a velocidade da luz (o que não é indispensável para que o processo de aniquilação ocorra), a energia total de cada partícula é de 0,511 MeV. Assim, a energia total do sistema antes da aniquilação é de 1,022 MeV. Os momentos das duas partículas têm o mesmo módulo e sentidos opostos, de modo que o momento total do sistema é zero. Sendo assim, de acordo com a lei de conservação do momento, o momento total dos dois fótons resultantes também deve ser nulo e, portanto, os fótons são emitidos com momentos iguais em módulo e em sentidos opostos. Assim, de acordo com a lei de conservação da energia, a energia de cada fóton é de 0,511 MeV (raios gama).

Criação de Partículas

A criação de massa a partir da energia é possível. A energia usada para gerar novas partículas pode ser a energia cinética de partículas já existentes ou a energia "pura" de um fóton. Nos dois casos, as leis de conservação da energia e momento devem ser respeitadas. Certos tipos de partículas como elétrons, prótons e nêutrons só podem ser produzidos na forma de pares partícula-antipartícula. Assim, a energia contida em um fóton não pode ser usada para criar um elétron isolado; o elétron deve ser acompanhado necessariamente por um pósitron.

Suponha que um fóton encontre um elétron que está inicialmente em repouso. Na maioria das vezes, o fóton é simplesmente desviado da trajetória original, mas ocasionalmente o evento resulta na criação de um par elétron-pósitron. A presença do elétron é importante, já que um fóton isolado não pode se transformar em um par elétron-pósitron sem que a lei de conservação do momento seja violada. É preciso que exista outra partícula nas proximidades, não para fornecer a energia necessária ao processo de criação, mas para absorver parte do momento do fóton.

Ao se aproximar do elétron, o fóton desaparece e é substituído por um par elétron-pósitron. O processo ocorre com extrema rapidez, já que o fóton, que está se movendo com a velocidade da luz, percorre uma distância equivalente ao diâmetro de um átomo em aproximadamente 0,1 nm.

A energia mínima que um fóton deve ter para criar um par elétron-pósitron é de 1,022 MeV.

Elétron-Volt (eV)

A quantidade de energia adquirida por um elétron, ao ser submetido a uma diferença de potencial de 1 volt, é uma unidade de energia muito conveniente para a física nuclear. É importante conhecer a relação entre o elétron-volt e o joule (unidade de energia do SI), que é a seguinte:

$$1,0\ eV = 1,602 \times 10^{-19}\ C \times 1,0\ V = 1,602 \times 10^{-19}\ J$$

Os múltiplos mais usados do eV são o keV (10^3) e o MeV (10^6). Muitos experimentos da física envolvem a medição e a análise de energia e/ou momento de partículas. Podemos expressar as massas das partículas em unidades de energia, segundo a equação, ou seja, a energia de repouso da partícula associada à massa de repouso m. Antes do aparecimento da teoria da relatividade, imaginava-se que a massa fosse uma grandeza conservada; em consequência, m teria o mesmo valor antes e depois de qualquer interação ou evento e seria constante.

Assim, por exemplo, a massa do elétron é $9,11 \times 10^{-31}$ kg. A energia de repouso do elétron é dada por:

$$E = mc^2 = 9,11 \times 10^{-31}\ kg \times c^2 = 8,19 \times 10^{-14}\ J \Rightarrow$$

$$E = 8,19 \times 10^{-14}\ J \times \frac{1 eV}{1,602 \times 10^{-19}\ J} = 5,11 \times 10^5\ eV \Rightarrow$$

$$E = 0,511\ MeV = 511\ keV\ \text{(energia de repouso do elétron)}$$

ESPECTRO DA RADIAÇÃO ELETROMAGNÉTICA

O espectro eletromagnético inclui radiação das mais longas como de rádio até as mais curtas como os raios X. Todas as formas de radiação eletromagnética têm frequência e energia associadas. Deve ser observado que é frequente um grau de sobreposição entre os tipos de radiação e não há limite bem definido entre eles (Figura 2.4).

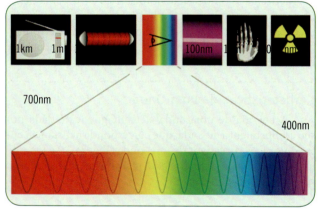

FIGURA 2.4. Espectro eletromagnético.

Todas as formas de radiação compartilham algumas propriedades em comum:

- São compostas de ondas transversais elétricas e magnéticas;
- Viajam à velocidade da luz;
- No espaço livre, viajam em linha reta;
- No espaço livre, obedecem à lei do inverso do quadrado.
- Obedecem à equação de energia de Plank:

$$E = \hbar v = \frac{\hbar c}{\lambda}$$

CONVERSÃO MASSA-ENERGIA E A ENERGIA DE LIGAÇÃO

Energia de Ligação

Os elétrons são mantidos em suas órbitas devido à atração exercida pela concentração de cargas positivas no núcleo atômico. A energia que mantém um elétron unido ao átomo é conhecida como energia de ligação. A energia de ligação de um elétron é definida como a energia que é requerida para ser fornecida para removê-lo completamente de uma camada. A energia de ligação do elétron é maior para as camadas mais internas e diminui para as camadas mais externas. A energia de ligação também aumenta com o aumento do número atômico do elemento. Por exemplo, a energia de ligação para o elétron na camada K do tecnécio (21,05 keV), com número atômico 43, é maior do que para o elétron da camada K do sódio (1,08 keV), com número 11.

Conversão Massa-Energia e a Energia de Ligação

Sempre que uma energia adicional é fornecida a um corpo, a massa do corpo aumenta. Esse aumento de massa é particularmente importante quando comparamos a massa de um corpo que pode ser dividido em várias partes com a massa total das partes (como é o caso, por exemplo, de um átomo formado por um núcleo e vários elétrons ou de um núcleo formado por prótons e nêutrons). No caso do átomo, as variações de massa são quase sempre insignificantes. Por outro lado, a diferença entre a massa de um núcleo e a soma de massas das partículas componentes (prótons e nêutrons) pode ser considerável.

Na fissão de um núcleo, por exemplo, a energia liberada na forma de energia cinética dos produtos de fissão representa uma fração apreciável da energia de repouso do núcleo original. Essa energia pode ser determinada medindo-se a diferença entre a massa do sistema original e a massa total dos fragmentos.

Massa e Energia de Ligação

Quando um sistema de partículas é mantido coeso por forças atrativas, é necessário fornecer energia ao sistema para separar as partículas. Essa energia é denominada energia de ligação do sistema.

Na física atômica e nuclear, as massas e energias são normalmente expressas em unidades de massa atômica (uma) e em elétron-volt (eV), respectivamente, e não em quilogramas e joules, as unidades do SI.

O exemplo mais simples de energia de ligação nuclear é o dêuteron, formado por um nêutron e um próton, cuja energia de repouso é de 1875,63 MeV. A soma das energias de repouso do próton e do nêutron é 938,28 + 939,57

= 1877,85 MeV. Como esse valor é maior do que a energia de repouso do dêuteron, o dêuteron não pode se decompor espontaneamente em um próton e um nêutron sem violar a lei de conservação da energia. A energia de ligação do dêuteron é 1877,85 - 1875,63 = 2,22 MeV. Para decompor o dêuteron em um próton e um nêutron, é preciso fornecer ao sistema pelo menos 2,22 MeV de energia. Isso pode ser feito bombardeando o dêuteron com outras partículas ou com ondas eletromagnéticas. Quando um dêuteron é formado a partir de um nêutron e um próton, uma quantidade igual de energia (2,22 MeV) é liberada.

As energias de ligação dos elétrons de um átomo são aproximadamente 1 milhão de vezes menores do que as energias de ligação das partículas que compõem o núcleo; em consequência, as diferenças de massa também são muito menores. A energia de ligação do átomo de hidrogênio (energia necessária para remover o elétron do átomo) é de 13,6 eV.

RADIONUCLÍDEOS E SUAS RADIAÇÕES

Decaimento Alfa

Radionuclídeos são instáveis devido à composição inapropriada de nêutrons e prótons ou excesso de energia e, portanto, ocorre o decaimento por emissão de radiação, tais como: partículas alfa, beta menos ou beta mais, captura eletrônica ou transição isomérica.

O decaimento alfa ocorre nos núcleos pesados, tais como ^{235}U, ^{239}Pu etc. Por exemplo:

$$^{235}_{92}\text{U} \rightarrow {}^{231}_{90}\text{Th} + \alpha$$

Partícula alfa é o núcleo do átomo de hélio, tendo dois prótons e dois nêutrons, obviamente, sem os seus dois elétrons orbitais. As partículas alfa são emitidas com energia discreta e têm alcance bastante curto no meio, por exemplo, em torno de 0,03 mm em tecidos humanos.

Decaimento por Partículas Beta

O decaimento beta menos ocorre em radionuclídeos que são ricos em nêutrons. No processo de decaimento, um nêutron do núcleo é convertido em um próton seguido da emissão de uma partícula beta menos e um antineutrino.

$$n \rightarrow p + \beta^- + \overline{v}$$

Por exemplo,

$$^{131}_{53}\text{I}_{78} \rightarrow {}^{131}_{54}\text{Xe}_{77} + \beta^- + \overline{v}$$

A diferença de energia entre os dois nuclídeos (^{131}I e ^{131}Xe no exemplo anterior) é chamada de energia de decaimento ou energia de transição, que é compartilhada entre a partícula beta menos e o antineutrino. Portanto, as partículas beta menos são emitidas dentro de um espectro de energia com a energia de ligação sendo a energia máxima e a energia média sendo igual a um terço da energia máxima.

Decaimento por Pósitron e Captura Eletrônica

Quando um radionuclídeo é rico em prótons, decai por emissão de um pósitron seguido por um neutrino. Em essência, um próton no núcleo é convertido a um nêutron no processo.

$$p \rightarrow n + \beta^+ + v$$

Como um nêutron tem a massa de um elétron mais pesado que um próton, o lado direito da equação acima tem duas massas de elétrons a mais do que o lado esquerdo, isto é, 2 x 0,511 MeV = 1,022 MeV a mais no lado direito. Pelo princípio da conservação de energia, portanto, o radionuclídeo deve ter uma energia de transição de no mínimo 1,022 MeV para decair por emissão de pósitron. A energia acima de 1,022 MeV é compartilhada como energia cinética pelo pósitron e pelo neutrino.

Alguns exemplos de nuclídeos emissores de pósitron são ^{15}O, ^{13}N, ^{11}C, ^{18}F, ^{68}Ga e ^{82}Rb.

A tomografia por emissão de pósitron (PET) é baseada no princípio da coincidência em detectar dois fótons de 511 keV que surge dos emissores pósitrons.

Captura Eletrônica

Quando um radionuclídeo é rico em prótons, mas tem energia inferior a 1,022 MeV, então decai por captura eletrônica. No processo, um elétron mais próximo da camada K é capturado pelo próton no núcleo para produzir um nêutron.

$$p + e^- \rightarrow n + v$$

Observe que, quando a energia de transição é menor que 1,022 MeV, o radionuclídeo decai seguramente por captura eletrônica. Entretanto, quando a energia de ligação é maior do que 1,022 MeV, o radionuclídeo pode decair por emissão de pósitron e/ou captura eletrônica. Quanto mais a energia de transição estiver acima de 1,022 MeV, maior será a probabilidade de o radionuclídeo decair por emissão pósitron. Alguns exemplos de radionuclídeo decaindo por captura eletrônica:

$$^{111}_{49}In + e^- \rightarrow {}^{111}_{48}Cd + v$$
$$^{67}_{31}Ga + e^- \rightarrow {}^{67}_{30}Zn + v$$

Transição Isomérica e Conversão Interna

Quando um núcleo tem excesso de energia acima do estado de equilíbrio, pode existir um estado excitado (energia), que é chamado de isomeria. O período de tempo que o núcleo permanece nesse estado é muito curto (aproximadamente 10^{-15} a 10^{-12} segundos), entretanto, em alguns casos, o período de tempo pode ser mais longo, na faixa de minutos a anos. Quando um estado isomérico tem um longo tempo de permanência, é chamado de estado metaestável e representado pela letra m. Então, tendo um estado de energia de 140 keV acima do ^{99}Tc e decaindo com uma meia-vida de 6 horas, o ^{99m}Tc é um isômero do ^{99}Tc.

$$^{99m}Tc \rightarrow {}^{99}Tc + \gamma$$
$$^{113m}In \rightarrow {}^{113}In + \gamma$$

Um radionuclídeo pode decair com emissão de partícula alfa, beta menos, pósitron ou captura eletrônica para diferentes estados isoméricos, se permitido pelas leis da mecânica quântica. Naturalmente, esses estados isoméricos decaem para um estado isomérico de menor energia, e finalmente o estado de equilíbrio estável e a diferença de energia fazem surgir os fótons gama.

Como uma emissão alternativa à liberação de fóton gama, a energia de excitação pode ser transferida para um elétron, preferencialmente da camada K, que é então ejetado com energia $E_\gamma - E_B$, onde E_γ e E_B são energias da radiação gama e de ligação do elétron, respectivamente. Esse processo é chamado de conversão interna, e o elétron ejetado é chamado de elétron de conversão. A vacância criada na camada K é preenchida pela transição de um elétron das camadas mais externas. A diferença de energia entre as duas camadas aparece como raios X característicos. Similarmente, raios X característicos da camada L, M, e assim por diante, podem ser emitidos se a vacância estiver na camada L ou M e for preenchida por elétron das camadas mais externas. Como os fótons gama, a energia dos raios X característicos pode ser emitida como fótons ou ser transferida para um elétron em uma camada, sendo então ejetado, se for possível energeticamente. O último é conhecido como processo Auger, e o elétron ejetado é chamado de elétron Auger.

Raios X Característicos

A produção de raios X característicos ocorre em átomos que têm vacância eletrônica em suas camadas mais internas. Quando os elétrons das camadas mais externas preenchem o espaço deixado nas camadas mais internas, há uma liberação de energia eletromagnética na faixa dos raios X. A energia dos raios X característicos é determinada pela diferença de energia entre as camadas; elétrons preenchendo a camada *K* são mais energéticos do que aqueles que preenchem a camada *L*, porque a proximidade com o núcleo e a mais alta energia de ligação.

Elétrons Auger

Raios X característicos são produzidos como parte do processo para reduzir o excesso de energia daqueles elétrons que preenchem vacâncias nas camadas mais internas. Uma alternativa à produção de raios X característicos é o efeito Auger. Nessa interação a energia excedente é fornecida a outro elétron orbital, que é ejetado. O elétron ejetado é chamado um elétron Auger, e o átomo é agora deixado com duas vacâncias na sua estrutura. Essas vacâncias são então preenchidas por outros elétrons das camadas mais externas, seguido pela emissão de raios X característicos ou elétrons Auger secundários. A produção dos elétrons Auger resulta em aumento da exposição de radiação quando esses processos acontecem dentro do corpo humano.

INTERAÇÃO DA RADIAÇÃO COM A MATÉRIA

Produção de Pares

Produção de pares é uma interação produzida quando um fóton com energia maior do que 1,02 MeV passa próximo de um alto campo elétrico do núcleo. A força elétrica forte provoca a conversão da energia em massa. Quando o fóton passa próximo ao núcleo, ele desaparece totalmente, e duas partículas de matéria são criadas – um elétron e um pósitron, cada um possuindo a massa equivalente de 0,511 MeV. Para essa interação acontecer, o fóton inicial deve possuir no mínimo 1,02 MeV de energia. Qualquer energia adicional do fóton incidente é convertida em energia cinética, que é fornecida para o pósitron ou elétron, atendendo ao princípio de conservação de energia e momento. O fóton originalmente tem carga zero, e as cargas positiva e negativa do pósitron e elétron se compensam, mantendo a carga resultante do sistema nula.

O destino dos elétrons e pósitrons é o mesmo caso fossem criados pelo processo de decaimento radioativo. O elétron interage com os átomos da vizinhança, podendo levar à ionização ou excitação. O pósitron perde parte de sua energia por meio de interações e, finalmente, sofre aniquilação com algum elétron orbital de um átomo, produzindo um par de fótons com 0,511 MeV cada um. Observe que não pode haver a produção de pares com fótons com energia abaixo de 1,02 MeV.

Efeito Fotoelétrico

Descobriu-se que elétrons são emitidos quando uma superfície limpa é exposta à luz. A corrente máxima é proporcional à intensidade da luz. Entretanto, ao contrário do que previa a teoria clássica, não foi observada uma intensidade mínima abaixo da qual a corrente fosse nula. Uma luz muito fraca não deveria fornecer aos elétrons a energia necessária para escapar da superfície do metal.

Em resumo, no efeito fotoelétrico ocorre transferência total da energia do fóton incidente para um elétron das camadas mais internas preferencialmente, conforme mostrado nas Figuras 2.5 e 2.6.

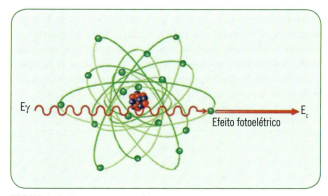

FIGURA 2.5. Efeito fotoelétrico.

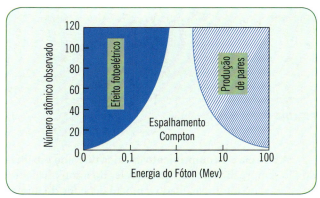

FIGURA 2.6. Contribuição relativa do efeito fotoelétrico, espalhamento Compton e produção de pares em função da energia do fóton em meios de diferentes números atômicos.

A radiação, ao interagir com a matéria, pode transferir toda a sua energia para o meio absorvedor, ocorrendo a sua interação com os elétrons da camada mais interna (K). Se a energia do feixe incidente for maior do que a energia de ligação de um elétron das camadas mais internas com o núcleo, o elétron é ejetado de sua órbita, ocorrendo a ionização. Um elétron de uma das camadas mais externa ocupará a vacância do elétron ejetado, havendo a emissão de radiação característica (raios X).

O mecanismo de interação, no qual ocorre o efeito de absorção do fóton com o elétron, é mais predominante para baixas energias e para materiais de elevado Z.

Efeito Compton

Para energias incidentes maiores que 100 keV, ocorre preferencialmente a transferência parcial de energia da radiação com a matéria. Ao contrário do efeito fotoelétrico, esse mecanismo de interação é com os elétrons das camadas mais externas, onde o fóton incidente é parcialmente absorvido pelo elétron. Tanto o elétron como o fóton são espalhados. Esse espalhamento é referido como fenômeno Compton e independe do número atômico do material absorvedor, porém depende da energia da radiação incidente.

Como o próprio nome indica, o espalhamento Compton é uma absorção incompleta dos raios X ou gama. O efeito Compton envolve uma interação inelástica dos fótons com elétrons dos orbitais mais externos. Como no efeito fotoelétrico, um elétron é ejetado do átomo; entretanto, nem toda a energia do fóton incidente é absorvida, e um fóton espalhado com menor energia e maior comprimento de onda é emitido (Figura 2.7).

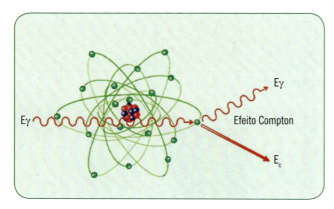

FIGURA 2.7. Efeito Compton.

A energia e o comprimento de onda do fóton espalhado são sempre menores do que aqueles do fóton incidente, e a energia do fóton espalhado também depende do número atômico do material-alvo, da energia do fóton incidente e do ângulo do espalhamento. A energia do fóton espalhado está relacionada ao ângulo de deflexão. A perda mínima de energia do fóton espalhado será em pequenos ângulos e pode ser calculada usando-se a expressão:

$$E_{min} = \frac{E_0}{1 + \frac{2E_0}{0{,}511}}$$

onde E_0 é a energia do fóton incidente (em MeV). Como um exemplo, para um raio gama de 0,140 MeV, E_{min} = 0,09 MeV, para um raio gama de 0,364 MeV, E_{mim} = 0,15 MeV.

A energia máxima, ou a energia do retroespalhamento, será no ângulo de espalhamento de 180° e pode ser calculada pela expressão:

$$E_{max} = \frac{E_0^2}{(E_0 + 0{,}2555)}$$

Essa energia máxima do espalhamento para um fóton de 0,140 MeV é de 0,049 MeV e para 0,364 MeV é 0,214 MeV. A energia máxima de espalhamento identifica o maior aumento no espalhamento do espectro do raio gama, conhecido como borda Compton.

A probabilidade de ocorrer o espalhamento Compton aumenta com o número atômico; portanto, há mais espalhamento Compton nos materiais com maior número atômico. A interação Compton tem menos probabilidade de acontecer com fótons de alta energia.

Foi observado que os raios X difratados são mais "macios" que os raios X do feixe incidente, isto é, têm menor poder de penetração. Compton observou que, se o processo de espalhamento fosse considerado uma "colisão" entre um fóton de energia (e momento) e um elétron, o elétron absorveria parte da energia inicial, portanto a energia do fóton difratado seria menor do que a do fóton incidente. Nesse caso, a frequência e o momento do fóton difratado também seriam menores do que a frequência e o momento do fóton incidente. Compton aplicou as leis de conservação do momento e da energia, na forma relativística, à colisão de um fóton com um elétron; isso lhe permitiu calcular a diferença entre os comprimentos de onda do fóton incidente e do fóton difratado, em função do ângulo de espalhamento.

Equação de Compton:

$$\lambda_2 - \lambda_1 = \frac{\bar{h}}{mc}(1 - \cos\theta)$$

Importante observar que a diferença de comprimentos de onda não depende do comprimento de onda do fóton incidente.

$$\lambda_2 - \lambda_1 = \frac{\bar{h}}{mc}(1 - \cos\theta)$$

$$\lambda_c = \frac{\bar{h}}{mc} = \frac{\bar{h}\cdot c}{m\cdot c^2} = \frac{1{,}24 \times 10^3\ eV \times nm}{5{,}11 \times 10^5\ eV} = 0{,}00243\ nm$$

$$\lambda_2 - \lambda_1 = \lambda_c(1 - \cos\theta)$$

Como λ_c é muito pequeno, a diferença entre os comprimentos de onda dos dois fótons é difícil de observar, a menos que também seja pequeno, caso em que a variação relativa – $(\lambda_2 - \lambda_1)/\lambda_1$ – pode se tornar apreciável. É por isso que o efeito Compton normalmente é estudado apenas no caso dos raios X e dos raios gama.

TERMINOLOGIA, UNIDADES E MATEMÁTICA DO DECAIMENTO RADIOATIVO

Equação Geral do Decaimento

Os átomos de uma amostra radioativa decaem de forma aleatória, e não se pode dizer qual átomo decairá em determinado momento. Podemos falar somente sobre um decaimento médio do átomo em certa amostra. A taxa de decaimento é proporcional ao número de átomos radioativos presente. Matematicamente,

$$-\frac{dN}{dt} = \lambda \cdot N$$

Onde $-dN/dt$ é a taxa de decaimento denotado pelo termo atividade A, λ é a constante de decaimento e N é o número de átomos presente na amostra radioativa.

Então,

$$A = \lambda \cdot N$$

Então, integrando a equação acima temos a atividade A, no tempo t como:

$$A_t = A_0 \cdot e^{-\lambda t}$$

Onde A_o é a atividade no tempo $t = 0$.

Se conhecermos a atividade inicial A_o em dado tempo, a atividade $A(t)$ no tempo t antes ou depois pode ser calculada (Figura 2.8).

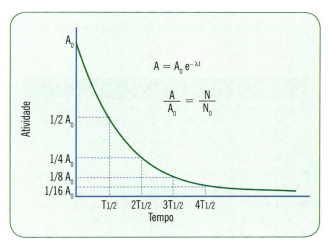

FIGURA 2.8. Curva de decaimento de um radioisótopo em função do tempo e principais parâmetros.

Meia-Vida e Constante de Decaimento

A meia-vida de um radionuclídeo é definida como o tempo necessário para reduzir a atividade inicial de uma amostra para a metade (Tabela 2.2). É única para cada radionuclídeo e está relacionada à constante de decaimento, como segue:

$$\lambda = \frac{0{,}693}{t_{1/2}}$$

A meia-vida de um radionuclídeo é determinada por medidas da radioatividade em diferentes intervalos de tempo e colocando no gráfico com escala semilogarítmica (Figura 2.9).

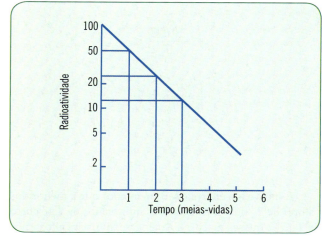

FIGURA 2.9. Gráfico da atividade $A(t)$ no tempo, na escala semilogarítmica, mostrando uma reta. A inclinação da reta é a constante de decaimento do radionuclídeo, λ.

A atividade inicial e metade de seu valor são lidas no gráfico, e o correspondente tempo é anotado. A diferença no tempo entre as duas leituras é conhecida como meia-vida do radionuclídeo.

Vida Média

A vida média de um radionuclídeo é definida como:

$$\tau = \frac{1}{\lambda} = \frac{T_{1/2}}{0{,}693} = 1{,}44 \times T_{1/2}$$

Um radionuclídeo decai 63% em uma vida média.

Meia-Vida Biológica e Meia-Vida Efetiva

Cada radionuclídeo decai com uma definida meia-vida, chamada meia-vida física, que é denotada por T_F ou $T_{1/2}$. Quando radiofármacos são administrados ao paciente, analogamente ao decaimento físico, eles são eliminados do corpo por processos biológicos tais como excreção fecal e urinária, respiração, suor etc. Essa eliminação é caracterizada pela meia-vida biológica T_B, que é definida como o tempo que leva para que metade da dose administrada seja eliminada pelo sistema biológico. Está relacionado à constante de decaimento pela fórmula:

$$\lambda = \frac{0,693}{T_B}$$

Então no sistema biológico a perda de atividade do radiofármaco está relacionada ao λ_F e λ_P. A taxa de perda efetiva λ_E é caracterizada por:

$$\lambda_E = \lambda_F + \lambda_B$$

Como:

$$\lambda = \frac{0,693}{T_{1/2}}$$

$$\frac{1}{T_E} = \frac{1}{T_p} + \frac{1}{T_B}$$

$$T_E = \frac{T_p \times T_B}{T_p + T_B}$$

A meia-vida efetiva é sempre menor que a menor dos valores de T_F ou T_B. Para valores muito altos de T_F e curto de T_B, T_E é quase igual a T_B. Analogamente, para altos valores de T_3 e curto T_P, T_E é quase igual a T_F.

Estatística do Decaimento Radioativo

Embora lambda seja definida como a probabilidade do decaimento por unidade de tempo por átomo, não há como prever exatamente qual átomo vai decair em dado momento. Na prática, o número de átomos que decaem em dado tempo t flutua ao redor de um valor médio.

Para saber a variação estatística nas medidas, é essencial conhecer a contribuição das flutuações no erro total dessas medidas.

Distribuição de Poisson

A probabilidade de que um dado número de desintegrações N ocorrerá em uma amostra radioativa no tempo t, quando o número médio de desintegrações para a amostra é N, é determinada pela distribuição de Poisson. A distribuição de Poisson pode ser aproximada por uma gaussiana ou distribuição normal para grandes valores de N. Uma distribuição normal pode ser determinada por dois parâmetros: média N e desvio-padrão.

Unidades de Radioatividade

- 1 Ci = 3,7 × 1.010 desintegrações por segundo (dps) = 37 GBq
- 1 mCi = 3,7 × 107 dps = 37 MBq
- 1 μCi = 3,7 × 104 dps = 37 kBq

Unidades de Radioatividade no Sistema Internacional (SI)

- 1 Becquerel (Bq) = 1 dps
- 1 kBq = 103 dps = $2,7 \times 10^{-8}$ Ci
- 1 MBq = 106 dps = $2,7 \times 10^{-5}$ Ci
- 1 GBq = 109 dps = $2,7 \times 10^{-2}$ Ci

Atenuação e Transmissão de Fótons

Fótons gama interagem com a matéria por meio de efeito fotoelétrico, Compton e produção de pares. Essas interações combinam para formar um valor conhecido como coeficiente de atenuação, μ. O coeficiente de atenuação linear é a probabilidade da atenuação pela distância percorrida por meio de um meio absorvedor, portanto μ tem a unidade de 1/distância (cm^{-1}). A equação geral da atenuação é dada por:

$$I(x) = I_0\, e^{-\mu x}$$

onde a intensidade da radiação é reduzida em função de uma equação exponencial do coeficiente de atenuação μ e uma distância percorrida x, para se obter o valor da intensidade reduzida da intensidade da radiação, I.

O coeficiente de atenuação linear μ está relacionado com a camada semirredutora (CSR) do material pela equação:

$$\mu = \frac{0,693}{CSR}$$

A CSR é a espessura do material absorvedor necessário para reduzir a intensidade da radiação para a metade do seu valor inicial.

Leitura Sugerida

- Chandra R. Nuclear medicine physics: the basics. 4th ed. Baltimore: Williams & Wilkins; 1998.
- Hendee WR. Medical radiation physics. 3rd ed. St Louis: Mosby; 1992.
- Johns HE, Cunningham JR. The physics of radiology. 4th ed. Chicago: Thomas Books; 1983.
- Powsner RA, Powsner ER. Essentials of nuclear medicine physics. Malden: Blackwell Science; 1998.
- Sorenson JA, Phelps ME. Physics in nuclear medicine. 2nd ed. Philadelphia: WB Saunders; 1987.
- Weber DA, Eckerman KF, Dillman LT, Ryman JC. MIRD: radionuclide data and decay schemes. New York: Society of Nuclear Medicine; 1989.

2.1 Exercícios Resolvidos de Física das Radiações

MARCOS SANTOS LIMA

Q1

Uma amostra radioativa tem constante de desintegração de 0,14 min^{-1}. Sua meia-vida física e a vida média são respectivamente:

1. 1,28 e 4,37
2. 3,20 e 3,61
3. 4,95 e 7,13
4. 4,61 e 1,28

Solução

- **Dados**: constante de desintegração: $\lambda = 14\ min^{-1}$

$$T_{1/2} = \frac{ln2}{0,14} = 4,95\ min\ (\text{meia-vida})$$

$$\bar{T} = 1,44 \times T_{1/2} = 1,44 \times 4,95 \approx 7,13\ (\text{vida média})$$

Resposta (3)

Q2

Assinale a alternativa incorreta:[1]

1. A radioatividade está intimamente ligada à instabilidade dos núcleos.
2. O raio gama, assim como os raios X, são radiações eletromagnéticas.
3. A partícula β^- é um elétron negativo expelido pelo núcleo, convertendo um próton em um nêutron.
4. A radiação gama é mais penetrante do que a radiação alfa.
5. A partícula alfa é um núcleo de hélio.

Q3

Se 2 gramas de carbono de um pedaço de madeira encontrado em uma igreja antiga são analisados e encontram-se 10 des/min por grama, qual é a idade da madeira se a atividade específica do ^{14}C é de 15 des/min por grama? **Dados**: a meia-vida física do ^{14}C é de 5.600 anos?

1. $1,20 \times 10^3$ anos

---

2. $3,28 \times 10^3$ anos
3. $6,53 \times 10^3$ anos
4. $9,75 \times 10^3$ anos

Solução

- **Importante**: 1 desintegração/s = 1 Bq
- **Dados**: $T_{1/2} = 5.600$ anos
- **Formulário**:

$$\begin{cases} A = A_0 \cdot exp^{-\lambda.t} \\\\ T_{1/2} = \dfrac{ln2}{\lambda} \\\\ \lambda = \dfrac{ln2}{T_{1/2}} \end{cases}$$

- **Resolvendo**:

$$\lambda = \frac{0,693}{5600} = 1,237 \times 10^{-4}\ ano^{-1}$$

$$A = A_0 \cdot e^{-\lambda.t} \to \frac{A}{A_0} = e^{-\lambda.t} \to ln(\frac{A}{A_0}) = lne^{-\lambda.t}$$

$$\to ln(\frac{A}{A_0}) = -\lambda \cdot t \to t = \frac{ln(\frac{A}{A_0})}{(-\lambda)}$$

$$t = \frac{ln\dfrac{10}{15}}{-1,237 \times 10^{-4}} = 3,28 \times 10^3\ anos$$

Resposta (2)

Q4

Sabendo-se que a meia-vida do ^{60}Co é de 5,26 anos, quanto tempo aproximadamente seria necessário para reduzir a atividade de uma amostra de 30% do seu valor inicial?

1. 0,5 ano
2. 1,2 ano
3. 2,7 anos
4. 9,1 anos

---

[1] Q2: Resposta {3}

Seção 1 – Bases

Solução

- **Dados**: atividade final de 70% da inicial (redução de 30%).
- **Dados**: $T_{1/2} = 5{,}26$ anos
- **Formulário**:

$$A = A_0 \cdot exp^{-\lambda \cdot t}$$

$$T_{1/2} = \frac{ln2}{\lambda}$$

$$\lambda = \frac{ln2}{T_{1/2}}$$

- **Resolvendo**:

$$\lambda = \frac{0{,}693}{5{,}26} = 0{,}131 \; ano^{-1}$$

$$\left(\frac{A}{A_0}\right) = 0{,}7$$

$$A = A_0 \cdot e^{-\lambda \cdot t} \rightarrow \frac{A}{A_0} = e^{-\lambda \cdot t} \rightarrow ln\left(\frac{A}{A_0}\right) = lne^{-\lambda \cdot t}$$

$$\rightarrow ln\left(\frac{A}{A_0}\right) = -\lambda \cdot t \rightarrow t = \frac{ln\left(\frac{A}{A_0}\right)}{(-\lambda)}$$

$$t = \frac{ln(0{,}7)}{(-0{,}131)} = 2{,}7 \; anos$$

Resposta (3)

Q5

A meia-vida física do ^{32}P é de 14,3 dias. O número de átomos aproximado que devemos reunir para obter 1 dps é:

1. 1,24\times {10}^{6}
2. 1,78\times {10}^{6}
3. 2,57\times {10}^{6}
4. 3,12\times {10}^{6}

Solução

- **Dados**:

$$A = 1 \; dps$$

$$T_{1/2} = 14{,}3 \; dias \times \left(\frac{24 \; horas}{1 \; dia}\right) \times \left(\frac{60 \; min}{1 \; hora}\right) \times \left(\frac{60 \; s}{1 \; min}\right) = 1{,}24 \times 10^6 \; s$$

- **Formulário**:

$$A = \lambda \cdot N \rightarrow N = \frac{A}{\lambda}$$

– **Onde N é o número de átomos para se obter certa atividade**

Resolvendo:

$$\lambda = \frac{0{,}693}{1{,}24 \times 10^6} = 5{,}59 \times 10^{-7}$$

$$N = \frac{1}{5{,}59 \times 10^{-7}} = 1{,}78 \times 10^{6} \; átomos$$

Resposta (2)

Q6

Uma amostra de $99^m Tc$ possui atividade de 200 mCi, sendo sua meia-vida física de 6 horas. Após 24 horas, podemos dizer que há aproximadamente:

1. 4,62\times {10}^{8}\: Bq
2. 3,72\times {10}^{8}\: Bq
3. 1,85\times {10}^{8}\: Bq
4. 1,27\times {10}^{8}\: Bq

Solução

- **Dados**:

$$A_0 = 200 \; mCi$$

$$T_{1/2} = 6 \; horas \rightarrow \lambda = \frac{0{,}693}{T_{1/2}}$$

$$\lambda = \frac{0{,}693}{6} = 0{,}1155 \; h^{-1}$$

$$t = 24 \; h$$

- **Formulário**:

$$A = A_0 \cdot e^{-\lambda \cdot t}$$

- **Resolvendo**:

$$\lambda \cdot t = 0{,}1155 \times 24 = 2{,}772 \rightarrow e^{-\lambda \cdot t} = e^{-2{,}772} = 0{,}06254$$

$$A = 200 \cdot e^{-\lambda \cdot t} = 200 \times 0{,}06254 = 12{,}51 \; mCi \approx 4{,}62 \times 10^8 \; Bq$$

$$1 \; mCi = 37 \; MBq$$

Resposta (1)

Q7

Qual a massa aproximada de $53^{131}I$ presente em uma amostra que possui atividade de $3{,}7 \times 10^8 \; Bq$, sendo sua meia-vida física de 8,1 dias?

1. 8,1\times 10^{-8}\: g
2. 3,7\times 10^{-6}\: g
3. 4,2\times 10^{-4}\: g
4. 1,8\times 10^{-4}\: g

Solução

■ **Dados:**

$$1\ Bq = 1\ dps$$
$$A = 3,7 \times 10^8\ Bq$$
$$T_{1/2} = 8,1\ dias \times \left(\frac{24\ horas}{1\ dia}\right) \times \left(\frac{60\ min}{1\ hora}\right) \times \left(\frac{60\ s}{1\ min}\right) = 6,9984 \times 10^5\ s$$
$$\lambda = \frac{0,693}{T_{1/2}} = 9,9 \times 10^{-7}\ s^{-1}$$

■ **Formulário:**

$$A = \lambda \cdot N \rightarrow N = \frac{A}{\lambda}$$

■ **Resolvendo:**

$$N = \frac{A}{\lambda} = \frac{3,7 \times 10^8}{9,90 \times 10^{-7}} = 3,73 \times 10^{14}\ átomos$$
$$131\ g \rightarrow 6,02 \times 10^{23}\ átomos$$
$$X\ g \rightarrow 3,73 \times 10^{14}\ átomos \rightarrow X = 8,1 \times 10^{-8}\ g$$

Resposta (1))

Q8

Entre as partículas alfa, beta e pósitrons e a radiação gama, a mais ionizante e a mais penetrante são, respectivamente:[2]

1. Partícula alfa e partícula beta
2. Partícula pósitron e radiação gama
3. Partículas beta e pósitron
4. Partícula alfa e radiação gama
5. Partícula beta e radiação gama

Q9

Medindo-se a atividade de uma amostra radioativa após um tempo t de sua preparação, obteve-se 60 mCi. Sabendo-se que t corresponde a 5 meias-vidas, a atividade inicial da fonte era de aproximadamente:

1. 2 Ci
2. 6 Ci
3. 8 Ci
4. 12 Ci

Solução

■ **Dados:**

$$A = 60\ mCi$$
$$t = 5 \times T_{1/2}$$

■ **Formulário:**

$$A = A_0 \cdot e^{-\lambda \cdot t}$$
$$ou$$
$$A = \frac{A_0}{2^N}$$

onde N é o número de meias-vidas

■ **Resolvendo:**

$$A = A \times 2^N = 60 \times 2^5 = 1920\ mCi \approx 2\ Ci$$

Resposta (1)

Q10

Se a constante de desintegração do ^{45}Ca é de $4,2 \times 10^{-3}$ dia^{-1}, sua meia-vida será de:

1. 6 horas
2. 9 horas
3. 4 dias
4. 165 dias

Solução

■ **Dados:**

$$\lambda = 4,2 \times 10^{-3}\ dia^{-1}$$

■ **Formulário:**

$$T_{1/2} = \frac{0,693}{\lambda}$$

■ **Resolvendo:**

$$T_{1/2} = \frac{0,693}{\lambda} = \frac{0,693}{4,2 \times 10^{-3}} = 165\ dias$$

Resposta (4)

---

[2] Q8: Resposta {4}

Instrumentação

3

MARCOS SANTOS LIMA
ALEXANDRE TELES GARCEZ
SILVANA PRANDO
MARCO ANTONIO DE OLIVEIRA

Conteúdo

Detectores Gasosos
  Princípio de Operação
  Câmara de Ionização
  Contadores Proporcionais
  Contador Geiger-Müller
Detectores à Cintilação
  Detector de Iodeto de Sódio – NaI(Tl)
  Outros Detectores Sólidos
    Detector de Germanato de Bismuto
    Detector de Oxiortossilicato de Lutécio ou Lutécio/Ítrio – LSO, LySO
    Detector de Oxiortossilicato de Gadolínio
  Detectores Semicondutores
    Detectores de Germânio e Silício
    Detector de Cádmio-Zinco-Telúrio
    Detector de Iodeto de Césio – CsI(Tl)
Espectrometria
  Fotopico
  Pico de Fuga do Iodo
  Compton: Vale, Borda e Platô
  Pico de Retroespalhamento
  Pico dos Raios X Característicos do Chumbo
  Espalhamento Compton no Paciente
  Detector Ideal
  FWHM e Resolução
Detectores de Uso Clínico sem Formação de Imagens
  Calibrador de Dose (Curiômetro)
    Reprodutibilidade
    Exatidão e Precisão
    Linearidade
    Geometria
  Gamma Probe
  Captador e Contador de Poço
Câmara à Cintilação
  Princípio de Funcionamento
  Colimadores
  Fotomultiplicadoras
  Analisador de Altura de Pulso
  Controle de Qualidade
    Posicionamento do Fotopico
    Uniformidade de Campo
    Controle de Qualidade: Uniformidade de Campo
    Quantificação da Uniformidade
    Desempenho em Altas Taxas de Contagem
    Resolução Espacial e Linearidade
    Resolução Energética

Tomografia Computadorizada por Emissão de Fóton Único
  Modificações da Instrumentação
  Aquisição da Imagem
  Reconstrução da Imagem
    Método de Reconstrução Iterativo
  Controle de Qualidade para Câmaras SPECT
    Fotopico e Uniformidade de Campo
    Centro de Rotação
    Resolução Espacial
    Sensibilidade
Tomografia por Emissão de Pósitron
  Detectores para PET
  Válvulas Fotomultiplicadoras e Analisadores de Altura de Pulso
  Bloco Detector
  Janela de Tempo para Coincidência
  Aquisição da Imagem
  Método *Time of Flight*
  Aquisição em Duas Dimensões (2D) *Versus* Três Dimensões (3D)
  Reconstrução da Imagem
  Normalização
  Correção de Atenuação
  Coincidências Aleatórias
  Coincidências de Espalhamento
  Resolução Espacial
    Tamanho do Detector
    Alcance do Pósitron
    Não Colinearidade
    Método de Reconstrução
    Detector
  Sensibilidade
  Taxa de Contagem Equivalente do Ruído
  Controle de Qualidade
    Sinograma
Equipamentos Híbridos
  SPECT/CT
  PET/CT
  Micro-PET
  Periodicidade do Controle de Qualidade
  Testes e Periodicidade conforme CNEN NN 3.05
    Calibrador de Dose
    Câmara Cintilográfica
    PET
  Testes e Periodicidade conforme Anvisa – RDC nº 38
    Calibrador de Dose
    Câmara à Cintilação
    PET

Detectores Gasosos

Princípio de Operação

A operação de um detector a gás é baseada na ionização das suas moléculas pela radiação, seguida pela coleta dos pares ionizados formados como carga ou corrente depois da aplicação de uma tensão entre dois eletrodos (Figura 3.1). A medida da carga ou corrente é proporcional à voltagem aplicada e à quantidade de radiação recebida e depende também do tipo de gás e da pressão a que está submetido.

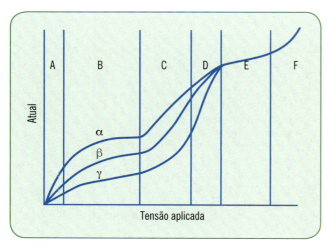

FIGURA 3.1. Essa curva mostra a corrente de saída como resultado do aumento da tensão para diferentes tipos de radiação. (**A**) região de recombinação, (**B**) região de saturação, (**C**) região proporcional, (**D**) região de limitada proporcionalidade, (**E**) região Geiger e (**F**) região de descarga contínua.

Quando uma radiação ionizante passa através do gás, produz ionização das moléculas do gás e formação de pares iônicos que depende do tipo e da pressão a que o gás está submetido. Quando uma voltagem é aplicada entre os dois eletrodos, as partículas negativas (ânions) como os elétrons se movimentam para o anodo e os íons positivos (cátions) se movem para o catodo, produzindo uma corrente que pode ser medida no instrumento.

Com tensões muito baixas, os pares de íons não recebem suficiente aceleração para alcançarem os eletrodos, portanto podem se recombinar para formar a molécula inicial em vez de serem coletadas pelos eletrodos. Essa região é chamada de região de recombinação. Quando a tensão aplicada é gradualmente aumentada, uma região de saturação é encontrada, onde a corrente medida permanece quase a mesma no intervalo das tensões aplicadas. Nessa região, somente os pares dos íons formados inicialmente são coletados. Eventos individuais não podem ser detectados; somente a corrente total passando através da câmara pode ser medida. Devido às ionizações diferentes entre as partículas alfa e beta e a radiação gama, as quantidades de corrente produzida por essas radiações não são iguais nessa região. A voltagem nessa região é da ordem de 50-300V. A câmara de ionização, tal como o calibrador de dose, opera nessa região.

Quando a tensão aplicada é ainda maior, os elétrons e os íons positivos ganham alta velocidade e energia durante a aceleração, bem como ionizações secundárias em direção aos eletrodos. Esse fator pode ser tão alto quanto 10^6 por evento primário, dependendo da tensão do gás detector e da tensão aplicada. Nessa região, a corrente total medida é igual ao número de ionizações causadas pela radiação primária, multiplicado pelo fator de amplificação do gás. A corrente aumenta com a tensão aplicada proporcionalmente ao número inicial de pares de íons produzidos pela radiação incidente. Essa região é conhecida como região proporcional. Contadores proporcionais são geralmente preenchidos com 90% de argônio e 10% de metano à pressão atmosférica. Esses contadores podem ser usados para indicar contagens individuais e discriminar radiações de diferentes energias, entretanto não são comumente usados para detectar radiações X e gama devido à sua pobre eficiência (< 1%).

Quando a tensão é aumentada ainda mais, a corrente produzida por diferentes tipos de radiação tende a ser idêntica. O intervalo de voltagem sobre a qual a corrente tende a convergir é referido como região de proporcionalidade limitada. Essa região não é praticamente utilizada para detectar qualquer radiação.

Com aumento adicional na voltagem, além da região de proporcionalidade limitada, a corrente torna-se idêntica, independentemente de quantos pares de íons são produzidos pela radiação incidente. Essa região é conhecida como região Geiger. Na região da tensão Geiger, a corrente é produzida por uma avalanche de interações. Quando os elétrons são acelerados em direção ao anodo com grande força, uma luz ultravioleta é emitida, o que provoca ainda mais emissão de fótons-elétrons por ionização do gás e das paredes da câmara. Os fótons-elétrons que atingem o anodo para produzir mais luz ultravioleta e, portanto, uma avalanche se espalham ao longo de comprimento do anodo. O fator de amplificação pode ser tão alto como 10^{10}. Durante a avalanche, entretanto, os elétrons mais leves são rapidamente atraídos pelo anodo, e as cargas positivas mais lentas e pesadas se acumulam em torno do catodo. Como resultante, o gradiente de voltagem cai abaixo do valor necessário para a multiplicação da corrente de íons e, portanto, a avalanche é encerrada. Tudo isso ocorre em menos de 0,5 microssegundo, período em que o contador fica insensível e deve se recuperar antes que outro evento possa ser contado.

Câmara de Ionização

São exemplos de câmara de ionização os calibradores de dose (curiômetros), detectores e dosímetros para proteção radiológica. Trabalham na faixa de voltagem aproximadamente entre 100 e 250V, têm a capacidade de realizar a completa coleta das cargas elétricas, os surtos de corrente elétrica entre os eletrodos são proporcionais à radiação incidente (energia e intensidade – atividade) e são medidas com um circuito eletrônico apropriado. Para conhecer a energia, é necessário medir a magnitude de cada pulso. A atividade será proporcional à quantidade de pulsos produzidos. A contagem das cargas isoladamente é difícil pelo fato de a corrente elétrica ser de pequena magnitude, ao longo tempo de coleta – aproximadamente 1 ms – e de serem necessárias atividades altas, com elevada taxa de detecção, sendo necessário um bom sistema de amplificação. Somando-se os sinais por alguns milissegundos, pode-se medir a atividade (média) da radiação com boa precisão. É necessário calibrar a câmara utilizando vários radionuclídeos com atividades previamente conhecidas.

As vantagens das câmaras de ionização são seu alto ponto de saturação, podendo medir níveis muito altos de radiação (10^4 a 10^{11} Bq).

A estrutura de uma câmara de ionização varia com sua utilização. Para detecção da radiação alfa, há uma janela fina (mica, *nylon*) para permitir a entrada das partículas, podendo trabalhar sob pressão atmosférica. Para a detecção das radiações beta, gama e X, deve conter gás (argônio ou hélio) sob alta pressão e um diâmetro maior.

Os calibradores de dose e detectores de área medem a taxa de contagem integrando os sinais de corrente elétrica por um breve período, ao passo que os dosímetros acumulam a carga gerada pela ionização por um período maior (horas ou dias).

Contadores Proporcionais

Com a tensão nos eletrodos entre 250 e 500V, ocorre o fenômeno de ionizações secundárias. Cada elétron gerado pela ionização produzida pela radiação incidente provoca outras ionizações, criando um efeito "cascata" ou em "cadeia". Os pulsos de corrente obtidos também são proporcionais à energia inicial depositada no sistema. Nesses contadores, devido ao aumento da altura do pulso gerado, é possível medir a energia da partícula ou fóton incidente. Na prática, é utilizada apenas para contagem de partículas beta e alfa de alta energia em laboratórios de pesquisa. A forma do tubo é geralmente hemisférica e pode haver válvulas para forçar um fluxo gasoso para maximizar a eficiência de contagem. A maioria dos contadores proporcionais opera sob pressão atmosférica para facilitar a colocação das amostras de emissores alfa e beta no interior da câmara. Para aperfeiçoar a detecção, a maioria dos modelos utiliza um fluxo de argônio e metano (9:1). O argônio aumenta a probabilidade de detecção devido ao seu número atômico (Z = 18) e à sua densidade elevada (d = 1,72 g/L). A ionização do argônio provoca instabilidade na molécula, e podem ocorrer descargas contínuas na câmara, suprimidas então pelo gás metano (fenômeno de extinção – *quenching*).

É necessário acoplar um amplificador de altura de pulso no sistema, embora seja bem maior que nas câmaras de ionização. Além disso, para contagem de partículas de determinada energia, utiliza-se um discriminador de altura de pulso com limiares de corte inferior e superior (janela).

Contador Geiger-Müller

O contador Geiger-Müller (GM) opera na região Geiger de tensão (700 a 1.200V). Como já mencionado, nessa região uma avalanche de ionização ocorre como resultado da alta tensão aplicada. Uma vez que a ionização é iniciada, a avalanche de ionização pode levar a descargas repetidas até que o processo seja interrompido pelo fenômeno da extinção (*quenching*). Um circuito eletrônico de extinção pode ser usado para que a voltagem aplicada ao tubo do GM seja temporariamente reduzida para valores abaixo da região Geiger até que todos os pares de íons retornem para seu estado pré-excitação. Isso acontece durante alguns décimos de milissegundos. A tensão inicial é então reestabelecida para se detectar um novo evento. Porém, a técnica utilizada normalmente para o fenômeno da extinção é adicionar uma pequena quantidade de outro gás no contador.

Aumentando a voltagem entre os eletrodos para a faixa entre 700 e 1.200V, obtém-se uma situação de independência entre a energia da radiação e o pulso elétrico resultante da detecção. Qualquer que seja a energia da radiação incidente, o pulso elétrico gerado será sempre o mesmo. Isso ocorre devido à cascata de ionizações secundárias produzidas pelos elétrons acelerados pelo alto potencial elétrico aplicado aos eletrodos. É suficientemente intensa para saturar o gás do interior da câmara, fator de multiplicação de 10^6 a 10^7. O tubo é preenchido geralmente com argônio sob baixa pressão e uma pequena quantidade de vapor orgânico ou gás halógeno (fenômeno de extinção). O argônio aumenta a capacidade de interação (sensibilidade) com a radiação beta e gama devido ao número atômico elevado. O vapor orgânico (álcool, metano) e o gás halógeno (cloro, bromo) são utilizados para extinguir (*quenching*) a ionização sustentada por longo tempo pelo argônio metaestável. O efeito da extinção faz com que o pulso se torne mais estreito, diminuindo assim o tempo de contagem entre um pulso e o seguinte. As moléculas do vapor orgânico absorvem muito bem alguns elétrons dissociando-se, tornam-se muito estáveis e, portanto, com o tempo, inútil para sua finalidade inicial. Isso limita a vida média de um dispositivo Geiger em cerca de 10^{10} contagens. Já o uso do gás halógeno após dissociar-se, rapidamente, volta à sua condição inicial, sendo ideal para ser usado para provocar o fenômeno da extinção, fazendo que o contador Geiger possa ter vida média indefinida.

Devido à massa dos íons positivos, o tempo de deslocamento até o catodo é maior, comparado aos elétrons. Isso reduz a eficiência de contagem, criando um período em que não há ionização no tubo. Esse período de inatividade é chamado de tempo morto. Após esse período de tempo morto, ainda há um pequeno lapso de tempo em que o potencial elétrico entre os eletrodos é insuficiente para produzir um pulso de altura suficiente para ser aceito no circuito amplificador. Esse período é chamado de tempo de resolução ou resolução temporal do sistema. A resolução temporal de contadores Geiger é da ordem de 0,1 a 0,5 ms, portanto a taxa de contagem máxima por segundo alcançada por esses aparelhos varia de 2.000 a 10.000 cps.

Detectores à Cintilação

A eficiência dos detectores a gás para a radiação gama e X é bastante baixa, porque a radiação passa através do gás com baixa densidade, ocorrendo pouca interação. Para melhorar a eficiência de contagem para essas radiações, detectores sólidos e líquidos com alta densidade são usados (Tabela 3.1). Esses detectores têm a propriedade única de emitir cintilações de luz depois de absorverem as radiações gama ou X. A radiação gama ou X interage com os detectores de cintilação via efeitos fotoelétrico, Compton e produção de pares, levando as moléculas do detector a alcançarem um estado de mais alta energia por meio da ionização ou excitação. Esses estados de alta energia retornam para o estado fundamental, emitindo fótons de luz. O tempo necessário para atingir o estado fundamental é chamado de tempo de decaimento. Os fótons de luz produzidos são convertidos para um pulso elétrico por meio das válvulas fotomultiplicadoras. O pulso é então amplificado por um amplificador linear e selecionado por um analisador de altura de pulso e então registrado como uma contagem. Diferentes detectores sólidos ou líquidos são usados para diferentes tipos de radiação. Por exemplo, detectores de iodeto de sódio dopados com tálio [NaI(Tl)] são usados para detecção da radiação gama e X, enquanto detectores orgânicos como antraceno e cintiladores plásticos em que o emissor primário é o flúor suspenso em um polímero são usados para detecção de partículas β.

Nos contadores de cintilação líquidos, uma amostra radioativa emissora β e um cintilador orgânico são dissolvidos em um solvente. A partícula β interage com as moléculas do solvente liberando elétrons, que interagem com o cintilador orgânico no qual fótons de luz são produzidos; os fótons são então dirigidos para duas válvulas fotomultiplicadoras que são acopladas em coincidência. Um pulso é gerado pela fotomultiplicadora, que é registrado como uma contagem, similar ao contador de cintilação sólido.

Cintiladores orgânicos geralmente têm baixa densidade e, portanto, reduzida eficiência de contagem comparado com os cintiladores inorgânicos. O tempo de decaimento também limita sua eficiência em altas taxas de contagem. Quanto mais rápido for o tempo de decaimento, melhor a capacidade para trabalhar em alta taxa de contagem. O tempo de decaimento para os cintiladores orgânicos é muito mais curto do para os cintiladores inorgânicos. Por exemplo, o tempo de decaimento para o NaI(Tl) é de 0,25 μs e para o antraceno é de 0,026 μs. O tempo de decaimento mais rápido permite o uso de cintiladores orgânicos em mais alta taxa de contagem.

Detector de Iodeto de Sódio – NaI(Tl)

Iodeto de sódio puro não produz qualquer cintilação depois da interação com a radiação γ na temperatura ambiente. Entretanto, se for dopado com uma quantidade mínima (0,1%-0,4%) de tálio como um ativador, o NaI(Tl) torna-se bastante eficiente na produção de fótons de luz depois da interação da radiação γ com o cristal. As moléculas de NaI(Tl) são excitadas ou ionizadas pela interação com a radiação γ ou X e o estado de alta energia e retorna para o estado de repouso pela emissão de fótons de luz. Aproximadamente 20 a 30 fótons de luz são produzidas para cada 1 keV de energia.

A escolha dos cristais de NaI(Tl) para a detecção de radiação γ é principalmente devida à alta densidade ($3,67$ g/cm^3) do detector e ao alto número atômico do iodo ($Z = 53$), comparado aos cintiladores orgânicos. Entretanto, os cristais de NaI(Tl) são higroscópicos, e a absorção de água causa mudança em sua transparência, que reduz a transmissão de luz pelo cristal até atingir as fotomultiplicadoras. Portanto, os cristais são hermeticamente selados em invólucros de alumínio. Também, as bordas do cristal são revestidas com uma substância reflexiva (por exemplo, óxi-

| | TABELA 3.1 | | | | | |
| | Características dos Cintiladores | | | | | |
Cintilador	nº Atômico Efetivo (Z)	Densidade (g/cm^3)	Tempo de Decaimento (ns)	Quantidade de Luz Relativa	Coeficiente de Atenuação Linear (cm^{-1}) em 511 keV	Resolução Energética (% em 511 keV)
NaI(Tl)	51	3,67	250	100	0,34	10
BGO	74	7,13	300	15	0,92	20
GSO	59	6,71	60	26	0,70	85
LSO	66	7,40	40	76	0,87	10
YSO	34	4,53	70	120	0,39	12,5

NaI(Tl): iodeto de sódio dopado com tálio; BGO: germanato de bismuto; LGO: oxiortossilicato de lutécio; YSO: oxiortossilicato de ítrio; GSO: oxiortossilicato de gadolínio.

do de magnésio) tal que os fótons de luz são refletidos em direção aos fotocatodos das fotomultiplicadoras. Esses cristais são frágeis e devem ser manuseados com cuidado. A temperatura do local onde estiver o cristal não deve sofrer mudanças bruscas que possam causar fraturas no cristal.

Outros Detectores Sólidos
Detector de Germanato de Bismuto

O detector de germanato de bismuto ($Bi_4Ge_3O_{12}$ ou BGO) tem densidade, número atômico efetivo e coeficiente de atenuação mais altos (resultando em alto poder de freamento) para fótons de 511 keV do que o cristal de NaI(Tl). No entanto, ele tem um tempo de decaimento (300 ns) discretamente mais longo quando comparado ao NaI(Tl) (250 ns) e sua emissão de luz é relativamente menor, levando à menor resolução energética. Entretanto, a resolução energética tem pouco efeito na resolução espacial na tecnologia PET, que é principalmente determinada pelo tamanho dos detectores. Além disso, os cristais de BGO não são higroscópicos. Por causa desses fatores, o BGO foi preferido em relação ao NaI(Tl) para os equipamentos de PET.

Detector de Oxiortossilicato de Lutécio ou Lutécio/Ítrio – LSO, LySO

Oxiortossilicato de lutécio ($Lu_2[SiO_4]O(Ce)$) ou LSO dopado com cério é outro detector sólido que é usado para cintilação nos equipamentos de PET. O LSO tem menor tempo de decaimento (40 ns) do que o BGO, o que favorece o uso de uma estreita janela de pulso para reduzir as coincidências randômicas no equipamento PET. Também, a intensidade de luz dá uma melhor resolução energética do que o BGO. Esses detectores têm alta eficiência para detecção do fóton e pode ser fabricado no tamanho de poucos milímetros. Grande parte dos equipamentos comerciais empregam detectores LSO ou LYSO, que também incorporam o oxiortosilicato de ítrio no cristal (tempo de decaimento de 53 ns).

Detector de Oxiortossilicato de Gadolínio

Oxiortossilicato de gadolínio (GSO) é outro detector que pode ser usado para contagem em coincidência na imagem do PET. Embora tenha menor intensidade de luz e poder de freamento do que o LSO e LySO, sua melhor resolução energética tem despertado alguns fabricantes para uso nos equipamentos de PET. Os cristais de GSO são frágeis e é necessário muito cuidado na sua fabricação.

Detectores Semicondutores

Detectores semicondutores apresentam alta sensibilidade e resolução energética, permitindo diferenciar a energia dos fótons. Seu uso está se tornando mais frequente na detecção de contaminação por radionuclídeos e nos equipamentos de medicina nuclear.

Detectores de Germânio e Silício

Detectores semicondutores ou de estado sólido são fabricados com germânio ou silício, que são materiais comumente dopados com lítio. Detectores de Ge(Li) são mais usados para detecção da radiação γ de alta energia e de Si(Li) para radiação α e de baixa energia. O princípio básico de operação desses detectores envolve a ionização dos átomos dos semicondutores, como nos detectores gasosos. Ionizações produzidas no detector pela radiação são coletadas como corrente e convertidas a pulsos de voltagem por meio de um resistor. Os pulsos são então amplificados e contados. O tamanho dos pulsos é proporcional à energia da radiação absorvida no detector, mas não dependente do tipo de radiação.

Como os semicondutores são mais densos do que os gases, são mais eficientes para a detecção da radiação γ e X. Adicionalmente, os detectores semicondutores requerem em cada ionização somente 3 eV comparado aos 35 eV nos detectores gasosos. Então, quase dez vezes mais íons são produzidos nos semicondutores do que nos detectores gasosos para uma mesma energia da radiação γ. Sendo assim, consegue-se melhor resolução espectral dos fótons γ. A fabricação dos detectores de Ge(Li) e Si(Li) é bastante lenta e cara, o que dificulta seu uso em câmaras gama, mas isso tem mudado nos últimos anos. Além do custo de fabricação, outra desvantagem desses detectores é a necessidade de reduzir o ruído térmico (eventos gerados em temperatura ambiente que elevam a leitura do *background*) com sistemas de refrigeração, como o nitrogênio líquido a –196°.

Detector de Cádmio-Zinco-Telúrio

O detector de cádmio-zinco-telúrio (CZT) é outro tipo de semicondutor feito dos metais Cd, Zn e Te, e fornece alta eficiência na detecção da radiação γ decorrente de sua alta densidade e número atômico dos elementos. Por causa de sua alta eficiência de detecção, esses detectores podem ser usados em tamanhos tão pequenos como 2 mm de espessura por 2 mm de diâmetro, com quase 100% de eficiência para fótons de 100 keV. A resolução energética desses detectores é muita boa para uma ampla faixa de energia da radiação γ. Esses detectores são operados na temperatura ambiente. A eletrônica usada é similar àquelas de outros detectores da radiação. Diferentes tipos de sensores têm sido produzidos para múltiplos propósitos.

Detector de Iodeto de Césio – CsI(Tl)

Os detectores de CsI(Tl) têm alta densidade e maior poder de freamento do que o detector de NaI(Tl) e também produzem mais luz por keV. No entanto, o tempo de decaimento é muito longo (1.000 ns), resultando em maior tempo morto para um sistema de detecção/contagem. O cristal é fracamente higroscópico e não requer um sistema hermético de selagem. Diferentemente do NaI(Tl), pode resistir à ampla de variação de temperatura.

Espectrometria

Pulsos são gerados pelas válvulas fotomultiplicadoras em conjunto com os circuitos eletrônicos associados (pré-amplificador e amplificador) depois que a energia da radiação γ é absorvida no detector de NaI(Tl). A interação da radiação γ com o cristal de iodeto de sódio dopado com tálio ocorre por meio do somatório dos efeitos fotoelétrico, Compton e produção de pares, e também muitas radiações espalhadas do lado de fora do detector podem participar. A distribuição das alturas do pulso será retratada como um espectro de energia da radiação γ (Figuras 3.2 e 3.3).

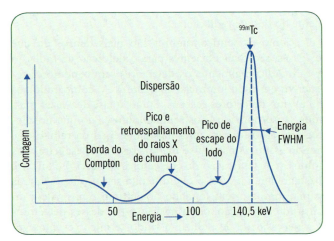

FIGURA 3.2. Espectro de energia do tecnécio-99m no cristal de iodeto de sódio.

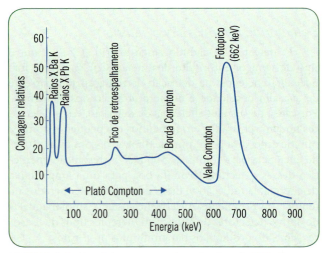

FIGURA 3.3. Um típico espectro da radiação γ do ^{137}Cs ilustrando o fotopico, platô Compton, borda Compton, vale Compton, retroespalhamento, raios X característicos do chumbo.

Fotopico

A altura de cada pulso do sistema composto pela fotomultiplicadora e o circuito eletrônico associado é proporcional à energia depositada no cristal pela radiação ionizante. Como acontece com os detectores gasosos, o número de pulsos que chega ao cristal por unidade de tempo está relacionado à atividade da fonte. Espectrometria da cintilação ou análise da altura de pulso se refere ao uso do sistema de contagem da cintilação para obter o espectro de energia de uma fonte radioativa. Esse espectro é simplesmente um histograma da altura dos pulsos – que é proporcional à energia depositada no cristal – no eixo das abscissas (X) *versus* o número de pulsos para dada altura de pulsos no eixo das ordenadas (Y). Esse espectro é uma função das energias das radiações γ e X emitidas pela fonte e a interação dessas radiações no cristal. Esse espectro tem duas características principais: uma ampla faixa de energia conhecida como platô Compton e um pico no centro da maior altura de pulso ou energia, chamado de fotopico. O platô Compton é criado pelas interações Compton no cristal. O limite mais à direita desse platô é conhecido como borda Compton e representa a interação Compton em que as radiações incidentes γ e X são retroespalhadas a 180° no cristal, isto é, depositam a máxima energia possível na interação Compton. O fotopico representa a radiação γ ou X que vem diretamente da fonte e deposita toda sua energia na forma de interação fotoelétrica ou de uma ou mais interações Compton seguidas por interação fotoelétrica. Como uma radiação γ ou X não pode perder toda sua energia em apenas um evento de espalhamento Compton, há uma separação entre o platô Compton e o fotopico. Um típico espectro de energia que sai do analisador de altura de pulso para o tecnécio-99m é mostrado na Figura 3.2.

Pico de Fuga do Iodo

Se os raios X característicos da camada *K* do iodo – 28 keV escapam do cristal depois da radiação γ ter sido absorvida por interação fotoelétrica, a medida de energia do tecnécio-99m é registrada como 112 keV (140 menos 28 keV). Isso é conhecido como pico de fuga do iodo.

Compton: Vale, Borda e Platô

Quando a radiação γ interage com o detector de NaI(Tl) via espalhamento Compton, os fótons espalhados escapam do detector, o que resulta em uma altura de pulso menor do que o fotopico. Os elétrons emitidos pelo efeito Compton, entretanto, podem ter energias variáveis de zero até E_{max} onde E_{max} é a energia cinética daqueles elétrons produzidos quando ocorre o retroespalhamento a 180° do fóton γ no detector. Então, o espectro da radiação γ mostrará um contínuo de pulsos correspondentes aos elétrons com energia entre zero e E_{max}. O pico em E_{max} é chamado de borda Compton, e a porção do espectro à direita da borda Compton descendo até cerca da energia zero é conhecida como platô Compton. A porção do espectro entre o fotopico e a borda Compton é chamada de vale Compton, que resulta de múltiplos espalhamentos Compton da radiação γ no detector, produzindo pulsos com amplitudes menores que o fotopico nessa região.

A altura relativa do fotopico e a borda Compton dependem da energia do fóton, assim como do tamanho do detector de NaI(TI). Em baixas energias, o efeito fotoelétrico predomina sobre o espalhamento Compton, enquanto em altas energias o espalhamento Compton predomina. Nos detectores maiores, a radiação γ pode sofrer múltiplos espalhamentos Compton, que podem aumentar a absorção dos fótons cuja energia total será semelhante ao efeito fotoelétrico. Isso aumenta a contribuição do fotopico e diminui o platô Compton.

Pico de Retroespalhamento

Um pico de retroespalhamento pode resultar do espalhamento da radiação gama no ângulo de 180° e então retorna para o cristal, sendo totalmente absorvida. Isso pode ocorrer quando a radiação γ atinge o material atrás da fonte e volta para o detector. Pode ocorrer também quando o fóton passa através do cristal sem interagir e ocorre o efeito Compton na borda da válvula fotomultiplicadora e volta para o cristal.

Pico dos Raios X Característicos do Chumbo

O pico dos raios X característicos do chumbo é devido à radiação γ que é absorvida por efeito fotoelétrico no chumbo da blindagem ou no colimador; como resultado, os raios X característicos são detectados com energia — 75 a 90 keV.

Espalhamento Compton no Paciente

O espalhamento Compton no detector tem um pico de 0 a 50 keV. A borda em 50 keV é conhecida como borda Compton. Se a fonte de radiação é o paciente, o espalhamento Compton ocorre no tecido do paciente, e algumas dessas radiações espalhadas movem-se em direção ao detector. Elas têm energia de 90 a 140 keV. Esses fótons espalhados do paciente provocam grande dificuldade, porque o espalhamento Compton se sobrepõe com a distribuição do fotopico (Figura 3.4).

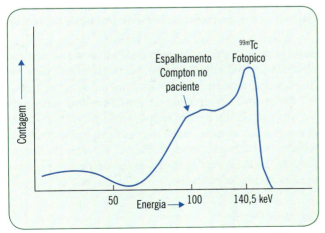

FIGURA 3.4. Espectro de energia do tecnécio-99m no paciente.

Detector Ideal

No detector ideal, o fotopico deveria ser uma simples linha vertical representando a energia da radiação γ ou X emitida pela fonte. Na realidade, a natureza probabilística da emissão da luz e a resolução de energia finita do analisador de altura de pulso espalham essa linha, gerando um fotopico com a forma de um sino. Na imagem em medicina nuclear, o termo resolução pode ser pensado na habilidade do sistema em mostrar de forma mais fiel possível dois eventos separados no espaço, tempo ou energia como distintos. A resolução pode ser também pensada nos seguintes termos: em qual quantidade o sistema pode espalhar um simples evento no tempo, espaço ou energia. Esses dois modos de entender a resolução estão relacionados, porque quanto menos espalhamento o sistema produzir, mais perto no espaço, no tempo e na energia os dois eventos podem estar e ainda assim serem separados em dois pontos distintos. Quanto pior a resolução energética do analisador de altura de pulso, mais largo será o fotopico.

FWHM e Resolução

A resolução energética pode ser quantificada como a largura máxima à meia altura (*full width at half maximum* – FWHM) no fotopico. Essa medida primeiramente determina o número de contagem no fotopico e então localiza os pontos em cada lado do pico onde a contagem é a metade das contagens do pico. A largura máxima é obtida subtraindo-se o valor do menor do maior valor na metade da altura do fotopico. Finalmente, essa largura é dividida pelo centro da máxima altura do pulso (fotopico de energia) e multiplicada por 100 para gerar uma medida de resolução energética em percentagem.

$$\% \text{ resolução energética} = \frac{FWHM}{\text{centro do fotopico}}$$

Quanto menor o número, maior a resolução de energia. A média dos sistemas de cintilação varia de 7% a 9% para o césio-137; em câmaras gama típicas há em média 8% a 12% de resolução para o tecnécio-99m. É importante notar que a resolução no tempo representa um importante papel na resolução de energia. Se dois eventos de cintilação ocorrerem dentro da resolução no tempo do sistema, um simples evento será considerado e o pulso resultante será a soma dos dois eventos. Tais pulsos podem contribuir para um aparente alargamento do fotopico.

Detectores de Uso Clínico sem Formação de Imagens

Calibrador de Dose (Curiômetro)

O calibrador de dose é um dos principais instrumentos utilizados na medicina nuclear para a medida da atividade dos radionuclídeos e radiofármacos. Tem a forma cilíndrica e uma câmara selada preenchida com argônio e pequena quantidade de um gás halogênio à alta pressão (aproximadamente 5 a 12 atm). Sua voltagem de operação é de cerca de 150V.

O instrumento consiste essencialmente de uma câmara de ionização do tipo poço e de um eletrômetro com mostrador digital que permite a leitura direta em unidades de atividade (múltiplos da unidade becquerel ou submúltiplos da unidade curie). A medição da atividade é feita utilizando-se uma condição fixa, predefinida do instrumento, tal como uma tecla/botão, um potenciômetro ou um fator de multiplicação ajustado eletronicamente para cada radionuclídeo em particular. Entre suas características, estão a simplicidade de operação, a estabilidade de curto e longo prazos e a versatilidade de operação permitindo a medição da atividade de amostras radioativas em frascos e seringas.

A quantidade de ionização e a corrente gerada variam de acordo com o tipo e a energia da radiação, dessa forma a mesma atividade de diferentes radionuclídeos pode gerar diferentes correntes. Por exemplo, a magnitude da corrente produzida por 1 mCi (37 MBq) de ^{99m}Tc difere daquela de 1 mCi (37 MBq) de ^{131}I. A presença de botões de seleção dos isótopos nos calibradores de dose permite a escolha de resistores para compensar as diferenças na ionização (corrente) produzida pelos diferentes radionuclídeos de modo que igual quantidade de atividade forneça a mesma leitura.

Uma vez que o calibrador de dose é empregado para determinar a atividade do radionuclídeo administrado ao paciente em um exame específico ou em procedimento terapêutico, é fundamental que esteja em perfeito funcionamento. Isso só pode ser assegurado se determinados procedimentos de garantia da qualidade forem seguidos. Alguns testes de controle da qualidade devem ser feitos diariamente, outros, trimestralmente e outros, semestralmente ou anualmente, testando-se, por exemplo, a exatidão e a precisão, a reprodutibilidade, a linearidade de resposta e a geometria. As três fontes-padrão utilizadas como referência são o cobalto-57, o bário-133 e o césio-137. Essas três fontes cobrem a faixa de energia de utilização de um calibrador de dose. As fontes-padrão de referência são designadas para simular a geometria de um radionuclídeo de meia-vida curta em solução em um recipiente similar.

Reprodutibilidade

A reprodutibilidade (estabilidade em longo prazo) deve ser verificada utilizando um radionuclídeo de longa meia-vida, por exemplo, o ^{137}Cs e o ^{133}Ba, e observando a variação da leitura, que não pode exceder mais ou menos 5% relativamente à leitura do dia anterior. Se a variação ultrapassar mais ou menos 5%, a unidade deve ser reparada ou substituída (conforme CNEN-NN-3.05).

Exatidão e Precisão

A exatidão e a precisão do sistema do calibrador de dose são determinadas pela medida da atividade das fontes-padrão de referência ^{57}Co, ^{133}Ba e ^{137}Cs. Selecionando as condições operacionais apropriadas, cada fonte a ser medida é introduzida no poço da câmara de ionização e são registradas diversas medições. O desvio percentual entre a média das atividades medidas e a atividade da fonte-padrão, já com a aplicação do fator de correção para o decaimento radioativo, é registrado. O desvio percentual da diferença da medida não deveria diferir da atividade teórica por mais ou menos 10% no caso do teste de exatidão. Se ultrapassar mais ou menos 10%, a unidade deve ser reparada ou substituída. No caso do teste de precisão, o limite de aceitação recomendado deve ser inferior a 5% (conforme CNEN-NN-3.05).

Linearidade

A linearidade indica a habilidade do calibrador de dose em medir a atividade sobre uma faixa de valores. A linearidade de resposta do sistema pode ser realizada pelo acompanhamento do decaimento radioativo de uma amostra de ^{99m}Tc, após a seleção das condições de operação apropriadas no calibrador de dose em diferentes intervalos de tempo. Por exemplo, com a fonte no poço da câmara, obtém-se uma medição. O dia e a hora da medição são registrados. Esse procedimento é repetido a cada 2 horas durante cada dia de trabalho, por quatro dias. As atividades são registradas no gráfico em função do tempo. Faz-se o ajuste da melhor linha dos pontos registrados. Se o desvio em qualquer ponto superar mais ou menos 20%, o calibrador de dose necessita ser substituído ou um fator de correção deve ser aplicado aos dados na região não linear (conforme CNEN-NN-3.05).

Geometria

Quando se faz a calibração do instrumento, são utilizadas soluções-padrão de radionuclídeos em um determinado recipiente. Outros recipientes, tais como frascos e seringas de plástico ou de vidro, podem ter volumes e propriedades de absorção diferentes, e para estes devem ser determinados fatores de correção. No teste de geometria se avalia a variação da atividade medida em função do volume de uma amostra, mantendo-se a quantidade de material radioativo presente no calibrador de dose de referência.

Variação nos volumes das amostras ou na configuração geométrica do recipiente pode afetar a acurácia das medidas no calibrador de dose, particularmente para radiações de baixa energia. Então, uma amostra de 1 mCi (37 MBq) em 1 ml ou 30 ml ou 1 mCi em uma seringa de 1 cm^3 ou 10 cm^3 ou em um recipiente de diferente material como plástico ou vidro pode dar resultados diferentes nas leituras no calibrador de dose. Fatores de correção devem ser determinados para as variações geométricas e aplicados para as atividades medidas.

Gamma Probe

O *gamma probe* é uma sonda de detecção de radiação que usa a tecnologia de estado sólido [CsI(Tl)] e possui alta sensibilidade para fótons γ associada a uma unidade de controle, com a finalidade de indicar de forma rápida a localização da fonte de radiação. Seu uso é indicado no intraoperatório (área cirúrgica) para rastrear a atividade de radiofármacos previamente administrados e concentrados por diferentes tecidos, tais como linfonodo sentinela ou paratireoides, no intuito de orientar o cirurgião na sua localização e remoção. Vários tipos de sondas estão disponíveis e cobrem uma ampla faixa de aplicações: realizar cirurgia laparoscópica, guiar cirurgia para retirar linfonodos ávidos por glicose marcada com flúor – ^{18}FDG, localizar linfonodo com metástase de tumor de tireoide. Todos os *probes* têm uns cilindros de aço inoxidável ou tungstênio que atuam como colimadores no caso de menor ou maior ângulo de detecção ser desejado. Como usam tecnologia de detecção de estado sólido, não necessitam de calibração.

Captador e Contador de Poço

Os dois sistemas são compostos por detectores de iodeto de sódio dopado com tálio [NaI(Tl)].

O captador apresenta cristal com espessura de até 2 polegadas. Por não haver a necessidade de direcionamento dos fótons incidentes para a formação de imagens, o colimador de chumbo é desenhado de forma a bloquear apenas os eventos originados fora de uma região de interesse, definindo um campo de visão em geral de 15 cm, a uma distância de trabalho de 30 cm do cristal. O sistema apresenta alta sensibilidade, permitindo estudo de atividades na faixa de alguns μCi.

No caso do contador de poço, a sensibilidade é ainda mais elevada, devido à geometria do sistema, em que a amostra a ser analisada é introduzida no poço constituído pelo próprio cristal. O contador de poço permite detectar atividades na faixa de nano a μCi, mas não é recomendado para atividades acima de 2 μCi, devido ao fenômeno de saturação. É empregado para os estudos de medicina nuclear *in vitro*, no qual uma amostra (em geral com grande diluição) é coletada após a introdução da atividade do radiofármaco traçador no sistema biológico. O exemplo de emprego mais frequente são os estudos de filtração glomerular com ^{51}Cr-EDTA.

Os detectores de cintilação empregados nesses sistemas devem ser submetidos a controle periódico de resolução energética e linearidade, além de monitoração periódica de atividade de fundo (*background*).

Câmara à Cintilação

Princípio de Funcionamento

Os principais componentes envolvidos na formação da imagem em uma câmara à cintilação podem ser vistos na Figura 3.5.

Colimadores

Nas câmaras gama um colimador está ligado a uma das faces do cristal NaI(Tl) para limitar o campo de visão em que a radiação gama pode ser detectada. Os raios gama que estão fora do campo do colimador ficam impedidos de chegar ao detector. Os colimadores são normalmente feitos de material com alto número atômico, como o tungstênio, o chumbo e a platina. Dentre esses, o chumbo é o material de escolha por seu custo mais baixo. Eles são projetados em diferentes tamanhos e formas e contêm um ou mais furos para a região de interesse. Nos primeiros colimadores, os furos eram originalmente circulares, mas no presente temos exemplos de furos quadrados, hexagonais (mais frequentes) e mesmo triangulares, com espessura uniforme do chumbo ao redor do furo. Esses colimadores fornecem melhor resolução espacial do que os furos circulares.

Os colimadores são classificados basicamente pelo tipo de foco no órgão a ser registrado, embora outras classificações também sejam feitas com base na espessura do septo e no número de furos. Dependendo do tipo de foco, os colimadores são classificados como de furos paralelos, *pinhole*, convergente ou divergente.

- Colimadores de furos paralelos são construídos com furos que são paralelos entre si e perpendiculares à face do cristal detector, podendo ter entre 4.000 e 46.000 furos. Os colimadores de furos paralelos são classificados como de alta resolução, propósito geral ou alta sensibilidade, ou de baixa energia, média energia ou alta energia, dependendo da resolução e da sensibilidade que pode ser obtida. Os colimadores de alta sensibilidade são feitos com septo com espessura menor do que os colimadores para propósito geral, enquanto os colimadores de alta resolução têm septos de maior espessura.

- Os colimadores do tipo *pinhole* são feitos de forma cônica com um único furo e são usados em órgãos de pequenas dimensões, como a glândula tireoide, para fornecer imagens ampliadas, sendo atualmente pouco empregados.

- Os colimadores convergentes são feitos com furos cônicos convergindo para um ponto para fora do detector e são utilizados para fornecer imagens ampliadas quando o órgão de interesse é menor que o tamanho do detector. As imagens, portanto, são ampliadas nesse tipo de colimador.

- Os colimadores divergentes são construídos com furos cônicos que são divergentes da face do detector e são usados em órgãos como os pulmões, que são maiores do que o tamanho do detector. As imagens, portanto, são reduzidas nesse tipo de colimador.

Como os colimadores *pinhole* e convergente amplificam a imagem e os divergentes reduzem a imagem do objeto, algum grau de distorção ocorre com esses colimadores. Com a disponibilidade de câmaras gama com um grande campo de visão, os colimadores divergentes são raramente usados na rotina.

Seção 1 – Bases

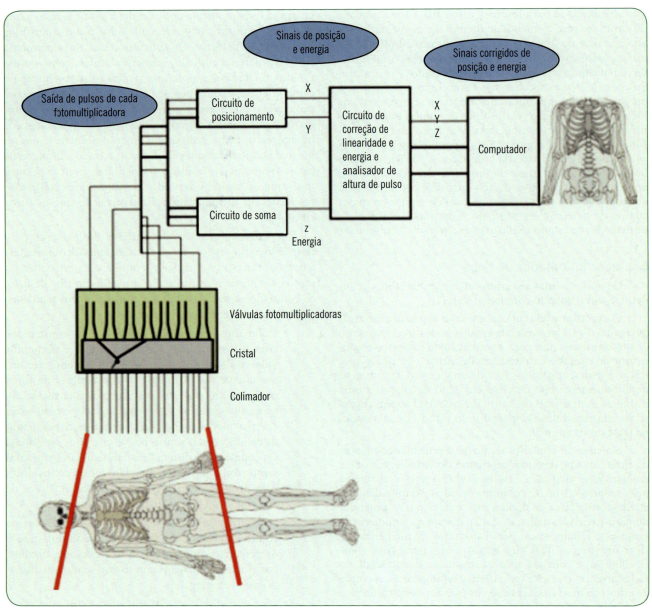

FIGURA 3.5. Diagrama de blocos de uma câmara à cintilação. (Fonte: http://rle.dainf.ct.utfpr.edu.br/hipermidia/images/mednu/fig31.png)

Alguns colimadores estão disponíveis e são projetados para propósitos específicos. Os colimadores *fan-beam* são construídos com furos que convergem em uma dimensão, mas são paralelos entre si na outra dimensão. Esses colimadores são utilizados principalmente para pequenos objetos e então ampliam as imagens.

Fotomultiplicadoras

Como nos contadores à cintilação, válvulas fotomultiplicadoras (FM) são essenciais em câmaras à cintilação para converter os fótons de luz do detector de cristal NaI(Tl) em um pulso elétrico. No lugar de uma única FM, é usada uma matriz de 19 a 107 FMs montados de forma hexagonal na parte de trás do detector, com a necessidade de um acoplador óptico. Nas câmaras atuais, as válvulas são quadradas ou hexagonais para melhor ocupação da cabeça de leitura. A saída de cada tubo FM é usada para definir as coordenadas X, Y do ponto de interação do raio gama no cristal pelo uso de um circuito X, Y de posicionamento, que depois é ajustada por um circuito eletrônico somador que adiciona cada componente das FMs para formar um pulso final, conhecido como o pulso Z. O pulso Z é então submetido ao analisador de altura de pulso, que verifica se o pulso resultante está na faixa de energia previamente selecionado.

Analisador de Altura de Pulso

Após os pulsos Z serem formados pelo circuito somador, o analisador de altura de pulsos avalia sua amplitude e seleciona apenas os pulsos cuja energia está no pico e na janela desejada. Em muitas câmaras a seleção de energia é feita automaticamente por uma opção do tipo de energia do radioisótopo desejada, tais como ^{99m}Tc, ^{131}I, e assim por diante. Nas câmaras gama modernas, o fotopico do isótopo e a janela são selecionados na *interface* do programa de aquisição. Em alguns modelos, dois ou três picos podem ser selecionados para se fazer a aquisição simultânea de duas ou três diferentes energias. Isso pode ser aplicado na aquisição simultânea com radiofármacos como ^{111}In e ^{67}Ga, que possuem dois ou três fotopicos predominantes. A janela de energia é fornecida em porcentagem da energia de pico. Para muitos estudos, uma janela de 20% centrada simetricamente no fotopico é empregada. Deve ser observado que os pulsos X e Y são mostrados somente se o pulso Z estiver na faixa de energia selecionada no analisador de altura de pulsos. Se o pulso Z estiver fora dessa faixa, então os pulsos X e Y são descartados.

Controle de Qualidade

Para garantir uma alta qualidade nas imagens produzidas nos equipamentos, vários testes de controle de qualidade devem ser realizados rotineiramente nas câmaras. A frequência dos testes pode ser diária, semanal, mensal ou semestral. Os testes mais comuns nas câmaras são: posicionamento do fotopico, uniformidade de campo e resolução espacial. Esses testes são realizados com o colimador acoplado (extrínseco – sistema) ou sem o colimador (intrínseco). Para cada radionuclídeo de escolha, o posicionamento do fotopico deve ser determinado. Como o ^{99m}Tc é amplamente empregado em muitos estudos, é frequentemente usado para os testes de uniformidade e resolução espacial. Por outro lado, o ^{57}Co tem uma longa meia-vida – 271 dias – e emite fótons de 122 e 136 keV, com energia próxima à dos fótons de 140 keV do ^{99m}Tc, sendo convenientemente usado como uma fonte plana selada para muitos testes.

Posicionamento do Fotopico

Esse teste é feito diariamente, ou quando necessário, para centralizar a janela do analisador de altura de pulso no fotopico de interesse do radionuclídeo em questão. Para o ^{99m}Tc, normalmente se usa uma amostra de 0,05-1,3 mCi do isótopo em uma seringa colocada a uma distância de cinco vezes o tamanho do FOV acima do piso (intrínseco). O ajuste é feito no ganho do analisador ao movimentar a janela em torno de 20% do fotopico. O posicionamento do fotopico deve ser conduzido para o radionuclídeo que é mais usado nos estudos.

Uniformidade de Campo

A uniformidade de campo é a capacidade da câmara de reproduzir uma imagem com distribuição uniforme quando submetida a um fluxo uniforme de fótons, ou seja, a imagem de uma fonte plana deve apresentar densidade de contagem constante em toda a sua extensão. Divide-se em intrínseco – sem colimador – e extrínseco ou do sistema – com colimador.

Na prática, toda câmara à cintilação produz imagens não uniformes ou não homogêneas de uma fonte uniforme em extensão variável. Essa não homogeneidade ou a variação da taxa de contagem de uma região para outra na imagem de uma fonte uniforme pode variar até 10%. Na imagem não corrigida, essas áreas mostram sítios com aumento ("quentes") ou diminuição ("frias") da radiação.

Embora alguma não homogeneidade na imagem de uma fonte uniforme seja causada por pequena variação na espessura do cristal de NaI(Tl) e na transmissão da radiação γ pelo colimador, a causa dominante na resposta não uniforme é de natureza eletrônica. Está relacionada à diferença na resposta das válvulas fotomultiplicadoras e na diferença na transmissão da luz produzida em pontos distintos no cristal. Essas diferenças provocam o mau posicionamento das contagens que ocorrem no cristal quando uma fonte radioativa linear é submetida à imagem. A imagem resultante de uma fonte linear aparece como um arco, que pode ser curvado para dentro ou para fora do centro da câmara – distorção em barril. Tais distorções de fontes lineares são somente visíveis quando a câmara não está adequadamente ajustada. Certa quantidade de não linearidade sempre persiste mesmo quando não é possível discernir sob inspeção visual se a imagem formada e a câmara estão ajustadas. Essas pequenas não linearidades resultam na resposta visual não homogênea da câmara a uma fonte uniforme. Para manter a não homogeneidade a um valor mínimo, as câmaras devem ser adequadamente ajustadas. O ajuste envolve o controle dos ganhos individuais de cada fotomultiplicadora para vencer as diferenças individuais de resposta de cada uma delas. Como os ganhos das fotomultiplicadoras podem variar como resultado de flutuações na tensão da rede e condições ambientais, é fundamental que a uniformidade de campo seja avaliada rotineiramente (diariamente), conforme CNEN 3.05.

Outro aspecto da resposta não uniforme da câmara é conhecido como efeito de empacotamento. Isso também é uma manifestação do mau posicionamento das contagens. Aparece como um anel brilhante na borda da imagem em consequência de reflexões internas da luz na borda do cristal e o fato de as válvulas fotomultiplicadoras estarem presentes somente sobre um dos lados. Como resultado, as contagens que chegam de eventos próximos às bordas são agrupadas. A região das bordas nunca deveria ser usada para finalidades clínicas; é sempre mascarada por um anel de chumbo em volta do colimador. Portanto, o campo de visão útil é sempre menor do que o tamanho do cristal.

Nas câmaras à cintilação modernas, a não uniformidade de resposta tem melhorado consideravelmente em razão da busca de soluções de suas causas – variações locais da quantidade de luz transmitida para as fotomultiplicadoras e resposta não linear dos pulsos X e Y devida a pequenas diferenças de ganho entre elas. Essas não linearidades são cuidadosamente medidas, e dessas medidas, uma matriz de correção de uniformidade é formada. Essa matriz de correção então reposiciona adequadamente em tempo real todas as contagens detectadas pela câmara usando um microprocessador. Como resultado dessas correções, a uniformidade das câmaras tem melhorado de forma dramática e atinge até 2% ou melhor, na área útil do campo de visão. Além disso, os componentes eletrônicos e as válvulas fotomultiplicadoras usadas são mais estáveis do que as usadas antigamente. Circuitos automáticos de calibração melhoram ainda mais a estabilidade. A determinação da matriz de correção da uniformidade é bastante complicada para ser realizada pela equipe técnica interna, sendo necessária a colaboração dos engenheiros do fabricante do equipamento.

A não uniformidade da transmissão da radiação γ pelo colimador é avaliada separadamente. Se for inaceitável, o colimador deverá ser inspecionado e substituído.

Controle de Qualidade: Uniformidade de Campo

Esse deve ser realizado diariamente, devendo ser assegurado que a variação na taxa de contagem na imagem de uma fonte uniforme está dentro de faixa aceitável e a câmara está adequadamente calibrada. Como não se espera que a resposta do colimador mude, a menos que haja evidência do dano físico, algumas vezes somente a uniformidade de campo intrínseca é avaliada. Ocasionalmente, a uniformidade de campo do sistema pode ser checada para verificar se há qualquer problema com o colimador. Os passos seguintes estão envolvidos na determinação da uniformidade de campo intrínseca:

1. Remova o colimador e posicione a cabeça de leitura a uma distância de cinco vezes o tamanho do FOV acima do piso. Isso é muito importante, pois a radiação da fonte puntiforme não é estritamente uniforme na face da câmara. O grau de uniformidade depende muito da distância entre a fonte puntiforme e a face da câmara. Quanto mais distante da fonte estiver a face da câmara, melhor é a uniformidade da radiação. É importante lembrar que o objetivo é medir a não uniformidade produzida na câmara, e não medir a não uniformidade da fonte.

2. Coloque 50-1.300 µCi (depende do equipamento) em um pequeno volume – 0,2 ml de uma fonte de ^{99m}Tc no piso; use um papel absorvente sob a fonte para evitar contaminação do piso e uma placa de chumbo para evitar espalhamento Compton.

3. Taxa de atividade máxima: menor que 40 kcont/s; janela de 20% (centrar a janela no fotopico); número total de contagens: 3-15 milhões; matriz: 256 × 256; *zoom*: 1.

A imagem resultante é visualmente avaliada na uniformidade, na forma e outros artefatos. Variações maiores de 10% são facilmente detectadas na imagem e são inaceitáveis. As câmaras modernas permitem o cálculo da não uniformidade diária e variações podem ser monitoradas.

Para medida da uniformidade do sistema, o colimador permanece no lugar, isto é, acoplado à câmara e, em vez de se usar uma fonte pontual, uma fonte plana uniforme de radiação – *flood* – ^{57}Co com 5-20 mCi de atividade é utilizada, e a imagem adquirida é analisada para qualquer não uniformidade. Diâmetro da fonte maior que o FOV; taxa de atividade máxima menor que 40.000 contagens/segundo; janela de 20% (centrar na janela); número de contagens em torno de 3-15 milhões, matriz: 256 × 256; *zoom*: 1; maior contagem no *pixel* de 10.000.

Quantificação da Uniformidade

1. Deve-se usar matriz de 256 × 256 e 3-15 milhões de contagens.
2. Formulário:

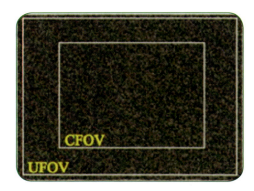

- Campo útil de visão UFOV (*useful field of view*)
- Campo central de visão: CFOV (*central field of view*)
- CFOV = 75% UFOV

$$\text{Uniformidade integral} = \left(\frac{Max - Min}{Max + Min}\right) \times 100 \leq 4\%$$

$$\text{Uniformidade diferencial} = \left(\frac{Max^* - Min^*}{Max^* + Min^*}\right) \times 100 \leq 3\%$$

Onde Max* e Min* são valores máximo e mínimo em 5 pixels contíguos em linha ou coluna no UFOV ou CFOV

Desempenho em Altas Taxas de Contagem

Como a câmara usa um cristal de NaI(Tl) para detectar a radiação γ e determinar a localização onde ocorreu a interação no cristal, em altas taxas de contagem, além da perda de contagem devida ao tempo morto finito, o mau posicionamento dos eventos também acontece. Em alta taxa de contagem, a probabilidade de duas radiações γ interagirem simultaneamente no cristal – dentro do tempo morto do detector – aumenta bastante. Se uma ou duas radiações γ interagem por meio do efeito fotoelétrico, a luz total produzida será maior do que a luz produzida se somente uma radiação γ interagisse sozinha. Portanto, se o analisador de altura de pulso estiver no fotopico, ambas as interações serão consideradas, mimetizando uma única com alta energia, sendo rejeitada pelo analisador. Por outro lado, se ambas as radiações γ interagem por meio do efeito Compton e cada interação produz luz suficiente para que a soma das duas seja igual à luz produzida por uma única interação fotoelétrica, as duas radiações γ mimetizam uma com energia correta e serão aceitas pelo analisador de altura de pulso. Entretanto, a localização será a média dos locais de cada uma das interações, ocorrendo um mau posicionamento do evento.

O tempo morto da câmara é composto de componentes paralisáveis e não paralisáveis. Em condições ideais, está entre 1 e 2 μs. Entretanto, o tempo morto de uma câmara é uma função complexa do tamanho da janela usada, espalhamento no material em torno da fonte, presença de uma ou mais do que uma radiação γ na emissão do radionuclídeo usado, e assim por diante. Portanto, é essencial determinar o tempo morto da câmara sob as condições tipicamente usadas nas situações clínicas. Nessas circunstâncias, o tempo morto pode ser de 10 a 15 μs.

Resolução Espacial e Linearidade

Como a medida de dois índices para a resolução espacial, função de transferência e FWHM demandam muito tempo, uma avaliação semiquantitativa usando um *phantom* de barras de quatro quadrantes é realizada. O *phantom* consiste de quatro conjuntos de barras de chumbo dispostas em paralelo com separadores feito de lucite. O espaçamento e a espessura das barras de chumbo variam entre cada quadrante, mas é o mesmo dentro do próprio quadrante. O espaçamento mais estreito é escolhido para ser a menor resolução espacial da câmara. O procedimento para avaliar a resolução espacial intrínseca é idêntico para aquele da uniformidade de campo, exceto no primeiro passo, em que, depois de remover o colimador, o *phantom* de barras é colocado em frente ao cristal da câmara. A imagem resultante é inspecionada para a separação das barras mais finas e a linearidade. A frequência recomendada para esse teste é semanal. A resolução espacial do sistema é avaliada com o colimador acoplado à câmara. Nesse caso uma fonte radioativa plana – [57]Co com 5-20 mCi de atividade – e o *phantom* são colocados entre a fonte e o colimador.

- Parâmetros do Teste de Resolução Espacial
  - Frequência: semanal
  - Intrínseca
  - Fonte linear junto ao cristal e blindagem de chumbo com 1 mm de distância ou
  - Fonte pontual com *phantom* de barras distante 5 vezes o FOV.
  - Atividade: linear – 10 mil contagens no pixel máximo; ou *flood* – 5 milhões de contagens.

- Janela em 122 keV para o [57]Co e 140 keV para o [99m]Tc
- Máximo de 40 mil contagens/segundo
- Matriz 256 × 256 ou 512 × 512 – a maior possível
- Parâmetros do Teste de Linearidade
  - Frequência: seminal;
  - Intrínseca/extrínseca;
  - *Flood*: [99m]Tc ou fonte plana de [57]Co com ou sem colimador;
  - *Phantom* ortogonal com diâmetro do furo = FWHM/1,75;
  - Atividade máxima menor que 40 mil contagens/segundo;
  - Janela de 20% no fotopico;
  - Número total de contagem: 5 milhões;
  - Matriz de 256 × 256 (maior possível);
  - *Zoom* 1;
  - Análise visual;
  - Interpretação: *phantom* de barras – menor barra visualizada vezes 1,75;
  - Fonte linear – constrói-se um perfil de contagens e obtém-se o FWHM (largura da curva na meia altura);
  - Valor aceitável de 3 a 4 mm ou 10% do valor nominal estabelecido pelo fabricante;
  - Extrínseca – com colimador: *flood* e *phantom* de barras ou fonte linear; matriz de 256 × 256. Valores aceitáveis dependem do colimador, em geral 10% do valor nominal estabelecido pelo fabricante;
  - Interpretação: *phantom* de barras – menor barra visualizada vezes 1,75.

Resolução Energética

A capacidade de um detector distinguir entre duas radiações γ de diferentes energias é conhecida como sua discriminação energética ou resolução de energia. A largura da curva na meia altura (FWHM) é usada geralmente como medida da resolução energética e representa a capacidade de discriminar entre as energias de duas radiações γ distintas. Um pequeno valor do FWHM indica uma melhor capacidade de discriminação energética.

- Parâmetros do teste de resolução energética
  - Frequência: semestral;
  - Intrínseca;
  - Fonte pontual, não podendo ultrapassar o valor de 20 kcont/s;
  - Análise: determinação da posição do fotopico e a FWHM (em torno de 10% a 12%);
  - Fórmula: $\Delta E\% = \dfrac{FWHM}{\text{energia do fotopico}} \times 100$

Tomografia Computadorizada por Emissão de Fóton Único

As imagens em duas dimensões, mesmo em múltiplos planos, não fornecem informação precisa em três dimensões da distribuição da radiação em um volume complexo como um órgão do paciente. Como as imagens em duas dimensões integram parcialmente a informação da terceira, essa característica resulta em menor contraste em certas estruturas. A tomografia é um método para aquisição e reconstrução de uma imagem de um fino corte seccional de um objeto. Baseia-se na medida da distribuição de atividade no corte, usando várias projeções diferentes. Isso é obtido pela rotação dos detectores ao redor do objeto.

Com o advento e o sucesso da tomografia computadorizada por raios X – imagens de transmissão – no diagnóstico em radiologia no começo dos anos 1970, conceito similar e técnicas têm sido aplicados na medicina nuclear como na tomografia computadorizada por emissão de fóton único (SPECT – *single photon emission computerized tomography*). Tomografia axial pode ser realizada com radionuclídeos emissores de fótons únicos – radiações γ (SPECT) – ou com emissores de pósitrons (PET – *positron emission tomography*).

Modificações da Instrumentação

Na forma mais simples, um detector adquire dados (distribuição de atividade) de uma fina secção transversal que contém radiação, realizando um *scanning* em várias projeções ao redor de um objeto. Para reduzir o tempo de aquisição dos dados, as informações são adquiridas em diversos cortes simultaneamente, usando para isso o maior número de detectores possível tanto na tecnologia PET como no SPECT. Em ambos os casos, o princípio de funcionamento da tomografia axial é o mesmo e consiste em dois passos: aquisição de dados de uma projeção de uma fina secção transversal do objeto em diversos ângulos e a reconstrução das secções transversais utilizando-se os dados que foram adquiridos. No equipamento PET os dados do objeto são adquiridos no modo de coincidência que é diferente do SPECT – fóton único.

O sistema SPECT mais comum consiste em uma típica câmara gama com uma ou mais cabeças de detectores de NaI(Tl) montados em um *gantry* com um computador *online* para a aquisição e processamento dos dados. A cabeça do detector gira em torno do grande eixo do paciente em pequenos ângulos – por exemplo, incrementos de 3° – para coletar dados entre 180° e 360°. Os dados são coletados na forma de pulsos em cada posição angular e são geralmente armazenados em matrizes de 64 × 64 ou 128 × 128 no computador, para posterior reconstrução nos planos de interesse. Observe que os pulsos são formados nas fotomultiplicadoras, que convertem os fótons de luz produzidos pela interação da radiação γ do objeto no cristal. Essa informação é amplificada e são gerados sinais de posicionamento (X e Y), que serão avaliados na sua amplitude (Z) no analisador de altura de pulso para aceitação ou rejeição e finalmente armazenados. As imagens no plano transversal – eixo curto, sagital – eixo longo vertical, coronal – eixo longo horizontal podem ser geradas a partir dos dados coletados. Em câmaras gama com múltiplas cabeças, os dados podem ser coletados em várias projeções simultaneamente, reduzindo, assim, o tempo de estudo. Por exemplo, uma câmara com três cabeças coleta um conjunto de dados em cerca de um terço do tempo requerido por uma cabeça única para adquirir dados em 360°.

Aquisição da Imagem

Os dados são adquiridos pela rotação da cabeça de leitura em torno do eixo longo do paciente no ângulo de 180° ou 360°. Embora o ângulo de 180° seja comumente usado – particularmente em estudos do miocárdio –, dados adquiridos em 360° são preferidos nos demais estudos, porque possibilitam melhor correção do efeito da atenuação e variação da resolução com a profundidade. No modo de aquisição em 180° usando uma câmara com duas cabeças montadas a 90°, tem-se a vantagem de reduzir o tempo de imagem à metade. No caso de 360°, uma câmara gama com duas cabeças pode ser montada em 180° para reduzir o tempo de imagem à metade.

As câmaras mais antigas foram inicialmente projetadas para girar em órbitas circulares em torno do paciente. Tais câmaras produzem imagens SPECT satisfatórias para órgãos "simétricos" como o cérebro, mas, como o contorno do corpo não é uniforme, a órbita circular coloca a cabeça de leitura um pouco distante de algumas partes do corpo do paciente, provocando perda de dados e, consequentemente, perda da resolução espacial nessas projeções. Para superar esse problema, as câmaras mais modernas são projetadas para incluir uma característica chamada de órbita não circular ou elíptica – segue o contorno do corpo do paciente, que movimenta a cabeça de leitura de tal maneira a permanecer na menor distância do contorno do corpo do paciente em todos os ângulos.

Os dados podem ser adquiridos no modo contínuo ou *step-and-shoot*. No modo contínuo, o detector gira continuamente a uma velocidade constante ao redor do paciente, e os dados são posteriormente combinados para reproduzir as projeções desejadas. No modo *step-and-shoot*, o detector se movimenta em ângulos selecionados, por exemplo, a cada 3° e os dados são coletados na projeção de cada ângulo.

A escolha do colimador é muito importante. Para uso na rotina em alguns serviços, um colimador de propósito geral com furos paralelos é o preferido, no entanto o colimador de alta resolução e furos paralelos pode ser usado em situações especiais. Colimadores especiais projetados para uso no SPECT são úteis na imagem cerebral, como o colimador *fan-beam* – furos paralelos em uma direção e furos convergentes em outra direção –, porque melhora a sensibilidade e a resolução. Entretanto, como o campo de visão do colimador diminui em uma direção com a profundidade, deve-se ter cuidado adicional no posicionamento do paciente, mantendo a menor distância possível entre o colimador e o órgão do paciente.

O tamanho do *pixel*, a matriz da imagem e o número de projeções na tomografia estão relacionados. O número de *pixels* em uma secção transversal é determinado pelo número de colunas na direção do *scanning*. Em uma dada secção transversal, o número de *pixels* e o tamanho do *pixel* são inversamente relacionados. Quanto menor o tamanho do *pixel*, maior o número de *pixels* na matriz. Na prática clínica o tamanho da matriz pode variar em 64 x 64 ou 128 x 128, resultando em 4.096 ou 16.384 *pixels*. O tamanho do *pixel* influencia o tempo necessário para completar o estudo. Por sua vez, a resolução do estudo depende do tamanho do *pixel*. Uma regra prática é que o tamanho do *pixel* deveria ser menor ou igual à resolução do colimador empregado no SPECT ou o tamanho do detector empregado no equipamento PET. Em geral, para melhorar a resolução, deve-se reduzir o tamanho do *pixel*, portanto diminuir o tamanho dos furos do colimador empregado no SPECT, o que resultaria em menor sensibilidade do sistema. Como se podes perceber, para alcançar a mesma estatística, deve-se gastar mais tempo em cada posição. Adicionalmente, a redução do tamanho do *pixel* aumenta a resolução e o número de *pixels*, fazendo-se necessários mais cortes seccionais. Isso requer mais tempo para realizar o estudo e manter a qualidade da imagem. Na tomografia computadorizada, em que a quantidade de fótons de raios X disponível é muito maior, a resolução típica ou tamanho do *pixel* é de cerca de 1 mm e o número de projeções é de cerca de 180 ou mais. Na medicina nuclear, em que o número de fótons disponíveis em uma secção transversal é relativamente pequeno, a resolução do SPECT está na faixa de 10 mm e o número de projeções está em torno de 64 – 128 no caso de alta resolução. Para os equipamentos PET, a resolução típica é de cerca de 6 mm.

Para a realização de um estudo SPECT, devem-se considerar os seguintes itens:

- Verificar o mapa de uniformidade;
- Checar o centro de rotação;
- Selecionar o colimador;
- Selecionar a janela de energia;
- Tipo de órbita;
- Tamanho da matriz;
- Incremento angular e número de imagens;
- Rotação 180° *versus* 360°;
- Tempo para cada projeção;
- Tempo total do exame.

Reconstrução da Imagem

A reconstrução de uma secção transversal de múltiplas projeções em torno de um objeto é um problema cuja solução foi encontrada por Johann Radon em 1917, um matemático austríaco. Ele demonstrou que um objeto 3D poderia ser reconstruído a partir de múltiplas projeções 2D obtidas em ângulos diferentes. Na base da reconstrução tomográfica está o conceito de projeção ou incidência. Entretanto, pela quantidade dos cálculos envolvidos, a realização prática da solução foi alcançada somente nos anos mais recentes com o advento e a facilidade de acesso aos computadores digitais com alta capacidade de processamento. Há inúmeras técnicas para resolver o problema; a mais usada é conhecida como retroprojeção filtrada, que é uma forma modificada, mais precisa da retroprojeção simples. Há outros métodos para a reconstrução dos dados.

O principal obstáculo é o tempo necessário para a reconstrução pelo grande número de cálculos, entretanto, com o pungente avanço tecnológico na capacidade de processamento dos computadores digitais a um custo decrescente, isso não constitui mais um entrave. Entre os métodos alternativos mais conhecidos, está o método de reconstrução iterativo (Figura 3.6).

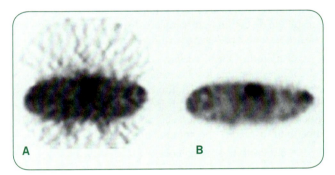

FIGURA 3.6. Comparação entre os métodos de retroprojeção filtrada (**A**) e iterativo (**B**) com correção de atenuação.

Método de Reconstrução Iterativo

O princípio do método iterativo envolve a comparação entre a imagem medida e uma imagem estimada, e esse processo é repetido até que uma diferença entre a imagem medida e a estimada no passo anterior seja considerada aceitável dentro de certo limite de tolerância. O processo deve ser convergente.

A vantagem dos métodos iterativos vincula-se a uma imagem de melhor resolução espacial do que a obtida na retroprojeção filtrada. No entanto, esses métodos demandam maior capacidade computacional e podem não convergir para uma solução.

Na prática, a imagem estimada é feita com uma matriz uniforme ou com a imagem do corte reconstruída com a retroprojeção filtrada. A projeção da imagem estimada pode agora ser comparada à projeção medida. Se o valor do *pixel* estimado na projeção for menor ou maior do que o valor medido, então cada valor do *pixel* é ajustado em relação aos outros *pixels* na projeção para obter um novo valor atualizado da matriz de projeção estimada. Esse processo é repetido até que um resultado satisfatório seja obtido entre a imagem estimada e a final. O método fazia muitas iterações, requerendo longo tempo de computação, o que desencorajava seu uso até recentemente. Entretanto, com a atual disponibilidade de computadores mais rápidos, esse método está ganhando popularidade particularmente nos equipamentos PET. Destaca-se como vantagem a possibilidade de incorporação de técnicas de correção de espalhamento e atenuação no próprio método de reconstrução.

Há vários modos de calcular e aplicar a correção dos erros na comparação das imagens medidas com as estimadas. Os dois algoritmos mais usados na reconstrução das imagens de forma iterativa são *o maximum-likelihood expectation maximization* (MLEM) e o *ordered subset expectation maximization* (OSEM).

A principal característica do algoritmo MLEM é atualizar a imagem durante cada iteração. Esse método requer muitas iterações para atingir uma resposta satisfatória, demandando grande tempo de processamento. A maior desvantagem dos algoritmos de reconstrução MLEM é a baixa velocidade de convergência para uma imagem aceitável e o elevado tempo computacional para a implementação. A convergência lenta é resultado do conjunto incompleto de projeções, gerando inconsistência ou a presença de ruído e artefatos.

O método OSEM acelera o algoritmo MLEM usando subconjuntos ordenados das projeções. Com esse método, o conjunto de projeções é dividido em subconjuntos ou blocos. Por exemplo, se houver 64 projeções (adquiridas em 64 ângulos ao redor do paciente), elas podem ser divididas em 16 subconjuntos, cada subconjunto contendo 4 projeções:

- Subconjunto 1: projeções 1, 17, 33, 49;
- Subconjunto 2: projeções 2, 18, 34, 50;
  ...
- Subconjunto 16: projeções 16, 32, 48, 64.

Nota-se que uma projeção não pode existir em dois ou mais subconjuntos diferentes. A união de todos os subconjuntos deve gerar o conjunto de projeções; a soma de todos os subconjuntos deve formar o estudo adquirido.

É recomendável que cada subconjunto contenha um número de projeções igualmente distribuído em torno do paciente. Essa distribuição colabora na convergência do algoritmo.

O método MLEM é então aplicado a cada subconjunto, como uma subiteração. A primeira iteração completa-se após o processamento de todos os subconjuntos. O uso de 16 subconjuntos no método OSEM, como nesse exemplo, torna a convergência do método mais rápida por um fator de aproximadamente 16 quando comparado com o método MLEM padrão, portanto diminuindo o tempo computacional necessário para completar a reconstrução.

No método de reconstrução filtrada devem ser feitas antes correções de variações na eficiência da detecção, ruídos, coincidências aleatórias, espalhamento e atenuação de fótons. Já nos métodos MLEM e OSEM, esses fatores podem ser inerentemente incorporados *a priori* na imagem estimada e não necessitam ser aplicados separadamente. Em geral, os métodos iterativos de reconstrução não produzem artefatos que são observados com o método de retroprojeção filtrada e fornecem uma melhor relação sinal-ruído em regiões de baixa concentração do radiotraçador.

Controle de Qualidade para Câmaras SPECT

Os testes apresentados atendem aos requisitos mínimos das normas da Comissão Nacional de Energia Nuclear (CNEN) e da Agência Nacional de Vigilância Sanitária (Anvisa). A periodicidade dos testes deve obedecer ao mais restritivo entre o solicitado pela norma ou pelo fabricante. Alguns dos testes realizados na rotina são descritos a seguir.

Fotopico e Uniformidade de Campo

A determinação do fotopico, nível de radiação de fundo da sala, a inspeção visual do equipamento e o teste de uniformidade de campo devem ser realizados diariamente para todas as câmaras com ou sem o modo de aquisição SPECT. Esses testes devem ser feitos para cada detector. Em sistemas SPECT, não uniformidades são substancialmente amplificadas pelo método de reconstrução tipo retroprojeção filtrada, causando um artefato em anel na imagem reconstruída. Para alcançar uniformidade em imagens no SPECT, a não uniformidade do UFOV deveria ser menor do que 1%.

Centro de Rotação

O princípio da calibração do centro de rotação consiste em alinhar o centro de rotação do *gantry* com o centro da matriz reconstruída, tolerando-se um desvio de mais ou menos 1 *pixel*. Acima do nível de tolerância, surge o artefato em anel.

A correção do centro de rotação é realizada mensalmente usando um programa de computador fornecido pelo fabricante. Para começar o teste do centro de rotação, a face do detector deve estar em paralelo ao eixo de rotação. Geralmente, uma fonte pontual ou linear é colocada no FOV (*field of view* – campo de visão) da câmara e então é feito o *scanning* da fonte até o ângulo de 360°. O programa analisa o *scanning* e determina se o centro de rotação está dentro dos limites aceitáveis.

Hoje em dia, alguns fabricantes desenvolveram métodos para agilizar a calibração do centro de rotação. É fornecido um *phantom* usando cinco fontes pontuais para colimadores de baixa energia e alta resolução. O *phantom* com as fontes na posição é colocado na mesa de exame. Os dados do SPECT são coletados em uma órbita circular de 360° de 20 cm de diâmetro quando a cabeça do detector está a 180°. Em um sistema com o centro de rotação calibrado, a fonte pontual deveria ser visível em todas as projeções da imagem.

Esse método é também usado para testar o alinhamento das cabeças.

Caso a calibração ultrapasse o limite estabelecido, o equipamento não poderá ser utilizado para aquisições tomográficas.

Resolução Espacial

Para câmara SPECT de uma ou múltiplas cabeças, o teste é realizado usando um *phantom* de barras. Na determinação da resolução pelo método intrínseco, cada detector deve ser exposto a um campo uniforme de radiação por uma fonte pontual de ^{99m}Tc. O *phantom* de barras é colocado sobre o detector, e a imagem adquirida é visualmente avaliada para determinação do quadrante em que a menor distância entre as barras possa ser distinguida. Pode-se estimar a resolução intrínseca em termos da largura à meia altura da função de espalhamento linear usando a relação:

$$FWHM = 1,75 \times B$$

Onde B é a largura da menor barra que o equipamento pode resolver.

Sensibilidade

O teste de sensibilidade verifica a capacidade de resposta da câmara de cintilação a uma fonte radioativa de atividade conhecida. A periodicidade recomendada é semestral e na aceitação do equipamento.

A sensibilidade de um sistema de imagem deve ser a mais próxima possível da estipulada pelo fabricante para melhor qualidade da imagem e depende do tipo e da espessura do cristal e do colimador usado. A sensibilidade da câmara varia entre 200 e 500 kcps/μCi. O sistema SPECT de maior sensibilidade permite adquirir maior quantidade de informação no mesmo tempo e utilizando a mesma quantidade de radiação. O aumento de contagens totais pode ser atingido aumentando-se o tempo ou administrando-se mais atividade. Em um sistema mais sensível, podemos reduzir o tempo de aquisição ou a atividade administrada.

Tomografia por Emissão de Pósitron

A tomografia por emissão de pósitron (PET) é baseada na detecção da coincidência de duas radiações de 511 keV que se originam da aniquilação pósitron-elétron. Os pósitrons são originários de elementos radioativos e são aniquilados no tecido do paciente, produzindo dois fótons que são emitidos em direções opostas de praticamente 180°. Os dois fótons são detectados em um intervalo de tempo, chamado de "janela de coincidência", por dois detectores conectados eletronicamente. Os fótons de 511 keV são convertidos em fótons de luz no cristal cintilador, e a formação do pulso elétrico ocorre em válvula fotomultiplicadora. A análise de altura de pulso segue as mesmas características da câmara gama convencional. Os detectores são montados em uma disposição de vários anéis de modo a ter o órgão de interesse no campo de visão compreendido pelos anéis. Em geral, o campo de visão axial varia de 50 a 70 cm e o radial, de 15 a 20 cm, sendo utilizados vários campos de visão radial (*beds*) para compreender todo o comprimento do estudo em uma imagem de corpo inteiro. Os dados obtidos sobre 360° simultaneamente ao longo do eixo do corpo do paciente são usados para a reconstrução da imagem da distribuição de atividade no corte de interesse. Como os dois fótons em oposição formam uma linha reta, nenhum colimador é necessário para limitar o campo de visão, e a técnica é conhecida como colimação eletrônica.

Principais características do PET em comparação com o SPECT:

- Utiliza colimação eletrônica em vez de colimador de chumbo ou tungstênio;
- Maior eficiência de detecção do que o SPECT;
- Resolução espacial praticamente independente da distância;
- Melhor resolução do que o SPECT.

Detectores para PET

Vários tipos de cristais detectores cintiladores estão disponíveis para os equipamentos PET, dos quais o BGO e o LSO são os mais usados pelos fabricantes por causa de suas propriedades (conforme Tabela 3.1). Tanto o BGO como o LSO não são higroscópicos, sendo desnecessário um invólucro hermético para selagem, e têm alto poder de frenagem dos fótons (alta densidade e coeficiente de atenuação linear). O LSO tem tempo de decaimento menor (40 ns) do que o BGO (300 ns), além de mais alta produção de luz (29 fótons contra 6 fótons por keV). Entretanto, a resolução de energia para ambos é menor do que o NaI(Tl), cuja produção de luz é de 38 fótons por keV. Atualmente, o LSO, ou sua variante, o LYSO, tem se tornado os cintiladores preferidos dos fabricantes de equipamentos PET. Deve ser observado que o LSO tem em sua composição o radioisótopo natural, ^{176}Lu, com abundância de 2,6% e meia-vida de $3,6 \times 10^{10}$ anos. Esse radionuclídeo decai por emissão β- e radiação γ de 88 a 400 keV. Entretanto, em termos de proteção radiológica, a atividade é suficientemente baixa para que dose devida à exposição à radiação possa ser ignorada. Apesar de haver uma autodetecção da radiação do ^{176}Lu, isso não interfere na aquisição de imagens clínicas do equipamento PET.

O cristal de GSO tem sido usado por alguns fabricantes de equipamentos PET. Apesar de sua pequena produção de luz e poder de freamento da radiação, o GSO tem resolução de energia e tempo de decaimento similares aos do LSO. Além disso, estes cristais são frágeis e requerem muito cuidado durante a fabricação.

Um tipo de detector que tem assumido importância atualmente é o detector LYSO, que tem a vantagem de melhor produção de luz e resolução energética que o LSO.

Válvulas Fotomultiplicadoras e Analisadores de Altura de Pulso

Como acontece nas câmaras convencionais, os equipamentos PET também usam as válvulas fotomultiplicadoras e o analisador de altura de pulso. Como já discutido, as fotomultiplicadoras convertem os fótons de luz resultantes da interação com a radiação γ em sinais elétricos que são então enviados ao analisador de altura de pulsos, onde é determinado se a energia que gerou esse pulso está dentro da janela energética determinada, que, para os detectores baseados em BGO, em geral é fixada entre 350 e 650 keV. Na sequência, os pulsos são posicionados no espaço utilizando o mesmo princípio das câmaras gama, no entanto restrito a pequenas áreas definidas pelos blocos detectores.

Bloco Detector

Nos equipamentos de PET modernos, é usado um bloco detector, em que pequenos detectores são criados fazendo-se cortes parciais em um bloco de cristal maior, que são então acoplados a duas ou a quatro fotomultiplicadoras. Tipicamente, os blocos têm cerca de 3 cm de profundidade e são cortados em 6 × 8, 7 × 8, 8 × 8 elementos, sendo chamados de cristais pixelados. O tamanho de cada um desses pequenos cristais varia entre 3 e 6,5 mm, dependendo do cristal utilizado.

Os blocos detectores são montados em uma disposição de anéis, que podem ser completos ou parciais, com um diâmetro de 80 a 90 cm. O equipamento com anel completo pode ter a forma circular ou hexagonal. Um exemplo de equipamento PET de um fabricante conhecido tem 18 anéis, com número total de 12.096 detectores do tipo BGO, sendo 672 por anel, com 36 detectores por bloco acoplados a 672 fotomultiplicadoras – bloco de cristal com 4 × 8,1 × 30 mm e bloco detector com cristal pixelado em 4 × 9 elementos acoplados a duas fotomultiplicadoras. Nos equipamentos com configuração em anéis parciais, o bloco de detectores deve se movimentar em torno do paciente para se completar uma varredura de 360° para aquisição dos dados.

Janela de Tempo para Coincidência

Se a detecção dos dois fótons de aniquilação de 511 keV ocorrer no centro do anel, o evento deve ser detectado por dois detectores exatamente ao mesmo tempo (Figura 3.7). Entretanto, a aniquilação pode ocorrer em qualquer ponto do campo de visão do equipamento, e um fóton pode chegar a um detector mais cedo do que no outro detector que está em oposição. Por isso, uma janela temporal deve ter vários nanossegundos para acomodar os eventos mais distantes do centro do FOV, além do tempo necessário para que o sinal elétrico viaje através dos cabos e circuitos eletrônicos.

É importante separar o conceito de janela de coincidência do conceito de resolução temporal do sistema de detecção. A resolução temporal é o resultado das diferenças na formação do pulso no detector devido a variações estatísticas na largura de pulso, tempo de decaimento do cristal detector e rapidez do sistema eletrônico.

Para um campo de visão radial com um diâmetro de m, a máxima distância que um fóton pode viajar é de 1 m, se a aniquilação ocorrer na borda do anel. Como a velocidade da luz é de 3×10^8 ms, a diferença entre os tempos de chegada dos dois fótons é cerca de 3 a 4 ns (tempo para viajar 1 m). Essa é a largura da janela de coincidência mínima para esse sistema PET.

Depois da aniquilação, dois fótons A e B são emitidos, e o fóton B pode chegar a um detector apenas com um intervalo t à frente ou atrás do sinal A, para que ambos os sinais sejam considerados uma coincidência. Nessa condição, os eventos que se sobreponham nesse intervalo de tempo serão aceitos como coincidências. Então a janela de coincidência deve ser no mínimo 2 t. A janela de coincidência típica nos equipamentos PET é de aproximadamente 6 a 20 ns.

No equipamento PET, cada elemento detector está conectado por um circuito de coincidência, com uma largura de tempo configurada para os elementos detectores em oposição (ambos no plano e eixo). O número de detectores em oposição pode variar de um até no máximo a metade do número total de detectores presentes no anel. Cada elemento detector pode ser conectado em coincidência a um máximo de metade do número total N de elementos detectores (N/2). Dependendo do número de detectores em oposição conectados, cada elemento detector tem um número de associações que define um ângulo de aceitação. Esses ângulos, para todos os elementos detectores no anel, formam o FOV transaxial. O ângulo de aceitação aumenta com o número de detectores em oposição conectados em coincidência.

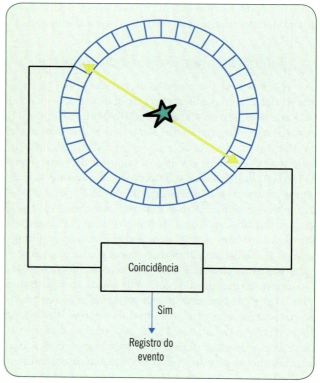

FIGURA 3.7. Esquema do circuito de coincidência.

Aquisição da Imagem

No equipamento PET, dois fótons de aniquilação de 511 keV são detectados em coincidência por dois detectores em oposição ao longo de uma linha reta, chamada de linha de resposta (*line of response* – LOR). Em um sistema de anéis completos, dados são adquiridos em 360° simultaneamente, enquanto em sistemas com anéis parciais os anéis são movimentados ao redor do paciente para a aquisição ocorrer em torno de todo o anel (360°).

Há três passos na aquisição do exame PET. Primeiro, a localização do par de detectores no anel é determinado para cada evento de coincidência. Segundo, os pulsos são analisados para verificar se estão na janela de energia ajustada para 511 keV.

Como cada detector está conectado a muitos detectores em oposição na coincidência, deve ser determinado em qual par de detectores ocorreu um evento de coincidência.

Em câmaras gama, a posição X, Y do evento de detecção de cada fóton em cada detector no anel é determinada por:

$$X = \frac{(C + D) - (A + B)}{A + B + C + D}$$
$$Y = \frac{(A + D) - (B + C)}{A + B + C + D}$$

Onde *A*, *B*, *C* e *D* são pulsos de quatro fotomultiplicadoras acopladas ao bloco de detectores.

Os quatro pulsos (A, B, C e D) são somados para resultar no pulso Z, que é então verificado pelo analisador de altura de pulso para ver se está com a amplitude na janela de energia previamente ajustada para 511 keV.

Terceiro, o circuito de coincidência analisa os dados dos detectores associados. Se houver coincidência, a posição da LOR é determinada em coordenadas polares, que são armazenadas na memória do computador.

O último passo na aquisição é o armazenamento dos dados no computador. De maneira diferente da que ocorre na imagem da câmara convencional, em que os eventos individuais são registrados em uma matriz XY, os eventos de coincidência na imagem PET são diretamente armazenados na forma de sinograma (Figura 3.8).

Para os dados armazenados nos sinogramas, cada LOR é definida pela distância (r) da LOR ao centro do *gantry*, e o ângulo de orientação Φ da LOR, isto é, o ângulo entre r e o eixo vertical do campo de visão. Em uma matriz de tamanho r x Φ, cada LOR é armazenada no *pixel* correspondente na matriz.

Os dados podem ser adquiridos no modo estático ou dinâmico usando o *frame mode* ou o *list mode*.

Método *Time of Flight*

O evento de coincidência ocorre em algum ponto ao longo da LOR. Esse local não é conhecido, pois foram aceitos dentro da janela de tempo (digamos, 12 ns), e os tempos

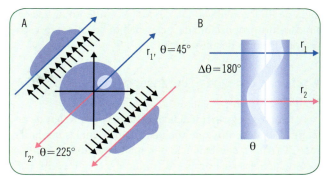

FIGURA 3.8. Aquisição na forma de sinograma. (**A**) Os dados da LOR são armazenados em coordenadas polares. (**B**) Os dados para todo r e Φ são desenhados para produzir o sinograma indicado na área sombreada em destaque.

exatos dessas chegadas não são comparados. A única informação de que dispomos é a posição dos eventos individuais nos detectores que registraram os eventos, isto é, a localização da LOR é estabelecida pela posição X, Y de cada evento. Muitos eventos de coincidência surgem de diferentes localizações ao longo da LOR e todos são detectados pelo mesmo par de detectores e armazenados no mesmo *pixel*.

A técnica *time of flight* (TOF) está baseada na medida da diferença de tempo de chegada dos dois fótons de detectores. Suponha dois detectores a uma distância x do ponto médio entre eles e um pósitron que sofre aniquilação no paciente ao longo da linha entre os detectores em uma posição p a uma distância Δx desse ponto médio. Um dos fótons percorrerá $x + \Delta x$ e o outro $x - \Delta x$ até atingir os respectivos detectores. Como os fótons viajam à velocidade da luz (c), a diferença de tempo Δt da chegada de ambos nos detectores é de $2 \cdot \Delta x / c$. Observe que os fótons emitidos no ponto médio entre detectores são detectados simultaneamente $\Delta t = 0$. A incerteza na posição de aniquilação é geralmente muito menor que o diâmetro D do paciente em um sistema com boa resolução temporal. A relação sinal-ruído aumenta com o aumento da resolução temporal e é proporcional a $D/\Delta x$, isto é, $2D/c \cdot \Delta t$. Para um sujeito com 40 cm e com uma resolução temporal de 0,5 ns, a relação sinal-ruído aumenta por um fator de 5. Com eletrônica e cintiladores mais rápidos e com a janela de tempo de coincidência mais estreita, os equipamentos PET com TOF podem medir a diferença de tempo Δt de forma razoavelmente precisa e fornecer imagens com mais alto contraste.

Os primeiros equipamentos PET com tecnologia TOF usaram detectores mais rápidos como o fluoreto de césio (CsF) ou o fluoreto de bário (BaF2), que permitiam altas taxas de contagem, mas tinham mais baixa resolução espacial e menor sensibilidade do que os equipamentos com detectores BGO, porque tinham baixa produção de luz. Com o advento dos cintiladores como LSO e LYSO de mais eficiência e fotomultiplicadoras mais confiáveis, a tecnologia TOF reemergiu como técnica aceitável nos equipamentos de PET modernos. Essa técnica melhora a qualidade da imagem em pacientes obesos em comparação com a tecnologia de PET convencional, devido ao aumento da relação sinal/ruído proporcionada pela melhor localização espacial dos eventos de aniquilação

Aquisição em Duas Dimensões (2D) *Versus* Três Dimensões (3D)

Eventos de coincidência detectados por um par de detectores são eventos que incluem coincidências verdadeiras – T (*trues*), coincidência de espalhamento – S (*scatter*) e coincidências aleatórias – R (*randoms*) (Figura 3.9). Para eliminar parte dos eventos aleatórios e do espalhamento, são inseridos septos feitos de tungstênio ou chumbo entre os anéis. Eles permitem principalmente eventos de coincidência direta para ser registrada de um dado anel, evitando fótons (*singles*) provenientes de outras partes do corpo, minimizando, assim, perdas por tempo morto, eventos aleatórios e espalhamento. Esse modo de adquirir os dados é chamado de duas dimensões (2D) por usar apenas fótons emitidos no plano de um anel de detectores

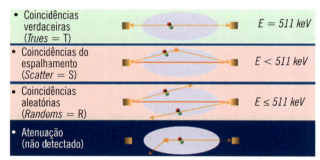

FIGURA 3.9. Tipos de eventos detectados e não detectados (crédito ao Físico Rubens Abe).

O uso dos septos reduz a contribuição de fótons espalhados de entre 30% e 40% sem os septos para 10% a 15%. Para melhorar a sensibilidade, o par de detectores em anéis adjacentes ou próximos pode também ser conectado em coincidência. Tais coincidências cruzadas podem ser feitas no máximo entre cinco anéis adjacentes. Eventos de coincidência detectados pelos detectores conectados no mesmo anel são chamados de eventos no plano direto, e aqueles detectados nos detectores interconectados entre os anéis são chamados de eventos no plano cruzado. Embora os eventos no plano cruzado aumentem a sensibilidade, degradam a resolução espacial, sendo necessária, portanto, uma solução de compromisso. A sensibilidade global na aquisição no modo 2D é de no máximo 2% a 3%.

Para melhorar ainda mais a sensibilidade do PET, a aquisição 3D é empregada, na qual os septos permanecem retraídos, ou nem são incluídos no equipamento (Figura 3.10). Nesse modo, são incluídos os eventos que são detectados em coincidência em todos os anéis englobando os eventos aleatórios e espalhamento, e a sensibilidade no modo 3D aumenta quatro a oito vezes em relação ao modo 2D. A ocorrência dos eventos aleatórios e espalhados pode ser reduzida diminuindo-se o ângulo de aceitação, isto é, um detector é conectado a um menor número de detectores em oposição.

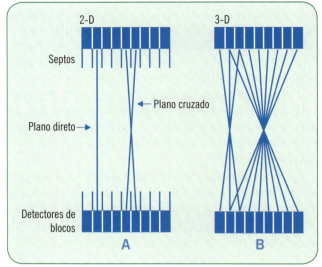

FIGURA 3.10. (**A**) Aquisição 2D com os septos entre os anéis e os planos direto e cruzado; (**B**) Os septos são removidos e aumentam os eventos aleatórios e espalhados.

Comparação do modo de aquisição 3D com 2D:
- Vantagem:
  - Maior sensibilidade, 4 a 8 vezes a sensibilidade 2D, portanto menor tempo de exame.
- Desvantagens:
  - Aumento da fração de espalhamento por um fator 3;
  - Aumento das coincidências aleatórias;
  - Leve perda da resolução;
  - Reconstrução da imagem mais complexa;
  - Aumento do tamanho dos arquivos de aquisição e consequentemente do tempo de reconstrução das imagens.

Reconstrução da Imagem

A reconstrução da imagem dos dados adquiridos no modo 2D é realizada utilizando os métodos de retroprojeção filtrada e iterativo. No PET, as linhas de resposta (LOR) no sinograma são retroprojetadas usando o método de Fourier. No método iterativo, as projeções são estimadas pela determinação da soma dos pesos das atividades em todos os *pixels* ao longo da linha de resposta por meio da imagem estimada, que é então comparada com a imagem medida.

A reconstrução das imagens em 3D é mais complicada por causa do grande volume de dados, especialmente nos equipamentos com grande número de anéis. A aplicação direta do método de retroprojeção filtrada e iterativo para esses dados é difícil. Por isso, os dados do sinograma 3D são reformatados em um conjunto 2D de projeções equivalentes, pelo método de reformatação de Fourier (FORE – *fourier rebinning*). Depois que os dados em 3D são reformatados em 2D, os métodos de reconstrução por retroprojeção filtrada ou iterativo podem ser usados.

Normalização

Nos equipamentos modernos de PET pode haver entre 10.000 a 35.000 detectores montados em blocos e acoplados a várias centenas de válvulas fotomultiplicadoras. Portanto, haverá uma não uniformidade do sinograma devida às variações no ganho das fotomultiplicadoras, ao posicionamento do detector no bloco, às variações físicas do detector e à eficiência de detecção do par de detectores. O método para correção desse efeito é chamado de normalização. A normalização é realizada pela exposição uniforme de todos os pares de detectores a uma fonte que produza fótons de 511 keV – ^{68}Ge ou ^{18}F –, na ausência de qualquer objeto no FOV. Os dados são adquiridos para todos os pares de detectores em ambos os modos, 2D e 3D, e os fatores de normalização são calculados para cada par dividindo-se a média da contagem de todos os pares de detectores na linha de resposta pela contagem individual daquele par de detectores. Posteriormente, o sinograma de normalização é aplicado a cada par de detectores no sinograma de aquisição. Para melhorar a estatística, deve-se fazer alta densidade de contagem. Esses fatores de normalização são calculados trimestralmente ou como indicado pelo fabricante.

Correção de Atenuação

Os dois fótons de 511 keV no PET podem atravessar tecidos com espessuras diferentes antes da detecção e são atenuados em diversos graus. Se os dois fótons atravessam tecidos de espessura a e b de um órgão, então a correção de atenuação P para um *pixel* em cada linha de resposta é dada por:

$$P = e^{-\mu a} \times e^{-\mu b} = e^{-\mu(a+b)} = e^{-\mu D}$$

Onde μ é o coeficiente de atenuação linear aos fótons de 511 keV no tecido e D é a espessura total do órgão.

Quando os fótons atravessam vários órgãos, diferentes coeficientes de atenuação linear e as espessuras devem ser levados em consideração. Como acontece no SPECT, é possível empregar um método matemático para corrigir a atenuação para o cérebro baseado na premissa de que a densidade do tecido no cérebro é constante no tecido (método de Chang). Entretanto, esse método tende a provocar artefatos devido à heterogeneidade da atenuação em diversos órgãos do corpo.

Os métodos de transmissão foram amplamente usados para correção de atenuação dos dados de emissão do PET até a mais ampla utilização dos equipamentos híbridos PET/CT. Nesse método, geralmente uma fonte de ^{68}Ge é usada para obter os dados de transmissão. A fonte é colocada em um dispositivo no equipamento de PET e girada por um motor em torno do paciente, de tal modo que todos os pares de detectores sejam estimulados. Em geral, um *blank scan* é obtido no início do dia sem qualquer objeto

ou paciente no equipamento. A imagem de transmissão é então obtida com o paciente no equipamento. A razão das contagens, em cada *pixel* na linha de resposta entre o *blank scan* e a imagem de transmissão, é calculada para cada paciente. A imagem de emissão é obtida com o paciente na mesma posição que na imagem de transmissão para evitar erros nos fatores de correção. Então, cada dado é corrigido para a atenuação usando a razão correspondente. Pode levar de 5 a 40 minutos ou mais para a aquisição da imagem de transmissão, dependendo da atividade da fonte. A imagem de transmissão pode ser realizada antes da imagem de emissão para evitar a interferência das radiações da atividade administrada ao paciente, mas com o inconveniente de ter que manter o paciente no aparelho para a administração do radiofármaco e aguardar o tempo necessário para a realização das imagens de emissão, o que consome um longo tempo. Outra possibilidade é fazer as imagens de transmissão após a aquisição da emissão. Nesse caso, para que não haja uma perceptível influência da radiação de emissão nas imagens de transmissão, se a fonte utilizada for de ^{68}Ga, ela deve ser muito intensa, causando o inconveniente de expor o paciente a maior dose, além de aumentar as radiações espalhadas e aleatórias na aquisição de emissão.

Alguns equipamentos utilizam o ^{137}Cs para correção de atenuação. Em comparação com o ^{68}Ge, um *blank scan* não precisa ser realizado diariamente, visto que não há variação de atividade significativa do ^{137}Cs ao longo de dias (T1/2 – 30 anos); as imagens de transmissão oferecem menor ruído por se tratar de energia maior (662 keV), sofrendo menor interferência da radiação de emissão do paciente. Por outro lado, como a atenuação depende da energia do fóton, é necessário realizar um escalonamento para adequar o fator de atenuação devido à diferença entre as energias de 662 e 511 keV.

A CT também pode ser utilizada para correção de atenuação. Uma das vantagens é que demora menos de 1 minuto, então reduzindo sobremaneira o tempo de exame. A imagem de transmissão da CT de cada paciente é tomada com o paciente no campo da CT antes da imagem de emissão e um mapa de correção de atenuação é gerado. Como as unidades de PET e CT são montadas no mesmo *gantry*, o paciente permanece na mesma posição na mesa do exame, que é então movido para o campo do PET para a imagem de emissão. Fatores do mapa de atenuação são subsequentemente aplicados a cada linha de resposta na imagem de emissão. Nesse caso também é necessário aplicar um fator de escalonamento para adequar as os coeficientes de atenuação das energias da CT para os 511 keV das imagens de emissão. Esse fator é assumido ser o mesmo para todos os tecidos, exceto o osso, que tem um coeficiente de atenuação em massa discretamente mais elevado. Como ocorre com o SPECT/CT, o movimento respiratório e o agente de contraste endovenoso iodado afetam os fatores de correção de atenuação da CT. O uso de contraste negativo baseado em água ajuda a mitigar esses efeitos.

Coincidências Aleatórias

Os eventos de coincidências aleatórias ocorrem quando dois fótons de 511 keV, que surgem de eventos de aniquilação de dois pósitrons diferentes, são detectados por um par de detectores na mesma janela de coincidência. As coincidências aleatórias são bastante minimizadas na aquisição 2D por causa dos septos, enquanto na aquisição 3D, na ausência dos septos, há mais eventos aleatórios, provocando, assim, perda do contraste na imagem. Os fatores que aumentam a incidência dos eventos aleatórios são o aumento da janela de energia, da janela de coincidência e da atividade – varia com o quadrado da atividade administrada. As correções para eventos coincidentes aleatórios podem ser feitas medindo separadamente duas taxas de contagens – R1 e R2 – de uma fonte radioativa para cada par de detectores e usando a seguinte equação:

$$R_c = 2 \times \tau \times R_1 \times R_2$$

Onde τ é a largura da janela de coincidência e R_c é a taxa de contagem dos eventos aleatórios que é subtraída da taxa de contagem medida para se obter a verdadeira taxa de contagem. Atualmente, o método mais utilizado para se obter a taxa de coincidências aleatórias é o deslocamento no tempo da janela temporal de um dos detectores envolvidos e considerar as linhas de resposta criadas desse modo como sendo coincidências aleatórias. Esses dados são armazenados e posteriormente subtraídos dos dados obtidos com as janelas simultâneas.

O uso de circuitos eletrônicos mais rápidos e a menor largura da janela de coincidência são técnicas usadas para minimizar os eventos aleatórios.

Coincidências de Espalhamento

As radiações de aniquilação podem surgir do espalhamento Compton enquanto passa pelos tecidos do corpo e, devido à alta energia de 511 keV, são na maioria das vezes espalhadas sem muita perda de energia. Tal espalhamento pode também ocorrer no material do próprio detector. Esses fótons de espalhamento podem cair na janela de tempo da coincidência e ser detectados pelo par de detectores. Um ou ambos os fótons de 511 keV do mesmo evento de aniquilação podem ser espalhados. O espalhamento aumenta com a densidade e a profundidade dos tecidos, a densidade do material do detector, a atividade administrada e a janela da altura do pulso.

Estreitando a janela da altura do pulso, reduzem-se os eventos do espalhamento significativamente. O uso dos septos no modo de aquisição 2D reduz os eventos de espalhamento consideravelmente, mas na aquisição 3D isso se torna um problema. Nos equipamentos de PET modernos, a fração de espalhamento está em torno de 15% na aquisição 2D, enquanto pode atingir até 40% no modo 3D. Na prática, os métodos para a correção do espalhamento no PET são essencialmente similares àqueles no SPECT.

Resolução Espacial

A resolução espacial do equipamento de PET é definida por vários fatores, que são discutidos a seguir. A resolução espacial varia entre 7 e 10 mm na periferia e de 5,4 a 6,6 mm no centro. A resolução espacial é melhor no centro do FOV e piora em direção à periferia.

Tamanho do Detector

Na ausência de colimadores, diferente do SPECT, a resolução intrínseca é o fator predominante na resolução espacial, que está relacionada ao tamanho do detector d. É dado normalmente por d na face do detector e $d/2$ no meio entre dois detectores.

Alcance do Pósitron

Um pósitron percorre certa distância no tecido, perdendo energia antes de interagir com um elétron desse meio, para produzir dois fótons de 511 keV. Devido à energia cinética com a qual é emitido, o pósitron pode percorrer uma distância considerável até encontrar um elétron que possa se aniquilar. Esse alcance efetivo do pósitron adiciona uma incerteza entre a LOR e o local real de emissão do pósitron. Esse erro aumenta com a energia do pósitron e diminui com a densidade dos tecidos. Essa distância percorrida pelo pósitron é relatada como 0,2 mm para o ^{18}F e 2,6 mm para o ^{82}Rb no tecido mole (Figura 3.11).

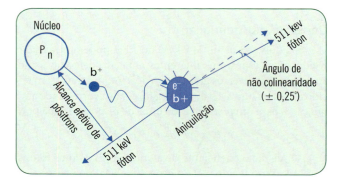

FIGURA 3.11. Pósitron percorre uma distância antes de ocorrer a aniquilação no tecido e a distância aumenta com a energia do pósitron. Como os pósitrons com energias diferentes viajam em *zigzag*, o alcance efetivo é mais curto do que a distância percorrida pelo fóton de 511 keV. Esse alcance efetivo degrada a resolução espacial do equipamento PET.

Não Colinearidade

Ao se aniquilar, o pósitron ainda possui algum momento residual e, portanto, os dois fótons de aniquilação não são emitidos exatamente a 180°, mas com um desvio discreto ± 0,25° de no máximo (Figura 3.11). Por causa desse desvio, a linha de resposta é deslocada do ponto de aniquilação e, então, um erro é introduzido na resolução espacial. Esse erro deteriora com o diâmetro do anel D e é estimado ser de:

$$R_a = 0{,}0022 \times D$$

Isso implica um alargamento de aproximadamente 1,5 mm na FWHM (borramento) para um equipamento de 70 mm.

Método de Reconstrução

A escolha do filtro espacial para redução de ruído degrada a resolução espacial tanto nos métodos analíticos como nos iterativos. Alguns métodos recentes de recuperação da resolução (*resolution recovery*) são capazes de garantir que não ocorram perdas na resolução espacial devido ao fator distância dos detectores.

Detector

O uso de detectores em bloco no lugar de detectores simples introduz um erro no posicionamento X, Y no par de detectores que causa degradação na resolução espacial. Esse valor é de aproximadamente 2,2 mm para detectores BGO e menor para os detectores LSO.

Sensibilidade

A sensibilidade do equipamento PET é definida pelo número de contagens por unidade de tempo para cada unidade de atividade e é normalmente dada em contagens por segundo (cps) por µCi ou MBq (cps/µCi ou cps/MBq). A sensibilidade depende da eficiência geométrica, eficiência de detecção, janela de coincidência e tempo morto do detector. A eficiência geométrica depende da distância d entre os detectores e a fonte, o diâmetro D do anel e o número de anéis no equipamento. Aumentando a distância d e o

$$S = \frac{A \times \varepsilon^2 \times e^{-\mu t} \times 3{,}7 \times 10^4}{\pi D^2} \, (cps \, / \, \mu Ci)$$

diâmetro D, reduz-se o ângulo sólido entre o detector e a fonte, e então reduz-se a eficiência geométrica. Com todos esses fatores levados em consideração, a sensibilidade S de um simples anel do equipamento PET é dada por:

Onde A é a área do detector vista pela fonte, ε é a eficiência do detector, μ é o coeficiente de atenuação linear de fótons de 511 keV no detector, x é a espessura do detector e D é o diâmetro do anel. A sensibilidade aumenta com o número de anéis no equipamento.

A sensibilidade do equipamento PET no modo 2D é em torno de 0,2% a 0,5%, enquanto no modo 3D é de 2% a 10% devido à ausência dos septos entre os anéis. Entretanto, na aquisição 3D aumenta muito a taxa de eventos aleatórios e espalhados.

Taxa de Contagem Equivalente do Ruído

O ruído degrada o contraste da imagem e é devido primariamente à variação estatística da taxa de contagem, sendo inversamente proporcional a $\sqrt{N}$, onde N é a densidade de contagem. Dois fatores principais contribuem significativamente para a degradação da imagem do PET: o espalhamento e as coincidências aleatórias, os quais devem ser corrigidos ou minimizados para se obter uma imagem adequada ao diagnóstico. Um parâmetro importante

$$NECR = \frac{T^2}{T + S + R}$$

gem adequada ao diagnóstico. Um parâmetro importante para avaliar a capacidade do equipamento em corrigir esses efeitos é a taxa de contagem equivalente do ruído (*noise equivalent count rate* – NECR), que é dado por:

Onde T, S e R são os eventos: verdadeiro (*true* – T), espalhamento (*scatter* – S) e aleatório (*random* – R), respectivamente. Serve como parâmetro para comparar o desempenho de diferentes equipamentos de PET, utilizando um *phantom* NEMA adequado. O ruído na imagem pode ser minimizado se maximizarmos o NECR.

Controle de Qualidade

Sinograma

As condições de uso do equipamento PET devem ser avaliadas diariamente e os sinogramas obtidos de uma fonte emissora de pósitrons podem ajudar a verificar os detectores. Esse teste pode ser realizado com um *phantom* cilíndrico reto padrão, de comprimento e diâmetro de cerca de 20 cm, contendo um emissor pósitron (1 a 3 mCi de ⁶⁸Ge ou ¹⁸F) ou fonte linear móvel que gira próximo aos detectores. No caso do cilindro, este é montado na mesa de exame e centrado horizontal e verticalmente no campo de visão. Essa disposição permite a exposição uniforme de todos os detectores à radiação para resultar em sinograma uniforme. Inicialmente, um conjunto-padrão de sinogramas é realizado após uma recalibração periódica dos detectores. Então, diariamente, um conjunto de sinogramas é obtido antes de qualquer exame começar. Esse conjunto é então comparado com o sinograma-padrão, e as calibrações periódicas geralmente são realizadas por pessoal técnico do fabricante ou por físicos treinados. A diferença entre os dois sinogramas é medida por algum método estatístico e os valores aceitáveis são indicados pelo fabricante. Quando esse valor ultrapassa esses valores preestabelecidos, uma normalização, recalibração ou mesmo um procedimento de manutenção pode ser necessária.

Cada fabricante indica a necessidade e a periodicidade dos testes e calibrações que devem ser realizados no equipamento PET. Em geral, alguns dos procedimentos podem ser realizados pelo pessoal técnico que opera o equipamento. Alguns testes ou calibrações necessitam de pessoal mais treinado, que pode ser um físico médico ou um engenheiro de serviço do próprio fabricante.

Autoridades regulatórias como a CNEN e a Anvisa e outras agências de abrangência estadual ou local também redigem normas que devem ser seguidas pelos serviços de medicina nuclear quanto ao controle de qualidade dos equipamentos de imagem.

De forma geral, os testes periódicos mais importantes são os mesmos realizados nos testes de aceitação e que deverão ter uma frequência de repetições para se obter o comportamento do equipamento no médio e longo prazos. Os testes mais recomendados são os descritos pelo NEMA americano e são os seguintes: 1) resolução espacial, 2) fração de espalhamento, perdas de contagem e medida de aleatórios, 3) sensibilidade, 4) acurácia das correções de perdas e aleatórios e 5) qualidade da imagem, acurácia das correções de atenuação e espalhamento. Além desses testes, a Agência Internacional de Energia Atômica (AIEA) indica ainda mais alguns testes que deveriam ser realizados tanto no momento da aquisição quanto periodicamente; são eles: 1) resolução de energia, 2) resolução temporal para equipamentos TOF, 3) avaliação da qualidade do alinhamento entre o CT e o PET para equipamentos PET/CT, além de outros comumente requeridos pelos próprios fabricantes como as normalizações periódicas e calibração da concentração radioativa para quantificação das imagens.

Equipamentos Híbridos

SPECT/CT

Um melhor diagnóstico pode ser realizado se houver informações anatômica e funcional. Na interpretação dos estudos em medicina nuclear, sempre há o desejo de ter uma comparação entre os estudos de alta resolução das imagens de CT e RM para melhor localizar as lesões-alvo. Nas imagens de SPECT e PET, tem-se uma medida *in vivo* da fisiologia, metabolismo celular e perfusão de certo órgão ou sistema. Entretanto, sabemos que esses estudos apresentam baixa resolução devido ao pequeno fluxo de fótons e à perda dos detalhes anatômicos. Por outro lado, as imagens da CT ou a RM fornecem excelente resolução espacial e detalhes anatômicos, mas com reduzida informação funcional.

Esforços foram feitos no sentido de corregistrar os dois conjuntos de imagens, em que o tamanho da matriz, a intensidade do *voxel* e a rotação são ajustados para estabelecer uma correspondência espacial *pixel* a *pixel* entre os conjuntos. Técnicas de alinhamento são empregadas, e as imagens corregistradas são mostradas lado a lado com um cursor que faz a correspondência espacial entre os estudos multimodalidade. A maior dificuldade das técnicas de alinhamento surge da variação posicional do paciente em diferentes equipamentos e momentos de imagens diferentes. Além disso, a movimentação do paciente, voluntária ou involuntária, adiciona alguma incerteza no processo de corregistro. Mesmo com algoritmos sofisticados, um desalinhamento de 2 a 3 mm não é incomum.

Para superar o problema de variação posicional no alinhamento das imagens de diferentes equipamentos, foi desenvolvido um sistema híbrido dual para as modalidades, em que a câmara SPECT e o equipamento de CT são combinados em um único equipamento para fazer a imagem do paciente no mesmo momento. As unidades são montadas no mesmo *gantry*, com o SPECT na frente e a CT atrás e o uso da mesma mesa de exame compartilhada pelas unidades. As duas unidades são montadas fixas, portanto o centro de cada exame é separado pela mesma distância. A unidade de CT consiste num tubo de raios X que envia um feixe intenso de raios X de energia entre 70 e 140 keV, que atravessa os órgãos do paciente, e o feixe transmitido é detectado por um arranjo de detectores. Os dados adquiridos são usados também para a reconstrução das imagens do SPECT. Atualmente, há unidades de CT muito rápidas, que fornecem 8, 16 ou 64 fileiras de detectores, produzem imagens de alta qualidade anatômica e reduzem o tempo de exame significativamente.

Pode se fazer primeiro as imagens de CT ou SPECT, seguidas pela outra. Por exemplo, as imagens de CT são adquiridas primeiro com o órgão de interesse no campo de visão da CT. A seguir, a mesa de exame com o paciente na mesma posição é movimentada para o centro do FOV do SPECT e as imagens são adquiridas. As imagens da CT (anatômica) e do SPECT (funcional) são reconstruídas e então é realizada a fusão aplicando-se algoritmos de alinhamento apropriados.

A maior vantagem da inclusão do CT no sistema dual é que os dados podem ser utilizados na correção de atenuação dos dados do SPECT, que é particularmente útil na imagem de perfusão miocárdica. Defeitos de perfusão aparentes são vistos frequentemente na parede anterior da paciente feminina, pelo posicionamento das mamas, e na parede inferior no paciente masculino; a atenuação de partes moles também colabora em defeitos nas imagens de repouso e estresse. A correção de atenuação usando as imagens de transmissão compensa esses artefatos mais precisamente em tempo mais rápido do que usar fontes convencionais seladas para obter dados de transmissão. Obviamente, a correção de atenuação pode ser aplicada aos outros órgãos também.

PET/CT

Nos equipamentos PET/CT é feita a fusão da imagem funcional do PET com imagem anatômica da CT, para fornecer maior acurácia no diagnóstico. Em uma unidade de PET/CT, ambas as tecnologias são montadas em *gantry* comum com a unidade de CT na frente e a unidade PET atrás da CT. Tipicamente, isso é diferente no equipamento de SPECT/CT, onde a câmara SPECT está na frente da unidade de CT. Ambas as unidades usam a mesma mesa de exame. Como no equipamento SPECT/CT, os centros do FOV do PET e da CT são separados por uma distância fixa. Geralmente, a CT é realizada inicialmente e a mesa com o paciente na mesma posição é movida para o FOV do PET e o estudo é completado. Os fótons de 511 keV no paciente não interferem com o exame de CT, em razão da alta densidade de informação possibilitada pela alta intensidade do feixe de fótons dos raios X da ampola da CT.

Os dados de transmissão da CT são usados para calcular os fatores de atenuação para os dados de emissão do PET. Habitualmente a correção de espalhamento também é realizada utilizando-se os dados da CT. Como a posição do paciente na mesa de exame não se modifica, tanto no estudo anatômicos (CT) como no funcional (PET) pode ser feita a fusão com alinhamento mais preciso das estruturas anatômicas para o diagnóstico das enfermidades.

Micro-PET

Para estudo em pequenos animais, equipamentos de PET com grande diâmetro fornecem baixa resolução espacial. Os equipamentos de micro-PET com menor diâmetro, portanto com menor tamanho para ser instalado em pequenas salas, têm sido desenvolvidos por vários fabricantes. O diâmetro típico é de 16 cm. A resolução espacial pode ser obtida tão pequena quanto 1 mm com o uso de detectores LSO ou mais rápidos, como o YAP ou o LaBr. Em geral, esses equipamentos são híbridos, com módulos CT, SPECT, MR (ressonância magnética), entre outros. Esse tipo de equipamento é muito útil para avaliar drogas em pequenos animais e desenvolver novos radiofármacos.

Periodicidade do Controle de Qualidade

O controle de qualidade realizado na aceitação de um equipamento serve não só como garantia da entrega de equipamento com boa qualidade e condição operacional, em conformidade com o desempenho especificado contratualmente e pelos fabricantes (NEMA – *National Electrical Manufacturers Association*), mas também como referência para as avaliações futuras. Nem todos os testes de aceitação (TA) são obrigatoriamente realizados nos testes de rotina no acompanhamento (TR), que têm periodicidade variável (CNEN NN 3.05, Anvisa RDC nº 38).

Testes e Periodicidade conforme CNEN NN 3.05

A = Aceite, D = Diário, M = Mensal, T = Trimestral, S = Semestral

Calibrador de Dose

- Repetibilidade com fontes de referência (A D);
- Ajuste do zero (A D);
- Radiação de fundo (A D);
- Alta voltagem (A D);
- Exatidão com fontes de referência (A S);
- Precisão (A S);
- Linearidade (A Anual);
- Teste de geometria (A Anual).

Câmara Cintilográfica

- Inspeção visual da integridade física (A D);

- Uniformidade intrínseca ou extrínseca, de campo integral e diferencial para baixa densidade de contagem (A D);
- Centralização e largura da janela energética para cada radionuclídeo (A D);
- Radiação de fundo da sala de exame (A D);
- Uniformidade intrínseca de campo integral e diferencial para alta densidade de contagem (A M);
- Uniformidade intrínseca para nuclídeos diferentes de ^{99m}Tc (A Anual);
- Uniformidade intrínseca com janelas energéticas assimétricas (A Anual);
- Resolução e linearidade espacial intrínsecas (A M);
- Resolução e linearidade espacial planar extrínsecas (A Anual);
- Centro de rotação da câmara SPECT (A M);
- Resolução energética (A S);
- Resolução espacial para fontes multienergéticas, quando aplicável (A S);
- Corregistro espacial de imagens para fontes multienergéticas, quando aplicável (A S);
- Sensibilidade plana ou tomográfica (A S);
- Taxa máxima de contagem (A S);
- Verificação de defeitos na angulação dos furos de todos os colimadores (A S);
- Velocidade da mesa de exame do equipamento na varredura de corpo total (A S);
- Uniformidade de campo integral e diferencial extrínseca do sistema para colimadores em uso (A S);
- Desempenho geral da câmara SPECT (A S);
- Teste de tamanho do *pixel* (A);
- Verificação do funcionamento do sistema computacional e dos periféricos (A);
- Verificação da marcação do tempo pelo computador em estudos dinâmicos (A);
- Verificação da aquisição sincronizada com sinais fisiológicos (A);
- Verificação da blindagem do sistema de detecção (A);
- Corregistro SPECT-CT (A).

PET

- Inspeção visual da integridade física do sistema (A D);
- Verificação da estabilidade do sistema de detectores (A D);
- Verificação da sensibilidade relativa por linha de resposta e adequação da normalização dos detectores (*blank scan*) (A D);
- Resolução temporal na marcação de coincidências em sistema com tempo de voo – TOF (A D);

- Uniformidade (A S);
- Normalização (A T ou Fabricante);
- Verificação da calibração do sistema (A T);
- Corregistro PET/CT (A T);
- Calibração da concentração radioativa (*well counter calibration e SUV calibration*) (A T);
- Resolução energética (A S);
- Resolução espacial nas direções transversal e axial (A S);
- Sensibilidade (A Anual);
- Fração de espalhamento (A Anual);
- Largura da janela de coincidência temporal (A Anual);
- Espessura de corte (A Anual);
- Desempenho da taxa de contagem (*Noise Equivalent Countrate* – NEC) (A Anual);
- Taxa de eventos verdadeiros (A Anual);
- Taxa de eventos aleatórios (A Anual);
- Desempenho geral PET (A Anual);
- Desempenho geral PET/CT (A Anual);
- Partes mecânicas do equipamento (A Anual);
- Exatidão nas correções de eventos aleatórios (A);
- Exatidão nas correções de perda de contagem (A);
- Exatidão nas correções de espalhamento (A);
- Exatidão nas correções de atenuação (A);
- Tamanho do *pixel* (A).

Testes e Periodicidade conforme Anvisa – RDC nº 38

Calibrador de Dose

■ **Testes diários:**
- Repetitividade; referência: reprodutíveis em ± 5%;
- Zero ajuste;
- Radiação de fundo; referência: reprodutíveis em ± 20%;
- Alta voltagem; referência: reprodutíveis em ± 1%.

■ **Testes semestrais:**
- Exatidão; referência: reprodutíveis em ± 10%;
- Reprodutibilidade; referência: reprodutíveis em ± 5%;
- Linearidade; referência: reprodutíveis em ± 10%.

■ **Anuais:** teste de geometria.

■ **Aceitação:** todos os anteriores+ inspeção física.

Câmara à Cintilação

■ **Testes diários:**
- Inspeção visual da integridade física do sistema;

- Uniformidade intrínseca ou extrínseca, ou ambas, integral e diferencial;
- Radiação de fundo da sala de exame;
- Centralização e largura da janela energética para cada radionuclídeo.

■ **Testes mensais:**
- Uniformidade intrínseca de campo integral e diferencial alta contagem;
- Resolução e linearidade espacial planas;
- Centro de rotação da câmara SPECT.

■ **Testes semestrais:**
- Resolução energética;
- Resolução espacial para fontes multienergéticas;
- Corregistro espacial de imagens para fontes multienergéticas;
- Sensibilidade;
- Taxa máxima de contagem;
- Verificação de defeitos na angulação dos furos de todos os colimadores;
- Velocidade da mesa de exame do equipamento na varredura de corpo total;
- Uniformidade de campo integral e diferencial, para todos os colimadores;
- Desempenho geral da câmara SPECT.

■ **Aceitação:** todos os anteriores + teste de tamanho do *pixel*, verificação do sistema computacional e dos periféricos.

PET

■ **Testes diários:**
- Inspeção visual da integridade física do sistema;
- Verificação da sensibilidade por linha de resposta e da normalização dos detectores (*blank scan*).

■ **Testes mensais:** calibração do sistema.

■ **Testes trimestrais:** sensibilidade e calibração do sistema.

■ **Testes semestrais:**
- Resolução energética;
- Resolução espacial nas direções transversal e axial;
- Variação da sensibilidade de detecção com o volume.

■ **Testes anuais:**
- Uniformidade;
- Largura da janela de coincidência temporal;
- Espessura de corte;
- Taxa de contagem (*Noise Equivalent Count Rate*);
- Desempenho geral com simulador específico;
- Partes mecânicas do equipamento.

- Frequência indicada pelo fabricante:
  - Normalização e ganho de fotomultiplicadoras;
  - Teste de precisão de fusão de imagens com a CT.
- Aceitação – anteriores acrescentados dos seguintes:

a) Taxa de eventos aleatórios;

b) Taxa de eventos verdadeiros;

c) Fração de espalhamento;

d) Acurácia nas correções de eventos aleatórios;

e) Acurácia nas correções de perda de contagem;

f) Acurácia nas correções de espalhamento;

g) Acurácia nas correções de atenuação;

h) Tamanho do *pixel*.

Ver também controles da CT e, quando aplicável, de equipamentos para planejamento radioterápico (RDC nº 20/2006).

Leitura Sugerida

- Saha GB. Physics and radiobiology of nuclear medicine. 3rd ed. New York: Springer; 2006.
- Saha GB. Basics of PET imaging: physics, chemistry, and regulations. 2nd ed. New York: Springer; 2010.
- Chandra R. Nuclear medicine physics: the basics. 6th ed. Philadelphia: Lippincott Williams & Wilkins; 2004.
- Cherry SR, Sorenson JA, Phelps ME. Physics in nuclear medicine. 3rd ed. Philadelphia: Saunders; 2003.
- Christian PE, Waterstram-Rich KM. Nuclear medicine and PET/CT: technology and techniques. 6th ed. Missouri: Mosby; 2007.
- Mettler FA, Guiberteau MJ. Essentials ofnuclear medicine imaging. 4th ed. Philadelphia: Saunders; 1998.
- IAEA Human Health Series No. 1. Quality assurance for PET and PET/CT systems. Vienna; 2009.
- NEMA NU 1-1994/2001/2007. National Electrotechnical Manufactures Association.

Processamento Digital das Imagens e Tecnologia da Informação

4

MARCOS SANTOS LIMA

Conteúdo

Introdução
Conversão analógico-digital
Frequência de Nyquist
Filtragem
Transformada de Fourier
Reconstrução no Domínio da Frequência
Computador e Digitalização
  Digitalização
BITS
Pixel
  Exemplos – Tamanho do Pixel
Ferramentas de Processamento de Imagens
Procedimentos Computacionais
Tons de Cinza
Resolução
Contraste de uma Imagem
Ruídos
Fusão de Imagens (Métodos Híbridos)
Histograma
Filtros
  Filtros Passa-Baixa
  Filtros Passa-Alta
Interpolação
Compressão de Imagens Digitais
  Compressão sem Perdas de Dados
  Compressão com Perdas de Dados
  Características do JPEG
Formatos de Arquivos de Imagens
DICOM e PACS
Computadores e Processamento
  Criação da Imagem Digital
  Aquisição dos Dados Digitais (Frame e List Modes)
  Os Sistemas PACS
  Padrão de Imagem DICOM
Questões para Aprendizado

Introdução

O campo do processamento digital de imagens envolve um conjunto de tarefas interconectadas que se inicia com a captura de uma imagem, realizada por um sistema de aquisição, e posteriormente sofre um processo de digitalização de forma a ser adequadamente representada para tratamento por um computador digital. Uma imagem digital é composta de um número finito de elementos, cada um com localização e valores específicos. Os elementos que representam as imagens são chamados de *pixels*. Processamento de imagens refere-se a uma variedade de técnicas que são usadas para maximizar a informação que pode ser obtida de uma imagem. O conjunto de *pixels* está distribuído em colunas e linhas que formam uma matriz. Quanto maior o número de *pixels* em uma matriz, mantido o **FOV** (*field of view* – campo de visão), melhor sua resolução espacial, o que permite uma melhor diferenciação ou distinção espacial entre as estruturas que compõem a imagem.

Uma imagem pode ser definida como uma função bidimensional *f (x, y)*, em que *x* e *y* são coordenadas espaciais (plano), e a amplitude de *f* em qualquer par de coordenadas *(x, y)* é chamada de intensidade ou nível de cinza – profundidade do *pixel* – da imagem nesse ponto. Uma imagem digital é descrita por uma matriz **M × N** de valores de *pixel* *p (x, y)*, números inteiros positivos incluindo o zero, que indica a intensidade de cor da imagem em cada posição *(x, y)*. Um *pixel* é caracterizado pelo valor da tonalidade de cinza e pela sua localização na imagem (Figura 4.1).

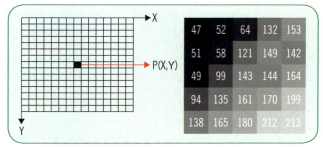

FIGURA 4.1 Representação matricial da imagem com menor elemento (*pixel*) e sua representação numérica interna no computador. Observe que os números mais baixos correspondem aos tons de cinza mais escuros em direção ao preto (0) e os números mais altos correspondem aos tons de cinza mais claros em direção ao branco (255).

Qualquer imagem pode ser representada como uma função da intensidade de luz – $f(x, y)$, onde x e y são coordenadas espaciais e o valor em um ponto qualquer é proporcional ao brilho ou nível de cinza, ou seja, à profundidade do *pixel*. Uma imagem digital é uma imagem $f(x, y)$ discretizada no espaço e na intensidade de brilho e pode ser representada em uma matriz, cujos elementos são chamados de *pixels* – *picture elements*.

Uma imagem no sistema analógico tem as seguintes características: o sinal é contínuo, com número infinito de valores, sem perdas, está mais sujeita a ruídos, representa o valor verdadeiro e apresenta maior dificuldade no armazenamento. Já a imagem digital representa um valor discreto, com um número finito de possibilidades, com perdas, porém administrável, menos sujeita a ruídos, representa um valor aproximado do valor verdadeiro e tem bastante facilidade para ser arquivada, recuperada e transmitida.

Acrescentam-se à tecnologia digital as possibilidades de redução da dose de exposição, a possibilidade de pós-processamento, o arquivamento por longos períodos, a transmissão das imagens em redes de computadores, a comparação entre diversos estudos, as técnicas multimodalidade de fusão das imagens e a possibilidade de reconstrução em vários planos.

As principais operações que podem ser efetuadas sobre uma imagem digital são: aquisição, armazenamento, processamento, exibição e, ainda, a transmissão a distância.

- A etapa de aquisição tem como função converter uma imagem em uma representação numérica adequada para o processamento digital subsequente. É necessário um dispositivo físico sensível a uma faixa de energia do espectro eletromagnético: no caso da tomografia computadorizada, os raios X; no caso da medicina nuclear, os raios gama; no caso da ressonância magnética, a radiofrequência; e ainda a energia do ultrassom, que produzem na saída um sinal elétrico proporcional ao nível de energia detectado. Depois o sinal elétrico analógico é convertido em informação digital, isto é, que pode ser representada por meio de *bits* 0s e 1s.

- O armazenamento de imagens digitais deve ser eficiente em razão da grande quantidade de *bytes* necessários para tanto. Esse armazenamento pode ser dividido em três categorias: (1) armazenamento de curta duração, enquanto as imagens são utilizadas nas várias etapas do processamento; (2) armazenamento de massa para operações de recuperação de imagens relativamente rápidas e arquivamento de imagens para recuperação futura quando isso se fizer necessário, por exemplo, no sistema **PACS**. O espaço de armazenamento requerido é normalmente especificado em *bytes* (8 *bits*) e seus múltiplos: **kB** (*kilobyte* ≈ 1.000 *bytes*), **MB** (*megabyte* ≈ 1 milhão de *bytes*), **GB** (*gigabyte* ≈ 1 bilhão de *bytes*) e **TB** (*terabyte* ≈ 1 trilhão de *bytes*). Para o armazenamento de curta duração, a alternativa mais simples é utilizar parte da memória **RAM** do computador principal. Dessa forma, podemos fazer que as operações de *zoom* (ampliação ou redução para fins de visualização), *scroll* (rolagem vertical) e *pan* (rolagem horizontal) sejam executadas de forma praticamente instantânea.

- Por meio de cálculos simples como número de *pixels* na horizontal vezes número de *pixels* na vertical vezes número de *bits* necessários para a escala de cinza dividido por 8, pode-se estimar a quantidade de *bytes* necessários para armazenar uma imagem monocromática no disco rígido. Esse cálculo considera uma imagem representada por uma matriz, cujos elementos são os valores de tons de cinza dos respectivos *pixels*. Na prática, informações adicionais são acrescentadas ao arquivo, tais como tamanho da imagem e número de cores ou tons de cinza. Essas informações costumam ser colocadas em um cabeçalho (*header*) no início do arquivo no formato DICOM.

- O processamento de imagens digitais envolve procedimentos expressos na forma de algoritmos. Por isso, a maioria das funções de processamento de imagens pode ser implementada via *software*.

- As imagens digitalizadas podem ser transmitidas a distância utilizando redes de computadores e protocolos de comunicação já existentes. O grande desafio da transmissão de imagens a distância é a grande quantidade de *bytes* que se necessita transferir, muitas vezes por meio de canais de comunicação de baixa velocidade e bandas estreitas. O problema é agravado quando se deseja transmitir sequências de vídeo (imagens em movimento com áudio associado) em tempo real, em que outros fatores, como sincronização, devem ser considerados. Nesses casos, o uso de técnicas de compressão e descompressão de imagens é fundamental.

- A última questão diz respeito à exibição. O monitor de vídeo é um elemento fundamental de um sistema de processamento de imagens. A resolução espacial dos monitores é normalmente especificada em pontos por polegada (*dots per inch* – dpi). Um valor típico de resolução é de 72 dpi, suficiente para exibir uma imagem de 1.024×1.024 *pixels* em um monitor de 19 polegadas.

Conversão Analógico-Digital

Um conceito de muita relevância no sistema de aquisição de imagens é a conversão do sinal analógico em digital. Para isso, existem circuitos eletrônicos disponíveis nos equipamentos de imagem que desempenham esse papel. As vantagens do sistema digital em relação ao analógico são inúmeras, por exemplo (Tabela 4.1):

- Redução da dose de exposição – ao reduzir o número de repetições das imagens por baixa qualidade;
- Possibilidade de pós-processamento das imagens;
- Arquivamento das imagens;
- Transmissão das imagens em redes de computadores;
- Comparação de estudos;
- Fusão de imagens;
- Possibilidade de reconstrução em vários planos.

O sinal contínuo pode ser amostrado para ser digitalizado (Figura 4.2). Para isso, precisamos controlar duas variáveis: a taxa de **amostragem** – *sampling rate* –, que controla a quantidade de amostras por segundo; e a **quantização** – *sampling precision* –, que controla a quantidade de gradações diferentes – níveis de quantização – de um sinal. Ao digitalizar, perdem-se alguns detalhes do sinal original (infinitas possibilidades devem ser convertidas em um número finito), significando que a fidelidade do processo não é total; isso é conhecido como erro de conversão ou erro digital; podemos reduzir o erro digital aumentando a taxa de amostragem e a quantização. A frequência de amostragem determina quantos dados podem ser adquiridos durante a janela de aquisição (Figura 4.3).

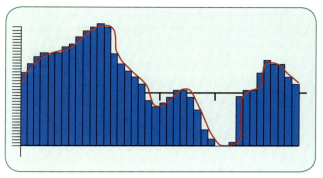

FIGURA 4.3. Os retângulos mostram os dados digitais que foram obtidos por amostragem. A linha contínua é o sinal analógico que foi amostrado.

Frequência de Nyquist

O teorema da amostragem de Nyquist diz que um sinal pode ser reconstruído a partir de suas amostras, desde que sejam extraídas amostras com no mínimo o dobro da frequência do maior componente do sinal original. Em geral, utilizam-se frequências de amostragens pelo menos 10 vezes maior que a frequência do maior componente de um sinal.

Portanto, poder-se-ia supor que quanto maior, melhor a frequência de amostragem, uma vez que significaria uma representação mais precisa das frequências analógicas dos dados originais. Entretanto, devido às restrições de tempo, a frequência de amostragem deve ser limitada (Figura 4.4).

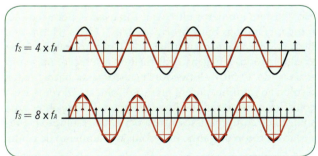

FIGURA 4.4. Teorema da amostragem de Nyquist. Aumentando-se a frequência de amostragem a reprodução do sinal original fica mais próximo do real.

Filtragem

Com efeito, para se produzir uma imagem tomográfica, não basta retroprojetar as sucessivas projeções nas direções perpendiculares em que elas foram obtidas – retroprojeção simples. Caso assim o fizesse, seria mostrada uma imagem resultante de baixíssima resolução espacial. Com a ausência de filtragem nas projeções, a imagem reconstruída pode perder resolução espacial e ficar muito brilhante (captante) no centro, devido às propriedades aditivas da retroprojeção. Quando aplicamos filtragem em uma imagem, retiramos ou atenuamos o efeito de certas frequências espaciais nas projeções.

TABELA 4.1
Comparação entre o Sinal Analógico e o Digital

Analógico	Digital
Contínuo	Discreto
Número infinito de valores	Número finito de possibilidades
Sem perdas	Com perdas, mas administrável
Mais sujeito a ruídos	Menos sujeito a ruídos
Valor verdadeiro	Valor aproximado
Dificuldade em armazenamento	Facilidade em arquivar e recuperar

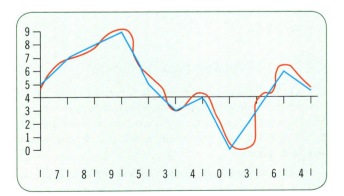

FIGURA 4.2. O aumento da taxa de amostragem e da quantização faz com que aumente a fidelidade da amostragem (linha azul) ao sinal contínuo original (linha vermelha) – a melhora da fidelidade na representação entre o sinal original e a saída da informação gerada pelo conversor analógico-digital.

Filtros são funções matemáticas destinadas a acentuar as características desejadas e atenuar aquelas indesejadas na imagem, tais como (Figura 4.5):

- Eliminação do efeito estrela;
- Diminuição da radiação de fundo;
- Acentuação das bordas;
- Supressão do ruído estatístico;
- Ampliação do contraste;
- Melhoria da nitidez e acentuação de algumas características desejáveis.

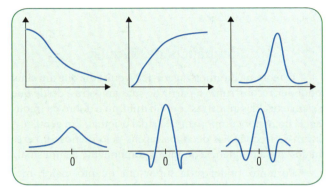

FIGURA 4.5. Filtro passa-baixa, passa-alta e passa-faixa no domínio da frequência (linha superior) e no domínio do tempo (linha inferior).

A função do filtro é um importante parâmetro no **SPECT**, porque afeta o ruído e a resolução da reconstrução. Existem inúmeros filtros que são usados, por exemplo: rampa, Hanning, Butterworth e Metz. Desses, Hanning e Butterworth são os mais utilizados. Um filtro rampa (passa-alta) produz imagens com melhor resolução, mas com mais ruído. O filtro Butterworth (filtro passa-baixa) reduz o ruído ao mínimo, porém piora a resolução. Devem-se escolher os parâmetros do filtro de tal maneira a se obter uma solução de compromisso entre a perda de resolução e a redução do ruído ou ganho de resolução e aumento de ruído.

Os filtros podem ser classificados quanto ao: domínio – espacial ou frequência; tipo – passa-baixas ou passa-altas; aplicação – suavização, alisamento, agudização, nitidez e aumento do contraste.

- Características dos filtros passa-baixas:
  - Deixar passar as frequências mais baixas dos dados;
  - Reduzir o ruído estatístico, ou seja, a radiação de fundo da imagem que fica dominante nas frequências mais altas;
  - Minimizar os ruídos de mais alta frequência;
  - Redução das variações nos níveis de cinza;
  - Eliminar o efeito estrela na imagem de reconstrução tomográfica;
  - Efeito: imagens ficam suavizadas – *smoothing* – com perda da definição das bordas;
  - Em excesso, apaga a nitidez das bordas.

- Características dos filtros passa-altas:
  - Deixar passar as frequências mais altas dos dados;
  - Ajudar a eliminar o efeito estrela;
  - Reduzir o ruído de baixa frequência – *background*;
  - Aumentar a nitidez e realçar as bordas;
  - Efeito: imagens ficam com a textura excessivamente granulada, com melhor definição das bordas;
  - Os detalhes finos da imagem são enfatizados;
  - Áreas da imagem onde a profundidade de *pixel* muda de valor abruptamente, como ocorre nas bordas dos órgãos ou outras transições abruptas, ficam com maior destaque (realçadas).

- Filtro de Butterworth (Figura 4.6):
  - É flexível, permitindo selecionar dois parâmetros: a frequência de corte e a ordem;
  - A frequência de corte é chamada de poder do filtro – frequência máxima que o filtro deixa passar;
  - A ordem do filtro é um parâmetro que controla a forma da curva do filtro.

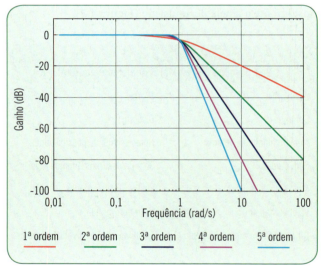

FIGURA 4.6. Exemplo de filtro passa-baixa (Butterworth) de ordens de 1 a 5.

Transformada de Fourier

O matemático francês Jean B. J. Fourier (1768-1830) demonstrou que qualquer função periódica pode ser expressa como uma soma de senos e/ou cossenos de diferentes frequências, cada uma multiplicada por um coeficiente – série de Fourier.

A transformada de Fourier é uma ferramenta matemática de grande aplicabilidade na solução de problemas de processamento digital de imagens – sinais bidimensionais –, pois muitas vezes é conveniente a mudança do domínio do espaço (x,y) para o domínio da frequência, facilitando, assim, o seu processamento – principalmente no processo de filtragem.

A transformada de Fourier expressa uma função $f(x)$ em termos de suas componentes de frequências espaciais como uma soma ponderada de senos e cossenos das diferentes frequências que a compõem (Figura 4.7). Para funções não periódicas que têm uma área sob a curva, um valor finito também pode ser expresso como funções de senos e cossenos multiplicadas por uma função de peso – transformada de Fourier. Ambas as representações têm uma importante característica: a função expressa como série ou transformada de Fourier pode ser reconstruída ou recuperada completamente por um processo inverso, sem perda de informação, conhecido como transformada de Fourier inversa.

Por meio do teorema da convolução, as transformadas de Fourier facilitam a trabalhosa operação de convolução no domínio do espaço em multiplicação simples no domínio da frequência, tornando-se, assim, em um método conveniente e eficiente no cálculo de operações baseadas na convolução (por exemplo, filtragem de uma imagem) em simples multiplicações.

As séries e a transformada de Fourier, quando usadas em conjunto, são adequadas para estudar o espectro de um sinal.

Na prática, quando desejamos trabalhar uma imagem no domínio da frequência, simplesmente fazemos a transformada de Fourier da referida imagem e a multiplicamos pela função de transferência de um filtro no domínio da frequência; no final, fazemos a transformada inversa do resultado, obtendo, assim, a imagem filtrada (processada). É importante lembrar que, no caso dos computadores, são utilizadas a transformada de Fourier discreta (DFT) e transformada de Fourier inversa (IDFT), mais adequadas para o computador digital.

Concluindo, podemos dizer que, com a evolução tecnológica e o desenvolvimento de computadores cada vez mais rápidos e a um custo bastante acessível, o processamento digital de imagens tem sido muito utilizado para análise e diagnóstico. Uma das ferramentas mais utilizadas nesse processamento é a transformada de Fourier, a qual permite ter uma visão da imagem a ser analisada no domínio da frequência, facilitando sobremaneira a análise e o seu processamento, aplicando-se técnicas de filtragem digital.

Reconstrução no Domínio da Frequência

■ Passos na reconstrução tomográfica – retroprojeção filtrada:
  • Perfil de projeção a partir da projeção das imagens no domínio espacial;
  • Transformada de Fourier – dados são convertidos do domínio espacial para o domínio da frequência;
  • Aplicação do filtro rampa – passa-alta;
  • Aplicação do filtro Butterworth – passa-baixa;
  • Inversão da transformada de Fourier;
  • Imagem tomográfica no domínio espacial.

Computador e Digitalização

O computador digital só é capaz de armazenar e trabalhar com *bits*, um valor que pode ser 0 (zero) ou 1 (um). Para simplificar o manejo dos dados, juntam-se 8 *bits*, formando um conjunto chamado de *byte*. Um *byte* então pode assumir $2^8 = 256$ valores diferentes, variando de 0 a 255. Por consequência, não é possível representar uma função contínua no computador, apenas uma aproximação. O processo para trazer uma função contínua para o computador digital é discretizando-a ou digitalizando-a, ou melhor, tomando valores pontuais ao longo do eixo x e guardando o valor de $f(x)$ correspondente. O processo de discretização do eixo x (o domínio) é chamado de **amostragem** e o eixo $f(x)$ (contradomínio) é chamado de **quantização**. Em resumo, a discretização de qualquer sinal contínuo primeiro passa por uma **amostragem** e depois por uma **quantização**. Além disso, não podemos armazenar um sinal que se estenda indefinidamente, portanto o sinal digital também é limitado a um intervalo do domínio. A **amostragem** refere-se ao número de pontos amostrados em uma imagem digitalizada, tendo relação com a **resolução**. A **quantização** mostra a quantidade de níveis de tons de cinza que podem ser atribuídos a cada ponto digitalizado, dizendo respeito ao **contraste**. As imagens reais possuem um número ilimitado de tons. No processamento de imagens para fins computacionais, é necessário limitar os níveis de tons possíveis a cada ponto digitalizado (Figura 4.8).

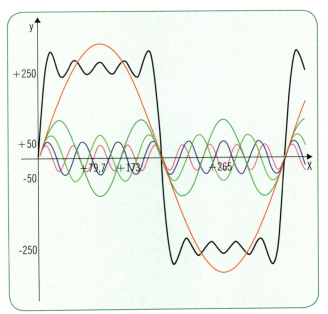

FIGURA 4.7. Exemplo da aplicação da transformada de Fourier de um sinal e decomposição em suas componentes senoidais de diferentes frequências.

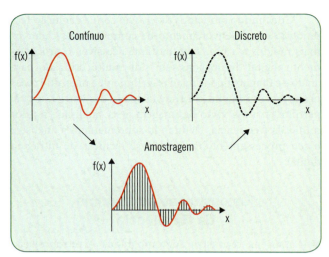

FIGURA 4.8. Exemplo de amostragem (discretização) de uma função contínua para poder ser manipulada em um computador.

Digitalização

- O sinal analógico dos sistemas de aquisição deve ser submetido a um processo de discretização espacial e em amplitude para tomar o formato desejável ao processamento computacional. O processo de discretização espacial é conhecido como **amostragem**, e o processo de discretização em amplitude é chamado de **quantização**. Basicamente, a amostragem converte a imagem analógica em uma matriz **M** por **N** pontos, cada qual denominado *pixel* – elemento da imagem. Maiores valores de **M** e **N** resultam em uma imagem de maior resolução.

- Por outro lado, a quantização faz que cada um desses *pixels* assuma um valor inteiro, na faixa de 0 a $2^n - 1$. Quanto maior o valor de *n*, maior o número de níveis de cinza presentes na imagem digitalizada.

- Na especificação do processo de digitalização, deve-se decidir que valores de *M*, *N* e *n* são adequados, do ponto de vista da qualidade da imagem e da quantidade de *bytes* necessários para armazená-la. Do ponto de vista qualitativo, uma questão que se impõe é saber qual o tamanho da matriz e os níveis de cinza serão necessários para que a versão digitalizada de uma imagem apresente qualidade comparável à imagem original. Parece evidente que quanto maiores os valores *M*, *N* e *n*, melhor a imagem digital resultante. Mas, sabendo que elevados valores *M*, *N* e *n* implicarão maiores custos de digitalização e armazenamento, deve existir uma forma de definir valores adequados à qualidade desejada. Convém observar ainda que qualidade da imagem é um conceito subjetivo, que depende dos requisitos da aplicação e método utilizados. Felizmente, toda essa decisão já está praticamente resolvida em cada método. A tabela a seguir mostra os parâmetros mais utilizados para cada um dos métodos (Tabela 4.2).

TABELA 4.2
Tamanho do Arquivo de Imagem das Várias Modalidades, Tamanho da Matriz e Profundidade do *Pixel*

Modalidade	Resolução de imagem	Tamanho da imagem
CT	512 × 512 × 12	384 kByte
Fluoroscopia	1.024 × 1.024 × 10	1,25 MByte
RX digital	2.000 × 2.000 × 12	5,72 MByte
Mamografia digital	2.048 × 2.048 × 12	6 Mbyte
Cintilografia miocárdica	64 × 64 × 8	4 KByte

BITS

Os computadores usam números binários e, consequentemente, dígitos binários no lugar de dígitos decimais. A palavra *bit* é a abreviação das palavras **Bi**nary dig**IT** (dígito binário). Enquanto os dígitos decimais possuem 10 valores possíveis, que vão de 0 a 9, os *bits* possuem apenas dois: 0 e 1 (Tabelas 4.3 a 4.5). Portanto, um número binário é composto apenas de 0s e 1s, por exemplo: 1011. De que maneira se descobre qual é o valor do número binário 1011? Utilizando a base 2 em vez de 10. Assim:

$$(1 \times 2^3) + (0 \times 2^2) + (1 \times 2^1) + (1 \times 2^0) = 8 + 0 + 2 + 1 = 11$$

Nos números binários cada *bit* comporta o valor das potências crescentes de 2. Isso torna a contagem em binários consideravelmente fácil. Contando em decimais e binários, começando em zero e indo até 20, ficaria assim:

0	00000
1	00001
2	00010
3	00011
4	00100
5	00101
6	00110
7	00111
8	01000
9	01001
10	01010
11	01011
12	01100
13	01101
14	01110
15	01111
16	10000
17	10001
18	10010
19	10011
20	10100

Os *bits* são normalmente agrupados em conjuntos de 8 *bits*, chamados de 1 *byte*. Com 8 *bits* em um *byte*, é possível representar 256 valores, de 0 a 255, como mostrado a seguir:

0	00000000
1	00000001
2	00000010
...	...
254	11111110
255	11111111

TABELA 4.3
Número de *Bits*, Número de Possibilidades e Maior Número Representado

Número de bits	Número de possibilidades ($2^{nº\ bits}$)	Maior número ($2^{nº\ bits} - 1$)
1	2 (2^1)	1
2	4 (2^2)	3
3	8 (2^3)	7
4	16 (2^4)	15
5	32 (2^5)	31
6	64 (2^6)	63
7	128 (2^7)	127
8	256 (2^8)	255

TABELA 4.4
Conversão de Binário para Decimal

\multicolumn{5}{c}{Binário}	Decimal
16 (2^4)	8 (2^3)	4 (2^2)	2 (2^1)	1 (2^0)	
0	1	0	1	1	8 + 2 + 1 = 11
1	0	1	1	0	16 + 4 + 2 = 22
1	1	0	1	1	16 + 8 + 2 + 1 = 27
0	1	1	0	0	8 + 4 = 12
1	0	1	0	1	16 + 4 + 1 = 21

TABELA 4.5
Múltiplos do *byte*

Nome	Abreviatura	Tamanho
Quilo	k	2^{10} = 1.024
Mega	M	2^{20} = 1.048.576
Giga	G	2^{30} = 1.073.741.824
Tera	T	2^{40} = 1.099.511.627.776

Pixel

A menor parte de uma imagem digital, os *pixels* são geralmente referidos como os blocos de construção das imagens digitais (Figura 4.9).

- A imagem digital é composta por milhões de *pixels* uniformemente quadrados ou retangulares, organizados em um padrão em uma matriz.
- Os *pixels* são quadrados ou retângulos e podem exibir apenas uma cor ou tom de cinza de cada vez.
- Os *pixels* não têm tamanho fixo e seu tamanho depende do tamanho da matriz e do campo de visão para cada imagem.
- A junção de todos os *pixels* é que forma a imagem digital inteira.
- Se forem bastante agrupados, os *pixels* aumentam a resolução, e nesse caso a imagem parecerá mais nítida — maior resolução; se os *pixels* forem espalhados, haverá menos resolução, e a imagem parecerá menos nítida — menor resolução.

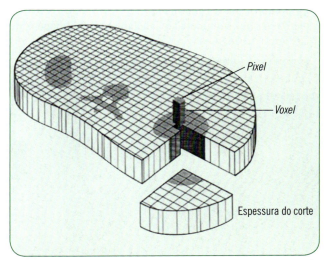

FIGURA 4.9. Representação de *pixel*, *voxel* e espessura do corte.

A resolução da imagem digital está relacionada com a matriz e o FOV. Quanto maior o tamanho da matriz e mantido o FOV, melhor será a resolução da imagem. O tamanho do *pixel* varia em função do campo de visão utilizado e da matriz escolhida.

$$Pixel = \frac{FOV}{Matriz}$$

Exemplos – Tamanho do Pixel

Qual o tamanho do *pixel* de uma matriz de 256 × 256 com 38,1 cm de FOV?

$$\frac{FOV}{Matriz} = \frac{381\ mm}{256} = 1,49\ mm$$

Qual o tamanho do *pixel* para uma matriz de 128 × 128, com o mesmo FOV anterior?

$$\frac{FOV}{Matriz} = \frac{381\ mm}{128} = 2,98\ mm$$

Qual o tamanho do *pixel* para uma matriz de 64 × 64, com o mesmo FOV anterior?

$$\frac{FOV}{Matriz} = \frac{381\ mm}{64} = 6,0\ mm$$

Ferramentas de Processamento de Imagens

As ferramentas de processamento de imagens permitem: equalização de histograma, algoritmos de interpolação, filtros para redução de ruídos, realce de detalhes, quantificação, anonimização, compactação de arquivos, mudança de formatos e fusão de imagens multimodalidades.

Existem outras ferramentas de processamento disponíveis nas estações de trabalho dos profissionais que lidam com imagens médicas, tais como: **MIP** (*maximum intensity projection*), **MPR** (*multiplanar reconstruction*), **VR** (*volume rendering*), volumetria e janelamento em imagens de TC (Figura 4.10).

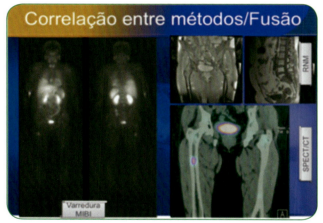

FIGURA 4.10. Processamento de imagem com ferramenta de fusão entre modalidades SPECT, CT e RM.

Procedimentos Computacionais

Procedimentos computacionais são utilizados para realçar o contraste ou para codificar os níveis de intensidade em cores para facilitar a interpretação de imagens médicas. O realce das imagens é o processo de trabalhar a imagem de forma que o resultado seja mais adequado do que o original para uma aplicação específica. A palavra específica é importante nesse contexto, porque estabelece desde o início que as técnicas de realce são orientadas de acordo com o problema em questão. Outra aplicação é a necessidade de compressão; como o nome sugere, lida com as técnicas de redução do tamanho do armazenamento necessário para salvar uma imagem, ou a largura de banda necessária para transmiti-la via internet/intranet e o sistema PACS. Apesar de a tecnologia de armazenamento ter avançado significativamente ao longo dos últimos anos, o mesmo não pode ser dito em relação à capacidade de transmissão via rede, em que a otimização do seu uso sempre será necessária.

A capacidade de armazenamento em massa é indispensável em aplicações de processamento de imagens. Uma imagem com tamanho de 1.024 × 1.024 *pixels*, na qual a intensidade de cada *pixel* requer 8 *bits*, necessita de um espaço de armazenamento de 1 *megabyte* se a imagem não estiver comprimida.

Tons de Cinza

O número de tons de cinza entre os valores-limite, preto e branco, que se pode representar em tons de cinza, depende de quantos *bits* são alocados na matriz de imagem para armazenar o tom de cada *pixel*, conhecido como profundidade do *pixel* (Tabela 4.6 e Figura 4.11).

TABELA 4.6

Número de elementos na escala de cinza	Tons de cinza limite	Número de bits necessários para representação do pixel
2^1 = 2 valores	0 a 1	1
2^2 = 4 valores	0 a 3	2
2^3 = 8 valores	0 a 7	3
2^4 = 16 valores	0 a 15	4
2^8 = 256 valores	0 a 255	8

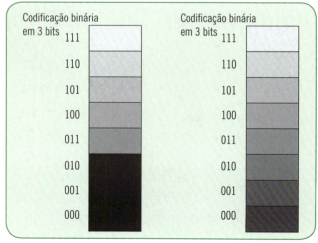

FIGURA 4.11. Exemplo de uma escala de tons de cinza representada por uma profundidade de *pixel* de 3 *bits*.

Resolução

- Ao ser digitalizada, a imagem assume um tamanho adimensional em *pixels*. Como temos duas dimensões, podemos definir uma resolução horizontal e uma vertical. Em geral, são iguais na maioria das vezes, caso contrário são necessários dois valores (Figura 4.12).

- Na imagem em medicina nuclear, o termo resolução pode ser pensado como a habilidade do sistema em mostrar de forma mais fiel possível dois eventos separados no espaço, tempo ou energia como distintos.
- A resolução da imagem digital está relacionada com a matriz e o **FOV**. Quanto maior o tamanho da matriz e mantido o **FOV**, melhor será a resolução da imagem. O tamanho do *pixel* varia em função do campo de visão (**FOV**) utilizado e da matriz escolhida no estudo.
- A resolução espacial é a capacidade de diferenciar dois pontos como distintos e separados. É controlada pelo tamanho do *pixel/voxel*. A resolução espacial pode ser aprimorada por meio da utilização de cortes finos, matrizes maiores (finas) e campo de visão (**FOV**) pequeno (Figura 4.12).
- Uma matriz grosseira corresponde a 128 x 128. Uma matriz média corresponde a 256 x 256 ou 512 x 256. Uma matriz fina corresponde a 512 x 512. Um campo de visão (**FOV**) pequeno costuma ser menor que 18 cm. Um **FOV** grande tem mais de 30 cm. De modo geral, o campo de visão deve estar encaixado na região de interesse.
- Pequenos *voxels* resultam em boa resolução espacial, uma vez que estruturas pequenas podem ser facilmente diferenciadas. Por outro lado, *voxels* grandes resultam em baixa resolução espacial, uma vez que estruturas pequenas não têm resolução tão adequada. Em *voxels* grandes, os diferentes níveis de captação são tomados pela média e não são representadas individualmente no *voxel*, isso resulta no efeito de "volume parcial".

Contraste de uma Imagem

Os fatores que influenciam o contraste em estudos diagnósticos por imagem geralmente são divididos em duas categorias: parâmetros de contraste intrínsecos – são aqueles que não podem ser alterados por serem inerentes aos tecidos orgânicos; parâmetros de contraste extrínsecos – são aqueles que podem ser modificados. Por exemplo, na aquisição de imagens por raios X, os parâmetros de contraste intrínsecos incluem a densidade das estruturas que o feixe de raios X atravessa e pela qual sofre atenuação. Uma imagem de MN tem contraste se houver áreas de alta captação e áreas de baixa captação do radiofármaco. Algumas áreas apresentam captação intermediária (escala de cinza entre o branco e o preto) (Figuras 4.13 a 4.15).

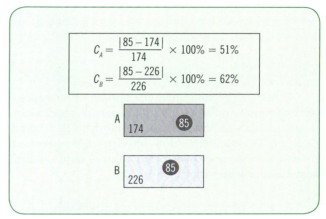

FIGURA 4.13. Exemplo de cálculo de contraste nas figuras A e B. As figuras A e B mostram uma ROI com a mesma intensidade (85) com fundos diferentes (A = 174 e B = 226), mostrando maior contraste em B do que em A.

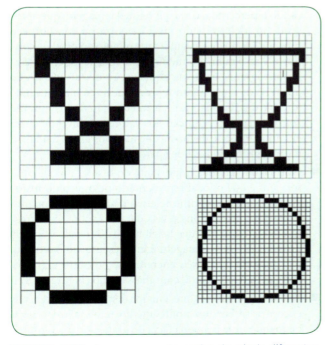

FIGURA 4.12. Imagens com tamanho de *pixels* diferentes, com maior resolução à direita tanto na fileira superior quanto na inferior (*pixel* de tamanho menor).

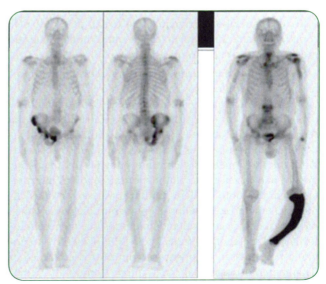

FIGURA 4.14. As imagens revelam dois casos que mostram pacientes com doença de Paget na hemibacia direita e na tíbia esquerda, entre outras, para exemplificar o contraste entre as estruturas acometidas e as normais.

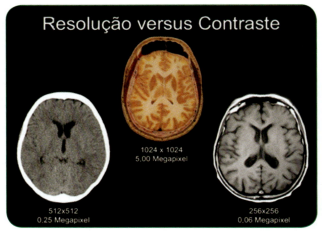

FIGURA 4.15. Exemplo mostrando o conceito de resolução *versus* contraste, com mesmo FOV e matrizes distintas. A imagem de TC tem mais resolução que a RM. A imagem de RM tem mais contraste que a TC. Esses conceitos não podem ser confundidos.

Ruídos

O ruído representa sinais que existem de forma aleatória no tempo e no espaço. O ruído é geralmente constante para todos os pacientes e depende da estrutura corporal, da área a ser examinada e do ruído eletrônico inerente ao sistema. O ruído pode ocorrer em todos os tecidos e também é aleatório no tempo e no espaço.

Fusão de Imagens (Métodos Híbridos)

A análise de imagens de diferentes modalidades se tornou tema importante no desenvolvimento da medicina, em razão das vantagens do compartilhamento e complementaridade das informações em cada modalidade. Para o diagnóstico, é importante que uma imagem que apresenta a atividade metabólica/funcional da região de estudo seja complementada com informação de outra modalidade que mostra a estrutura anatômica (Figura 4.16).

A fusão de imagens médicas é o processo que combina imagens de diferentes modalidades a fim de possibilitar a análise de uma região de interesse. Cada modalidade contribui com características próprias e distintas em sua representação do objeto (doença), que, somadas, possibilitam um diagnóstico mais preciso. Caso as informações advindas de cada método sejam interpretadas isoladamente, podem não trazer muito ganho, porém, se forem interpretadas em conjunto, podem modificar várias condutas clínicas. Os métodos híbridos promoveram inegável avanço na prática clínica atual, aliando métodos que fornecem informações metabólicas/funcionais (SPECT e PET – tomografia por emissão de pósitron) com outros com melhor detalhamento/referencial anatômico [tomografia computadorizada (CT) e ressonância magnética (RM)]. Por exemplo, no caso de pacientes com mieloma múltiplo em que as células malignas mostram alta concentração do radiofármaco na região intramedular do esqueleto precisa-

mos associar ao método cintilográfico MIBI-SPECT outro método de alta resolução morfológica como a tomografia computadorizada para localizar melhor a lesão e servir de guia para possível biópsia.

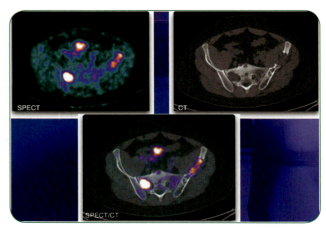

FIGURA 4.16. Fusão de imagens de alto contraste da medicina nuclear (MIBI-SPECT) com imagens de alta resolução (TC). A combinação das imagens de fusão mostra o benefício das duas modalidades (SPECT/CT) na localização das lesões.

Histograma

- O histograma é uma função estatística da imagem que calcula, para cada nível de tonalidade, quantos *pixels* existem naquela tonalidade. Muitas operações de processamento usam o histograma como parâmetro de decisão para fornecer resultados diferentes para o *pixel* da imagem processada. Portanto, o histograma de uma imagem é simplesmente um conjunto de números, indicando o percentual de *pixels* naquela imagem, que apresenta um determinado nível de cinza ou cor. Fornece uma indicação de sua qualidade quanto ao nível de contraste e ao seu brilho médio. Podemos fazer operações no histograma para sua equalização de tal forma que os níveis de cinza sejam representados de maneira uniforme e distribuída, isto é, a equalização do histograma consiste na redistribuição dos valores do nível de cinza em uma imagem, de forma que todos os *pixels* tenham a mesma probabilidade de aparecer (Figura 4.17).

- Outra característica importante do histograma de uma imagem é que o local representado pelo pico do histograma descreve o brilho relativo da imagem, enquanto a distribuição dos tons revela detalhes sobre o contraste; em histogramas cuja distribuição dos *pixels* está mais próxima de zero a imagem é mais escura; ao contrário, se a maioria dos *pixels* encontra-se no outro extremo, a imagem é mais clara, com mais brilho (Figura 4.18).

- Em histogramas em que a maior distribuição dos *pixels* encontra-se em um ponto médio na escala de cinza, ocupando uma pequena faixa do gráfico do histograma, a imagem tem baixo contraste; *pixels* bem distribuídos ao longo dos níveis de cinza representam imagens com brilho normal e alto contraste (Figura 4.19).

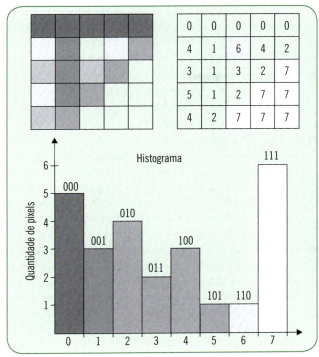

FIGURA 4.17. Exemplo de construção de um histograma de uma imagem.

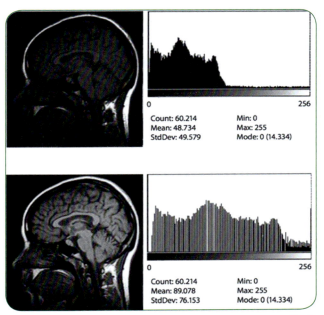

FIGURA 4.19. Exemplo de correção de contraste com a técnica de equalização de histograma.

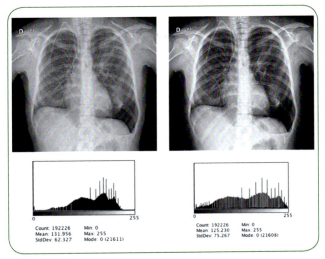

FIGURA 4.18. Exemplo de aplicação da equalização de histograma para melhorar o contraste em uma imagem.

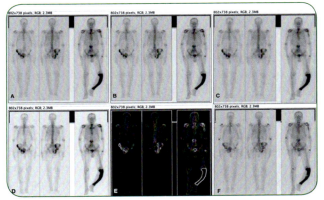

FIGURA 4.20. Exemplo de aplicação de filtros. (**A**) Original; (**B**) filtro passa-alta (agudização); (**C**) filtro passa-baixa (suavização); (**D**) aumento do contraste; (**E**) reconhecimento de bordas; (**F**) pontos de máxima contagem.

Filtros

- A aplicação de filtros na imagem digital tem como objetivo melhorar a qualidade das imagens por meio da ampliação do contraste, redução de ruídos e acentuação de algumas características (Figura 4.20).
- Os filtros são funções matemáticas destinadas a acentuar as características desejadas e atenuar aquelas indesejadas na imagem, tais como: suavização, alisamento, acentuação das bordas, supressão do ruído da imagem, ampliação do contraste, melhoria da nitidez e acentuação de algumas características da imagem que sejam relevantes.

Filtros Passa-Baixa

As transições de tons de cinza que ocorrem nas imagens (efeito das bordas) exibem mais detalhes e são representadas como altas frequências. Se usarmos um filtro passa-baixa podemos retirar ou atenuar essas altas frequências (definição de detalhes) conduzindo a uma imagem final menos nítida, de aspecto mais suavizado. Tem-se perda de detalhes que são os componentes de alta frequência na imagem. Ao ser suavizada uma imagem, ocorre redução das variações nos níveis de cinza, que dão a aparência de serrilhado nos patamares de intensidade e minimizam os ruídos, podendo atenuar as altas frequências que correspondem às transições abruptas.

Filtros Passa-Alta

Na filtragem passa-alta, os componentes de alta frequência da transformada de Fourier não são alterados, enquanto os de baixa frequência são removidos. Isso faz com que os detalhes finos da imagem sejam enfatizados. O objetivo principal da acentuação de contornos é enfatizar detalhes dos limites das estruturas de modo a permitir sua identificação e análise posterior.

Interpolação

- A interpolação é uma operação matemática responsável pela estimativa da profundidade de um *pixel* desconhecido que não estava presente na imagem original e que surgiu quando a imagem foi ampliada. Portanto, toda imagem que é ampliada necessita dessa operação. Se quadruplicarmos o tamanho de uma imagem, o número de *pixel* aumenta 16 vezes.

- A interpolação linear é uma operação matemática responsável pela estimação de um valor x, dados uma função conhecida $f(x)$ e um conjunto de pontos $x_1, x_2, \ldots, x_N$ conhecidos. O valor desejado x se encontra entre o menor e o maior x_i, que até não foi tabelado. Para determinar os valores desconhecidos, utilizaremos as três técnicas de interpolação linear:

  1. Interpolação linear vizinho mais próximo.
  2. Interpolação bilinear.
  3. Interpolação bicúbica.

- A interpolação vizinho mais próximo provoca serrilhamento resultante da substituição indevida das altas frequências (em que se representam os detalhes) da imagem pelas baixas frequências; em consequência, aparecem bruscas transições entre os *pixels*, que refletem na suavização da imagem. A interpolação bilinear também produz borramento nas bordas da imagem e reduz o alto contraste, por atenuar as altas frequências. A interpolação bicúbica preserva os detalhes da imagem e consegue controlar o efeito de borramento da imagem à custa de exigir mais capacidade de processamento.

Compressão de Imagens Digitais

- São métodos para diminuir o espaço de armazenamento dos dados de uma imagem, reduzindo a quantidade de *bytes* para representar os dados da imagem. Na compressão da imagem, são usados algoritmos e métodos de armazenamento das informações visuais de forma mais compactada. Obtém-se, assim, um arquivo comprimido (tamanho menor para armazenamento), mantendo-se, no entanto, uma qualidade aceitável em relação ao original, conforme o contexto em que se pretende trabalhar. O objetivo á reduzir a redundância dos dados, de forma a armazenar ou transmitir esses mesmos dados de forma mais eficiente. Os métodos de compressão podem ser de dois tipos: compressão sem perdas ou com perdas. Os métodos com perdas são baseados no fato de que pequenos detalhes podem ser eli-

minados e não serão percebidos de imediato. Entre os métodos com perdas, pode-se destacar o **JPEG** (*Joint Photographic Experts Group*). A utilização do formato **JPEG** é uma forma de compressão de imagens.

- Um dos maiores desafios do processamento de imagens é contornar o problema da grande quantidade de *bytes* necessários para armazenar ou transmitir a distância uma imagem digitalizada.

- O termo "compressão de dados" refere-se ao processo de redução do montante de dados exigidos para representar uma dada quantidade de informação. Várias quantidades de dados podem ser usadas para representar a mesma quantidade de informação. A redundância de dados é um aspecto essencial no estudo de compressão de imagens digitais.

- Existem inúmeras experiências capazes de comprovar o fato de que o olho humano não responde com igual sensibilidade a toda informação visual que recebe. Certas informações possuem menor importância relativa do que outras no processo de percepção visual. Essas informações menos importantes podem ser consideradas redundantes do ponto de vista psicovisual e, portanto, podem ser eliminadas sem prejudicar significativamente a qualidade da imagem percebida pelo sistema visual.

- Uma vez que o objetivo das técnicas de compressão de imagens é reduzir tanto quanto possível a quantidade de dados utilizados para representar uma imagem, quantos dados são realmente necessários para representar a imagem? Em outras palavras, existe uma quantidade mínima de dados considerada suficiente para descrever completamente a imagem sem perda da informação? Com algumas técnicas, sem perdas, pode-se conseguir taxas de compressão da ordem de 2 a 10.

- No caso específico de compressão de imagens médicas, a compressão deve ser sempre sem perdas. A maneira mais simples de se obter uma compressão de imagens sem perdas é trabalhar na redução apenas da redundância de codificação. Para tanto, pode-se codificar os valores de tons de cinza utilizando códigos de comprimento variável, que atribuem palavras-código mais curtas aos símbolos mais prováveis.

- A codificação com perdas baseia-se no conceito de comprometimento da precisão da imagem reconstruída em troca de maior compressão. Se a distorção resultante, que poderá ou não ser aparentemente visível, puder ser tolerada, o aumento na compressão poderá ser bastante significativo, podendo se atingir taxas de compressão na faixa de 3:1 até razões de compressão maiores ou iguais a 100:1.

Compressão sem Perdas de Dados

É normalmente aplicada em imagens cuja qualidade e fidelidade são importantes, como no caso de imagens em aplicações médicas.

- Explora a redundância entre *pixels* na codificação.
- Nenhum dado é perdido durante o processo de compressão.
- Preserva todas as informações que permitirão a reconstrução exata da imagem.
- Os algoritmos mais usados são LZW (Lempel-Ziv & Welch) e algoritmo de Huffman (usado nos formatos: PNG, GIF e TIFF).

Compressão com Perdas de Dados

É utilizada nos casos em que a portabilidade e a redução do tamanho do arquivo de imagem são mais importantes que a qualidade, sem, no entanto, menosprezar esta. É o caso de máquinas fotográficas digitais em geral, que gravam mais informação do que o olho humano detecta – alguns sistemas de compressão usam esse fato com vantagem, podendo, por isso, desperdiçar dados irrelevantes. O formato **JPEG** usa esse tipo de compressão em imagens.

- Há perda de dados durante a compressão da imagem.
- É mais eficiente em relação ao espaço final de armazenamento por sua razão de compressão ser maior que aquelas do tipo sem perda.
- Em aplicações de imagens médicas, muitas vezes não é admissível compressão com perda.
- Diferentes formas de compressão com perda causam visualmente diferentes degradações na imagem.
- A perda de dados não é adequada para arquivos de imagens que vão sofrer múltiplas edições, uma vez que alguma qualidade da imagem geralmente se perde cada vez que a imagem é descompactada e recompactada. Para evitar isso, devemos preferir um formato sem perdas como o **PNG**.

Características do JPEG

- Sigla de *Joint Photographic Experts Group*; padrão estabelecido em 1991, sendo projetado para comprimir imagens naturais coloridas ou monocromáticas com até 65.536 × 65.536 *pixels*.
- O **JPEG** é otimizado para fotografias, figuras e imagens naturais, imagens em tom contínuo de cores ou níveis de cinza, sem bordas abruptas. No caso de imagens com poucas cores, linhas, figuras simples ou caracteres, seu desempenho é inferior, por exemplo, ao padrão **GIF** (*Graphics Interchange Format*). O **JPEG** não deve ser usado com imagens bitonais (preto e branco), sendo necessário existir, no mínimo, 16 níveis de cinza. O algoritmo explora as limitações da percepção do olho humano, notadamente o fato de que variações de cor são menos perceptíveis que variações de brilho. O grau de perda pode ser variado ajustando-se parâmetros de compressão. Para imagens coloridas, as taxas de compressão podem variar de 10:1 a 20:1, sem perda perceptível. Taxas de 30:1 a 50:1 podem ser atingidas com pequenas a moderadas distorções. Para imagens de baixa qualidade – como as usadas em *preview* –, taxas de até 100:1 são praticáveis. Imagens em tons de cinza não podem ser comprimidas a taxas tão elevadas, porque o olho humano é mais sensível a variações de brilho do que s variações de cor. Perdas reconhecíveis podem surgir quando imagens monocromáticas são comprimidas a taxas maiores que 5:1. É importante lembrar que o **JPEG** não é propriamente um formato de arquivo, mas uma família de algoritmos de compressão que fica embutida na imagem.

- Acumulação de perdas. A finalidade do **JPEG** é ser um padrão para armazenamento e transmissão de imagens. Para a manipulação de imagens, deve-se primeiro converter o arquivo **JPEG** em algum formato *full color* sem perdas (por exemplo, **TIFF**), fazer as alterações na imagem e então reconvertê-la em **JPEG**. Deve-se atentar para o fato de que sucessivas conversões **JPEG** – outro formato – edição – **JPEG** introduzem perdas que se acumulam a cada nova reconversão.

Formatos de Arquivos de Imagens

- Em geral, o **JPEG** é superior ao **GIF**, por armazenar imagens coloridas ou em tons de cinza como fotografias digitalizadas.
- Qualquer imagem digitalizada contendo variações contínuas, suaves na cor, como quando ocorre nas áreas destacadas ou sombreadas, será representada com mais precisão e, o mais importante, em menor espaço, usando o **JPEG** no lugar do **GIF**.
- O padrão **GIF** faz melhor quando se está gravando imagens digitalizadas que contêm apenas algumas cores distintas. Para esses tipos de imagens, a compressão do **GIF** não é somente sem perda, mas, na maioria dos casos, de fato compacta-se melhor que o **JPEG**.
- O **TIFF** (*tagged image format file*) oferece várias opções de compressão sem perda, mas, como nos arquivos GIF, pode-se esperar apenas uma redução de 40% a 50% no tamanho do arquivo.
- Para preservar a qualidade das imagens digitalizadas, deve-se gravá-las sempre em um formato sem perda, como o **TIFF**.
- O formato **PNG** (*Portable Network Graphics*) possui compressão sem perdas e permite imagens com mais alta qualidade que o **GIF**.
- A degradação de **JPEG** ocorre com toda gravação. Sempre que uma imagem **JPEG** é aberta, modificada e gravada, uma pequena quantidade de perda ocorre. Simplesmente, abrir a imagem para exibi-la não causa nenhuma degradação.

Seção 1 – Bases

- No formato **JPEG** a quantidade de detalhes em uma imagem determina o tamanho que o arquivo resultante terá. Uma imagem complexa, rica em detalhes e com muito contraste não será tão compactada quando uma paisagem com grande quantidade de céu azul sólido for mostrada. Simplificando, quanto maior for a imagem resultante após a compressão, menos distorção será vista no arquivo final.

- O padrão **DICOM** facilita a interoperabilidade dos equipamentos de imagens médicas por especificar um conjunto de protocolos que devem ser seguidos para se manter a conformidade com o padrão.

- Para concluir, um erro muito comum é tratar formatos de arquivos de imagem como tipos de imagem. Esses formatos se prestam apenas ao armazenamento delas. Portanto, não faz sentido se referir a uma imagem **TIFF** ou **GIF** como representação de imagens diferentes (Tabela 4.7).

DICOM e PACS

- **DICOM** (*Digital Imaging Communications in Medicine*) é um conjunto de regras com a finalidade de padronizar as imagens médicas diagnósticas, tais como tomografias, ressonância magnética, radiografias, ultrassonografias, medicina nuclear, de tal forma que as imagens e informações técnicas associadas sejam trocadas entre equipamentos de imagem e *software* de processamento. Entre alguns serviços que o padrão **DICOM** proporciona, está a criação de bases de dados com informações diagnósticas e a possibilidade de comunicação entre os diversos equipamentos de fabricantes distintos.

- O desenvolvimento do **PACS** permitiu o pronto acesso em qualquer local do complexo hospitalar das imagens no padrão **DICOM**, permitindo a disponibilização, a exibição e o armazenamento das imagens por longos períodos e a consequente comparação dos diversos estudos e modalidades diagnósticas. O desenvolvimento é crescente, fazendo do sistema **PACS**, em conjunto com ambiente de rede amplo e integrado e os sistemas de informação hospitalar (*HIS*) e informação radiológica (*RIS*), a base para um serviço de radiologia digital sem filme. As estações de trabalho são capazes de recuperar imagens de forma rápida e fácil e possibilitam uma navegação intuitiva na base de dados, que facilita a recuperação e a comparação de dados relevantes relacionados aos exames atual e anteriores.

- Os principais requisitos para um sistema **PACS** eficiente são: (1) acessibilidade – a informação está disponível no momento em que se faz necessária, sem necessidade de processos intermediários de solicitação ou longos tempos de espera e controle de segurança para acesso às informações do paciente; (2) facilidade de armazenamento – todos os estudos e modalidades são enviados ao servidor de arquivos de forma automatizada, com protocolos já estabelecidos, sem intervenção humana em geral; (3) disponibilidade das imagens – visualização em múltiplos locais e estações de trabalho simultaneamente; (4) telerradiologia/telediagnóstico – permite a quebra de barreiras de tempo e distância na troca de informações entre vários serviços; (5) indexação dos estudos para facilitar a recuperação das imagens com o objetivo de pesquisa.

Computadores e Processamento

Criação da Imagem Digital

Imagens digitais são caracterizadas por duas quantidades: tamanho da matriz e profundidade do *pixel*. A memória do computador mapeia a área do detector na câmara gama como uma matriz quadrada de um tamanho definido, que pode variar de 32×32 a 1.024×1.024 com 1.024 (1K) a 1.048.576 (1M) *pixels*, respectivamente. O tamanho da matriz é selecionado pelo operador, dependendo do tipo de tarefa a ser realizada, e se aproxima do campo de visão do equipamento (**FOV**). Cada *pixel* corresponde a uma localização específica no detector. Os pulsos analógicos X e Y são digitalizados por meio do circuito eletrônico do conversor analógico-digital e armazenados no *pixel* apropriado da matriz. A quantidade de contagens que po-

TABELA 4.7
Resumo das Características Principais dos Formatos Mais Utilizados nas Imagens Digitais

Formato	Sigla	Portabilidade	Tamanho	Compressão	Observações
PNG	Portable Network Graphics	Média/alta	Médio	Sem perdas	Melhor padrão para conversão de imagens médicas.
JPEG	Joint Photographic Experts Group	Alta	Médio/pequeno	Com perdas	Arquivos pequenos para transferência pela internet.
TFF	Tagged Image File Format	Média	Grande	Sem perdas	Útil para impressão 300 dpi.
GIF	Graphics Interchange Format	Alta	Médio/pequeno	Sem perdas	Não aceita muitas tonalidades de cinza.
DICOM	Digital Imaging and Communications in Medicine	Baixa	Grande	Não há	Permite o "janelamento".

dem ser armazenadas em cada *pixel* depende da profundidade do *pixel*, que é representado por um *byte* (8 *bits*) ou uma *word* (16 *bits*). Então, um *byte* poderia guardar até 2^8, ou 256 eventos, enquanto um *pixel* com uma profundidade de uma *word* poderia armazenar até 2^{16}, ou 65.536 eventos.

O tamanho do *pixel*, que depende da escolha do tamanho da matriz para um estudo, é um fator importante que afeta a resolução espacial de uma imagem digital. O campo de visão é aproximado ao tamanho da matriz; portanto, o tamanho do *pixel* é calculado dividindo o **FOV** pelo tamanho da matriz.

Então, se uma imagem de 250×250 mm de **FOV** é obtida em uma matriz de 128×128, o tamanho do *pixel* será de:

$$pixel = \frac{FOV}{matriz} = \frac{250}{128} \approx 2\ mm$$

Se o tamanho da matriz é modificada e reduzida à metade (64×64), então o tamanho do *pixel* deve ser de aproximadamente 4 mm, o dobro. Frequentemente, um fator de *zoom* é aplicado durante a aquisição da imagem para melhorar a resolução espacial, porque reduz o tamanho do *pixel*. Globalmente, o tamanho do *pixel* "D" pode ser calculado como:

$$D = \frac{FOV}{(z \times N)}$$

Onde z é o fator de *zoom* (1,2; 2,0 etc.) e N é o tamanho da matriz. O uso de um fator de *zoom* de 2, por exemplo, reduz o tamanho do *pixel* à metade, melhorando a resolução espacial, mas a contagem por *pixel* é reduzida, então aumentando o ruído na imagem.

A escolha do tamanho do *pixel* e o fator de *zoom* são limitados pela resolução espacial da câmara gama, particularmente nos sistemas de aquisição tomográficos. Idealmente, o tamanho do *pixel* deveria ser menor do que 1/3 da resolução espacial esperada do sistema **SPECT**, medida no centro de rotação, isto é,

$$D \leq \frac{FWHM}{3}$$

Onde **FWHM** (*full width at half maximum*) é a largura na metade da máxima altura da função de distribuição de contagem do sistema de imagem. Se a resolução esperada do sistema for de 18 mm, então o tamanho do *pixel* na matriz deverá ser menor do que 6 mm. O tamanho do *pixel* maior do que isso degradaria a imagem.

Para uma câmara gama **SPECT** típica, o tamanho do *FOV* é de 400 mm e a resolução espacial é da ordem de 18 a 25 mm. Então, o tamanho do *pixel* na matriz de 64×64 é de $400/64 = 6,25$ mm, que é aproximadamente igual ou menor que 1/3 da resolução do sistema **SPECT**. O uso uma matriz de 128×128 (o tamanho do *pixel* é de 3,13 mm, que é menor do que 1/3 da resolução do sistema) poderia melhorar a resolução espacial de forma significativa. Entretanto, como mencionado antes, a contagem em cada *pixel* seria reduzida a 1/4, e a contagem total seria distribuída sobre quatro vezes mais *pixels*, comparado com a matriz de 64×64. Então o aumento do ruído na imagem e a relação sinal/ruído diminuem, causando a degradação no contraste da imagem.

Aquisição dos Dados Digitais (*Frame e List Modes*)

Os sinais X e Y obtidos em estudos cintilográficos em medicina nuclear são digitalizados por conversores analógico-digitais e armazenados em dois modos: *frame mode* e *list mode*. Nos dois modos, uma técnica de magnificação ou ampliação pode ser aplicada, segundo a qual o tamanho do *pixel* é diminuído por um fator de *zoom*. Fatores de *zoom* tipicamente variam de 1 a 4 em incrementos de 0,25.

A aquisição no *frame mode* é a prática mais comum em medicina nuclear e é largamente usada em estudos estáticos, *gated*, dinâmicos e SPECT. No contexto (*frame mode*), podemos escolher um tamanho de matriz que leia a área completa do detector de tal modo que uma localização no objeto (X,Y) mostrada no detector seja representada por uma posição na matriz (*pixel* da imagem). Sinais digitais (X, Y) são armazenados na posição correspondente (X, Y – *pixel*) da matriz de escolha no computador. Toda vez que um novo sinal X, Y chega, é adicionado ao valor do *pixel* – (X, Y). Nesse modo, deve-se especificar o tamanho e a profundidade do *pixel*, o número de *frames* por estudo e o tempo para coletar os dados por *frame* ou total de contagens. A aquisição de dados continua até um tempo pré-selecionado ou se uma contagem total for alcançada. Nesse modo as imagens são fornecidas a cada instante para armazenamento e exibição.

No *list mode*, os sinais digitalizados X e Y são codificados com "marcas do tempo", quando são recebidos na sequência no tempo, e são armazenados como eventos individuais na ordem em que ocorrem. Depois que a aquisição dos dados é completada, os dados podem ser rearranjados para formar as imagens em uma variedade de maneiras, podendo ser adaptados a alguma necessidade específica. Os dados podem ser ajustados mudando-se o tamanho da matriz ou o tempo de aquisição por *frame*. Temos uma maior flexibilidade ao colocar informações fisiológicas nos dados de aquisições na técnica *list mode*, por exemplo, podemos correlacionar com informações fisiológicas do momento em que começa o ciclo cardíaco (início da onda R do ECG) com aplicação nos estudos do tipo *gated* cardíaco. Como os dados são listados sequencialmente sem sobreposição de um sobre o outro, os sinais ruins de um ciclo cardíaco arrítmico podem ser descartados quando forem inapropriados, na reformatação pós-aquisição. Embora a aquisição em *list mode* forneça alta flexibilidade, sua maior desvantagem é a grande quantidade de espaço em memória necessária, o maior tempo de processamento requerido e a indisponibilidade das imagens durante ou imediatamente depois de o estudo estar completado.

Os Sistemas PACS

Os sistemas de arquivo e comunicação de imagem digital (PACS) são sistemas de arquivo e distribuição de imagem digital baseados em redes de computadores. As imagens adquiridas pelos equipamentos podem ser armazenadas em formato digital e pós-processadas com recursos de ferramentas de *software* específicas.

■ Vantagens do sistema PACS:

- Melhoria na acessibilidade aos exames;
- Disponibilização de ferramentas de processamento de imagem;
- Redução do espaço físico para a guarda das imagens do paciente;
- Economia no uso de filmes;
- Possibilidade de compartilhar informação e integração dos métodos de imagem;
- Possibilidade de obter cópias dos exames para ensino e aprendizagem na elaboração de *teaching files*.

Padrão de Imagem DICOM

O padrão DICOM é um conjunto de normas para tratamento, armazenamento e transmissão de imagens médicas no formato digital. Foi criado com a finalidade de padronizar a formatação das imagens diagnósticas como tomografia, ressonância magnética, radiografia digital, mamografia digital, ultrassonografia e exames de medicina nuclear.

Com o aumento das modalidades de imagem digital, ou seja, exames médicos nos quais o arquivo de imagens médicas é feito com o auxílio de computadores, sendo a PET, a RM ou a CT, mas que agora produzem mais e melhores imagens, como é o caso de uma TC de 64 fileiras de detectores, capaz de produzir milhares de imagens médicas em poucos segundos, assim como reconstruções 3D, incapazes de ser visualizadas em outros meios que não os computadores digitais, houve a necessidade de formalizar uma norma para o arquivamento e a transmissão das imagens médicas, no caso o padrão digital DICOM.

Em 1985, o *American College of Radiology* (ACR) e a *National Electrical Manufacturers Association* (NEMA) publicaram uma norma que visava ao formato e à transmissão de dados de imagens médicas, independentemente dos fabricantes dos equipamentos médicos. Uma versão revista da norma foi publicada em 1988. Em ambas as versões, as transferências de dados eram definidas para ligações ponto a ponto, ou seja, um ambiente de comunicação de rede não se encontrava definido. O ACR e a NEMA completaram recentemente a terceira versão da norma, à qual foi dado o nome de DICOM v3.0. Essa última versão tem sido a que se encontra amplamente em uso desde 1993.

Com a melhoria significativa das capacidades de armazenamento dos sistemas de computadores e das redes de distribuição, tornaram-se possíveis o arquivamento e a distribuição de imagens médicas utilizando as normas DICOM, constituindo assim os já conhecidos sistemas PACS.

Questões para Aprendizado

■ Um exame tomográfico foi realizado com FOV de 70 cm e matriz de 512×512. Calcule o tamanho do *pixel*.

■ Quantos tons de cinza tem uma imagem com 5 *bits* de profundidade de *pixel*?

■ Um estudo tomográfico foi realizado considerando os seguintes parâmetros: 20 imagens com matriz de 512×512, espessura do corte de 2,5 mm e profundidade do *pixel* de 7 *bits*. Qual o tamanho do arquivo em *megabytes*?

■ Assinale verdadeiro [**V**] ou falso [**F**] nas sentenças a seguir:

- Quanto maior o ***pixel***, maior a resolução de uma imagem digital.
- O ***pixel*** e o *voxel* têm as mesmas dimensões.
- O ***pixel*** de uma imagem tem o tamanho de um *bit*.
- Todos os ***pixels*** de imagem têm o mesmo tamanho.
- Os ***pixels*** são quadrados ou círculos e podem exibir apenas uma cor de cada vez.

■ Quais são os dois parâmetros mais importantes para melhorar a qualidade da digitalização de um sinal analógico?

■ Coloque o formato do arquivo nas características a seguir: GIF, TIFF, PNG e DICOM:

- **Portabilidade**: alta; **tamanho**: médio/pequeno; **compressão**: com perdas.
- **Portabilidade**: baixa; **tamanho**: grande; **compressão**: não há.
- **Portabilidade**: média/alta; **tamanho**: médio; **compressão**: sem perdas.
- **Portabilidade**: média; **tamanho**: grande; **compressão**: sem perdas.
- **Portabilidade**: alta; **tamanho**: médio/pequeno; **compressão**: sem perdas.

■ Para aumentar a resolução de um exame de imagem, podemos:

- Aumentar o FOV.
- Aumentar a matriz e o FOV na mesma proporção.
- Diminuir o FOV e a matriz na mesma proporção.
- Aumentar a matriz.
- Diminuir a matriz.

Leitura Sugerida

■ Gonzalez RC, Woods RE. Processamento de imagens digitais. São Paulo: Edgard Blücher; 2010.

Radiofarmácia

5

FABIO LUIZ NAVARRO MARQUES
DANIELE DE PAULA FARIA
ROBERTA MORGADO FERREIRA

Conteúdo

Introdução
Características Ideais para os Radionuclídeos Usados em Diagnóstico ou Terapia
Produção de Radionuclídeos
  Reator Nuclear
  Aceleradores Cíclotrons
  Geradores
  Gerador Germânio-68/Gálio-68 (^{68}Ge/^{68}Ga)
  Gerador de Estrôncio-82/Rubídio-82 (^{82}Sr/^{82}Rb)

Métodos de Preparação de Radiofármacos
  Radiofármacos Obtidos por Substituição Nucleofílica
  Utilizando Ânions Radioativos
  Radiofármacos Obtidos por Adição Eletrofílica
  Radiofármacos de Carbono
Controle de Qualidade
  Controle de Qualidade para Geradores ^{99}Mo/^{99m}Tc
  Controle de Qualidade para Radiofármacos de ^{99m}Tc

Introdução

Radiofarmácia é a especialidade farmacêutica que envolve a produção, manipulação, fracionamento e controle de qualidade de espécies químicas contendo um ou mais radionuclídeos, as quais são chamadas de radiofármacos. De forma mais ampla, também é definida como a área da ciência em que profissionais, como farmacêuticos, biomédicos, físicos, médicos, químicos, entre outros, empreendem esforços na pesquisa de moléculas contendo radionuclídeos que possam ser utilizadas no diagnóstico ou tratamento de doenças, ou mesmo em encontrar novas aplicações para aquelas com algum tipo de aplicação já estabelecidas.

No Brasil, a Agência Nacional de Vigilância Sanitária (Anvisa) definiu radiofármacos (RDC nº 63/2009) como: "preparações farmacêuticas com finalidade diagnóstica ou terapêutica que, quando prontas para o uso, contêm um ou mais radionuclídeos. Compreendem também os componentes não radioativos para marcação e os radionuclídeos, incluindo os componentes extraídos dos geradores de radionuclídeos".

O termo "preparação farmacêutica" deve ser entendido não somente como a composição de um produto, mas também como uma sequência de processos realizados em instalações apropriadas, seguindo rígido programa de qualidade para garantir a pureza, a eficácia, a esterilidade, a apirogenicidade e a estabilidade das preparações.

No caso dos radiofármacos, as preparações farmacêuticas podem ser produzidas ou processadas em três tipos de instalações: em radiofarmácias industriais, onde são preparadas moléculas marcadas ou sistemas geradores de radionuclídeos, que são depois distribuídos aos serviços de medicina nuclear; em radiofarmácias centralizadas, que são empresas que compram produtos da radiofarmácias industriais, reprocessam ou fracionam os radiofármacos e distribuem o material para os serviços de medicina nuclear; e em radiofarmácias hospitalares, localizadas dentro de um serviço de medicina nuclear, as quais, além de adquirir radiofármacos das instalações industriais e/ou centralizadas, podem realizar alguns tipos de produção ou preparação, principalmente aquelas relacionadas com a marcação de produtos utilizando radionuclídeos provenientes de geradores, por exemplo, molibdênio-99/tecnécio-99m (^{99}Mo/^{99m}Tc) ou germânio-68/gálio-68 (^{68}Ge/^{68}Ga).

Características Ideais para os Radionuclídeos Usados em Diagnóstico ou Terapia

Atualmente são conhecidos 116 elementos químicos e mais de 3.000 nuclídeos e radionuclídeos desses elementos. Para o uso em medicina nuclear, o número de radionuclídeos disponíveis é pequeno, pois, do ponto de vista físico, eles precisam apresentar forma de decaimento, energia da radiação e meia-vida física adequada para utilização em diagnóstico ou terapia.

Para a finalidade diagnóstica utilizando métodos de imagem, os radionuclídeos devem emitir radiação eletromagnética na forma de fótons gama (também chamados raios γ) com energia variando de 30 a 300 keV (Tabela 5.1).

No caso dos detectores baseados em cristais de NaI(Tl), raios com energia abaixo de 30 keV são absorvidos pelos tecidos e não alcançam os detectores, e acima de 300 keV o sistema de colimação se torna menos efetivo, fazendo com que os raios γ sejam detectados com incidência inadequada e resultem na degradação da imagem.

TABELA 5.1
Radionuclídeos Emissores de Radiação Gama

Tecnécio-99m = 140 keV
Gálio-67 = 180 keV
Índio-111 = 171 keV
Iodo-123 = 159 keV
Iodo-131 = 340 keV
Tálio-201 = 136 e 167 keV

Outra faixa de energia utilizada para diagnóstico está relacionada com a emissão de fótons de 511 keV, decorrente da reação de aniquilação de pósitrons emitidos por alguns radionuclídeos, como o carbono-11 (^{11}C), o flúor-18 (^{18}F), o gálio-68 (^{68}Ga), o iodo-124 (^{124}I), entre outros. Nesse caso, outros tipos de cristais foram desenvolvidos para permitir melhor absorção dos fótons de alta energia. Detalhes dos processos de decaimento radioativos e detecção da radiação e formação de imagem podem ser observados nos capítulos anteriores deste livro.

Uma característica importante do processo de aniquilação dos pósitrons é que são gerados fótons, não a partir do núcleo atômico, como ocorre no decaimento gama, mas na eletrosfera, local onde ocorre a aniquilação. Esse local, ou a distância a partir do núcleo, vai depender da energia com que o pósitron é ejetado. Por exemplo, enquanto a energia máxima de emissão do pósitron de ^{11}C é de 0,96 MeV, o pósitron emitido pelo ^{124}I tem energia máxima de 2,13 MeV. Com isso, a reação de aniquilação do pósitron do ^{124}I tende a ocorrer a uma distância maior do local da emissão da partícula, podendo diminuir a resolução espacial da imagem.

Para serem utilizados em terapia, principalmente no tratamento de tumores, os radionuclídeos devem emitir partícula alfa ou beta de alta energia, decorrente da desintegração nuclear, ou beta de baixa energia, decorrente da ejeção de elétrons da eletrosfera (elétrons Auger). Cada uma dessas classes de partículas apresenta características diferentes. As partículas alfa possuem energia cinética (E_{av}) na faixa de 5 a 8 MeV, com poder de penetração na faixa de 40 a 80 μm, já as partículas beta apresentam energia da ordem de 0,25 a 2,3 MeV e podem penetrar distâncias entre 0,6 e 11 mm, respectivamente para o fósforo-32 (^{32}P) e o ítrio-90 (^{90}Y). Por outro lado, os elétrons Auger são emitidos com energias menores, da ordem de keV, e podem penetrar somente distâncias tão pequenas que vão de 2 a 500 nm.

Quando cada uma dessas partículas atravessa um determinado meio, que no caso do corpo humano é principalmente água (H_2O), transfere parte da energia cinética para a molécula de H_2O ionizando-a e transformando-a em peróxido de hidrogênio (H_2O_2), o qual é um dos responsáveis por alterar estruturas biológicas, levando as células tumorais à morte; também é possível que outras estruturas biológicas sejam danificadas diretamente pela interação da partícula, como ocorre com moléculas de DNA, o que também pode levar as células à morte.

A perda de parte da energia cinética ocorrida nesse processo é chamada de transferência linear de energia (*linear energy transfer* – LET) e quanto maior o LET, maior o dano causado e maior a probabilidade de eficácia terapêutica (Figura 5.1). Assim, de modo geral, partículas alfa, de alta energia e duas cargas positivas, tendem a apresentar LET de aproximadamente 80 keV/μm; as partículas beta, com energia intermediária e uma carga negativa, apresentam LET de aproximadamente 0,2 keV/μm, o que representa um menor grau de ionização do meio. Uma situação interessante ocorre para os elétrons Auger, nos quais a energia é relativamente baixa, mas, como um único núcleo pode emitir diversos elétrons, o LET dessas partículas é da ordem de 4-26 keV/μm.

Com essas informações, fica clara a importância de obter produtos com alta especificidade por células tumorais, para que não ocorram danos nas células saudáveis.

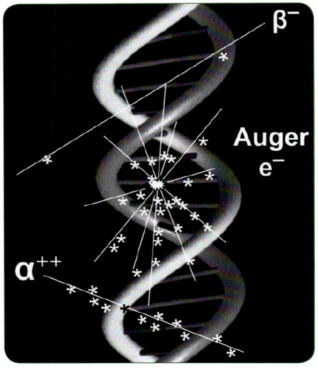

FIGURA 5.1. Densidade das ionizações próximo a uma molécula de DNA de acordo com LET (*linear energy transfer*).

Outro fator que deve ser considerado para a escolha do radiofármaco ideal, tanto para diagnóstico quanto para terapia, está relacionado com a meia-vida física do radionuclídeo e a meia-vida biológica da molécula marcada.

Todavia, em sistemas biológicos, os dois componentes não podem ser tratados de maneira isolada, uma vez que o tempo que um radiofármaco vai permanecer no organismo é uma combinação das meias-vidas física (tf) e biológica (tb), e o resultado final é chamado de meia-vida efetiva (te). A equação 1 descreve como calcular a meia-vida efetiva, mas para aproximações pode se considerar que a meia-vida efetiva será mais parecida, em escala de grandeza, com o componente que tiver a meia-vida mais curta.

$$T_e = \frac{(t_f)\,(T_b)}{t_f + t_b}$$

Eq. 1

Por exemplo, a ligação de um anticorpo a antígenos específicos em sistemas biológicos é lenta, sendo necessário que o anticorpo permaneça na circulação por longo período para aumentar o número de ligações aos antígenos. Desse modo, um produto com meia-vida física tão curta quanto o ^{11}C seria de pouco utilidade, pois no curso de poucas horas não seria mais possível detectar a radiação do radionuclídeo; nesse caso, o ^{124}I é mais eficaz. Por outro lado, moléculas que se ligam rapidamente a receptores específicos podem ser marcadas com ^{11}C e, devido à meia-vida curta do radionuclídeo, estudos em um mesmo paciente poderiam ser repetidos em intervalos curtos de tempo.

Nas últimas décadas, também tem aumentado a importância do controle ou determinação da atividade específica na escolha dos radiofármacos. No caso dos radionuclídeos, a atividade específica é dada pelo número de desintegrações do radionuclídeo pela massa do elemento a ele associado, e isso tem impacto na marcação de moléculas, pois tanto o isótopo radioativo quanto o não radioativo competem pelo mesmo sítio de ligação. Como exemplos, temos o ^{99m}Tc, que é um emissor gama utilizado para imagem, e seu isômero ^{99}Tc, que não emite radiação gama, mas se liga às mesmas moléculas utilizadas para obtenção de imagens e pode levar à formação de impurezas no processo de marcação das moléculas, por exemplo: no excesso de ^{99}Tc pode ocorrer a formação das impurezas $^{99m}TcO_4^-$, porque o estanho foi todo consumido para reduzir o $^{99}TcO_4^-$, ou dar origem ao $^{99m}TcO_2$, porque todo ligante (fármaco) se ligou ao ^{99}Tc-reduzido; a importância da atividade específica dos radionuclídeos está fortemente relacionada com o produtos produzidos por reações nucleares de ativação (n,γ). Quando falamos de moléculas marcadas, além da questão da atividade específica do elemento radioquímico/químico, também há a questão da concentração da molécula biologicamente ativa. Isso tem grande impacto nas moléculas marcadas com ^{11}C e ^{18}F, mas também nos anticorpos, uma vez que apenas uma fração muito pequena dessas biomoléculas será marcada e, caso não seja possível utilizar massas de marcação muito pequenas ou separar o anticorpo marcado daquele não marcado, a competição pelos sítios de ligação será grande e, probabilisticamente, ocorrerá com aquela espécie que estiver em maior quantidade.

Outras características desejáveis para os radiofármacos é que eles sejam prontamente disponíveis, que possam ser preparados de modo simples e economicamente viável, e que o produto seja altamente específico para a doença que se pretende estudar ou para o tratamento a ser realizado.

Na prática, nenhum radiofármaco apresenta todas essas características ao mesmo tempo. O que existe são produtos cuja soma de atributos permite sua utilização para diagnóstico ou terapia.

Produção de Radionuclídeos

Para utilização em medicina ou pesquisas médicas e biológicas, os radionuclídeos devem ser produzidos de forma artificial em reatores nucleares, aceleradores de partículas, como os cíclotrons ou, de forma indireta, em geradores de radionuclídeos.

Reator Nuclear

O **reator nuclear** é um dispositivo composto pelo núcleo do reator, onde são fixadas as barras de elemento combustível, fonte de rádio e berílio (Ra-Be), as barras de controle ou barras absorvedoras, o elemento moderador, os defletores de nêutrons e as posições para irradiação de amostras. Quando usados para a produção de radioisótopos para aplicações industriais, médicas e pesquisa, os reatores são abertos e submersos em piscinas com água, a qual serve para refrigerar o reator e também funciona como elemento moderador.

Cada um dos componentes do reator tem papel importante no processo, a começar pela fonte de Ra-Be, uma fonte natural de emissão de nêutrons, usada para dar início ao processo de fissão nuclear. No mecanismo conhecido, um nêutron emitido pela fonte Ra-Be se choca com o núcleo de urânio-235 (^{235}U) contido dentro das barras de elemento combustível; o núcleo se torna instável e se fissiona em dois novos núcleos, com ejeção de dois ou três nêutrons, os quais, por sua vez, vão se chocar com outros átomos de ^{235}U, dando origem a uma reação em cadeia, repetindo e multiplicando esses eventos.

Todavia, para que a reação nuclear ocorra, é necessário considerar a seção de choque, a qual é definida como a probabilidade de uma reação nuclear ocorrer, considerando uma área aparente apresentada por um núcleo-alvo a uma determinada partícula ou radiação, sendo expressa em barns (10^{-24} cm^2). A seção de choque vai depender da massa atômica do núcleo-alvo e da energia da partícula ou radiação. Por exemplo, no processo de fissão do núcleo de urânio, este pode apresentar diferentes seções de choque para um mesmo isótopo do elemento, passando a depender da energia do nêutron que colide com o núcleo.

Na Tabela 5.2 são apresentados valores da seção de choque de vários elementos encontrados na estrutura de um reator nuclear, considerando os nêutrons rápidos (emitidos na fissão) e os nêutrons térmicos (que tiveram energia cinética atenuada pelo elemento moderador do reator).

Como pode se observar na Tabela 5.2, a maior seção de choque para o urânio ocorre para o isótopo de massa 235, quando da reação com os nêutrons térmicos. Por isso, é necessário que o elemento combustível do reator tenha uma concentração de ^{235}U, variando de 10% a 90%. No entanto, a concentração de ^{235}U na natureza é da ordem de 0,71%, tornando necessário o enriquecimento isotópico do urânio natural, que é uma mistura de $^{235}U/^{238}U$, até atingir os níveis de utilização no reator. Do mesmo modo, é importante que os nêutrons emitidos no processo de fissão (nêutrons rápidos) tenham a energia cinética diminuída, o que é feito com a utilização da água (elemento moderador) nas piscinas dos reatores.

TABELA 5.2
Seção de Choque de Vários Elementos Químicos

- $\sigma\ ^{235}U = 93,6\ b$

- $\sigma f\ ^{235}U = 582,2\ b$

- $\sigma\ ^{238}U = 2,7\ b$

- $\sigma f\ ^{238}U = 0,5\ mb$

- $\sigma\ ^{112}Cd = 2520\ b$

- $\sigma abs\ ^{10}B = 767\ b$

- $\sigma\ ^{12}C = 3,5\ mb$

σ = seção de choque; σf = seção de choque de fissão para nêutrons térmicos; σabs = seção de choque de absorção para nêutrons térmicos (Fonte: Marques FLN, 2003).

Também é necessário manter os nêutrons gerados no processo de fissão o maior tempo possível na região no núcleo do reator e não os perder, por exemplo, com a interação deles com elementos que compõem a estrutura do tanque das piscinas. Desse modo, as paredes das piscinas são recobertas com grafite (carbono) para refletir os nêutrons de volta ao núcleo do reator.

Por fim, é necessário que o processo de fissão, ou seja, o fluxo de nêutrons seja mantido a uma taxa adequada, para que não ocorra o superaquecimento do reator, o que pode levar à fusão da barra do elemento combustível e vazamento do material radioativo para a água da piscina ou para a atmosfera. Para esse fim, são utilizadas as barras de elementos absorvedores compostas por boro, as quais, por sua alta seção de choque, capturam eficientemente o excesso de nêutrons. Essas barras também são utilizadas para "desligar" o reator nuclear.

No reator nuclear a produção de radionuclídeos é realizada por meio de três métodos. No primeiro método

a barra do elemento combustível é processada para permitir a separação dos radionuclídeos formados durante o processo de fissão, principalmente aqueles com número de massa (A) entre 85 e 100 e de 130 a 150, como: molibdênio-99 (^{99}Mo), iodo-131 (^{131}I), xenônio-133 (^{133}Xe), hômio-166 (^{166}Ho) e lutécio-177 (^{177}Lu). Os processos de separação e purificação desses radioisótopos são complexos, mas a preparação de radionuclídeos por essa via permite a obtenção de produtos com alta atividade específica e concentração radioativa elevada.

O segundo método de produção de radioisótopos é chamado de transmutação e ocorre quando elementos químicos são inseridos em posições específicas no núcleo do reator e esses elementos passam a ser bombardeados por nêutrons gerados no processo de fissão. Os nêutrons entram no núcleo dos elementos, alterando a razão prótons/nêutrons e aumentando a energia do sistema. Para alcançar uma condição mais estável, um nêutron é convertido em próton, seguido da emissão de um elétron (decaimento β-). Nesse ponto, elementos de origem e o elemento final são entidades químicas diferentes, podendo ser separados por processos físico-químicos. No exemplo a seguir são apresentadas as duas formas de obtenção do fósforo-32 (^{32}P); na primeira o enxofre-32 (^{32}S) é bombardeado por nêutrons e perde um próton (reação n, p); no segundo, o cloro-35 (^{35}Cl) é bombardeado por nêutrons e perde uma partícula alfa (reação n,α). Nesse processo a atividade específica é alta, mas a concentração radioativa será menor do que aquela obtida no processo de separação dos produtos de fissão.

$$^{32}S\ (n,\ p)\ ^{32}P$$

$$^{35}Cl\ (n,\ \alpha)\ ^{32}P$$

O terceiro método é chamado de ativação e ocorre quando átomos de elementos químicos estáveis são bombardeados por nêutrons, mas, diferentemente do que ocorre na transmutação, o novo núcleo ganha estabilidade temporária por emissão de radiação eletromagnética, não alterando o número de prótons. Desse modo, elementos de origem e o elemento final são entidades químicas iguais, diferindo apenas na massa atômica relacionada ao nêutron excedente, tornando difícil a separação dessas espécies. As reações nucleares para obtenção de ^{99}Mo e ^{153}Sm são apresentadas a seguir.

$$^{98}Mo\ (n,\ \gamma)\ ^{99}Mo$$

$$^{152}Sm\ (n,\ \gamma)\ ^{153}Sm$$

Algumas exceções podem ocorrer no processo de ativação, quando o radionuclídeo formado decai rapidamente a outro radionuclídeo, fazendo com que o produto final fique parecido com o produto de uma reação de transmutação. As reações nucleares para obtenção de ^{125}I e ^{131}I, representativas desse processo, são apresentadas a seguir.

$^{124}Xe\ (n,\ \gamma)\ ^{125}Xe - (\beta^-)-^{125}I$

$^{130}Te\ (n,\ \gamma)\ ^{131}Te - (\beta^-)-^{131}I$

Aceleradores Cíclotrons

A probabilidade de uma reação nuclear ocorrer por meio da interação entre uma partícula e seu alvo é dependente da energia com que essa partícula chega até seu alvo, a fim de vencer as forças de repulsão existentes entre si. Nos reatores nucleares a partícula utilizada é o nêutron, e isso permite a produção de radionuclídeos ricos em nêutrons.

Todavia, mesmo antes da construção do primeiro reator nuclear, radionuclídeos eram produzidos bombardeando átomos estáveis com partículas carregadas, como íons de hidrogênio ou deutério, aceleradas em aceleradores de partículas do tipo cíclotron, inventado por Ernest Lawrence em 1931.

A estrutura básica de um cíclotron (Figura 5.2) é composta por uma câmara de vácuo, onde são posicionadas placas metálicas, na forma de D, que são ligadas a um sistema de corrente alternada; no centro desses D existe uma abertura para admissão de gases (H_2, D_2, He) que vão ser ionizados a partir de descargas elétricas, gerando íons H^-; todo o sistema está mantido sob o efeito de um campo magnético. Uma vez ligada à corrente, as placas D têm a polaridade de carga alternada e as partículas carregadas são aceleradas a cada passagem por uma dessas placas, enquanto o campo magnético faz as partículas descreverem movimento circular, cujo raio de evolução vai aumentando à medida que as partículas ganham energia.

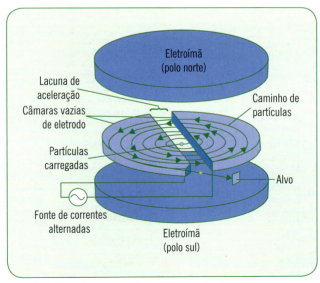

FIGURA 5.2. Estrutura básica de um cíclotron.

Após terem ganhado energia cinética suficiente, os íons H^- passam por uma fina folha de carbono, onde o elétron é perdido, e os íons H^+ são extraídos da órbita que apresentavam no cíclotron, por uma placa carregada negativamente (defletor), e encaminhados para o alvo que se quer bombardear.

Um problema para a produção de radionuclídeos em cíclotrons é que, dependendo da energia com que um mesmo alvo é irradiado, produtos diferentes podem ser formados. Um exemplo interessante é a produção de radioisótopos de iodo a partir da reação $^{124}Te(p,n)I$, conforme apresentado na Figura 5.3. Quando o alvo é atingido por prótons acelerados a 11 MeV, a produção de ^{124}I ($t_{1/2}$ = 4,2 d) é máxima, com mínima produção de ^{123}I ($t_{1/2}$ = 13,2; à medida que a energia do próton é aumentada, ocorre a diminuição da produção do ^{124}I e o aumento da produção do ^{123}I, o qual atinge seu máximo em aproximadamente 23 MeV, com mínima formação de ^{124}I. Para evitar esse problema, muitas unidades de cíclotron produzem o ^{123}I pela reação $^{124}Xe(p,2n)^{123}I$, enquanto na preparação do ^{124}I a reação $^{124}Te(p,n)^{123/124}I$ pode ser utilizada, uma vez que a contaminação de ^{123}I é facilmente contornada, bastando estocar o produto da reação até o decaimento do radionuclídeo contaminante.

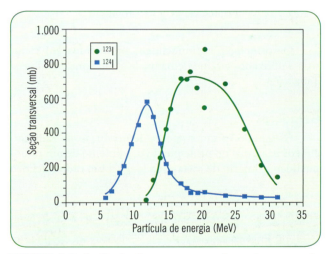

FIGURA 5.3. Seção de choque para reação nuclear para obtenção de iodo-123 e iodo-124 a partir do bombardeamento de telúrio-124.

Esses dados são importantes e devem ser considerados na escolha do cíclotron que se pretende adquirir. Por exemplo, enquanto para a produção de ^{11}C, ^{18}F e ^{64}Cu o máximo de atividade pode ser obtido com prótons acelerados a 15 MeV, para a produção de ^{67}Ga, ^{111}In e ^{201}Tl, é necessário que os alvos sejam bombardeados com prótons acelerados acima de 20 MeV. Assim, muitos dos cíclotrons instalados em unidades hospitalares apresentam energia entre 11 e 16 MeV, enquanto cíclotrons instalados em unidades industriais normalmente operam com energias superiores a 20 MeV.

Ganhos de produtividade podem ser obtidos com aumento da corrente elétrica dos cíclotrons, uma vez que esse é um dos itens que compõem a equação 2, a qual descreve os rendimentos a serem obtidos na produção dos radionuclídeos.

$$R - n_T I \int_{E_x}^{E_0} \frac{\sigma(E)}{dE/dx} dE$$

Eq. 2

Considerando uma seção de choque e energia constantes, a equação 2 pode ser resumida pela equação 3:

$$R - n_T I \sigma$$

Eq. 3

Onde:

- R: é o número de núcleos formados por segundo;
- n_T: é a espessura alvo em núcleos/cm^2;
- I: é o fluxo de partículas incidente por segundo e está relacionada com a corrente de feixe;
- σ: é a reação de secção transversal, ou a probabilidade de interação, expressa em cm^2 e é uma função da energia;
- E: é a energia das partículas incidentes.

Os principais radionuclídeos produzidos em cíclotron e utilizados em medicina nuclear são apresentados na Tabela 5.3.

Geradores

Os geradores são sistemas de produção de radionuclídeos baseados no princípio do decaimento de um radionuclídeo primário de meia-vida longa a um radionuclídeo secundário de meia-vida mais curta, os quais são normalmente designados, respectivamente, como pai e filho.

A grande vantagem dos sistemas geradores, em comparação com a produção de radionuclídeos em reatores ou cíclotrons, é que o sistema geralmente é pequeno, permite fácil transporte, tem prazo de utilização de semanas ou até anos, permitindo o uso em locais distantes de unidades de reatores e cíclotrons. Outra característica importante é que os produtos obtidos, normalmente são isentos de carreadores, exceto quando o radionuclídeo filho decai a um isômero do mesmo elemento, como ocorre para o tecnécio-99m. Todavia, é importante não se esquecer de que o radionuclídeo pai precisa ser produzido em um reator ou cíclotron.

Apesar das vantagens, a disponibilidade de tipos de geradores de radionuclídeos é limitada, uma vez que é preciso ter pares de radionuclídeos pai/filho que possam ser eficientemente separados, em curto espaço de tempo, e que no processo de extração do radionuclídeo filho, não sejam extraídas impurezas ou outros componentes utilizados na construção dos geradores. Além disso, para aplicações médicas, o produto extraído precisa ser estéril e apirogênico, para permitir a imediata utilização em pacientes.

Outra característica importante dos geradores está relacionada com o equilíbrio que se estabelece entre formação e decaimento do radionuclídeo filho. Em um gerador existem dois radionuclídeos obedecendo à lei das desintegrações radioativas, apresentada nas equações 4 e 5; a integração dessas equações permite calcular a atividade a ser extraída de um gerador e demonstrar o momento em que o sistema atinge o equilíbrio, ou seja, quando a razão entre as atividades dos radionuclídeos pai e filho permanecem constantes (equação 6).

TABELA 5.3				
Principais Radionuclídeos Produzidos em Cíclotrons para Utilização em Medicina Nuclear e Características Físicas				
Radionuclídeo	*Meia-vida*	*Forma de decaimento*	*Energia máxima (MeV)*	*Reação nuclear*
^{11}C	20,4 min	B$^+$ (99,8%); CE (0,2%)	0,96*	^{14}N(p,a)^{11}C
^{13}N	9,98 min	B$^+$ (100%)	1,19*	^{16}O(p,a)^{13}N
^{15}O	2,03 min	B$^+$ (99,9%); CE (0,1%)	1,7*	^{15}N(p,n)^{15}O
^{18}F	109,8 min	B$^+$ (97%); CE (3%)	0,64*	^{18}O(p,n)^{18}F
^{64}Cu	12,7 h	B$^+$ (61%); B- (39%)	0,65*	^{64}Zn(p,n)^{64}Cu
^{67}Ga	3,26 d	CE (24%)	0,093/0,184/0,300**	^{68}Zn(p,2n)^{67}Ga
^{111}In	2,8 d	CE (90,2%)	0,171**	^{111}Cd(p,n)^{111}In
^{123}I	13,1 h	CE (83,4%)	0,159**	^{124}Xe(p,2n)^{123}I
^{124}I	4,2 d	B$^+$ (23,3%); CE (76,7%)	2,13*	^{124}Te(p,n)^{124}I
^{201}Tl	3,04 d	CE (2,7%,10%);	0,136/0,167**	^{203}Tl(p,3n)^{201}Pb---^{201}Tl

* Energia máxima para a partícula B$^+$ na aniquilação são gerados fótons de 0,511 MeV utilizados para produção de imagem PET.
** Energia da emissão gama, decorrente da captura eletrônica, utilizada para produção de imagem SPECT.

$$(A_1)_t = (A_1)_0 \cdot e^{-\lambda 1 \cdot t}$$
Eq. 4

Onde:

- $(A_1)_t$: número de átomos do elemento pai em determinado tempo (t);
- $(A_1)_0$: número de átomos do elemento pai em tempo zero (0).
- $\lambda 1$: constante de decaimento do pai = $0{,}693/t\ ½$.

$$(A_2)_t = (A_2)_0 \cdot e^{-\lambda 2 t}$$
Eq. 5

Onde:

- $(A_2)_t$: número de átomos do elemento filho em determinado tempo (t);
- $(A_1)_0$: número de átomos do elemento filho em tempo zero;
- $\lambda 1$: constante de decaimento do filho = $0{,}693/t\ ½$.

Integrando as equações 4 e 5, temos:

$$(A_2)_t = \lambda 1 / (\lambda 2 - \lambda 1) \cdot (A_1)_0 \cdot (e^{-\lambda 1 t} - e^{-\lambda 2 t}) + (A_2)_0 \cdot e^{-\lambda 2 t}$$
Eq. 6

Dependendo da diferença entre as meia-vidas dos radionuclídeos pai e filho, a condição de equilíbrio pode ser chamada de equilíbrio transitório (Figura 5.4A), que ocorre em geradores cuja diferença entre os tempos de meia-vidas dos radionuclídeos seja inferior a 10 vezes. Nesse caso, a atividade do radionuclídeo filho será maior que a do pai, após o sistema ter atingido o ponto de equilíbrio. Uma exceção ocorre para o gerador de ^{99m}Tc, em que a atividade do radionuclídeo filho não ultrapassa a do pai, porque 13% do átomos de ^{99}Mo decaem para a forma ^{99}Tc, que não contribui para a atividade total da amostra. Para os geradores cuja diferença entre as meias-vidas seja maior que 10 vezes, ocorre o equilíbrio secular (Figura 5.4B), e a radioatividade do radionuclídeo filho será igual à do pai, na condição de equilíbrio.

Na Tabela 5.4 são apresentados alguns tipos de geradores que podem ser utilizados para aplicações médicas. Com exceção do gerador ^{99}Mo/^{99m}Tc, todos os geradores listados apresentam equilíbrio secular, e os geradores de estrôncio-90/ítrio-90 [^{90}Sr/^{90}Y] e vanádio-188/rênio-188 [^{188}W/^{188}Re] fornecem produtos que, devido ao decaimento β-, são utilizados para terapia de tumores ou dores associadas a metástases.

Dos geradores apresentados na Tabela 5.4, o sistema ^{99}Mo/^{99m}Tc é o mais importante para a medicina nuclear, uma vez que o radionuclídeo filho é utilizado em mais de 80% dos procedimentos diagnósticos. Nos últimos anos o gerador ^{68}Ge/^{68}Ga tem ganhado espaço na utilização em centros com equipamentos de diagnóstico por emissão de pósitron.

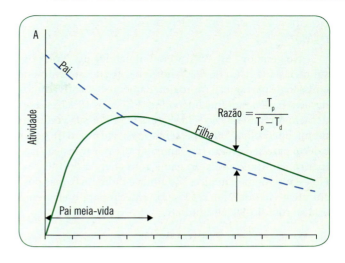

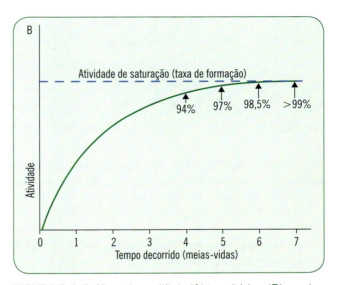

FIGURA 5.4. Gráficos de equilíbrio (**A**) transitório e (**B**) secular.

TABELA 5.4
Principais Sistemas Geradores de Radionuclídeos para Uso em Medicina Nuclear

Pai	Decai	T1/2	Filho	Decai	T1/2
^{99}Mo	β-	66,02 h	^{99m}Tc	TI	6,01h
^{81}Rb	β+/CE	4,58 h	^{81m}Kr	TI	13s
^{68}Ge	CE	271 d	^{68}Ga	β+/CE	68,3 min
^{82}Sr	CE	25 d	^{82}Rb	β+/CE	1,25 min
^{90}Sr	β-	28,8 a	^{90}Y	β-	64,6h
^{188}W	β-	69,4 d	^{188}Re	β-	16,9h

CE = captura de elétrons; TI = transição isomérica; β- = decaimento por emissão de elétron; β+ = decaimento por emissão de pósitron; a = anos; d = dias; h = horas; m = minutos; s = segundos.

Gerador Molibdênio-99/Tecnécio-99m ($^{99}Mo/^{99m}Tc$)

No gerador $^{99}Mo/^{99m}Tc$, o radionuclídeo pai ^{99}Mo possui meia-vida física de 66,02 horas e sofre decaimento por emissão de partícula β^-; aproximadamente 87% dos átomos decaem para o radionuclídeo filho ^{99m}Tc, e os 13% restantes decaem diretamente ao ^{99}Tc (Figura 5.5). Por sua vez, o radionuclídeo filho ^{99m}Tc apresenta meia-vida de 6,01 horas e decai para seu estado fundamental ^{99}Tc por transição isomérica, emitindo radiação gama com energia de 140 keV. No estado fundamental, o ^{99}Tc ainda é radioativo, mas possui meia-vida de $2,11 \times 10^5$ anos e decai para o elemento estável rubídio-99, emitindo β^-.

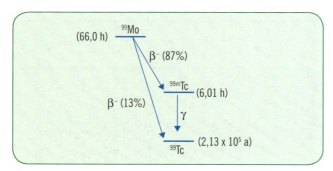

FIGURA 5.5. Diagrama de decaimento do ^{99}Mo, ^{99m}Tc e ^{99}Tc.

O par $^{99}Mo/^{99m}Tc$ pode ser separado por diferentes formas, como por extração por solvente, sublimação ou separação cromatográfica, sendo esse último sistema o efetivamente utilizado para produção de geradores para fins médicos.

O sistema é constituído por uma coluna de vidro, preenchida com óxido de alumínio (Al_2O_3), onde é depositado o molibdato ($^{99}MoO_4^{2-}$). A extremidade superior da coluna é fechada com um dispositivo composto por tampa, tubo plástico e agulha, o que vai permitir a introdução de solução salina (NaCl 0,9%); na extremidade oposta, o sistema é fechado com o mesmo dispositivo, mas dessa vez para permitir acoplar um frasco com vácuo, gerando pressão negativa e fazendo que a solução salina flua pelos tubos plásticos e pela coluna, eluindo o radionuclídeo filho na forma de pertecnetato ($^{99m}TcO_4^-$).

O equilíbrio desse tipo de gerador é transitório e ocorre após 23 horas de uma eluição prévia. Nessa condição, é possível extrair, em $^{99m}TcO_4^-$, 87% da atividade nominal de ^{99}Mo, para o horário especificado, uma vez que 13% do ^{99}Mo decai diretamente a ^{99}Tc. Na prática, é preciso verificar com o fabricante do gerador se a calibração do dispositivo é fornecida com base no ^{99}Mo carregado ou na atividade que se espera extrair em ^{99m}Tc. No Brasil, os geradores do Instituto de Pesquisas Energéticas e Nucleares (Ipen) são calibrados pela atividade de $^{99m}TcO_4^-$, a ser extraída no horário de calibração.

Uma característica importante dos geradores é que a maior eficiência de eluição é obtida quando o gerador é eluído com o volume total determinado pelo fabricante do dispositivo. Todavia, a atividade do eluato por volume passado pela coluna não é linear e pode ser representada por uma curva gaussiana, sendo a maior parte da atividade obtida entre o 2º e o 4º mL eluído. Essa informação é importante em procedimentos em que o radioisótopo ou o radiofármaco precisem ser utilizados em pequeno volume. Um processo de eluição fracionada pode ser executado para obtenção de eluato com alta concentração radioativa. Todavia, por ser uma prática não recomendada pelos fabricantes de geradores, ela somente deve ser executada em casos muito específicos e por pessoal qualificado.

Além de todas as vantagens que o uso do gerador $^{99}Mo/^{99m}Tc$ apresenta, ele é um dispositivo que fornecerá um produto que posteriormente será utilizado na preparação de um produto farmacêutico. Desse modo, cuidados devem ser tomados na sua manipulação e parâmetros devem ser controlados para que o eluato esteja dentro dos padrões de qualidade descritos nas farmacopeias.

Alguns problemas que podem ser observados durante o processo de eluição do gerador são: 1) diminuição da pureza radionuclídica da amostra, por eluição de $^{99}MoO_4^{2-}$ juntamente com o $^{99m}TcO_4^-$, fazendo com que o paciente seja submetido a taxas indesejadas de radiação devido a emissor de radiação beta e de radiação gama de alta energia (740 keV) associadas ao ^{99}Mo; 2) diminuição da pureza química, por eluição de íons alumínio (Al^{3+}); estudos já publicados na literatura científica mostraram que o metal interfere no tamanho da formação de partículas de enxofre coloidal e soro albumina humana; diminuição da estabilidade da marcação do ^{99m}Tc-DTPA, impedindo que o produto seja utilizado dentro do período normal de estabilidade, que usualmente é maior que 6 horas; alteração da biodistribuição do ^{99m}Tc-MDP, por alterar o tamanho das cadeias poliméricas do radiofármaco; 3) diminuição da pureza radioquímica, por formação e eluição de espécies reduzidas de ^{99m}Tc, relacionadas ao processo de radiólise do $^{99m}TcO_4^-$, as quais podem interferir na qualidade final dos radiofármacos marcados.

Gerador Germânio-68/Gálio-68 ($^{68}Ge/^{68}Ga$)

O gerador $^{68}Ge/^{68}Ga$ vem se tornando um importante dispositivo para utilização em clínicas de medicina nuclear, sendo mais uma opção para a preparação de radiofármacos, complementar ou potenciais substitutos para radiofármacos de ^{99m}Tc e ^{18}F.

O radionuclídeo pai é o ^{68}Ge, o qual decai por captura eletrônica e apresenta meia-vida de 270,8 dias. Como produto do seu decaimento, o ^{68}Ga apresenta meia-vida de 68,3 minutos, decaindo por emissão de pósitrons, com energia máxima de 2,91 MeV, ao elemento estável ^{68}Zn.

O gerador de $^{68}Ge/^{68}Ga$ funciona de forma semelhante ao gerador de $^{99}Mo/^{99m}Tc$, e a fase estacionária pode ser composta por dióxido de estanho (SnO_2), dióxido de titânio (TiO_2) ou resina orgânica; o radionuclídeo filho é eluído utilizando solução de ácido clorídrico diluída na concentração entre 0,5 e 1,5 molar. A eluição desse tipo de gerador pode ocorrer em intervalos menores, já que o rendimento máximo é alcançado entre 3 e 4 horas após a eluição prévia.

Considerando a meia-vida do ^{68}Ge, era de esperar que os geradores $^{68}Ge/^{68}Ga$ pudessem ser utilizados por mais de um ano, mas na prática, após aproximadamente 260 dias, o gerador começa a apresentar problemas, como o aumento da quantidade de ^{68}Ge eluída, diminuindo a pureza radionuclídica do eluato.

Outros problemas associados ao gerador ou à sua operação é o grande volume de eluição comparada com a atividade total eluída, tornando-se necessária a eluição fracionada do gerador ou a introdução de resina para concentração da amostra; o valor do pH do eluato na faixa de 1 obriga à sua elevação para preparação dos complexos; todo material utilizado nos processos, principalmente a água, devem ser de alta pureza com relação à presença de metais como ferro, zinco, níquel, entre outros; o gerador precisa ser eluído diariamente, mesmo que o ^{68}Ga não seja utilizado, para diminuir a concentração de ^{68}Zn.

Gerador de Estrôncio-82/Rubídio-82 ($^{82}Sr/^{82}Rb$)

O estrôncio-82 (^{82}Sr) possui meia-vida de 25 dias, decaindo por captura eletrônica ao radionuclídeo rubídio-82 (^{82}Rb). O radionuclídeo filho decai por emissão pósitron, com energia máxima de 3,15 MeV, e apresenta meia-vida de apenas 76 segundos.

O ^{82}Sr é absorvido nas colunas de óxido estanoso (SnO_2) do gerador, permitindo a extração do cloreto de ^{82}Rb por uma solução de NaCl 0,9%. Devido à efêmera meia-vida do elemento filho, o gerador pode ser eluído a cada 10 a 15 minutos, com obtenção da máxima atividade de eluição.

Diferentemente dos geradores $^{99}Mo/^{99m}Tc$ e $^{68}Ge/^{68}Ga$, cujos produtos de eluição são utilizados para marcar moléculas, o ^{82}Ru é utilizado na sua forma de sal inorgânico. Com a meia-vida física de 75 segundos, o produto deve ser eluído do gerador e administrado diretamente ao paciente, por meio de um sistema automatizado contendo bomba peristáltica.

O gerador disponível para uso comercial é conhecido como Cardiogen-82®, e está estabelecido que uma vez eluído a uma taxa de 50 mL/minuto, o eluato não deve conter mais de 0,02 μCi de ^{82}Sr e 0,2 μCi de ^{85}Sr por milicurie de ^{82}Rb, além de concentração de estanho menor que 1 μg de para cada 1 mL de eluato.

Métodos de Preparação de Radiofármacos

Alguns radiofármacos são utilizados nas formas como os radionuclídeos são obtidos, como acontece para o íon $^{201}Tl^+$ e o $^{82}Rb^+$, os quais mimetizam o íon K^+ e são captados pelas células cardíacas por meio da bomba de troca iônica Na^+/K^+; o $^{123}I^-$, $^{131}I^-$ e o $^{99m}TcO_4^-$ são captados pelas células da tireoide por meio do sistema de cotransporte sódio-iodo (NIS ou *sodium-iodide symporter*). Todavia, esses compostos são exceções. As preparações ou marcações dos radiofármacos, na grande maioria, são realizadas por três diferentes maneiras: 1) reação de complexação, 2) reação de substituição nucleofílica, 3) reação de adição eletrofílica.

Nas reações de complexação sempre estarão envolvidos uma molécula orgânica quelante e íons metálicos; o primeiro contém átomos com pares de elétrons disponíveis, os quais ocuparão orbitais vazios dos metais, formando a ligação coordenada.

Novamente, o ^{99m}Tc merece atenção especial, em razão dos múltiplos estados de oxidação que o metal pode apresentar, dos diferentes átomos ligantes que podem ser utilizados para complexar com ele e pela facilidade de preparação dos complexos, que pode ocorrer no local do uso, normalmente em tempos de reação relativamente curtos (15 a 30 minutos) e com pureza ou eficiência de complexação maior que 90%.

O íon $^{99m}TcO_4^-$ é eluído do gerador $^{99}Mo/^{99m}Tc$ no estado de oxidação 7+; para a obtenção dos respectivos radiofármacos, é necessário reduzir o metal a estados de oxidação menores, mas isso deve ser realizado sempre na presença das moléculas quelantes; caso contrário, será obtida a espécie $^{99m}TcO_2$, que apresenta estado de oxidação 4+ e não permite a complexação pelas moléculas orgânicas.

Para a reação de redução, podem ser utilizados diferentes agentes redutores, como os íons ditionito ($S_2O_4^{2-}$), boroidreto (BH_4^-) e estanoso (Sn^{2+}), sendo este último o agente redutor usualmente utilizado na preparação dos radiofármacos de ^{99m}Tc.

Como os agentes redutores são sensíveis à umidade e ao oxigênio, é preciso que as formulações farmacêuticas contendo o quelante, o agente redutor e outros coadjuvantes e excipientes sejam fornecidas aos usuários na forma de produtos liofilizados, mantidos sob atmosfera de gás inerte (gases nitrogênio ou argônio) ou sob vácuo. Isso permite que os usuários possam armazenar os produtos liofilizados por longos períodos e obter o radiofármaco no momento da sua necessidade, pela adição da solução de $^{99m}TcO_4^-$.

Para alguns radiofármacos de tecnécio, como aqueles que usam os quelantes DISIDA, DMSA, DTPA, EC, HMPAO, MDP e o pirofosfato, a reação de complexação ocorre de forma direta, quase instantaneamente, na temperatura ambiente. Outros radiofármacos, como aqueles formados com os quelantes ECD, MAG_3, MIBI e tetrofosmin, são obtidos por meio de uma reação chamada transquelação, na qual o ^{99m}Tc forma complexo com outra espécie quelante presente na formulação farmacêutica e, em uma segunda etapa, esse primeiro quelante é substituído pelo quelante final. Os agentes pré-quelantes são: EDTA, para o ECD; cisteína para o MIBI; sulfosalicilato de sódio ou D-gluconato, para o tetrofosmin; e tartarato, para o MAG_3.

Atualmente, são produzidas e comercializadas aproximadamente 20 moléculas para preparação de radiofármacos de ^{99m}Tc, e suas utilizações serão descritas nos capítulos clínicos deste livro (Figura 5.6).

Outros radiofármacos obtidos por reações de complexação são aqueles compostos por metais como ^{64}Cu, ^{67}Ga, ^{68}Ga, ^{90}Y, ^{111}In e ^{153}Sm, mas nesses casos os metais já são obtidos nos estados de oxidação específicos, não sendo necessário realizar reações de oxirredução.

O ^{67}Ga e o ^{111}In também são importantes radionuclídeos utilizados rotineiramente no diagnóstico de processos inflamatórios e de tumores neuroendócrinos, respectivamente. Os dois elementos pertencem à mesma família da tabela periódica, por isso apresentam propriedades químicas semelhantes; os metais encontram-se em meio aquoso no estado de oxidação 3+. O ^{90}Y, um emissor beta, também pode ser obtido no estado de oxidação 3+ e tem sido utilizado ligado a anticorpos para radioimunoterapia.

Para esses metais, os principais quelantes são o ácido dietilenotriaminopentacético (DTPA), o ácido 1,4,7,10-tetraazaciclododecano-1,4,7,10-tetra-acético (DOTA) e o ácido 1,4,7-triazaciclononano-1,4,7-triacético (NOTA) (Figura 5.7). Na prática, esses complexos metálicos não são usados diretamente como radiofármacos, sendo necessário realizar uma reação em que um dos grupos carboxila do quelante é ligado a grupos amina dos aminoácidos que compõem peptídeos e anticorpos, somente depois sendo obtido o complexo radioativo.

Radiofármacos Obtidos por Substituição Nucleofílica Utilizando Ânions Radioativos

As reações de substituição nucleofílica envolvem uma molécula orgânica que possua um grupo funcional eletronegativo, fazendo com que sua ligação com o carbono seja polarizada e o átomo de carbono se torne deficiente de elétrons. Com isso, um átomo contendo um par de elétrons, chamado de nucleófilo, vai atacar o carbono polarizado, fazendo com que o grupo eletronegativo seja eliminado da molécula e uma nova ligação seja formada com o nucleófilo.

Um grupo clássico de nucleófilos são os íons de halogênios fluoreto (F⁻), cloreto (Cl⁻), brometo (Br⁻) e iodeto (I⁻); desses, o F⁻ e o I⁻ possuem isótopos radioativos utilizados na preparação de radiofármacos comerciais.

O F⁻ é uma espécie química pouca nucleofílica, devido ao alto grau de hidratação do íon, tornando-se necessário ativá-la para que ela reaja com o carbono polarizado. Isso é feito utilizando um quelante de potássio, os criptanos, que complexam o potássio e formam um par iônico com o F⁻. Após a reação, a ligação é muito estável e é praticamente impossível a eliminação do flúor da molécula orgânica. Esse tipo de reação é utilizado para preparação do ^{18}FDG, conforme apresentado na Figura 5.8.

O I⁻ é um nucleófilo forte, que reage facilmente com as moléculas orgânicas, mas a ligação tende a ser mais fraca e muitas moléculas marcadas com iodo podem sofrer degradação, por ataque de outro nucleófilo ou radicais livres (formados pela radiólise), fazendo com que o iodo seja eliminado para a solução, diminuindo a pureza radioquímica do produto no decorrer do tempo. Os radiofármacos marcados com iodo devem ser armazenados em baixa temperatura para aumentar a estabilidade.

- ■ **Exemplos de radiofármacos obtidos por esse método e de aplicações são:**
  - [^{18}F]**FDG**: é utilizado para avaliar o consumo de glicose *in vivo*. Como as células tumorais têm um consumo de glicose aumentado em relação às células normais, é utilizado para localização de tumores.
  - [^{18}F]**Colina**: mostra o aumento de síntese de fosfatidilcolina para integridade da membrana celular, indicando proliferação celular. É muito utilizado em câncer de próstata, mostrando maior sensibilidade que o [^{18}F]FDG nesse tipo de câncer.
  - [^{18}F]**FMIZO** e [^{18}F]**FAZA**: identificação de áreas em hipóxia para planejamento terapêutico de alguns tumores.
  - [^{18}F]**FES:** Estadiamento de receptores hormonais em câncer de mama para planejamento e avaliação terapêutica.

Radiofármacos Obtidos por Adição Eletrofílica

Menos usuais que as reações de substituição nucleofílica, as reações de adição eletrofílica são caracterizadas pelo ataque de moléculas positivamente carregadas ou positivamente polarizadas às duplas ligações existentes em moléculas de carbono, do tipo encontrado nas moléculas de benzeno.

Na preparação de radiofármacos, esse é um tipo clássico de reação para o iodo, mas também pode ser utilizado para o flúor (Figura 5.9).

Um exemplo importante é o da primeira rota de marcação da molécula de preparação da ^{18}FDG, a qual foi utilizada na primeira rota de marcação da molécula. Nesse caso específico a reação apresentou baixo rendimento, ao redor de 10%, além de levar à formação do isômero (^{18}F)fluorodeoximanose (^{18}FDM), na proporção de 3:1 de ^{18}FDG:^{18}FDM, o que implica a necessidade da purificação do produto por HPLC.

Por outro lado, a preparação da (^{18}F)fluorodopa tem como principal método a utilização da reação de adição eletrofílica e, de modo semelhante ao exemplo da glicose, vários isômeros são obtidos, tornando-se necessária a purificação do produto final da reação, por cromatografia líquida de alta eficiência, para separação do isômero 6-^{18}F-DOPA, o qual representa um rendimento final de síntese de 24%, conforme apresentado na Figura 5.10.

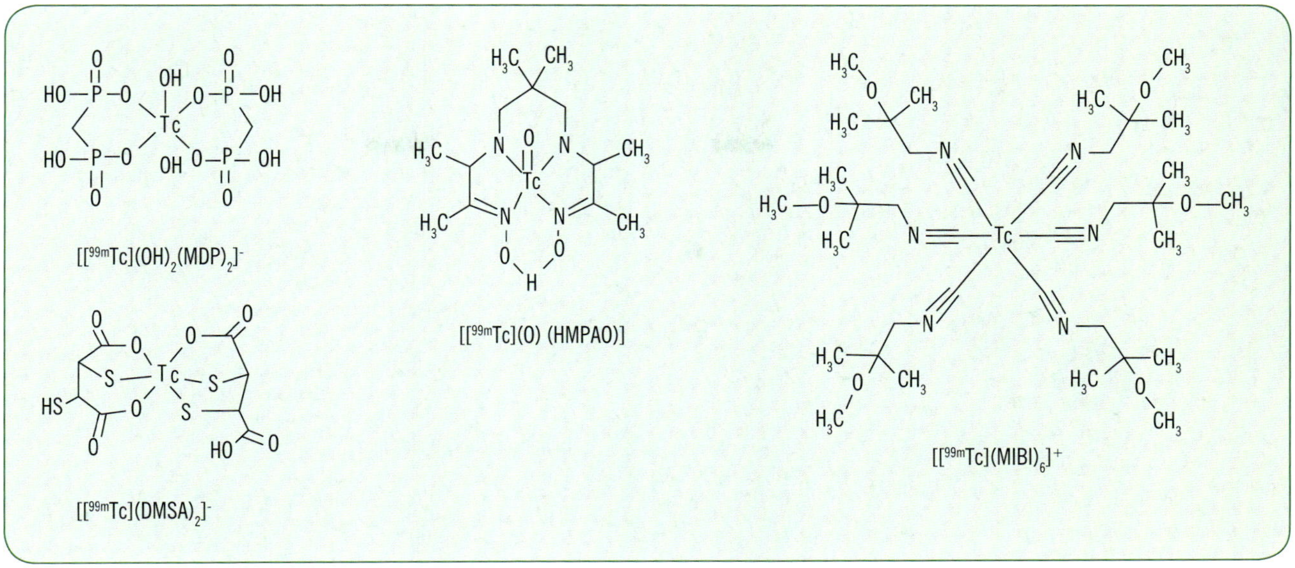

FIGURA 5.6. Exemplos de radiofármacos de tecnécio-99m.

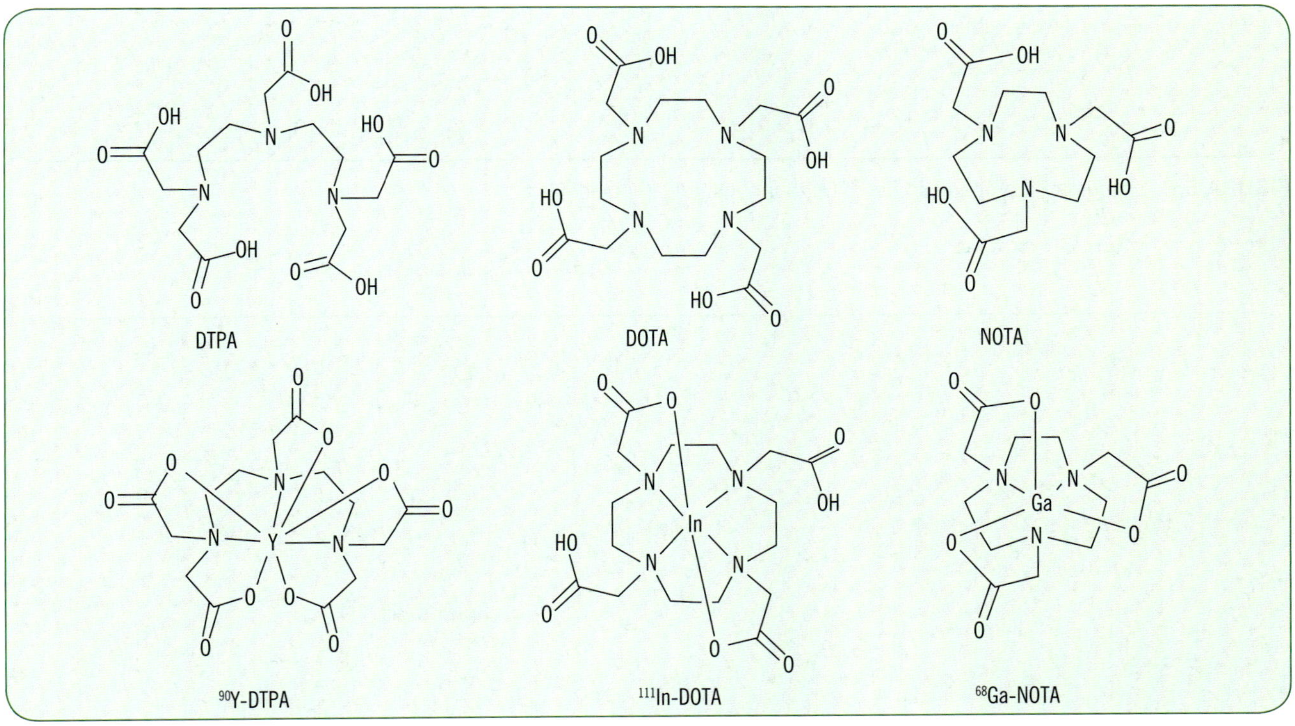

FIGURA 5.7. Exemplos de quelantes e complexos com metais ^{90}Y, [111]In e [68]Ga.

Radiofármacos de Carbono

A química dos compostos de carbono é muito mais complexa que as reações de halogênio, apresentando baixos rendimentos de reações e subprodutos, o que torna imperativa a purificação deles antes do uso em pacientes ou em pesquisas. Outra dificuldade em trabalhar com a marcação de moléculas de carbono é a meia-vida física de 20,2 minutos.

Uma das principais vantagens dos radiofármacos marcados com [11]C é sua igualdade estrutural com respeito aos seus pares não radioativos, ou seja, enquanto ^{18}F-acetato se parece com o acetato, o (^{11}C)acetato é exatamente igual à molécula não radiativa, e terão comportamento biológico fidedigno. Além disso, o carbono é uma espécie química mais versátil, pois, enquanto o flúor somente pode ser obtido nas formas de $^{18}F_2$ (flúor) ou $^{18}F^-$ (fluoreto), o carbono, a partir do $^{11}CO_2$, pode dar origem a outras 11 espécies reativas, garantindo que praticamente qualquer molécula conhecida possa ser preparada com seu correspondente radioativo (Figura 5.11).

Seção 1 – Bases

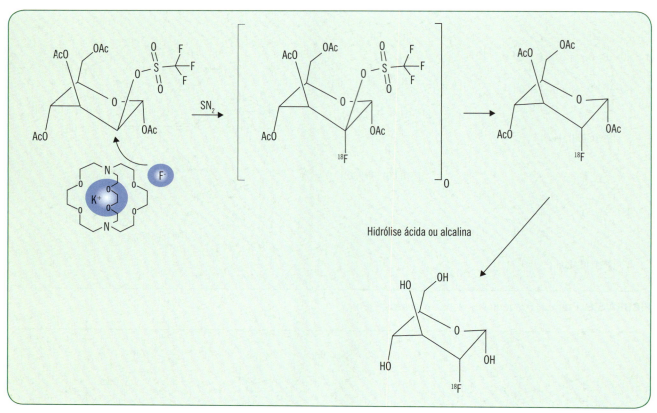

FIGURA 5.8. Esquema da preparação de ¹⁸FDG por substituição nucleofílica.

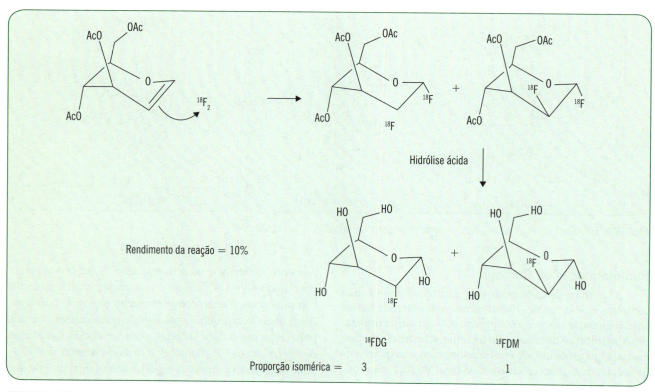

FIGURA 5.9. Esquema da preparação de ¹⁸FDG por adição eletrofílica.

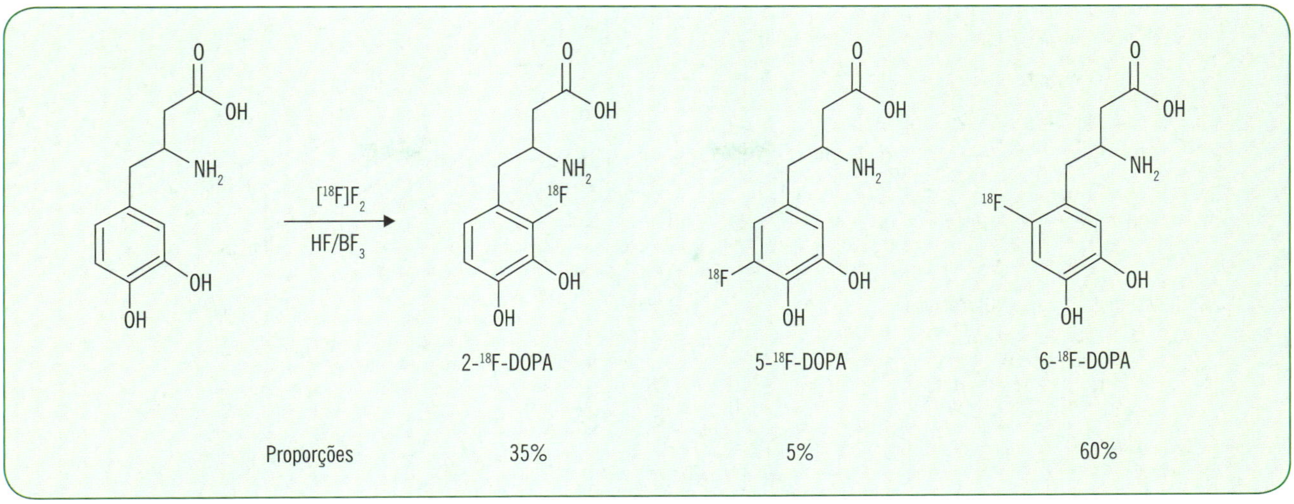

FIGURA 5.10. Esquema da preparação 6-(^{18}F)-DOPA.

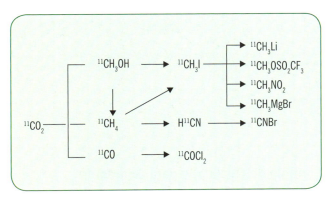

FIGURA 5.11. Esquema de derivados reativos obtidos a partir do dióxido de (^{11}C)carbono.

As marcações de moléculas com carbono radioativo também sofrem reação de substituição nucleofílica. Na grande maioria dos casos, os nucleófilos são as moléculas que se pretende marcar e que vão atacar o carbono radioativo polarizado, diferentemente do que ocorre com os halogênios (Figura 5.12).

[^{11}C]**Acetato**: precursor de ácidos graxos. Utilizado no diagnóstico de câncer de próstata.

[^{11}C]**Metionina**: transportador de aminoácido. Utilizado no diagnóstico de tumores do sistema nervoso central e na diferenciação de radionecrose cerebral.

[^{11}C]**PIB**: utilizado para exclusão de doença de Alzheimer. Esse radiofármaco concentra-se nas placas senis, ou seja, nos aglomerados de proteína β-amiloide, fazendo com que a captação em córtex cerebral seja identificada. Com o mesmo mecanismo do [^{11}C]PIB, outros radiofármacos marcados com flúor-18 foram desenvolvidos e aprovados (ou estão em fase de aprovação) pelo FDA (*Food and Drug Administration*) e já estão sendo utilizados em humanos (por exemplo: flutemetamol, florbetapir, florbetaben).

[^{11}C]**Raclopride**: é um antagonista de receptores dopaminérgicos D2. Pode ser utilizado para determinação de mecanismos de ação e eficácia de drogas dopaminérgicas.

[^{11}C]**Flumazenil**: liga-se a receptores benzodiazepínicos. Aplicação clínica em epilepsia.

[^{11}C]**PK11195**: é um radiofármaco utilizado para imagem de neuroinflamação. Ele se liga a proteínas translocadoras mitocondriais 18 kDa (TSPO) da micróglia, que estão aumentadas quando um processo inflamatório está presente no cérebro. Essa molécula tem a desvantagem de possuir uma relação sinal/ruído ruim, por isso outros radiofármacos têm sido desenvolvidos com o mesmo propósito (por exemplo: [^{11}C]PBR28), porém o [^{11}C]PK11195 ainda é o mais utilizado.

[^{11}C]**Verapamil**: utilizado para quantificação *in vivo* da proteína P-gp, uma proteína de membrana que funciona como uma bomba de extrusão, que serve como regulador do que pode ficar ou não dentro da célula.

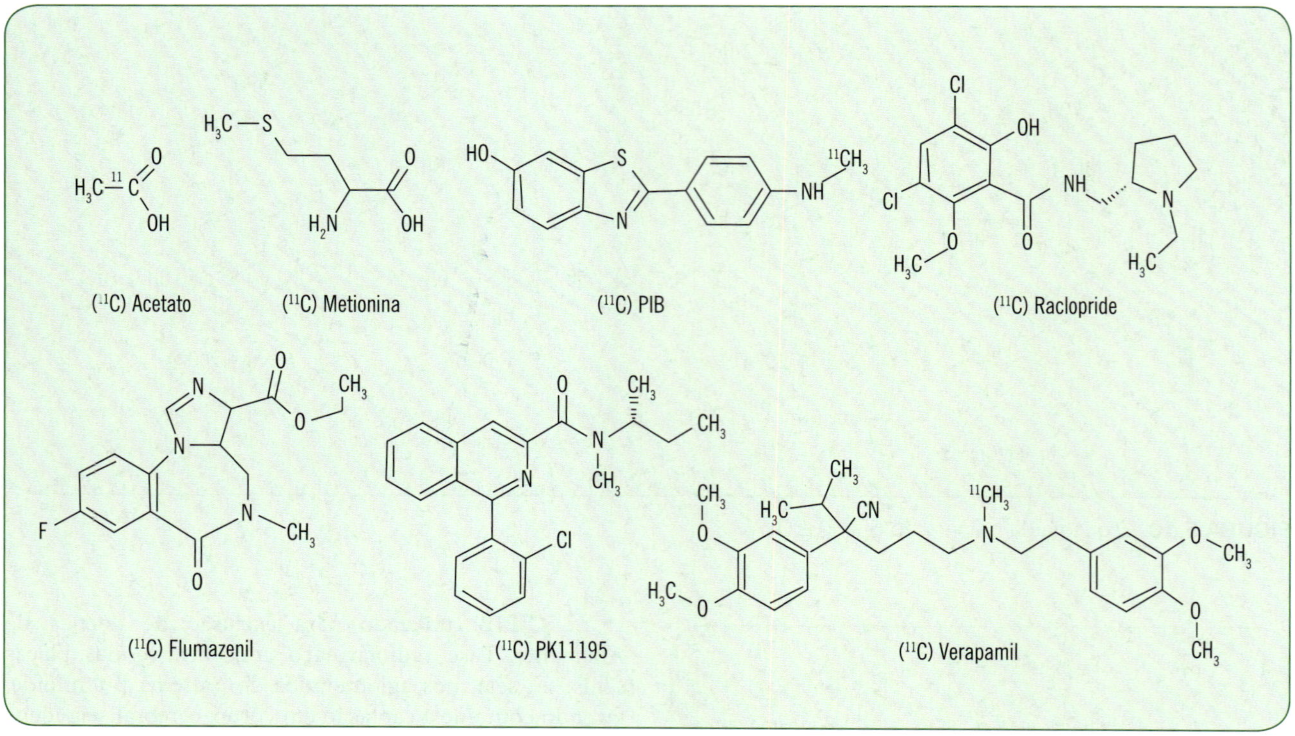

FIGURA 5.12. Exemplos de radiofármacos de carbono.

Controle de Qualidade

Radiofármacos, tanto para diagnóstico quanto para terapia, são produtos administrados principalmente por via endovenosa e, como tal, precisam ter garantida de que a pureza química, radioquímica e radionuclídica esteja adequada, bem como as condições de esterilidade e apirogenicidade do produto.

As indústrias farmacêuticas e radiofarmacêuticas são fortemente regulamentadas e fiscalizadas por agência de vigilância sanitária, de modo que é muito pouco provável – mas não impossível – que produtos que não atendam às especificações dos controles de qualidade deixem as indústrias para atingir os consumidores.

No caso da medicina nuclear, os produtos utilizados, na grande maioria, são os radiofármacos de tecnécio-99m, que precisam ser preparados nas clínicas no momento do uso; desse modo, necessitam passar por controles de qualidade específicos, para garantir que a reação de formação deles ocorreu de forma adequada e levou à formação de produtos com qualidade para administração aos pacientes.

Neste texto vamos nos ater aos controles de qualidade do eluato de gerador ^{99}Mo/^{99m}Tc e dos radiofármacos correspondentes, que devem ser realizados pelos usuários nas clínicas de medicina nuclear, de modo a atender a Resolução RDC nº 038/2008, da Anvisa.

Controle de Qualidade para Geradores ^{99}Mo/^{99m}Tc

A eluição de um gerador de ^{99}Mo/^{99m}Tc deve ser encarada como um processo e, como tal, sujeita a falhas ou alterações no padrão de qualidade. Desse modo, é obrigatória a realização de controle de qualidade de cada eluato, seguindo as recomendações descritas nas farmacopeias ou nos manuais de controle de qualidade da Agência Internacional de Energia Atômica (AIEA). Os controles, em número de 6, devem ser executados em dois blocos, de 1 a 3, em que não se pode retirar alíquotas do eluato, e de 4 a 6, quando alíquotas devem ser retiradas para a realização das análises:

1. Limpidez: embora não esteja definido em nenhum manual de qualidade, o primeiro controle a ser executado em um eluato é a limpidez da solução. Em hipótese alguma a solução pode estar turva ou conter corpos estranhos em suspensão ou depositados no fundo do frasco coletor da eluição.

2. Eficiência de eluição: é definida como a razão da atividade obtida na eluição pelo valor teórico esperado. A Farmacopeia Americana aceita valores que variam de 90% a 110%, enquanto os manuais da AIEA preconizam que a diferença esteja entre mais ou menos 5%. O controle é executado pela simples medida da atividade da eluição.

$$\text{Eficiência do gerador} = \frac{\text{Atividade eluída}}{\text{Atividade teórica do eluato}} \times 100\%$$

3. Pureza radionuclídica: definida como a razão da atividade de ^{99}Mo pelo valor da atividade de ^{99m}Tc. A Farmacopeia Americana estabelece como limite 0,15 µCi (5,6 kBq) de ^{99}Mo por 1 mCi (37 MBq) de ^{99m}Tc, valor também estabelecido nos manuais da AIEA. O controle é realizado inserindo o frasco do eluato em uma blindagem de chumbo certificada, com 6 mm de espessura, e medindo a atividade do material na energia do ^{99}Mo. Nessa condição os raios gama de ^{99m}Tc são barrados e 50% dos fótons de 740 keV do ^{99}Mo conseguem atravessar a blindagem e ser detectados no calibrador de dose. Nesse caso é preciso verificar se o equipamento corrige o valor para 100% da atividade do ^{99}Mo. O resultado corrigido deve ser dividido pela atividade total do ^{99m}Tc obtido na determinação da eficiência de eluição. Outros métodos de análise da concentração de ^{99}Mo, pouco usuais nas clínicas de medicina nuclear, são a detecção por meio de detectores multicanal, espectrômetro de partículas β^- ou contadores líquidos de cintilação.

4. Pureza radioquímica: é definida como a razão da atividade do produto na forma de ^{99m}TcO$_4^-$ pela soma das atividades da radioatividade encontrada no sistema de análise. A Farmacopeia Americana e os manuais da AIEA estabelecem como limite mínimo de pureza o valor de 95%. O controle é feito por cromatografia em papel, e o tipo de papel e as fases móveis vão depender do compêndio a ser utilizado como referência para o controle de qualidade ou do fabricante do gerador.

5. Pureza química: é definida como a fração não radioativa indesejável no eluato, que pode causar problemas na marcação do *kit* ou risco aos pacientes. No gerador de ^{99}Mo/^{99m}Tc a impureza química a ser determinada é o íon alumínio (Al^{3+}). A Farmacopeia Americana e os manuais da AIEA estabelecem que a concentração máxima para o íon deve ser de 10 ppm (parte por milhão) ou 10 µg/mL. O controle é realizado com o uso de agentes complexantes, como o Aluminon$^{(R)}$ ou o cromazurol, que formam complexos coloridos com o Al^{3+} e cuja intensidade da cor está correlacionada com a concentração do contaminante.

6. pH: é definido como potencial hidrogeniônico de uma solução, tem valores de referência estabelecidos na Farmacopeia Americana e nos manuais da AIEA, variando de 4 a 7. O controle é realizado umedecendo uma parte do papel indicador de pH com a solução do eluato.

Controle de Qualidade para Radiofármacos de ^{99m}Tc

Segundo a RDC nº 038/2008, o controle de qualidade dos radiofármacos deve ser realizado segundo compêndios oficiais, como as farmacopeias, conforme a recomendação dos fabricantes ou os procedimentos descritos em revistas científicas.

Na grande maioria dos casos, as recomendações estabelecidas nas farmacopeias estrangeiras são de difícil aplicação nos serviços de medicina nuclear, devido à complexidade do material utilizado. Assim, a segunda opção a ser considerada são os sistemas de controle de qualidade estabelecidos pelos fabricantes dos radiofármacos, que, para o registro do produto, tiveram que validar sistemas alternativos, com possibilidade de aplicação pelos usuários dos produtos.

O principal método de controle de qualidade utilizado para os radiofármacos de ^{99m}Tc é a cromatografia em papel ou camada delgada utilizando fases estacionárias como sílica-gel (SG), cuja base estrutural são grupos silanóxido [(-Si-OH)n], óxido de alumínio, com base estrutural em [(Al$_2$O$_3$)n] ou fase reversa C18, cuja base estrutural é a sílica com grupos n-octadecil ligados [(-Si-O-(CH$_2$)-(CH$_2$)$_{16}$-CH$_3$]. O intuito do método é separar os principais componentes que ocorrem na marcação de um radiofármaco, que são: o radiofármaco de interesse, o ^{99m}TcO$_4^-$, que não foi reduzido, e a espécie coloidal (^{99m}TcO$_2$), que é o ^{99m}Tc –reduzido e hidrolisado.

O princípio geral do método está relacionado com a afinidade que um determinado composto tem com a fase estacionária (papel, SG, Al$_2$O$_3$ ou FR-C18) e com a fase móvel (solvente ou mistura de solventes). Quanto maior a afinidade do composto com a fase estacionária, menor será a distância de migração dele quando o solvente percorre a fase estacionária, por outro lado, se a afinidade com o solvente for maior que a afinidade pela fase estacionária, o produto poderá migrar até a distância final percorrida pela fase móvel.

O procedimento consiste em aplicar uma gota da solução do produto a ser analisado em uma tira da fase estacionária (a aproximadamente 1 cm da borda), devendo esta ser colocada em um tanque com a fase móvel indicada, tomando cuidado para que a altura da fase móvel não ultrapasse o local da aplicação da amostra. Após a fase móvel ter percorrido uma distância determinada, a fase estacionária deve ser retirada do tanque, secada e cortada em pedaços segundo especificações dos produtores de radiofármacos ou o estabelecido em compêndios oficiais.

Por exemplo, na cromatografia dos radiofármacos ^{99m}Tc-DTPA, ^{99m}Tc-MDP, ^{99m}Tc-pirofosfato e ^{99m}Tc-glucoeptonato, utilizando papel cromatográfico ou cromatografia instantânea de camada delgada – sílica gel (ITLC-SG) como fase estacionária, os compostos ficarão retidos no local da aplicação da amostra (origem) quando se utiliza acetona como fase móvel, mas migram para o fronte quando a fase é trocada para solução aquosa de NaCl 0,9%. Por sua vez, o $^{99m}TcO_4^-$ migra para o fronte em qualquer uma das fases móveis, enquanto o $^{99m}TcO_2$ fica retido na origem, também nas duas situações.

Uma vez que, nos exemplos citados, em nenhum momento o radiofármaco pode ser isolado de uma das impurezas, a determinação da pureza radioquímica fica baseada no quanto de impureza foi encontrado.

O cálculo da pureza do radiofármaco é dado pela equação:

$$\text{Pureza do radiofármaco} = 100\% - {}^{99m}TcO_4^- \% - {}^{99m}TcO_2\%$$

Para o controle de radiofármacos que geram macromoléculas como o ^{99m}Tc-MAA, ^{99m}Tc-enxofre coloidal, ^{99m}Tc-estanho coloidal, ^{99m}Tc-fitato, é utilizada somente uma fase móvel, que tanto pode ser solução salina a 0,9%, acetona ou solução aquosa de metanol a 85%, uma vez que a macromolécula permanece na origem, nas condições normais de análise, e o que se vai determinar é a concentração do $^{99m}TcO_4^-$. Nesses casos, deve-se sempre ter em mente que a solução salina a 0,9% tem a vantagem de não ser tóxica, enquanto a acetona ou o metanol a 85% são tóxicos, devendo ser utilizados principalmente quando houver melhora na resolução ou diminuição significativa do tempo de análise.

Para outros radiofármacos marcados com ^{99m}Tc, os sistemas cromatográficos utilizam materiais distintos, mas o princípio da técnica é o mesmo. Cabe ao usuário escolher pelo controle validado e disponível para cada produto.

Os sistemas para cromatografia líquida de alta eficiência (CLAE) não serão descritos, pois estão fora do objetivo desta obra.

Leitura Sugerida

Produção de radionuclídeos em reatores e cíclotrons

- International Atomic Energy Agency. Ciclotron produced radionuclides: physical characteristics and production methods. Vienna: IAEA; 2009. (Technical reports series; n. 468).

Sistemas geradores de isótopos

- International Atomic Energy Agency. Production of long lived parent radionuclides for generators: 68Ge, 82Sr, 90SR and188W. Vienna: IAEA; 2010. (IAEA radioisotopes and radiopharmaceuticals series; n. 2)

Complexos de tecnécio

- Jurisson S, Berning D, Jia W, Ma D. Coordination compounds in nuclear medicine. Chem Rev. 1993;93:1137-56.

Complexos de outros radiometais

- Wadas TJ, Wong EH, Weisman GR, Anderson CJ. Coordinating radiometals of copper, gallium, indium, yttrium, and zirconium for PET and SPECT imaging of disease. Chem Rev. 2010;110:2858-902.

Terapia com radionuclídeos

- Kassis AI. Therapeutic radionuclides: biophysical and radiobiologic principles. Semin Nucl Med. 2008;38(5):358-66.

Compostos de flúor

- Phelps ME. Molecular imaging with positron emission tomography. Annu Rev Nucl Part Sci. 2002;52:303-38.

Compostos de carbono

- Scott PJ. Methods for the incorporation of carbon-11 to generate radiopharmaceuticals for PET imaging. Angew Chem Int Ed Engl. 2009;48(33):6001-4.
- Elsinga PH, Dierckx RA. Small molecule PET-radiopharmaceuticals. Curr Pharm Des. 2014;20(14):2268-74.

Radiobiologia – Bases Celulares e Moleculares dos Efeitos da Radiação

6

CAMILA MARIA LONGO MACHADO

Conteúdo

Introdução
Mecanismos Celulares após Danos de Radiação Ionizante no Núcleo
A Radiação Ionizante e as Fases do Ciclo Celular
Efeitos Indiretos da Radiação Ionizante: o Estresse Oxidativo e a Geração de Espécies Reativas de Oxigênio

As Vias Efetoras de Morte após a Radiação: Catástrofe Mitótica, Senescência Apoptose, Necrose/Necroptose e Autofagia
O Efeito Bystander e Sua Implicância Clínica
Radiossensibilizadores e Radioprotetores
Resposta Adaptativa

Introdução

Após a descoberta dos raios X por Wilhelm Röntgen e a publicação científica de seu trabalho em dezembro de 1895, ocorreu em sequência a expansão em cadeia do potencial médico de sua descoberta. Röntgen foi convidado a diversas palestras para divulgar suas pesquisas. Assim, com o conhecimento expandido, médicos, dentistas e veterinários realizavam diversas exposições ao raios X. Em abril daquele mesmo ano, nasceu a primeira observação relacionada aos efeitos da radiação ionizante. Iniciava-se naquele momento o rascunho da radiobiologia.

Em meados de abril de 1896, o médico Wilhelm Marcus reportou mudanças dermatológicas em um paciente de 17 anos após o tratamento com raios X. A partir desse primeiro comunicado, outros médicos começaram a reportar e descreviam a hipertricose, eczema e micoses após tratamento com raios X. O primeiro estudo foi então realizado por Leopold Freund, em 1896, sobre o uso terapêutico em um nevo displásico um ano após a descoberta. No mesmo ano, Ivan R. Tarkhanov expôs sapos e insetos aos raios X e chegou à conclusão de que havia um efeito sobre organismos vivos. Ao mesmo tempo, Pierre e Marie Curie descobriram o polônio e o rádio, proposto posteriormente para tratamento do câncer. Muito tempo depois, em 1927, Hermann Joseph Muller publicou sua pesquisa sobre a indução de mutações no gene e mudanças nos cromossomos após exposição ao raios X, que posteriormente foram identificadas como quebras e rearranjos em cromossomos. Esse trabalho rendeu-lhe o Prêmio Nobel e selou a interpolação entre a biologia e a física no estudo dos efeitos da radiação sobre organismos, tecidos vivos e sistemas biológicos. A radiobiologia foi amplamente definida como o conjunto de ciências que visam estudar os efeitos da luz ultravioleta e radiações ionizantes em organismos ou tecidos vivos, bem como em sistemas biológicos.

No presente capítulo temos como objetivo abordar os aspectos de radiobiologia associada à radiação ionizante em células humanas no contexto de homeostasia ou neoplasias com enfoque em abordagens de tratamento. Com relação ao conteúdo associado à radiobiologia aqui abordado, consideraremos principalmente o conhecimento associado às fontes conhecidas de radiação, isto é, intencionalmente utilizadas com algum propósito radiobiológico. Em adição, aplicaremos o conceito de sistemas biológicos como as inter-relações entre as células em órgãos ou sistemas do organismo. Em sistemas fisiológicos, as interações entre as células normais em um tecido adjacente, o estroma (membrana basal, fibroblastos, matriz extracelular, células do sistema imune, nervoso, vascular e células recrutadas da medula óssea); em neoplasias as inter-relações entre o estroma e o parênquima tumoral (células neoplásicas).

Os aspectos observacionais considerados para apresentação do conteúdo estão relacionados aos efeitos da radiação ionizante em células e tecidos, e estes são diretamente proporcionais: (i) ao local da irradiação como focal (uma célula ou um tipo celular) ou difusa (em um tecido ou organismo), (ii) à dose intensa ou baixa e (iii) ao pouco ou muito tempo. Ainda devemos levar em conta o fato de a interação da radiação ionizante com as células e tecidos estar intrinsecamente relacionada ao ciclo celular e às moléculas intracelulares que sofrem exposição à radiação. Em doses baixas de exposição, as quebras tendem a ser na fita simples, ao passo que doses altas tendem a ocasionar as quebras de fitas duplas.

Como vetor resultante dos fatores enumerados anteriormente, podem ser esperados os efeitos diretos sobre toda a célula (no núcleo e citoplasma) (Figura 6.1) ou tipos celulares que vão disparar processos intracelulares resultantes da ação primária da radiação e que eventualmente afetarão as células vizinhas, em um efeito denominado *bystander*. Esse efeito é demonstrado experimentalmente em células não irradiadas e que têm a indução de fenótipos, expressão de genes, receptores e secreção/expressão de moléculas induzidos por células irradiadas. A transferência de características das células irradiadas para as células não irradiadas pode ser por vias: direta (i) por meio de contato físico entre células pela transferência de moléculas por canais entre as membranas celulares (do tipo *gap junctions*) (Figura 6.1B); ou indiretas (ii) pela indução de expressão de moléculas secretadas no meio extracelular (Figura 6.1C) ou (iii) por meio da ação sobre as moléculas da matriz extracelular (Figura 6.1D) ou exposição de conteúdo intracelular ao meio externo, que ativarão vias de sinalização imunológicas e sistêmicas.

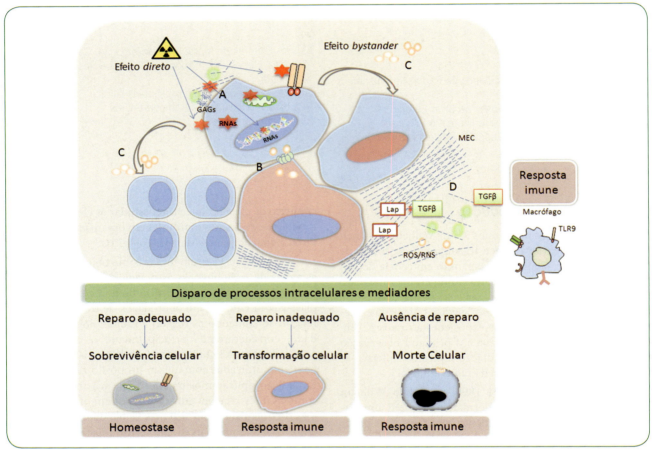

FIGURA 6.1. Diagrama hipotético sobre efeitos radiobiológicos resultantes da radiação focal/tecidual em células, tecidos e sistemas biológicos. (**A**) A radiação ionizante em células pode ter como consequência danos diretos ou da ação de espécies reativas em DNA, RNA, proteína e água. As moléculas podem estar na matriz extracelular (MEC), na membrana como os gligosaminoglicanos (GAGs), no citosol, no núcleo ou compartimentalizadas em organelas. As modificações intracelulares podem refletir na expressão de genes, produção de proteínas e mediadores, que podem ser transferidos entre células e a distância, em um efeito denominado *bystander*. (**B**) A comunicação entre as membranas celulares se dá por canais formados pelo agrupamento de proteínas, as conexinas, que permitem a transferência de sais inorgânicos, açúcares, aminoácidos, nucleotídeos, vitaminas e mediadores celulares (como AMP cíclico e inositol trifosfato) de até 20 kDa de tamanho. (**C**) A transferência de moléculas também pode ocorrer a distância, das células irradiadas para as não irradiadas, com consequentemente indução de fenótipos de células irradiadas em células não irradiadas. Esse efeito pode ser causado pela secreção de citocinas, quimiocinas, mediadores celulares ou pela (**D**) degradação das proteínas de matriz e consequente liberação dessas moléculas lá armadilhadas. Em adição, a radiação pode ativar fatores que estão inativados na MEC. O TGFβ é geralmente inativado por um peptídeo associado a latência, ou LAP (*latency-associated peptide*), que, por ação da radiação direta na molécula, o libera de TGFβ. A radiação nas moléculas que estão no meio externo à célula induz a formação de espécies reativas de oxigênio (ROS) e nitrogênio (RNS), que também favorece a liberação de TGFβ. O intercruzamento de comunicações diretas e indiretas nesses sistemas biológicos pode ocasionar o reparo adequado das células e a recuperação da homeostase. Entretanto, caso ocorra o reparo inadequado das células, na presença de mutações celulares que impossibilitem o reparo e a ausência do reparo propriamente dito, ocorrem a ativação do estroma e o desencadeamento de resposta imune inata ou adaptativa.

A ação da radiação ionizante pode resultar em efeitos diretos dos elétrons colidindo com o DNA, mas também pode ser resultante das ionizações posteriores das moléculas que colidem de maneira agrupada com as moléculas no interior das células. Esse efeito advindo do agrupamento (*cluster*) é a característica única da radiação ionizante sobre o DNA em contraste com as radiações ultravioleta ou danos induzidos por drogas. O dano causado pelo efeito de agrupamento é potencialmente mais difícil de reparar ou replicar; sendo assim, esse efeito tende a ocasionar a interferência na replicação da célula e, de maneira geral, a induzir a morte de células normais. As partículas α produzem lesões mais complexas e irreparáveis que as produzidas pelas radiações esparsas como as advindas de raios X, raios γ ou elétrons.

Em geral, os sistemas associados à correção de danos ao DNA diretamente são bem robustos e funcionam de forma eficiente para impedir que o "erro" seja propagado; na impossibilidade de correção, dispara-se na célula o processo de morte celular. Ainda não há massa de conhecimento suficiente para interpretar os efeitos de danos, por exemplo, no DNA mitocondrial das células. Embora já tenha sido demonstrado que a célula de alguma maneira também controla ou tem sensores para o estresse em DNA mitocondrial, e após a ativação desses mecanismos, induz-se a resposta imune inata.

É importante levar em consideração para a análise do efeito da radiação que as vias de sinalização intracelulares ativadas funcionam de maneira concomitante e às vezes de forma redundante e que, após estímulo oriundo de radiação ionizante, surgem as vias: (i) de dentro para fora da célula – quando o dano é direto ao DNA, RNA, proteínas intracelulares; e (ii) de fora para dentro – quando ocorre a transferência do sinal de dano pela produção/secreção de mediadores ao meio externo, clivagem/oxidação e consequente ativação de proteínas presentes na matriz extracelular e mediante a exposição de conteúdo celular (como ilhas de CpG presentes na fita do DNA), que desencadeiam efeitos de resposta sistêmica.

Para completo entendimento associado à resposta sistêmica, é necessária uma leitura refinada dos achados em sistemas biológicos (célula-tecido-organismo) e cada vez mais se torna necessário um esforço multidisciplinar para sua completa compreensão. Muitos conceitos especializados sobre sinalização em biologia celular e sistema imune, conhecimentos acerca de genômica e proteômica e, sobretudo, fisiologia são necessários para que o médico tenha plena noção do que ocorre durante o acompanhamento de seus pacientes. Têm-se discutido recentemente a personalização do tratamento e o estudo de radiogenômica, no qual as individualidades gênicas de cada paciente serão levadas em conta para a determinação de efetividade e toxicidade a radioterapia e terapia com radioisótopos. Não será abordado neste capítulo, mas sabe-se que as variações genéticas entre pacientes como polimorfismos de nucleotídeo único (do inglês *single nucleotide polymorphisms* – SNPs) podem conferir radiossensibilidade a terapia com radiação.

Mecanismos Celulares após Danos de Radiação Ionizante no Núcleo

Os efeitos da radiação no núcleo de células resultarão da interação física direta ou indireta com virtualmente todas as moléculas ali presentes, isto é, DNA, moléculas de água, proteínas e RNA nascentes. O tipo de mecanismo de reparo ativado varia de acordo com a lesão, bem como com a fase do ciclo celular.

A radiação ionizante incidindo diretamente nas ligações fosfato-açúcar presentes no DNA pode ter como consequência a quebra nas fitas (simples ou dupla), a perda nas bases nitrogenadas (A, T, C e G) e a oxidação das bases nitrogenadas por interação com grupamentos OH. Essas alterações deslocam grupamentos de proteínas que vão ativar nas células processos que podem impedir a propagação do dano ou desencadearão a morte celular, dependendo do momento e *status* genético da célula. Por exemplo, células-tronco teciduais têm maior resistência à indução de morte celular após radiação, por atenuar a expressão de algumas moléculas como a p53, muito importante para desencadear a morte por apoptose, como veremos ao longo deste capítulo.

Os mecanismos de reparo têm como função final restaurar a integridade estrutural do DNA, isto é, a correção de lesões no DNA para prevenir a transmissão incorreta ou perda de informação genética que será passada adiante durante a replicação do DNA. Para apagar e reparar os danos da radiação ionizante direta sobre: (i) as bases no DNA desencadeia o reparo por excisão de base (do inglês, *base excision repair* – BER), em (ii) quebras de fitas simples (muito similar ao BER; do inglês, *single strand breaks repair* – SSBR), quebras em (iii) fitas duplas por recombinação homóloga (do inglês, *homologous repair* – HR) e reparo por junções finais não homólogas (do inglês, *non-homologous end joining* – NHEJ).

Os processos que levam a alterações em fita simples ou dupla de DNA sinalizam para proteínas que se associarão ao ponto onde ocorreu a lesão, para formar um complexo proteína-DNA (Figura 6.2A, B e C) que permitirá a correção da lesão. Para que o reparo ocorra, há necessidade de fosforilação de moléculas, que é realizada por enzimas que catalisam a adição de grupos fosfato às moléculas: as quinases. Em adição, a ativação do mecanismo de reparo de DNA é um processo extremamente coordenado com os pontos de checagem (*checkpoints*) do ciclo celular, os quais têm função primordial na resposta ao dano de DNA (*damage DNA response* – DDR). Essa resposta ao dano após a radiação ionizante pode ser dividida em duas partes: os complexos proteicos sensores de dano ao DNA e os mecanismos de correção ao dano.

Há proteínas que "vigiam" o genoma para detectar a presença de dano de DNA e, a partir da ativação desses sensores, os efeitos esperados nas células normais são: (i) a parada temporária ou permanente do ciclo celular, o que paralisa o progresso nas fases do ciclo (*checkpoints* de dano), (ii) a ativação das vias de reparo de DNA onde as quebras nas fitas são fisicamente separadas e, na ausência ou impossibilidade de reparo de dano, (iii) a indução de morte celular.

Após a exposição das células a raios X (por exemplo, 2 Gy), ocorre a indução de dano na fita dupla; rapidamente um complexo proteico associa-se à região. Esse complexo, denominado MRN (MRE11-RAD50-NBS1), recruta e liga ao DNA a quinase ATM (assim denominada por uma síndrome, a ataxia telangiectasia, mutada), cuja função é a fosforilação da histona H2AX (e assim denominada, γ-H2AX) ao redor dos sítios onde ocorreram as quebras da fita dupla e ao longo de megapares de bases nos sentidos a jusante e a montante no DNA. Esse evento ocorre em cadeia e permite o acesso e o acoplamento em série de proteínas que culminarão com o completo reparo da fita de DNA na maioria das vezes. A ATM está constitutivamente expressa nas células, isto é, não depende de ativação de sinalização para sua transcrição, e assim está prontamente disponível para a ação imediata (Figura 6.2A).

Outro complexo com função redundante ao ATM-MRN que pode também ser ativado como mecanismo de reparo físico pode ocorrer; são os sensores de dano denominados DNA-PKcs-Ku (Figura 6.2B). As DNA-PKcs encontram a região do dano e ligam-se a ela por meio de um complexo denominado Ku70-Ku80, que se liga diretamente às quebras em fitas duplas e, assim, recruta as PKcs (proteínas quinases dependentes de DNA), cuja função é a fosforilação da histona H2AX, em γ-H2AX. Após o dano, um grupo de proteínas quinases dependentes de DNA catalisa a fosforilação da histona H2AX. Esse mecanismo também tem função importante no mecanismo de NHEJ, como veremos adiante.

Outro complexo de fundamental importância no reparo de dano de DNA e que tem como consequência a γ-H2AX é o ATR-ATRIP (Figura 6.2C). Embora o complexo ATR-ATRIP esteja muito mais ligado às quebras de DNA durante a replicação normal do DNA, ele pode ser ativado diante da exposição a radiação ionizante pela ativação de ATM, resultando na fosforilação da histona H2AX em γ-H2AX. Entretanto, os sítios de fosforilação de ATR (ATM-Rad3-relacionada) são distintos aos de ATM, e esse complexo funciona como uma ativação posterior à ativação de ATM-MRN. A ATM é uma das principais proteínas ligadas à resposta às quebras em fita dupla, ao passo que a ATR é ativada em danos que ocorrem na fase S, como danos em fita simples do DNA. As quebras em fita dupla requerem tanto ATM quanto a atividade de quinases dependentes de ciclinas (CDKs), que são expressas em fases do ciclo específicas. Com a finalidade de realizar o reparo de fitas duplas de DNA de maneira eficiente, a fosforilação de histona H2AX de maneira dependente de ATM é um evento inicial muito importante.

A partir da fosforilação em cadeia de H2AX enunciada anteriormente (Figura 6.2D), outras proteínas também serão fosforiladas, ativando as vias de sinalização de DDR. Assim, tem-se a sequência do processo de sinalização intracelular que determinará o destino da célula, a fase efetora (Figura 6.2E). A fase efetora pode desencadear a ativação das vias de controle do ciclo celular (isto é, realizar a parada no ciclo e início de *checkpoint*), a morte celular por apoptose e a ativação de HR, NHEJ e outros SSBR.

A Radiação Ionizante e as Fases do Ciclo Celular

A irradiação de células na fase G1 do ciclo celular tem como consequência a ativação de ATM, seguida de eventos de fosforilação. Um alvo da fosforilação é a proteína p53 e MDM2. A MDM2 é constitutivamente produzida e, por ligar-se a p53, forma o complexo MDM2-p53, que sinaliza a ubiquitinas para a realização da ubiquitinação (adição de ubiquitinas) a p53, portanto levando à destruição do complexo no proteossomo da célula. Quando ambas são fosforiladas, ocorre a desestabilização de ambas e a disponibilização da p53 para uma de suas funções – a função clássica de supressora de tumores –, visto que a p53 age como fator de transcrição de genes pró-apoptóticos como o Bax e o PUMA (Figura 6.3A). Por outro lado, a p53 também pode induzir a expressão de genes reguladores do *checkpoint* de ciclo celular. Em células normais, a função de p53 selvagem é muito eficiente no processo de "controle de qualidade" das células, impedindo de maneira robusta o aparecimento de células transformadas. A demonstração da importância da p53 nesse controle está atrelada à percepção de que as mutações de p53 estão presentes em 50% de todos os tipos de cânceres humanos. O p53 pode também ativar a p21, que inibe a ação de complexos de ciclinas e CDKs, e assim determinar a parada no ciclo (Figura 6.3B). Esses eventos de parada ou progressão no ciclo são controlados por grupos de proteínas: as ciclinas e CDKs (Figura 6.4). As ciclinas são expressas em ciclos durante as fases do ciclo celular, e suas combinações com quinases e quinases dependentes de ciclina (CDKs) vão determinar o substrato-alvo e o momento de ação dessas moléculas. De forma coordenada com a fase do ciclo, também é desencadeada a expressão de inibidores de CDKs, e assim ocorre o ajuste para determinar a parada ou o avanço das células no ciclo. Esse processo de parada ou retardo do ciclo é particularmente importante para prevenir que os erros ou quebras sejam contornados.

A transição da fase do ciclo G1 a S é controlada pela ativação das ciclinas e CDKs (como a ciclinaD-CDK4 e a ciclinaE-CDK2), que fosforilam a proteína Rb (retinoblastoma). Assim como a p53, outra família importante de fatores de transcrição que determinam o destino das células é a E2F, um fator de transcrição que age na ativação de transcrição de genes relacionados à fase S do ciclo celular. O E2F está complexado a Rb, que, não fosforilada, permanece ligada a E2F. Com a fosforilação de Rb, ocorre a liberação de E2F, inibição de ciclinas/CDKs da fase anterior do ciclo e ativação de ciclinas-CDKs e genes relacionados com a progressão para a fase S. Diante das ativações desses genes, as consequências finais possíveis são a divisão celular (progresso no ciclo) ou a morte celular. O evento de divisão celular depende da replicação de DNA, da duplicação do centrômero e da ativação de CDKs. Caso não seja ativada a duplicação do centrômero, os fragmentos de cromossomos não farão interação com as fibras do fuso durante a metáfase, resultando na formação de estruturas conhecidas como micronúcleos e que terão papel importante na via efetora, como veremos adiante. O complexo Rb-E2F é outro fator central na regulação do destino das células, pois a ligação dele aos genes-alvo de E2F é capaz de inibir a atividade transcricional, o recrutamento de modeladores de cromatina como as histonas acetilases, cuja função é o controle epigenético.

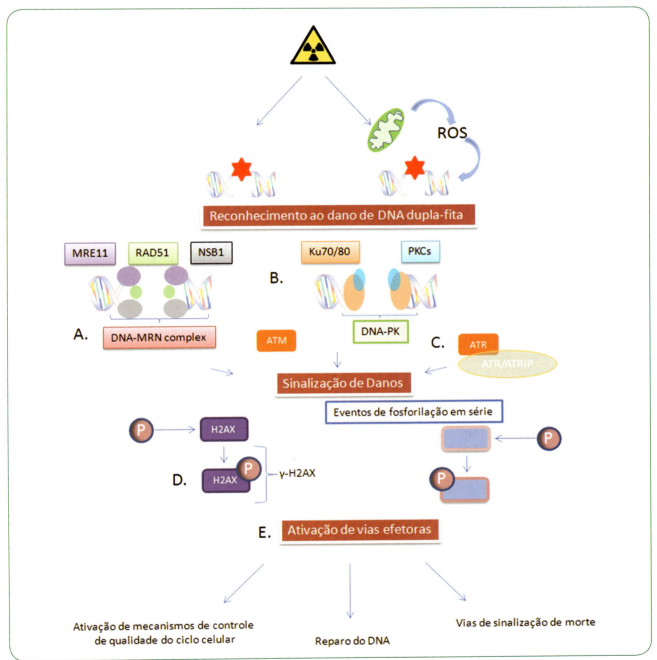

FIGURA 6.2. O efeito direto da radiação ionizante no núcleo induz danos no DNA fita simples ou dupla, mas esses danos podem originar-se da ação do estresse oxidativo no DNA. Em resposta ao dano no DNA, ocorre o acoplamento de grupos de proteínas na forma de complexo, o (**A**) DNA-MRN, (**B**) DNA-PKcs e (**C**) ATR-ATRIP para ativação da sinalização de dano. Com o acoplamento dos complexos, ocorrem a fosforilação em cadeia de moléculas e a combinação com a ação de quinases catalisadores para a adição de fosfato às moléculas. Como consequência da fosforilação em cadeia, a histona H2AX (**D**) também sofre a fosforilação para auxiliar na sinalização para acoplamento das proteínas e descompactação e exposição da região de dano no DNA. (**E**) Em sequência ao processo de sinalização de dano, de acordo com as vias efetoras ativadas, o destino da célula será determinado.

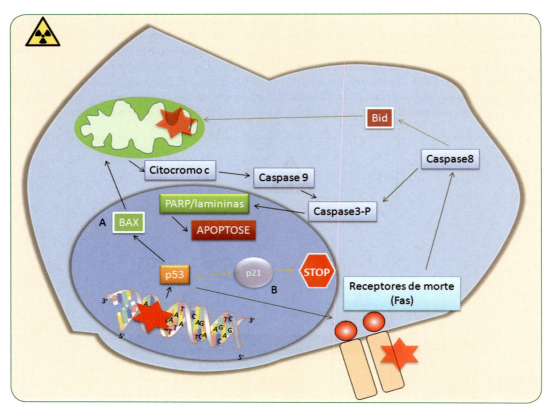

FIGURA 6.3. Os efeitos desencadeados em células estão relacionados com o momento da fase do ciclo celular no qual a célula foi irradiada. Em quantidades de horas, as células passam mais tempo em G1-S. A irradiação de células em G1 ativa ATM e eventos de fosforilação em série, como a que ocorre no complexo MDM2-p53, liberando a p53 para desempenho algumas funções. (**A**) A p53 age como fator de transcrição de genes que induzem as células a apoptose, o Bax, que vai agir na membrana de mitocôndrias para liberação de citocromo c e ativação por fosforilação de caspases 9-3, poli-ADP-ribose polimerase (PARP), desestruturação do citoesqueleto de lamininas, redução do tamanho do núcleo das células e morte por apoptose. (**B**) De acordo com o perfil gênico das células, a indução de p21 durante a transição de G-S inibe as ciclinas e CDKs e como consequência ocorre a parada no ciclo para checagem do reparo no dano. (**C**) A ativação direta dos receptores de morte na superfície das células podem também culminar com a ativação das cascatas de caspases e apoptose.

Ainda como efeito remanescente do dano desencadeado pela radiação, a ativação de ATM ou ATR fosforila duas proteínas, Chk1 e 2, que, como consequência, fosforilam outras duas proteínas (CDC25A e CDC25CC), que assim serão degradadas permitindo a ativação de CDK2 (Figura 6.5). Essa proteína é um divisor de águas, sendo sua ativação essencial para a progressão de S ao início de G2. Essa proteína se associa e é regulada por outras duas ciclinas (a ciclina E e A), assim, sem esses eventos em série, não ocorre a progressão para a fase de reparo físico das fitas de DNA.

Um mecanismo ativado em caso de radiação das células já em fase G2 com altas taxas de radiação tende a disparar um processo de retardo na progressão do ciclo que pode demorar horas. Esse *checkpoint* celular é dependente do eixo acionado na via ATR, que fosforila as Chk1 e as proteínas CDC, sendo principalmente ativado quando a célula já passou por um processo de reparo do DNA.

As quebras em fita dupla ocorridas em fase S e G2 são rapidamente reparadas por recombinação homóloga (HR) usando a cromátide irmã íntegra, e o DNA não danificado é utilizado como molde (Figura 6.5). A ressecção da fita é dependente da ação do complexo MRN, sendo a fita a ser reparada imediatamente cortada por outra proteína (proteína A). Essa proteína é substituída então pela RAD51, e assim a maquinaria de replicação das células pode funcionar. Brevemente as helicases agem em conjunto com a RAD e abrem as fitas duplas para expor as fitas simples à ação de DNA polimerases que adicionarão bases já existentes e sintetizarão um novo DNA a partir do existente. Esse processo é à prova de erros, pois as DNA polimerases têm como característica sua atividade de leitura de prova do nucleotídeo adicionado. Caso haja falhas na adição de bases durante a replicação, a DNA polimerase possui atividade de exonuclease, que repara o erro por meio da excisão da base adicionada de forma equivocada ou até mesmo por meio da excisão do nucleotídeo, antes mesmo de a síntese terminar.

A formação de ligações covalentes entre cadeias de DNA é reparada geralmente por excisão de nucleotídeos (do inglês, *nuclear excision repair* – NER). Defeitos na

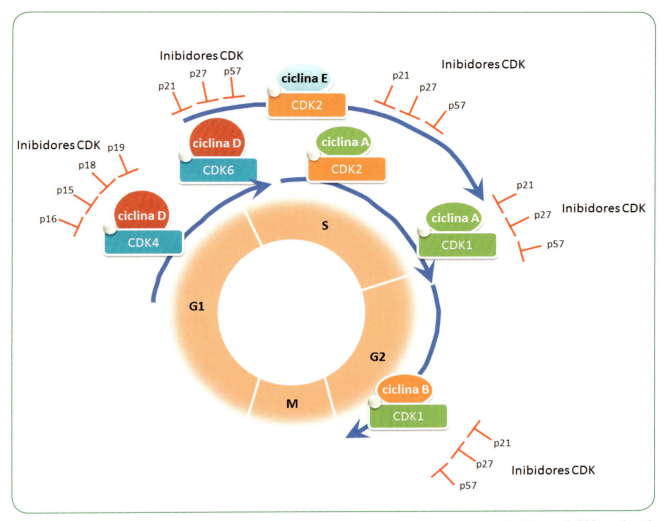

FIGURA 6.4. O ciclo celular é um processo extremamente coordenado pela expressão de genes de ciclinas e inibidores de quinases dependentes de ciclinas que aparecerão no período adequado para determinar o progresso no ciclo da célula ou a parada para checagem (*checkpoint*). Em conjunto, as ciclinas e as quinases dependentes de ciclinas complexam para formar um complexo CDK-ciclina adequado para cada fase do ciclo, como demonstrado no diagrama.

função de NER, removendo as bases oxidadas, podem levar a doenças neurodegenerativas como Alzheimer e predispor ao desenvolvimento de deficiências neurológicas como as apresentadas nos pacientes com XP e síndrome de Cockayne (CS).

Como o próprio nome já indica a função, o processo de NHEJ junta duas terminações de fita dupla de DNA sem a necessidade de elas serem sequências de DNA homólogas. O processo de NHEJ é muito comum ao desenvolvimento e maturação fisiológica de linfócitos B do sistema imune durante o processo de rearranjo genético dos genes associados à expressão dos receptores dessas células. As quebras ocorrem nos cromossomos geralmente durante os processos de mitose celular e a ativação de enzimas para religamento das frações quebradas.

Após a ação da radiação ionizante nas fitas de DNA e sensoriamento do dano, ocorre a ligação dos complexos Ku70-Ku80 a terminação para proteção da cadeia contra a ação de exonucleases presentes no núcleo (Figura 6.5). A ligação desse complexo recruta, então, as subunidades de proteínas quinases dependentes de DNA (DNA-PKcs ou PRKDC). Esse processo desencadeia eventos de fosforilação em série de proteínas do *checkpoint* por autofosforilação ou por ação de ATM. A proteína Artemis tem atividade endonuclease e sua função é limpar ou processar as terminações de DNA para ação das ligases, que permitirão o religamento das terminações (Figura 6.5). As DNA polimerases ajudam a reparar e as ligases ajudam a restaurar a continuidade da cadeia de DNA.

Em caso de defeitos no processo de reparo durante a fase G1, as lesões no DNA bruto podem bloquear as polimerases de DNA. Como consequência desse bloqueio, a replicação pode prosseguir usando um sistema especializado de síntese que está propenso ao erro, pelas DNA polimerases translesões (*translesion synthesis polimerases*, ou TLS).

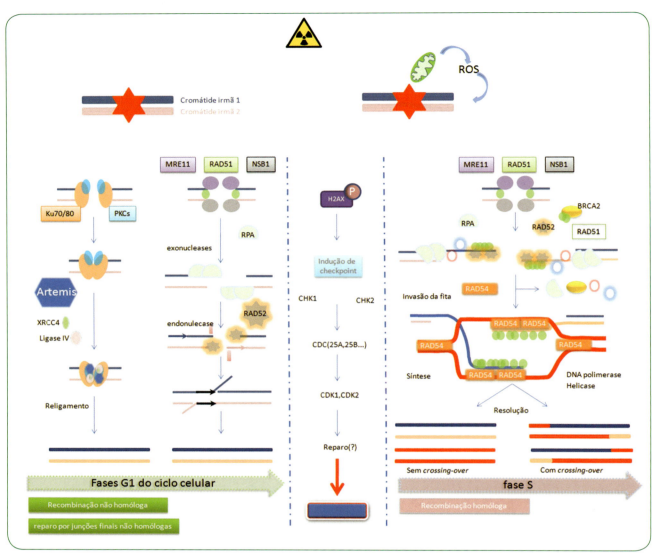

FIGURA 6.5. Os mecanismos de reparo ao dano de DNA são iniciados a partir do agrupamento de complexos na região de dano no DNA e dependem da ação de enzimas relacionadas à replicação fisiológica das células para a correção do erro e reparo da integridade das fitas. (lado esquerdo) As quebras de fita dupla são preferencialmente reparadas durante a fase G1 por vias de reparo por junções finais não homólogas (NHEJ). O heterodímero de Ku70-Ku80 liga as terminações de DNA e recruta as subunidades de DNA-PKCs. Os fenômenos de fosforilação e autofosforilação de DNA-PK expõem as terminações à atividade da Artemis, uma nuclease que processa as terminações do DNA danificado. Em conseguinte, uma enzima restabelece as ligações entre nucleotídeos, a ligase IV, para efetuar o religamento das fitas e permitir que as células prossigam no ciclo celular. Esse processo é coordenado com a expressão de outras proteínas e mediadores (coluna do meio) e os momentos de sensoriamento dos danos e expressão de ciclinas, quinases dependentes de ciclinas e proteínas CDC. Na ausência ou impossibilidade do processo de reparo pode ser desencadeada uma via efetora de morte ou processo de parada da célula no ciclo (lado direito). As quebras em fitas simples ou duplas após a ativação de ATM sinalizam para o recrutamento do complexo MRN-DNA (MRE11-RAD50-NBS1). Durante o reparo por recombinação homóloga (HR), a estrutura secundária do DNA é alterada pela ligação da proteína de replicação A (RPA), que interage com a RAD52 e é deslocada por BRCA2. Por meio dos complexos repetidos de BRC, BRCA2 traz ao longo do filamento a proteína RAD51, que adquire alta afinidade pela fita simples do DNA na presença de RAD52. Alguns complexos de RAD51 formam regiões focais nas quebras de fita dupla em processo prévio a RAD51 e estão envolvidos em ajudar a recrutar mais moléculas de RAD51. A invasão da fita e o pareamento homólogo do filamento RAD51-DNA são auxiliados pelo desdobramento das regiões homólogas por ação de helicases (RAD54) e outras proteínas. A região onde o ocorre o dano é recuperada por síntese do DNA, baseando-se no DNA intacto como doador (sem *crossing-over*) ou na troca de DNA (com *crossing over*), e finalmente a resolução é efetuada por resolvases e conseguinte formação de junções do tipo Holiday, comum ao processo de replicação fisiológico.

Efeitos Indiretos da Radiação Ionizante: o Estresse Oxidativo e a Geração de Espécies Reativas de Oxigênio

Milissegundos após a exposição de células à radiação ionizante já é possível detectar a formação de radicais hidroxilas, superóxidos e radicais orgânicos e, em consequência, a formação de espécies reativas do oxigênio (ROS). As espécies reativas podem atacar diretamente moléculas dentro e fora das células como os lipídeos fazendo a peroxidação lipídica, as proteínas e as bases nitrogenadas do DNA. Essas moléculas podem ativar diretamente a síntese de mediadores de morte ou alterar a conformação de moléculas como no caso ao dano no DNA.

Os danos oxidativos relacionados às bases danificadas são primariamente reparados pelo BER. A ausência de reparo a bases oxidadas, como a oxo-deoxy-guanina (8-Oxo-dG), pode levar ao pareamento errôneo com adenina (como no pareamento da citosina com a adenina), o que causaria um fenômeno conhecido como mutação transversa. O DNA seria então transcrito a RNA contendo a informação trocada, o que, por ventura, seria então traduzido em proteínas mutantes e com potenciais alterações nas funções da célula.

Muito pouco é descrito a respeito dos mecanismos de reparo aos efeitos de danos oxidativos a RNA no núcleo após radiação ionizante. Já é documentada a presença de 8-oxo-dG incorporada em RNA e pouca atenção tem sido dada pela comunidade científica devido à natureza transiente do RNA. Embora muito já se tenha estudado a respeito da ativação de reparo do DNA contendo bases oxidadas, pouco ainda se sabe acerca da existência de reparo em RNA e postula-se que talvez esse RNA seja degradado por enzimas como as endonucleases. É crescente o número de evidências apontando para a presença de RNA oxidado em doenças neurodegenerativas como Alzheimer, Parkinson e demência.

Embora não se saiba muito acerca dos mecanismos de reparo ou alterações globais em RNA após radiação ionizante direta, alguns estudos apresentam forte influência dos micro-RNAs (ou mirRNA) na regulação da expressão do estresse oxidativo, independentemente da fonte. Os mirRNA são fisiologicamente um grupo de RNA não codificantes que regulam a expressão gênica pós-transcricionalmente. A exposição de 1 e 10 Gy de irradiação-γ sobre células de tireoide humana alterou a expressão de 30 diferentes miRNAs relacionados a diversas vias intracelulares com a recuperação celular e patologias. Experimentalmente, demonstrou-se que, em fibroblastos normais, 1 hora após o estresse oxidativo por peróxido de hidrogênio ou radiação ionizante (10 Gy), ocorrem alterações na expressão de um grupo idêntico de mirRNAs, isto é, ambos os estímulos desencadeiam uma assinatura molecular muito similar. A consequência clínica desse ensaio é a interpolação do conhecimento a respeito das drogas relacionadas a ROS, com potencial sensibilizador à morte após

radiação e potencial aplicação à ação adjuvante em radioterapias ou terapias com radioisótopo. Como consequência importante também, vale a pena levantar a hipótese de que agentes antioxidantes utilizados em neoplasias podem desfavorecer a ação de radioterápicos.

O potencial clínico da utilização de radiossensibilizadores ou radioprotetores despertou o interesse na busca da caracterização dos efeitos do estresse oxidativo induzidos após radiação ionizante em compartimentos e organelas celulares. Sabe-se que, após os estímulos radioativos, muitos genes associados diretamente ao estresse oxidativo por peróxidos têm sua expressão aumentada. Em adição, já se demonstrou que as moléculas intracelulares sofrem a ação dos radiais livres e, assim, formam intermediários moleculares com potencial para desencadear a ativação ou inibição de vias de sinalização. Alguns trabalhos têm demonstrado que o efeito da radiação ionizante está diretamente ligado com o estresse metabólico na mitocôndria e com a ativação das vias intracelulares como as denominadas de MAP quinases (MAPK), que podem ter como via final o estímulo de sobrevivência de células com potencial neoplásico.

A oxidação de lipídeos celulares é um processo que se propaga em cadeia na célula, e os bioprodutos oxidados (lipídeos hidroperóxidos, epóxidos, endoperóxidos e lipídeos aldeídicos) difundem pelas membranas celulares e são extremamente tóxicos para as células. A liberação de lipídeos de membrana, como as ceramidas, após a radiação direta ou por reação a espécies reativas de oxigênio dentro das células, induz a via de apoptose por desestruturação da mitocôndria diretamente ou por cascata de caspases.

As Vias Efetoras de Morte após a Radiação: Catástrofe Mitótica, Senescência, Apoptose, Necrose/Necroptose e Autofagia

Durante décadas se acreditou que os processos intracelulares disparados após a irradiação ionizante de células estavam relacionados apenas às quebras e perdas de bases no DNA. Entretanto, com o grande avanço nas técnicas de irradiação de células, tornou-se possível a irradiação de áreas muito pequenas de 5-10 μm, isto é, o núcleo de uma célula, e assim se determinou que as células conseguem reparar os danos no DNA quase na totalidade. Em adição, demonstrou-se que os mecanismos fisiológicos das células são extremamente sensíveis a mudanças cromossomais grosseiras, como a presença de fragmentos sem o centrômero e a formação de micronúcleos, geralmente desencadeando a morte celular por catástrofe mitótica de forma independente de p53.

"Catástrofe mitótica" é um termo utilizado para determinar a morte celular resultante de um evento de mitose aberrante e tem-se associado a uma das principais formas de mortes associadas à radiação ionizante. Em termos funcionais, é um mecanismo que trabalha como um sensor da falha do processo mitótico e reconhece o reparo irreversível, induzindo a senescência ou morte (por apoptose ou necrose). Pode-se dizer que a morte por catástrofe mitótica é a maneira mais simples de a célula evitar a instabilidade genômica e o aparecimento de células transformadas para desenvolver neoplasias. Ainda, a catástrofe mitótica opera de maneira a diminuir a proliferação celular, com a morte ou indução de senescência. De particular interesse à radioterapia, a catástrofe mitótica pode ocorrer muito rapidamente após o estímulo de radiação ionizante e pode também ser disparada após anos de estímulo radioterápico por vias intracelulares não completamente elucidadas.

A senescência é consequência principalmente do encurtamento das regiões terminais dos cromossomos conhecidos como telômeros e menos correlacionada à radiação ionizante. Entretanto, as células apresentam encurtamento ou perda dos telômeros em consequência da radiação, assim ocorrendo a ativação do processo de senescência, que também pode estar ativo em células neoplásicas. Fibroblastos, quando expostos à radiação ionizante, vão à senescência, e não à apoptose, e em parte esse processo contribuirá de forma não completamente compreendida com a formação de fibrose tecidual. As células em senescência apresentam processo de parada no ciclo e, apesar de não dividirem mais, apresentam o metabolismo ainda ativo, com mudanças na forma celular, conteúdo do citoplasma mais granular e produção de β-galactosidase. O processo de desencadeamento de senescência é pouco compreendido, mas sabe-se que a parada no ciclo após danos no DNA está relacionada à expressão de p21, que leva a um evento secundário de parada mediado por CDKIp16 e proteína Rb.

A apoptose sempre é definida como a morte celular silenciosa e programada pela célula com diferenças morfológicas em relação às demais, pela diminuição do tamanho das células, modificações na membrana que desencadeiam a presença de bolhas, compactação da cromatina e fragmentação do DNA. É uma via de morte associada à radiação ionizante, caracterizada molecularmente pela ativação de p53 e de proteínas pró-apoptóticas (Bid, Bax/PUMA), liberação do citocromo c da mitocôndria, liberação de complexo SMAC e ativação de cascata de caspases e proteínas. Também pode ser desencadeada diretamente pela ação da radiação em lipídeos de membranas como descrito no tópico anterior, em receptores de morte da membrana que induzirá a ativação de cascata de caspases e apoptose das células.

Recentemente, tem-se demonstrado a geração de pequenos fragmentos das células, os corpúsculos/vesículas apoptóticas ou de necrose/necroptose, como processo fisiológico em neoplasias (Figura 6.6). Entretanto, esses fragmentos são liberados após utilização de quimioterápicos e radioterapias. Esses corpúsculos, vesículas, e exossomos são fragmentos com camada bilipídica e contêm em seu interior moléculas de DNA, RNA, proteínas e agentes metilantes. Esses fragmentos e também essas moléculas livres de células são liberados por células neoplásicas para participar do endereçamento a distância, uma vez que são detectados na corrente sanguínea. Em estímulos radioterápicos com a presença de morte celular, essa característica tem potencial aplicação clínica para a análise de correlação dessas moléculas no sangue como biomarcadores diagnósticos ou de seguimento. Já se sabe, por exemplo, que mutações em genes principais ao desenvolvimento de neoplasias ou metilações a distância são consequência dessas moléculas livres de células. Também é possível associar o fato de que esses corpúsculos/vesículas/exossomos e moléculas de DNA/RNA livres podem ser responsáveis por desencadear os efeitos *bystander*, resposta imune regulatória e resposta adaptativa, como discutiremos nos próximos tópicos.

O processo de necrose é caracterizado morfologicamente por inchamento visível das células e quebra da estrutura da membrana celular com típica formação de vacúolos no núcleo e desintegração das organelas. A necrose é um processo desencadeado por ação nos receptores de fator de necrose tecidual (TNF), com regulação negativa da cascata de caspases disparada nos processos de apoptose. Recentemente, descobriu-se uma forma de necrose controlada geneticamente, a necroptose, que é dependente da ativação de uma proteína quinase que interage com receptor (RIPK1 e 3) após estímulo do receptor de TNF. Esse tipo de morte pode ser desencadeado por estímulos comuns aos das mortes por necrose e apoptose, e a importância dele está associada ao engajamento de moléculas que ativam a resposta tecidual, portanto potencialmente relacionadas aos efeitos *bystander*, resposta imune celular e resposta adaptativa à radiação ionizante.

A autofagia é uma forma de morte programada na qual as células digerem a si mesmas com a formação de dobras na membrana plasmática, vacúolos no citoplasma contendo organelas e enzimas de clivagem em situações de estresse tecidual, principalmente na falta de nutrientes. No campo relacionado à radiação ionizante, essa forma de morte celular tem especial importância no aparecimento de células resistentes à morte após radioterapia/terapia com radioisótopos. E o completo entendimento das vias de sinalização que disparam esse processo de morte tem impacto clínico direto na falha terapêutica em algumas neoplasias. Esse processo é regulado, por exemplo, pela quinase-alvo da rapamicina ou mTOR, e uma de suas funções primordiais é funcionar como um sensor de nutrientes por meio da integração de vias de sinalização intracelulares e extracelulares relacionadas ao metabolismo energético, quantidade de oxigênio e sinalização de fatores de crescimento. Na presença de aminoácidos, o mTOR está ativado, promovendo processos anabólicos (biossíntese de proteínas, lipídeos e organelas) e inibindo a autofagia. Em situações de privação de nutrientes e estresse, ocorre a inibição de mTOR e o consequente aumento da expressão de genes relacionados a autofagia. Em sistemas biológicos, frequentemente o processo de autofagia é encontrado e está relacionada de forma mais frequente a sobrevivência

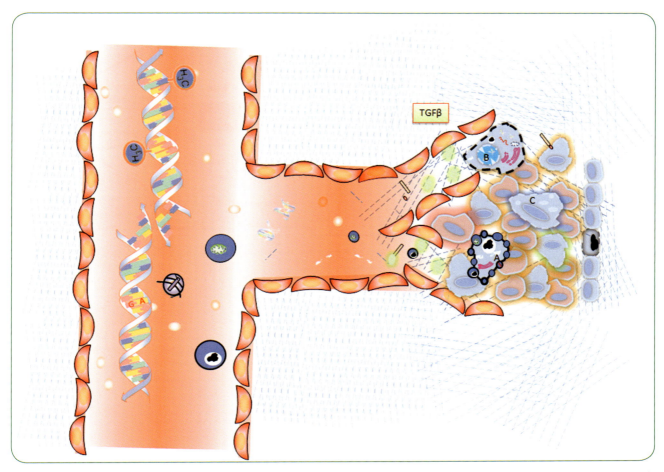

FIGURA 6.6. As células do tecido neoplásico estão em constante adaptação ao estresse do microambiente, com constante ativação de vias de morte e sobrevivência celular. Esse processo é dinâmico e reflete o conjunto de alterações do câncer, que são a sinalização sustentada para a proliferação, a evasão de supressores de tumores, a resistência aos estímulos de morte, a indução de processos de angiogênese e estímulos de hipóxia, os processos que levam à aquisição de um fenótipo de imortalidade. Entre as vias efetoras de morte em células do estroma e neoplásicas no tecido, encontramos (**A**) a apoptose, (**B**) a necrose/necroptose e (**C**) a senescência. Esses processos relacionados à morte celular expõem ao meio exterior as células (matriz extracelular e sangue), partículas apoptóticas, microvesículas, exossomos contendo receptores na membrana, proteínas e mediadores, RNA (miRNA e RNAm) e frações do DNA (que podem conter mutações e metilações de genes que levam a alterações pró-neoplásicas). Essas partículas com conteúdo podem participar do endereçamento de vias de sinais a distância.

celular do que a morte celular. O estímulo que induz o processo de autofagia tende a estar relacionado ao mecanismo de adaptação celular em células neoplásicas até mesmo com os processos de iniciação e promoção de células durante a transformação maligna.

De forma geral, é importante ressaltar que muito provavelmente as vias efetoras enunciadas anteriormente, de uma maneira didática em separado, acontecem simultaneamente e, dependendo da extensão do dano e geração de moléculas mediadoras, o efeito tecidual pode desencadear a regeneração tecidual ou favorecer o desenvolvimento de estímulo pró-neoplásico. Além disso, as vias de sinalização entre apoptose, necrose/necroptose e autofagia se intercruzam e autorregulam, aumentando ainda mais as evidências de que esses eventos não agem totalmente de forma independente (Figura 6.7).

O Efeito *Bystander* e Sua Implicância Clínica

As vias efetoras ativadas após radiação ionizante direta ou indireta, com ausência de reparo ao dano no DNA, são a apoptose, a autofagia, a catástrofe mitótica e a necrose/necroptose, como já vimos. Essas formas de indução de morte também vão resultar nos efeitos *bystander* em células adjacentes e potencialmente a distância.

Em laboratório é possível observar que camundongos com tumores induzidos por agentes químicos, ao serem transplantados com a medula óssea de animais com deficiência no mecanismo de desencadeamento de morte por apoptose, passam a também apresentar radiorresistência a morte por apoptose das células tumorais. Esse achado evidencia a transferência de radiorresistência das células do estroma a células do microambiente tumoral. Esses efei-

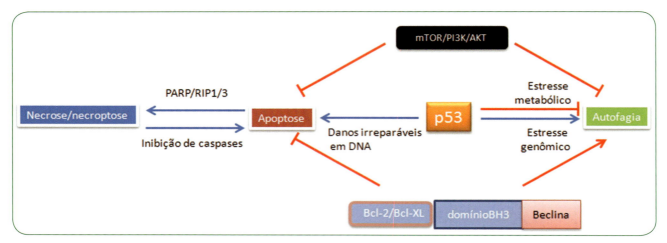

FIGURA 6.7. A morte celular é um processo fundamental, que é regulado por múltiplas vias de sinalização interconectadas, cujas consequências estão conectadas ao desenvolvimento, à quimiotaxia, à fagocitose, à regeneração e à imunogenicidade. A ativação da via efetora estará alinhada com o tipo celular e o mediador externo que a desencadeará a via de sinalização intracelular. A ligação de fator de necrose tumoral no receptor TNFR da membrana celular desencadeia a necrose por uma via independente da ativação de caspases e dependente da proteína 1 de interação receptor (RIP1), das quinases de RIP3, e das poli-ADP-ribose polimerase (PARP), que regulam positivamente a necroptose. Em células neoplásicas, as vias de PI3KC-AkT-mTOR estão truncadas e o mTOR pode ser induzido por oncoproteínas, com a perda de ação de supressores de tumores e consequente inibição da autofagia e apoptose. Por outro lado, se houver a expressão e ativação da cascata de caspases, a via extrínseca de apoptose será desencadeada e, por consequência, as PARPs serão degradadas. A conexão da expressão de p53 a eventos de necrose após estresse oxidativo está relacionada a alvos gênicos de p53 e consequente formação de poros na membrana. A p53 tem papel central no desencadeamento da morte por apoptose, por possuir domínios de ligação de proteínas pró-apoptóticas (Bax, PUMA etc.), mas também possui como alvos genes relacionados a autofagia. A regulação tecidual é feita de modo que a autofagia inibe a apoptose, mas, se ocorrer a alta clivagem de proteínas que são induzidas durante o processo de autofagia, as células são induzidas à morte por apoptose. Algumas moléculas que inibem a apoptose, como o Bcl-2, contêm domínios (BH3) que inibem a ação de beclina, uma proteína pró-autofágica. Em células neoplásicas, as vias de PI3KC-AkT-mTOR estão truncadas e o mTOR induzido por oncoproteínas e com a perda de supressores de tumores e, portanto, inibe a autofagia, e a apoptose. A inibição de mTOR reativa as vias de autofagia por fosforilação de proteínas e a apoptose, por resgatar a expressão de moléculas pró-apoptóticas.

tos *bystander* da radiação de células do estroma recrutadas da medula óssea podem ser decisivos sobre a eficácia terapêutica da radiação, bem como no seguimento do paciente, principalmente porque as células recrutadas de medula óssea participam na resposta imune microambiental.

Recentemente alguns dados suportam a eficácia clínica da radioterapia e sua habilidade de induzir ou dar suporte à geração de uma resposta antitumoral por induzir uma morte antigênica de células neoplásicas e por: (i) aumentar a expressão de MHC I e II por si só no microambiente tumoral que melhora o (ii) processo de apresentação de antígenos tumorais por células dendríticas profissionais; (iii) a indução de mediadores que recrutarão células dendríticas ao local e favorecimento se sua maturação em APC; (iv) a transiente depleção linfocitária, que culminará em sequência com o aumento das células T efetoras antitumorais, e (v) o aumento na proliferação das células T CD8+ específicas ao tumor em linfonodos adjacentes mediados por interferon do tipo I (INFα e INFβ).

Com a finalidade de aprimorar e focalizar a prática da terapia com radioisótopos, a denominada radioimunoterapia iniciou-se clinicamente em meados de 2002, com a utilização de anticorpos aprovados pela *Food and Drug Administration* (FDA) e marcados com diversos radio-isótopos, como ^{131}I, ^{90}Y, ^{177}Lu, ^{188}Re, ^{186}Re, ^{67}Cu, ^{125}I, ^{111}In, ^{67}Ga, ^{123}I e ^{195m}Pt. Em pacientes portadores de linfomas não Hodgkin, a administração de anticorpos tem sido utilizada em estudo de fase I, II e III. Em estudos com a administração fracionada de ^{131}I-rituximab (anticorpo que reconhece a molécula CD20 expressa em membranas de linfócitos B) em pacientes, a radioimunoterapia aumentou o tempo de sobrevida livre de progressão da doença em comparação com a quimioterapia. Entretanto, ainda são necessários estudos que realizem a análise dos efeitos da administração dos anticorpos radiomarcados em longo prazo para determinação dos efeitos do acúmulo em tecidos normais. Um dos fatores limitantes ao uso de anticorpos para radioimunoterapia está relacionado às suas funções biológicas, uma vez que o efeito biológico e a dose efetiva estarão diretamente relacionados com a avidez e a afinidade do anticorpo, assim a dosimetria no organismo poderá estar aumentada em órgãos e células sadios que expressem os mesmos epítopos.

A radioiodoterapia com iodo radioativo (^{131}I) tem papel fundamental na erradicação de tecidos de tireoide normais para atingir níveis indetectáveis de tireoglobulina e também para irradiar qualquer foco de neoplasia de tireoide e, assim, reduzir o risco de recorrência. O processo de captação é o mesmo das células foliculares normais (Figura 6.8), que expressam os transportadores de iodo (*sodium-iodide symporter* – NIS) que transportam o ^{131}I combinado a sódio do compartimento extracelular para o lúmen, promovendo a captação e o metabolismo do iodo. O hormônio estimulante da tireoide (TSH), uma vez ligado a seu receptor (TSHR), dispara todo o processo de incorporação do iodo. O ^{131}I transportado é oxidado pela tireoide peroxidase (TPO) e incorporado em resíduos à tiroglobulina (TG), formando a TG iodinada para a síntese do hormônio tireóideo. As células normais expressam o NIS de forma abundante, ao passo que as células neoplásicas foliculares podem apresentar mutação na via de sinalização celular de MAPK. Mutações em moléculas presentes nessas vias, como a BRaf, estão presentes em diversas neoplasias de tireoide e associadas de forma consistente à diminuição de expressão de NIS, TSHR, TPO e TG. Como resultado final, células cuja via de sinalização está alterada apresentam falha no tratamento por ^{131}I. Baseando-se na observação dos efeitos *bystander*, é possível criar hipóteses de que a radioiodoterapia por longos períodos, com doses seriadas, pode pressionar a vantagem seletiva para o aumento da quantidade de células BRaf mutadas no tecido. Essas células não irradiadas poderiam também receber das células mutadas a transferência da expressão de BRaf mutada. Entretanto, para tornar-se fato necessitaria de corroboração de resultados experimentais, evidências ainda desconhecidas.

A abordagem terapêutica em que se desencadeia a morte imunológica é extremamente interessante, pois resgata a habilidade de resposta imune contra o tumor já esgotada no paciente. Os complexos de DNA-IgG ou CpG-IgG resultantes de mortes em massa em que ocorre liberação de componentes intracelulares no microambiente tumoral estimulam células B e células dendríticas por sua capacidade de ligar TLR9. Em adição, a liberação de moléculas pró-inflamatórias, como a HMGB1 ou as proteínas de choque térmico (*heat shock proteins*, ou HSP), ao meio extracelular ativa uma resposta associada aos receptores *Toll* (TLR) de maneira cruzada, portanto funcional (TLR4-MyD88). Além disso, os danos diretos a proteoglicanos extracelulares de longa cadeia, liberando-os em polissacarídeos lineares, como o heparan sulfato da membrana basal, podem ativar TLR4. A degradação do heparan sulfato diretamente por ação da radiação pode aumentar o recrutamento de leucócitos para o tecido, pela liberação de quimiocinas armadilhadas nessas moléculas.

Em estudos clínicos, tem-se observado, em pacientes metastáticos com linfoma-B de baixo grau, o benefício da radioterapia focalizada combinada com injeções do agonista de TLR9 (ilhas CpG), com remissão dos agravos da doença em 27% dos pacientes testados. Em estudos pré-clínicos, demonstrou-se também a potencialização da radioterapia aumentada em modelos de fibrossarcoma experimental combinado a agonistas (CpG) de TLR9.

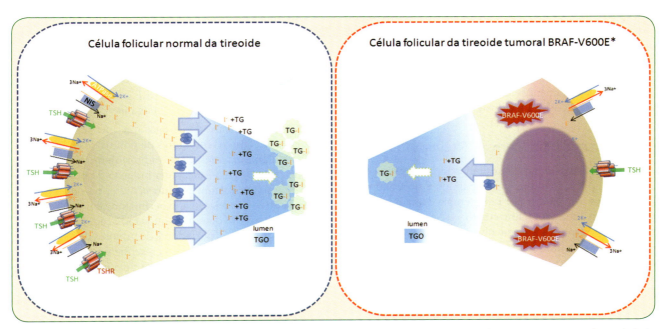

FIGURA 6.8. (Lado esquerdo) O processo de entrada do iodo nas células foliculares normais dá-se pelos transportadores de iodo (*sodium-iodide symporter* – NIS), que transportam o iodo combinado a sódio do compartimento extracelular para o lúmen, promovendo a captação e o metabolismo do iodo. O hormônio estimulante da tireoide (TSH), uma vez ligado a seu receptor (TSHR), dispara todo o processo de incorporação do iodo, que é oxidado pela tireoide peroxidase (TPO) e incorporado em resíduos à tiroglobulina (TG), formando a TG iodinada para a síntese do hormônio tireóideo. As células normais expressam o NIS de forma abundante, ao passo que as células neoplásicas foliculares (lado direito) podem ter uma mutação na via de sinalização celular de MAPK. As mutações em moléculas presentes nessas vias, como a BRaf em neoplasias de tireoide, estão associadas à diminuição de NIS, TSHR, TPO e TG.

Alguns efeitos da radiação podem ser vistos em proteínas que estão presentes na matriz extracelular de forma inativada. Em consequência à radiação X, até em baixas doses (0,1 Gy) ocorre a indução de TGFβ após algumas horas. Esse processo de indução pode ser consequência direta da quebra do complexo TGFβ-inativador (LAP), tornando-o ativo, por meio da indução e geração de ROS/RNS tecidual, que induzirá a resposta tecidual de produção de TGFβ e a partir de indução direta de produção de TGFβ por irradiação de células endoteliais. Como efeito secundário à radiação, mas que tem como consequência a indução de TGFβ, temos a morte celular tecidual (do próprio endotélio, das células expostas a RI, resultante dos efeitos de ROS/RNS).

Muito provavelmente o ajuste fino que desencadeará a transição-epitélio mesenquima, a diferenciação de fibroblastos e o remodelamento ou não remodelamento (cronicidade) está relacionado à extensão do agravo e ao perfil gênico das células ou estado de perfusão do tecido. Por exemplo, a ativação de TGFβ1 em microambientes neoplásicos desencadeia uma resposta pró-tumoral pela atração de macrófagos alternativos e indução de um perfil de resposta imunorregulatória local.

Alguns estudos sugerem que o agravo gerador de danos em células endoteliais desencadeia a morte celular e, portanto, aumentando o estímulo a TGFβ e a hipóxia tecidual por deficiência no aporte sanguíneo, tende a cronificar a expressão de TGFβ e a desencadear a fibrinogênese como processo final. Em aplicações clínicas, o bloqueio indireto de TGFβ tem potencial efetivo na redução da fibrose, como a inibição por ação de bloqueadores de angiotensina II. A angiotensina II é induzida após aumento de estresse oxidativo tecidual em decorrência da deficiência de oxigenação ou radiação ionizante. Entre as diversas funções da angiotensina II, indiretamente ela tende a regular positivamente a expressão de TGFβ no tecido agravado.

Radiossensibilizadores e Radioprotetores

Os conceitos de radiossensibilizadores ou radioprotetores têm aplicação clínica principalmente no tratamento de pacientes com câncer por radioterapia e terapia com radioisótopos (Tabela 6.1). Entretanto, esse campo de conhecimento está em pleno desenvolvimento e têm-se buscado drogas que, por um lado, favoreçam a morte das células neoplásicas (radiossensibilizadores) e, por outro, de forma combinada ou independente, protejam o tecido normal (radioprotetores). Essa abordagem tem sido motivo de limitação ao uso de algumas drogas, pois os moduladores de efeitos têm mecanismos de ação amplos, geralmente afetando as células neoplásicas e as normais. Em adição, a maioria desses moduladores tem sido testada em modelos animais pré-clínicos, nos quais não se recapitula a doença de forma completa, trazendo limitações à translação do conhecimento adquirido no laboratório ao leito.

O microambiente tumoral tem efeito decisivo na resposta à radiação, e o sistema imune participa ativamente da limpeza tecidual posterior à terapia com radiação ionizante. Assim, modelos pré-clínicos com células humanas em camundongos *nude* desprovidos de resposta imune adaptativa não recapitulam completamente o microambiente tumoral. Em alguns laboratórios, tem-se buscado a utilização de ferramentas de genética para a geração de camundongos humanizados a fim de tentar contornar as diferenças entre as espécies quanto à farmacologia das drogas e aos alvos terapêuticos. De forma geral, alguns estudos clínicos vêm buscando *insights* na biologia celular das células tumorais.

A ideia geral de drogas radiossensibilizadoras é impedir que as células tumorais adaptem-se ao estresse tecidual e ativem vias celulares de resgate para a sobrevivência celular; portanto, tem focado em inibir: (i) quinases principais ligadas às vias de sinalização por receptores, vias de sobrevivência e ciclo celular; e (ii) mediadores do microambiente tumoral, como fatores de crescimento de vasos, quimiocinas e moléculas que participam da resposta imune mediada por células (Tabela 6.1).

As vias que ativam o reparo do DNA estão associadas diretamente ao resgate das células tumorais para a sobrevivência após irradiação. Drogas que inibem famílias de quinases como a fosfoinositide 3-tipo-quinase (PI3KK), cuja função é coordenar a sinalização para vias de sobrevivência (MAPK, PI3K-AKT, mTOR) e reparo de DNA (ATM, ATR e DNA-PKCs), têm efeito radiossensibilizador principalmente em células tumorais.

A inibição de poli-ADP-ribose polimerase (PARP), cuja função é participar do reparo de danos no DNA, aumenta a sensibilidade de células neoplásicas à morte induzida por radiação ionizante. Entretanto, mutações em BRCA1 e 2 são condições prévias necessárias para o funcionamento de inibidores de PARP combinadas à radioterapia em células de câncer de mama *in vitro*.

O efeito *in vitro* das drogas que interferem no ciclo celular, tais como os inibidores de pontos de checagem do ciclo celular, por vezes é contraditório em relação ao uso *in vivo*. O p21, cuja função é a indução de ponto de checagem em G1, quando inibido *in vitro*, não demonstrou efeito aditivo em relação a experimentos em que se observou a proliferação de células após radiação. Entretanto, os modelos de animais portadores de tumores demonstraram efeito na inibição e atraso do crescimento tumoral após a combinação dos inibidores com terapia por radiação.

A busca da combinação da radioterapia a drogas que normalizem a vasculatura tumoral tem obtido algum efeito benéfico em grupos específicos de pacientes. A inibição de VEGF por anticorpo monoclonal (bevacizumabe) melhorou discretamente a sobrevida de pacientes com câncer de reto em combinação com radioterapia. Em pacientes com glioblastomas, a combinação de bevacizumabe, radiação e temozolamida melhorou a sobrevida, sem recorrências. Em adição, moléculas como o vandetanibe, que inibem a sinalização de VEGF por VEGFR2 e o EGFR, estão sendo testadas em fase II para glioblastoma.

TABELA 6.1

Exemplos de estudos clínicos com a utilização de radiossensibilizadores em combinação com radioterapia, realizados em pacientes adultos e registrados em http://clinicaltrials.gov. A fase I determina a farmacocinética (absorção, distribuição, metabolismo e excreção) da droga, a dose segura ou a dose máxima tolerada de um novo agente ou combinação terapêutica. São conduzidos com 20 a 80 pacientes com tumores de tipos variados que frequentemente vão ao tratamento-padrão, mas sem agentes terapêuticos efetivos disponíveis. Durante esses estudos ocorre o escalonamento de doses até uma toxicidade tolerável. Estudos de fase II usam a máxima dose tolerada para tratar grupos de pacientes com uma dose em específico. Esses estudos determinam a droga e a combinação efetiva em um ou mais tipos de tumores e são usados para monitorar a segurança de doses futuras em grupos de 100 a 300 pacientes. Estudos de fase III testam a eficácia de uma nova droga ou combinação e seus efeitos colaterais comparados aos tratamentos-padrão para aqueles tipos tumorais, com pacientes randomizados em dois grupos. O número de pacientes é muito superior aos das outras fases, variando de 1.000 a 3.000 pacientes.

Alvo	Droga	Localização do tumor e terapia	Fase clínica de teste da droga em combinação à radioterapia
Inibição da via de MEK	AZD6244 Trametinibe	NSCLCa Reto	Fase 1
Inibição da via de MTOR	Everolimo	Próstata Cabeça e Pescoço (SCC) NSCLCa	Fase 1
	Temsirolimo	NSCLCa Próstata	Fase 1
	Rapamicina	Reto	Fase 1/2
Innibição de ATR	AZD6738	Todos	Fase 1
Inibição de PARP	Olaparibe	Mama	Fase 1
	Veliparibe	Reto	Fase 1
Inibição de VEGF	Bevacizumabe	GBM	Fase 3
		Pâncreas, NSCLCa, Próstata, Reto Cabeça e Pescoço (SCC), Endometrial, sarcoma, cervical, esôfago	Fase 2
Inibição de EGFR	Cetuximabe	Cabeça e Pescoço (SCC)	Fase 3
		NSCLCa	Fase 3
		Esôfago	Fase 3
		Pacreático	Fase 2
	Panitumumabe	Cabeça e Pescoço (SCC)	Fase 3
		Reto	Fase 2
		Ânus	Fase 2
		Cervical	Fase 2
	Gefitinibe	NSCLCa	Fase 3
		Cabeça e Pescoço (SCC)	Fase 2
	Erlotinib	Pâncreas	Fase 2/3
		Cabeça e Pescoço (SCC)	Fase 3
Bloqueador de CTLA-4	Ipilimumabe	Próstata	Fase 3
		Melanoma	Fase 2
		NSCLCa	Fase 2
		Linfoma	Fase 2
	Tremelimumabe	Pâncreas	Fase 1
Bloqueador de PD-1	Pembrolizumabe	Qualquer	Fase 1
Bloqueador de Ligante de PD-1	MEDI4736	Pâncreas	Fase 1

NSCLCa: câncer de pulmão de células não pequenas; GBM: glioblastoma multiforme; SCC: *squamous cell carcinoma*; SCLCa: câncer de pulmão de células pequenas.

A modulação de resposta imune no microambiente tumoral vem sendo cada vez mais explorada não só como descrito anteriormente no efeito *bystander*, mas também como ferramenta para contribuir no controle na liberação de citocinas e antígenos tumorais, com o objetivo de induzir um perfil antitumoral no microambiente. A utilização de moléculas que inibem moléculas coestimulatórias que estão presentes na indução de resposta imune adaptativa, como a CTLA4, PD-1 e ligante de PD-1, resgata as células T e APC do microambiente da anergia à resposta antitumoral.

As drogas radioprotetoras têm sido utilizadas com a intenção de proteger as células normais de efeitos da radiação. Como muitos dos efeitos da radiação estão relacionados direta ou indiretamente aos efeitos de espécies reativas do oxigênio ou nitrogênio, alguns trabalhos têm utilizado as drogas que removem radicais livres, como pentoxifilina, 5-androstenediol, inibidores da enzima convertase de angiotensina e antagonistas de angiotensina II.

Resposta Adaptativa

Como em todos os processos biológicos, a dinâmica dos sistemas indica que, após o estímulo e dependendo dele, ocorrerá uma resposta. O dano no DNA inicial aumenta em função da exposição, mesmo que a energia seja depositada em sítios definidos e aleatoriamente. O processamento biológico dessas mudanças não é linear, e a resposta à radiação não é limitada às respostas individuais onde a energia é primariamente depositada. Em experimentos com células expostas a baixas doses, demonstrou-se que baixas doses diminuíram a frequência de transformação espontânea, em comparação com células que não foram expostas à radiação.

A resposta adaptativa é determinada como um fenômeno biológico em que uma dose pequena precedente induz determinada resistência a doses radioativas mais altas e subsequentes. A maior importância clínica da resposta adaptativa está associada aos fenômenos de radiorresistência, principalmente nas análises radioterápicas.

Já é bastante documentada a experiência de linfócitos expostos a baixas doses de radiação, que são capazes de desenvolver uma resposta adaptativa à radiação subsequente, e o primeiro estímulo tem potencial em desencadear eventos de sobrevivência celular. É intrigante o fato de que, quando devolvidos a pacientes, esses linfócitos mantêm a radiorresistência ao estímulo radiativo. Alguns dos eventos dessa resposta estão relacionados com as respostas celulares a estresse oxidativo que induzem a modificação da expressão de genes relacionados ao estresse oxidativo e que conferem resistência às células após um segundo desafio com a radiação ionizante.

As enzimas que frequentemente aparecem aumentadas após o estímulo radioativo são agentes antioxidantes celulares como a manganês superóxido dismutase (MnSOD), cuja função é reagir com ânion superóxido para formar peróxido de hidrogênio e oxigênio molecular. Na mesma direção, alguns estudos suportam essa visão da resposta adaptativa celular à radiação via expressão de enzimas relacionadas a estresse oxidativo como a noção de que as células que superexpressam SOD são mais radiorresistentes.

Um fator de transcrição de genes com potencial associação à resposta adaptativa a radiação é o NFκB, uma vez que a inibição de sua translocação ao núcleo também inibe a radiossensibilização e reduz os níveis de expressão de MnSOD e os níveis de proteínas relacionadas ao estresse de retículo endoplasmático rugoso. Alguns estudos demonstram que o NFκB pode funcionar como fator de transcrição a genes que conferem radiorresistência às células por meio da adaptação mitocondrial às condições de estresse oxidativo como uma resposta adaptativa à radiação ionizante.

A resposta adaptativa pode estar diretamente ligada aos efeitos *bystander* pelo fato de o gene de proteínas responsáveis pelas conexões intercelulares do tipo gap, a conexina 43, apresentar sítios de ligação para NFκB e fatores de transcrição sensíveis ao estresse redox. Além disso, esses genes de conexinas podem ser regulados por IL1β, fator de crescimento de fibroblasto básico (FGFb) e TNF-α. Essas citocinas e fatores de crescimento são produzidos por células do microambiente tecidual e sua expressão é sensível à radiação ionizante.

O grande desafio para a utilização da radiação ionizante, principalmente em terapias, será entender as individualidades dos pacientes, para conectar os conhecimentos acerca das vias de sinalização que são disparadas após a exposição e predizer as consequências extracelulares, no microambiente e a distância. Esse é o desafio ao clínico, pois a leitura sobre processos intracelulares e extracelulares deverá passar anteriormente pela ampliação dos conhecimentos acerca de biomarcadores.

Leitura Sugerida

- Giaccia AJ. Molecular radiobiology: the state of the art. J Clin Oncol. 2014;32(26):2871-8.

- Brown JM, Carlson DJ, Brenner DJ. The tumor radiobiology of SRS and SBRT: are more than the 5 Rs involved? Int J Radiat Oncol Biol Phys. 2014;88(2):254-62.

- Burnette B, Weichselbaum RR. The immunology of ablative radiation. Semin Radiat Oncol. 2015;25(1):40-5.

- Pilones KA, Vanpouille-Box C, Demaria S. Combination of radiotherapy and immune checkpoint inhibitors. Semin Radiat Oncol. 2015;25(1):28-33.

- Calin GA, Croce CM. MicroRNA signatures in human cancers. Nat Rev Cancer. 2006;6(11):857-66.

- Moding EJ, Kastan MB, Kirsch DG. Strategies for optimizing the response of cancer and normal tissues to radiation. Nat Rev Drug Discov. 2013;12(7):526-42.

- Finlay IG, Mason MD, Shelley M. Radioisotopes for the palliation of metastatic bone cancer: a systematic review. Lancet Oncol. 2005;6(6):392-400.

- Pouget JP, Navarro-Teulon I, Bardiès M, Chouin N, Cartron G, Pèlegrin A, et al. Clinical radioimmunotherapy--the role of radiobiology. Nat Rev Clin Oncol. 2011;8(12):720-34.

- Pryma DA, Mandel SJ. Radioiodine therapy for thyroid cancer in the era of risk stratification and alternative targeted therapies. J Nucl Med. 2014;55(9):1485-91.

Proteção Radiológica e Dosimetria

7

ARTUR MARTINS NOVAES COUTINHO
MARIA INÊS CALIL CURY GUIMARÃES

Conteúdo

Introdução
Conceitos e Definições
 Grandezas Dosimétricas
 Detectores de Radiação
Efeitos Biológicos da Radiação Ionizante
Radioproteção
 Princípios
 Redução de Dose
 Contaminação Interna
 Cuidados com o Paciente Injetado

Princípio ALARA
 Cálculos de Exposição
Introdução às Normas Relativas ao Uso da Radiação em
Medicina Nuclear
Classificação de Áreas – Área Livre, Controlada e
Supervisionada
 Normas da Comissão Nacional de Energia Nuclear
 (CNEN) – Brasil
 Exigências da Agência Nacional de Vigilância Sanitária
 (Anvisa)/Ministério da Saúde

Introdução

O objetivo do presente capítulo é o de familiarizar o médico nuclear em formação com os termos e conceitos relativos à dosimetria e à proteção radiológica. Com base nesses conceitos, discutem-se temas relativos aos efeitos biológicos da radiação e medidas para evitar ou reduzir o dano radioativo. Adicionalmente, ao final, procura-se introduzir de forma didática as práticas de radioproteção e as normas básicas vigentes no país (normas da Comissão Nacional de Energia Nuclear – CNEN – e da Agência Nacional de Vigilância Sanitária – Anvisa).

Conceitos e Definições

Grandezas Dosimétricas

As grandezas dosimétricas representam a forma com que medimos a quantidade de radiação emitida por uma fonte e a energia por elas transmitidas ao atingir determinado órgão, ou ao ionizar determinado volume. São, em suma, *a maneira com que a radiação é medida*, e o médico nuclear deve estar familiarizado com elas.

Atividade – A

Número de **desintegrações de átomos por unidade de tempo**. Por desintegração, entende-se a transformação do átomo, que se organiza para atingir uma forma mais está-

vel. A unidade no Sistema Internacional (SI) é o Becquerel (Bq), que equivale a uma desintegração por segundo.

$$A = \frac{dN}{dt}$$

(N = número de desintegrações / t = intervalo de tempo) – Bq

A unidade mais utilizada na prática, entretanto, não é o Bq, e sim o Curie (Ci). 1 Ci equivale a $3{,}7 \times 10^{10}$ Bq, ou, de forma mais prática: 1 mCi = 37 MBq.

Exposição – X

Refere-se à quantidade absoluta de **carga iônica produzida em certa massa de ar**, após a interação com fótons de radiação e depois de os elétrons produzidos nessa interação serem completamente freados no ar. Repare que a definição de exposição inclui a produção de íons no ar, portanto a exposição só pode ser lida em câmaras de ionização. Também se refere apenas à ionização produzida por fótons de raios X ou gama.

$$X = \frac{dQ}{dM} \left(\frac{C}{kg} \right), \, no \, ar$$

A unidade no SI é o Coulomb por quilograma (C/kg). Pelo fato de a antiga unidade, o Roentgen (R), ter sido consagrada pelo uso (sendo inclusive a unidade lida na maioria dos monitores), deve-se saber a relação entre eles: 1 R = 2,58 x 10^{-4} C/kg.

A grandeza exposição, por ser de medição relativamente simples, é muito usada para monitoração em medicina nuclear, por isso é muito citada em normas.

Defina exposição médica, ocupacional e do público.

■ A CNEN define os conceitos da seguinte forma na sua Norma 3.01:

- "Exposição médica – exposição a que são submetidos: a) pacientes, para fins de diagnóstico ou terapia; b) indivíduos expostos, fora do contexto ocupacional, que voluntária e eventualmente assistem pacientes durante o procedimento radiológico de terapia ou diagnóstico; c) indivíduos voluntários em programas de pesquisa médica ou biomédica." *Para esse tipo de exposição, não há limite de dose, devendo ser considerado sempre o benefício em relação ao risco de exposição.*

- "Exposição ocupacional – exposição normal ou potencial de um indivíduo em decorrência de seu trabalho ou treinamento em práticas autorizadas ou intervenções, excluindo-se a radiação natural do local." *Ou seja, é a exposição do trabalhador.*

- "Exposição do público – exposição de indivíduos do público a fontes e práticas autorizadas ou em situações de intervenção. Não inclui exposição ocupacional, exposição médica e exposição natural local." *Ou seja, é a exposição de quem não trabalha nem sofre intervenção como paciente ou acompanhante.*

Dose de radiação (dose absorvida de radiação) – D

Dose de radiação é a medida do total de ***energia absorvida (ou depositada) de radiação por unidade de massa de uma substância***. No SI é medida em **Gray (Gy)**, que equivale a 1 Joule de energia absorvido por quilograma de substância (J/kg).

$$D = \frac{dE}{dM} \ (J/kg) - Gy$$

A unidade antiga usada era o rad (abreviação de *radiation absorbed dose*), que é definido como 100 ergs de energia absorvida por grama de substância. **1 Gray equivale a 100 rad**. Saber realizar tal transformação é importante, pois 1 rad está relacionado a 1 Roentgen de exposição, utilizado em muitos cálculos dosimétricos.

Kerma – K

Embora pouco utilizado na prática, em alguns testes de certificação, depara-se com o conceito "kerma", abreviação de *kinectic energy released per unit of mass*, que se define como a soma de todas as energias cinéticas de todas as partículas carregadas liberadas por partículas ou fótons, ao incidir em uma certa massa, e é também medido em Gray.

O conceito se confunde com o de dose absorvida. O kerma, por outro lado, aglutina, além da energia absorvida no local de interação da radiação, energias dissipadas de outras formas, como radiação de frenamento, luz ou raios x característicos gerados na interação com o material.

$$K = \frac{dE}{dM} \ (J/kg) - Gy$$

Em geral, o chamado kerma de colisão (K_c), que corresponde à energia dissipada localmente, em um meio homogêneo, é equivalente à dose absorvida D. Ao K_c, soma-se o kerma de radiação (K_r), que engloba a energia dissipada longe do local, por exemplo raios X.

Dose equivalente (equivalente de dose) – H

O termo "dose equivalente" se refere à dose absorvida por massa de tecido, levando-se em consideração a equivalência entre diferentes tipos de radiação. Para obtê-lo, deve-se multiplicar um fator de qualidade (adimensional) pela dose absorvida, em Gray. Esse fator de qualidade varia de acordo com o tipo de radiação envolvido. A unidade no Si é o **Sievert (Sv)**.

$$H = D \ [Gy] \ x \ Q \ (fator\ de\ qualidade) \quad (J/kg)\ [Sv]$$

- **Nota:** Devemos alertar que o termo "dose equivalente" é a tradução direta de *dose equivalent*, do inglês, e que alguns autores brasileiros defendem que se use o termo "**equivalente de dose**", por corresponder a uma tradução mais correta do conceito, que leva em consideração a equivalência entre diferentes tipos de radiação para que um mesmo efeito biológico aconteça. O leitor deve estar atento, portanto, ao ler textos em inglês. Pelo fato de a CNEN utilizar o termo **dose equivalente** em seus textos e com o intuito de evitar confusões com as normas, o termo aqui utilizado será este.

O fator Q pondera a **efetividade biológica relativa** (sigla em inglês **RBE**) de cada tipo de radiação e deriva da capacidade diferente de cada radiação de depositar energia nos tecidos, quantificada pelos seus valores de ***LET*** (***linear energy transfer*** – transferência linear de energia). Leva-se em conta, dessa forma, que uma partícula pesada deposita muito mais energia ao caminhar em um tecido do que partículas penetrantes sem massa, gerando assim uma dose equivalente maior (certa quantidade de nêutrons destrói mais tecido do que a mesma quantidade de energia de raios X). Vale ressaltar que o fator de qualidade Q pode ser escrito como "W_R" (fator de peso da radiação), de acordo com a referência utilizada.

- **Observação:** Para cálculos em medicina nuclear, leva-se em conta Q = 1 para radiação gama, X e elétrons (partículas β^+ e β^-), e Q = 20 para partículas α.

Dose efetiva

A dose efetiva é definida como a média aritmética ponderada das doses equivalentes nos diversos órgãos do corpo (tais doses equivalentes são multiplicadas por um fator de ponderação específico de cada órgão), expressa em Sv. Os fatores de ponderação dos tecidos foram determinados de tal modo que a dose efetiva represente o mesmo detrimento de uma exposição uniforme de corpo inteiro. Os fatores de ponderação dos tecidos, wT, têm os seguintes valores: osso, superfície óssea e pele = 0,01; bexiga, mama, fígado, esôfago, tireoide e restante = 0,05; medula óssea, cólon, pulmão e estômago = 0,12; gônadas = 0,20.

Dose coletiva

Expressão da dose efetiva total recebida por uma população ou um grupo de pessoas, definida como o produto do número de indivíduos expostos a uma fonte de radiação ionizante, pelo valor médio da dose dos indivíduos. A dose coletiva é expressa em pessoa-sievert (pessoa.Sv).

Taxa de dose

Definida como a quantidade de **energia absorvida em uma unidade de massa, por unidade de tempo**. Pode ser expresso de acordo com a unidade de tempo, como Gy por dia, mGy por minuto etc.

- ■ Quais os limites de dose efetiva e equivalente para trabalhadores (Indivíduos Ocupacionalmente Expostos – IOE) e indivíduos do público, segundo a CNEN?

A dose efetiva de corpo inteiro para IOEs deve ser menor que 20 mSv ao ano, em média ponderada dos últimos cinco anos (total de 100 mSv em cinco anos). Em um ano isolado, a dose máxima pode chegar a 50 mSv.

Para indivíduos do público, a dose efetiva de corpo inteiro não pode ultrapassar 1 mSv. A norma 3.01 da CNEN indica que, "em circunstâncias especiais, a CNEN poderá autorizar um valor de dose efetiva de até 5 mSv em um ano, desde que a dose efetiva média em um período de 5 anos consecutivos, não exceda a 1 mSv por ano".

Com relação às doses efetivas em órgãos específicos, as doses equivalentes máximas serão respectivamente para IOE e público: 150 e 15 mSv para o cristalino, 500 e 50 mSv para a pele (valor médio em 1 cm² de área, na região mais irradiada) e 500 mSv para as mãos dos IOE apenas.

Para mulheres grávidas ocupacionalmente expostas, deve-se evitar que o feto receba dose efetiva superior a 1 mSv durante o período de gestação.

Relação entre taxa de exposição e atividade da fonte ("lei do quadrado da distância")

Após a introdução dos conceitos descritos, uma questão poderia ser levantada: como podemos relacionar a atividade de uma fonte com a taxa de exposição aos tecidos vivos? Para fontes puntiformes, essa pergunta é respondida pela chamada "lei do quadrado da distância", simbolizada pela equação:

$$X = \Gamma \frac{A}{d^2}$$

- X = taxa de exposição, em Roentgen/hora (R/h).
- A = atividade da fonte, em Curie.
- d = distância entre a fonte e o ponto de medição, em metro.
- Γ = constante de taxa de exposição, em $(R.m^2)/(h.Ci)$.

A constante Γ é chamada informalmente de "gamão", por ser representada pela letra grega "gama" maiúscula. É uma constante que depende da energia emitida pelo isótopo em atividade. A taxa de exposição no ar pode ser convertida a dose absorvida em um meio de acordo com um fator de conversão que depende da energia do fóton incidente e do meio. Para efeitos de radioproteção, na maioria das vezes esse fator é arredondado para 1, portanto a equação acima fornece indiretamente a dose absorvida, em rad.

Quanto maior o Γ, maior a taxa de exposição. O valor para ^{18}F, por exemplo, é de aproximadamente 5.1, enquanto o do ^{99m}Tc é de 0.6, denotando uma exposição consideravelmente maior quando se lida com emissores de pósitron (energia de 511 keV) em relação aos radiofármacos tradicionais marcados com tecnécio-99m (140 keV) (Tabela 7.1).

TABELA 7.1
Características dos Elementos Radioativos

Radioisótopo	Energia (keV)	T 1/2 (meia-vida)	Γ (mSv.m²/MBq.h)
^{99m}Tc	140	6,02 h	$3,317 \times 10^{-5}$
^{131}I	364	8,02 dias	$7,647 \times 10^{-5}$
^{18}F	511	110 min.	$1,879 \times 10^{-4}$
^{137}Cs	662	30 anos	$1,032 \times 10^{-4}$

Detectores de Radiação

Para que possamos mensurar os níveis de exposição e de dose a que os seres vivos são expostos, devemos ter meios de detectar a radiação recebida. Essas detecções são sempre uma aproximação do que acontece na realidade, e grandezas como dose absorvida são deduzidas a partir de cálculos e aproximações. Em proteção radiológica, os detectores são denominados monitores de radiação, que podem ser individuais (os chamados dosímetros), de área (fixos ou portáteis) ou ambientais.

Os detectores e suas características são abordados em maior profundidade nos capítulos 2 – Princípios Básicos e 3 – Instrumentação, seguindo-se breve recapitulação dos principais detectores empregados nas atividades de radioproteção:

- **Detectores a gás** – detectores hermeticamente fechados que detectam a ionização no gás em seu interior, submetido a campo elétrico de alta voltagem. A corrente elétrica formada é proporcional à energia e à quantidade de radiação incidente, mas também tem variação de comportamento de acordo com a tensão aplicada entre os eletrodos:
  - *Geiger-Müller:* detectores sensíveis, de baixo custo e portáteis. Permitem múltiplos usos em radioproteção (monitores de área, monitores de superfície ou *pancakes*). Não têm capacidade de distinguir a energia dos fótons recebidos, portanto não fazem distinção entre os diferentes isótopos (em caso de contaminação, por exemplo, não distinguirão tecnécio-99m e iodo-131). Trabalham em faixa de voltagem na qual a quantidade de corrente é relativamente estável em relação aos fótons incidentes.
  - *Câmaras de ionização:* são altamente estáveis e confiáveis e trabalham na faixa de voltagem em que há menos variação da corrente detectada em função de variações da tensão. Por causa dessa estabilidade, são usados principalmente como calibradores de dose ("curiômetros") para verificar a atividade de radiofármacos na sala quente. Por também não distinguirem a energia dos isótopos, devem ser calibrados para cada energia, a partir da qual fazem uma relação matemática da quantidade de radiação detectada com a atividade do isótopo.
  - *Contadores proporcionais:* pouco usados na prática clínica, trabalham em faixa de voltagem na qual a corrente varia com o aumento da voltagem, estando vulneráveis a mudanças de tensão.
- **Detectores de cintilação** – Detectam radiação após a coleção de fótons de luz formados depois da incidência de radiação gama em um cristal cintilador. Após a interação, há desprendimento de um elétron do meio (por efeito fotoelétrico ou Compton) e deposição de energia local. Essa transferência de energia do elétron para o meio produz luz que será detectada por um dispositivo chamado válvula fotomultiplicadora. Como a energia é proporcional ao fóton incidente, o cristal, acoplado ao sistema eletrônico, tem capacidade de distinguir as diferentes energias de cada fotopico dos isótopos (resolução energética). São usados em diagnóstico por imagem (cintilografias), contadores de poço e em alguns detectores portáteis multiuso, usados inclusive para diferenciar a energia dos isótopos em contaminações de superfície (saber se tal contaminação foi por iodo-131, por exemplo, que exigirá isolamento maior que se o isótopo tiver meia-vida mais curta). Serão mais bem detalhados em capítulos específicos.
- **Dosímetros** – Dosímetro é o nome dado a um tipo de monitor individual de radiação, que mede indiretamente a dose absorvida pelos indivíduos ocupacionalmente expostos (IOE) em instalações radiativas. São substituídos mensalmente e fornecem a informação da dose acumulada de radiação que cada pessoa está recebendo durante esse período de tempo. Os dois tipos mais comuns são: filme dosimétrico e dosímetro termoluminescente:
  - **Filme dosimétrico:** utiliza pequenos filmes fotográficos (emulsões) contendo grãos de prata, que, ao interagirem com radiação, são transformados de íons Ag^+ em prata metálica, deixando um "rastro" da passagem da radiação. Assim, após um período de tempo (geralmente um mês), os dosímetros são recolhidos e sua densidade óptica é comparada com a de filmes irradiados com doses conhecidas de radiação por um densitômetro, e a partir desses dados a dose recebida pelo trabalhador é extrapolada.
  - **Dosímetro termoluminescente:** é feito de substâncias que "guardam" a energia depositada pela radiação por um longo período de tempo (como LiF) e a libera mediante aquecimento. A quantidade de luz emitida nesse processo de liberação é então diretamente proporcional à exposição da substância, o que possibilita inferir a dose acumulada no período de tempo.

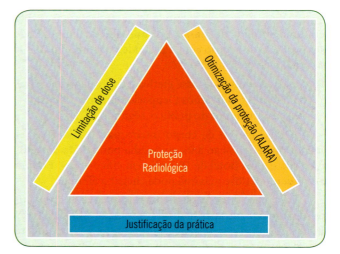

FIGURA 7.1. Princípios da radioproteção.

Efeitos Biológicos da Radiação Ionizante

A interação da radiação com tecidos biológicos pode resultar nos efeitos mais variados, que podem ser deletérios, benignos ou indetectáveis. Os resultados dessa interação podem ser imediatos ou levar anos para acontecer, e a probabilidade depende de características da radiação e dos próprios sistemas biológicos.

Os efeitos biológicos das radiações serão abordados com maior profundidade e detalhamento no capítulo 6 – Radiobiologia.

Os danos biológicos acontecem com uma série de eventos:

- Inicialmente há deposição de energia pela radiação, seja na forma de ionização ou excitação dos átomos e moléculas. Aqui pode haver dano direto ao DNA, por exemplo, ou de outras moléculas.

- Em um segundo passo, há a transferência de energia para moléculas vizinhas ou mesmo dentro da mesma molécula afetada, o que forma radicais livres (moléculas contendo átomos com um elétron não emparelhado na sua periferia). Como a maior parte dos tecidos é formada basicamente de água, os radicais livres mais comuns são os derivados da radiólise da molécula H_2O (H· e OH·).

- Finalmente, há reação dos radicais livres com moléculas biológicas (DNA, RNA, proteínas, lipídios etc.), levando a dano biológico por quebra dessas moléculas (dano genético e peroxidação lipídica, por exemplo). Após esse dano, pode ocorrer morte celular, mutações, ou mesmo reparação molecular e celular.

O dano biológico será afetado por diversos fatores, entre eles a **dose** de radiação. Diversos estudos experimentais realizados em culturas de células, invertebrados e mamíferos, indicam que danos biológicos acontecem de forma proporcional e linear à quantidade de radiação (dose) recebida pelos sistemas. Ainda assim, esses efeitos permanecem imprevisíveis e podem nunca se manifestar, ser reparados por mecanismos intrínsecos ou levar a alterações genéticas inexpressivas ou que só serão percebidas após gerações.

Não há, portanto, limiar mínimo de dose capaz de prever o acontecimento desse tipo de dano radioativo. Sabe-se apenas que quanto maior a dose recebida, maior a probabilidade de dano, de forma diretamente proporcional, e que diferentes naturezas de dano levam a diferentes expressões, sejam eles mutações genéticas ou desenvolvimento de cânceres. A esses efeitos dá-se o nome de **probabilísticos, determinísticos ou estocásticos**.

Importante salientar que o dano radiativo só pode levar a mutações já existentes na natureza, não ocasionando mutações novas ou específicas desse tipo de efeito. Logo, não há como identificar se certa doença foi produzida por dano radioativo, a não ser por uma forte relação de causa-efeito ou em estudos experimentais.

Por outro lado, determinados efeitos previsíveis podem ocorrer após exposição a altas doses de radiação. A maioria deles ocorre por morte celular, podendo ser previsto ocorrer após uma dose mínima. São os chamados **efeitos determinísticos**, que serão explorados posteriormente.

Além da dose de radiação, os efeitos biológicos dependem também de outros fatores:

- Taxa de dose: certa quantidade de radiação causa mais dano se despendida em menor tempo, pois há menos tempo hábil para os mecanismos de reparação celular serem ativados. Esse conceito é especialmente empregado nas terapias em medicina nuclear, em que altas atividades administradas de uma só vez são preferíveis a doses terapêuticas fracionadas.

- Tipo de radiação: partículas com maior transferência linear de energia (*LET*) e, portanto, maior RBE causam maior dano (partículas α causam maior dano que raios gama).

- Tipo, quantidade e taxa de renovação celular de cada tecido: alguns tecidos são mais radiossensíveis do que outros, e muito dessa sensibilidade depende da taxa de multiplicação celular (em geral, tecidos com maior taxa de multiplicação são mais sensíveis do que os com menor taxa mitótica). Da mesma forma, a mesma dose aplicada de forma localizada tende a causar menos dano geral do que a irradiação do corpo inteiro, como em tratamentos para hipertireoidismo, em que a tireoide tende a concentrar altas doses sem prejuízos evidentes para o paciente.

- Variações biológicas: cada indivíduo responde à radiação de forma variável, podendo algumas pessoas sobreviver a doses que para outras pessoas seriam letais.

- Modificadores químicos: diferentes compostos podem ser radioprotetores, diminuindo o dano radioativo (proteína cisteína, algumas enzimas antioxidantes) ou radiossensibilizadores, que o acelera (oxigênio, por aumentar a quantidade de radicais livres).

Após a explicação das variáveis envolvidas no dano radioativo, fica mais fácil entender: existem os ***efeitos estocásticos*** – imprevisíveis, não têm nível mínimo para acontecer e variam individualmente, mas em geral sua probabilidade é diretamente proporcional à dose recebida – e os ***determinísticos*** – acontecem após exposição aguda a altas doses ou taxas de doses, têm nível mínimo para acontecer e são, assim, previsíveis e mais graves quanto maior for a dose recebida.

Para efeitos estocásticos, estimou-se no passado que a chance de dano genético dobre após doses acumuladas de 0,6 a 1,6 Gy de corpo inteiro e que o desenvolvimento de cânceres seja discretamente mais comum. Por outro lado, tais efeitos certamente foram superestimados, pois derivam de estudos com animais (moscas-de-fruta e roedores), comprovadamente mais sensíveis à radiação que os seres humanos. Outra fonte de dados sobre o assunto foram acidentes nucleares, que também resultam em altas doses de forma aguda para os indivíduos, o que difere das exposições diagnósticas e ocupacionais.

Embriões e fetos são ainda mais sensíveis à radiação, e doses a partir de 5 cGy no feto podem produzir efeitos no sistema nervoso central (SNC), como retardo mental e malformações congênitas. Doses abaixo dessa aumentam também a chance de desenvolvimento de neoplasias. A maior sensibilidade acontece entre 3 e 15 semanas após a concepção.

Existem efeitos determinísticos agudos, que englobam certos sintomas que podem ir de náuseas, vômitos, diarreia etc. à morte, e tardios (catarata, esterilidade permanente e outros).

Os efeitos agudos geralmente acontecem após alta dose de irradiação no corpo inteiro em um curto período de tempo e são divididos em cinco estágios, bem descritos na chamada "síndrome aguda da radiação".

Entre 0 e 2 Gy geralmente não há sintomas, entre 1,5 e 4 Gy inicia-se dano à medula óssea, com recuperação em um a dois meses, podendo haver náuseas, vômitos e alguns outros sintomas. A partir de 5 e 6 Gy, inicia-se a síndrome hematopoiética, com dano severo à medula óssea (há moderada chance de morte). Entre 5,5 e 10 Gy é a fase da síndrome gastrointestinal (náuseas, vômitos e diarreia importantes), com poucas chances de recuperação e provável morte entre 1 e 24 dias. No último estágio – síndrome neurológica (>10 Gy) –, a morte acontece em horas ou poucos dias após o início da fase. Nessa fase o doente apresenta confusão mental, choque, perda da visão, prostração etc.

A Tabela 7.2 a seguir (extraída da Posição Regulatória 3.01/006:201 da CNEN) delimita os principais efeitos determinísticos e as doses necessárias para que ocorram:

TABELA 7.2.

Órgão ou tecido	Dose em menos de 2 dias (Gy)	Tipo de efeito	Tempo de ocorrência
Corpo inteiro (medula óssea)	1	Morte	1-2 meses
Pulmão	6	Morte	2-12 meses
Pele	3	Eritema	1-3 semanas
Tireoide	5	Hipotireoidismo	Primeiro ano
Cristalino	2	Catarata	6 meses
Gônadas	3	Esterilidade permanente	Semanas
Feto	0,1	Teratogênese	-

Radioproteção

Princípios

Tendo em vista os possíveis efeitos deletérios da radiação aos seres humanos e a forma com que são quantificados, faz-se necessário que se tomem medidas para que pessoas em contato constante com radiação, sobretudo trabalhadores (ou indivíduos ocupacionalmente expostos – IOE) e indivíduos externos (ou "do público"), tenham o menor contato possível com a radiação ionizante. A essas medidas dá-se o nome de medidas de radioproteção ou de proteção radiológica.

Em geral, os possíveis danos são medidos em termos de exposição (em Roentgen e Coulomb/kg), posteriormente extrapolados para medidas de dose (Gray) e dose equivalente (Sievert) por um fator "f", que em medicina nuclear é considerado como 1. Logo, considera-se

$$1R = 1\ rad\ (0,01\ Gy) = 1\ rem\ (0,01Sv)$$

Redução de Dose

As três principais medidas de redução da exposição à radiação são resumidas em três itens: *tempo, distância e blindagem*.

- **Tempo:** ao rever os conceitos de *atividade e taxa de dose*, percebe-se que a dose recebida pelo corpo é diretamente proporcional ao tempo que alguém se expõe a uma fonte. Portanto, deve-se sempre procurar permanecer o mínimo de tempo possível perto de uma fonte radioativa.

- **Distância:** como visto anteriormente, a taxa de exposição reduz com o inverso do quadrado da distância, portanto exponencialmente. Assim, deve-se permanecer o mais longe possível de uma fonte radioativa.

- **Blindagem:** as radiações gama e X podem ser atenuadas e até mesmo bloqueadas por substâncias com alto número atômico, como o chumbo, concreto ou barita. A blindagem adequada depende principalmente da energia da radiação empregada. A necessidade do seu uso tanto em barreiras físicas (paredes, biombos) quanto em equipamentos de proteção individual – EPIs (protetores de seringa, aventais, óculos plumbíferos etc.) depende sempre de cálculos de atenuação. Sabe-se, por exemplo, que o avental de chumbo reduz em menos de 13% a exposição aos fótons de 364 keV do iodo-131 e que, ao reduzir a agilidade do médico/tecnólogo, pode aumentar o tempo de exposição, não tendo assim o benefício que se imagina.

Ao atravessar certo material, raios gama podem ser absorvidos por ele, sofrer deflexão (efeito Compton) ou passar pelo material sem interagir. A essas interações, dá-se o nome de atenuação. Com base em dados experimentais, sabe-se que um feixe de raios N_0, ao atravessar uma substância de espessura x, transmitirá um fluxo menor (N_x). A relação entre o feixe transmitido e o incidente é determinada para cada material em função da sua espessura e resulta na seguinte expressão:

$$\frac{Nx}{No} = e^{-\mu\,(linear)x} \quad ou \rightarrow Nx = No\cdot e^{-\mu\,(linear)x}$$

Onde µ (linear) é o coeficiente de atenuação linear (medido em cm⁻), que representa a probabilidade de interação do raio gama ao passar pela unidade de um material de 1 cm de espessura. O coeficiente depende da energia do raio incidente e da natureza do material (densidade e número atômico).

A equação segue a mesma lei exponencial da equação da radioatividade, mas indica um processo de natureza completamente diferente. Outra fórmula pode derivar da expressão citada, a da **camada semirredutora (CSR)**. Conceitualmente, camada semirredutora (geralmente em cm) é a espessura do material necessária para reduzir o feixe incidente pela metade (Nx/No = ½; x = CSR). A CSR se relaciona com o µ(linear) da seguinte forma:

$$CSR = \frac{0{,}693}{\mu^{(linear)}}$$

Para eliminar a influência da densidade do coeficiente de atenuação linear, calcula-se o coeficiente de atenuação de massa – µ(massa) –, que mede a probabilidade de interação com a unidade de massa de um material:

$$\mu^{(massa)} = \frac{\mu^{(linear)}}{densidade} \; ; \text{em } cm^2/gm$$

As bancadas da sala quente devem sempre permanecer limpas e livres de substâncias radioativas, devendo ser usados plástico e material absorvente nos locais onde materiais radioativos, especialmente líquidos, são manipulados, também para evitar espalhamento em caso de contaminação. Deve-se, ainda, tomar cuidado com travesseiros, aventais e roupa de cama utilizados pelos pacientes, pois pode haver contaminação por saliva, urina e suor.

Todas as medidas descritas estão contempladas nas normas da CNEN, que serão resumidamente apresentadas ao final do capítulo.

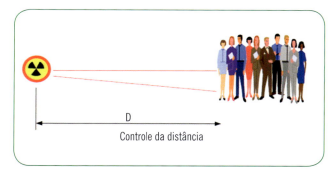

FIGURA 7.3. Controle de exposição mantendo distância.

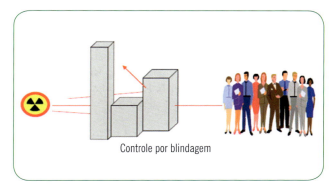

FIGURA 7.2. Controle da exposição por blindagem.
A blindagem é a mais eficiente das proteções à radiação.

Contaminação Interna

Existem quatro principais maneiras de se contaminar internamente: por ingestão, inalação, contaminação através de cortes na pele ou por injeção (no caso do paciente).

Para se evitar a contaminação interna, principalmente em medicina nuclear em que as fontes são não seladas, devem-se utilizar os EPIs, como aventais de mangas longas e luvas. As luvas devem sempre ser descartadas após o uso, pois são responsáveis por espalhar contaminação pelo laboratório. Os aventais devem permanecer no serviço, pois protegem as roupas e a pele. Para evitar contaminação oral, deve ser terminantemente proibido comer, beber ou fumar na sala quente, da mesma forma que não se deve pipetar com a boca nenhum material radioativo.

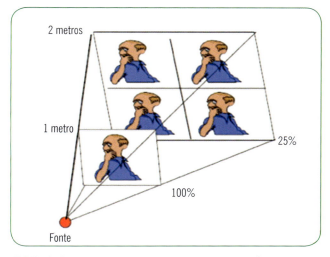

FIGURA 7.4. Lei do inverso do quadrado da distância.

Cuidados com o Paciente Injetado

Atualmente, o maior problema em termos de taxa de exposição são os pacientes injetados com ¹⁸F, pois a energia alta dos fótons torna a blindagem como o avental de chumbo mais um risco do que uma proteção. Uma regra geral com relação aos pacientes em geral é respeitar as regras da distância e tempo e fazer com que todos urinem antes da realização dos exames, o que pode reduzir a taxa de exposição em quase 50% em alguns casos.

Princípio ALARA

Com base nos dados introduzidos na seção anterior, compreendem-se facilmente os "princípios ALARA", sigla em inglês derivada de "*as low as reasonably achieved*" ou "tão baixo quanto racionalmente exequível", em tradução livre. Esses princípios devem reger as disciplinas relacionadas à radiação, devendo-se sempre permanecer o menor tempo necessário junto a fontes de radiação, o mais longe possível, e com blindagem adequada e razoável. A regra deve ser seguida mesmo que os níveis de radiação locais estejam abaixo dos recomendáveis pelas legislações, tendo em vista que não há limiar mínimo para os efeitos estocásticos.

Cálculos de Exposição

É possível combinar as fórmulas da taxa de exposição, blindagem e somar o fator tempo, para se obter uma fórmula única que calcule a exposição a uma fonte:

$$E = \Gamma \frac{A}{d^2} \cdot e^{-\mu(linear).x} \cdot t$$

- E = exposição, em Roentgen.
- A = atividade da fonte, em Curie.
- d = distância entre a fonte e o ponto de medição, em <u>centímetros</u>, para se respeitar a medida usada no cálculo de atenuação.
- Γ = constante de taxa de exposição, em $(R.m^2)/(h.Ci)$.
- μ = coeficiente de atenuação linear (cm^-).
- x = espessura do material atenuador.
- t = tempo de exposição.

Introdução às Normas Relativas ao Uso da Radiação em Medicina Nuclear

Essa seção lidará com questões técnicas referentes a programas de monitoração e proteção radiológica em medicina nuclear, com ênfase nas normas vigentes no Brasil. As normas são aplicações práticas, em termos legislativos, dos conceitos apresentados previamente ao longo do capítulo, e não haverá dificuldade de compreensão ou memorização para aqueles que dominarem os conceitos.

Classificação de Áreas – Área Livre, Controlada e Supervisionada

A CNEN define área livre, do ponto de vista de proteção radiológica ocupacional, como a área fora das áreas designadas como controladas ou supervisionadas, na qual "a taxa de dose e o risco de contaminação por materiais radioativos devem ser baixos o suficiente para assegurar que, em condições normais, o nível de proteção para aque-les que trabalham no local seja comparável com o nível de proteção requerido para exposições do público". Ou seja, as áreas onde não deve circular material radioativo.

Dessa forma, os trabalhadores do serviço que não manipulam fontes radioativas e trabalham, portanto, em áreas livres, devem ter taxas de exposição iguais às do público (menor que 1 mSv ao ano).

Área controlada é definida pela CNEN como "qualquer área, na qual medidas específicas de proteção radiológica são ou podem ser necessárias para controlar as exposições de rotina e evitar a disseminação da contaminação durante as condições normais de operação, ou evitar ou limitar a extensão das exposições potenciais". Ou seja, são as áreas na clínica nas quais fontes radioativas são manipuladas, administradas, ou onde haja exposição à radiação. São elas: laboratório de manipulação de radiofármacos (sala quente), sala de injeção de radiofármacos, sala de espera de pacientes, sala de exames.

A entrada das áreas controladas deve ser sinalizada com o símbolo internacional de radiação ionizante, e o acesso de pessoas na área deve ser restrito administrativamente ou por barreiras físicas (portas, paredes, biombos etc.).

Define-se área supervisionada como área sob vigilância não classificada como controlada, mas onde as condições de exposição ocupacional necessitam ser "mantidas sob supervisão, mesmo que medidas de proteção e segurança específicas não sejam normalmente necessárias". O titular da clínica deve manter tais áreas delimitadas, sinalizadas e sob constante supervisão e revisão, pois ela pode mudar de situação se as condições de exposição locais mudarem. Geralmente estão ao redor ou adjacentes às áreas controladas (corredores, antessalas etc.).

Normas da Comissão Nacional de Energia Nuclear (CNEN) – Brasil

Todo Serviço de Medicina Nuclear (SMN) no Brasil é regido por normas, portarias e resoluções da CNEN. Algumas das exigências nacionais foram abordadas ao longo do capítulo. Outras informações sobre as normas que o médico nuclear deve dominar serão apresentadas a seguir de forma resumida. Para informações detalhadas e consulta de possíveis atualizações, o leitor deve acessar e estudar as normas apresentadas a seguir no site da CNEN (http://www.cnen.gov.br/seguranca/normas/normas.asp).

- CNEN NN 3.01 – Diretrizes Básicas de Proteção Radiológica

Norma que disserta sobre os pré-requisitos necessários para qualquer instalação radioativa, assim como os limites anuais de dose para os IOEs (detalhadas no item 2.1), e responsabilidades do empregador, do titular do serviço, do Supervisor de Proteção Radiológica e dos próprios IOEs. Possui tabela importante, com a dose-limite que pode ser recebida por IOEs (20 mSv anual para corpo inteiro) e indivíduos do público (1 mSv). Merece ser conhecida na íntegra pelo médico nuclear e não será exposta aqui pela quantidade extensa de informações. Data de 2005 e possui 11 posições regulatórias.

■ CNEN NE 3.02 – Serviços de Radioproteção

Dispõe sobre o Serviço de Radioproteção (SR), obrigatório em qualquer SMN, que está diretamente ligado à direção (titular) da instituição e é o único órgão ou serviço responsável pelas atividades de radioproteção no serviço, devendo ser de tamanho proporcional a ele. O SR deve planejar e supervisionar a execução do Plano de Radioproteção. A norma disserta sobre quais profissionais podem constituir o SR e a qualificação necessária para os seus componentes, sobre as instalações e equipamentos necessários para a constituição do SR e as suas atividades.

Importante fixar as **funções do SR:** controle de trabalhadores, controle de áreas, controle de meio ambiente e da população, controle de fontes de radiação e de rejeitos, controle de equipamentos, treinamento de trabalhadores, registros de dados e preparação de relatórios. Data de 1988.

■ CNEN NN 7.01 – Certificação de Supervisores de Proteção Radiológica (Resolução nº 146/2013)

Estabelece os requisitos necessários à certificação da qualificação de supervisores de radioproteção nas diversas áreas de aplicação da radiação, incluindo a certificação na área de atuação "física médica em medicina nuclear", com validade de cinco anos e posterior renovação pelo mesmo tempo, se comprovado trabalho na função por no mínimo 2,5 anos.

■ CNEN NN 3.05 – Requisitos de Radioproteção e Segurança para Serviços de Medicina Nuclear (Resolução nº 159/2013)

É chamada informalmente de "norma da medicina nuclear" e dispõe sobre os principais pontos de radioproteção no SMN. Merece ser conhecida a fundo pelo médico nuclear.

Pessoal: todo SMN deve ter como componentes, no mínimo, um titular, um Supervisor de Radioproteção certificado pela CNEN e um responsável técnico. Os IOEs da instituição devem usar monitores individuais de corpo inteiro e de extremidades, além de EPIs, e submeter-se a exames periódicos de saúde. Sempre que forem atingidos os níveis de notificação mensal ou acumulado anual, deve-se comunicar o ocorrido à CNEN em prazo máximo de 24 horas, devendo ser feita uma avaliação do IOE pelo médico. O novel de notificação é de: dose efetiva acumulada no ano de 20 mSv e 4 mSv no mês. Mãos e pés: 500 mSv no ano ou 40 mSv em qualquer mês.

O médico que possuir certificado de Supervisor de Radioproteção pode acumular a função com a de médico

responsável, desde que comprove cargas horárias diferentes para as duas atividades.

Equipamentos: são indispensáveis dois monitores de taxa de exposição (contador Geiger) e dois monitores de contaminação de superfície. Um medidor de atividade, também chamado de calibrador de dose, equipamentos de materiais para proteção individual (EPIs – luvas, aventais, máscaras, pinças etc.) e fontes padrões de referência (^{57}Co e ^{133}Ba).

Estrutura física: indispensável que um SMN possua sala de espera de pacientes injetados, sanitários exclusivos para pacientes injetados, local específico para armazenamento de rejeitos (com espaço para segregação de radionuclídeos com meias-vidas semelhantes), laboratório para manipulação e armazenamento de fontes radiativas em uso ("sala quente", que pode abrigar pequenas caixas com rejeitos), sala para administração de radiofármacos e sala de exames.

Todas as áreas restritas do SMN devem ter pisos e paredes impermeáveis e cantos arredondados que facilitem possíveis descontaminações. Além disso, o laboratório para manipulação de fontes radiativas ("sala quente") deve possuir bancadas ergonômicas, uma pia com <u>40 cm ou mais</u> de profundidade e torneiras sem controle manual, para eliminação de líquidos e lavagem de instrumentais. Caso o SMN realize estudos de inalação pulmonar e manipule substâncias voláteis, é necessário ainda sistema de extração de ar ou de pressão negativa.

Internação para terapia com radioiodo: paciente que vai receber dose acima de 1.850 MBq deve ser internado em quarto especial, que deve ser identificado na enfermaria como de acesso controlado e com o símbolo da radiação, ter banheiro privativo, biombo blindado junto ao leito e cumprir todos os requisitos detalhados para as áreas restritas, como piso e encontro das paredes com cantos arredondados (detalhes na norma CNEN 3.01). No caso de haver dois leitos em mesmo quarto de terapia, os leitos devem ser separados por biombos blindados que cubra totalmente os pacientes, ao separá-los. Todas as áreas que possam ser fonte de contaminação devem ser forradas (chão, maçaneta, pias etc.) e deve haver descarte separado de copos descartáveis, talheres e pratos, que serão tratados como rejeito radioativo. A presença de acompanhante é permitida desde que tenha supervisão da radioproteção e critério médico. Para liberação do paciente, este deve apresentar taxa de exposição de 0,03 mSv/h, medida à distância de 2 metros do paciente.

Plano de radioproteção: deve abordar a organização e o gerenciamento do SMN. Explica como é realizada a seleção e o treinamento do quadro pessoal, o controle radiológico ocupacional e do público, procedimentos para atuação em emergências e descrição do sistema de gerência de rejeitos.

Administração de radiofármacos: normatiza o uso de EPIs pelos trabalhadores, monitoração das embalagens e da atividade do material radioativo, manipulação de material radioativo (bancada lisa e de fácil descontaminação), monitoração diária das superfícies, luva e mãos dos trabalhadores e levantamento radiométrico quinzenal das áreas restritas.

Gerência de rejeitos: rejeitos devem ser segregados de acordo com a natureza física do radionuclídeo presente (sólido, líquido ou gasoso), armazenados, etiquetados e mantidos em local provisório próprio até o descarte, quando devem então perder as identificações de radiação. O gerenciamento deve incluir na etiqueta as seguintes informações: localização, procedência e destino, transferência e eliminações, identificação da embalagem, massa ou volume, tipo de radionuclídeo, atividade estimada, taxa de exposição na superfície, data de armazenamento, liberação prevista e efetiva, visto do responsável pelas informações e do supervisor de proteção radiológica.

Análise e registros: devem ser registrados resultados e condições de testes de equipamentos, as datas e os responsáveis, erros na administração dos radiofármacos e falhas que possam causar exposição excessiva aos pacientes.

- CNEN NE 5.01 – Transporte de Materiais Radioativos (Resolução nº 13/1988) e Posição Regulatória 5.01/001 DRS – Transporte de Material Radioativo por Motocicletas em Todo Território Nacional (Portaria CNEN/PR nº 16/2006)

Regula sobre a classificação para transporte das diferentes classes de material radioativo (qualquer material com atividade específica maior que 70 kBq/kg ou 2 nCi/g). Não se aplica ao transporte no interior de instalações nucleares ou radiativas, seres humanos com marca-passo ou outros aparelhos que contenham material radioativo ou que tenham sido submetidos a exames com radiofármacos, e a material radioativo como parte integrante do meio de transporte (submarinos, por exemplo).

Entre as definições importantes, encontra-se a de Índice de Transporte (IT) e as categorias e transporte. O IT é igual ao nível de exposição a 1 metro, em Roentgen (IT = 1 seria exposição de 1R a 1m), e não deve exceder o número 10 por embalagem.

As categorias de transporte são divididas em branca I (IT = 0, dose na superfície < 0,005 mSv/h), amarela II (0 < IT < 1 e dose superfície entre 0,005 e 0,5 mSv/h), amarela III (1 < IT < 10 e dose na superfície entre 0,5 e 2 mSv/h) e amarela III sob uso exclusivo (IT > 10 e dose entre 2 e 10 mSv/h na superfície).

Tendo por base o impacto social e econômico dos acidentes de trânsito nas cidades brasileiras, apresentado pela ANTT, os de motocicleta são os mais frequentes e apresentam grande número de vítimas. Nesse sentido, no caso de eventual acidente envolvendo motocicleta, ter-se-ia a possibilidade de extravio, e/ou exposição/contaminação do público e do meio ambiente, além da perda ou roubo do material radioativo. Por todas essas razões, é proibido o transporte de material radioativo por motocicletas em todo o território nacional.

- CNEN NN 6.01 – Requisitos para o Registro de Pessoas Físicas para o Preparo, Uso e Manuseio de Fontes Radioativas (Resolução CNEN nº 005/1999)

Dispõe sobre a forma de obtenção dos registros para a manipulação de fontes radioativas em medicina nuclear, radioterapia e outras áreas não médicas, assim como sobre a validade e o cancelamento dos registros.

- CNEN NN 6.02 – Licenciamento de Instalações Radiativas (Resolução nº 166/2014)

Disserta sobre os pré-requisitos para o licenciamento de instalações radiativas.

No caso da medicina nuclear:

Art. 4º As instalações radiativas nas quais se manipulam, armazenam ou utilizam fontes não seladas, incluindo aquelas para fins de comércio e prestação de serviços, são classificadas nos seguintes grupos, tomando por base o nível de isenção estabelecido na norma CNEN NN 3.01 Diretrizes Básicas de Proteção Radiológica e na Posição Regulatória PR 3.01/001 Critérios de Exclusão, Isenção e Dispensa de Requisitos de Proteção Radiológica:

I - GRUPO 4 – instalações radiativas que manipulam, armazenam ou utilizam fonte não selada com atividade total até 30 vezes o nível de isenção;

II - GRUPO 5 – instalações radiativas que manipulam, armazenam ou utilizam fonte não-selada com atividade total entre 30 vezes e 20.000 vezes o nível de isenção; ou

III - GRUPO 6 – instalações radiativas que manipulam, armazenam ou utilizam fonte não selada com atividade total superior a 20.000 vezes o nível de isenção.

Instalações que Utilizam Equipamentos Geradores de Radiações Ionizantes

Art. 5º As instalações radiativas que utilizam equipamentos geradores de radiação ionizante estão classificadas no GRUPO 7, compreendendo as instalações que utilizam aceleradores de partículas ou quaisquer outros aparelhos geradores de raios X.

Parágrafo único. As instalações a que se refere o *caput* deste artigo devem ser classificadas em um dos subgrupos especificados a seguir, conforme o nível de energia de feixe gerado pelos equipamentos utilizados:

I - SUBGRUPO 7A – Equipamentos geradores de radiação ionizante que produzem feixe com energia menor ou igual a 0,10 MeV;

II - SUBGRUPO 7B – Equipamentos geradores de radiação ionizante que produzem feixe com energia maior que 0,10 MeV e menor ou igual a 0,60 MeV;

III - SUBGRUPO 7C – Equipamentos geradores de radiação ionizante que produzem feixe com energia maior que 0,60 MeV e menor ou igual a 50 MeV; ou

IV - SUBGRUPO 7D – Equipamentos geradores de radiação ionizante que produzem feixe com energia maior que 50 MeV.

Instalações para Produção de Radioisótopos

Art. 6 As instalações radiativas destinadas à produção de radioisótopos são classificadas no GRUPO 8.

Processo de Licenciamento

Art. 7 As pessoas jurídicas que desejarem operar instalações radiativas devem requerer, previamente ao início de suas atividades, as devidas autorizações junto à CNEN, em conformidade com esta Norma.

Art. 8 O processo de licenciamento de uma instalação radiativa compreende os seguintes Atos Administrativos:

I - Aprovação do Local, necessária para as instalações radiativas dos GRUPOS 1 e 8 e do SUBGRUPO 7D;

II - Autorização para Construção, necessária para as instalações radiativas dos GRUPOS 1, 6 e 8 e dos SUBGRUPOS 2B, 3C, 7C e 7D;

III - Autorização para Modificação de Itens Importantes à Segurança, para as instalações radiativas dos GRUPOS 1, 6 e 8 e dos SUBGRUPOS 2B, 3C, 7C e 7D;

IV - Autorização para Aquisição ou Movimentação de Fontes de Radiação, para todas as instalações radiativas;

V - Autorização para Comissionamento, necessária para as instalações radiativas dos GRUPOS 1 e 8 e do SUBGRUPO 7D;

VI - Autorização para Operação, para todas as instalações radiativas;

VII - Autorização para Retirada de Operação, para todas as instalações radiativas.

Parágrafo único. Os prazos de validade das autorizações para operação encontram-se disciplinados no Anexo II desta Norma.

Validade da Autorização para Operação e Número Mínimo de Supervisores de Proteção Radiológica para Cada Grupo de Instalações Radiativas.

GRUPOS	VALIDADE DA AUTORIZAÇÃO PARA OPERAÇÃO	NÚMERO MÍNIMO DE SUPERVISORES DE PR
3A, 4, 7A	3 A 5 ANOS	1 (UM)
2A, 3B, 5, 7B	1 A 3 ANOS	1 (UM)
2B, 3C, 6, 7C, 7D	1 A 3 ANOS	1 (UM) A MENOS QUE ESTEJA EM NORMA ESPECÍFICA
1, 8	1 A 2 ANOS	2 (DOIS)

Também descreve os procedimentos necessários para o cancelamento da licença em caso de fechamento do SMN (descomissionamento). Nesse caso, deve haver descrição do destino a ser dado às fontes e ao material radioativo, e aos registros que devem ser conservados, bem como dos procedimentos para descontaminação final da instalação.

CNEN NE 6.06 – Seleção e Escolha de Locais para Depósitos de Rejeitos Radioativos (Resolução CNEN nº 014/1989)

Dispõe sobre os locais onde as instalações Radiativas devem construir o abrigo de rejeitos para que não haja prejuízo ao público ou ao meio ambiente.

Também deve se atentar à Norma NN 6.09 – Critérios de Aceitação para Deposição de Rejeitos Radioativos de Baixo e Médio Níveis de Radiação (Resolução CNEN nº 012/2002).

CNEN NN 8.01 – Gerência de Rejeitos Radioativos de Baixo e Médio Níveis de Radiação (Resolução CNEN nº 167/2014)

Classificação dos Rejeitos Radioativos

Dispõe sobre a forma que se trata os rejeitos em instalações radiativas. Os rejeitos devem ser separados de acordo com suas características físicas (sólido, líquido ou gasoso), tipo de radiação emitida, concentração e taxa de exposição.

Art. 3º Os rejeitos são classificados segundo seus níveis e natureza da radiação, bem como suas meias-vidas:

I - Classe 0: Rejeitos Isentos (RI): rejeitos contendo radionuclídeos com valores de atividade ou de concentração de atividade, em massa ou volume, inferiores ou iguais aos respectivos níveis de dispensa estabelecidos nos Anexos II e VI;

II - Classe 1: Rejeitos de Meia-Vida Muito Curta (RVMC): rejeitos com meia-vida inferior ou da ordem de 100 dias, com níveis de atividade ou de concentração em atividade superiores aos respectivos níveis de dispensa;

III - Classe 2: Rejeitos de Baixo e Médio Níveis de Radiação (RBMN): rejeitos com meia-vida superior à dos rejeitos da Classe 1, com níveis de atividade ou de concentração em atividade superiores aos níveis de dispensa estabelecidos nos Anexos II e VI, bem como com potência térmica inferior a 2 kW/m³;

IV - Classe 2.1: Meia-Vida Curta (RBMN-VC): rejeitos de baixo e médio níveis de radiação contendo emissores beta/gama, com meia-vida inferior ou da ordem de 30 anos e com concentração de radionuclídeos emissores alfa de meia-vida longa limitada em 3.700 kBq/kg em volumes individuais e com um valor médio de 370 kBq/kg para o conjunto de volumes;

V - Classe 2.2: Rejeitos Contendo Radionuclídeos Naturais (RBMN-RN): rejeitos de extração e exploração de petróleo, contendo radionuclídeos das séries do urânio e tório em concentrações de atividade ou atividades acima dos níveis de dispensa estabelecidos no Anexo VI desta Norma;

VI - Classe 2.3: Rejeitos Contendo Radionuclídeos Naturais (RBMN-RN): rejeitos contendo matérias-primas minerais, naturais ou industrializadas, com radionuclídeos das séries do urânio e do tório em concentrações de atividade ou atividades acima dos níveis de dispensa estabelecidos no Anexo VI desta Norma;

VII - Classe 2.4: Rejeitos de Meia-Vida Longa (RBMN-VL): rejeitos não enquadrados nas Classes 2.2 e 2.3, com concentrações de radionuclídeos de meia-vida longa que excedem as limitações para classificação como rejeitos de meia-vida curta;

VIII - Classe 3: Rejeitos de Alto Nível de Radiação (RAN): rejeitos com potência térmica superior a 2 kW/m³ e com concentrações de radionuclídeos de meia-vida longa que excedam as limitações para classificação como rejeitos de meia-vida curta.

Segregação

Art. 12 A segregação dos rejeitos deve ser realizada no mesmo local em que foram gerados ou em ambiente apropriado, levando em conta as seguintes características, conforme aplicável:

I - estado físico;

II - meia-vida;

III - compactáveis ou não compactáveis;

IV - orgânicos ou inorgânicos;

V - biológicos (putrescíveis e patogênicos); e,

VI - outras características perigosas: (explosividade, combustibilidade, inflamabilidade, corrosividade e toxicidade química).

Registros e Inventários

Art. 42 Toda instalação deve manter um sistema atualizado de registro de rejeitos radioativos, abrangendo:

I - a identificação do tipo de rejeito, sua origem e a localização da embalagem que o contém;

II - a procedência e o destino do rejeito radioativo;

III - a data de ingresso dos volumes no depósito;

IV - os radionuclídeos presentes em cada volume, respectivas atividades e atividade total;

V - a taxa de dose máxima em contato com a superfície;

VI - a data estimada para que se alcance o nível de dispensa, se aplicável;

VII - as dispensas de rejeitos realizadas, particularizando as atividades diárias liberadas;

VIII - as transferências externas e internas;

IX - outras informações pertinentes à segurança;

Art. 43 O registro da dispensa de rejeitos deve ser mantido atualizado. Quando os rejeitos radioativos estiverem armazenados para decaimento, o registro deve especificar a data estimada para dispensa.

Art. 44 Qualquer modificação ou correção realizada nos dados constantes nos registros deve ser claramente justificada e documentada.

Art. 45 Os registros, bem como os documentos relativos às suas correções, devem ser mantidos na instalação.

Art. 46 O controle de inventário de todo rejeito radioativo, de acordo com formulário exemplificado no Anexo III, deve estar disponível na instalação para avaliação durante inspeções da CNEN ou para ser enviado quando solicitado, até o descomissionamento da instalação.

Todos os anexos encontram-se na Norma e podem ser visualizados no *site* da Comissão Nacional de Energia Nuclear.

Os recipientes de segregação, coleta, transporte interno e armazenamento de rejeitos devem portar o símbolo internacional de radiação e devem ser fisicamente separados de outros materiais, em local de armazenamento provisório. Esse local deve ser mostrado no projeto da instalação e deve armazenar os rejeitos até sua transferência ou eliminação. Pode haver pequeno local de armazenamento temporário de rejeitos na sala quente, mas ele não exclui a existência de uma sala de rejeitos.

■ CNEN NN 8.02 – Licenciamento de Depósito de Rejeitos Radioativos de Baixo e Médio Níveis de Radiação (Resolução nº 168/2014)

Dispõe sobre a escolha do local e o licenciamento das instalações radiativas de baixo e médio nível de radiação.

Exigências da Agência Nacional de Vigilância Sanitária (Anvisa)/Ministério da Saúde

Entre as normas vigentes da Anvisa, o médico nuclear deve conhecer a **RESOLUÇÃO DA DIRETORIA COLEGIADA - RDC Nº 38**, que trata da regulamentação de Serviços de Medicina Nuclear. O conteúdo repete algumas das disposições nas normas da CNEN 3.01 e 3.05, e acrescenta normas relativas à infraestrutura e supervisão médica da clínica, como a obrigatoriedade de haver um médico à disposição durante o funcionamento do serviço e de um cardiologista para a execução de estresse físico e farmacológico. Dispõe ainda sobre controle de qualidade dos radiofármacos e das máquinas.

Cabe aqui ressaltar que as normas da RDC nº 38 devem sempre ser comparadas com as da CNEN. Se houver discordância entre ambas, **sempre deve ser aplicada a mais restritiva.** Como exemplo, se a CNEN pede que certo controle de qualidade seja semanal e a Anvisa exige mensal, o SMN deve realizá-lo semanalmente (norma mais restritiva).

Referência das Normas

- Norma NN 3.01 – Diretrizes Básicas de Proteção Radiológica, 2005 (Acompanhada de 11 Posições Regulatórias).
- Norma NE 3.02 – Serviços de Proteção Radiológica, 1988.
- Norma NN 7.01 – Certificação de Supervisores de Proteção Radiológica (Resolução nº 146/2013).
- Norma NN 3.05 – Requisitos de Segurança e Proteção Radiológica para SMN (Resolução nº CNEN 159/2013).
- Norma NE 5.01 – Transporte de Material Radioativo (Resolução nº 013/1988).
- Posição Regulatória 5.01/001 – Transporte de Material Radioativo por Motocicletas (Portaria CNEN/PR nº 16/2006).
- Norma NN 6.01 – Requisitos para Registros de Pessoas Físicas para Preparo e Manuseio de Fontes Radioativas (Resolução CNEN 005/99 Março/1999).
- Norma NN 6.02 – Licenciamento de Instalações Radiativas (Resolução nº 166/2014).
- Norma NE 6.06 – Seleção e Escolha de Locais para Depósitos de Rejeitos Radioativos, 1988.
- Norma NN 6.09 – Critérios de Aceitação para Deposição de Rejeitos Radioativos de Baixo e Médio Níveis de Radiação, 2002.
- Norma NN 8.01 – Gerência de Rejeitos Radioativos de Baixo e Médio Níveis de Radiação (Resolução nº 167/2014).
- Norma NN 8.02 – Licenciamento de Depósitos de Rejeitos Radioativos de Baixo e Médio Níveis de Radiação (Resolução nº 168/2014).

Avaliação de Métodos Diagnósticos

8

PAULO SCHIAVOM DUARTE

Conteúdo

Introdução
Etapas na Avaliação de um Método Diagnóstico
Teste Diagnóstico Ideal
Teste Diagnóstico Real
  Variação do Teste
  Variação no Grupo de Indivíduos Normais e Patológico –
  Intervalo de Referência
Definição do Intervalo de Referência para o Resultado
Normal
Definição de Grupo de Pacientes Doentes (Utilização do
Padrão-Ouro – *Gold Standard*)
Avaliação do Desempenho de um Teste
  Sensibilidade e Especificidade
  Valores Preditivos Positivo e Negativo

Comparação de Testes
  Razão de Verossimilhança para um Resultado Positivo
  Razão de Verossimilhança para um Resultado Negativo
Determinação do Ponto de Corte de um Teste
  Determinação do Ponto de Corte Baseada Estritamente
  na Melhor Relação Matemática entre Sensibilidade e
  Especificidade
  Determinação do Ponto de Corte Levando em
  Consideração a Prevalência da Doença
  Determinação do Ponto de Corte Levando em
  Consideração a Prevalência da Doença e as
  Consequências de cada Resultado
Comparação de Dois Testes

Introdução

Dos primórdios da medicina até alguns séculos atrás, o processo diagnóstico estava restrito à história clínica e ao exame físico do paciente. Apesar de ambos serem fundamentais e continuarem sendo a base desse processo, é indiscutível que um grande grau de incerteza diagnóstica pode permanecer em muitas situações clínicas, mesmo após a realização de uma história clínica e de um exame físico detalhado por médico experiente.

Com a evolução tecnológica ocorrida ao longo dos séculos, principalmente nas últimas décadas, uma variedade imensa de tecnologias diagnósticas foi desenvolvida visando diminuir o grau de indeterminação ao final do processo diagnóstico. Apesar de esse objetivo ter sido parcialmente atingido, ainda existe algum grau de incerteza diagnóstica em muitas situações clínicas, mesmo após o uso de métodos diagnósticos avançados. Além disso, com o aumento do número de métodos disponíveis fica cada vez mais difícil decidir quais métodos utilizar em determinada situação clínica, bem como interpretar os resultados de cada método em conjunto com o restante das informações diagnósticas. Outro ponto a ser considerado é o aumento progressivo dos custos desses métodos à medida que sua complexidade tecnológica aumenta, o que pode tornar sua

utilização bastante onerosa. Dessa maneira, é fundamental que se aprenda a indicar e interpretar os métodos diagnósticos, assim como a reconhecer e avaliar as limitações deles, bem como a integrar as informações obtidas pelos diferentes métodos, para que sejam utilizados de maneira adequada na prática clínica.

Essa preocupação com a utilização apropriada dos métodos diagnósticos levou ao surgimento da Avaliação de Métodos Diagnósticos (AMD) como uma área de estudo. Historicamente, a AMD surgiu como um subcampo de uma área de estudo maior, que é a avaliação de tecnologia em saúde (ATS), que por sua vez é um segmento da avaliação de tecnologia (AT).

Etapas na Avaliação de um Método Diagnóstico

A utilização eficiente de qualquer recurso médico exige uma estratégia bem planejada de avaliação – e a utilização dos métodos diagnósticos não foge desse preceito. Em tal estratégia, as formas mais elaboradas de avaliação só devem ser realizadas se evidências suficientes da utilidade do recurso forem obtidas nas etapas anteriores da avaliação. Tal abordagem por etapas, movendo-se gradualmente de análises menos complexas para análises mais elaboradas envolvendo estudos com grande número de indivíduos, contribui para a integridade dos pacientes e voluntários ao evitar que tecnologias não seguras ou pouco úteis sejam testadas em seres humanos.

No desenvolvimento de medicamentos, um modelo hierárquico de 4 a 5 etapas é frequentemente utilizado na avaliação clínica de novos produtos. Na etapa I, a segurança, a tolerabilidade, a toxicidade, a farmacodinâmica e a farmacocinética da nova droga são avaliadas. A etapa II consiste normalmente de investigações clínicas de pequena escala para obter uma estimativa inicial do efeito do tratamento. Se o efeito do tratamento é ausente ou muito pequeno, uma avaliação mais aprofundada será descontinuada. Na etapa III, a eficácia da droga é avaliada utilizando-se ensaios clínicos randomizados. Na etapa IV, os efeitos no longo prazo e os efeitos colaterais podem ser registrados após a introdução do produto no mercado.

Vários modelos hierárquicos comparáveis àquele utilizado na avaliação de medicamentos foram propostos para a avaliação dos testes de diagnóstico. De forma análoga aos modelos utilizados na avaliação de novos medicamentos, esses modelos exigem que em cada fase certas condições sejam atingidas para que a avaliação possa continuar nas fases subsequentes. Um dos modelos mais conhecidos foi proposto por Fryback e Thornbury para avaliação de exames de imagem. Esse modelo é composto de seis etapas, listadas e exemplificadas a seguir:

- **Eficácia técnica:**
  - Segurança;
  - Resolução de pares de linhas;
  - Resolução espacial;
  - Resolução energética;
  - Intensidade do campo magnético;
  - Escala de cinza;
  - Quantidade de artefatos.

- **Eficácia na acurácia diagnóstica:**
  - Sensibilidade e especificidade para um problema clínico definido;
  - Acurácia diagnóstica;
  - Medidas de curva ROC (*receiver operator characteristic*).

- **Eficácia no manuseio diagnóstico:**
  - Número (%) de casos nos quais o teste foi "julgado" como útil para o diagnóstico;
  - Mudanças nas probabilidades de diagnósticos diferenciais;
  - Diferenças nas probabilidades diagnósticas estimadas subjetivamente pelos médicos pré e pós-teste;

- Probabilidades de testes positivos e negativos em uma série de casos.

- **Eficácia terapêutica:**
  - Número (%) de vezes em que o teste foi "julgado" como útil para o planejamento terapêutico;
  - Proporção de procedimentos médicos evitados com a informação provida pelo uso da tecnologia de imagem;
  - Proporção de terapias planejadas pré-teste que se alteraram com a informação provida pela imagem.

- **Eficácia nos resultados em saúde:**
  - Proporção de pacientes que melhoraram com o teste comparada àquela dos pacientes que não realizaram o teste;
  - Morbidade ou procedimentos evitados com o teste;
  - Mudanças na expectativa e/ou na qualidade de vida decorrente da utilização do teste.

- **Eficácia social/econômica:**
  - Análise do custo-benefício do ponto de vista social;
  - Análise do custo-efetividade do ponto de vista social;
  - Análise do custo-utilidade do ponto de vista social.

Apesar de existirem críticas à utilização de maneira linear dessas etapas na avaliação de métodos diagnósticos, esses modelos podem ser úteis para nortear o processo de avaliação e incorporação desses métodos na prática clínica.

Neste capítulo não pretendemos abordar todas as etapas de avaliação dos métodos diagnósticos, nos atendo à segunda e à terceira etapa desse modelo, que se referem à eficácia na acurácia e ao manuseio diagnóstico, por entendermos que essas duas etapas estão mais diretamente ligadas à prática clínica da medicina nuclear.

Teste Diagnóstico Ideal

O princípio fundamental que rege a utilização de testes diagnósticos é a crença de que os indivíduos doentes apresentam algumas características distintas do grupo sadio e que os métodos diagnósticos podem separar essas duas populações ao reconhecer essas características.

Um teste diagnóstico ideal deveria ter as seguintes características (Figura 8.1):

1. Todos os indivíduos sem a doença em investigação deveriam ter um único valor do teste diagnóstico utilizado;

2. Todos os indivíduos com a doença deveriam ter um único valor do teste diagnóstico utilizado, porém diferente daquele obtido para o grupo normal.

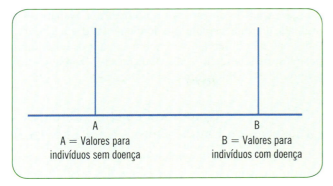

FIGURA 8.1. Modelo esquemático de um teste ideal.

Teste Diagnóstico Real

No entanto, no mundo real as coisas não acontecem dessa maneira, e os resultados dos doentes e não doentes tendem a ser variados e a se sobrepor em decorrência do grau de variação do teste e do grau de variação interna dos resultados do grupo doente e não doente (Figura 8.2).

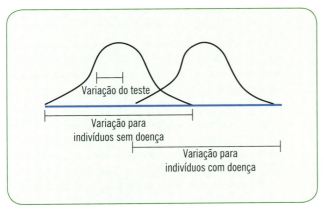

FIGURA 8.2. Modelo esquemático de um teste real.

Variação do Teste

A variação do teste refere-se à variação da medida em relação ao valor real. Essa variação é decorrente de dois tipos de erro:

1. Tendência sistemática a desviar-se do alvo (viés). O oposto do viés é a acurácia;
2. Dispersão das medidas em torno do alvo (erro randômico). O oposto do erro randômico é a precisão.

O teste ideal deve ter precisão e acurácia (Figura 8.3).

A variação do teste deve ser diminuída o máximo possível, apesar de que dificilmente ela será excluída por completo. Dessa forma, o mais importante é que ela seja pequena em relação à variação decorrente de o indivíduo apresentar a patologia em investigação.

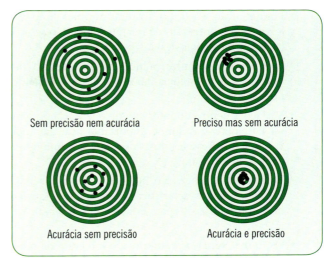

FIGURA 8.3. Modelo ilustrativo da relação entre acurácia e precisão.

Atenção: Não confundir os conceitos de acurácia da medida e acurácia diagnóstica. A acurácia da medida reflete a proximidade da medida ao valor real enquanto a acurácia diagnóstica, que será abordada a seguir neste capítulo, reflete a capacidade do teste em diferenciar os doentes dos não doentes.

Variação no Grupo de Indivíduos Normais e Patológico – Intervalo de Referência

Tanto os indivíduos saudáveis quanto aqueles com doença apresentam grande variação biológica no que se refere a diversos fatores, inclusive aos resultados de exames laboratoriais. Dessa maneira, é comum que o resultado de um teste em uma população de indivíduos normais apresente uma distribuição muito grande de valores. Essa distribuição tende a ser do tipo normal, apresentando média e desvio-padrão.

Definição do Intervalo de Referência para o Resultado Normal

O intervalo de referência para a normalidade consiste em estabelecer o intervalo de valores dos resultados que compreenda 95% dos indivíduos sem doença. Habitualmente esse intervalo varia de dois desvios-padrão acima e abaixo do valor médio (Figura 8.4). Apesar de esse intervalo servir de referência para definir se um indivíduo apresenta resultado normal ou alterado, ele não pode ser considerado diagnóstico, uma vez que alguns indivíduos normais apresentarão resultado fora desse intervalo e alguns indivíduos patológicos poderão apresentar resultado dentro do intervalo.

Alguns aspectos básicos do intervalo de referência para o resultado normal e que precisam ser bem compreendidos são:

- Por definição, 5% dos indivíduos normais terão valores fora do intervalo de referência quando se utiliza o limite de dois desvios-padrão;
- Indivíduos que apresentam resultado dentro do intervalo de referência não são necessariamente normais;
- Variações dentro do intervalo de referência podem ser patológicas. Assim, é importante ficar atento a variações expressivas dos valores de um indivíduo dentro do intervalo;
- É importante saber se o indivíduo que está sendo avaliado tem características semelhantes àquelas que foram utilizados para estabelecer o intervalo de referência;
- Os limites superior e inferior do intervalo de referência podem ser alterados para fins diagnósticos.

Uma série de fatores ajuda a determinar onde os limites superior e inferior devem ser definidos, e esses limites vão depender dos objetivos da pessoa que está utilizando o teste. Dessa maneira, os limites do intervalo de referência vão depender de fatores diagnósticos, econômicos, éticos, culturais e políticos. Na Figura 8.4 observamos o que acontece quando modificamos os limites de um intervalo de referência. Ao mudarmos do intervalo de referência 1 para 2, diminuímos o número de exames falso-negativos (grupo B), mas em contrapartida aumentamos o número de resultados falso-positivos (grupo A). Logo, a alteração dos valores do intervalo de referência é um jogo de perdas e ganhos, e o melhor intervalo dependerá de um balanço entre a sensibilidade e a especificidade, que pode ser estabelecido pela curva ROC, que veremos adiante neste capítulo, e dos fatores anteriormente citados.

Como se pode perceber do que foi discutido sobre o intervalo de referência, ele em si demonstra muito pouco sobre a utilidade diagnóstica do teste. Para avaliarmos a utilidade do teste na definição do diagnóstico, é necessário saber não só o intervalo de referência para os indivíduos normais, mas também a distribuição dos resultados nos grupos de indivíduos com e sem a doença.

Definição de Grupo de Pacientes Doentes (Utilização do Padrão-Ouro – *Gold Standard*)

Assim como os indivíduos normais, os doentes também apresentam variações nos valores dos testes diagnósticos. Essas variações podem ser decorrentes dos diferentes graus de doença e da resposta individual de cada um às patologias. Independentemente dessas variações, para avaliarmos um determinado teste diagnóstico, é importante que se defina uma população que sabidamente tenha a doença. Para realizar essa definição, utilizamos um ou mais critérios considerados padrão-ouro (*gold standard*), que pode ser uma biópsia, uma arteriografia, uma autópsia subsequente ou qualquer outro teste predefinido. Dessa maneira, todo teste que está sendo avaliado tem que ser comparado com o desempenho do padrão-ouro na definição do estado patológico. Isso acaba gerando algumas incoerências, que são referidas a seguir:

- Apesar de o padrão-ouro ser considerado por definição perfeito na classificação dos pacientes, isso raramente ocorre, e devemos estar atentos a casos em que o teste avaliado poderá ser superior ao padrão-ouro;
- Alguns critérios considerados padrão-ouro são pouco eficientes quando utilizados na prática clínica, ou por serem muito invasivos (biópsia e arteriografia, por exemplo) ou por só poderem ser realizados muito tardiamente na evolução do paciente (autópsia), sendo assim, apesar de o teste avaliado ser na maioria das vezes inferior ao padrão-ouro, sua utilização pode ser justificada pela praticidade do uso na rotina clínica;
- O padrão-ouro pode ter um desempenho eficiente somente na localização dos casos mais avançados, desse modo, na avaliação do novo teste só utilizaremos casos mais avançados. Logo, os resultados obtidos podem não ser reproduzidos na prática diária, isto é, os casos utilizados no teste e que foram diagnosticados pelo padrão-ouro não representam a realidade clínica.

Avaliação do Desempenho de um Teste

As medidas tradicionais utilizadas para a avaliação de um teste são a sensibilidade e a especificidade. Essas medidas avaliam o desempenho de um teste em comparação ao padrão-ouro, que por definição apresenta sensibilidade e especificidade de 100%. A sensibilidade e a especificidade são consideradas as principais medidas de avaliação de um teste, pois seus valores não dependem da prevalência da

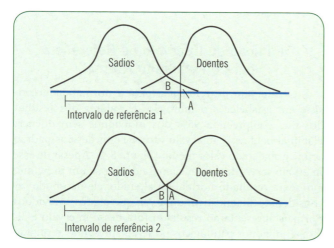

FIGURA 8.4. Exemplo de como o limite superior do intervalo de referência pode ser alterado para fins diagnósticos. (**A**) Indivíduos sadios classificados como doentes. (**B**) Indivíduos doentes classificados como sadios.

patologia, de forma que esses resultados são inerentes aos testes diagnósticos que estão sendo avaliados e, de modo geral, são reprodutíveis em qualquer situação. É importante, no entanto, estar alerta para o fato de que, apesar de esses parâmetros não variarem com a prevalência da doença na população, eles podem variar com o grau de doença, isto é, se uma população apresentar pacientes com grau de doença mais leve do que outra, a sensibilidade do teste nessa primeira população poderá ser menor.

Sensibilidade e Especificidade

A **sensibilidade** mede a proporção de indivíduos doentes que são corretamente identificados pelo teste, enquanto a **especificidade** mede a proporção de indivíduos sadios que são corretamente classificados pelo teste. No entanto, essas medidas não nos dizem o número total de indivíduos que serão corretamente classificados. Esse número dependerá da prevalência da doença no grupo avaliado.

Para avaliar a sensibilidade e a especificidade, é necessário seguir os seguintes passos:

- Escolher um critério a ser utilizado como padrão-ouro para a classificação dos indivíduos como tendo ou não a doença;
- Utilizando o padrão-ouro, separar os indivíduos em dois grupos: com e sem a doença. Nesta etapa, deve-se ficar atento para saber se o grupo com doença representa todo o possível espectro da patologia em questão, evitando, assim, a seleção somente de pacientes com doença muito severa ou muito discreta;
- Deve-se submeter todos os indivíduos ao teste em avaliação para classificá-los como positivos ou negativos;
- Utilizando uma tabela 2 × 2, os pacientes deverão ser classificados em quatro grupos na dependência dos resultados do padrão-ouro e do teste (Figura 8.5);
- A partir da tabela 2 × 2, calculam-se os valores de sensibilidade e especificidade.

Sensibilidade = a/(a + c) – proporção dos indivíduos doentes que apresentam teste positivo.

Especificidade = d/(b + d) – proporção dos indivíduos sadios que apresentam teste negativo.

Valores Preditivos Positivo e Negativo

Como referido anteriormente, a maior vantagem da sensibilidade e da especificidade como medidas de desempenho de um teste é não serem diretamente dependentes da frequência da doença na população ou da probabilidade pré-teste de doença. No entanto, essas duas medidas não respondem a algumas questões importantes como: uma vez que o teste é positivo, qual a chance de o indivíduo ser doente? Uma vez que o teste é negativo, qual a chance de o indivíduo não ser doente? Essas são questões importantes na prática clínica, pois se referem à probabilidade pós-teste de doença.

As medidas que avaliam essas questões são o **valor preditivo positivo** (proporção daqueles com teste positivo que têm a doença) e o **valor preditivo negativo** (proporção daqueles com teste negativo que não têm a doença).

A probabilidade pré-teste de doença se baseia na prevalência de doença na população estudada, considerando-se os fatores de risco.

Com base na tabela 2 × 2 (Figura 8.5), calculam-se os valores preditivos positivo e negativo da seguinte maneira:

Valor preditivo positivo = a/(a + b) – proporção dos indivíduos com teste positivo que apresentam doença.

O valor preditivo positivo (VPP) também pode ser calculado utilizando a seguinte equação:

VPP = (prevalência × sensibilidade) / [prevalência × sensibilidade + (1 – prevalência) × (1 – especificidade)]

Valor preditivo negativo = d/(c + d) – proporção dos indivíduos com teste negativo que não apresentam doença.

O valor preditivo negativo (VPP) também pode ser calculado utilizando a seguinte equação:

VPN = (1 – prevalência) × especificidade / [(1 – prevalência) × especificidade + prevalência × (1 – sensibilidade)]

O cálculo dos valores preditivos de um teste são exemplos de inferência bayesiana e tem implicações clínicas importantes. Eles indicam que a probabilidade da existência ou ausência de doença após a realização do teste é dependente da probabilidade da presença de doença antes da realização do teste. Por exemplo, quando a probabilidade de doença antes da realização do teste é moderada (50%), um resultado negativo num teste com 80% de sensibilidade e 90% de especificidade ainda resulta numa probabilidade de doença após o teste de 18%. De forma oposta, quando a probabilidade pré-teste de doença é baixa (10%), o resultado positivo nesse mesmo teste ainda resultará numa probabilidade, após o teste, de não ter a doença em torno de 52%.

A situação poderá ser ainda pior se o teste em questão for utilizado para rastreamento de doença numa população com 1% de probabilidade pré-teste de doença. Aqueles indivíduos com resultado positivo terão uma probabilidade após o teste de doença de apenas 7,5%.

	PADRÃO-OURO DOENTE	PADRÃO-OURO NÃO DOENTE
TESTE POSITIVO	a = número de indivíduos doentes com teste positivo: **VERDADEIRO-POSITIVOS**	b = número de indivíduos sem doença com teste positivo: **FALSO-POSITIVOS**
TESTE NEGATIVO	c = número de indivíduos doentes com teste negativo: **FALSO-NEGATIVOS**	d = número de indivíduos sem doença com teste negativo: **VERDADEIRO-NEGATIVOS**

FIGURA 8.5. Ilustração de uma tabela 2 x 2.

Comparação de Testes

Quando comparamos testes a fim de determinar qual deles apresenta melhor desempenho, é importante saber o que se está tentando atingir. Os testes podem ser utilizados com diferentes propósitos:

- Excluir doença quando a probabilidade de alguma patologia é relativamente baixa;
- Excluir doença quando sua probabilidade é alta;
- Avaliar o prognóstico pela repetição do teste no decorrer da doença;
- Detectar doença na ausência de sintomas, o que é chamado de rastreamento.

Um mesmo teste pode ser utilizado para mais de um dos propósitos já referidos. No entanto, é importante especificar em que situação o teste está sendo utilizado, pois seu desempenho pode não ser adequado em todas elas.

Quando selecionamos um teste com a finalidade de definir se o indivíduo tem a doença, costumamos escolher aquele com maior especificidade; de forma oposta, quando procuramos um teste para excluir a presença de doença, costumamos selecionar aquele com maior sensibilidade. No entanto, isso nem sempre é verdade e precisamos estar atentos à relação entre a sensibilidade e a especificidade. Dessa maneira, quando comparamos dois testes para excluir ou confirmar uma patologia, devemos avaliar esses dois parâmetros em conjunto. Para integrar a sensibilidade com a especificidade, na comparação de dois testes, podemos utilizar a razão de verossimilhança (*likelihood ratio*). A razão de verossimilhança de um resultado positivo nos diz quanto o teste é adequado para separar os indivíduos doentes dos saudáveis.

Razão de Verossimilhança para um Resultado Positivo

A razão de verossimilhança para um resultado positivo é a probabilidade de um resultado positivo se o indivíduo é doente / probabilidade de um resultado positivo se o indivíduo não tem doença.

A razão de verossimilhança para um resultado positivo pode ser expressa utilizando-se a sensibilidade e a especificidade pela seguinte fórmula.

Razão de verossimilhança para um resultado positivo = sensibilidade / (100% – especificidade).

O melhor teste para confirmar a presença de doença é aquele com a maior razão de verossimilhança para um resultado positivo.

Razão de Verossimilhança para um Resultado Negativo

Podemos calcular também a razão de verossimilhança para um resultado negativo, que é útil para definir o melhor teste para excluir uma doença. A fórmula para a razão de verossimilhança para um resultado negativo é a seguinte:

Razão de verossimilhança para um resultado negativo = probabilidade de um resultado negativo se o indivíduo é doente/probabilidade de um resultado negativo se o indivíduo não tem doença.

A razão de verossimilhança para um resultado negativo pode ser expressa utilizando-se a sensibilidade e a especificidade pela seguinte fórmula.

Razão de verossimilhança para um resultado negativo = (100% – sensibilidade) / especificidade.

O melhor teste para excluir uma determinada patologia é aquele com a menor razão de verossimilhança para um resultado negativo.

A utilização da razão de verossimilhança para determinar o melhor teste a ser utilizado com determinado propósito assume que as consequências de um resultado falso-positivo são iguais àquelas de um resultado falso-negativo, o que nem sempre é verdade. Desse modo, dependendo das consequências de cada um dos resultados referidos, um teste com uma razão de verossimilhança desfavorável poderá ser o escolhido. Além disso, quando comparamos dois testes, temos que levar em consideração os riscos e os custos de cada um deles.

Além de serem utilizados para excluir ou confirmar uma doença, os testes podem também ser utilizados para avaliar o prognóstico e para acompanhar a evolução de determinada patologia. Alguns testes podem não ter um bom desempenho no diagnóstico de uma doença, no entanto podem ser ideais para avaliação prognóstica ou acompanhamento.

Algumas características de um teste utilizado para acompanhamento que o diferencia de um teste diagnóstico são: não necessariamente tem que apresentar uma razão de verossimilhança favorável, uma vez que outros testes poderão ser utilizados na fase diagnóstica; tem que ser preciso; deve ser seguro, uma vez que será utilizado repetidamente; seus custos não precisam ser tão baixos, uma vez que será utilizado num grupo pequeno de indivíduos. Além disso, como esses testes são utilizados repetidamente no mesmo indivíduo, eles têm como vantagem utilizar os exames prévios como comparação e, dessa maneira, evitar muitos dos problemas inerentes à utilização de intervalos de referências. Sendo assim, sua positividade pode ser definida em relação a mudanças em comparação aos valores previamente observados, o que faz com que muitos testes que não poderiam ser utilizados no diagnóstico possam ser utilizados para monitorar a progressão de determinada doença.

Determinação do Ponto de Corte de um Teste

A determinação do ponto de corte de um teste é dependente, basicamente, de três fatores: das consequências de cada resultado, da prevalência de doença na população e da melhor relação entre a sensibilidade e a especificidade. Enquanto os dois primeiros fatores são independentes do teste, a sensibilidade e a especificidade, como já mencionado, são predominantemente inerentes ao teste.

Determinação do Ponto de Corte Baseada Estritamente na Melhor Relação Matemática entre Sensibilidade e Especificidade

A melhor relação matemática entre esses dois fatores pode ser definida como aquela que resulta no maior valor quando ambos são somados.

Graficamente, a relação entre a sensibilidade e a especificidade pode ser demonstrada utilizando uma curva ROC.

A curva ROC relaciona a fração de exames verdadeiro-positivos (sensibilidade) do teste (eixo y) com a fração de exames falso-positivos (1 – especificidade) do teste (eixo x), para diferentes valores de corte (Figura 8.6).

Na Figura 8.4 discutimos como a alteração dos limites do intervalo de referência vai alterar a relação entre o número de resultados falso-positivos e falso-negativos. A curva ROC nada mais é do que a apresentação gráfica da relação entre a sensibilidade e a especificidade para todos os possíveis valores de corte (Figura 8.7). Se considerarmos apenas a relação matemática entre a sensibilidade e a especificidade, o melhor valor de corte é representado na curva ROC pelo ponto mais distante da linha de chance. É importante aqui fornecermos o conceito de linha de chance. Essa linha é aquela que representaria o desempenho de um teste que não conseguisse minimamente distinguir os indivíduos doentes daqueles saudáveis.

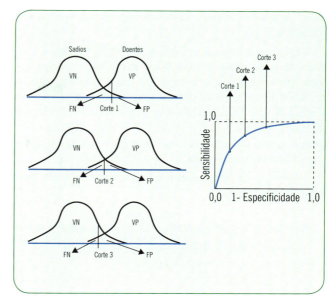

FIGURA 8.7. Exemplo de pontos na curva ROC correspondentes aos valores de sensibilidade e "1 – especificidade" para diferentes valores de corte de um determinado teste diagnóstico hipotético.

No entanto, como já descrito, para a definição do ponto de corte de um teste, devemos considerar três fatores: as consequências de cada resultado, a prevalência de doença na população e a melhor relação entre a sensibilidade e a especificidade. Acabamos de ver que, considerando somente a sensibilidade e a especificidade, o melhor ponto de corte poderá se definido utilizando aquele mais distante da linha de chance na curva ROC, que é aquele que apresenta o maior resultado da soma entre esses dois fatores.

Determinação do Ponto de Corte Levando em Consideração a Prevalência da Doença

Se à definição do melhor ponto de corte incorporarmos a prevalência da doença, mas se por enquanto não considerarmos as consequências de cada resultado, o melhor ponto de corte poderá ser definido pela acurácia. Matematicamente a acurácia pode ser calculada utilizando a seguinte fórmula:

Acurácia = sensibilidade x p(D) + especificidade x p(ñD).

Onde p(D) = prevalência de doentes e p(ñD) = prevalência de saudáveis.

Fica evidente pela fórmula acima que, se considerarmos as duas prevalências iguais (prevalência de doentes e saudáveis), a melhor acurácia vai depender somente da sensibilidade e da especificidade, isto é, o melhor ponto de corte vai ser aquele que resultar em maior valor da soma dos dois fatores. Logo, podemos considerar a situação previamente discutida como um caso específico da situação

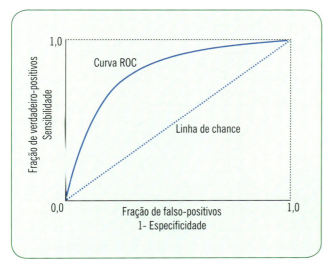

FIGURA 8.6. Curva ROC demonstrando a relação entre a sensibilidade e a especificidade para todos os possíveis pontos de corte de um teste. A melhor relação matemática entre os dois fatores é obtida no ponto da curva mais distante da linha de chance.

atual, no qual a prevalência de doentes e saudáveis na população é igual.

Quando as duas prevalências forem diferentes, a acurácia do teste não será mais dependente somente dos valores de sensibilidade e especificidade, mas dependerá também de um fator de ponderação relacionado às prevalências de doentes e saudáveis na população. Parece lógico que, se tivermos maior prevalência de doentes, a sensibilidade deverá ter importância maior na acurácia do que a especificidade e vice-versa.

Uma forma de representarmos matematicamente esse fator de ponderação é:

$$Desempenho = [sensibilidade \times p(D) + especificidade \times p(\tilde{n}D)] / p(D) \rightarrow sensibilidade + especificidade \times [p(\tilde{n}D) / p(D)]$$

Chamaremos então $p(\tilde{n}D) / p(D)$ de c, que é o fator de ponderação utilizado, e não é nada mais do que a divisão da prevalência de indivíduos saudáveis pela prevalência de indivíduos doentes.

Determinação do Ponto de Corte Levando em Consideração a Prevalência da Doença e as Consequências de Cada Resultado

Até o momento, não considerarmos as consequências de cada resultado na avaliação do melhor ponto de corte, no entanto, se quisermos incorporar esse fator na definição do ponto com melhor desempenho, o procedimento é bem semelhante àquele já utilizado na etapa anterior, quando consideramos as diferentes prevalências, isto é, temos que utilizar um fator de ponderação. Uma possibilidade é utilizar o próprio "c", só que agora também ajustado para as diferentes consequências de cada resultado. Nessa linha de raciocínio, se a consequência de um resultado falso-positivo for pior do que a de um resultado falso-negativo, devemos aumentar o valor de "c", isto é, daremos mais valor à especificidade do teste. A dificuldade neste caso é definir de maneira adequada quanto a consequência de um resultado é diferente da de outro.

Por exemplo, se a consequência de um resultado falso-positivo for 2 vezes pior do que aquela de um resultado falso-negativo, devemos multiplicar o "c" por 2 e, dessa forma, aumentar o peso da especificidade na escolha do melhor ponto de corte.

Uma maneira de se definir a constante "c" é a seguinte equação:

$$c = \frac{Prev\ \tilde{N}D}{Prev\ D} \times \frac{(ConsFP - ConsTN)}{(ConsFN - ConsTP)}$$

Onde: Prev ÑD = prevalência de indivíduos sadios; Prev D = prevalência de indivíduos doentes; ConsFP = consequência do resultado falso-positivo; ConsTN = consequência do resultado verdadeiro-negativo; ConsFN = consequência do resultado falso-negativo; ConsTP = consequência do resultado verdadeiro-positivo.

Comparação de Dois Testes

Nos dias atuais, em que a quantidade de recursos tecnológicos utilizados na medicina diagnóstica tem crescido rapidamente, é muito comum que novos exames estejam constantemente sendo propostos em substituição a outros mais tradicionais. Por isso, é importante que eles sejam comparados adequadamente a fim de definir qual deles é mais eficiente para a realização da tarefa proposta.

Essa comparação envolve vários aspectos diferentes como a acurácia diagnóstica, os riscos oferecidos ao paciente e os custos.

Apesar de esses dois últimos itens serem de suma importância na definição de qual exame utilizaremos na prática clínica, neste capítulo nos ateremos estritamente à comparação da capacidade diagnóstica dos dois testes.

Existirem várias maneiras de compararmos a capacidade diagnóstica de dois testes, por exemplo: a razão de verossimilhança, a acurácia e a comparação entre as áreas abaixo da curva ROC de cada um deles (Figura 8.8). Essa última, no entanto, é considerada a mais adequada. Isso se deve ao fato dessa área representar a probabilidade geral de o teste discriminar entre os indivíduos doentes e os normais, independentemente do ponto de corte escolhido, o que pode ser observado na Figura 8.9.

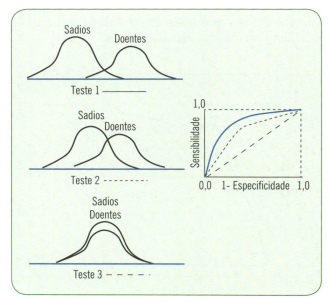

FIGURA 8.8. Exemplo de curvas ROC produzidas por três testes diferentes que visam separar uma população de indivíduos sadios de uma população saudável. O teste 3 (tracejado) não consegue separar as duas populações e sua curva ROC se sobrepõe à linha de chance. Os testes 1 (linha contínua) e 2 (pontilhado) separam as duas populações em algum grau, mas o teste 1 separa melhor do que o teste 2.

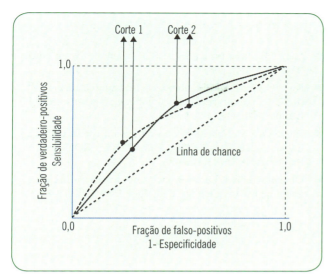

FIGURA 8.9. Exemplo de como o ponto de corte escolhido pode alterar o resultado da comparação entre dois testes. Se ambos os testes operarem no ponto de corte 1, o teste A (tracejado) será superior ao teste B (pontilhado), pois nesse ponto de operação a sua curva ROC se encontra mais distante da linha de chance. No ponto de corte 2, essa relação se inverte e o teste B passa a ter um desempenho superior, pois está mais distante da linha de chance.

Dessa maneira, a área abaixo da curva ROC (AAC) fornece uma maneira de compararmos dois testes independentemente do ponto de operação escolhido.

A medida dessa área está relacionada aos testes estatísticos Wilcoxon e Mann-Whitney, que são a base de muitas medidas estatísticas aplicadas à curva ROC. Por exemplo, o intervalo de confiança da área, o cálculo do tamanho da amostra necessário para termos um determinado intervalo de confiança e a avaliação do nível de significância estatística das diferenças observadas entre as áreas de diferentes testes diagnósticos.

Apesar de a área abaixo da curva ROC ser uma boa medida do desempenho diagnóstico de um teste, há situações em que uma medida mais refinada é necessária. Na Figura 8.10 podemos ver um exemplo disso. Apesar de a AAC ser maior para o teste A do que para o teste B, se estivermos interessados em uma alta especificidade, a utilização do teste B será mais apropriada.

Dessa forma, para compararmos o desempenho de dois testes em uma determinada faixa de especificidade, podemos utilizar a área parcial de cada um deles, isto é, qual a área abaixo da curva ROC quando a fração de falso-positivos (1 – especificidade) varia de 0,05 a 0,15, por exemplo (Figura 8.11).

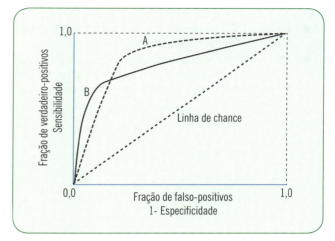

FIGURA 8.10. Curvas ROC para dois testes distintos A e B.

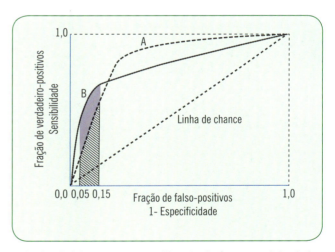

FIGURA 8.11. Exemplo da utilização de áreas parciais abaixo da curva ROC para comparar o desempenho de dois testes em regiões de especificidade predeterminada.

Leitura Sugerida

- Riegelman RK, Hirsch RP. Studying a study and testing a test – how to read health science literature. 3rd ed. Boston, New York, Toronto, London: Little, Brown and Company; 1996.

- Massad E. A teoria bayesiana no diagnóstico médico. In: Massad E, Menezes RX, Silveira P, Ortega NR, eds. Métodos quantitativos em medicina. 1ª ed. Barueri: Manole; 2004. p. 189-205.

- Fryback DG, Thornbury JR. The efficacy of diagnostic imaging. Med Decis Making. 1991;11(2):88-94.

- Hanley JA, McNeil BJ. A method of comparing the areas under receiver operating characteristic curves derived from the same cases. Radiology. 1983;148(3):839-43.

- Metz CE. Basic principles of ROC analysis. Semin Nucl Med. 1978;8(4):283-98.

- Park SH, Goo JM, Jo CH. Receiver Operating Characteristic (ROC) curve: practical review for radiologists. Korean J Radiol. 2004;5(1):11-8.

- Hanley JA, McNeil BJ. The meaning and use of the area under a receiver operating characteristic (ROC) curve. Radiology. 1982;143(1):29-36.

- Obuchowski NA. Receiver operating characteristic curves and their use in radiology. Radiology. 2003;229(1):3-8.

Procedimentos Gerenciais e Tecnológicos em Medicina Nuclear

9

IVANI BORTOLETI MELO

Conteúdo

Conceito de Gerenciamento
Garantia da Qualidade
Modelo de Confecção – POP em Medicina Nuclear

Recursos Humanos
Recursos Tecnológicos
Recursos para Agendamento
Legislações
Leitura Sugerida

Conceito de Gerenciamento

O gerenciamento eficiente de um serviço de medicina nuclear, como em qualquer outro tipo de negócio, necessita da visão ampliada de todos os setores envolvidos, sejam eles administrativos ou operacionais.

Levando em consideração somente o setor operacional, o gerenciamento das áreas da recepção (incluindo agendamento de exames e terapias), da radiofarmácia hospitalar e salas de exames (em alguns casos, incluindo também o centro cirúrgico, quartos terapêuticos e sala para realização de estresse cardiológico) deve envolver uma sinergia que irá culminar na qualidade da realização dos exames ou tratamentos. A capacidade de gerenciar associada à implantação de gestão da qualidade possibilita as adequadas situações de trabalho.

Garantia da Qualidade

A situação atual de globalização da economia reforça a exigência da qualidade não só como um fator de diferenciação em um serviço prestado, mas como um pré-requisito para a sobrevivência e sucesso no mercado atual.

A Garantia da Qualidade é um conceito amplo que leva em consideração aspectos que possam influenciar, direta e indiretamente, a qualidade final do serviço prestado.

Independentemente da metodologia adotada para garantir a qualidade (CQH – Compromisso com a Qualidade Hospitalar; ISO 9001:2008 – *Internacional Organization for Standartization* referente à Gestão de Sistema da Qualidade), o gestor pode utilizar vários indicadores para implantar ou monitorar um modelo de gestão. Entre os indicadores da área operacional, destacam-se:

- Taxa de reconvocação de pacientes.
- Taxa de extravasamento de radiofármacos.
- Índice de aproveitamento de radiofármacos.
- Índice de absenteísmo de funcionários.
- Índice de utilização efetiva de equipamentos.
- Índice de satisfação do cliente.

Os indicadores, neste caso, podem descrever diretamente o desempenho da área operacional, demonstrando a eficiência e eficácia na marcação e realização dos exames ou terapias e consequente impacto no atendimento ao paciente.

O valor de um indicador será tanto melhor quanto mais fidedigno for seu resultado. Porém, mais importante do que o resultado isolado de um indicador é a construção de uma série histórica desse indicador, capaz de apontar tendências positivas ou negativas (CQH). Dessa forma, o serviço de medicina nuclear cumpre com uma das várias determinações da RDC Nº 38 da Anvisa em seu item 4.3.2-h "*monitorar eventos que possam indicar a má qualidade da assistência e estabelecer medidas de prevenção e controle ou redução dos mesmos*".

Além dos indicadores, a prática da qualidade deve ser instituída adotando-se mecanismos de controle da documentação de todas as atividades da área operacional. Essa documentação pode ser representada de diversas formas, por meio de Protocolos, de Procedimentos Operacionais Padrão (POPs) ou Instruções de Trabalho (ITs).

Entre os principais procedimentos destacam-se alguns da radiofarmácia hospitalar:

Seção 1 – Bases

- Procedimentos de marcação e controle de qualidade de *kits*.
- Procedimento de diluição e preparo de doses de solução de radioiodo.
- Procedimento de fracionamento de doses a partir de um frasco multidose.
- Procedimento de eluição dos geradores de molibdênio-tecnécio e controle de qualidade do eluato (controle radioquímico, controle radionuclídeo, controle do pH).
- Procedimento de controle da qualidade de equipamentos (contador tipo poço, monitores de área, etc.).

Destacam-se, também, os procedimentos da área de agendamento, incluindo o preparo de exames e terapias; os procedimentos de realização dos exames e terapias (por exemplo, Protocolo de realização da cintilografia óssea e Protocolo de administração de iodo-131 para câncer de tireoide). Todos os exames realizados em um serviço de medicina nuclear devem ter o procedimento básico escrito em formatos predeterminados. Adequações para suprir uma necessidade individual de um paciente não devem deixar de ser consideradas, ficando a critério médico a solicitação de imagens adicionais ou complementos do exame.

Procedimentos relacionados ao controle de qualidade das gama câmaras e demais equipamentos de aquisição de imagens também devem estar escritos, indicando os limites operacionais dos equipamentos.

Essas documentações, como os POPs ou ITs, devem conter a metodologia detalhada de acordo com a prática local. Esses documentos devem ser autorizados ou aprovados e periodicamente revisados por pessoas responsáveis (ver modelo de confecção de um POP).

Os registros são documentos de processos necessários para fornecer rastreabilidade em caso de uma auditoria ou fiscalização. Neste sentido, alguns registros tornam-se obrigatórios, como os registros de administração de radiofármacos, registros em sala de exames, registros de controle de qualidade de radiofármacos e equipamentos. Realizando o correto preenchimento desses registros, por exemplo, consegue-se identificar quais foram o lote e a eficiência de marcação de um radiofármaco administrado em um paciente em qualquer tempo de funcionamento da clínica.

Modelo de Confecção – POP em Medicina Nuclear

- *Cabeçalho:* serve para identificar o POP, ou seja, sua procedência (logo da empresa e área de execução); indica claramente qual é o procedimento, a data em que ele foi escrito, qual é o *status* de sua revisão (importante para manter o procedimento atualizado em todas as áreas pertinentes), assim como a data da próxima revisão (geralmente estipula-se a revisão anual para um procedimento, mesmo que ele não tenha sofrido alterações).

Procedimento Operacional Padrão			Data:
Logo da empresa	Área	Nº POP	
	Nome do POP	*Status* da revisão (nº da versão)	Data próxima revisão:

Na sequência do cabeçalho, seguem os tópicos de entendimento e execução do POP, a saber: objetivo, abrangência, exigência(s) e justificativa(s), responsabilidades, abreviações, definições, POPs e documentos relacionados, Procedimento, Referências, Anexos. Todos os tópicos devem ser preenchidos e, quando não for pertinente, indicar a frase "Não se Aplica". O verbo deverá estar no infinitivo ou no futuro, desde que seja seguido um mesmo tempo verbal. A escolha da fonte utilizada deve ser uniforme para todos os POPs.

- *Objetivo:* identificar qual será o procedimento padronizado, por exemplo:

"Padronização da marcação do regente liofilizado MDP com tecnécio-99m"

Este tópico deve responder à pergunta "O quê?" queremos com este POP.

- *Abrangência:* todas as áreas envolvidas na execução do procedimento, por exemplo:

"Radiofarmácia Hospitalar – Sala Quente do Serviço de Medicina Nuclear ..."

Este tópico deve responder à pergunta "Onde?" se aplica este POP.

- *Exigência(s) e justificativa(s):* o desenvolvimento de POPs específicos para cada procedimento é considerado de importância, sendo indispensável na garantia da qualidade. Isso, por si só, já seria uma justificativa. No caso da medicina nuclear, a RDC nº 38 da Anvisa estabelece no item 5.1: *"O Serviço de Medicina Nuclear deve possuir protocolos clínicos e normas e rotinas técnicas de procedimento que orientem a realização dos procedimentos clínicos. Os protocolos e as normas e rotinas técnicas de procedimentos devem estar disponíveis, datados e assinados pelo Responsável Técnico. Os protocolos e as normas e rotinas técnicas devem ser revisados anualmente e sempre que necessário."*.

Dessa forma, é uma exigência legal o estabelecimento dos procedimentos em forma escrita e disponível para sua execução, por exemplo:

"Padronizar a marcação dos reagentes liofilizados atende às normas e exigências da Anvisa e CNEN e faz parte da implementação da garantia da qualidade e das boas práticas de manipulação de medicamentos."

Este tópico deve responder à pergunta "Por quê?" ou "Para quê?" este POP foi confeccionado.

■ *Responsabilidades:* a elaboração de um POP é de responsabilidade de quem executa a atividade proposta. Geralmente a conferência (validação) é realizada por um indivíduo com *expertise* superior ou um indivíduo que também executa o procedimento descrito, por exemplo:

"Profissionais de nível superior na área da saúde capacitados/habilitados para realização da marcação de radiofármacos."

Este tópico deve responder à pergunta "Quem?" desenvolve este POP. É importante que a atividade esteja relacionada a uma função e não a um nome específico de um profissional.

■ *Abreviações:* descrição das abreviações e siglas utilizadas durante a confecção de um POP, por exemplo:

*"Anvisa – Agência Nacional de Vigilância Sanitária
CNEN – Comissão Nacional de Energia Nuclear
MDP – metilenodifosfonato de sódio
NaCl 0,9% – Cloreto de sódio 0,9%
^{99m}Tc – tecnécio-99m"*

■ *Definições:* conceituar ou explicar uma etapa ou um material utilizado durante a execução do procedimento, por exemplo:

"MDP – agente fosfonado que se aloja na superfície do tecido ósseo por mecanismo de adsorção química nos cristais de hidroxiapatita, havendo concentração aumentada nas áreas de osteogênese ativa."

Quando ocorre a confecção de um POP, o profissional envolvido acaba revendo conceitos e definições, disseminando para toda a equipe multiprofissional, o que agrega na garantia da qualidade. Também em definições podemos traduzir palavras de outros idiomas ou com significado gramatical diferente.

■ *POPs ou documentos relacionados:* relacionar todos os POPs ou Documentos ao procedimento solidifica e fornece rastreabilidade ao processo, por exemplo:

*"POP XXX 1 – Controle Radioquímico (cromatografia ascendente) para os radiofármacos ^{99m}Tc-MDP.
POP XXX 2 – Protocolo de Aquisição da Cintilografia óssea".*

No caso do exemplo proposto, o POP está relacionado ao procedimento de marcação do reagente liofilizado MDP com tecnécio-99m. Quais seriam os outros procedimentos que poderiam estar relacionados a esse POP? O Controle radioquímico da eficiência de marcação do MDP e a utilização do MDP marcado com tecnécio-99m na rotina de uma clínica de medicina nuclear (realização da cintilografia óssea). Um exemplo de documento relacionado seria o registro obrigatório da marcação do MDP (documento onde se registra a atividade / volume utilizado na marcação, lote e prazo de validade do material, data, horário e responsável pela marcação).

■ *Procedimentos:* os procedimentos devem ser escritos de forma objetiva tal como deve ser executado na prática. Numerar ou utilizar sequência de letras para cada etapa do procedimento, deixando clara a sequência das atividades desenvolvidas durante sua execução. Os procedimentos também podem ser descritos na forma de fluxograma. É interessante que antes da descrição do procedimento sejam apontados todos os materiais ou equipamentos necessários para a sua execução.
  • Este tópico deve responder à pergunta "Como?".

■ *Referências:* indicar material público utilizado para execução do procedimento, por exemplo:

  • Bula do reagente liofilizado MDP.
  • Anvisa – RDC nº 38 Dispõe sobre a instalação e o funcionamento de Serviços de Medicina Nuclear *"in vivo".*

■ *Anexos:* colocar neste tópico tabelas, planilhas, exemplos de documentos relacionados, por exemplo:

"Modelo do Formulário de registro de marcação do MDP com tecnécio-99m"

■ Pontos-chave:
  • Implantação da garantia da qualidade.
  • Procedimentos escritos.
  • Gerar rastreabilidade.

Recursos Humanos

O nível do pessoal contratado deve ser correspondente ao tamanho e à complexidade de operação do serviço de medicina nuclear. A exigência de um responsável técnico (médico nuclear) e um responsável pela proteção radiológica (profissional de nível superior com registro de supervisor pela CNEN – Comissão Nacional de Energia Atômica) são requisitos essenciais para o funcionamento de um serviço. A Agência Internacional de Energia Atômica (AIEA) classifica a complexidade de um serviço de acordo com o nível de operação da radiofarmácia hospitalar que pode ser classificado em nível 1, 2 ou 3. Cada categoria pode ser subdividida para fornecer detalhes sobre qualificação de pessoal, treinamento, instalações, equipamentos, procedimentos, registros, garantia e controle de qualidade em cada nível.

- O nível operacional 1 compreende a manipulação e administração de radiofármacos processados em uma radiofarmácia centralizada. Compreende, também, a administração de doses de iodo-131 ou outros radiofármacos para terapia.

- O nível operacional 2 é definido por existir a preparação de radiofármacos a partir de *kits*, geradores e radionuclídeos aprovados (procedimentos fechados), assim como marcação de células.

- O nível operacional 3 compreende o preparo de radiofármacos a partir de matérias-primas e radionuclídeos para uso diagnóstico (procedimento aberto) e terapêutico; modificação de *kits* comerciais; produção local de *kits* liofilizados; síntese de radiofármacos emissores de pósitrons (^{18}FDG) e radiofármacos preparados a partir de geradores não autorizados de ^{68}Ga (gálio-68) ou ^{188}Re (rênio-188), sendo estes últimos ligados a pesquisas clínicas. Para esse nível de operação, é obrigatória a atuação de um farmacêutico responsável.

A AIEA recomenda que a qualificação requerida para o pessoal deva estar de acordo com regulamentação local. A Anvisa, como um dos órgãos regulamentadores, indica que o preparo e a administração de radiofármacos são responsabilidade de profissionais com formação superior na área da saúde (RDC nº 38 no item 6.7). É necessário que esse profissional tenha conhecimento em física das radiações, instrumentação, proteção radiológica e regulamentações, biologia das radiações, química radiofarmacêutica e uso clínico de radiofármacos.

Todo o pessoal deve ser treinado nas práticas de higiene pessoal. Todas as pessoas envolvidas nos processos de preparação e administração de radiofármacos devem cumprir com as normas de higiene básicas.

Deve-se levar em consideração a formação do profissional que irá atuar na realização dos exames. É recomendável que em sua formação tenham conhecimentos em processos patológicos e fisiológicos e em anatomia. Isso é importante para poder avaliar a necessidade do paciente de acordo com sua história clínica e com isso selecionar a melhor técnica e os melhores parâmetros de aquisição do exame. Da mesma forma é recomendável que esse profissional tenha em sua formação ou especialização a compreensão da tecnologia dos equipamentos envolvidos na aquisição das imagens, o conhecimento da legislação específica de radioproteção e a biodistribuição dos radiofármacos.

O serviço que optar por possuir equipe de enfermagem para administração dos radiofármacos deve preparar esses profissionais para compreender o manuseio de fontes não seladas de radiação, fornecendo treinamento específico em radioproteção. Da mesma forma, nos serviços que administram doses terapêuticas de radiofármacos com internação do paciente, o grupo de enfermagem deve ser treinado em como cuidar desse paciente. O papel da enfermagem dentro de uma clínica de medicina nuclear é muito importante e reflete em todo o andamento de um exame. Por isso, além do treinamento relacionado aos conceitos de proteção radiológica, é importante que esses profissionais também tenham acesso a informações de como os exames são realizados, os seja, forma de administração do radiofármaco, tempo de espera pós-administração e condições de espera (jejum, hidratação etc.). É também muito importante que os procedimentos que envolvem a enfermagem estejam escritos e acessíveis à equipe.

A equipe administrativa envolvida no agendamento e recepção de pacientes também deve receber treinamento específico. Como há uma variedade grande de exames na medicina nuclear (mais de 50 tipos), é importante que exista um guia para agendamento, com todas as informações necessárias para que o profissional não tenha dúvida sobre o exame a ser agendado. Essas informações vão desde o nome do exame, passam pelo preparo (se existir) e um breve resumo de como o exame será realizado (tempo entre a administração do radiofármaco e a realização da cintilografia, o tempo que o procedimento leva e a necessidade de trazer comida se o estudo for longo ou incluir uso de alimentos para a realização de imagens). É importante o profissional saber esclarecer as dúvidas do paciente no momento do agendamento do exame, evitando situações de ansiedade e estresse desnecessárias por parte do paciente.

O atual desenvolvimento das técnicas utilizadas na medicina nuclear aproximou os profissionais dessa especialidade a outros profissionais da área médica, como os radiologistas (devido à inclusão das imagens de PET e SPECT *"Single Photon Emission Computed Tomography"* – CT *"Computed Tomography"*),, cirurgiões (cirurgias radioguiadas), enfermeiras de centro cirúrgico e oncologistas (contribuição ao planejamento radioterápico).

■ Pontos-chave:
- Recomendações sugeridas pela AIEA.
- Profissional de nível superior na área da saúde para marcar e fracionar radiofármaco.

Recursos Tecnológicos

O sucesso no diagnóstico utilizando procedimentos na medicina nuclear é em parte devido ao uso e desenvolvimentos de novos e específicos radiofármacos. Mas isso não seria tão relevante sem a inclusão do recente desenvolvimento tecnológico na área de imagem.

O primeiro sistema comercial para combinar recursos de imagens funcionais e anatômicas foi o SPECT-CT, introduzido comercialmente em 1998. Em 1999, os fabricantes começaram a trabalhar em um sistema híbrido de PET-CT, e a primeira unidade comercial foi introduzida em 2000.

Os novos equipamentos com tecnologia híbrida (PET-CT e SPECT-CT) proporcionam vantagens em relação à localização de lesões ou alterações metabólicas de acordo com a biodistribuição do radiofármaco utilizado. A rápida realização dos exames, a alta resolução espacial para detectar lesões (sistemas capazes de detectar lesões com até 2 mm de diâmetro), aliados ao desenvolvimento dos sistemas de detectores e projetos eletrônicos de reconstrução de imagens e ferramentas de *software* para processamento e análise dos dados, completam o quadro atual de recursos tecnológicos da medicina nuclear.

Nos últimos anos, a proposta é em integrar o sistema PET com a ressonância magnética (RM). Supõe-se grande potencial nessa integração para o diagnóstico de doenças neurológicas, isto porque o PET é um método muito sensível para a detecção de alterações metabólicas e a RM apresenta importante resolução espacial, avaliando com excelente contraste estruturas com sinal de partes moles como o cérebro, possuindo, ainda, capacidades funcionais.

Tornar o exame de PET/CT uma realidade em todo território nacional e incluí-lo na lista de procedimentos de medicina nuclear com cobertura pelo SUS (Sistema Único de Saúde) ainda é um desafio.

Desde junho de 2010, o PET/CT faz parte do novo rol de procedimentos da ANS (Agência Nacional de Saúde Suplementar). Está na lista de cobertura mínima obrigatória para planos de saúde contratados a partir de 2 de janeiro de 1999. A cobertura obrigatória do PET/CT se enquadra em pacientes com câncer de pulmão de não pequenas células para caracterização de lesões (nódulos pulmonares), estadiamento inicial, mediastinal e doença a distância e para detecção de doença. Pacientes portadores de linfoma de Hodgkin e não Hodgkin também se beneficiam da inclusão do PET/CT, para o estadiamento inicial da doença e monitoramento da terapia.

Atualmente existem no Brasil aproximadamente 150 equipamentos capazes de realizar o exame de PET-CT e na iniciativa privada os exames custam em média R$ 3.000,00.

Antes de 2006, a [18]FDG só podia ser produzido por instituições ligadas à Comissão Nacional de Energia Atômica (CNEN), particularmente em São Paulo e no Rio de Janeiro. A quebra do monopólio governamental sobre a produção de radiofármacos de meia-vida ultracurta permitiu a instalação de cíclotrons em outras regiões do Brasil. Em um futuro próximo, pode-se pensar na produção de outros radiofármacos com meias-vidas ainda mais curtas, como os produtos com carbono-11.

Além do desenvolvimento em equipamentos e em novos radiofármacos, os serviços de diagnóstico por imagem, orientados para a necessidade de otimização de processos, estão investindo na Tecnologia de Informação (TI).

Os sistemas de informação para gerenciamento de imagens e dados clínicos surgiram no final da década de 1980, quando os processos de aquisição digital começaram a ser utilizados em larga escala nos hospitais. Naquela época, cada equipamento era considerado um sistema isolado, estando conectado somente à sua estação de trabalho e a uma determinada impressora. A implantação dos Sistemas de Arquivamento e Comunicação de Imagens (PACS – *Picture Archiving and Communication System*) vem tornando-se rapidamente a melhor opção tecnológica para as tarefas de transmissão, armazenamento e recuperação de imagens médicas, formando, em conjunto com os Sistemas de Informação em Radiologia (RIS – *Radiology Information System*) e de Informação Hospitalar (HIS – *Hospital Information System*), uma excelente opção de tecnologia.

Alguns benefícios do sistema PACS incluem a redução ou eliminação de filmes, melhora na qualidade e disponibilidade das imagens, aumento de produtividade e melhor comunicação entre o departamento que realiza os exames e os médicos solicitantes, disponibilizando quase imediatamente as imagens. No entanto, mecanismos garantam a confidencialidade e integridade no armazenamento das imagens não podem ser esquecidos.

■ Pontos-chave:
- Evolução na aquisição de imagens utilizando novos radiofármacos.
- Tecnologia hibrida: SPECT-CT e PET-CT.
- Tecnologia da informação: sistemas PACS, RIS e HIS.

Recursos para Agendamento

A estrutura de atendimento é um dos principais parâmetros a ser levado em consideração no momento da criação do agendamento em uma clínica de medicina nuclear. Quantos equipamentos estarão disponíveis (gama câmaras ou sistemas PET-CT ou SPECT-CT), quantos profissionais estarão envolvidos no atendimento e o sistema de funcionamento da clínica (horário de funcionamento, plantão aos finais de semana, etc.) são os principais pontos a serem estudados no momento da confecção da estrutura de agendamento.

O perfil de atendimento também deve ser levado em consideração. Existem clínicas de medicina nuclear que focam o atendimento na área cardiológica, tendo o exame de cintilografia de perfusão do miocárdio como o principal exame agendado. Neste caso, o agendamento deve ser dimensionado para o atendimento desse tipo de paciente, levando em consideração os dois tempos de utilização da gama câmara (repouso e estresse) por um único paciente. Coordenar a administração do radiofármaco com o tempo da sala de exames e sala de estresse cardiológico previne o desperdício de material e otimiza tempo do profissional e do uso do equipamento.

No entanto, existem clínicas que oferecem um atendimento mais generalizado a pacientes da área neurológica, oncológica e medicina geral (pediatria, nefrologia, etc.). A estrutura de agendamento, nestes casos, é mais complexa. A variedade de radiofármacos a serem solicitados e o tempo de utilização dos equipamentos de imagem variam de um tipo de exame para outro.

O objetivo do agendamento para um tipo de serviço de atendimento generalizado está em agrupar determinados tipos de exames, tendo com isso uma melhor utilização dos radiofármacos, do equipamento e dos profissionais. Exames que necessitam de jejum devem, na medida do possível, serem agendados no início da manhã para melhor conforto do paciente. Esse fato deve ser levado em consideração principalmente se o paciente for criança ou diabético. Crianças em jejum ficam bastante irritadas e comprometem a realização do exame, principalmente em serviços que não possuem o recurso da sedação. Pacientes diabéticos devem ter prioridade na marcação do exame no início da manhã, evitando o descontrole do nível glicêmico que poderia comprometer a realização do exame. Isso é um fato importante na dinâmica da clínica de medicina nuclear, principalmente no agendamento de exames que utilizam o [18]FDG. Este radiofármaco é adquirido em dose unitária. Um atraso no atendimento de um paciente pode comprometer a realização do exame e com isso prejuízo financeiro atrelado com a perda da dose e tempo de equipamento não utilizado. Ao formular uma agenda para atendimento de pacientes que irão realizar exames de PET-CT, um recurso para evitar prejuízos é agendar os dois primeiros pacientes para o mesmo horário. Com isso, a probabilidade de atraso de um paciente seria compensada com a presença do outro. Por mais que os pacientes sejam orientados quanto ao horário que devam estar no serviço, imprevistos podem ocorrer e o recurso de dois pacientes para mesmo horário minimizaria esse tipo de intercorrência.

Pode-se ainda trabalhar com dois tipos de agendamento: agendamento por modalidade de exame ou agendamento por equipamento. Mesmo no agendamento por modalidade de exame, deve-se levar em consideração o tempo de utilização do equipamento no momento em que se estrutura esse tipo de agendamento.

Por exemplo, pode-se pensar em uma agenda relacionada ao sistema gástrico que compreenderia os exames de cintilografia das vias biliares, cintilografia hepática com coloides, cintilografia de tempo de esvaziamento gástrico, cintilografia de trânsito gastroesofágico, pesquisa de sangramento gástrico e pesquisa de refluxo gastroesofágico. Com exceção do exame de Vias Biliares, todos os outros utilizam o mesmo tipo de radiofármaco (coloides marcados com tecnécio-99m – ^{99m}Tc) e a maioria necessita de jejum para iniciar o exame. Portanto, é comum estruturar o agendamento dessa modalidade no início da manhã e mais para o final da semana, considerando-se a utilização de um gerador calibrado para 2ª feira, pois os exames necessitam de baixas atividades do radionuclídeo tecnécio-99m. No entanto, em exames que utilizam baixa atividade e necessitam ser agendados no início da semana, é comum a utilização do eluato de um gerador da semana anterior.

A atividade máxima de marcação com tecnécio de um reagente liofilizado com tecnécio e a atividade mínima/máxima que pode ser administrada ao paciente devem ser levadas em consideração ao estruturar uma agenda. Exames de cintilografia óssea, cintilografia do miocárdio, cintilografia renal com DTPA e DMSA e a cintilografia de perfusão cerebral devem agrupar pacientes por regente liofilizado marcado. Com isso, evita-se desperdício e organiza-se melhor o horário de utilização das gama câmaras. Um exemplo prático é a marcação de um frasco de ECD com tecnécio-99m para até três pacientes, ou um frasco de DMSA marcado tecnécio-99m para até 10 pacientes (levando-se em consideração a atividade administrada em adulto ou criança e a indicação de limite de marcação na bula do reagente).

Além dos exames que dependem da marcação de um reagente liofilizado para seu agendamento, existem os exames que são realizados com a administração de radiofármacos que já são disponibilizados prontos para o uso e, muitas vezes, com prazo de validade muito curto. São os casos dos exames de corpo inteiro para pesquisa de metástases com ^{111}In-octreotídeo, [131]mIBG, [123]MIBG entre outros. O agendamento desse tipo de exame deve ser estruturado de acordo com a produção e distribuição nacional dos radiofármacos. Na maioria das vezes, são exames de longa duração (mais de uma hora na sala de exame) e com realização de imagens em mais de um dia. A demanda desse tipo de exame não é muito grande, portanto sugere-se que esse tipo de agendamento seja realizado em cima do bloqueio de vagas de exames com maior incidência. Nos serviços em que a demanda justifique a agenda específica para os exames descritos, sugere-se que seja preconizado, de acordo com a disponibilidade de produção do radiofármaco.

- Pontos-chave:
  - Perfil de atendimento
  - Agendamento por modalidade de exame ou por equipamento
  - Otimização de recursos – equipamentos, radiofármacos e pessoal.

Legislação

Até 2008, o único órgão que legislava diretamente os serviços de medicina nuclear era a Comissão Nacional de Energia Atômica (CNEN) com aplicação de normas como a NN-3.01 "Diretrizes básicas de proteção radiológica", a NE-3.02 "Serviços de Radioproteção", a NN-3.05 "Requisitos de radioproteção e segurança para serviços de medicina nuclear", a NE-6.02 "Licenciamento de Instalações Radiativas" e a NE-6.05 "Gerência de rejeitos radioativos em instalações radiativas".

Nos últimos anos, os serviços de medicina nuclear do Brasil tiveram que se adaptar à legislação da Agência Nacional de Vigilância Sanitária (Anvisa) com relação à RDC nº 38, de 4 de junho de 2008 que dispõe sobre a instalação e o funcionamento de Serviços de Medicina Nuclear "*in vivo*", sendo, agora, as instalações com serviço de medicina nuclear fiscalizadas pela CNEN e Anvisa.

A RDC nº38 reporta-se a várias outras disposições presentes em outras resoluções ou portarias, a saber:

- RDC nº 50, de 21 de fevereiro de 2002 – Dispõe sobre o Regulamento Técnico para planejamento, programação, elaboração e avaliação de projetos físicos de estabelecimentos assistenciais de saúde.
- RDC nº 189, de 18 de julho de 2003 – Dispõe sobre a regulamentação dos procedimentos de análise, avaliação e aprovação dos projetos físicos de estabelecimentos de saúde no Sistema Nacional de Vigilância Sanitária, altera o Regulamento Técnico aprovado pela RDC nº 50, de 21 de fevereiro de 2002 e dá outras providências.
- Portaria/MS/SVS nº 453, de 1º de junho de 1998 – Aprova o Regulamento Técnico que estabelece as diretrizes básicas de proteção radiológica em radiodiagnóstico médico e odontológico, dispõe sobre o uso dos raios X diagnósticos em todo território nacional e dá outras providências.
- "RDC nº 219, de 20 de setembro de 2004 – Regulamento para elaboração de dossiê para a obtenção de comunicado especial (ce) para a realização de pesquisa clínica com medicamentos e produtos para a saúde".
- RDC nº 67/07, de 8 de outubro de 2007 – Dispõe sobre Boas Práticas de Manipulação de Preparações Magistrais e Oficinais para uso humano em farmácias.
- RDC nº 63, de 18 de dezembro de 2009 – Estabelece os requisitos mínimos a serem observados na fabricação de radiofármacos, que deve cumprir com as Boas Práticas de Fabricação de Radiofármacos e também com os princípios básicos de Boas Práticas de Fabricação (BPF) de Medicamentos.
- RDC nº 20/06, de 2 de fevereiro de 2006 – Estabelece regulamento técnico para o funcionamento de serviços de radioterapia, visando à defesa da saúde dos pacientes, profissionais envolvidos e do público geral.
- RDC nº 306, de 7 de dezembro de 2004 – Regulamento Técnico para o Gerenciamento de Resíduos de Serviços de Saúde.
- Resolução Conama nº 358, de 29 de abril de 2005 – Dispõe sobre o tratamento e a disposição final dos resíduos dos serviços de saúde e dá outras providências.

Para iniciar ou adequar o funcionamento de uma clínica de medicina nuclear, todas as disposições relacionadas às RDCs da Anvisa e Normas da CNEN devem obrigatoriamente ser levadas em consideração, havendo um esforço conjunto de todos os profissionais para que tenham sucesso na execução das atividades e no cumprimento das legislações vigentes.

Como principais mudanças e talvez as mais impactantes após a implantação da RDC nº 38 estão relacionadas à obrigatoriedade do controle de qualidade em todos os radiofármacos marcados com tecnécio, a implantação de um Plano de Gerenciamento de Resíduos, de um Plano de Gerenciamento de Medicamentos e a obrigatoriedade de realizar todos os controles de qualidade em gama câmaras e aparelhos de PET-CT utilizando simuladores mais complexos e de custo financeiro mais elevado.

- Pontos-chave:
  - Anvisa RDC nº 38.
  - Normas CNEN NN 3.05 e NE 6.05.

Leitura Sugerida

- Brasil. Ministério da Saúde. Agência Nacional de Vigilância Sanitária. Resolução RDC nº 38, de 4 de junho de 2008.
- Brasil. Ministério da Saúde. Agência Nacional de Vigilância Sanitária. Resolução RDC nº 63, de 18 de dezembro de 2009.
- Brasil. Ministério da Saúde. Agência Nacional de Vigilância Sanitária. Manual de gerenciamento dos resíduos em serviços de saúde. Brasília: ANVISA; 2006. (Tecnologia em Serviços de Saúde)
- International Atomic Energy Agency. Operational guidance on hospital radiopharmacy: a safe and effective approach. Vienna: IAEA; 2008.
- International Atomic Energy Agency. Nuclear medicine resources manual. Vienna: IAEA; 2006.
- National Research Council. Committee on State of the Science of Nuclear Medicine. Advacing nuclear medicine through innovation. Washington, DC: National Academies Press; 2007.

Seção 2 – Diagnóstico

Diagnósticos em Cardiologia 10

10.1 Cintilografia de Perfusão Miocárdica, 140

10.2 Avaliação da Função Ventricular, 159

10.3 Cintilografia Cardíaca com Pirofosfato, 168

10.4 Viabilidade Miocárdica, 170

10.5 Avaliação da Inervação Cardíaca com [123]MIBG, 178

10.6 Inflamação e Infecção Cardiovasculares, 180

10.1 Cintilografia de Perfusão Miocárdica

JOSÉ CLÁUDIO MENEGHETTI
JOSÉ SOARES JÚNIOR
MARISA IZAKI
MARIA CLEMENTINA P. GIORGI
BRUNO GOMES PADILHA

Conteúdo

Bases
Radicfármacos para Imagem de Perfusão
Cloreto de Tálio-201
Sestamibi Marcado com Tecnécio-99m
Tetrofosmin Marcado com Tecnécio-99m
Out·os Radiofármacos
Perfusão Miocárdica e Tipos de Radiofármacos
Modalidades de Estresse
Estresse Físico (Teste Ergométrico)
Teste Farmacológico com Dipiridamol ou Adenosina
Estresse Farmacológico com Dobutamina
Per·usão Miocárdica e Tipos de Estresse
Protocolos de Aquisição
Estresse e Redistribuição com Tálio-201
Repouso e Redistribuição com Tálio-201
Estresse e Repouso com Radiofármacos Marcados com Tecnécio-99m
Est·esse e Repouso com Duplo Isótopo

Aquisição e Processamento
Equipamentos
Aquisição Plana
Aquisição Tomográfica
Correção de Atenuação
Verificação da Aquisição e Correção de Movimento
Reconstrução das Imagens
Reorientação e Documentação
Gated SPECT
Indicações
Perfusão Miocárdica na Sala de Emergência
Avaliação de Perfusão Miocárdica com Rubídio-82
Interpretação da Perfusão
Bases
Introdução
Mecanismos de Captação: Fatores Fisiopatológicos e Biodistribuição Normal
Protocolo de Aquisição e Processamento das Imagens
Aplicações Clínicas

Bases

Radiofármacos para Imagem de Perfusão

Cloreto de Tálio-201

O tálio é um elemento químico metálico (grupo IIIA). O isótopo tálio-201 é obtido em cíclotron pela irradiação do tálio-203. O decaimento do tálio-201 ocorre por captura eletrônica (meia-vida física de 73,1 horas e meia-vida efetiva de 2,4 dias) e emite um feixe de raios X entre 69 e 83 keV (94% de abundância) e dois fótons gama de 167 keV (~ 10%) e 135 keV (~ 3%). A dose utilizada no estudo de perfusão miocárdica é de 3 a 4 mCi (111-148 MBq).

O tálio é um análogo do potássio, sendo transportado para o interior das células por transporte ativo via bomba Na^+/K^+ ATPase. A fração de extração de primeira passagem do tálio-201 é de 85%. Aproximadamente 3% a 5% da dose total administrada se localiza no miocárdio, com pico máximo de atividade ao redor de 10 minutos após administração venosa. A captação miocárdica de tálio-201 é proporcional ao fluxo sanguíneo regional, mantendo uma relação linear até o nível de 3 mL/min/g. Acima desse nível, o aumento no fluxo regional não é acompanhado de incremento de captação proporcionalmente. A captação cardíaca inicial reflete o fluxo sanguíneo regional do miocárdio. A captação cardíaca de tálio-201 não é estática. Após a extração inicial, ocorre redistribuição do traçador. Segmentos isquêmicos apresentam menor captação inicial e clareamento tissular (washout) mais lentos que os tecidos normais.

O tálio-201 se concentra no fígado (15%), rins (3,5%), testículos (0,15%), baço, sistema musculoesquelético, pulmões, cérebro, plexo coroide, glândulas lacrimais e salivares. Apresenta clareamento sanguíneo rápido (somente 5% a 8% da dose permanece no sangue após 5 minutos da injeção). Eliminação via renal (4% a 8% da dose administrada é excretada via urinária em 24 horas) e em menor monta ocorre via intestinal. A estimativa da dose absorvida é de 0,73 mGy/MBq, 0,45 mGy/MBq em testículos, 0,48 mGy/MBq em rins, 0,34 mGy/MBq na superfície óssea e 0,23 mGy/MBq em cólon. Dose efetiva ocorre ao redor de 22 mSv.

Reações adversas são muito raras, porém descritas: febre, eritema, rash cutâneo, prurido e hipotensão.

Sestamibi Marcado com Tecnécio-99m

O ^{99m}Tc-sestamibi-(tetrafluoroborato de cobre (1) tetracis [2-metóxi-isobutil-isonitrila]) é um complexo catiônico, neutro e lipofílico, que apresenta transporte intracelular passivo e retenção mitocondrial resultante de interação eletrostática. A marcação de sestamibi é feita a quente, com estabilidade de 6 horas. Diferentemente do tálio-201, o ^{99m}Tc-sestamibi não sofre redistribuição significativa (*clearance* de 10% a 15% em 4 horas). São necessárias duas administrações venosas do radiofármaco (repouso e estresse). As doses utilizadas no estudo de perfusão miocárdica variam de 10 a 30 mCi (370-1110 MBq), dependendo do protocolo de realização utilizado. Além do coração, sestamibi se concentra em pulmões, fígado, vesícula biliar, intestinos, rins, bexiga, tireoide, musculatura e baço. O decaimento do ^{99m}Tc-sestamibi ocorre por emissão gama (tecnécio-99m), com meia-vida física de 6 horas e meia-vida efetiva de aproximadamente 3 horas para o coração e 30 minutos para o fígado. Aos 60 minutos após a injeção, a relação coração/pulmão é de 1,8 (exercício) e 0,6 (repouso) e a relação coração/fígado é de 2,4 (exercício) e 2,4 (repouso).

A fração de extração de primeira passagem do ^{99m}Tc-sestamibi é de 55%–65%. A concentração miocárdica é de 1,2% da dose injetada no repouso e de 1,5% da dose injetada no estresse. A captação miocárdica de ^{99m}Tc-sestamibi é proporcional ao fluxo sanguíneo regional, mantendo uma relação linear até o nível de 2,5 mL/min/g em modelos animais. Acima desse nível, o aumento no fluxo regional não é acompanhado de incremento de captação proporcional. Cinco minutos após a injeção, 8% da dose injetada permanece na circulação.

A principal via de eliminação do ^{99m}Tc-sestamibi é o sistema hepatobiliar. Aproximadamente 33% da dose injetada é eliminada através das fezes em até 48 horas e 27%, na urina. A estimativa aproximada da dose absorvida é 0,02 mGy/MBq em cólon, 0,04 mGy/MBq em vesícula biliar, 0,04 mGy/MBq em rins e 0,01 mGy/MBq na bexiga. Dose efetiva ocorre entre 11 e 15,7 mSv, dependendo do protocolo utilizado.

Uma pequena percentagem de pacientes relata sabor metálico ou amargo relacionado à administração do traçador. Reações adversas são raras, havendo relatos de cefaleias passageiras, rubor, edema, dispepsia, náuseas, vômitos, prurido, urticária, boca seca, febre, vertigens, fadiga, dispneia e hipotensão.

Tetrofosmin Marcado com Tecnécio-99m

O ^{99m}Tc-tetrofosmin (6,9-bis [2-etoxietil)-3,12-dioxa-6,9-difosfatetradecano) é um complexo catiônico e lipofílico cuja farmacodinâmica de captação celular não é totalmente estabelecida, provavelmente dependente do potencial de membrana da plasmalema e independente da bomba Na$^+$/K$^+$ ATPase, como ocorre com sestamibi.

A marcação do tetrofosmin é feita a temperatura ambiente e o decaimento do ^{99m}Tc-tetrofosmin ocorre por emissão gama (tecnécio-99m), com meia-vida física de 6 horas. Não sofre redistribuição significativa, com estabilidade *in vivo* em torno de 4 horas. São necessárias duas administrações venosas do radiofármaco (repouso e estresse). As doses utilizadas no estudo de perfusão miocárdica variam de 5 a 33 mCi (185-1.221 MBq), dependendo do protocolo de realização utilizado. A biodistribuição do tetrofosmin é semelhante à do sestamibi. Aos 60 minutos após a injeção, a relação coração/pulmão é de 5,9 (exercício) e 7,3 (repouso) e a relação coração/fígado é de 3,1 (exercício) e 1,2 (repouso).

A fração de extração de primeira passagem do ^{99m}Tc-tetrofosmin é em torno de 54%. A concentração miocárdica máxima é de 1,2% da dose injetada. Em modelos animais, a captação cardíaca demonstrou ser proporcional ao fluxo sanguíneo regional, mantendo uma relação linear até o nível de 1,5 a 2,0 mL/min/g. Acima desse nível, o aumento no fluxo regional não é acompanhado de incremento da captação proporcionalmente. Dez minutos após a injeção, menos de 5% da dose injetada permanece na circulação.

O tetrofosmin apresenta clareamento hepático mais rápido que o sestamibi. Aproximadamente 66% da dose administrada é excretada 48 horas após a administração (40% de eliminação urinária e 26% de fecal). A estimativa aproximada da dose absorvida é 0,04 mGy/MBq em vesícula biliar, 0,02 mGy/MBq em cólon, 0,01 mGy/MBq em rins e 0,02 mGy/MBq na bexiga. Dose efetiva ocorre entre 10-13,4 mSv, dependendo do protocolo utilizado.

Reações adversas ocorrem em menos de 1% dos pacientes, sendo descritos gosto metálico e alteração olfatória após administração venosa, alergia cutânea, hipotensão, dispneia, vômitos e desconforto abdominal.

Outros Radiofármacos

Existem outros radiofármacos para perfusão miocárdica, porém não se encontram comercialmente disponíveis no Brasil.

A ^{99m}Tc-teboroxima é um derivado do ácido borônico, lipofílico e neutro, que apresenta captação celular por difusão passiva e alta fração de extração de primeira passagem (90%). A dosimetria não é favorável, com dose absorvida de corpo inteiro de 0,83 rads. O ^{99m}Tc-N-NOET (N-etóxi-N-etil ditiocarbamato-nitrito) é um agente lipofílico e neutro, comparável ao tálio-201, pois apresenta redistribuição. Demonstra alta fração de extração de primeira passagem, boa captação seletiva pelo miocárdio e baixa interferência de estruturas extracardíacas.

Perfusão Miocárdica e Tipos de Radiofármacos

Do ponto de vista técnico, o tálio-201 apresenta desvantagens em relação ao radiofármacos marcados com tecnécio-99m pela menor atividade administrada e menor energia (69-83 keV), não ideal para a câmara de cintilação. Sob o ponto de vista de dosimetria, o tálio também se apresenta desfavorável em relação ao ^{99m}Tc-sestamibi e o ^{99m}Tc-tetrofosmin. O tálio-201 apresenta fração de extração de primeira passagem e aumento na captação proporcional ao incremento do fluxo sanguíneo mais lineares que os observados com os radiofármacos marcados com tecnécio-99m (Figura 10.1.1).

As diferenças entre os traçadores não se refletem significativamente na acurácia diagnóstica e prognóstica do estudo. Alguns autores verificaram pequena desvantagem do ^{99m}Tc-sestamibi e do ^{99m}Tc-tetrofosmin na detecção de lesões subcríticas, particularmente com o uso de teste farmacológico. Entretanto, a maior parte da literatura não demonstra diferenças significativas na sensibilidade e especificidade do estudo para o diagnóstico de isquemia relacionada ao tipo de radiofármaco utilizado. Um estudo (ROBUST) que comparou os três radiofármacos quanto à capacidade diagnóstica de doença coronária obstrutiva randomizando 2.560 pacientes demonstrou sensibilidade de 93% e especificidade de 87% com tálio-201, sensibilidade de 95% e especificidade de 90% com ^{99m}Tc-sestamibi e sensibilidade de 87% e especificidade de 89% com ^{99m}Tc-tetrofosmin.

Por outro lado, tratando-se de pesquisa de viabilidade miocárdica, o tálio-201 apresenta alguma superioridade em relação aos radiofármacos marcados com tecnécio-99m. Na avaliação de viabilidade miocárdica, a acurácia do ^{99m}Tc-sestamibi e a do ^{99m}Tc-tetrofosmin são comparáveis, porém há tendência a subestimar áreas viáveis quando comparada aos achados com tálio-201.

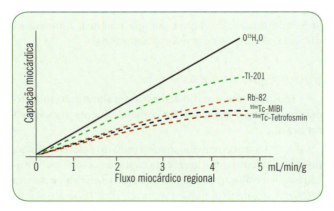

FIGURA 10.1.1. O gráfico mostra a relação entre captação miocárdica e fluxo regional miocárdico dos radiofármacos.

Modalidades de Estresse

Estresse Físico (Teste Ergométrico)

É a primeira escolha no estudo de perfusão miocárdica. Pode ser realizado em esteira ergométrica (mais comum) ou bicicleta ergométrica. Vários protocolos de realização são usados nas diversas instituições: Ellestad, Bruce, Bruce modificado etc. O teste ergométrico é um procedimento seguro. Infarto ou morte ocorrem na proporção de 1 a 4 para cada 10 mil exames realizados.

São contraindicações absolutas do teste ergométrico: angina instável não controlada (< 24 horas), insuficiência cardíaca congestiva descompensada, hipertensão arterial não controlada (pressão arterial > 200/110 mmHg), arritmias não controladas (sintomáticas e/ou com alterações hemodinâmicas), estenose aórtica severa, embolia pulmonar aguda, miocardite ou pericardite aguda, dissecção de aorta, hipertensão pulmonar severa, infarto agudo do miocárdio (< 4 dias) e enfermidades agudas febris ou grave. São contraindicações relativas: lesão conhecida de tronco de coronária esquerda, estenose aórtica moderada, cardiomiopatia hipertrófica obstrutiva, taqui ou bradiarritmias significativas, distúrbios hidroeletrolíticos e metabólicos, bloqueio atrioventricular de alto grau e afecções não cardíacas com potencial de agravamento pelo teste ergométrico (deslocamento de retina; insuficiência renal, hepática ou respiratória; lesões musculares; hipertireoidismo e afecções psiquiátricas).

O preparo para o exame inclui orientações gerais, como utilizar vestimenta adequada, cuidados de higiene, dieta leve no dia do exame (jejum de 2 horas antes do exame, mas evitar jejum prolongado) e não ingesta de alimentos e medicações estimulantes com cafeína e álcool. A continuidade ou interrupção da medicação cardiológica deve ficar a critério do clínico solicitante. Se possível, sugere-se a interrupção de betabloqueadores, nitratos e antagonistas do cálcio.

O exercício físico aeróbico provoca modificações no funcionamento do sistema cardiovascular. A frequência cardíaca apresenta um aumento crescente, a pressão arterial sistólica tende a aumentar (> 250 mmHg é critério de interrupção), a pressão arterial diastólica pode se manter, diminuir discreta ou aumentar discretamente (> 115 mmHg é critério de interrupção), o consumo de oxigênio e o débito cardíaco aumentam, assim como o débito coronariano eleva-se 2,5 a 3,0 vezes o normal. Segmentos miocárdicos perfundidos por vasos com obstrução epicárdica utilizam a reserva miocárdica para sua manutenção basal. Assim, na vigência do exercício, nesses territórios estenóticos não ocorre um incremento de fluxo na mesma proporção que em territórios normais. Nesse momento, a administração do radiofármaco momento é, então, capaz de demonstrar a heterogeneidade perfusional decorrente da obstrução coronariana.

O paciente deve ter uma punção venosa preparada para administração do radiofármaco, que deve ser realizada no pico do esforço. O esforço é prolongado por pelo menos mais 1 minuto após a infusão venosa do traçador. Durante todo o esforço e no período de recuperação, são feitas a monitorização eletrocardiográfica e a pressórica. Espera-se que a injeção do radiofármaco seja feita com frequência cardíaca igual ou superior a 85% da frequência cardíaca preconizada para a idade do paciente, sob pena de redução na sensibilidade do estudo.

Teste Farmacológico com Dipiridamol ou Adenosina

O teste farmacológico é indicado a pacientes que não conseguem se submeter a estresse físico, como portadores de limitações musculares e/ou esqueléticas, insuficiência vascular periférica, patologias neurológicas (ataxia, sequelas de acidentes vasculares etc.), problemas pulmonares (exceto asma), obesidade mórbida etc. É a modalidade de estresse preferencial também a pacientes com bloqueio de ramo esquerdo e que não podem suspender a medicação cardiológica (betabloqueadores, nitratos e antagonistas do cálcio).

O teste farmacológico com dipiridamol ou adenosina é contraindicado a pacientes com asma brônquica, bloqueio atrioventricular de segundo e terceiro graus, doença do nó atrioventricular, estenose significativa e bilateral de carótidas, pressão arterial sistólica inferior a 90 mmHg, alergia a drogas, síndrome coronariana aguda (< 24 h) e bradicardia sinusal com frequência cardíaca abaixo de 40 bpm (contraindicação relativa).

A adenosina é um potente vasodilator arteriolar que ocorre naturalmente no organismo, produzido pela musculatura lisa e células endoteliais. A adenosina interage com quatro subtipos distintos de receptores de membrana: A1 (diminuição da condução A-V, inotropismo e cronotropismo negativos e dor torácica?), A3 (broncoconstrição? hipotensão sistêmica?), A2b (vasodilatação periférica e coronariana, hipotensão sistêmica e broncoconstrição?) e A2a (vasodilatação e aumento do fluxo coronário).

Para o estudo de perfusão miocárdica, a ação desejável é a interação da adenosina exógena com os receptores A2a, que provoca aumento de 3 a 5 vezes no fluxo coronário. Segmentos miocárdicos perfundidos por artérias estenóticas apresentam resposta hiperêmica diminuída em relação a segmentos normais, demonstrando, assim, heterogeneidade na perfusão. Em geral, a adenosina não causa isquemia miocárdica, pois a hiperemia não é acompanhada de aumento no consumo de oxigênio. Apenas numa pequena proporção de pacientes com obstrução coronariana grave pode haver isquemia verdadeira por roubo de fluxo. Sob o ponto de vista hemodinâmico, a adenosina causa aumento moderado na frequência cardíaca (10%-15%) e redução moderada das pressões sistólica e diastólica.

A infusão venosa contínua de adenosina (meia-vida < 10 s) é feita por bomba de infusão na dose de 140 μg/kg/min durante 6 minutos. O radiofármaco é administrado 3 minutos após o início da infusão.

Efeitos colaterais menores ocorrem em 80% dos pacientes. Os mais comuns são rubor (35%-40%), dor torácica (25%-30%), dispneia (20%), tontura (7%), náusea (5%) e sintomas de hipotensão (5%). A dor torácica não necessariamente indica presença de coronariopatia obstrutiva. Os efeitos colaterais mais graves são bloqueio A-V de segundo grau (4%), bloqueio A-V total (1%), infradesnivelamento do segmento ST maior que 1 mm (5%-7%). As alterações do segmento ST não necessariamente se relacionam com a presença de doença coronária. Infarto ou morte são extremamente raros.

O dipiridamol provoca vasodilatação de modo indireto, impedindo a recaptura e a deaminação intracelular da adenosina, aumentado, assim, os níveis séricos da droga. O dipiridamol é infundido na dose de 0,56 mg/kg (142 μg/kg/min), durante 4 minutos. O efeito vasodilatador coronariano máximo do dipiridamol ocorre por volta do quinto minuto após a infusão do dipiridamol e persiste por cerca de 10 a 30 minutos. O radiofármaco é administrado entre o terceiro e o quinto minutos após o término da infusão de dipiridamol. Em média, dipiridamol provoca um incremento na frequência cardíaca de 15 batimentos/min e queda na pressão sistólica de 15 mmHg. Sua ação pode ser revertida com a administração de aminofilina (75-150 mg, IV).

Com dipiridamol, os efeitos colaterais ocorrem com menos frequência (50%), porém podem ser mais duradouros (15-25 min) e necessitar da administração de aminofilina. Os mais comuns são dor torácica (20%), cefaleia (12%), arritmia (5%), alterações do segmento ST (8%), rubor (2%), dispneia (3%) e tonturas (3%). Efeitos colaterais mais graves, como bloqueio A-V, são pouco frequentes (2%), e outros como infarto, morte e broncospasmo grave são bem raros.

A ação de dipiridamol e adenosina é neutralizada pela aminofilina e cafeína, assim é imprescindível para a realização do estudo interromper o uso de aminofilina e derivados das xantinas, do próprio dipiridamol, bem como de alimentos que contenham cafeína por, no mínimo, 24 horas antes do exame. A manutenção ou interrupção de medicação é um assunto controverso na literatura. Alguns autores advogam que o uso concomitante de betabloqueadores e vasodilatadores pode reduzir a sensibilidade do estudo na detecção de isquemia miocárdica.

Combinação de dipiridamol com exercícios de baixa carga pode ser realizada. Após o término da infusão de dipiridamol (4 a 6 minutos), o paciente inicia uma caminhada leve (1,7 mph) e o radiofármaco é administrado durante a caminhada. Esse procedimento diminui os efeitos colaterais e melhora a qualidade da imagem. A combinação da infusão de adenosina com exercícios de baixa carga também é possível, mas não é de uso corrente na prática clínica.

Nos últimos anos, surgiram drogas receptor A2a específicas (regadenoson, binodenoson e apadenoson) que provocam ação vasodilatadora coronariana sem ou com menos efeitos colaterais resultantes da interação com outros receptores (A1, A2b e A3), como ocorre com a adenosina e o dipiridamol. Tais drogas, entretanto, ainda não estão comercialmente disponíveis no Brasil.

Estresse Farmacológico com Dobutamina

Estresse farmacológico com dobutamina é indicado a pacientes que não podem submeter-se a exercícios e apresentam contraindicação ao estudo com dipiridamol ou adenosina.

A dobutamina é um agonista de receptores adrenérgicos β1 e β2. Para o estudo de perfusão miocárdica, o feito desejável é a ação sobre os receptores β1, que, quando estimulados, provocam efeitos inotrópico e cronotrópico positivos, com aumento do consumo de oxigênio e da pressão arterial. Tais efeitos acarretam vasodilatação e aumento do fluxo coronário (duas a três vezes) do mesmo modo como ocorre com o exercício físico. Do mesmo modo como ocorre no exercício, territórios irrigados por artérias comprometidas não aumentam o fluxo na mesma proporção, causando heterogeneidade na perfusão, que se reflete na proporção de captação miocárdica do radiofármaco infundido nesse momento.

Recomenda-se jejum de 2 horas e interrupção prévia do uso de betabloqueadores. A dobutamina (meia-vida de 2 min) é administrada via venosa, em bomba de infusão contínua. A dose inicial é de 5 ou 10 µg/kg/min e a cada 3 minutos a dose é aumentada em 10 µg/kg/min até a dose de 40 µg/kg/min. Pode ser administrado 0,25 a 1 mg de atropina se o paciente não atingir pelo menos 85% da frequência cardíaca preconizada para a idade. O radiofármaco é administrado quando o paciente atinge a frequência cardíaca, devendo a infusão ser mantida por mais 2 ou 3 minutos adicionais.

As contraindicações para o estresse com dobutamina são infarto recente, angina instável, cardiomiopatia obstrutiva, estenose aórtica grave, taquicardia supraventricular ou ventricular, alergia à dobutamina, hipertensão arterial não controlada e aneurisma ou dissecção de aorta. A administração de atropina é contraindicada a pacientes com glaucoma, uropatias obstrutivas, fibrilação atrial, obstrução gastrointestinal e alergia à atropina.

Efeitos colaterais ocorrem em cerca de 75% dos pacientes. Os mais frequentes são dor torácica (31%), palpitação (29%), cefaleia (14%), rubor (14%) e dispneia (14%). Hipotensão ocorre mais frequentemente em idosos e pacientes com disfunção ventricular grave. Infradesnivelamento de segmento ST ocorre em 20%-31% dos casos e arritmias, em geral, em 45%, embora arritmias supraventriculares ou ventriculares significativas ocorram em 8% a 10% dos casos. Em situações de efeitos colaterais graves, além da interrupção da droga, pode-se administrar betabloqueadores, como propranolol, metoprolol etc.

Perfusão Miocárdica e Tipos de Estresse

O estudo de perfusão miocárdica com estresse é um procedimento não invasivo e bastante seguro, com taxa de mortalidade da ordem de 0,01% e morbidade de 0,02%. De modo geral, não há diferenças significativas na sensibilidade e especificidade relacionadas ao tipo de estresse utilizado. A sensibilidade é de 87% (71%-97%), 90%, 89% e 91%, respectivamente, para exercícios, adenosina, dipiridamol e dobutamina. A especificidade é de 73% (36%-100%), 75%, 65% e 86%, respectivamente, para exercícios, adenosina, dipiridamol e dobutamina.

No exercício físico, o aumento no consumo de oxigênio leva à vasodilatação de microcirculação (com base na reserva coronária) e esse processo é dependente da função endotelial. Visto que dipiridamol e adenosina causam vasodilatação de microcirculação diretamente, independentemente da presença de disfunção endotelial (presente na doença coronariana), alguns autores questionam a sensibilidade do estudo com dipiridamol/adenosina. Tais autores reportam o achado de alterações de maior extensão, severidade e reversibilidade ao exercício quando comparado aos achados ao teste com dipiridamol/adenosina.

Alguns autores também relatam menos sensibilidade na detecção de doença coronária do estudo com dobutamina e ^{99m}Tc-sestamibi. A dobutamina provoca influxo de cálcio para o intracelular, que interfere no potencial de membrana mitocondrial e, como consequência, pode diminuir a captação de ^{99m}Tc-sestamibi.

É importante lembrar que o tipo de estresse a ser utilizado não é uma escolha aleatória e cada modalidade apresenta indicações e contraindicações específicas.

Protocolos de Aquisição

Estresse e Redistribuição com Tálio-201

O tálio-201 (3-4 mCi) é administrado ao estresse conforme descrito anteriormente. A aquisição da imagem é iniciada 5 a 7 minutos após a injeção do radiofármaco. É interessante avaliar a frequência respiratória e a cardíaca do paciente antes do início da aquisição para evitar um artefato de movimento que ocorre como consequência da reacomodação do coração na caixa torácica, em razão da diminuição das frequências respiratória e cardíaca ao longo da aquisição. Esse fenômeno é conhecido como *upward creep*.

A imagem de redistribuição é feita entre 2,5 e 4 horas após a imagem de estresse. Em casos de pesquisa de viabilidade miocárdica, pode-se adquirir uma imagem de redistribuição tardia (12-24 h) ou optar pela reinjeção de 1 a 1,5 mCi com imagem adicional 12 a 24 horas após.

Alguns autores advogam que a administração de nitratos (0,8 mg de nitroglicerina sublingual ou 20 mg de dinitrato de isossorbida sublingual) antes da reinjeção do radiofármaco pode melhorar a sensibilidade do estudo, aumentado a detecção de segmentos com defeitos reversíveis. A ação vasodilatadora epicárdica dos nitratos funciona como facilitador do fluxo através de vasos colaterais para as regiões isquêmicas.

Repouso e Redistribuição com Tálio-201

Nos estudos com tálio-201, a distribuição inicial do traçador reflete o fluxo sanguíneo regional, enquanto as imagens mais tardias (redistribuição decorrente do *washout*) refletem a integridade tissular (viabilidade). Com base nessas propriedades, em casos em que o paciente não pode se submeter a estresse, há a opção do estudo de repouso e redistribuição. Cerca de 5 a 10 minutos após a administração do traçador, é feita uma imagem inicial e 12 a 24 horas após a imagem de redistribuição. A administração de nitratos também pode ser usada nessa situação para sensibilizar a detecção de segmentos viáveis.

Estresse e Repouso com Radiofármacos Marcados com Tecnécio-99m

Como o ^{99m}Tc-sestamibi e o ^{99m}Tc-tetrofosmin não sofrem redistribuição, são necessárias duas injeções distintas dos radiofármacos para as etapas de estresse e repouso. Utilizando-se ^{99m}Tc-sestamibi, o tempo mínimo entre a injeção e o início da aquisição é de 15 a 20 minutos para exercícios, 45 a 60 minutos para repouso e 60 minutos para estresse farmacológico. Utilizando-se ^{99m}Tc-tetrofosmin, o tempo mínimo entre a injeção e o início da aquisição é de 10 a 15 minutos para exercícios, 30 a 45 minutos para repouso e 45 minutos para estresse farmacológico. Se necessário, as imagens podem ser adquiridas com mais tempo, porém recomenda-se que não sejam prolongadas para além de 3 horas.

As etapas de estresse e repouso podem ser realizadas em dias distintos (protocolo de 2 dias) ou ambas em um único dia (protocolo de 1 dia). A opção entre um ou outro protocolo depende da logística de cada serviço. Em pacientes obesos ou em mulheres de mamas muito volumosas, é preferível o protocolo de 2 dias.

No protocolo de 2 dias, administra-se em torno de 25 mCi ^{99m}Tc-sestamibi ou ^{99m}Tc-tetrofosmin em cada um dos dias. A opção pela sequência estresse-repouso ou repouso-estresse é indiferente.

No protocolo de um dia, o importante é manter uma relação mínima de 1:3, ou seja, a dose da segunda etapa deve ser três vezes maior que a da primeira etapa. Atenção adicional deve ser tomada quando se opta pela sequência estresse-repouso, pois deve-se lembrar que no estresse há um aumento no débito coronariano e, consequentemente, na captação do traçador. Sob esse ponto de vista, a sequência repouso-estresse é mais favorável. Alguns autores sugerem que se mantenha um intervalo (2 a 4 horas) entre a injeção inicial e a segunda injeção para garantir que a atividade presente na imagem inicial não contribua significativamente na segunda aquisição. As doses usuais de ^{99m}Tc-sestamibi ou ^{99m}Tc-tetrofosmin na sequência repouso-estresse são de 10 mCi e 27,5 mCi respectivamente. A duração completa do estudo é de 4 a 5 horas.

Outra opção que recentemente tem ganhado força, pois reduz significativamente a exposição à radiação, é a realização somente do estresse (27,5 mCi), preferencialmente com aquisição sincronizada ao eletrocardiograma (ECG) (*Gated* SPECT) e correção de atenuação. Nesses casos, diante de um estresse indubitavelmente normal, não é realizada a imagem de repouso, mantendo-se a mesma acurácia e valor prognóstico do estudo convencional (repouso-estresse).

Em casos de pesquisa de viabilidade com ^{99m}Tc-sestamibi ou ^{99m}Tc-tetrofosmin, pode-se optar pela injeção de repouso sob ação de nitratos, como descrito para o tálio-201.

Estresse e Repouso com Duplo Isótopo

A vantagem do estudo com duplo isótopo é a redução na duração do exame completo (2-2,5 h), porém nos últimos anos não tem sido a primeira escolha pela maior exposição à radiação (29,3 mSv). É feita uma aquisição (repouso), 10 a 15 minutos após administração ao repouso de 3,5 mCi de tálio-201. Na sequência é realizado o estresse com administração de 25 mCi de ^{99m}Tc-sestamibi ou ^{99m}Tc-tetrofosmin e imagens 15 a 60 minutos após. Assim teremos repouso com tálio-201 (64 projeções-180°) e estresse com ^{99m}Tc-sestamibi ou ^{99m}Tc-tetrofosmin. Quando da opção pelo protocolo de duplo isótopo, deve-se levar em consideração, no momento da interpretação, as diferenças no padrão de atenuação, resolução e distribuição extracardíaca dos dois radiofármacos.

Aquisição e Processamento

Equipamentos

A aquisição dos estudos é realizada em câmara de cintilação nos modos plano ou tomográfico (SPECT), com um a três detectores. Em equipamentos tradicionais são utilizados detectores com cristal único à base de iodeto de sódio (NaI). Existem equipamentos dedicados, com os detectores posicionados perpendicularmente (em 90°), específicos para aquisições cardíacas.

Mais recentemente, surgiram os detectores de estado sólido múltiplos à base de telureto de cádmio e zinco (CZT). Nesses equipamentos à base de CZT, há um aumento de 5 a 10 vezes na sensibilidade, melhora na resolução espacial e com excelente resolução energética. Nos equipamentos à base de CZT, também é possível reduzir a dose administrada em até 50%, reduzindo, assim, a exposição à radiação.

As câmaras de cintilação convencional (Anger) apresentam sensibilidade, resolução espacial e resolução energética para o tecnécio-99m da ordem de 0,5-0,7 kcps, 9 a 10 mm e 9% a 10%, respectivamente, enquanto os equipamentos CZT apresentam valores para os mesmos parâmetros de 2,2-4,7 kcps, 4 a 5 mm e 5,7%.

Aquisição Plana

Na aquisição plana, o paciente é posicionado em decúbito dorsal, com os braços elevados, e são realizadas imagens estáticas nas seguintes projeções: oblíqua anterior esquerda de cerca de 45° ou a projeção que melhor separa o ventrículo esquerdo do direito (*best septal view*), oblíqua anterior esquerda de 60° a 70°, anterior e especialmente em mulheres lateral esquerda (Figura 10.1.2). A projeção lateral esquerda também pode ser realizada com a paciente em decúbito lateral direito, visando diminuir a atenuação mamária. As duas etapas (estresse e repouso/redistribuição) devem ser fielmente reproduzidas.

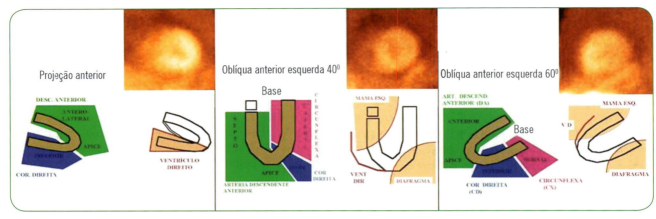

FIGURA 10.1.2. Projeções da aquisição plana com as paredes observadas em cada projeção e as regiões sujeitas à atenuação.

Com tálio-201, a duração de cada projeção é de cerca de 10 a 15 minutos, resultando em 600 mil a 1 milhão de contagens/projeção. Utilizam-se colimador de baixa energia e média resolução, matriz de 128 x 128, janela energética de 30% centrada no fotopico de 78 keV. Adicionando-se o fotopico de 167 keV, há um ganho de 5% nas contagens.

Com radiofármacos marcados com tecnécio-99m, a duração de cada projeção é de 5 a 10 minutos, resultando, no mínimo, em 1 milhão de contagens/projeção. Utiliza-se colimador de alta resolução, matriz de 128 x 128, janela energética de 20% centrada no fotopico de 148 keV. O estudo plano tem atualmente utilização bastante limitada e seu uso se reserva a situações em que o paciente não suporta decúbito prolongado. A sensibilidade no diagnóstico de isquemia do estudo plano é inferior à do estudo tomográfico de um modo geral e é significativamente menor na avaliação do território da artéria circunflexa (45% a 50%).

Aquisição Tomográfica

Na aquisição tomográfica, a reprodução da posição do paciente nas duas etapas (estresse e repouso) é fundamental, especialmente no que se refere à posição das mamas. No SPECT clássico, o paciente é posicionado em decúbito dorsal horizontal, com os braços elevados. É importante que o paciente se sinta confortável para evitar movimentação durante a aquisição. A aquisição com os braços abaixados pode minimizar alterações perfusionais em pacientes anormais. O posicionamento do paciente em decúbito ventral pode ser utilizado para reduzir a interposição de alças intestinais ou a atenuação diafragmática, porém, em alguns casos, pode levar a um efeito paradoxal, com pseudo-hipocaptação da parede anterosseptal. Em pacientes obesos, alguns autores defendem o uso das aquisições nos dois modos, em decúbito dorsal e em decúbito ventral (com radiofármacos marcados com tecnécio-99m), a fim de melhorar a avaliação da parede inferior. Novos modelos de câmaras de cintilação permitem a aquisição do estudo em posição sentada (com os braços acima do tórax), proporcionando mais conforto durante o exame, porém mais cuidado deve ser tomado quanto à reprodução da posição e à movimentação durante a aquisição.

A aquisição pode ser feita em equipamentos tomográficos com um, dois (em 90°) ou até três detectores, com rotação de 180° (de oblíqua anterior direita de 45° a oblíqua posterior esquerda de 45°) ou 360° (mais usada com três detectores) ao redor do tórax. A rotação de 180° é mais utilizada e também a mais rápida, além de proporcionar boa resolução da imagem, porém pode ocasionar mais distorção geométrica que a aquisição em 360°. A rotação pode ser por passos (*step and shoot*) ou contínua, de diferenças mínimas. A órbita pode ser circular ou não circular. Com a órbita circular, há um aumento da distância do detector em relação ao tórax, fato minimizado com a órbita não circular, entretanto essa última necessita de *software* para compensar diferenças de resolução provocadas pelas variações na distância do tórax ao longo da aquisição. A matriz utilizada é de 64 x 64 *pixels*, onde o tamanho do *pixel* é em torno de 6,4 mm.

Com tálio-201, utilizam-se 32 ou 64 projeções ao longo de 180° e colimador LEAP (resolução espacial de 9 mm na superfície do colimador). Com radiofármacos marcados com tecnécio-99m, utilizam-se 64 projeções ao longo de 180° e colimador de alta resolução (LEHR - resolução espacial de 7 a 10 mm na superfície do colimador). Colimadores furos paralelos modificados, convergentes, astigmáticos e *multi-pinhole* também podem ser utilizados, com melhora na sensibilidade, sem perda significativa de resolução. Se necessário, utiliza-se *zoom*.

Nos equipamentos convencionais, para ambas as etapas, a duração total das aquisições não deve superar 20 a 30 minutos. Alguns novos equipamentos aplicam algoritmos de recuperação de resolução (*resolution recovery*) que levam em consideração as características físicas do detector e do colimador utilizado. Assim, possibilitam aquisições mais rápidas (7-10 min). Os equipamentos com CZT permitem aquisições em 2 minutos.

Tanto a aquisição de estresse como a de repouso podem ser sincronizadas ao ECG (*Gated* SPECT) com o objetivo de avaliar a função ventricular. Nesse caso, utilizam-se

8 ou 16 *frames* por ciclo cardíaco. A janela de variação R-R do ECG utilizada é de 25% a 50%. A presença de fibrilação atrial, bigeminismo, trigeminismo etc. pode impossibilitar a sincronização ao ECG.

Correção de Atenuação

A presença de tecidos com diferentes densidades na região torácica provoca atenuação dos fótons provenientes do coração. As estruturas atenuantes mais comprometedoras da acurácia do estudo são as mamas (em 40% a 50% das mulheres, acometem as paredes anterior, anterosseptal e anterolateral), o diafragma (em 25% a 45% dos homens, acometem a parede inferior e a inferolateral) e o depósito adiposo, essa último presente em obesos na região lateral do tórax (*fat* lateral).

A avaliação da história clínica, do eletrocardiograma e da motilidade regional pode ajudar a diferenciar atenuação de fibrose. Na presença de "hipocaptação" segmentar, na ausência de história prévia de infarto, sinais eletrocardiográficos de infarto e com motilidade normal, a probabilidade de se tratar de um infarto verdadeiro é de 4%.

Existem equipamentos dotados de sistemas de correção de atenuação baseadas no uso de fontes externas, como gadolínio (Gd-153) e raios X. Nesses equipamentos, após a aquisição tomográfica da cintilografia (imagem de emissão), é feita uma imagem de transmissão com fontes externas que permitem obter mapas para corrigir atenuação. Alguns autores demonstraram que o uso da correção de atenuação melhora a especificidade do estudo cintilográfico (de 69% para 84% ou de 69% para 92%), em especial em pacientes multiarteriais ou com lesão de tronco de coronária esquerda. Entretanto, a correção de atenuação exige um controle de qualidade específico e pode por si só gerar outros artefatos na imagem em razão de correção superestimada (principalmente em parede inferior), truncagem do equipamento, erros de registro, movimentação do paciente e por efeito de espalhamento.

Com o uso de equipamentos híbridos SPECT/CT, além da correção de atenuação, abriu-se a possibilidade de avaliar a perfusão miocárdica concomitantemente à anatomia coronariana (angiotomografia com CT de 64 *slices*), além de obter escore coronário de cálcio. A integração da informação perfusional com a anatômica melhora a especificidade e o valor preditivo positivo na detecção de obstruções coronárias hemodinamicamente significativas. Há um *software* específico para reconstrução e fusão em 3D das imagens SPECT com as imagens CT. Além de fornecerem informações sobre a relevância hemodinâmica de lesões coronárias, tais imagens tridimensionais facilitam a localização exata do segmento miocárdico alterado com a artéria correspondente. A exposição à radiação usando sistemas híbridos é da ordem de 15 a 25 mSv.

Verificação da Aquisição e Correção de Movimento

Antes de tudo, é importante verificar se a estatística de contagens está adequada. Quando se utiliza o protocolo de 1 dia repouso/estresse, a baixa estatística ao estresse pode representar que a dose de estresse não foi suficiente para se sobrepor à do repouso e, assim, a imagem adquirida não representa verdadeiramente a perfusão ao estresse, subestimando alterações ou mesmo levando a resultados falso-negativos.

Outro ponto importante é a checagem da aquisição ("cine") a fim de avaliar a presença de movimentação durante o estudo e captações extracardíacas que podem causar artefatos de reconstrução. Qualquer movimento pode causar artefatos que interfiram na interpretação, sendo os piores os movimentos na vertical acima de 2 *pixels*, movimentos em diagonal (*upward creep*) e movimentos laterais (exigem mais atenção na detecção). Programas de correção de movimento podem ser utilizados com critério, mas a possibilidade de repetição da aquisição deve sempre ser considerada.

Reconstrução das Imagens

Os dois principais métodos de reconstrução de imagem utilizados na cintilografia de perfusão do miocárdio são por retroprojeção filtrada (FBP) e por reconstrução iterativa. O método por retroprojeção filtrada é mais antigo, simples e não exige um sistema computacional elaborado. Os filtros mais utilizados são Hanning e Butterworth combinados com o filtro rampa. Em geral, a ordem e a frequência de corte dos filtros são indicadas pelo fabricante do equipamento. Na reconstrução por FBP, assume-se que o objeto é detectado do mesmo modo em todos os ângulos de visão (projeções), o que ocasiona o surgimento de vários artefatos decorrente das variações na atenuação, resolução, espalhamento e densidade de contagens que ocorrem em cada projeção da aquisição. A reconstrução por retroprojeção filtrada não permite correções de atenuação, de espalhamento (*scatter*) nem de resposta do colimador, resultando numa imagem com menos contraste e mais ruído.

Mais recentemente, houve a introdução de algoritmos de reconstrução iterativa por maximização da expectativa por máxima verossimilhança (MLEM – *Maximum Likelihood Expectation Maximization*) e por maximização da expectativa por grupos ordenados (OSEM – *Ordered Subsets Expectation Maximization*). Na reconstrução iterativa, leva-se em consideração que a geometria da aquisição varia em cada projeção, o que permite a incorporação de correções de fatores que degradam a imagem, como atenuação, ruído e espalhamento. Assim, o produto final da reconstrução se apresenta de modo mais fiel ao original. Em geral, o número de iterações é sugerido pelo fabricante do equipamento. Muitas iterações tendem a ampliar o ruído e poucas iterações tendem a diminuir a qualidade e a resolução da imagem.

Ao utilizar reconstrução iterativa e outros algoritmos de correção, é possível obter imagens de qualidade comparáveis às obtidas com FBP com 50% a 70% de redução no número de contagens, portanto com redução no tempo de aquisição.

Ao final da reconstrução, obtemos uma sequência de cortes axiais da região torácica onde está contido o coração (Figura 10.1.3).

Reorientação e Documentação

A partir dos cortes axiais é feita a reorientação oblíqua, nos três planos perpendiculares ao maior eixo cardíaco. Os planos são longo eixo vertical, longo eixo horizontal e eixo menor. A sugestão da forma de documentação segue recomendação internacional conforme Figura 10.1.4. Na documentação final, costuma-se dispor as imagens adquiridas nos dois estudos estresse e repouso de modo o mais pareado possível, os cortes do estresse e seus correspondentes cortes de repouso (Figura 10.1.5).

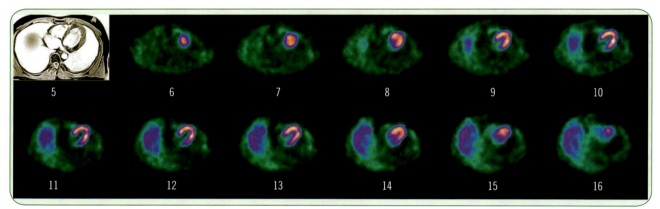

FIGURA 10.1.3. Planos axiais da região torácica após reconstrução iterativa.

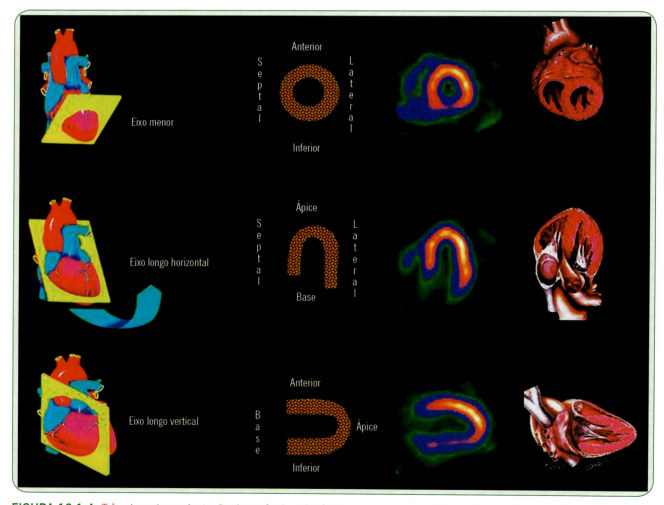

FIGURA 10.1.4. Três eixos de reorientação da perfusão miocárdica e paredes miocárdicas observadas em cada eixo.

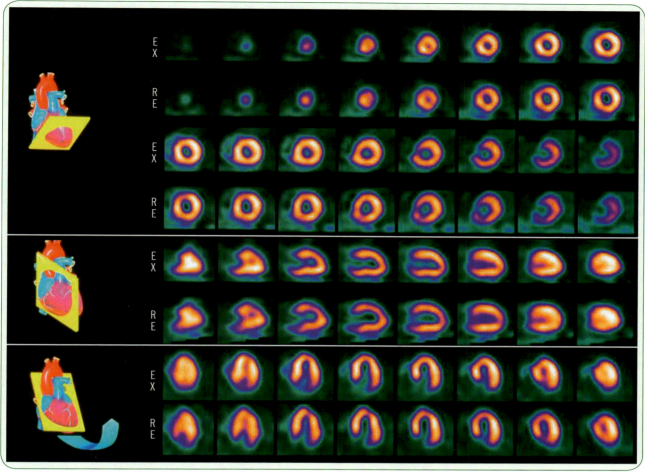

FIGURA 10.1.5. Exemplo de uma documentação de um estudo de perfusão miocárdica (exercício e repouso).

Gated SPECT

A avaliação em modo dinâmico (cine) dos cortes sincronizados ao ECG permite avaliar a motilidade regional e o espessamento miocárdico (Figura 10.1.6).

Define-se como motilidade regional a variação na distância percorrida de um ponto da superfície endocárdica entre sístole e diástole. Em indivíduos normais, a motilidade média dos segmentos miocárdicos é de 7,8 ± 2 mm (normal > 5 mm). Alguns estudos demonstram que a motilidade varia circunferencialmente ao longo dos segmentos miocárdicos, sendo menor nos segmentos inferosseptais. A motilidade regional é classificada quantitativamente como normal (0), discretamente reduzida (1), moderadamente reduzida (2), acentuadamente reduzida (3), acinesia (4) e discinesia (5).

A espessura da parede miocárdica é dada pela distância entre um ponto endocárdico e um correspondente epicárdico. Define-se como espessamento a variação na espessura da parede entre a diástole e a sístole, levando-se em consideração a geometria e o efeito de volume parcial. O espessamento médio miocárdico é de 46% ± 20% (normal > 30%). O espessamento das regiões cardíacas varia longitudinalmente, sendo maior nos segmentos apicais e menor nos segmentos basais. O espessamento é classificado quantitativamente como: normal (0), reduzido discreta/moderamente (1), reduzido acentuadamente (2) e ausente (3).

A análise do espessamento e da motilidade contribui na diferenciação entre os verdadeiros defeitos perfusionais fixos e as hipoperfusões decorrentes de artefatos de

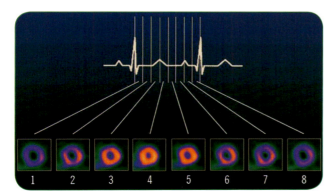

FIGURA 10.1.6. Representação de um corte do eixo menor em relação ao ciclo cardíaco.

atenuação, melhorando a especificidade do estudo e diminuindo os resultados falso-positivos.

Há um *software* específico para o processamento do *Gated* SPECT que possibilita a avaliação quantitativa da função ventricular com a obtenção de parâmetros como fração de ejeção, volumes sistólico e diastólico etc. Os *softwares* comercialmente disponíveis mais utilizados são o QGS (*Quantitative Gated SPECT – Cedars-Sinai*) e o ECTb (*Emory Cardiac Toolbox – Emory University*). As medidas obtidas com ambos os programas demonstram boa a excelente correlação com outros métodos (RM, ventriculografia, ecocardiograma etc.), entretanto deve-se lembrar que os valores não são superponíveis, uma vez que o método empregado nos cálculos varia entre os programas. Nas Tabelas 10.1.1 e 10.1.2 constam os valores de referência normal para cada programa. Com o QGS, nos corações pequenos, em especial de mulheres, ocorrem subestimação do valor do volume sistólico final e superestimação do valor da fração de ejeção. Nos casos de hipertrofia ventricular esquerda, pode haver subestimação do valor da fração de ejeção do ventrículo esquerdo (FEVE), e em casos com presença de defeitos perfusionais extensos e ausência de captação, a possibilidade de aneurisma deve ser considerada. Com 16 *frames*, a FEVE tende a ser 3 a 4 pontos percentuais maior que com 8 *frames*. Com o ECTb, ocorre o mesmo fenômeno de superestimação da FEVE em corações pequenos. Outros fatores que interferem nos cálculos quantitativos são a proximidade de estruturas extracardíacas (fígado, alças intestinais e pulmões), arritmia, estatística de contagens, movimento durante a aquisição, presença de defeitos perfusionais muito extensos etc.

TABELA 10.1.1			
QGS	*FEVE (%)*	*VSF (ml)*	*VDF (ml)*
População	≥ 45	< 70	< 120
Masculino	≥ 43	< 75	< 149
Feminino	≥ 51	< 46	< 102

TABELA 10.1.2			
ECTb	*FEVE (%)*	*VSF (ml)*	*VDF (ml)*
População	≥ 51	< 70	< 171

Interpretação da Perfusão

Basicamente, o que é importante na interpretação da imagem é a avaliação do grau de captação miocárdica do radiofármaco ao estresse (relação entre os segmentos) e sua correspondência nas imagens de repouso/redistribuição. Áreas com hipocaptação ao estresse e hipocaptação na mesma proporção ao repouso são consideradas com hipocaptação persistente, que indicam fibrose. Áreas com hipocaptação ao estresse e normais ao repouso são consideradas com hipocaptação transitória ou com defeitos reversíveis, que correspondem à isquemia (Figura 10.1.7).

Embora, considere-se normal o estudo com distribuição do traçador homogênea ao longo das paredes ventriculares, deve-se ter em mente possíveis variações decorrentes de atenuações, porção membranosa do septo interventricular, hipertrofia do músculo papilar, afilamento e hipertrofias apicais etc.

Rotineiramente, adota-se o modelo de segmentação miocárdica que segue a recomendação do *Cardiac Imaging Committee of the Council on Clinical Cardiology of the American Heart Association* ilustrado na Figura 10.1.8.

Como definição, considera-se que os segmentos apical, septal, anteriores e anterosseptais correspondam à irrigação da artéria descendente anterior (DA); os segmentos inferiores e inferosseptais correspondam à coronária direita (CD) e anterolaterais e inferolaterais à artéria circunflexa (CX); embora em apenas 50% a 60% dos casos essa definição corresponda fielmente à real anatomia coronariana. A sensibilidade do estudo aumenta com o número de territórios acometidos. É maior nos triarteriais que nos biarteriais e, depois, nos uniarteriais consecutivamente. Nos pacientes uniarteriais, a sensibilidade é maior no território da DA (ao redor de 80%), menor nos territórios de CX (ao redor de 70%) e CD (ao redor de 60%); já a especificidade é semelhante nos três territórios, sendo de aproximadamente 77% na DA, 76% na CX e 79% na CD.

A reprodutibilidade intraobservador é da ordem de 87% a 94% e a interobservador é de 64% a 85%. Na interpretação quantitativa da perfusão, cada segmento é pontuado segundo seu grau de captação, em que: 0 corresponde à captação normal ou alteração não significativa, 1: hipocaptação discreta, 2: hipocaptação moderada, 3: hipocaptação acentuada; 4: ausência de captação. As etapas de estresse e repouso são comparadas levando-se em consideração o somatório das pontuações das etapas de estresse (SSS – *Summed Stress Score*) e repouso (SRS – *Summed Rest Score*). A diferença entre o SSS e o SRS é denominada de *Summed Difference Score* (SDS), que corresponderia à isquemia miocárdica. O volume da alteração perfusional é determinado estabelecendo-se uma relação percentual da alteração de modo que cada unidade de pontuação do SSS e SRS corresponde a 1,47% de área miocárdica. São consideradas alterações mínimas as que comprometem menos de 5% de área miocárdica, pequenas entre** 5% e 9%, moderadas** entre 10% e 19% e grandes 20% ou mais da área miocárdica. A quantificação da alteração perfusional é importante na estratificação de risco de pacientes com doença coronária.

Existem *softwares* de quantificação automática da perfusão miocárdica que demonstram boa correlação com a semiquantificação visual. Os mais comercialmente utilizados são o QPS (*Quantitative perfusion SPECT – Cedars-Sinai Medical Center*) e o EMO (*Emory Cardiac Toolbox*

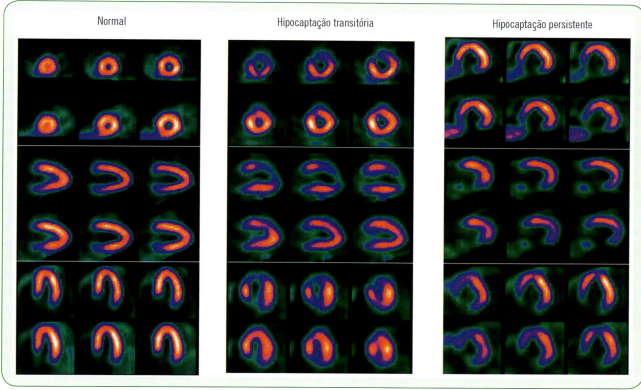

FIGURA 10.1.7. Exemplos de estudo: normal e anormais.

– *Emory University*). Tais *softwares* possuem bancos de dados de padrões de perfusão normais conforme o sexo e o tipo de radiofármaco utilizado. Estudos que compararam diferentes *softwares* demonstraram que há diferenças significativas no grau de automação e no desempenho diagnóstico desses *softwares*, portanto devem ser utilizados com critério, em especial em avaliações seriadas ou comparativas.

No caso de cintilografia de perfusão miocárdica normal com exercício, independentemente do resultado do teste ergométrico, a chance de ocorrência de eventos cardíacos é menos de 1% ao ano por até 5 anos e de 1,5% entre o 6º e o 8º anos após o exame. No caso de cintilografia de perfusão normal com dipiridamol/adenosina, a chance de ocorrência de eventos cardíacos é um pouco maior que com exercício (até 1,8%). Quando ocorrem alterações eletrocardiográfica de isquemia durante a infusão de dipiridamol/adenosina, mesmo com perfusão miocárdica normal, a probabilidade de eventos cardíacos aumenta significativamente.

Estudos falso-negativos podem ocorrer em casos de teste ergométrico ineficaz (radiofármaco administrado com frequência cardíaca abaixo de 85% da máxima), preparo inadequado no caso de teste farmacológico (ingestão de cafeína ou xantinas), lesão superestimada na angiografia, artefatos e, eventualmente, em pacientes com isquemia balanceada (obstruções triarteriais proporcionais).

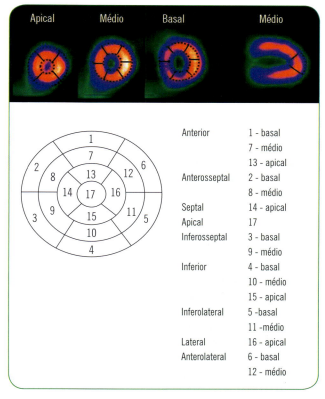

FIGURA 10.1.8. Segmentação miocárdica segundo o *Cardiac Imaging Committee of the Council on Clinical Cardiology of the American Heart Association.*

No caso de cintilografia de perfusão miocárdica anormal, a quantificação da dimensão do defeito perfusional é fundamental na estratificação de risco de pacientes com doença coronária obstrutiva. Alterações com dimensão menor que 5% da área ventricular apresentam risco mínimo, com chance de eventos cardíacos e morte similar à observada em exames normais, mesmo na presença de lesão coronária conhecida. A partir desse volume, o risco tanto para infarto como morte aumenta progressivamente com o incremento da dimensão da alteração. Em algumas publicações, o risco aumenta de 0,8% ao ano em casos normais para até 10% ao ano em casos com defeitos acentuados. O incremento do risco em razão do aumento da alteração perfusional ocorre tanto em homens como em mulheres, entretanto costuma ser maior em mulheres diabéticas que em homens diabéticos. O risco também é maior em diabéticos insulino-depententes que em indivíduos não insulino-dependentes.

Os achados do *Gated* SPECT têm papel adicional na determinação prognóstica de pacientes com doença coronária. O prognóstico piora em razão da queda da FEVE e de alterações na motilidade miocárdica (Figura 10.1.9). Pacientes com alterações perfusionais discretas a moderadas e FEVE entre 30% e 50% apresentam risco três vezes maior que pacientes com alteração perfusional semelhante, porém com FEVE igual ou superior a 50%.

Com base nas várias observações sobre as implicações prognósticas dos resultados da cintilografia, foi possível avaliar o impacto do estudo na tomada de decisões clínicas. De modo geral, pacientes com alterações cintilográficas mais graves se beneficiam mais de revascularização miocárdica, enquanto pacientes com alterações discretas ou moderadas têm melhor evolução com tratamento medicamentoso. Em pacientes cuja opção foi pelo tratamento clínico, a cintilografia é capaz de determinar redução na extensão e intensidade da isquemia nos indivíduos com tratamento clínico efetivo (medicamentoso, controles pressórico e lipídico e redução de fatores de risco como tabagismo). No seguimento de pacientes revascularizados, a realização do estudo cintilográfico após o procedimento é capaz de detectar a presença de recorrência de isquemia (sensibilidade de 81% e especificidade de 79%) tanto em pacientes sintomáticos como nos assintomáticos.

Resultados falso-positivos podem ocorrer por espasmo coronário, doença coronariana não obstrutiva, lesão subestimada na angiografia coronária, doença de microcirculação, presença de artefatos e de bloqueio de ramo esquerdo. Após angioplastia, o estudo apresenta alto valor preditivo negativo para ocorrência de isquemia, porém, nas primeiras seis semanas pós-procedimento, alterações cintilográficas podem ser observadas em consequência de disfunção endotelial ou alterações microcirculatórias, e não por reestenose, levando a resultados falso-positivos.

Na presença de bloqueio de ramo esquerdo, pode-se deparar com alterações perfusionais persistentes ou transitórias no território da artéria descendente anterior (septal, anterosseptal, anterior e apical). Tais alterações parecem ter relação com o movimento paradoxal da parede septal, que costuma se exacerbar com o aumento da frequência cardíaca. Assim, as alterações costumam ser mais transitórias ao exercício e mais persistentes com dipiridamol/adenosina. O estudo perfusional com exercício apresenta falso-positivos da ordem de 35%. Desse modo, na presença de bloqueio de ramo esquerdo, a modalidade de estresse preferencial é o teste farmacológico com dipiridamol/adenosina (falso-positivos da ordem de 5%). Não há relação entre grau de hipoperfusão e possíveis alteração de contratilidade ou disfunção ventricular ao *Gated* SPECT. A presença de bloqueio de ramo esquerdo não interfere significativamente na interpretação da perfusão dos segmentos irrigados pela CX e CD. O valor preditivo negativo do estudo é da ordem de 90%, independentemente da modalidade de estresse utilizada.

Outros achados considerados indiretos devem ser observados, como incremento na captação pulmonar do traçador e dilatação transitória da cavidade ventricular esquerda. Diante de uma isquemia estresse--induzida importante, pode ocorrer disfunção ventricular contrátil importante (*myocardial stunning*) com consequente dilatação da cavidade ventricular mais prolongada. Consequentemente, nas imagens cintilográficas, observa--se que a cavidade ventricular esquerda apresenta-se maior ao estresse que no repouso. Em geral, esse fenômeno se relaciona à doença coronária grave e extensa e é considerado um indicador de pior prognóstico. Outro mecanismo proposto é a ocorrência de isquemia subendocárdica, com hipoperfusão da superfície cavitária interna (endocárdio) dando a aparência de dilatação cavitária. Embora haja controvérsias, aparentemente os dois fenômenos fisiopatológicos podem estar envolvidos quando o achado de dilatação transitória ocorre ao exercício. Já com teste farmacológico com dipiridamol/adenosina, a aparente dilatação cavitária por roubo de fluxo subendocárdico parece ser o mecanismo mais comum. A dilatação transitória da cavidade ventricular esquerda pode ser quantificada por um índice denominado TID (*transient ischemic dilation ratio*), calculado automaticamente pelo QGS/QPS. Os valores limites do TID variam conforme o tipo de estresse e o radiofármaco, sendo: TID = 1,0 para dipiridamol e Tl-201, TID = 1,12 para exercício e Tl-201, TID = 1,22 para exercício e duplo isótopo, TID = 1,36 para adenosina e duplo isótopo, TID = 1,25 para repouso/exercício e MIBI. O valor de TID é intensamente influenciado pela frequência cardíaca e seu valor deve ser analisado em conjunto com os achados da perfusão, espessamento e motilidade, e jamais como um indicador isolado de doença coronária extensa. TID alterado também pode ser observado em associação com resposta hipertensiva ao exercício e com hipertrofia ventricular.

Capítulo 10 – Diagnósticos em Cardiologia

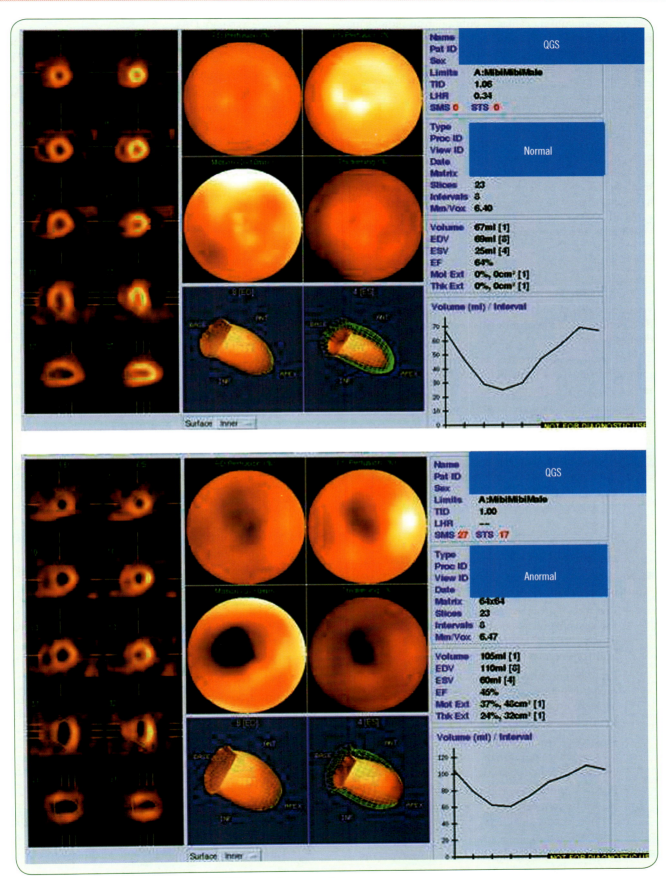

FIGURA 10.1.9. Exemplos de *Gated* SPECT: normal e anormal.

Seção 2 – Diagnóstico

O incremento na captação pulmonar do radiofármaco ocorre como consequência da disfunção ventricular estresse-induzida seguida de aumento na pressão capilar pulmonar (congestão). Também é considerado um indicador de doença coronariana grave e de pior prognóstico. A captação pulmonar pode ser quantificada por meio de um índice (LHR – *lung/heart ratio*) que mede a relação pulmão/coração. Esse valor pode ser medido automaticamente pelo QGS/QPS. São considerados valores normais: até 0,5 para tálio-201 e até 0,43 para MIBI. O incremento na captação pulmonar do traçador é mais frequentemente observado em pacientes isquêmicos com insuficiência cardíaca e disfunção ventricular de base, enquanto a dilatação transitória é mais observada em pacientes com função ventricular de base pouco comprometida.

Indicações

De modo geral, a cintilografia de perfusão miocárdica visando ao diagnóstico e à avaliação prognóstica é indicada a pacientes com probabilidades intermediária e alta de doença coronária.

A seguir, estão listadas as indicações consideradas mais apropriadas por sociedades médicas americanas:

- No diagnóstico de doença arterial coronária (DAC) – pacientes sintomáticos ou com equivalente isquêmico:
  - Probabilidade pré-teste de DAC baixa e ECG não interpretável ou incapacidade para exercício.
  - Probabilidade pré-teste de DAC intermediária e ECG interpretável e capacidade para exercício.
  - Probabilidade pré-teste de DAC intermediária e ECG não interpretável ou incapacidade para exercício.
  - Probabilidade pré-teste de DAC alta, independentemente do ECG e da capacidade para exercício.
- No diagnóstico de doença arterial coronária (DAC) – pacientes sintomáticos com dor torácica aguda:
  - Possível síndrome coronária aguda; ECG sem alterações isquêmicas ou com BRE ou ritmo de marcapasso; escore de TIMI de baixo risco e troponina limítrofe, equívoca ou minimamente elevada.
  - Possível síndrome coronária aguda; ECG sem alterações isquêmicas ou com BRE ou ritmo de marcapasso; escore de TIMI de alto risco e troponina limítrofe, equívoca ou minimamente elevada.
  - Possível síndrome coronária aguda; ECG sem alterações isquêmicas ou com BRE ou ritmo de marcapasso; escore de TIMI de baixo risco e troponina negativa.
  - Possível síndrome coronária aguda; ECG sem alterações isquêmicas ou com BRE ou ritmo de marcapasso; escore de TIMI de alto risco e troponina negativa.
- No diagnóstico de doença arterial coronária (DAC)/estratificação de risco – sem equivalente isquêmico e assintomático:
  - Alto risco para DAC.
- No diagnóstico de doença arterial coronária (DAC)/estratificação de risco – sem equivalente isquêmico e diagnóstico recente de disfunção ventricular sistólica:
  - Sem investigação prévia para ICO e sem planejamento para coronariografia.
- No diagnóstico de doença arterial coronária (DAC)/estratificação de risco – sem equivalente isquêmico e taquicardia ventricular:
  - Baixo risco para DAC.
  - Risco intermediário ou alto para DAC.
- No diagnóstico de doença arterial coronária (DAC)/estratificação de risco – sem equivalente isquêmico e síncope:
  - Risco intermediário ou alto para DAC.
- No diagnóstico de doença arterial coronária (DAC)/estratificação de risco – sem equivalente isquêmico e elevação de troponina:
  - Elevação de troponina sem evidência adicional de síndrome coronária aguda.
- Estratificação de risco com resultado prévio e/ou DAC estável – avaliação não invasiva:
  - Teste ergométrico equívoco, limítrofe ou discordante, em que DAC continua sendo uma preocupação.
- Estratificação de risco com resultado prévio e/ou DAC estável – novos ou piora de sintomas:
  - Coronariografia anormal ou exame prévio anormal.
- Estratificação de risco com resultado prévio e/ou DAC estável – angiografia coronária:
  - Lesão ou alteração de significado incerto.
- Estratificação de risco com resultado prévio e/ou DAC estável – assintomático com escore de cálcio:
  - Alto risco para DAC e escore de Agaston entre 100 e 400.
  - Escore de Agaston acima de 400.
- Estratificação de risco com resultado prévio e/ou DAC estável – Escore de Duke:
  - Escore de Duke de risco intermediário.
  - Escore de Duke de alto risco.
- Estratificação de risco: pré-operatório de cirurgia não cardíaca sem condições cardíacas ativas e cirurgia de risco intermediário:
  - Fator de risco clínico maior que ou igual a 1.
  - Capacidade funcional ignorada ou baixa (< 4 METS).
- Estratificação de risco: pré-operatório de cirurgia não cardíaca sem condições cardíacas ativas e cirurgia vascular:
  - Fator de risco clínico maior que ou igual a 1.
  - Capacidade funcional ignorada ou baixa (< 4 METS).

- Estratificação de risco: três meses após síndrome coronária aguda – STEMI:
  - Hemodinamicamente estável, sem dor precordial ou sinais de ICC; para avaliar isquemia e sem angiografia prévia.
- Estratificação de risco: três meses após síndrome coronária aguda – UA/STEMI:
  - Hemodinamicamente estável, sem dor precordial ou sinais de ICC; para avaliar isquemia e sem angiografia prévia.
- Estratificação de risco: pós-revascularização (angioplastia ou cirurgia) e sintomático:
  - Avaliação de equivalente isquêmico.
- Estratificação de risco: revascularização (angioplastia ou cirurgia) e assintomático:
  - Revascularização incompleta.
  - Revascularização miocárdica há 5 anos ou mais.
- Avaliação de viabilidade miocárdica:
  - Disfunção ventricular grave e paciente com elegibilidade para revascularização miocárdica.

Perfusão Miocárdica na Sala de Emergência

Em unidades de emergência, a cintilografia de perfusão miocárdica com ^{99m}Tc-sestamibi ou ^{99m}Tc-tetrofosmin pode ser usada na avaliação de pacientes com dor torácica. Como a imagem obtida reflete o momento da injeção do traçador, se o radiofármaco for administrado na vigência de dor torácica, a imagem adquirida será capaz de demonstrar alterações perfusionais relacionadas ao evento anginoso. Para tanto, é importante que o radiofármaco seja administrado venosamente, na vigência de dor torácica ou até 2 horas após o término da dor. Alguns autores estendem esse período para até 6 horas. Na avaliação de dor torácica, a sensibilidade do estudo é de 95%, a especificidade, de 71% e o valor preditivo negativo, maior que 99%. O *Gated* SPECT pode fornecer informações complementares, principalmente quanto à presença de alterações contráteis decorrentes de isquemia.

O grande mérito do estudo é poder detectar alterações isquêmicas temporalmente antes dos marcadores séricos (são necessárias 6 a 12 horas para resultado positivo de troponinas) e seu alto valor preditivo negativo, que conduz a uma redução de 32% em internações desnecessárias. O estudo é indicado a pacientes cuja história clínica inicial e cujo ECG não indicam nem alta, nem baixa probabilidade (probabilidade intermediária) de síndrome coronária aguda e a pacientes sem IAM prévio. Pacientes com marcapasso ou BRE podem ter a interpretação do estudo prejudicada.

Em pacientes com perfusão miocárdica normal e marcadores negativos, é possível prosseguir com o estudo de estresse a fim de definir a presença de doença coronariana crônica.

Avaliação de Perfusão Miocárdica com Rubídio-82

Bases
Introdução

A perfusão miocárdica com radiofármacos marcados com emissores de fóton único (SPECT) vem sendo avaliada há algumas décadas. Seu valor no diagnóstico, avaliação do prognóstico e seguimento evolutivo na doença arterial coronariana (DAC) está amplamente documentado na literatura. Por outro lado, os traçadores emissores de pósitrons para avaliar a perfusão cardíaca precisavam de um cíclotron disponível no local, em razão da meia-vida curta que obrigava a pronta utilização destes. Assim eram utilizados apenas por algumas instituições de pesquisa. O crescimento da utilização de emissores de pósitrons na avaliação das doenças oncológicas possibilitou disseminar essa tecnologia, permitindo maior disponibilidade de tomógrafos por emissão de pósitrons (PET). A posterior inclusão da tomografia computadorizada (TC) para corrigir a atenuação e, posteriormente, a possibilidade de avaliar as coronárias com TC aumentou o interesse por esse método. Isso permitiu o surgimento de vários trabalhos demonstrando sua utilidade. A possibilidade de utilizar um radiofármaco produzido em um gerador diminuiu o custo em relação aos produzidos em cíclotron e aumentou a sua disponibilidade.

O rubídio-82 (82Rb) encontra-se disponível a partir de um gerador com coluna de eluição de estrôncio-82. Estrôncio-82 é produzido em cíclotron e tem meia-vida de aproximadamente 26 dias, enquanto 82Rb tem meia-vida de 76 segundos. Em razão da meia-vida curta, o gerador de estrôncio-rubídio deve ficar dentro da sala de exame e o estímulo farmacológico é o único que, na prática, pode ser utilizado.

Mecanismos de Captação: Fatores Fisiopatológicos e Biodistribuição Normal

O 82Rb, assim com o tálio-201, é um análogo do potássio e sua extração do *pool* sanguíneo depende do fluxo, da integridade da membrana celular e do metabolismo. Enquanto a água marcada com oxigênio-15 tem uma relação linear com o fluxo sanguíneo até valores de 4 a 5 mL/min/g, a captação de 82Rb mantém essa linearidade até 2 a 3 mL/min/g, tendendo a um platô em níveis mais altos de fluxo. A retirada do 82Rb da célula depende da integridade da membrana e da função da bomba Na/K-ATPase. Nas situações de isquemia, com hipóxia e acidose, a extração diminui, bem como sua saída da célula.

O 82Rb se distribui nos diferentes órgãos do corpo conforme o fluxo sanguíneo. Após a injeção, os pulmões aparecem e aproximadamente 6 segundos após aparece o coração (com atividade menor que a dos pulmões em razão da diluição do *bolus* radioativo). Os rins são a via de excreção preferencial e recebem a maior dose de radiação. O fígado apresenta um pico de atividade mais tardia e pode servir de via de eliminação quando há falência renal. Outros órgãos que mostram captação significativa de 82Rb são pâncreas, tireoide, adrenais, baço, intestino e estômago.

Protocolo de Aquisição e Processamento das Imagens

Para a aquisição das imagens, é necessário, primeiro, posicionar adequadamente o coração. Isso pode ser feito utilizando a imagem de transmissão com TC ou uma fonte circular de germânio-68/gálio-68, ou uma fonte pontual de césio-67, ou, ainda, uma imagem de emissão utilizando uma pequena quantidade de rubídio. Após o correto posicionamento do paciente, é adquirida a imagem de transmissão. O estudo é dividido em duas fases: repouso e estresse. Uma dose de 40 a 60 mCi (aproximadamente 10 MBq/kg em 60 segundos) de 82Rb é administrada por via venosa, aguardam-se 70 a 90 segundos para a extração miocárdica do 82Rb e inicia-se a aquisição da imagem de emissão, que dura 8 minutos. Uma única aquisição em *list mode* permite obter vários tipos de imagens, dependendo do tipo de processamento: imagens somadas, imagens sincronizadas ao ECG, imagens dinâmicas etc. Cinco a 10 minutos após, já é possível realizar a fase de estresse que procede do mesmo modo: o 82Rb é injetado (dose semelhante ao repouso) no tempo preconizado para o estressor que estiver sendo utilizado (por exemplo, dipiridamol 0,56 mg/kg em 4 minutos) e as imagens são iniciadas após 90 a 120 segundos. No final, adquire-se nova imagem de transmissão com TC. O estudo completo tem duração média de 40 a 60 minutos. Quanto às medidas dosimétricas, a dose efetiva no 82Rb é menor em comparação com ^{99m}Tc-sestamibi (Tabela 10.1.3). Se for necessário adquirir o escore de cálcio, este deve ser realizado no final do exame, pois a administração de betabloqueador com a finalidade de reduzir a frequência cardíaca pode interferir na detecção de isquemia.

Aplicações Clínicas

A principal aplicação clínica da avaliação de perfusão miocárdica com 82Rb é o diagnóstico de isquemia secundária à DAC. Outra aplicação é a estratificação de risco em portadores de doença coronariana conhecida. A perfusão miocárdica com 82Rb pode ser utilizada em pacientes com suspeita de doença coronariana balanceada, pois é possível medir o fluxo sanguíneo de cada região miocárdica correspondente aos diferentes territórios coronarianos com programas de processamento adequados.

Esses métodos de avaliação não invasiva da perfusão e da motilidade do ventrículo esquerdo com 82Rb têm evidenciado maior sensibilidade e acurácia e melhor qualidade da imagem devido à contribuição da correção de atenuação pela CT.

Outra vantagem desse método é a possibilidade de avaliar a função ventricular esquerda durante o efeito do estresse e ao repouso (na cintilografia de perfusão miocárdica convencional, a avaliação funcional é feita vários minutos após o pico do estresse), o que permite detectar doença multivascular com mais frequência.

A aplicação mais promissora é a avaliação do fluxo sanguíneo miocárdico por território arterial no repouso e no estresse, como também a sua reserva coronariana. Esse é um dado importante quando se quer detectar doença de múltiplos vasos (isquemia balanceada), doença de microcirculação (como a síndrome X) ou, ainda, doença coronariana pré-clínica (Figura 10.1.10).

Os últimos trabalhos publicados apontam que o fluxo sanguíneo coronariano foi considerado um fator de risco independente em pacientes sintomáticos com estudo de perfusão miocárdica relativa por PET normal, além de mostrarem anormalidades subclínicas no fluxo sanguíneo miocárdico ou na reserva de fluxo coronariano em diferentes coortes de pacientes, incluindo obesos, diabéticos, tabagistas, hipertensos e HIV positivos, com doença de microcirculação e miocardiopatia hipertrófica dilatada, o que parece ter implicações no prognóstico desses pacientes. Perfusão normal é um indicativo de boa evolução, enquanto a presença de defeitos de perfusão fixos e transitórios e sua extensão se correlacionam com a gravidade da doença e adicionam informação prognóstica aos dados clínicos e angiográficos.

Um outro dado interessante é que a presença de infradesnivelamento do segmento ST na ausência de defeitos de perfusão na imagem com 82Rb não confere risco adicional ao paciente, ao contrário do que ocorre na cintilografia de perfusão com SPECT (possivelmente pela maior especificidade com PET).

TABELA 10.1.3				
Dosimetria para adultos em exames cardíacos				
Radiofármaco	*Meia-vida*	*Procedimento*	*Dose (MBq)*	*Dose efetiva (mSv)*
^{99m}Tc-Sestamibi	6h	Repouso	370	3,3
		Estresse	1110	8,7
Rubídio-82	76s	Repouso/Estresse	1100/1500	1,4-1,9

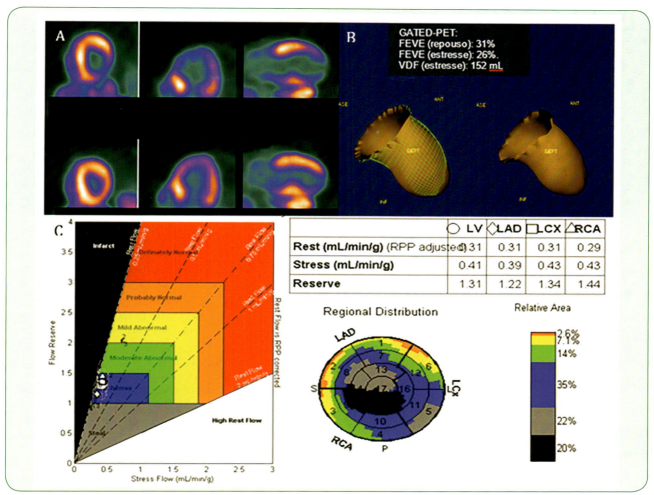

FIGURA 10.1.10. Estudo de perfusão (**A**), motilidade (*GATED*/PET) (**B**) e medida de fluxo e reserva coronariana do ventrículo esquerdo no repouso e no estresse com 82Rb em PET/CT. Paciente do sexo feminino, 63 anos, com DAC triarterial, miocardiopatia dilatada, com alterações clínicas e ao ECG sugestivas de isquemia miocárdica. PET/CT 82Rb com isquemia estresse-induzida de grande extensão, hipomotilidade acentuada, queda da fração de ejeção do ventrículo esquerdo (FEVE) ao estresse e reserva coronariana reduzida nos três territórios arteriais (descendente anterior: LAD; circunflexa: LCX; coronária direita: RCA).

Leitura Sugerida

- Schelbert HR. Anatomy and physiology of coronary blood flow. J Nucl Cardiol. 2010;17(4):545-54. Review.

- Kailasnath P, Sinusas AJ. Compariosn of TI-201 with Tc-99m-labeled myocardial perfusion agents: technical, physiologic, and clinical issues. J Nucl Cardiol. 2001;8(4):482-98. Review.

- Kapur A, Latus KA, Davies G, Dhawan RT, Eastick S, Jarritt PH, et al. A comparison of three radionuclide myocardial perfusion tracers in clinical practice: the ROBUST study. Eur J Nucl Med Mol Imaging. 2002;29(12):1608-16.

- Botvinick EH. Current methods of pharmacologic stress testing and the potential advantages of new agents. J Nucl Med Technol. 2009;37(1):14-25. Review.

- Holly TA, Abbott BG, Al-Mallah M, Calnon DA, Cohen MC, DiFilippo FP, et al. Single photon-emission computed tomography. J Nucl Cardiol. 2010;17(5):941-73.

- Hesse B, Tagil K, Cuocolo A, Anagnostopoulos C, Bardies M, Bax J, et al. EANM/ESC procedural guidelines for myocardial perfusion imaging in nuclear cardiology. Eur J Nucl Med Mol Imaging. 2005;32(7):855-97.

- Cerqueira MD, Weissman NJ, Dilsizian V, Jacobs AK, Kaul S, Laskey WK, et al. Standardized myocardial segmenttion and nomenclature for tomographic Imaging of the heart. A statement for healthcare professionals from the CardiacImaging Committee of the Council on Clinical Cardiology of the American Heart Association. Int J Cardiovasc Imaging. 2002;18(1):539-42.

- Ibrahim DY, DiFilippo FP, Steed JE, Cerqueira MD. Optimal SPECT processing and display: making bad studies look good to get right answer. J Nucl Cardiol. 2006;13(6):855-66. Review.

- Adachi I, Morita K, Imran MB, Konno M, Mochizuki T, Kubo N, et al. Heterogeneity of myocardial wall motion and thickening in the left ventricule evaluated with quantitative gatted SPECT. J Nucl Cardiol. 2000;7(4):292-300.

- Germano G, Kavanagh PB, Slomka PJ, Van Kriekinge SD, Pollard G, Berman DS. Quantitation in gated perfusion SPECT imaging: the Cedars-Sinai approach. J Nucl Cardiol. 2007;14(4):433-54.

- Garcia EV, Faber TL, Cooke CD, Folks RD, Chen J, Santana C. The increasing role of quantification in clinical nuclear cardiology: the Emory approach. J Nucl Cardiol. 2007;14(4):420-32.

- Yoshinaga K, Manabe O, Tamaki N. Physiological assessment of myocardial perfusion using nuclear cardiology would enhance coronary artery disease patient care: which imaging modality is best for evaluation of myocardial ischemia? (SPECT-side). Circ J. 2011;75(3):713-22. Review.

- Shaw LJ, Iskandrian AE. Prognostic value of gated myocardial perfusion SPECT. J Nucl Cardiol. 2004;11(2):171-85. Review.

- Hachamovitch R, Berman DS. New frontiers in risk stratification using stress myocardial perfusion single photon emission computed tomography. Curr Opin Cardiol. 2003;18(6):494-502. Review.

- Hendel RC, Berman DS, Di Carli MF, Heidenreich PA, Henkin RE, Pellikka PA, et al. ACCF/ASNC/ACR/AHA/ASE/SCCT/SCMR/SNM 2009 Appropriate use criteria for cardiac radionuclide imaging: a report of the American College of Cardiology Foundation Appropriate Use Criteria Task Force, the American Society of Nuclear Cardiology, the American College of Radiology, the American Heart Association, the American Society of Echocardiography, the Society of Cardiovascular Computed Tomography, the Society of Cardiovascular Magnetic Resonance, and the Society of Nuclear Medicine. J Am Coll Cardiol. 2009;53(23):2201-29.

- Abbott BG, Wackers FJ. Use of radionuclide imagingin acute coronary syndromes. Curr Cardiol Rep. 2003;5(1):25-31. Review.

- Naya M, Murthy VL, Taqueti VR, Foster CR, Klein J, Garber M, et al. Preserved coronary flow reserve effectively excludes high-risk coronary artery disease on angiography. J Nucl Med 2014;55(2):248-55.

- Kaufmann PA, Camici PG. Myocardial blood flow measurement by PET: technical aspects and clinical applications. J Nucl Med. 2005;46(1):75-88.

- Schindler TH, Cardenas J, Prior JO, Facta AD, Kreissl MC, Zhang XL, et al. Relationship between increasing body weight, insulin resistance, inflammation, adipocytokine leptin, and coronary circulatory function. J Am Coll Cardiol. 2006;47(6):1188-95.

- Sampson UK, Dorbala S, Limaye A, Kwong R, Di Carli MF. Diagnostic accuracy of rubidium-82 myocardial perfusion imaging with hybrid positron emission tomography/computed tomography in the detection of coronary artery disease. J Am Coll Cardiol. 2007;49(10):1052-8.

- Sdringola S, Johnson NP, Kirkeeide RL, Cid E, Gould KL. Impact of unexpected factors on quantitative myocardial perfusion and coronary flow reserve in young, asymptomatic volunteers. JACC Cardiovasc Imaging. 2011;4(4):402-12.

- Senthamizhchelvan S, Bravo PE, Esaias C, Lodge MA, Merrill J, Hobbs RF, et al. Human biodistribution and radiation dosimetry of 82Rb. J Nucl Med. 2010;51(10):1592-9.

- Dhar R, Ananthasubramaniam K. Rubidium-82 cardiac positron emission tomography imaging: an overview for the general cardiologist. Cardiol Rev. 2011;19(5):255-63.

Avaliação da Função Ventricular

JOSÉ CLÁUDIO MENEGHETTI
JOSÉ SOARES JÚNIOR
MARISA IZAKI
MARIA CLEMENTINA P. GIORGI

Conteúdo
Estudo de Primeira Passagem (Angiografia Radioisotópica)
  Bases
    Radiofármacos
    Protocolos de Aquisição e Processamento de Imagem
  Interpretação da Imagem

Ventriculografia Radioisotópica ou Cintilografia Sincronizada das Câmaras Cardíacas ou *Gated Blood Pool*
  Bases
    Radiofármacos
    Protocolos de Aquisição e Processamento de Imagem
    Interpretação da Imagem
Aplicações Clínicas

Estudo de Primeira Passagem (Angiografia Radioisotópica)

Bases
Radiofármacos

A angiografia radioisotópica pode ser realizada com vários tipos de radiofármacos. Quando realizada isoladamente, um dos radiofármacos preferidos é o ^{99m}Tc-DTPA (25-30 mCi), por sua baixa exposição à radiação, pouca captação pela tireoide e rápida eliminação (90% em 2 horas em pacientes com função renal normal). Pode ser também realizada complementando outros estudos, como ventriculografia radioisotópica com ^{99m}Tc-hemácias (20 a 25 mCi) e o estudo de perfusão miocárdica com ^{99m}Tc-sestamibi- (25-30 mCi) ou ^{99m}Tc-tetrofosmin (25 mCi).

Em um estudo de primeira passagem, o mais importante é que a administração venosa do radiofármaco seja feita em *bolus* rápido e impecável. Para tanto, é fundamental que a administração do traçador seja feita com um cateter venoso largo em veia periférica calibrosa (antecubital ou jugular externa), seguida de um *bolus* de solução fisiológica (20 ml em 2 a 3 segundos). Pode-se utilizar sistemas de duas vias para facilitar a administração das soluções.

Protocolos de Aquisição e Processamento de Imagem

A aquisição é feita com o paciente em decúbito dorsal, em pé ou em posição semissentada, com o detector na projeção anterior ou oblíqua anterior direita de 20° a 30° (quando o interesse principal é o ventrículo direito), ou em oblíqua anterior esquerda de 40° a 45° (quando o interesse principal é o ventrículo esquerdo).

A preferência é pela realização do estudo em equipamentos multicristal, o que nem sempre é possível. No caso de equipamentos convencionais (cristal único), o ideal é utilizar câmaras de cintilação com capacidade de aquisição de altas taxas de contagem (mínimo de 150 mil contagens/s com perda de 20% do total), com colimadores de alta sensibilidade ou ultra alta sensibilidade, janela energética de 15% a 30% centrada em 140 keV e matriz de 64 x 64 *pixels*. O estudo pode ser adquirido em *list-mode* ou em *frame-mode*. Atualmente, a maioria dos equipamentos dispõe somente do modo em *frame-mode* de alta frequência.

Imediatamente após a administração do traçador, inicia-se a aquisição de uma sequência de imagens (2.000 a 15.000 *frames*) a cada 10 a 50 ms (preferível 25 ms) por 0,5 a 1 minutos. A gravação simultânea do traçado eletrocardiográfico pode ser feita, sendo bastante útil para definir os batimentos no momento do processamento.

No pré-processamento, podem ser feitas suavização temporal e correção de tempo morto quando disponível no sistema. Para o processamento propriamente dito, primeiramente as imagens (*frames*) são agrupados a cada 0,5 ou 1 s para facilitar a delimitação da(s) área(s) de interesse(s) (VD e/ou VE) (Figura 10.2.1) e, então, é definida a curva de tempo-atividade das regiões de interesse. Os intervalos R-R (diástole a diástole) do eletrocardiograma (ECG) arquivados com a aquisição podem ser usados para definir os ciclos cardíacos e auxiliar na definição da(s) diástole(s) do(s) ventrículo(s) (direito e/ou esquerdo) (Figura 10.2.2).

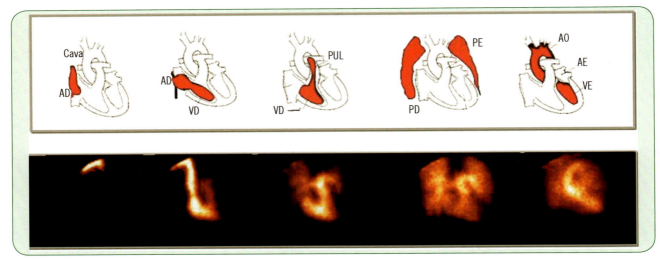

FIGURA 10.2.1. Esquema da sequência do *bolus* de radiofármaco no coração.

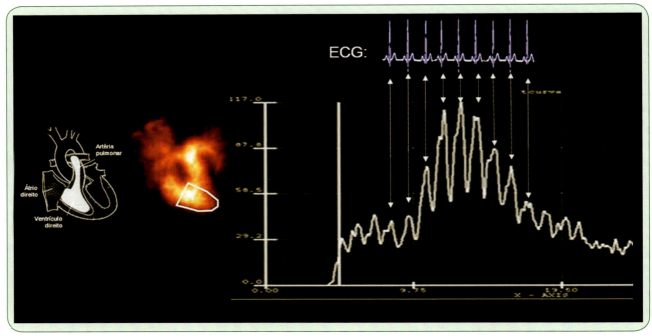

FIGURA 10.2.2. Exemplo de uma curva de tempo *versus* atividade de uma angiografia radioisotópica.

No estudo de primeira passagem, uma boa estatística de contagens é fundamental para o diagnóstico clínico satisfatório. Para tanto, é importante que na região representativa da diástole final do ventrículo a estatística seja maior que 2.500 contagens (ideal: 4 mil contagens).

A seleção de batimentos pode ser feita de modo automático ou manual, normalmente sendo selecionados de três a seis batimentos. Habitualmente, selecionam-se batimentos próximos ao batimento com maior contagem diastólica ou batimentos cuja área diastólica contenha pelo menos 70% do máximo de contagens diastólicas observadas. Batimentos extrassistólicos podem ser excluídos.

Os resultados de fração de ejeção são melhores quando as áreas diastólica e sistólica são definidas individualmente. Embora existam algumas outras opções para extração do *background*, a mais comum é a definição de uma área de 2 a 3 *pixels*, distante 1 a 2 *pixels* do ventrículo. Os volumes ventriculares podem ser obtidos pelo método geométrico ou pelo método baseado em contagens (com coletas de amostras de sangue).

A infusão em *bolus* do radiotraçador pode ser feita repetidamente, permitindo confrontar a função cardíaca ao repouso com o exercício ou sob a ação de drogas como a dobutamina e, assim, estimar a reserva miocárdica.

Interpretação da Imagem

A primeira etapa da interpretação consiste na observação do trânsito do traçador pelas estruturas do sistema cardiovascular, com a chegada pela veia cava, átrio direito, ventrículo direito, pulmões, átrio esquerdo, ventrículo esquerdo e aorta. A observação detalhada dessa sequência é importante para detectar anomalias congênitas ou malformações. Um tempo de trânsito mais prolongado entre as câmaras direitas e esquerdas pode indicar a presença de insuficiência valvar, disfunção ventricular, fibrilação atrial, patologias pulmonares ou *shunt* esquerda-direita.

Nesse momento, é importante também checar a qualidade do *bolus*. A administração venosa lentificada ou fragmentada prejudicará a qualidade e alterará os resultados do estudo.

A fração de ejeção ventricular é expressa por: [(contagem diastólica final – contagem sistólica final)/(contagem diastólica final – radiação de fundo)] × 100.

Particularmente, a angiografia radioisotópica se destaca na avaliação da função ventricular direita, uma vez que permite isolar satisfatoriamente o ventrículo direito de outras estruturas, como o átrio direito e a artéria pulmonar. Os valores normais de fração de ejeção do ventrículo direito (FEVD) pela angiografia radioisotópica variam de 40% a 65%. A presença de regurgitações tricúspide e pulmonar pode interferir nos resultados do estudo. As dificuldades técnicas apresentadas pela maioria dos métodos de imagem na avaliação da função direita tornam a angiografia radioisotópica um dos exames preferenciais na avaliação da FEVD.

Os valores normais de FEVE pela angiografia radioisotópica aceitos pela maioria dos laboratórios são de 50% a 80%. O valor de fração de ejeção sofre influência da frequência cardíaca, pressão arterial, níveis de catecolaminas circulantes, posição (supino *versus* em pé) e medicações.

Os valores de FEVE obtidos pela angiografia radioisotópica apresentam boa correlação com outros métodos, mostram-se bem reprodutíveis e apresentam variabilidade de ± 4% quando repetidos em dias diferentes no mesmo indivíduo. Entretanto, na avaliação da função direita, a necessidade de injeção em *bolus* e de equipamentos com alta sensibilidade faz a angiografia radioisotópica ser menos utilizada rotineiramente que a ventriculografia radioisotópica. Quando o objetivo é avaliar a reserva miocárdica, considera-se uma resposta adequada ao exercício a elevação da FEVE em cinco pontos percentuais ou subida de 10% em relação ao valor basal.

Ventriculografia Radioisotópica ou Cintilografia Sincronizada das Câmaras Cardíacas ou *Gated Blood Pool*

Bases

Radiofármacos

O exame utiliza hemácias marcadas com ^{99m}Tc-pertecnetato (20-30 mCi). Os riscos de contaminação do sangue e a taxa de exposição radioativa são baixos. A dose efetiva é de 5,6 mSv, sendo os órgãos-alvo: adrenais, coração, rins, fígado e baço. Gravidez é uma contraindicação relativa e a amamentação deve ser interrompida. Efeitos colaterais são praticamente inexistentes.

Existem *kits* específicos para marcação de hemácias. Contudo, o mais comum é realizar a marcação com um *kit* de pirofosfato estanoso (Sn^{2+}). Na circulação, o agente estanoso se fixa no interior das hemácias. Quando administrado, ^{99m}Tc-pertecnetato se difunde livremente para o interior das hemácias e, ao reagir com Sn^{2+}, sofre um processo de redução e se fixa firmemente à cadeia beta da hemoglobina. A quantidade necessária de Sn^{2+} para marcação adequada das hemácias é de aproximadamente 10 a 20 µg/kg.

A marcação pode ser feita *in vivo* (eficiência de marcação entre 75% e 85%), *in vivitro* (eficiência de marcação entre 90% e 95%) e *in vitro* (eficiência de marcação > 95%) e a estabilidade da marcação é de 30 minutos a 2 horas.

Na marcação *in vivo*, primeiramente é administrado pirofosfato com cloreto estanoso (Sn^{2+}) "frio", previamente reconstituído com solução fisiológica a 0,9%. Cerca de 15 a 30 minutos após, é administrado ^{99m}Tc-pertecnetato.

A marcação *in vitro* deve ser realizada em ambiente asséptico, em capela de fluxo laminar. Aproximadamente 1 a 10 ml de sangue do próprio paciente (com heparina ou ACD) é incubado com 1 a 50 µg de Sn^{2+} num sistema fechado em atmosfera de oxigênio por 5 a 10 minutos. Após a incubação, as hemácias são separadas por centrifugação. O plasma é removido e os eritrócitos são incubados com ^{99m}Tc-pertecnetato por 5 a 20 minutos. Adicionam-se poucos mililitros de solução salina e a solução é novamente centrifugada. O sobrenadante (^{99m}Tc-pertecnetato livre) é removido e a solução com hemácias é ressuspensa em solução salina para infusão no paciente.

Na marcação *in vitro*, inicialmente é administrado, venosamente, o pirofosfato estanoso (Sn^{2+}) "frio". Cerca de 15 a 30 minutos após, é coletada uma amostra sanguínea de 3 a 10 ml numa seringa já contendo anticoagulante (heparina ou ACD) e ^{99m}Tc-pertecnetato. Esse sangue é homogeneizado e incubado a temperatura ambiente por 10 a 20 minutos na própria seringa e reinjetado no paciente. Drogas ou medicações que podem interferir na marcação de hemácias: heparina, solução glicosada, digital, bloqueador de cálcio, dipiridamol, hidralazina, prazosina, propranolol, digoxina, doxorrubicina, dextrose, metildopa, penicilina e quinidina.

Protocolos de Aquisição e Processamento de Imagem

O paciente é posicionado em decúbito dorsal ou eventualmente em decúbito lateral direito (para minimizar a interferência do diafragma e do baço). No caso de estudo com exercício, tanto o estudo basal como o estudo ao exercício devem ser adquiridos na mesma posição (semissentada ou sentada em bicicleta ergométrica específica).

Em geral, na aquisição se utiliza o colimador de baixa energia e propósito geral (LEAP), baixa energia e alta resolução ou colimador de baixa energia e alta sensibilidade. O importante é que a distância entre o colimador e a parede torácica seja a mínima possível.

O estudo pode ser adquirido no modo plano ou tomográfico. Em ambos, utilizam-se matriz de 64 x 64 e janela energética de ±10% centrada no fotopico de 140 keV. A aquisição é feita sincronizada ao ECG, com o intervalo R-R dividido, no mínimo, em 16 *frames* e com janela de tolerância entre 10% e 20%. Caso haja interesse na avaliação da função diastólica, recomenda-se o uso de 32 ou 64 *frames* por R-R. Os dados podem ser arquivados cronologicamente (do primeiro *frame* ao último), chamados de aquisição em *forward*, ou ao inverso (do último ao primeiro *frame*), conhecidos como aquisição em *backward*. Batimentos pós-extrassistólicos podem ser excluídos.

No estudo plano, a aquisição é feita na projeção que melhor separa o ventrículo direito do esquerdo (*best septal view*), que mais comumente é a oblíqua anterior esquerda de 40° (Figura 10.2.3). Uma angulação (5-10°) na direção craniocaudal pode auxiliar na melhor separação das câmaras ventriculares. É aconselhável a aquisição de pelo menos uma imagem adicional na projeção anterior. Na avaliação da FEVD, pode-se utilizar uma projeção adquirida na projeção *best septal view* menos 20° a 25°. A duração de cada projeção é de 15 a 30 minutos, de modo que se obtenham, no mínimo, 200 mil a 250 mil contagens/*frame* se for utilizado um colimador de alta resolução.

A maioria dos fabricantes disponibiliza *software* específico para o processamento da ventriculografia radioisotópica, que não permite grandes intervenções do usuário.

No processamento do estudo, cabem uma filtragem temporal e uma espacial a fim de suavizar diferenças na sequência dos *frames*. A seguir é obtida a curva de volume ventricular (curva de tempo-atividade) segundo a definição das áreas de interesse sobre os ventrículos. A curva de volume ventricular (Figura 10.2.4A) pode ser obtida de modo totalmente automático, automático modificado (manualmente se necessário) ou manual, utilizando todos os *frames* ou a partir dos *frames* diastólico máximo e sistólico máximo. Em qualquer uma dessas possibilidades, o contorno das áreas deve

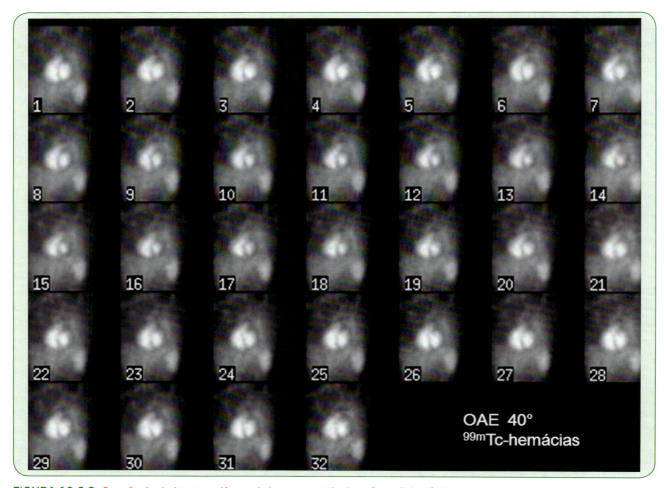

FIGURA 10.2.3. Sequência de imagens (*frames*) de uma ventriculografia radioisotópica.

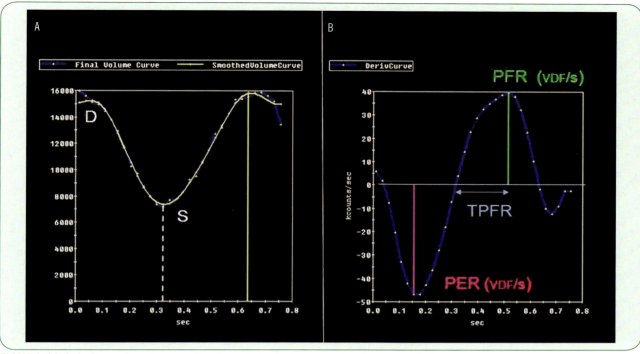

FIGURA 10.2.4. Curva de volume ventricular e derivada da curva de volume ventricular.

ser avaliado com cuidado, a fim de conferir o plano valvar, a região dos vasos da base e se não houve exclusão de áreas aneurismáticas; já que estes são os pontos potencialmente geradores de erro. A área de definição do *background* é de vital importância. Desenha-se uma área em meia lua, circundando a borda lateral da cavidade ventricular esquerda (entre 2 e 5 horas do relógio). A fração de ejeção é obtida por meio da fórmula: (contagem diastólica final – *background*) – (contagem sistólica final – *background*)/(contagem diastólica final – *background*) x 100. Uma área de *background* com alta contagem pode superestimar o valor da FEVE, enquanto um *background* com baixa contagem pode subestimar esse valor.

Utilizando-se a curva derivada da curva de volume ventricular, pode-se obter os parâmetros numéricos que dão ideia da "vazão" ou "velocidade" do esvaziamento ventricular (período sistólico) e do enchimento ventricular (período diastólico). Os mais utilizados são os parâmetros relacionados à função diastólica: PFR (*peak filling rate*) que expressa a taxa máxima de enchimento ventricular, TPER (*time to peak filling rate*) que expressa o momento no qual é atingido o PFR e o 1/3PFR (*peak filling rate* do primeiro terço da curva) que expressa a taxa máxima de enchimento ventricular no primeiro terço da diástole (Figura 10.2.4B). Como esses parâmetros são influenciados pela frequência cardíaca, tais valores podem ser corrigidos pelo intervalo R-R. Esses parâmetros de função diastólica são mais confiáveis quanto maior o número de *frames* usados na aquisição; assim, um mínimo de 32 *frames*/ciclo cardíaco é necessário. A aquisição em *backward* preserva mais a fase diastólica da curva de volume ventricular, sendo mais interessante quando o objetivo é avaliar a função diastólica.

A divisão da área de interesse ventricular em segmentos a partir de um ponto central da cavidade ventricular (em forma de "pizza") propicia o cálculo das frações de ejeção regional (Figura 10.2.5). O número de regiões varia de *software* para *software*.

Várias imagens paramétricas são geradas. A imagem de volume ejetado (*stroke volume*) é obtida pela subtração diástole – sístole (*pixel* a *pixel*). As imagens de fase e amplitude são obtidas pela aplicação da análise de Fourier *pixel* a *pixel*, de modo que, no caso da análise de amplitude, as variações de volume (contagens) são expressas em variações de uma escala de cores, e no caso da análise de fase, as diferenças temporais nas variações de volume (contagens) são expressas em variações de uma escala de cores (Figura 10.2.6). De modo simplista, a escala de cores da análise de amplitude define o "quanto" houve de variações de contagens naquela região, ou seja, define o montante da motilidade naquele segmento. Na análise de fase, a escala de cores define "quando" houve a variação de contagens em cada região, ou seja, demonstra a sincronia ou dissincronia na contração.

O índice de regurgitação é calculado por meio da seguinte relação: volume ejetado pelo ventrículo esquerdo/volume ejetado pelo ventrículo direito. Fisiologicamente, esse valor deveria ser de 1; porém, pelas características morfológicas do VD, presença de átrio direito e dificuldade na definição do plano da valva pulmonar, essa relação, na prática, acaba sendo de 1,2 a 1,4. Assim, a fração de regurgitação oriunda de índice de regurgitação acaba por apresentar maior erro, em especial na presença de comprometimento valvar múltiplo.

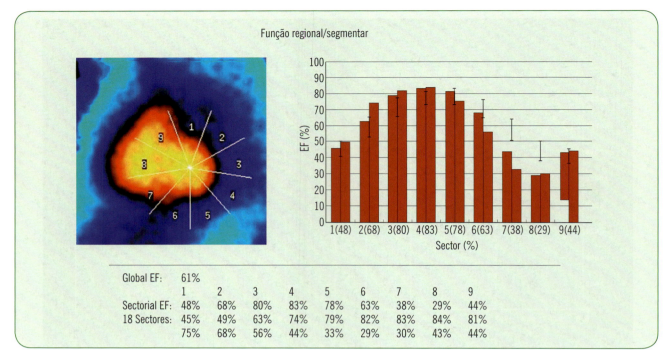

FIGURA 10.2.5. Ventriculografia radioisotópica. Exemplo de cálculo de fração de ejeção regional.

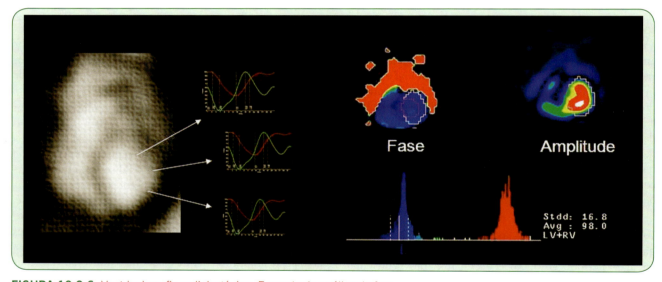

FIGURA 10.2.6. Ventriculografia radioisotópica. Exemplo de análise de fase.

Embora pouco utilizados na prática clínica, os volumes ventriculares podem ser obtidos pelos métodos geométrico e baseado em contagens, ambos com margem de erro grande. Somente quando se utiliza a aquisição tomográfica é possível calcular os valores dos volumes sistólico e diastólico com mais eficiência e praticidade por meio de um *software* específico.

Interpretação da Imagem

A ventriculografia radioisotópica permite avaliar a função biventricular (global e segmentar) simultaneamente. A determinação da fração de ejeção é baseada na densidade de contagens radioativas e independe das alterações morfogeométricas dos ventrículos, como ocorre nas situações de remodelamento miocárdico, que muitas vezes dificulta a avaliação precisa por outros métodos.

O primeiro passo no início da interpretação é a verificação dos *frames* adquiridos, em sequência estática ou em modo dinâmico (cine). O objetivo é avaliar a boa definição das cavidades, em especial o ventrículo direito, a fim de avaliar o grau de sobreposição do átrio direito e os planos valvares e verificar o número de batimentos aceitos

Capítulo 10 – Diagnósticos em Cardiologia

e rejeitados. A presença de arritmia degrada a qualidade de estudo. A introdução de mais de 10% de batimentos irregulares na amostragem da ventriculografia interfere na avaliação da função diastólica e alguns autores questionam a validade da aquisição com mais de 30% de batimentos irregulares. É fundamental também a avaliação da curva de volume ventricular que deve apresentar padrão fisiológico. Curvas com aspecto sigmoide ou em forma de "W" podem indicar que a sincronização com ECG não foi adequada.

A motilidade regional é baseada na inspeção visual da excursão sanguínea (entre diástole e sístole) do ventrículo como um todo e também dos segmentos ventriculares. A motilidade pode ser graduada como normal, hipocinética (em graus discreto, moderado, acentuado), acinética ou discinética. A análise da imagem de amplitude conjuntamente com a inspeção visual pode auxiliar na interpretação da motilidade regional. A análise das frações de ejeção regional pode auxiliar na avaliação segmentar, lembrando, porém, que as frações de ejeção regionais não apresentam valores homogêneos entre os segmentos.

Os valores normais das frações de ejeção variam conforme o modo de aquisição e o *software* de processamento utilizado. Boa parte dos serviços considera limite inferior da normalidade os valores de 50% para FEVE e 40% para FEVD. No Instituto do Coração, utilizam-se como padrão FEVE igual ou superior a 55% e FEVD igual ou superior a 45%. Alguns autores demonstraram diferenças nos valores de fração de ejeção relacionadas ao sexo, considerando FEVE igual ou superior a 46% para o sexo masculino e FEVE igual ou superior a 53% para o sexo feminino. Em comparação com outros métodos de avaliação da função ventricular, a ventriculografia radioisotópica apresenta-se como um método bastante reprodutível, com baixas variações interobservador (2,1% ± 1,0%) e intraobservador da FEVE. Em repetições seriadas, a variação da FEVE está ao redor de 4,4% ± 3,6%.

No caso da realização da ventriculografia radioisotópica ao exercício, considera-se normal a elevação no pico do exercício da fração de ejeção do ventrículo esquerdo de 10% do valor basal ou 5 pontos percentuais absolutos.

Em relação aos índices de função diastólica, os valores normais variam de acordo com o laboratório, mas, em geral, são aceitos como limite inferior do normal 2,50 VDF/s (VDF = volume diastólico final) para PFR e 180 ms para TPFR. PFR tende a diminuir com o avançar da idade. Reduções nos valores de PFR foram observadas em doença coronariana, insuficiência cardíaca congestiva, cardiomiopatias dilatadas, restritivas e hipertróficas, insuficiência e estenose aórticas e rejeição de transplante cardíaco. Aumentos nos valores do PFR foram associados a pericardite constritiva, regurgitação mitral e relacionada a medicações como bloqueadores de cálcio.

A análise de fase representa a sequência da contração ventricular. Em indivíduos normais, os átrios estão sincronizados entre si e os ventrículos idem; enquanto os átrios se apresentam em oposição de fase em relação aos ventrí-

culos (defasados em 180°). Áreas aneurismáticas apresentam movimento paradoxal, de modo que se apresentam em oposição de fase em relação aos demais segmentos ventriculares. Na presença de bloqueios de ramos, o ventrículo com bloqueio apresenta atraso em relação ao outro ventrículo na análise de fase. A análise de fase pode auxiliar também na avaliação da sincronia ou dissincronia intra ou interventricular, presente em pacientes com miocardiopatia em planejamento terapêutico de ressincronizador.

Outros achados como alterações na morfologia cardíaca e orientação cardíaca (principalmente em cardiopatias congênitas), além de achados de alterações extracardíacas, como dilatação aórtica ou pulmonar, devem ser relatados. Se não forem realizadas medidas quantitativas dos volumes ventriculares, uma avaliação qualitativa poderá ser expressa, discriminando se o volume é normal ou aumentado (em grau discreto, moderado ou acentuado). A presença de um "halo negativo" circundando a cavidade ventricular esquerda pode sugerir a presença de hipertrofia, um "halo negativo" circundando as câmaras cardíacas pode sugerir a presença de derrame pericárdico e uma "falha" no preenchimento intracavitário pode sugerir a presença de trombo.

Aplicações Clínicas

A investigação não invasiva da função ventricular é parte integrante na propedêutica de avaliação de pacientes com suspeita de comprometimento cardíaco ou doença cardíaca já conhecida. A determinação precisa dos volumes ventriculares, da massa miocárdica e da função cardíaca é fundamental no diagnóstico da presença e também na graduação da disfunção ventricular. Do ponto de vista clínico, o grau de comprometimento das funções sistólica e diastólica é a base na definição da terapêutica a ser adotada. Do ponto de vista prognóstico, é bem estabelecido que o grau de comprometimento da função cardíaca é um dos maiores determinantes isolados de sobrevida. De modo bem genérico, tais princípios se aplicam às diversas formas de comprometimento cardíaco, de congênitos a adquiridos; e dentre as cardiopatias adquiridas, destacam-se as coronariopatias, valvopatias, miocardites e miocardiopatias.

Por conta da alta reprodutibilidade, a avaliação da função biventricular pela angiografia radioisotópica foi considerada um método-padrão na avaliação da resposta a intervenções medicamentosas. Atualmente é utilizada mais em situações em que o interesse principal é focado na avaliação ventricular direita, como em pacientes com patologias pulmonares, isquemia ventricular direita (geralmente relacionada à coronária direita) e transplante cardiopulmonar. Deve-se lembrar que a angiografia radioisotópica pode ser realizada com a ventriculografia radioisotópica, proporcionando informações de valores aditivos.

Embora historicamente uma das primeiras utilizações da ventriculografia radioisotópica tenha sido no diagnóstico e na avaliação prognóstica de doença coronária aguda e crônica, com o advento do *Gated* SPECT, que possibilita a avaliação concomitante da perfusão e da função, esta passou a ser mais utilizada na prática clínica.

No seguimento pós-infarto agudo do miocárdio, a mortalidade em um ano é inversamente relacionada ao valor da FEVE. Uma FEVE inferior ou igual a 30% se associa a risco de 30% para eventos subsequentes, em contrapartida FEVE normal se relaciona a risco de 5% de morte nos 5 anos subsequentes ao infarto.

O estudo MADIT-II demonstrou que pacientes com infarto do miocárdio prévio e FEVE inferior ou igual a 30% se beneficiam de implante de cardioversor desfibrilador implantável. Assim a medida acurada da FEVE obtida por meio da ventriculografia radioisotópica pode ser bastante útil.

Atualmente, em pacientes com disfunção cardíaca (mesmo de etiologia coronariana), a função ventricular direita tem se mostrado um importante indicador prognóstico. Em pacientes com disfunção esquerda e FEVE inferior a 35%, o prognóstico está bastante relacionado ao grau de disfunção ventricular direita medido pela FEVD. Desse modo, a avaliação inicial da função ventricular (direita e esquerda) em portadores de insuficiência cardíaca é considerada indicação classe I.

É considerado com indicação classe IA o uso de ventriculografia na avaliação da presença de cardiotoxicidade por quimioterápicos. Pertencente ao grupo das antraciclinas, a doxorrubicina (adriamicina) é um dos quimioterápicos mais amplamente usados no tratamento de vários processos neoplásicos, entretanto sua utilização se associa a efeitos cardiotóxicos precoces e tardios. Agudamente à administração da droga, podem surgir alterações eletrocardiográficas, vasospasmo, arritmias atriais, pericardites e miocardites. Em geral, os efeitos agudos são transitórios e reversíveis e podem manifestar-se mesmo com a administração de baixas doses (60 a 180 mg/m^2). Cronicamente, pode ocorrer disfunção ventricular grave com insuficiência cardíaca congestiva, que embora possa, eventualmente, ser revertida com a interrupção do tratamento, em geral tem caráter irreversível com alta mortalidade (28% a 70%). A cardiotoxicidade tem caráter cumulativo e aumenta progressivamente com o incremento da dose administrada. Assim, o risco de esse tipo de efeito adverso ocorrer é de 26% com doses de 550 mg/m^2 e passa para 48% com doses de 700 mg/m^2. O melhor tratamento é o preventivo, assim o seguimento seriado da FEVE determinado pela ventriculografia radioisotópica pode auxiliar no acompanhamento de pacientes submetidos à quimioterapia e evitar o surgimento de insuficiência cardíaca. Vários algoritmos utilizando ventriculografia radioisotópica seriada foram propostos. Em linhas gerais, preconiza-se a realização de um estudo basal antes do início da quimioterapia, sendo o tratamento com doxorrubicina contraindicado a pacientes com FEVE inicial inferior ou igual a 30%. Em pacientes com FEVE inicial entre 30% e 50%, a ventriculografia é realizada nos intervalos de cada ciclo de quimioterapia. O tratamento deve ser interrompido se houver queda na

FEVE maior que 10% do valor inicial ou se a FEVE for a níveis abaixo de 30% em termos absolutos. Em pacientes com FEVE inicial igual ou superior a 50%, a ventriculografia é realizada com doses de 250 a 300 mg/m^2 de doxorrubicina, repetida na dose de 400 mg/m^2 e, a partir disso, a cada ciclo nas doses seguintes. O tratamento deve ser interrompido se houver queda na FEVE maior que 10% do valor inicial ou se a FEVE for a níveis abaixo de 50% em termos absolutos. O uso seriado de ventriculografia radioisotópica no monitoramento da cardiotoxicidade por doxorrubicina pode reduzir em quatro vezes a incidência de insuficiência cardíaca congestiva.

Na avaliação da displasia arritmogênica do ventrículo direito, a avaliação do grau de disfunção do grau de dilatação da câmara ventricular direita é fundamental. Nesses casos, a ventriculografia radioisotópica é considerada indicação classe IIB.

Nas doenças valvares, em especial regurgitações aórticas e mitrais graves, o comportamento dos volumes e da função ventriculares apresentam relação direta com a sobrevida a curto e a longo prazo e com o prognóstico após intervenção cirúrgica. A utilização da ventriculografia radioisotópica na avaliação inicial ou seriada nesse tipo de doença (classe IB) advém da sua relativa precisão na avaliação da função cardíaca quando comparada com outros métodos não invasivos, uma vez que os cálculos nesse estudo independem de alterações na forma e geometria ventricular, fato comum nas valvopatias. Dentre os pacientes com insuficiência aórtica assintomática que apresentam FEVE normal, 90% deles permanecem assintomáticos por um período de três anos, 81%, por cinco anos e 71%, por sete anos de seguimento. Diante do achado de FEVE anormal, o surgimento de sintomas ocorre em uma proporção de mais de 25% ao ano e sabe-se que a maioria evolui para indicação cirúrgica num período de 2 a 3 anos.

A avaliação da reserva funcional pela ventriculografia radioisotópica ao exercício pode ser útil em pacientes com regurgitação aórtica (classe IIB). A queda da FEVE esforço-induzida relaciona-se com uma taxa de 12,5% ao ano de progressão da doença, em contrapartida à taxa de 1,9% ao ano observada em indivíduos com resposta normal a exercícios.

Em pacientes com regurgitação mitral, a utilização de ventriculografia radioisotópica é importante para a avaliação simultânea do ventrículo direito, pois as consequências da sobrecarga volumétrica podem se refletir nas duas câmaras ventriculares. A importância prognóstica da avaliação da função ventricular direita concomitantemente à esquerda deve-se, em parte, à relação inversamente proporcional entre a FEVD e a pressão na artéria pulmonar.

A ventriculografia radioisotópica também é indicada em outras patologias que evoluem com disfunção ventricular importante, como miocardites ou miocardiopatias de várias etiologias, destacando-se a miocardiopatia chagásica. Também é utilizada na avaliação, seleção de candidatos e no seguimento de pacientes para transplante cardíaco.

Outra aplicação da ventriculografia radioisotópica que tem ganhando interesse crescente nos últimos anos é a avaliação de pacientes com miocardiopatia dilatada e insuficiência cardíaca congestiva grave candidatos à terapia de ressincronização cardíaca. A presença de dissincronia (atrioventricular, interventricular ou intraventricular) acelera o processo de deterioração da função cardíaca em pacientes com insuficiência cardíaca e aumenta a mortalidade. A dissincronia pode ser avaliada pela análise de fase da ventriculografia.

Leitura Sugerida

- Williams KA. Measurement of ventricular function with radionuclide techniques. Curr Cardiol Rep. 2003;5(1):45-51. Review.

- Friedman JD, Berman DS, Borges-Neto S, Hayes SW, Johnson LL, Nichols KJ, et al. First-pass radionuclide angiography. J Nucl Cardiol. 2006;13(6):e42-55.

- Corbett JR, Akinboboye OO, Bacharach SL, Borer JS, Botvinick EH, DePuey EG, et al. Equilibrium radionuclide angiocardiography. J Nucl Cardiol. 2006;13(6):e56-79.

- Hesse B, Lindhardt TB, Acampa W, Anagnos Topoulos C, Ballinger J, Bax JJ, et al. EANM/ESC guidelines for radionuclide imaging of cardiac function. Eur J Nucl Med Mol Imaging. 2008;35(4):851-85.

- Williams KA. Measurement of ventricular function with scintigraphic techniques: part 1 – Imaging hardware, radiopharmaceuticals, and first-pass radionuclide angiography. J Nucl Cardiol. 2005;12(1):86-95. Review.

- Williams KA. A historical perspective on measurement of ventricular function with scintigraphic techniques: part II – Ventricular function with gated techniques for blood pool and perfusion imaging. J Nucl Cardiol. 2005;12(2):208-15.

- Somsen GA, Verberne HJ, Burri H, Ratib O, Righetti A. Ventricular mechanical dyssynchrony and resynchronization therapy in heart failure: a new indication for Fourier analysis of gated blood-pool radionuclide ventriculography. Nucl Med Commun. 2006;27(2):105-12. Review.

Seção 2 – Diagnóstico

10.3 Cintilografia Cardíaca com Pirofosfato

JOSÉ CLÁUDIO MENEGHETTI
JOSÉ SOARES JÚNIOR
MARISA IZAKI
MARIA CLEMENTINA P. GIORGI

Conteúdo
Bases
   Radiofármaco/Farmacocinética

Mecanismos de Captação: Fatores Fisiopatológicos e Biodistribuição Normal
   Protocolos de Aquisição e Processamento de Imagem
   Interpretação da Imagem
   Aplicações Clínicas

Bases

Radiofármaco/Farmacocinética

O pirofosfato é um derivado dos polifosfatos que pode ser marcado com o tecnécio-99m (PYP). Foi inicialmente introduzido para a realização de cintilografia óssea e se mostrou ávido por áreas de miocárdio necrótico e de calcificação (como os aneurismas apicais calcificados).

Após ser marcado com tecnécio-99m, o pirofosfato se distribui no interstício, é retirado da circulação, depositando-se predominantemente nas áreas de processo osteogênico, sendo excretado por filtração glomerular. Portanto, estruturas ósseas, rins e vias urinárias (por onde parte do PYP é excretada) são visíveis em uma cintilografia com pirofosfato, além de haver uma tênue captação difusa em partes moles.

Mecanismos de Captação: Fatores Fisiopatológicos e Biodistribuição Normal

Os mecanismos exatos de captação do pirofosfato na necrose ainda não são totalmente conhecidos. Quando ocorre isquemia, há alteração na membrana fosfolipídica mesmo na ausência de necrose, o que provoca aumento da permeabilidade da membrana ao cálcio, o que parece estar relacionado ao aumento da captação de PYP. Com o incremento no tempo de isquemia, aumenta também a captação de PYP. O pico de captação na presença de infarto agudo ocorre 24 a 72 horas após a necrose, porém é possível ver captação significativa até 5 dias do evento agudo.

Sabe-se que alguns fatores determinam maior concentração de PYP na zona lesada: presença de fluxo sanguíneo residual ou recanalização da artéria eventualmente ocluída, depósitos de cálcio na mitocôndria da região infartada ou gravemente injuriada. A captação é máxima nas regiões que apresentam 20% a 40% do fluxo sanguíneo que estava presente antes do infarto e mínima quando o fluxo após o infarto é muito reduzido.

Protocolos de Aquisição e Processamento de Imagem

Para realizar cintilografia com PYP para pesquisa de necrose, administra-se uma dose de cerca de 20 mCi (740 MBq) para adultos e 0,2 mCi/kg (mínimo de 5 mCi) para crianças. O paciente é orientado a hidratar-se com frequência, a fim de diminuir a dose de radiação para os órgãos da região pélvica. A aquisição das imagens é iniciada 3 horas após a administração do radiofármaco para ocorrer maior retirada deste do *pool* sanguíneo. Obtêm-se imagens nas incidências anteriores, oblíquas anteriores esquerdas (30º a 45º e 60º a 70º) e perfil esquerdo do tórax. Pode ser realizada também aquisição tomográfica das imagens.

Interpretação da Imagem

Quando o PYP é administrado pouco tempo após a ocorrência de um episódio anginoso severo, pode-se verificar captação deste no miocárdio.

No infarto transmural, a captação é bem definida, sendo possível localizar a parede necrosada com precisão. O padrão de captação nos infartos subendocárdicos é difuso, de intensidade discreta, sem permitir a localização da parede.

A presença de captação de PYP 2 a 5 dias após o infarto se correlaciona com a área em risco de evoluir para fibrose dependendo do tratamento.

Aplicações Clínicas

A cintilografia com PYP tem sido utilizada em pacientes com suspeita de infarto do miocárdio em que não foi possível adquirir a curva enzimática (por exemplo, aquele paciente que procura atendimento dois ou três dias após o evento), pacientes com eletrocardiograma sem diagnóstico para infarto e naqueles que apresentam dor do tipo anginosa de características variadas. Alguns padrões (como a captação em área extensa do miocárdio e a captação em *doughnut*) se correlacionam com mau prognóstico, pois ocorrem quando há extensa necrose miocárdica (Figura 10.3.1).

Cintilografia com PYP e cintilografia de perfusão com tálio-201 têm sido utilizadas para medir a área em risco de necrosar durante o episódio agudo de isquemia prolongada que é preservada por diferentes tratamentos.

A cintilografia de perfusão com tálio-201 define a área normalmente perfundida, a área que apresenta apenas captação com PYP é basicamente a região necrótica (infartada) e as regiões que apresentam captação de PYP e de tálio-201 superponíveis são as regiões potencialmente recuperáveis.

A avaliação de pacientes com amiloidose também é uma das indicações da cintilografia com PYP. A captação costuma ser do tipo difuso, de intensidade variável. Nesses casos, deve-se observar se há captação hepática do radiofármaco, que é muito comum e auxilia no estabelecimento do diagnóstico da doença.

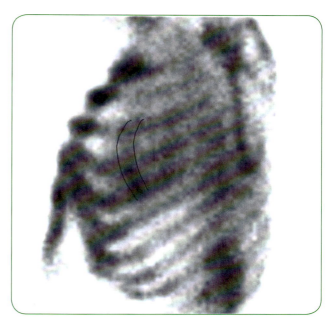

FIGURA 10.3.1. Pirofosfato – Imagem obtida 3 horas após administração de ^{99m}Tc-pirofosfato em um paciente que havia sido submetido à angioplastia de artéria descendente anterior havia 4 dias. As linhas pretas demarcam a área de captação anormal mais intensa do pirofosfato na projeção da parede anterior do ventrículo esquerdo.

Leitura Sugerida

Revisão sobre imagem na necrose miocárdica
- Flotats A, Carrió I. Non-invasive in vivo imaging of myocardial apoptosis and necrosis. Eur J Nucl Med Mol Imaging. 2003;30(4):615-30.

Trabalho experimental
- Okuda K, Nohara R, Fujita M, Tamaki N, Konishi J, Sasayama S. Technetium-99m-pyrophosphate uptake as an indicator of myocardial injury without infarct. J Nucl Med. 1994;35(8):1366-70.

Trabalho clínico
- Kasama S, Toyama T, Sumino H, Kumakura H, Takayama Y, Minami K, et al. Effects of spironolactone on cardiac sympathetic nerve activity and left ventricular remodelling after reperfusion therapy in patients with first ST-segment elevation myocardial infarction. Heart. 2011;97(10):817-22. Epub 2011 Mar 3.

10.4 Viabilidade Miocárdica

JOSÉ CLÁUDIO MENEGHETTI
JOSÉ SOARES JÚNIOR
MARISA IZAKI
MARIA CLEMENTINA P. GIORGI

Conteúdo

Bases
Introdução
Hibernação
Medicina Nuclear na Avaliação da Viabilidade Miocárdica
Exames Cintilográficos Utilizados para a Avaliação da Viabilidade Miocárdica
Cintilografia de Perfusão Miocárdica com Tálio-201 (SPECT)
Repouso – Redistribuição
Estresse – Redistribuição – Reinjeção

Cintilografia de Perfusão Miocárdica com ^{99m}Tc-sestamibi
PET com Glicose Marcada com Flúor-18 (^{18}FDG) para Avaliação da Viabilidade Miocárdica
Realização do Estudo do Metabolismo Miocárdico de Glicose com ^{18}FDG
Protocolo PET Clamp para Avaliação da Viabilidade Miocárdica
Protocolo PET Dieta para Avaliação da Viabilidade Miocárdica
Considerações e Conclusão

Bases

Introdução

A viabilidade do miocárdio representa a deficiência da função contrátil que é potencialmente reversível se o fluxo sanguíneo for adequadamente restaurado. A restauração do fluxo em zonas com deficiência funcional melhora a função regional e a global do ventrículo esquerdo (VE`, os sintomas de insuficiência cardíaca, a capacidade funcional e a sobrevida a longo prazo. O objetivo da avaliação da viabilidade miocárdica (VM) é, portanto, identificar, prospectivamente, pacientes com disfunção do VE potencialmente reversível. A disfunção regional pode ser devida a cicatriz, *stunning*, hibernação ou miocárdio remodelado. A disfunção ventricular esquerda potencialmente reversível pode ser decorrente de isquemia miocárdica transitória (*stunning*) ou hipoperfusão crônica (hibernação), enquanto áreas fibróticas/cicatriciais ou miocárdio remodelado são responsáveis por disfunção do VE irreversível. *Stunning* é uma condição de disfunção pós-isquemia prolongada que pode recuperar-se espontaneamente por reperfusão. *Stunning* repetitivo é um fenômeno definido como episódios repetidos de isquemia que induzem redução da contratilidade regional.

Hibernação

Hibernação significa redução crônica da perfusão miocárdica de repouso associada à queda da função contrátil, a qual pode ser revertida após revascularização miocárdica (RM). Por esse motivo, a detecção específica do músculo hibernado é a que mostra potencial para melhora

funcional após RM. A redução contrátil associada à hibernação pode ser uma resposta protetora do miocárdio a fim de reduzir o suprimento de oxigênio e substratos, permitindo uma nova situação de queda na contração condizente com a diminuição da perfusão, a qual previne apoptose e morte celular.

Para aperfeiçoar a evolução de pacientes com cardiomiopatia isquêmica, estratégias de revascularização devem ser direcionadas a pacientes com doença arterial coronariana (DAC) e disfunção ventricular que apresentam vasos coronários passíveis de revascularização e avaliação não invasiva mostrando presença de miocárdio viável (MV) em talvez mais de 40% a 50% das zonas disfuncionais. Estima-se que 25% a 40% dos pacientes com DAC crônica e disfunção ventricular esquerda têm potencial para melhora significativa da função ventricular após revascularização. O desafio dos métodos de imagem não invasivos é, portanto, diagnosticar o MV e estimar a sua quantidade. Cada uma das técnicas não invasivas tem seu foco em diferentes aspectos do MV. Eco com dobutamina avalia a reserva contrátil ou isquemia, a ressonância nuclear magnética (RNM) identifica o miocárdio fibrótico (cicatriz *versus* presença de músculo cardíaco), ao passo que as técnicas de medicina nuclear-*SPECT* (tálio ou ^{99m}Tc-sestamibi) e PET avaliam a perfusão miocárdica, a integridade da membrana celular e o metabolismo miocárdico.

Medicina Nuclear na Avaliação da Viabilidade Miocárdica

Considerando-se que o miocárdio hibernado apresenta perfusão reduzida, função comprometida, integridade da membrana celular mantida, metabolismo preferencial de glicose, as técnicas de medicina nuclear utilizadas, isoladas ou em conjunto, podem avaliar cada uma dessas características do miocárdio hibernado (viável) em razão de seu caráter primordial de avaliação, que é uma avaliação dita "funcional".

A combinação de dados de perfusão, função e viabilidade obtidos em um único teste torna a cintilografia de perfusão miocárdica muito competitiva quando comparada a outras técnicas de imagem.

Exames Cintilográficos Utilizados para a Avaliação da Viabilidade Miocárdica

- Cintilografia de perfusão miocárdica com tálio-201 (*Gated* SPECT):
  - Estresse – Redistribuição – Reinjeção.
  - Repouso – Redistribuição.
- Cintilografia de perfusão miocárdica com agentes marcados com tecnécio-99m:
  - ^{99m}Tc-sestamibi (*Gated* SPECT).
  - ^{99m}Tc-tetrofosmin (*Gated* SPECT).
- PET:
  - Perfusão (amônia marcada com 13N; água marcada com 15O; rubídio-82).
- Metabolismo:
  - Metabolismo de glicose: ^{18}FDG.
  - Metabolismo de ácidos graxos: 11C – palmitato.
  - Metabolismo oxidativo: 11C – acetato.

Uma das principais vantagens das técnicas nucleares é que os radiotraçadores, por sua natureza, refletem processos fisiológicos em nível celular, permitindo, assim, avaliar as condições fisiopatológicas subliminares. Tais propriedades constituem vantagens sobre as técnicas que avaliam a função regional ou cicatriz miocárdica. Alguns pontos importantes que podem ser avaliados pelos métodos nucleares em relação à orientação da conduta no sentido do potencial benefício cirúrgico em pacientes coronarianos com infarto prévio e disfunção ventricular são o tamanho do infarto, a magnitude da isquemia e a extensão e gravidade da hibernação. A avaliação de isquemia estresse-induzida é feita para todas as regiões miocárdicas, por isso prefere-se, sempre que possível, iniciar a avaliação de VM com um método que inclua o estresse cardiovascular (em geral, farmacológico com dipiridamol ou adenosina nesse grupo de pacientes), uma vez que permite avaliar não apenas a zona referida para viabilidade, mas também as demais regiões do VE. Informações sobre a presença de isquemia em outras paredes que não as referidas para a análise de viabilidade são clinicamente importantes e devem influenciar na conduta final.

Cintilografia de Perfusão Miocárdica com Tálio-201 (SPECT)

A cintilografia de perfusão miocárdica com tálio-201 avalia a perfusão e a integridade da membrana celular como marcadores de viabilidade. O tecido normal apresenta captação e *washout* de tálio mais rápidos do que tecido hipoperfundido e viável. A redistribuição de tálio em regiões inicialmente hipocaptantes é um achado representativo de viabilidade miocárdica por essa técnica.

Vários protocolos foram descritos para pesquisa de viabilidade miocárdica com tálio-201. Dentre eles, os mais utilizados são:

- Repouso – redistribuição.
- Estresse – redistribuição – reinjeção.

Repouso – Redistribuição

Consiste na administração venosa de cloreto de tálio-201 em repouso, com aquisição das imagens iniciais (ditas de repouso) praticamente imediatamente após a administração. As imagens de redistribuição podem ser adquiridas 4 a 24 ou mesmo 48 horas após as imagens iniciais. O protocolo de aquisição e processamento das imagens foi descrito anteriormente. Assim, o miocárdio hibernado, que se apresenta metabolicamente deprimido, demoraria mais tempo para apresentar captação de tálio-201. Dessa forma, quanto mais tempo se espera para adquirir as imagens de redistribuição, maior a possibilidade de se detectar músculo viável. Contudo, essa verdade fisiopatológica apresenta dificuldades de ser confirmada na prática, pois, em razão do decaimento do tálio-201 e da atenuação sofrida pelos fótons de baixa energia característicos do isótopo, não se consegue obter uma imagem com qualidade técnica adequada se esta for obtida muitas horas após a injeção de tálio. Por isso, recomenda-se que a redistribuição tardia seja feita com imagens adquiridas, no mínimo, 6 horas após as imagens iniciais, podendo-se, em geral, obter imagens adequadas e com melhor sensibilidade para detectar o músculo hibernado entre 6 a 12 horas após as imagens iniciais.

O número de segmentos miocárdicos que apresentam captação de tálio maior nas imagens de redistribuição do que nas imagens iniciais de repouso é importante para predizer a melhora funcional após revascularização. Com a técnica de repouso-redistribuição, caso se detectem menos de quatro segmentos com melhor redistribuição, haverá 15% de chance de recuperação funcional pós-cirurgia; se forem detectados entre cinco e oito segmentos com melhor captação de tálio nas imagens de redistribuição, o paciente terá 56% de chance de recuperação funcional pós-revascularização, ao passo que se houver um número igual ou superior a nove segmentos com melhor captação de tálio nas imagens de redistribuição, haverá chance de 77% de recuperação funcional após revascularização. Dessa forma, a cirurgia de RM será indicada quando houver um número

Seção 2 – Diagnóstico

igual ou superior a nove segmentos miocárdicos positivos para viabilidade e não será recomendada quando um número inferior ou igual a quatro segmentos for considerado positivo para viabilidade. Na eventualidade de se detectar entre cinco e oito segmentos positivos, ou seja, achado que confere probabilidade intermediária para melhora, deve-se associar um outro teste para viabilidade (com outras técnicas de medicina nuclear, eco de estresse ou RNM).

Estresse – Redistribuição – Reinjeção

Consiste na realização de estresse, seja físico, seja farmacológico, e para a maioria dos pacientes candidatos à pesquisa de viabilidade, os estresses obtidos com fármacos, como dipiridamol ou adenosina, são mais adequados. Tálio-201 é injetado no pico de ação do agente provocador do estresse, com a aquisição das imagens, chamadas imagens de estresse, realizadas 5 minutos depois. Imagens de redistribuição são realizadas 4 horas após. Nesse protocolo, a reinjeção de tálio é feita após as imagens de redistribuição, com aquisição tardia das imagens (6 a 12 horas após a nova injeção de tálio-201). É importante lembrar que há protocolos em que a reinjeção de tálio é feita após as imagens de estresse, com aquisição das imagens tardiamente. Nessa situação, as imagens de redistribuição não são realizadas.

Os dados publicados mostram que a cintilografia com tálio-201 tem excelente sensibilidade (91%) e relativa baixa especificidade para a detecção de viabilidade miocárdica.

Em geral, os pacientes são considerados candidatos à revascularização miocárdica, ou seja, portadores de miocárdio viável, quando um número superior a oito segmentos miocárdicos disfuncionantes é viável. Os segmentos disfuncionantes são considerados viáveis quando a atividade de tálio for superior a 50% da atividade presente em áreas normais e não viáveis quando a atividade for inferior a 50%. Na interpretação dos exames utilizados para avaliar viabilidade miocárdica, deve-se analisar não só as evidências de viabilidade, mas também os achados mais significativos que se traduzirão em melhora funcional após revascularização. Para essa finalidade, considera-se mais adequado o protocolo estresse-redistribuição-reinjeção com tálio-201. A identificação de defeito reversível, isto é, hipocaptação transitória em uma região acinética, é altamente preditiva de recuperação funcional após revascularização. Mesmo em massa similar de miocárdio viável, refletida pela captação final de tálio e sustentada por estudos histomorfológicos, a presença de isquemia estresse-induzida (hipocaptação transitória) se associa a aumento da probabilidade de recuperação funcional pós-revascularização. Essa probabilidade pode aumentar de 30% para 79% se a detecção de isquemia estresse-induzida estiver associada a uma área considerada viável. Pode-se, então, melhorar a especificidade do método para predizer recuperação funcional pós-cirúrgica quando se utiliza o protocolo estresse-redistribuição-reinjeção. Além disso, pode-se melhorar

essa especificidade mediante a realização de *Gated SPECT*, ou seja, da aquisição das imagens de perfusão miocárdica sincronizadas ao ECG, permitindo, dessa forma, uma análise simultânea da perfusão miocárdica e da função do ventrículo esquerdo-global e regional. Uma área com comprometimento funcional ao *Gated SPECT*, que apresenta sinais de isquemia estresse-induzida (hipocaptação transitória), associada à melhora na captação de tálio-201 nas imagens de reinjeção, é altamente preditiva de recuperação funcional após cirurgia de revascularização miocárdica.

A cintilografia de perfusão miocárdica com tálio-201, especialmente o protocolo estresse-redistribuição-reinjeção, ocupa, portanto, um papel de destaque entre os métodos utilizados para a pesquisa de viabilidade miocárdica. É importante mencionar que, além da detecção específica da viabilidade miocárdica (miocárdio hibernado), a técnica permite detectar isquemia estresse-induzida em outras paredes miocárdicas que não as supostamente portadoras de hibernação (Figura 10.4.1). O conhecimento de outras áreas miocárdicas com hipocaptação transitória e a avaliação acurada de sua extensão e intensidade permitem ao clínico tomar a conduta mais adequada, pois muitas vezes o paciente beneficiar-se-á de cirurgias de revascularização em outros territórios em risco, além do especificamente avaliado para viabilidade. Em áreas puramente isquêmicas, a revascularização miocárdica, quando indicada para estas, tem o objetivo fundamental de prevenir eventos cardíacos futuros.

Cintilografia de Perfusão Miocárdica com ^{99m}Tc-sestamibi

A cintilografia de perfusão miocárdica com ^{99m}Tc-MIBI também tem sido utilizada para avaliar a viabilidade miocárdica. No entanto, tal técnica apresenta menos sensibilidade que os estudos obtidos com tálio-201 para detectar o miocárdio viável. Há dois tipos fundamentais de análise obtidos por essa técnica. Um deles utiliza como base o estudo simultâneo da perfusão e função ventricular (cintilografia de perfusão miocárdica com ^{99m}Tc-sestamibi associada ao *Gated SPECT*). Essa avaliação parte da premissa de que uma região miocárdica que se move e se espessa deve ser viável. Embora tal afirmação seja verdadeira, infelizmente existem problemas de ordem técnica que podem tornar a interpretação difícil e muitas vezes equivocada. Esses problemas ocorrem principalmente em áreas com defeitos severos de perfusão, podendo haver superestimação na análise do *Gated SPECT* em relação à presença de espessamento e/ou motilidade nesses territórios acentuadamente comprometidos do ponto de vista perfusional. Assim, o miocárdio que se contrai normalmente pode contribuir para um aumento na intensidade da imagem na região de fibrose durante a sístole, o que pode causar a falsa interpretação de que esse território apresenta espessamento/motilidade. Em contrapartida, se não houver espessamento e/ou motilidade em uma determinada região,

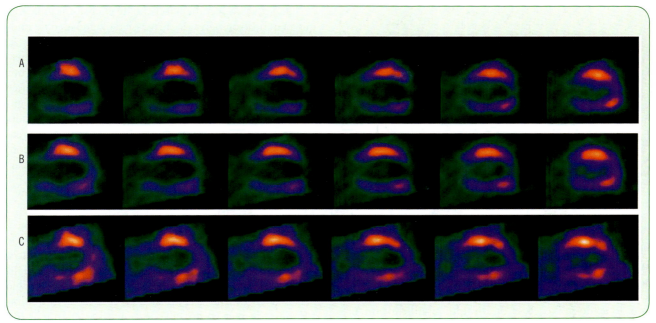

FIGURA 10.4.1. Cintilografia com tálio-201 para pesquisa de isquemia e viabilidade, evidenciando presença de viabilidade nas paredes anterior (segmento médio e apical), apical e inferior (segmento apical); isquemia estresse-induzida e viabilidade na parede inferior (segmento médio-basal). **A)** Estresse com dipiridamol: hipocaptação acentuada nas paredes anterior (segmento médio e apical), apical, inferior (apical) e em grau moderado na parede inferior (médio-basal). **B)** Redistribuição: melhora discreta da captação na parede inferior (médio-basal), inalterado nas demais paredes do VE. **C)** Reinjeção: melhora da concentração do radiofármaco nas paredes anterior (médio, apical), apical, inferior (apical) e inferior (médio-basal).

certamente viabilidade miocárdica não poderá ser excluída pela cintilografia de perfusão miocárdica com MIBI, uma vez que é bem conhecido que áreas com hibernação podem ser acinéticas ou mesmo discinéticas, sem evidência de espessamento, mas recuperam a função após revascularização. Nesses casos, exige-se a complementação do estudo com exames que apresentam mais sensibilidade para detectar o miocárdio viável, como a cintilografia de perfusão miocárdica com tálio-201.

A outra forma de mensurar a viabilidade miocárdica com MIBI avalia a própria captação miocárdica do radiofármaco, ou seja, a propriedade de avaliar indiretamente a integridade da membrana celular. Apesar de menos sensível que o tálio para detectar o músculo hibernado, o que foi mencionado anteriormente, a sensibilidade da cintilografia de perfusão miocárdica com MIBI para essa finalidade pode ser melhorada com o uso de nitratos antes ou durante a administração do radiofármaco. O uso de nitratos aumenta o fluxo sanguíneo e, consequentemente, a captação do traçador em regiões miocárdicas irrigadas por artérias gravemente estenosadas. Ao usar esse protocolo, os segmentos são classificados como viáveis quando a captação excede 50% a 60% da máxima captação do traçador ou quando a captação do radiofármaco aumenta 10% ou mais após a administração de nitrato quando comparada ao estudo basal (sem administração de nitrato). Os dados também sugerem que pacientes que apresentam cintilografia com MIBI e nitratos positiva para viabilidade apresentam melhor prognóstico após revascularização do que quando tratados clinicamente.

A cintilografia com tálio-201 e a ecocardiografia de estresse (ecocardiografia com dobutamina) são os testes mais frequentemente utilizados para avaliar viabilidade. Uma análise de estudos totalizando 448 pacientes revela sensibilidade média do ECO dobutamina para detecção de viabilidade de 84% e especificidade de 81%. Contudo, não há estudos randomizados e prospectivos para avaliar o valor prognóstico do eco de estresse na detecção de viabilidade miocárdica. A análise de estudos que comparam diretamente o ECOdobutamina e a cintilografia de perfusão miocárdica para predizer melhora da função regional do VE após revascularização mostra que a cintilografia apresenta mais sensibilidade e o ECO, mais especificidade. É importante frisar que quando se incluem na comparação os métodos nucleares com maior potencial para detectar hibernação, ou seja, o tálio com estudo de redistribuição tardia ou de reinjeção, PET-Scan e mesmo sestamibi potencializado com o uso de nitratos, a especificidade dos métodos nucleares aumenta consideravelmente. Além disso, a melhora da sobrevida a longo prazo, da qualidade de vida e da própria função ventricular no seguimento tardio, ao contrário da simples análise das funções global e regional a curto/médio prazo, constitui resultados importantes que confirmam a importância dos métodos nucleares na detecção de regiões miocárdicas com potencial para melhora após RM.

PET com Glicose Marcada com Flúor-18 (^{18}FDG) para Avaliação da Viabilidade Miocárdica

Considerando-se que o miocárdio hibernado apresenta perfusão reduzida, função comprometida, integridade da membrana celular mantida, metabolismo preferencial de glicose, as técnicas de medicina nuclear utilizadas, isoladas ou em conjunto, podem avaliar cada uma dessas características do miocárdio hibernado (viável) em razão de seu caráter primordial de avaliação, que é uma avaliação considerada "funcional". Por meio do uso de ^{18}FDG (fluordeoxiglicose marcada com flúor-18), PET-Scan avalia a presença de metabolismo glicolítico miocárdico no músculo hibernado e essa avaliação consiste na verdadeira detecção não invasiva do miocárdio hibernado, uma vez que este metaboliza apenas glicose para se manter vivo. Quando o fluxo sanguíneo é significativamente reduzido, cai a oferta de oxigênio e o consumo de ácido graxo cessa ou diminui significativamente. Dessa forma, o músculo hibernado utiliza glicose exógena (atividades glicolítica e anaeróbica) para produzir energia. A quantidade de energia produzida pela glicólise anaeróbica pode não ser adequada para manter a contratilidade, mas é suficiente para preservar a integridade celular. Dessa forma, o metabolismo residual de glicose indica a presença de miocárdio viável, mas isquemicamente em risco.

O agente ^{18}FDG compete com a glicose para ser transportado para dentro das células miocárdicas e também compete com a glicose pela fosforização pela hexoquinase. Ao contrário da glicose, entretanto, a forma fosforizada (FDG-6-fosfato) não é metabolizada. Então, a captação miocárdica regional de ^{18}FDG reflete a taxa regional de utilização de glicose exógena.

Logo, se houver metabolismo de glicose em uma área que não mostrou perfusão, firma-se o diagnóstico de miocárdio hibernado – é o padrão chamado *mismatch* perfusão *versus* metabolismo, considerado padrão-ouro para hibernação. Segundo a experiência do Instituto do Coração, utilizam-se traçadores de perfusão (tálio ou sestamibi) para a análise comparativa com o estudo do metabolismo de glicose (PET), com bons resultados (Figura 10.4.2). Contudo, o ideal seria comparar estudos de perfusão miocárdica realizados com traçadores PET, como amônia marcada com 13N ou mesmo 82Rb, e o estudo do metabolismo miocárdico de glicose realizado com ^{18}FDG.

Realização do Estudo do Metabolismo Miocárdico de Glicose com ^{18}FDG

Os protocolos utilizados incluem a carga oral de glicose, o uso de acepimox e o *clamp* hiperinsulinêmico-euglicêmico. No InCor, utilizam-se *clamp* e um novo protocolo criado na instituição que utiliza dieta restrita de carboidratos antes da injeção do ^{18}FDG, o qual se denomina PET dieta (Figura 10.4.3).

Protocolo PET *Clamp* para Avaliação da Viabilidade Miocárdica

Quando se realiza o *clamp*, estimula-se o consumo de glicose por todo o miocárdio e as imagens obtidas refletem o consumo regional de glicose miocárdico, o que significa que o miocárdio normal captará glicose normalmente e uma área com hipoperfusão e hibernação presente mostrará o *mismatch* perfusão/metabolismo (presença de metabolismo glicolítico em área gravemente hipoperfundida). Uma zona miocárdica com cicatriz/fibrose mostrará ausência de perfusão e de metabolismo glicolítico (*match* perfusão/metabolismo de glicose).

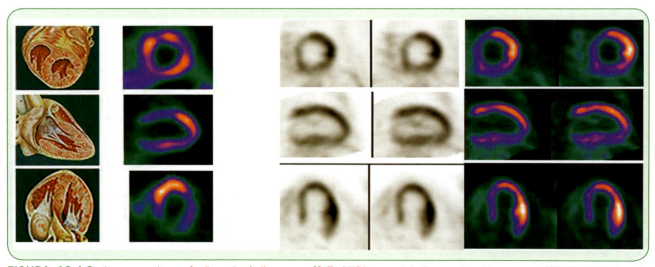

FIGURA 10.4.2. Imagens de perfusão miocárdica com ^{99m}Tc-MIBI e metabolismo de glicose com ^{18}FDG (PET-*clamp*). Observa-se hipocaptação acentuada de MIBI na parede anterolateral (segmento médio e basal). O metabolismo de glicose apresenta-se presente e aumentado nessa parede, indicando presença de hibernação (*mismatch* perfusão/metabolismo).

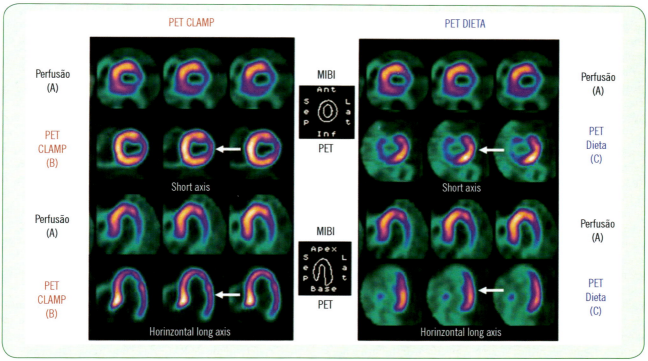

FIGURA 10.4.3. Exemplo de hibernação nas paredes inferolateral e anterolateral do VE, evidenciada por imagens PET obtidas após *clamp* hiperinsulinêmico-euglicêmico (PET *clamp* – B) e após dieta escassa em carboidratos (PET dieta - C). (**A**) Perfusão miocárdica mostra hipocaptação acentuada do radiofármaco nas paredes inferolateral e anterolateral do VE. (**B**) PET *clamp* evidencia captação de ^{18}FDG nas paredes ínfero e anterolateral (*mismatch*), além de captação presente nas demais paredes do VE (miocárdio normal). (**C**) PET dieta evidencia captação de ^{18}FDG apenas nas paredes inferolateral e anterolateral do VE (hibernação). Note que as demais paredes do VE não apresentam captação de glicose em razão da inibição do consumo de glicose induzida pela dieta escassa em carboidratos.

O exame cardíaco para pesquisa de viabilidade por meio do metabolismo de glicose (PET-Scan) segue as seguintes etapas: *clamp*; administração da dose de ^{18}FDG; posicionamento; aquisição das imagens com correção de atenuação; imagens sincronizadas ao ECG (*Gated*) podem também ser obtidas; processamento das imagens (reconstrução segundo os eixos cardíacos: longo eixo horizontal, longo eixo vertical e pequeno eixo).

O procedimento de injeção do material exige atenção para não ocorrerem acidentes nem haver perda do material na seringa. Deve-se conectar a seringa ao dispositivo previamente colocado na veia do paciente e, em seguida, injetar o material e lavar a seringa com soro fisiológico para não haver perda de material. Após a injeção, o paciente deve permanecer na sala de injeção durante uma hora em repouso.

Antes de iniciar a aquisição propriamente dita, torna-se necessário posicionar o paciente no equipamento. O paciente deve estar em decúbito dorsal, com os braços ao lado do corpo fixados por uma faixa de contenção. Em seguida, com a ajuda do *laser* do *gantry* do equipamento, inicia-se a localização de um ponto de referência no tórax do paciente. Trata-se do processo xifoide do osso esterno e na altura dessa estrutura é que se definirá o ponto inicial do posicionamento. Com o paciente posicionado, inicia-se a aquisição da imagem de posicionamento. Após o paciente estar devidamente posicionado, inicia-se a aquisição das imagens.

Protocolo PET Dieta para Avaliação da Viabilidade Miocárdica

Consiste em submeter o paciente a uma dieta restrita de carboidratos (dieta sem carboidratos) durante, pelo menos, 24 horas antes do exame. O racional para esse protocolo é o fato de que o metabolismo miocárdico, que normalmente é de ácidos graxos e glicose, se converte em metabolismo puramente de ácidos graxos quando submetido à dieta restrita de carboidratos. Dessa forma, o miocárdio normal (não hipoperfundido) não mostrará atividade glicolítica após a administração de ^{18}FDG, pois esse miocárdio não está consumindo glicose no momento da injeção do radiofármaco. Esse fato não ocorre com o músculo hibernado, pois este só consome glicose para se manter vivo, conforme suas características fisiopatológicas. Dessa forma, o músculo hibernado mostrará atividade glicolítica presente. Ao utilizar o protocolo PET dieta, apenas o músculo hibernado aparecerá captante na imagem, pois o músculo normal (normoperfundido) não apresentará captação de glicose nessa situação a que foi submetido – dieta ausente de carboidratos. A interpretação das imagens perfusão/metabolismo de glicose nesta situação é: a) miocárdio normal: perfusão presente/metabolismo de glicose ausente; b) miocárdio hibernado: perfusão acentuadamente comprometida ou ausente/metabolismo de glicose presente; c) cicatriz/fibrose: perfusão acentuadamente comprometida/ausente/metabolismo de glicose ausente (Figura 10.4.4).

A experiência mostra que a quantidade de músculo presente em uma área disfuncional é importante para caracterizar VM e, consequentemente, prever melhora pós-RM. Uma recente metanálise que utilizou 29 estudos com 4.167 pacientes mostrou que a quantidade de MV suficiente para ocasionar melhora da sobrevida foi diferente entre as modalidades de imagem avaliadas: ecoestresse – reserva contrátil ou resposta isquêmica; PET com ^{18}FDG; *SPECT* com tálio ou ^{99m}Tc-sestamibi. A avaliação mostrou que a menor percentagem de MV que levou à melhora da sobrevida ocorreu com PET. O ^{99m}Tc-sestamibi e o tálio são traçadores de perfusão/fluxo e podem mostrar a preservação da perfusão miocárdica de repouso no miocárdio disfuncional e, portanto, a presença de viabilidade. Comparados com PET que identifica a área específica de hibernação, uma quantidade maior de miocárdio viável pode ser necessária para a melhora da sobrevida após RM. Nessa metanálise, a quantidade de MV que correspondeu à melhora da sobrevida pós-RM nos estudos com sestamibi foi de 38,7%.

Considerações e Conclusão

Vários estudos na literatura demonstraram que o uso de nitratos melhora a acurácia diagnóstica dos traçadores de perfusão para a detecção de VM e estudos com tálio que incluem a realização de estresse/redistribuição e a reinjeção do radiofármaco têm se demonstrado mais eficazes que o sestamibi na detecção de hibernação. Além disso, o uso de PET com ^{18}FDG para avaliação direta do metabolismo glicolítico em zonas disfuncionais constitui o padrão-ouro na avaliação de hibernação e vale a pena mencionar que esse método vem apresentando franca expansão no Brasil, desde sua introdução em 2003, e atualmente se encontra disponível em praticamente todas as regiões brasileiras.

O tempo para recuperação funcional do miocárdio hibernado pode variar consideravelmente e depende de vários fatores, como duração e gravidade da isquemia, do tempo e efetividade da RM e da extensão das alterações ul-

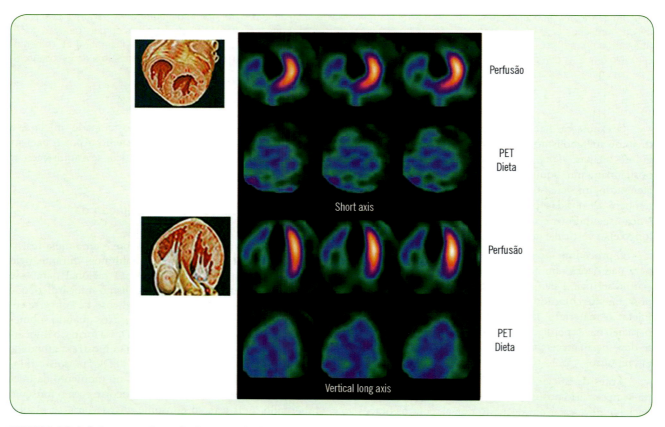

FIGURA 10.4.4. Imagens de perfusão e metabolismo de glicose com ^{18}FDG após dieta escassa em carboidratos (PET dieta) no pequeno eixo e no longo eixo horizontal. As imagens de perfusão miocárdica mostram ausência de captação nas paredes anterior, septal e apical do VE. As imagens do metabolismo glicolítico (PET dieta) mostram ausência de captação de ^{18}FDG em todo o miocárdio, o que indica viabilidade ausente nas paredes anterior, septal e apical do VE. O miocárdio normoperfundido também não captou glicose porque foi inibido pela dieta escassa em carboidratos realizada anteriormente à administração de ^{18}FDG.

traestruturais do miocárdio disfuncional. Recentes estudos que incluem na avaliação evolutiva não apenas a melhora funcional, mas também a redução da mortalidade, do número de infartos do miocárdio e de internações repetidas por problemas cardíacos, têm demonstrado que uma quantidade tão pequena quanto 7% de extensão de miocárdio viável detectado por PET-Scan (*mismatch* perfusão *versus* metabolismo de glicose) pode ser suficiente para essa melhora tardia após RM.

Em geral, os métodos de imagem detectam músculo vivo em regiões previamente infartadas, mas são incapazes de detectar o músculo hibernado especificamente, caracterização essa que pode ser feita pelos métodos nucleares. É claro que a decisão de realizar RM para restaurar o fluxo sanguíneo em zonas disfuncionais deve ser individualizada e não apenas baseada na evidência de miocárdio viável pelos exames. Contudo, a combinação de dados de perfusão, função e viabilidade obtidos em um único teste torna a cintilografia de perfusão miocárdica muito competitiva quando comparada a outras técnicas de imagem. A adição da avaliação do metabolismo glicolítico miocárdico por tomografia por emissão de pósitron (PET) constitui a real demonstração não invasiva do músculo hibernado, que é aquele que apresenta potencial para melhora após revascularização. Seu uso em pacientes que não demonstraram VM por outras técnicas e possuem artérias passíveis de serem revascularizadas com sucesso é decisivo e constitui um grande avanço na detecção não invasiva de viabilidade miocárdica.

Leitura Sugerida

- Bisi G, Sciagra R, Santoro GM, Fazzini PF. Rest techne--Rest technetium-99m sestamibi tomography in combination with short-term administration of nitrates feasibility and reliability for prediction of post revascularization outcome of asynergic territories. J Am Coll Cardiol. 1994;24:1282-9.

- DiCarli MF, Davidson M, Little R, Khanna S, Mody FV, Brunken RC, et al. Value of metabolic imaging with positron emission tomography for evaluation prognosis in patients with coronary artery disease and left ventricular dysfunction. Am J Cardiol. 1994;73(8):527-33.

- Gursurer M, Emre A, Gercekoglu H, Uslubas S, Aksoy M, Ersek B. Long-term prognostic value of stress-redistribution-reinjection Tl-201 imaging in patients with severe left ventricular dysfunction and coronary artery bypass surgery. Int J Cardiovasc Imaging. 2002;18(2):125-33.

- Rahimtoola SH. The hibernating myocardium. Am Heart J. 1989;117(1):211-21.

- Inaba Y, Chen JA, Bergmann SR. Quantity of viable myocardium required to improve survival with revascularization in patients with ischemic cardiomyopathy: a meta-analysis. J Nucl Cardiol. 2010;17(4):646-54.

- Wu KC, Lima JAC. Noninvasive imaging for myocardial viability: current techniques and future developments. Circ Res. 2003;93:1146-58.

- Canner B, Beller GA. Are technetium-99m-labeled myocardial perfusion agents adequate for detection of myocardial viability? Clin Cardiol. 1998;21(4):235-42.

- D'Egidio G, Nichol G, Williams KA, et al. Increasing benefit from revascularization is associated with increasing amounts of myocardial hibernation: a substudy of the PARR-2 trial. JACC Cardiovasc Imaging. 2009;2:1060-8.

10.5 Avaliação da Inervação Cardíaca com ^{123}MIBG

JOSÉ CLÁUDIO MENEGHETTI
JOSÉ SOARES JÚNIOR
MARISA IZAKI
MARIA CLEMENTINA P. GIORGI

Conteúdo

Bases
  Sistema Simpático Cardíaco
  Radiofármaco e Mecanismos de Captação: Biodistribuição
  Normal e Fatores Fisiopatológicos
  Protocolos de Aquisição e Processamento de Imagem

Aplicações Clínicas

Bases

Sistema Simpático Cardíaco

O coração é um órgão ricamente inervado tanto pelo sistema nervoso autônomo simpático quanto pelo parassimpático, visando a uma precisa regulação da função cardíaca no repouso e durante os períodos de aumento de demanda.

Anatomicamente, o sistema simpático apresenta uma complexa interface com o coração. O *input* simpático consta de uma mistura de fibras pré- (originadas na corda espinal) e pós- (originadas nos gânglios estrelados direitos e esquerdos) ganglionares que apresentam muitas comunicações entre si.

Um dos neurotransmissores mais importantes do sistema simpático é a norepinefrina, que se concentra nas vesículas pré-sinápticas e é liberada na fenda quando ocorre estímulo simpático. Uma parte se liga aos receptores miocárdicos e exerce suas ações e a outra parte é recaptada de volta para dentro das terminações nervosas (*uptake* 1).

Radiofármaco e Mecanismos de Captação: Biodistribuição Normal e Fatores Fisiopatológicos

A metaiodobenzilguanidina marcada com iodo-123 (^{123}MIBG) é um derivado da guanetidina, análogo da noradrenalina, que é recaptada para dentro das vesículas neuronais pré-sinápticas pelo mesmo mecanismo *uptake* 1. A ^{123}MIBG não é degradada pela catecol-O-metil-transferase nem pela monoaminoxidase, o que permite que se obtenham imagens da sua distribuição miocárdica e da atividade simpática do coração.

A diminuição da captação de ^{123}MIBG no miocárdio pode ser causada por diminuição do número de terminações simpáticas, presença de poucos grânulos com neurotransmis-

sores, poucos receptores no miocárdio, excesso de estímulo simpático etc., fornecendo uma evidência de disfunção simpática inespecífica. Uma dessas alterações ou alterações concomitantes pode ocorrer em várias patologias. A causa mais frequente de disfunção simpática é a insuficiência cardíaca.

O estado hiperadrenérgico, que caracteriza a insuficiência cardíaca, resulta em diminuição e desacoplamento dos receptores beta-adrenérgicos, o que contribui para a piora progressiva da função sistólica em razão de alteração da transdução pós-sináptica do estímulo. A manutenção do estado hiperadrenérgico leva à progressão da doença e aumenta o risco de morte súbita.

Protocolos de Aquisição e Processamento de Imagem

A dose administrada é de 3 a 10 mCi (111 a 370 MBq) de ^{123}MIBG por via venosa. As imagens são adquiridas cerca de 15 a 30 minutos após a injeção da dose (imagens precoces) e geralmente incluem uma série de imagens na projeção anterior seguidas de uma aquisição tomográfica. As imagens são repetidas 3 a 4 horas após a dose (imagens tardias) e analisadas visual e semiquantitativamente.

Para a análise semiquantitativa, desenham-se áreas de interesse no coração e no mediastino e calcula-se a relação coração/mediastino tanto nas imagens obtidas após 15 minutos da injeção quanto nas imagens após 3 horas da injeção.

Pode-se, ainda, avaliar o clareamento desse radiotraçador da inervação simpática do miocárdio comparando-se as contagens obtidas nas imagens precoces e tardias. Os resultados são expressos em porcentagem de clareamento. Os valores normais nos vários estudos disponíveis são em torno de 20% a 30% de clareamento 3 a 4 horas após a dose.

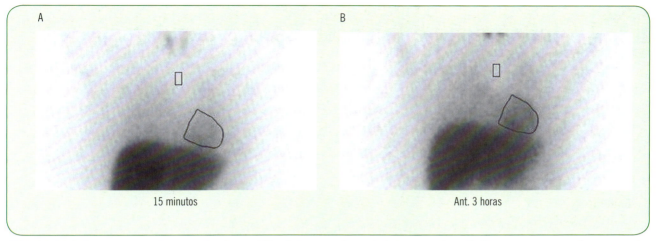

FIGURA 10.5.1. Imagens realizadas 15 minutos (**A**) e 3 horas após a administração do radiofármaco em um paciente portador de hipotensão postural com suspeita de disautonomia cardíaca (**B**). As áreas de interesse foram colocadas no mediastino e na projeção do coração. Visualmente, a distribuição de [123]MIBG no miocárdio é normal. A relação coração/mediastino precoce foi de 2,03 (15 min) e a tardia, de 1,99 (3 h), o que descarta alteração do sistema simpático cardíaco.

Aplicações Clínicas

Ainda não está completamente difundida a utilização da [123]MIBG para avaliar o sistema simpático no coração. Trata-se de uma substância relativamente pouco disponível por ser produzida em cíclotron, tendo um custo relativamente elevado.

A captação de [123]MIBG cardíaca já foi estudada em várias situações clínicas. Encontra-se diminuída na insuficiência cardíaca, diabetes, hipertensão arterial, disautonomias (Figuras 10.5.1A e B – [123]MIBG), obesidade, síndrome da apneia do sono etc. O grau de diminuição geralmente se relaciona com a gravidade e duração da doença.

Sua principal contribuição é na avaliação do prognóstico dos pacientes portadores de insuficiência cardíaca grave. Alguns estudos mostram que uma relação coração/mediastino tardia baixa é forte preditor de morte cardíaca. Um estudo multicêntrico grande (ADMIRE-HF) mostrou que pacientes com relação C/M abaixo de 1,6 têm mais probabilidade de ter morte cardíaca. Pacientes com valor de C/M abaixo de 1,2 têm mais chance de morrer por progressão da insuficiência cardíaca, enquanto os que possuem valores entre 1,2 e 1,6 têm mais probabilidade de morte por arritmias.

Outra aplicação clínica desse método é a contribuição no diagnóstico diferencial das demências com corpúsculos de Lewy. Uma situação particularmente difícil é a demência inicial na situação em que se precisa diferenciar doença de Alzheimer (que apresenta captação cardíaca de [123]MIBG normal) de doença com corpúsculos de Lewy (na qual se observa diminuição da captação de [123]MIBG). Entretanto, para uma avaliação fidedigna, é necessário excluir outras comorbidades que possam diminuir a captação de [123]MIBG no paciente, o que é difícil, pois essa população costuma ser de idosos e ter várias doenças simultâneas.

Leitura Sugerida

- Kapa S, Venkatachalam KL, Asirvatham SJ. The autonomic nervous system in cardiac electrophysiology: an elegant interaction and emerging concepts. Cardiol Rev. 2010;18(6):275-84.

10.6 Inflamação e Infecção Cardiovasculares

JOSÉ CLÁUDIO MENEGHETTI
JOSÉ SOARES JÚNIOR
MARISA IZAKI
MARIA CLEMENTINA P. GIORGI

Conteúdo

Cintilografia Cardíaca com Gálio-67
  Bases
    Radiofármaco
    Interpretação da Imagem
  Indicações
  FDG-PET-CT na Avaliação de Endocardite Infecciosa

Cintilografia Cardíaca com Gálio-67

Bases

Radiofármaco

O citrato de gálio-67 (dose de 3 a 7 mCi) concentra-se em locais onde há processo inflamatório/infeccioso ativo. As imagens são adquiridas 72 horas após a administração do radiofármaco, nas projeções anterior e posterior (se necessário, lateral esquerda ou oblíqua esquerda). Recomenda-se um mínimo de 500 mil contagens por projeção, porém o ideal é pelo menos um milhão de contagens por imagem. Imagens mais precoces podem fornecer resultados falso-positivos pela presença de *pool sanguíneo* na cavidade ventricular.

A cintilografia com gálio-67 apresenta baixa sensibilidade na detecção de endocardite, pois a superfície de acometimento infeccioso/inflamatório costuma ser muito restrita nesse caso. Ao se suspeitar de endocardite, sugere-se que as imagens sejam adquiridas mais tardiamente, 3 a 8 dias após a administração do traçador, quando se estabelece melhor relação alvo-fundo.

Interpretação da Imagem

Em uma situação normal, não há captação cardíaca de gálio-67. Na vigência de um processo inflamatório/infeccioso ativo, há concentração anômala de gálio-67 na projeção cardíaca, que pode ser graduada em discreta, moderada ou acentuada, conforme a intensidade de captação (Figura 10.6.1).

Na miocardite, o acometimento miocárdico ocorre mais comumente de modo difuso, resultando em hipercaptação do traçador de forma difusa. Em situações raras, pode-se observar áreas focais de hipercaptação do traçador em patologias como abscessos miocárdicos e no envolvimento cardíaco pela sífilis.

Nos casos de pericardite, a captação de gálio-67 ocorre na superfície pericárdica, resultando em uma imagem que se caracteriza pela presença de um "halo quente" (hipercaptante) circundando a silhueta cardíaca. Esse padrão pode ser observado em casos de pericardite viral, bacteriana, por tuberculose, por histoplasmose e na artrite reumatoide.

Em crianças, pode-se observar hipercaptação fisiológica em projeção de timo. Pode também haver captação em mamas (especialmente na fase de lactação). Em pacientes com cirurgia cardíaca, a hipercaptação em esterno (pós-esternotomia) deve ser analisada com critério (Figura 10.6.2).

Indicações

As principais aplicações da cintilografia com gálio-67 na avaliação cardiológica são nos casos de miocardiopatia dilatada por possível miocardite, na cardite reumática e no transplante cardíaco.

Segundo a experiência do Instituto do Coração, utilizando-se o resultado da biópsia como referência, obtiveram-se sensibilidade de 87% e especificidade de 81% da cintilografia com gálio-67 na detecção de miocardite em crianças portadoras de miocardiopatia dilatada.

A cintilografia com gálio-67 também pode ser utilizada na avaliação do processo inflamatório relacionado à doença de Chagas e à doença reumática. Nos quadros de doença reumática, que costumam manifestar-se na forma de surtos de pancardite, a cintilografia com gálio-67 permite detectar a presença de inflamação miocárdica na fase

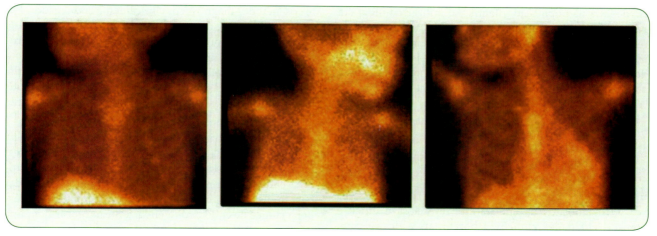

FIGURA 10.6.1. Cintilografia com gálio-67. Na sequência: estudo negativo, estudo positivo discreto (miocardite) e positivo acentuado (pancardite reumática).

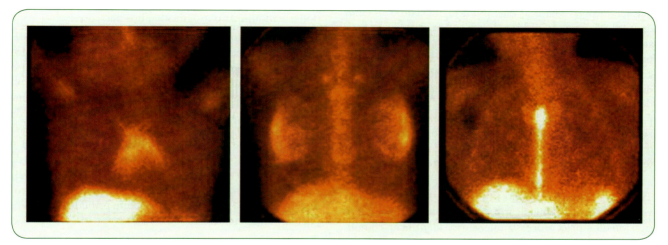

FIGURA 10.6.2. Cintilografia com gálio-67. Na sequência: captação fisiológica em timo, captação em mamas (lactação) e captação em esternotomia (transplante cardíaco).

aguda da doença e também demonstrar regressão do quadro de cardite na fase crônica. Os achados da cintilografia com gálio-67 apresentam concordância em torno de 85% com os resultados das biópsias endomiocárdicas em pacientes com doença reumática.

O estudo com gálio-67 não possui a habilidade de determinar o agente etiológico (vírus, bactérias, fungos etc.), mas pode ser utilizado no seguimento e confirmação diagnóstica de possível envolvimento cardíaco por doenças infecciosas e parasitárias de acometimento sistêmico, como difteria, meningococcemia, salmonelose, dengue, sífilis etc. A maioria dos casos está relacionada a surtos epidêmicos dessas patologias ou ocorre em locais onde tais quadros se manifestam de modo endêmico. Quando ocorrem complicações cardíacas, estas apresentam manifestações clínicas muito variáveis e o acometimento cardíaco pode ser miocárdico e/ou pericárdico e/ou endocárdico. O envolvimento cardíaco pode acontecer simultaneamente à manifestação clínica principal da doença, na fase de convalescença ou mesmo após remissão do quadro clínico inicial.

Doenças inflamatórias sistêmicas que podem cursar com envolvimento cardíaco já foram estudadas utilizando-se cintilografia com gálio-67, como é o caso do lúpus eritematoso sistêmico, esclerose sistêmica, amiloidose e sarcoidose. Nessas situações, o achado do exame pode ser utilizado como marcador de atividade inflamatória, avaliando a extensão do acometimento cardíaco e o resultado da terapêutica imunossupressora.

Em relação à detecção de rejeição após transplante cardíaco ortotópico, tanto a experiência internacional como a nacional demonstram dados muito favoráveis à utilização do gálio-67 na avaliação sequencial dessa população. A correlação entre os achados da biópsia endomiocárdica e a cintilografia com gálio-67 demonstrou sensibilidade de 83% e acurácia de 87,5% na população adulta e concordância de 98% na população infantil. Ao utilizar cintilografia com gálio-67 no seguimento dessa população, observou-se redução significativamente do número de biópsias endomiocárdicas (> 60%) para diagnóstico de rejeição, reduzindo a necessidade de internações e o custo hospitalar, pois a cintilografia pode ser realizada ambulatorialmente.

FDG-PET-CT na Avaliação de Endocardite Infecciosa

Apesar dos avanços nos tratamentos clínico e cirúrgico da endocardite, a letalidade ainda permanece em torno de 10% a 30%.

O diagnóstico de endocardite infecciosa é difícil e baseado em dados clínicos, laboratoriais e de imagem. Publicados inicialmente em 1994 e, posteriormente, modificados em 2000, os "critérios modificados de Duke" apresentam elevada sensibilidade e especificidade para o diagnóstico de endocardite e são aceitos internacionalmente pela maioria das publicações como melhor definição de caso de endocardite. Nesses critérios são considerados principalmente achados ecocardiográficos (exs.: presença de vegetação valvar, nova disfunção valvar) e microbiológicos (exs.: crescimento de microrganismo típico de endocardite em hemoculturas colhidas em punções independentes, bacteremia persistente ou sorologia positiva para *Coxiella burnetii*). A demonstração histológica da presença de microrganismos ou de processo inflamatório no tecido valvar removido cirurgicamente é considerada critério diagnóstico definitivo e independente de endocardite.

O ecocardiograma transtorácico e o transesofágico são importantes ferramentas utilizadas para diagnosticar vegetações nas válvulas cardíacas, além de avaliar danos ocasionados pelo processo infeccioso, identificar complicações locais, como abscessos perivalvulares, e avaliar a gravidade da insuficiência cardíaca. No entanto, em alguns cenários, o ecocardiograma apresenta algumas limitações em razão da dificuldade de janela de imagem ou pela presença de artefatos, como próteses e marcapassos, que podem dificultar a visualização de vegetações. Além disso, nem toda vegetação apresenta-se infectada.

Em paralelo às modalidades diagnósticas convencionais e em razão do potencial de detecção de processos inflamatórios em atividade, a PET-CT com 18F-FDG (glicose marcada com flúor-18) surgiu como nova possibilidade diagnóstica de processos inflamatórios e infecciosos, entretanto seu uso como ferramenta para elucidar a presença de infecções cardiovasculares ainda não está bem estabelecido, apesar de apresentar um futuro promissor. A literatura atual sobre o papel de 18F-FDG-PET-CT no diagnóstico de endocardite infecciosa (EI) segue parcialmente limitada e, sobretudo, baseada em relatos de casos. Contudo, resultados de alguns estudos prospectivos mostraram sensibilidade e especificidade da PET-CT com FDG superiores às do ecocardiograma no diagnóstico de EI em prótese valvar, o que justificaria a introdução do método na avaliação de pacientes com suspeita de EI, adicionalmente aos métodos diagnósticos clinicamente empregados. Por tratar-se de exame de corpo inteiro, além da possibilidade de reconhecer o processo infeccioso local (válvulas/próteses/dispositivos implantáveis intracardíacos), permite a avaliação de embolias sépticas a distância, possibilitando, ainda, a investigação de novos focos de infecção e de outras patologias benignas ou malignas, tornando-se um exame com múltiplas possibilidades diagnósticas.

Do ponto de vista da prática clínica, ainda há carência de método de imagem para diagnóstico precoce de EI especialmente em pacientes portadores de marcapassos, próteses endovasculares ou cardiopatias complexas corrigidas com implante de tubos. Em muitos casos, embora haja suspeita clínica de endocardite/endarterite, o ecocardiograma não é capaz de identificar a infecção na primeira semana de investigação, o que pode retardar o tratamento adequado, aumentando a morbimortalidade. Uma das vantagens da PET-CT com FDG-F18 seria promover o diagnóstico precoce, favorecendo uma tomada de conduta imediata que poderia modificar o prognóstico dos pacientes.

Preparo do paciente: a fim de obter imagens passíveis de interpretação, é necessário inibir a captação fisiológica de glicose pelo miocárdio. Para tanto, é necessário submeter os pacientes a uma dieta escassa em carboidratos e rica em gorduras na véspera do exame. É importante que os pacientes efetivamente ingiram os alimentos da dieta. Alguns grupos adicionaram ômega 3 à dieta escassa em carboidratos e rica em gorduras (uma cápsula de 1 g em cada refeição do dia anterior ao exame, ou seja, café da manhã, almoço e jantar), com resultados muito favoráveis e obtenção de imagens adequadas à interpretação. A introdução de ômega 3 torna-se importante principalmente em pacientes inapetentes.

■ Interpretação das imagens

• *Endocardite valvar*: pode-se pesquisar endocardite na válvula nativa e em próteses valvares. Inicialmente, deve-se verificar se a dieta foi adequada, ou seja, se houve ou não captação miocárdica. Caso haja captação miocárdica significativa, a avaliação valvar será prejudicada. Interpreta-se como positivo o achado de áreas focais com aumento pelo menos moderado do metabolismo cardíaco em topografia do anel valvar ou anel da prótese valvar. A Figura 10.6.3 mostra um exemplo de PET-CT positivo para endocardite em prótese valvar aórtica. Apesar de na literatura ainda haver controvérsias quanto à intensidade de captação considerada anormal, em geral, $SUV \geq 4,0$ deve ser considerado positivo para endocardite infecciosa. A presença de áreas focais hipermetabólicas no anel valvar também constitui achado que corrobora o diagnóstico de endocardite por meio de PET-CT. O contexto clínico torna-se importante na interpretação das imagens, uma vez que o uso de antibióticos específicos e anti-inflamatórios pode reduzir a intensidade de captação valvar de FDG. Outra consideração importante é que em geral não se vê ao PET-CT possível infecção nas vegetações, provavelmente pelo tamanho reduzido destas; o que se observa na maioria dos casos positivos é o envolvimento do anel valvar. Em razão da possibilidade de artefatos metálicos e calcificações do anel valvar, é importante que se analisem também as imagens sem correção de atenuação, principalmente nos casos em que a captação de FDG é discreta nas imagens com correção de atenuação, uma vez que a presença dos artefatos pode levar a uma hipervalorização da intensidade de captação nas imagens corrigidas.

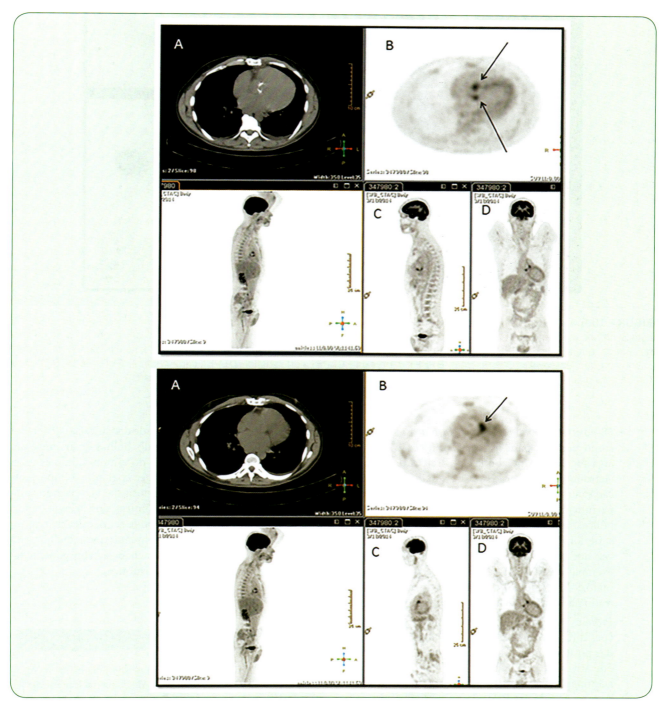

FIGURA 10.6.3A e 3B. Paciente de 52 anos, sexo masculino, portador de prótese biológica valvar aórtica há 9 anos. Apresenta quadro atual de tosse, dispneia, emagrecimento, febre e diarreia. Internado com suspeita clínica de endocardite, está utilizando antibióticos por 5 dias. Observam-se áreas focais com captação moderada de FDG em topografia do anel da prótese valvar aórtica, as quais mostraram SUVmáx: 4,0 - setas (Figuras 10.6.3A e 3B): **A**) TC corte axial; **B**) PET corte axial; **C**) PET corte sagital; **D**) PET corte coronal.

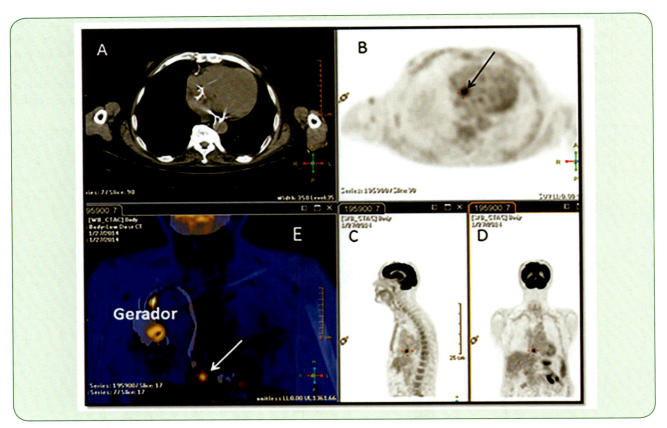

FIGURA 10.6.4. Área focal com captação moderada de FDG no cabo do marcapasso no nível do átrio direito/ventrículo direito, com SUVmáx: 4,2, em paciente masculino de 84 anos, submetido à colocação de marcapasso há 15 anos com troca do gerador há 3 anos, que atualmente vem apresentando quadro de perda ponderal, febre e tremores, com suspeita clínica de infecção em cabos do marcapasso. **A)** TC corte axial; **B)** PET corte axial; **C)** PET corte sagital; **D)** PET corte coronal; **E)** Fusão PET/CT mostrando área hipermetabólica no cabo do marcapasso no nível do AD/VD (seta) e gerador do marcapasso.

- *Dispositivos implantáveis intracardíacos:* valoriza-se como positivo para inflamação/infecção qualquer área focal hipermetabólica no trajeto dos cabos e eletrodos dos dispositivos. TC auxilia na localização exata do trajeto dos cabos e as imagens de fusão permitem a localização exata das áreas hipermetabólicas. A loja do marcapasso, em geral na região superior do tórax, também deve ser avaliada, uma vez que pode ser área frequente de infecção. Um exemplo de PET-CT positivo para processo inflamatório/infeccioso em cabo de marcapasso é mostrado na Figura 10.6.4.

- *Próteses vasculares intratorácicas:* em geral, captações difusas e discretas de FDG não são consideradas positivas para processo inflamatório/infeccioso em atividade, principalmente quando não forem acompanhadas de achados tomográficos anormais. A presença de áreas focais ou regionais hipermetabólicas no trajeto da prótese vascular deve ser considerada positiva para processo inflamatório/infeccioso em atividade. A associação de áreas hipermetabólicas com achados tomográficos anormais (por exemplo, áreas de densificação de tecidos moles, presença de líquido, bolhas de ar, entre outros) aumenta a acurácia do exame. Como às vezes conduta cirúrgica pode ser cogitada, é importante uma interpretação criteriosa da TC visando estabelecer as relações anatômicas dos achados anormais ao PET. Por vezes, pode ser necessário realizar angiotomografia complementar para melhor elucidação diagnóstica dos achados e consequente facilitação da abordagem cirúrgica.

Leitura Sugerida

- Izaki M. Diagnóstico de processos inflamatórios. In: Thom AF, Smanio PEP, eds. Medicina nuclear em cardiologia: da metodologia à clínica. São Paulo: Atheneu; 2007. p. 233-40.

- Le Guludec D, Sarda L, Rouzet F, Merlet P, Slama MS. Imaging inflammatory cardiomyopathies. J Nucl Cardiol. 2005;12(6):731-9.

Endocrinologia

11

11.1 Tireoide, 186

11.2 Pesquisa de Corpo Inteiro (PCI), 197

11.3 Paratireoide, 203

11.1 Tireoide

TOMOCO WATANABE

Conteúdo

Bases
  Radiofármacos/Farmacocinética
  Mecanismos de Captação
  Protocolos de Aquisição e Processamento
  Biodistribuição Normal e Critérios de Interpretação
  Cintilografia
Aplicações Clínicas
  Avaliação de Nódulo Tireoidiano em Paciente com Hipertireoidismo Subclínico
  Diferenciação das Causas de Tireotoxicose
  Planejamento de Tratamento de Hipertireoidismo com Iodo-131
  Localização de Tecido Tireoidiano Ectópico
  Avaliação de Massa Subesternal (Bócio Mergulhante)
  Diagnóstico de Tireoidites
  Avaliação de Tecido Tireoidiano Remanescente Pós-tireoidectomia
Testes Funcionais da Tireoide
  Teste do Perclorato
  Teste de Supressão
  Teste de Estímulo

Bases

Radiofármacos/farmacocinética

Os principais radiofármacos utilizados para imagem da glândula tireoide são iodo-131, iodo-123 e pertecnetato de sódio (Na^{99m}TcO$_4$) (Tabela 11.1.1).

- *iodo-131*: primeiro radioisótopo utilizado para cintilografia da tireoide por sua maior disponibilidade e baixo custo. Porém, em razão de suas características físicas, como meia-vida física longa (8,06 dias), emissão de radiação gama de alta energia (364 keV), o que determina imagens de baixa resolução, e radiação beta, que promove maior dose de radiação ao paciente, seu uso rotineiro em diagnóstico tem sido limitado. No entanto, a energia beta é muito útil nas aplicações terapêuticas no hipertireoidismo, seja por bócio difuso tóxico ou nódulos autônomos, seja na ablação do remanescente cirúrgico e tratamento das metástases do carcinoma diferenciado da tireoide.

- *iodo-123*: possui propriedades físicas mais favoráveis que o ^{131}I. Sua meia-vida física é mais curta (12,3 horas) e a emissão apenas de radiação gama de baixa energia (159 keV) permite obter imagens com melhor qualidade e promove menor dose de radiação para o paciente. No entanto, sua produção é mais complexa que a do ^{131}I, tornando-o um radioisótopo de menor disponibilidade e de elevado custo. A ausência de emissão de radiação beta não permite seu uso para tratamento.

- *^{99m}Tc na forma de pertecnetato de sódio (Na^{99m}TcO$_4$)*: ânion que se comporta biologicamente da mesma maneira que o iodeto 131 ou 123 precocemente após a sua administração, sendo captado pelas células foliculares, porém não sofre organificação. O pico de captação de pertecnetato de sódio ocorre entre 20 e 30 minutos da administração intravenosa. A cintilografia com Na^{99m}TcO$_4$ reflete a mesma distribuição da função regional da tireoide de modo idêntico ao que ocorre com os radioisótopos do iodo. Apresenta características físicas adequadas à imagem em câmara de cintilação, como meia-vida física curta de 6 horas, emissão de radiação de baixa energia (140 keV) e baixa dose de radiação para o paciente. Possui maior disponibilidade e baixo custo, condições essas que o tornam o radiotraçador de escolha para cintilografia de rotina na maioria dos serviços.

TABELA 11.1.1
Características Gerais dos Radiofármacos

Radiofármacos	^{131}I	^{123}I	^{99m}Tc
Modo de decaimento	Beta	Captura de elétrons	Transição isomérica
Meia-vida física (T1/2)	8,1 dias	13,1 horas	6 horas
Energia do fóton-gama	364 keV	159 keV	140 keV
Qualidade de imagem	Ruim	Boa	Boa
Permite tratamento	Sim	Não	Não
Dose absorvida no corpo	Maior	Menor	Maior
Dose absorvida na tireoide	Maior	Maior	Menor
Custo	Baixo	Alto	Baixo

Mecanismos de Captação

Para entender o princípio desse método utilizando iodo-131 ou iodo-123, é necessário apreciar a fisiologia básica da tireoide, pois o iodo radioativo segue os mesmos passos fisiológicos e bioquímicos do iodo não radioativo consumido diariamente na dieta. Sua absorção ocorre rapidamente pelo trato gastrointestinal e a captação, na forma de iodeto pelas células foliculares da tireoide, promovendo oxidação, organificação e, posteriormente, formação dos hormônios tri-iodotironina (T3) e tetraiodotironina (T4), que são estocados na glândula e liberados para a circulação sistêmica (Figuras 11.1.1 e 11.1.2).

Protocolos de Aquisição e Processamento

Preparo

- Jejum de 6 horas no primeiro dia do exame.
- Dieta escassa em iodo por 15 dias antes: evitar o máximo possível consumo de sal, peixe e frutos do mar, leite e derivados, enlatados, chocolate, alimentos com corantes vermelhos, verduras de folhas verdes (agrião, rúcula, brócolis, repolho etc.).
- Suspender medicações:
  - por 30 dias: hormônios tireoidianos (T4: PuranT4®, Tetroid®, Synthroid®, Euthyrox®, Levoid®), medicamentos iodados (exs.: xarope para tosse, vermífugos, polivitamínicos, antimicóticos).
  - por 15 dias: hormônios tireoidianos (T3: Cynomel®).
  - por 1 semana: Tapazol® e Propiltiouracil®.
  - por 3 meses: amiodarona (Atlansil®, Ancoron®, Miodaron®).
- Evitar substâncias que contenham iodo:
  - por 3 meses: radiografia ou tomografia computadorizada com contraste iodado.
  - por 30 dias: tintura para cabelo, exame ginecológico, tintura de iodo (uso tópico), tratamento dentário cirúrgico ou de canal.
  - por 15 dias: esmalte (unhas das mãos e pés) e maquiagem (base, pó de arroz, batom).

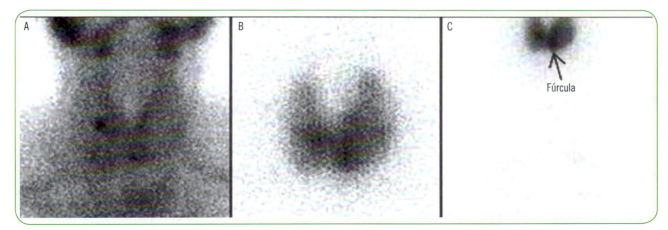

FIGURA 11.1.1. Cintilografias do mesmo paciente com bócio multinodular mergulhante: **A)** Com Na^{99m}TcO$_4$: tireoide com dimensões aumentadas, contornos mal definidos, áreas hipocaptantes irregularmente distribuídas no parênquima e áreas focais hipercaptantes na face medial. **B** e **C)** Com Iodo-131 nas projeções cervical e torácica, respectivamente: melhor delimitação glandular (limite inferior ultrapassa a fúrcula esternal) e da heterogeneidade parenquimatosa.

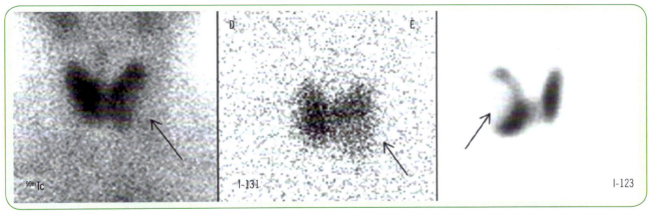

FIGURA 11.1.2. Nódulo hipocaptante único "frio" com diferentes radiotraçadores. Setas identificam a localização dos nódulos.

Captação de Iodo-131

- Administração:
  - Radiofármaco: iodeto de sódio-131 I.
  - Dose usual (adulto): 10 µCi.
  - Via de administração: oral.
- Aquisição:
  - Probe ajustado para 364 keV.
  - Distância do pescoço-probe e coxa-probe = 25 cm.
  - Posição do paciente: em decúbito dorsal horizontal e membros superiores lateralmente ao corpo ou sentado, com hiperextensão cervical (facilitada pelo travesseiro sob as costas).
  - Contagem (por 1 minuto) da dose individual do paciente pré e pós-administração.
  - Tempos: às 2 e 24 horas (6, 24, 48 e 96 horas para programação de terapia com iodo-131, para cálculo dosimétrico): contagem (por 1 minuto) da região cervical, atividade de fundo e coxa.
- Cálculo da captação:

$$\% \text{ captação} = \frac{(cpm\ cervical - cpm\ coxa)}{(cpm\ administrada)\ x\ correção\ de\ decaimento}$$

Cintilografia com Pertecnetato de Sódio(Na^{99m}TcO$_4$)

- Administração:
  - Radiofármaco: Na^{99m}TcO$_4$.
  - Dose usual (adulto): 10 mCi.
  - Via de administração: intravenosa.
- Aquisição:
  - Tempo: 20 a 30 minutos após a administração
  - Paciente em decúbito dorsal horizontal e hiperextensão cervical.
  - Colimador de alta resolução, janela de 15% centrada em 140 keV, 300 kcont, matriz 128×128 e *zoom* 3,2.
  - Imagens: projeções anterior, anterior com marcas de referência na fúrcula (1 minuto), oblíquas anteriores direita e esquerda da região cervical.
  - Orientar paciente a beber um copo de água antes da obtenção das imagens.
  - Imagens adicionais:
    - para pesquisa de tireoide sublingual: projeção anterior da região cervical alta (incluindo-se glândulas salivares até a fúrcula esternal);
    - para pesquisa de bócio mergulhante ou bócio mal caracterizado, é conveniente complementação com iodo-131;
    - SPECT ou *pinhole* para detecção de lesões menores que 1 cm.

Cintilografia com Iodo

- Administração:
  - Radiofármaco: iodeto de sódio-^{131}I ou iodeto de sódio-^{123}I.
  - Dose usual (adulto): 200 a 300 µCi (crianças: 100 µCi) e 2 a 3 mCi, respectivamente.
  - Via de administração: oral.
- Aquisição:
  - Tempo: 24 horas após para o iodo-131 e 6 horas para o iodo-123.
  - Paciente em decúbito dorsal horizontal e hiperextensão cervical.
  - Imagens nas projeções: anterior cervical e/ou torácica, com e sem marcas de referência na fúrcula esternal:
    - *iodo-131*: colimador de alta energia, janela de 15% centrada em 364 keV e matriz 128 x 128; 200 kcont e *zoom* 3,2 (cervical) e 500 kcont ou 15 minutos e *zoom* 1,78 (tórax – para bócio mergulhante).
    - *iodo-123*: colimador de alta resolução, janela de 15% centrada em 159 keV, 300 kcont, matriz 128 x 128 e *zoom* 3,2.

Biodistribuição Normal e Critérios de Interpretação

Captação

Após a ingestão e absorção gastrointestinal de iodo-131, este pode ser captado pela tireoide entre 1 e 2 horas (por isso se faz a captação de 2 horas).

Ocorre aumento progressivo da captação, sendo o máximo em torno de 18 a 24 horas.

A organificação completa ocorre em 24 horas, tendo quase todo o iodo ingerido já sido aproveitado (por isso se faz a captação de 24 horas).

- Valores de referência normal:
  - 2 horas = 3% a 8%.
  - 24 horas = 12% a 32%.

No hipertireoidismo: valores altos de captação às 2 e 24 horas. Em casos de hipertireoidismo grave, pode ocorrer um pico precoce de máxima captação às 6 horas, com posterior queda às 24 horas (*turnover* acelerado).

No hipotireoidismo: valores baixos de captação às 2 e 24 horas.

Na presença de defeito de organificação (disormonogênese e tireoidite de Hashimoto): pode ocorrer valor normal ou aumentado às 2 horas e queda às 24 horas.

Cintilografia

Além de captar no tecido tireoidiano, tanto iodo-123, iodo-131 e tecnécio-99m, pela presença do cotransportador da bomba de sódio-iodo, podemos encontrar atividade nas glândulas salivares (também no esôfago mediante deglutição de saliva radioativa), estômago e mamas. É excretado pelas alças intestinais e pelos rins, podendo visualizar-se a bexiga.

A cintilografia fornece informações quanto a localização da glândula (tópica, ectópica, mergulhante), dimensões (reduzidas, normais ou aumentadas), morfologia (conservada ou alterada), distribuição do radiotraçador (homogênea, heterogênea, presença de áreas nodulares hipo-, mormo- ou hiperfuncionantes).

■ Padrão cintilográfico normal:

Concentração predominante do radioisótopo na tireoide, que se apresenta dentro dos limites das marcas de referência (fúrcula esternal e cartilagem tireoide), como duas colunas elipsoides levemente anguladas que se aproximam por sua porção inferior e conectadas através de um fino istmo, apresentando atividade periférica uniforme, com aumento ocasional na porção central dos lobos (Figura 11.1.3).

Quando se emprega o tecnécio-99m, também pode ser identificada mínima concentração fisiológica do traçador em glândulas salivares, mucosa oral, esôfago e em área cardíaca.

O lobo piramidal é visualizado em 17% das glândulas normais, porém pode estar presente em até 43% dos bócios difusos tóxicos por doença de Graves.

■ Causas de não visualização da glândula tireoide:

- Aumento do *pool* de iodo circulante: por uso de substâncias e medicamentos iodados.
- Tireoidite subaguda.
- Tireoidite crônica.
- Supressão da glândula por uso de medicação antitireoidiana.
- Ablação com iodo-131 ou cirurgia total.
- Agenesia.

Aplicações Clínicas

Até três décadas atrás, a investigação por métodos de imagem da glândula tireoide se baseava apenas nos exames de medicina nuclear, incluindo-se provas funcionais de captação e cintilografia com iodo-131 que permitiam fornecer informações funcionais e anatômicas da glândula tireoide. Atualmente, a ultrassonografia constitui-se no método de imagem de escolha para avaliação inicial da

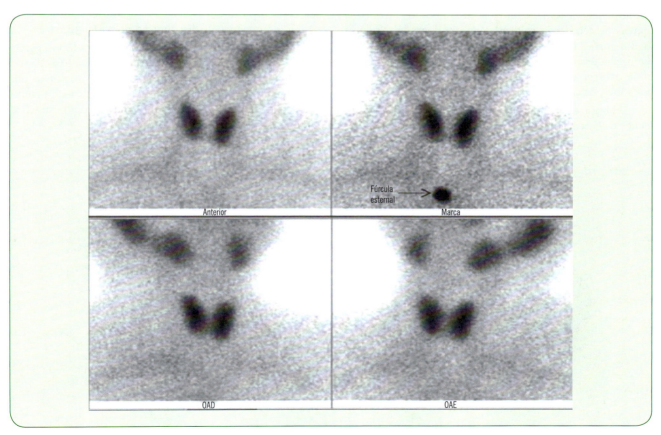

FIGURA 11.1.3. Cintilografia de tireoide com ^{99m}Tc-pertecnetato: padrão cintilográfico normal (tireoide com forma, dimensões, localização e distribuição do radiofármaco). Concentração fisiológica nas glândulas salivares e grandes vasos. Relação de concentração normal entre tireoide e estruturas adjacentes (radiação de fundo).

glândula, associada à avaliação funcional por meio da dosagem sanguínea dos hormônios tireoidianos. Atualmente, o uso da cintilografia de tireoide tem se limitado às indicações descritas a seguir.

Avaliação de Nódulo Tireoidiano em Paciente com Hipertireoidismo Subclínico

Os métodos radioisotópicos têm sido utilizados de forma complementar à ultrassonografia para definir quais nódulos devam ser submetidos à punção-biópsia por agulha fina.

A cintilografia pode apresentar distribuição heterogênea na glândula, evidenciando-se áreas com maior ou menor concentração em relação ao restante do parênquima, correspondendo aos nódulos palpáveis ou não palpáveis, sendo classificados de acordo com a habilidade de captar iodo-123, iodo-131 ou tecnécio-99m.

Os nódulos hipofuncionantes são comumente denominados "frios" (menor concentração em relação ao restante do tecido tireoidiano), normofuncionantes como "mornos" (concentração semelhante à do tecido normal) e hiperfuncionantes como "quentes" (concentração aumentada em relação ao restante do tecido tireoidiano).

A cintilografia pode apresentar limitações em relação à localização precisa dos nódulos, especialmente para aqueles localizados na periferia ou no istmo, necessitando de palpação com delimitação dos nódulos através de marcas de referência colocadas na cintilografia. Nódulos de dimensões inferiores a 1,5 cm também podem não ser identificados em razão do limite de resolução do aparelho. Pode ocorrer classificação errônea de nódulos "mornos" por sobreposição do tecido normal ao nódulo.

Embora a cintilografia com iodo-123, iodo-131 ou tecnécio-99m não permita diferenciar nódulos benignos de malignos, pode ser empregada para determinar a probabilidade de doença maligna de acordo com o estado funcional do nódulo. Estudos comparativos entre os achados cintilográficos e cirúrgicos de nódulos tireoidianos evidenciaram doença maligna em 16% dos nódulos frios, 9% dos mornos e 4% dos quentes, demonstrando-se, assim, que os nódulos frios têm mais probabilidade de ser malignos, seguidos dos mornos e quentes.

- Quando a cintilografia constata nódulo quente associado a níveis baixos de TSH, a probabilidade de malignidade é extremamente reduzida, não necessitando de mais investigação por punção aspirativa por agulha fina (PAAF). No caso de nódulos frios, a PAAF é indicada e pode determinar tratamento imediato específico.

Diferenciação das Causas de Tireotoxicose

A cintilografia tem papel importante no diagnóstico diferencial das tireotoxicoses, uma vez que a conduta em relação ao tratamento e acompanhamento é distinta.

Doença de Basedow-Graves

Causa mais comum de tireotoxicose, apresenta-se com bócio difuso palpável e presença de anticorpos antiperoxidase e antirreceptor do TSH. Em geral, a cintilografia demonstra aumento do volume global da tireoide e da sua concentração em relação às estruturas vizinhas, com padrão homogêneo de distribuição no parênquima.

Pode ocorrer assimetria volumétrica dos lobos, geralmente com predomínio do lobo direito, e também distribuição heterogênea pela formação de áreas de fibrose em decorrência do tempo de evolução da doença, assim como pelo efeito das drogas antitireoidianas (propiltiouracil e metimazol) (Figura 11.1.4).

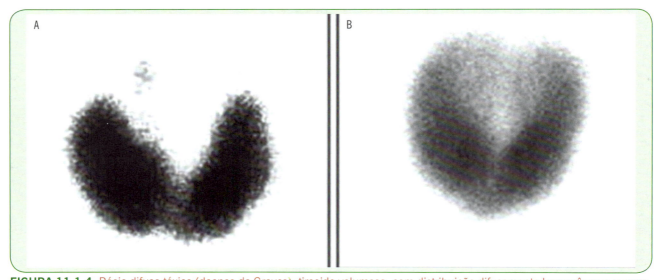

FIGURA 11.1.4. Bócio difuso tóxico (doença de Graves): tireoide volumosa, com distribuição difusamente homogênea e aumentaca de Tc99m no seu parênquima. **A)** Presença de lobo piramidal. **B)** Porção superior dos lobos tireoidianos envolve a traqueia posteriormente.

Bócio Uni ou Multinodular Tóxico

Ocorre a presença de um ou mais nódulos autônomos não dependentes do TSH que se apresentam hiperfuncionantes ou "quentes" à cintilografia, responsáveis pelo aumento dos hormônios tireoidianos e sintomas de tireotoxicose que podem ou não suprimir o restante da glândula (pela diminuição dos níveis de TSH).

Nódulos autônomos com crescimento abrupto podem apresentar área hemorrágica e/ou cística que à cintilografia é demonstrada por meio de área hipocaptante em meio à hipercaptação difusa do nódulo.

Caso a cintilografia revele apenas captação pelo nódulo em um dos lobos tireoidianos, é conveniente avaliação complementar por ultrassonografia ou outros radiofármacos, como o cloreto de tálio-201 e ^{99m}Tc-MIBI, que permitem identificar corretamente a presença dos dois lobos tireoidianos e descartar a possibilidade de agenesia de um dos lobos e, assim, então, direcionar o tratamento mais adequado (Figura 11.1.5).

Tireoidite Subaguda

Também é uma das causas de tireotoxicose e essa possibilidade deve ser confirmada por meio de prova da captação de iodo-131 que se apresenta diminuída às 2 e 24 horas. A cintilografia evidencia limitada definição da glândula, com diminuição difusa, acentuada e heterogênea do traçador durante a fase inflamatória ativa em que a atividade metabólica da tireoide se encontra prejudicada (comprometimento das fases de captação e organificação do iodo na tireoide), pois o indivíduo apresenta sintomas e sinais de hipertireoidismo consequente à liberação do T3 e T4 na circulação.

Na fase de recuperação da tireoidite subaguda, quando a inflamação cede (após algumas semanas ou meses), a captação retorna aos níveis normais, assim como a cintilografia, que evidencia boa definição da glândula geralmente com características anatômicas preservadas e distribuição do radiofármaco homogênea. É recomendado controle cintilográfico após 2 a 3 meses (Figura 11.1.6).

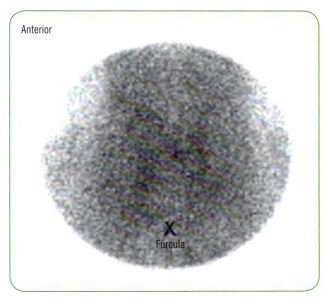

FIGURA 11.1.6. Padrão cintilográfico de tireoidite subaguda em fase tireotóxica. O diagnóstico diferencial nas situações de má definição da tireoide deve incluir tireoidite crônica de Hashimoto em fase avançada e aumento do *pool* de iodeto por uso de medicamentos e substâncias iodadas.

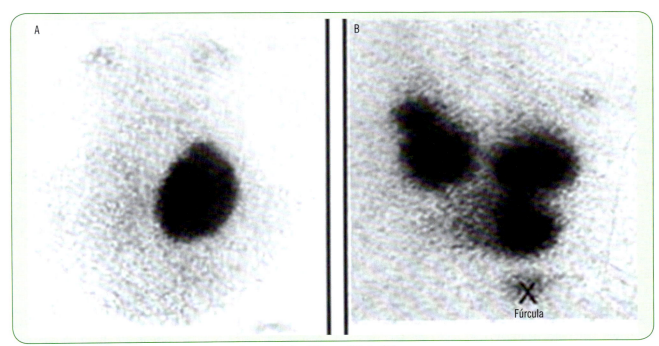

FIGURA 11.1.5. Nódulos hipercaptantes autônomo único (**A**) e múltiplo (**B**).

Tireoidite Crônica de Hashimoto

Doença autoimune que se expressa geralmente com hipotireoidismo, mas pode ocorrer hipertireoidismo, com aumento dos títulos de anticorpos antitireoidianos, hormônios tireoidianos (T3 e T4) e níveis de captação de iodo-131 em pequena porcentagem dos pacientes na fase inicial da doença, assim como incremento difuso das dimensões da glândula, mimetizando doença de Basedow-Graves (associada à oftalmopatia e dermatopatia) conhecida como hashitoxicose.

Planejamento de Tratamento de Hipertireoidismo com Iodo-131

O uso de iodo-131 para o tratamento do hipertireoidismo é baseado nas alterações induzidas pela radiação beta emitida pelo iodo-131, que, por sua vez, se acumula na interface célula-coloide, resultando em inibição da função folicular tireoidiana e comprometimento dos mecanismos de reprodução celular.

A magnitude dos efeitos da radiação está diretamente relacionada à dose administrada, à dose absorvida pelo tecido tireoidiano (depende de quanto iodo-131 foi depositado e por quanto tempo ficou retido) e à radiossensibilidade da glândula. Como nem todos esses fatores podem ser facilmente avaliados, talvez não se possa usar apenas uma simples fórmula para determinar a dose ideal para cada indivíduo. A metodologia para determinar a dose de iodo-131 a ser empregada será discutida posteriormente.

Localização de Tecido Tireoidiano Ectópico

Na avaliação de anormalidades congênitas, a cintilografia permite localizar tecido tireoidiano ectópico que pode se encontrar da base da língua até a região torácica e avaliar a sua função, assim como identificar agenesia ou hemiagenesia de um dos lobos tireoidianos (Figura 11.1.7).

Avaliação de Massa Subesternal (Bócio Mergulhante)

A investigação da extensão do bócio subesternal pode ser mais bem avaliada com o uso de iodo-131 ou iodo-123 em razão da maior captação glandular e do melhor contraste do tecido com as estruturas adjacentes. O iodo-131 tem menor absorção óssea pelo esterno, portanto prefere-se esse último, desde que o tecido tireoidiano seja funcionante (Figura 11.1.8).

Diagnóstico de Tireoidites

Tireoidite Aguda

Em geral, o diagnóstico é realizado por meio da análise dos sintomas e sinais clínicos, e os métodos radioisotópicos não auxiliam de forma determinante no seu diagnóstico. A captação de iodo-131 quase sempre é normal, embora possa estar reduzida se a inflamação for difusa. A cintilografia mostra aspecto normal da glândula na maioria das vezes, podendo apresentar área focal hipocaptante que pode corresponder à presença de inflamação aguda ou abscesso geralmente comprometendo apenas um lobo tireoidiano.

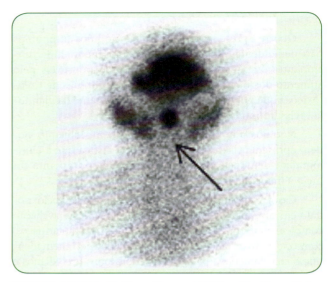

FIGURA 11.1.7. Cintilografia com Tc99m: tireoide ectópica de localização sublingual (seta) localizada entre os pares de glândulas salivares. Não existe acúmulo do radiotraçador na região cervical (leito tireoidiano).

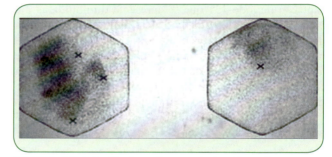

FIGURA 11.1.8. Cintilografia com iodo-131: bócio mergulhante, com múltiplos nódulos hipocaptantes por todo o parênquima tireoidiano, cujos limites inferiores ultrapassam a fúrcula esternal.

Tireoidite Subaguda Granulomatosa ou De Quervain, Tireoidite Silenciosa e Tireoidite Pós-Parto

Apesar de etiologias diferentes, a evolução da doença é semelhante, assim como suas características cintilográficas que foram abordadas anteriormente. Em geral, a tireoidite pós-parto se relaciona à doença autoimune e apresenta anticorpos antitireoidianos circulantes (antiperoxidase e antitireoglobulina).

Tireoidite Crônica de Hashimoto

Doença autoimune histologicamente caracterizada por infiltração linfocítica difusa, fibrose e atrofia das células foliculares e alteração eosinofílica de algumas células foliculares. Nota-se presença de altos títulos de anticorpos antitireoidianos (especialmente antiperoxidase).

O processo infiltrativo inflamatório é progressivo, por isso o padrão cintilográfico e os níveis de captação são bastante variáveis, dependendo da fase em que se encontra a doença. No início, a glândula pode aumentar de volume e apresentar-se homogênea e hipercaptante à cintilografia com ^{99m}Tc (em razão do estímulo do TSH), apesar de os valores de captação de iodo-131 estarem normais. À medida que a doença evolui, a captação de 2 horas pode estar normal, mas ocorre queda do seu valor às 24 horas, identificando-se um defeito na organificação. Consequentemente, a glândula apresenta-se difusamente heterogênea, com várias áreas hipofuncionantes intercaladas de áreas de hiperfunção (por hiperplasia), e na fase mais adiantada de evolução, a glândula pode até não ser visualizada, tal o grau de hipofunção, com atrofia da glândula (sintomas e sinais de hipotireoidismo clínico) (Figura 11.1.9).

Avaliação de Tecido Tireoidiano Remanescente Pós-Tireoidectomia

A cintilografia da região cervical pode identificar áreas de tecido funcionante remanescente pós-tireoidectomia previamente à realização de pesquisa de metástases no corpo inteiro com iodo-131. É especialmente indicada nos casos em que não se tem relatório da extensão da cirurgia realizada (Figura 11.1.10).

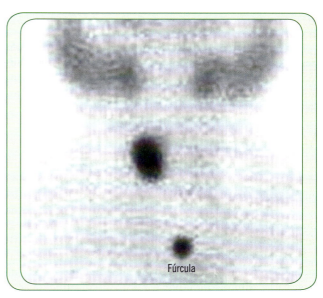

FIGURA 11.1.10. Cintilografia com Na^{99m}TcO$_4$. Demonstra tecido captante à direita da linha mediana da região cervical anterior. Captação de iodo-131 às 24 horas de 15%. Paciente foi submetida à tireoidectomia total por carcinoma papilífero de tireoide. Estudo realizado previamente à ingestão de iodo para pesquisa de metástases. Reencaminhada a paciente para avaliação para reabordagem cirúrgica para posterior radioiodoterapia.

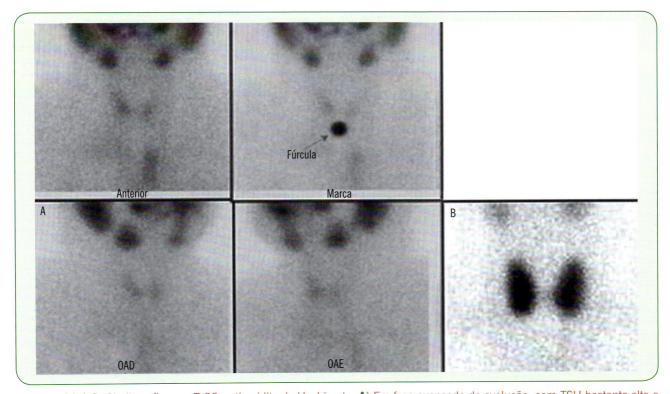

FIGURA 11.1.9. Cintilografia com Tc99m: tireoidite de Hashimoto. **A)** Em fase avançada de evolução, com TSH bastante alto e quadro clínico franco de hipotireoidismo. Tireoide de dimensões reduzidas e baixa captação (2% e 3% as 2 e 24 h), com irregularidades na distribuição do radiotraçador. **B)** Em fase inicial, TSH pouco elevado e quadro clínico leve, com hipercaptação difusa do parênquima, mas captação de iodo-131 normal a alta às 2 horas e baixa às 24 horas (12% e 7%).

Testes Funcionais da Tireoide

Amplamente utilizados no passado, atualmente tais testes estão em fase de desuso, por haver outras modalidades diagnósticas mais sensíveis e disponíveis. No entanto, em razão de sua importância funcional, serão descritos suas metodologias e princípios.

Teste do Perclorato

Indicado na pesquisa de disormonogênese (defeitos na organificação da síntese hormonal), particularmente no hipotireoidismo congênito. Utiliza-se perclorato de potássio, que pode competir com o iodeto e o pertecnetato de sódio na célula folicular, pois é também um ânion monovalente. No entanto, quando administrado após o iodo-131, este desloca o iodeto que foi captado, mas não organificado nem aproveitado na síntese hormonal. O perclorato de potássio é administrado por via oral, imediatamente após a captação de iodo-131 de 2 horas (considerando-se a medida basal equivalente a 100%), sendo obtidas várias medidas de captação cervical do iodo-131 (15/15 minutos ou de 30/30 minutos, durante 1 a 2 horas). Indivíduos normais podem apresentar pequena queda da captação até 10%, porém, se acima de 15%, pode-se considerar como teste positivo para a existência de defeito na síntese hormonal. Em nosso meio, perclorato de potássio não se encontra mais disponível no mercado. Uma alternativa pode ser utilizar perclorato de sódio manipulado especialmente para esse fim, disponível apenas para estudos científicos. A captação seriada de 2, 6 e 24 horas também pode demonstrar indiretamente queda da captação nesses casos.

Teste de Supressão

Indicado em casos de bócio nodular em que a cintilografia revela área focal de maior concentração relativa (nódulo "quente") em meio à parênquima tireoidiano cintilograficamente normal, para demonstrar o potencial de autonomia do nódulo para definir possível tratamento com iodo-131 caso se confirme essa possibilidade. Baseia-se na administração de hormônio tireoidiano exógeno (T3 a 75 µg/d divididos em 25 µg, de 8/8 horas, por 10 dias, ou T4 200 µg/d, em ingesta única pela manhã, em jejum, por 15 dias consecutivos). É necessário verificar as condições cardíacas do paciente idoso pelo potencial de desenvolver arritmias cardíacas.

Em casos de autonomia do nódulo, a cintilografia deve demonstrar persistência do nódulo "quente" e diminuição difusa da atividade no parênquima extranodular, assim como níveis da captação cervical do iodo-131. Deve-se colher TSH, T4 livre e T3 total para confirmar o efeito supressivo da medicação (Figura 11.1.11).

Teste de Estímulo

Exame amplamente realizado no passado, a cintilografia é precedida de administração de injeções via intramuscular de TSH bovino, mas atualmente está em desuso, uma vez que essa medicação não existe mais no mercado. A alternativa no momento é a administração de TSH recombinante humano, mas, por seu alto custo e pela existência da ultrassonografia, tem sido desnecessária atualmente.

Indicado em casos de suspeita de bócio nodular com nódulo "quente" autônomo que esteja suprimindo o parên-

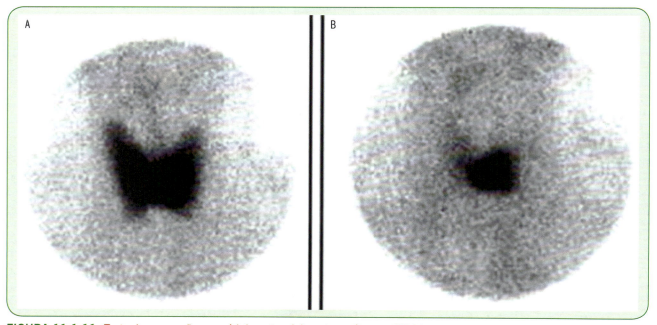

FIGURA 11.1.11. Teste de supressão em nódulo potencialmente autônomo. TSH basal normal = 1,66 µUI/mL. **A)** Cintilografia basal com Tc99m demonstra área irregular de hiperconcentração na projeção do istmo-lobo esquerdo. Captação de 2 h = 9% e 24 h = 25%. **B)** Cintilografia após 200 µg/D de L-T4 por 15 dias: persistência da área hipercaptante com supressão difusa do restante do parênquima. Captação de 2 h = 3% e 24 h = 5%.

quima extranodular, mas que se deseja verificar a presença do restante do parênquima tireoidiano para descartar agenesia de um dos lobos tireoidianos.

O exame pode ser substituído por cintilografia com ^{99m}Tc-MIBI, que, na fase precoce (entre 15 e 60 minutos), permite demonstrar o tecido tireoidiano funcionante (como é verificado na cintilografia de paratireoides) que não depende habitualmente dos níveis de TSH, salvo casos de hipotireoidismo com atrofia glandular, como ocorre na tireoidite de Hashimoto em fase avançada de evolução. É um método bastante interessante nos casos em que a ultrassonografia não se encontra disponível (Figura 11.1.12).

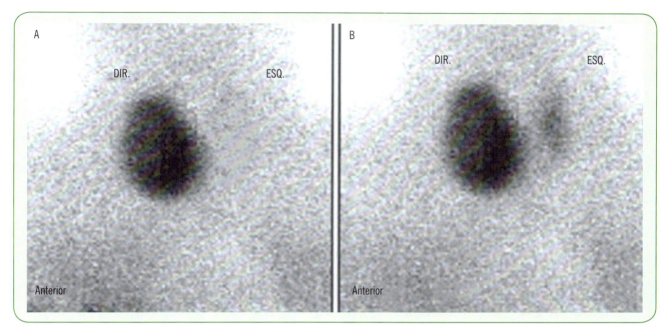

FIGURA 11.1.12. A) Cintilografia com Tc99m: nódulo hiperfuncionante no lobo tireoidiano direito com ausência de concentração no parênquima adjacente. **B)** Cintilografia com ^{99m}Tc-MIBI: demonstração do parênquima suprimido ao Na^{99m}TcO$_4$.

Leitura Sugerida

Sobre aspectos gerais da tireoide (anatomia, fisiologia, fisiopatologia, testes funcionais, cintilografia)

- Price DC. Radioisotopic evaluation of the thyroid and parathyroids. Radiol Clin North Am. 1993;31(5):991-1015.

- Sandler MP, Martin WH, Powers TA. Thyroid imaging In: Sandler MP, Patton JA, Coleman RE, Gottschalk A, Wackers FJ, Hoffer PB. Diagnostic nuclear medicine. 3. ed. Baltimore-Maryland: Williams & Wilkins; 1996. p 911-42.

- Wilson GA, O'Mara RE. Uptake tests, thyroid and whole-body imaging with isotopes In: Falk SA. Thyroid disease: endocrinology, surgery, nuclear medicine, and radiotherapy. 2. ed. Filadélfia: Lippincott-Raven; 1997. p. 113-33.

- Meiler J, Becker W. The continuing importance of thyroid scintigraphy in the era of high-resolution ultrasound. Eur J Nucl Med Mol Imaging. 2002;29(suppl):S425-38.

- Fugazzola L, Persani L, Vannucchi G, Carletto M, Mannavola D, Vigone MC, et al. Thyroid scintigraphy and perchlorate test after recombinant human TSH: a new tool for the differential diagnosis of congenital hypothyroidism during infancy. Eur J Nucl Med Mol Imaging. 2007;34:1498-503.

Sobre doenças benignas da tireoide

- Sarkar SD. Benign thyroid disease: what is the role of nuclear medicine? Semin Nucl Med. 2006;185-93.

- Brent GA. Clinical practice: Graves' disease. N Engl J Med. 2008;358:2594-605.

Sobre tireoidites

- Fisher DA, Oddie TH, Johnson DE, Nelson JC. The diagnosis of Hashimoto's thyroiditis. J Clin Endocrinol Metab. 1975;40:795-801.

- Ramtoola S, Maisey MN, Clarke SE, Fogelman I. The thyroid scan in Hashimoto's thyroiditis: the great mimic. Nucl Med Commun. 1988;9:639-45.

- Intenzo CM, Park CH, Kim SM, Capuzzi DM, Cohen SN, Green P. Clinical, laboratory, and scintigraphic manifestations of subacute and chronic thyroiditis. Clin Nucl Med. 1993;18(4):302-6.

- Yarman S, Mudun A, Alagol F, Tanakol R, Azizlerli H, Oguz H, et al. Scintigraphic varieties in Hashimoto's thyroiditis and comparison with ultrasonography. Nucl Med Commun. 1997;18:951-6.

- Papi G, Li Volsi VA. Current concepts on riedel thyroiditis. Am J Clin Pathol. 2004;121(suppl. 1):S50-S63.

Sobre nódulos tireoidianos

- Mazzaferri EL. Management of solitary thyroid nodule. N Engl J Med. 1993;328(8):553-9.

- Okumura Y, Takeda Y, Sato S, Komatsu M, Nakagawa T, Akaki S, et al. Comparison of differential diagnostic capabilities of 201Tl scintigraphy and fine-needle aspiration of thyroid nodules. J Nucl Med. 1999; 40:1971-7.

- Hegedüs L. Clinical practice: the thyroid nodule. N Engl J Med. 2004;351:1764-71.

Pesquisa de Corpo Inteiro (PCI)

TOMOCO WATANABE

Conteúdo
Bases
  Radiofármacos/Farmacocinética
  Mecanismos de Captação
  Protocolos de Aquisição e Processamento
    Biodistribuição Normal
    Preparo

Estímulo com TSH Recombinante Humano – TSHrh (Thyrogen®)
  Captação Cervical de 24 horas
  PCI Diagnóstica
  PCI Pós-Dose Terapêutica (após 7 a 10 dias)
Aplicações Clínicas
  Carcinoma Diferenciado da Tireoide

Bases

Radiofármacos/Farmacocinética

Em geral, o exame é realizado por meio do iodo-131, em razão das características físicas e biológicas abordadas no capítulo Tireoide, e também do iodo-123 em determinadas situações.

Mecanismos de Captação

As células tireoidianas do carcinoma diferenciado da tireoide mantêm a habilidade de captar e organificar iodo-131 como as células normais, permitindo a identificação e localização de doença neoplásica recorrente. Essa particularidade funcional está diretamente relacionada ao grau de diferenciação tumoral, bem como à expressão de determinados marcadores bioquímicos e proteínas teciduais, como o gene transportador de Na/I (NIS), peroxidase tireoidiana (TPO), tireoglobulina (Tg) e receptor de membrana para o hormônio estimulador da tireoide (TSH). As células malignas são dependentes do estímulo de TSH, portanto é necessário suspender T4 exógeno de reposição, o que é uma desvantagem e inconveniência do método. Quanto mais diferenciada for a célula maligna, maior será a captação de I-131 e, consequentemente, à medida que a célula se indiferencia, não se recomenda seu uso na pesquisa nem no tratamento com iodo-131. Não é possível diferenciar tecido funcionante normal de maligno na região cervical anterior (topografia do leito tireoidiano).

Protocolos de Aquisição e Processamento

Biodistribuição Normal

A biodistribuição normal inclui glândulas salivares, nasofaringe, cavidade oral, esôfago, estômago, mamas, trato urinário (via excreção), intestino, fígado (em razão do metabolismo dos hormônios tireoidianos, mais visualizado na pesquisa de corpo inteiro [PCI] pós-dose terapêutica) (Figura 11.2.1).

Preparo

O preparo visa assegurar a captação do iodo radioativo pelas células tireoidianas e do carcinoma diferenciado. Os dois pontos centrais do preparo são:
1. Evitar competição com outras fontes de iodo não radioativo;
2. Assegurar o estímulo celular pelo TSH endógeno ou exógeno.

■ Preparo para cintilografia de corpo inteiro com iodo-131 (PCI):
  - dieta escassa em iodo: mesmo preparo da cintilografia e captação da tireoide;
  - jejum de 6 horas;
  - suspensão de medicamentos e substâncias iodadas conforme preparo para cintilografia e captação da tireoide;
  - estímulo endógeno: suspensão de T4 por 1 mês (geralmente é o tempo suficiente para TSH > 30 µUI/mL); ou
  - estímulo exógeno: TSH recombinante humano conforme esquema a seguir.

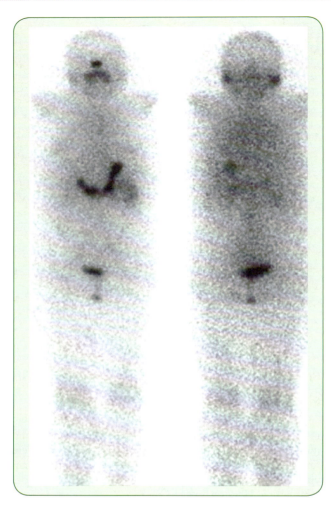

FIGURA 11.2.1. Pesquisa de corpo inteiro com iodo-131. Biodistribuição normal.

Estímulo com TSH Recombinante Humano – TSHrh (Thyrogen®)

- Indicações formais:
  - Resposta inadequada do TSH endógeno (não consegue elevar os níveis > 30 µUI/mL, podendo ocorrer nas doenças hipofisárias presença de metástases funcionantes etc.).
  - Contraindicação à suspensão de T4 exógeno: presença de comorbidades importantes (por exemplo, doenças cardiovasculares).
- Indicações não formais:
  - Hipotireoidismo clínico indesejado (pacientes que não toleram sintomas nem sinais do hipotireoidismo clínico e afastam-se da rotina de trabalho);
  - Primeira avaliação ou segmento pós-tireoidectomia total e dose ablativa em pacientes de baixo risco.
- Administração intramuscular de 0,9 mg de TSHrh em dois dias consecutivos (1,1 mg de TSHrh diluído em 1,2 mL de água destilada ou para injeção e retirada de 1 mL).

- Exame realizado em 5 dias:
  - 1º dia: injeção de TSHrh + dose de iodo-131 para captação cervical.
  - 2º dia: injeção de TSHrh + captação cervical de iodo-131 (24 h).
  - 3º dia: coleta de sangue (T4 livre, TSH, tireoglobulina e antitireoglobulina) + dose de PCI (5 mCi).
  - 5º dia: coleta de sangue (T4 livre, TSH, tireoglobulina e antitireoglobulina) + imagens em 48 horas.

  Importante: caso não haja tireoglobulina basal com TSH suprimido, proceda à coleta de sangue como controle basal em vigência de T4 antes da primeira injeção de TSHrh.

Captação Cervical de 24 Horas

- Mesma metodologia da captação tireoidiana, com dose de 10 µCi de iodo-131.
- Se houver uso de TSHrh: realizar após 24 horas da primeira injeção de TSHrh.
- Alternativa: realizar captação em câmara de cintilação, com fonte-padrão de referência.

PCI Diagnóstica

- Administração:
  - Radiofármaco: ^{131}I-iodeto de sódio.
  - Dose usual: 5 mCi (preferir 2 mCi se PCI pré-dose terapêutica).
  - Via de administração: oral.
  - Cuidados:
    – Checar resultados de coleta de sangue realizada de 7 a 10 dias antes: níveis de TSH > 30 µUI/mL, tireoglobulina e antitireoglobulina. Se TSH estiver abaixo do recomendado, verificar necessidade de mais tempo de suspensão de T4 ou uso de TSHrh.
    – Se captação > 4%: realizar imagem com tecnécio-99m para, eventualmente, suspender a PCI.
    – Prescrição complementar de laxante e orientação de boa hidratação nos dias que antecedem as imagens (negativo, caso diarreia ou crianças).
- Aquisição das imagens:
  - Colimador de alta energia, janela de 15% em 364 keV.
  - Esvaziar a bexiga antes das imagens.
  - Tempo: 48 horas.
  - Posição: em decúbito dorsal horizontal, com o pescoço em extensão.
  - Varredura anterior e posterior de corpo inteiro, velocidade de 8 cm/minuto.

- Localizadas: cervicais (centralizar no queixo): anterior, anterior com marcas de referência (fúrcula e extremidades da cicatriz) e laterais = 5 minutos ou 100 kcont, matriz 128 × 128, *zoom* 1,45.
- Imagens adicionais se indicado (laterais de tórax, abdome ou bacia) = 10 minutos ou 100 kcont, matriz 128, *zoom* 1,45.

PCI Pós-Dose Terapêutica (Após 7 a 10 Dias)

- Não precisa de preparo em relação à dieta, jejum ou T4.
- Preparo intestinal: laxante (Dulcolax®) na noite prévia ao exame.
- Não é necessário colher exames de sangue.
- Indicação:
  - Pesquisar sítios de tecido tireoidiano funcionante não identificados na PCI diagnóstica.
  - Avaliar a incorporação do iodo no tecido remanescente pós-cirúrgico ou metástases já identificadas.
- Aquisição:
  - Imagens: em varredura com velocidade = 12 cm/minuto; localizadas se indicado = 10 minutos ou 100 kcontagens nos mesmos devido a parâmetros da PCI diagnóstica (Figura 11.2.2).

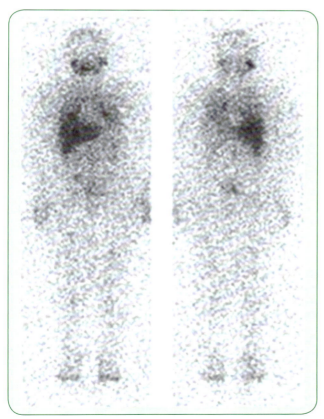

FIGURA 11.2.2. PCI pós-dose terapêutica: demonstra concentração habitual no fígado, em razão da metabolização dos hormônios tireoidianos produzidos pelas metástases iodocaptantes nos pulmões.

SPECT-CT na PCI Diagnóstica e Pós-Dose Terapêutica

Recomenda-se complementação da varredura de corpo inteiro com aquisição de imagens tomográficas SPECT associadas à tomografia de baixa dose de radiação (SPECT-CT) de uma determinada região caso existam áreas de acúmulo de iodo-131 em que se tenha dificuldade da sua localização precisa e não conseguindo se definir se essa captação é metastática ou fisiológica (especialmente nos linfonodos cervicais ou mediastinais e no esqueleto). Tais informações podem modificar o estadiamento pós-cirúrgico e o manejo clínico de pacientes com carcinoma diferenciado da tireoide, antes de uma dose ablativa ou de metástases, mediante a identificação de acometimento que era anteriormente desconhecida nos linfonodos ou metástases a distância, adequando-se maiores atividades de iodo-131 para o tratamento.

Trabalhos da literatura apontam especificidade em torno de 100% do SPECT-CT em comparação à imagem plana de 78% e valor incremental do SPECT-CT sobre as imagens planas de varredura em torno de 60%, e SPECT-CT identificou maior número de lesões, localização mais precisa e caracterização do foco iodocaptante. Segundo Spanu *et al.* (2009), o tratamento foi modificado em 36% dos pacientes e 20% dos pacientes não necessitaram de tratamento em razão dos achados benignos ou fisiológicos.

Aplicações Clínicas

Carcinoma Diferenciado da Tireoide

O exame é realizado no acompanhamento dos pacientes submetidos à tireoidectomia total por carcinoma diferenciado da tireoide, tanto para o estadiamento, planejamento de terapia como para o controle da doença.

Tem por objetivo identificar tecido remanescente pós-cirúrgico, detectar e localizar sítios de metástases funcionantes (iodocaptantes) para posterior tratamento com iodo-131 (dose ablativa de tecido remanescente ou das metástases).

Seu uso não se aplica em pacientes com carcinoma medular de tireoide (salvo casos em que a neoplasia é mista, com componentes celulares folicular e parafolicular) nem naqueles que ainda não foram abordados cirurgicamente, pela grande extensão de tecido tireoidiano normal funcionante, diminuindo a sensibilidade do método.

A especificidade da pesquisa de corpo inteiro com iodo-131 é geralmente alta (96% a 100%), enquanto a sensibilidade relatada na literatura é muito variável, de 45% a 80%, dependendo da dose administrada e da população estudada.

Sua indicação no acompanhamento do carcinoma diferenciado da tireoide está diretamente relacionada à localização do sítio metastático de pacientes que apresentam dosagem sérica de tireoglobulina elevada (sensibilidade sob supressão hormonal de 88%, especificidade de 99% e acurácia de 96,5%) para programar posterior tratamento com iodo-131 e também a pacientes que ainda apresentam anticorpos antitireoglobulina após tireoidectomia total, não sendo possível seu acompanhamento por meio somente da dosagem de tireoglobulina.

Há uma situação em particular, em que os níveis de tireoglobulina se encontram elevados, mas a pesquisa de corpo inteiro com iodo-131 mostra-se negativa, justificando-se o uso de radiofármacos alternativos inespecíficos que podem identificar sítios tumorais, como cloreto de tálio-201, ^{99m}Tc-MIBI e ^{18}FDG, e métodos anatômicos de imagem, como ultrassonografia cervical e tomografia computadorizada do tórax (sítios mais frequentes de comprometimento).

Enquanto a metástase for iodocaptante, esta poderá ser tratada com iodo-131, caso contrário essa modalidade de tratamento estará descartada e outras opções terapêuticas deverão ser consideradas, como radioterapia externa, quimioterapia ou, eventualmente, retirada cirúrgica do segmento comprometido, especialmente ósseo ou pulmonar.

Atualmente, há vários guias que orientam o manejo dos pacientes com carcinoma diferenciado da tireoide para os especialistas tanto de endocrinologia, cirurgia da cabeça e pescoço e da medicina nuclear, chamados *guidelines*, que foram exaustivamente produzidos por diversos grupos de especialistas, sendo as associações mais conhecidas e seguidas mundialmente a americana (ATA) e a europeia (ETA) (Figuras 11.2.3 e 11.2.4).

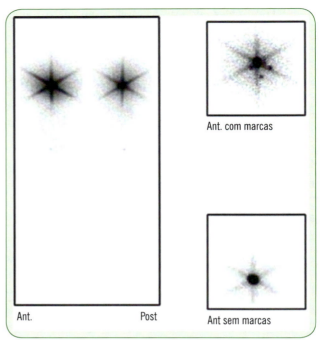

FIGURA 11.2.3. Pesquisa de corpo inteiro com iodo-131 demonstra área focal de intensa concentração correspondente à grande extensão de tecido tireoidiano remanescente pós-cirúrgico no leito tireoidiano, o que diminui significativamente a possibilidade de detecção de metástases iodocaptantes. Nessa situações, recomenda-se reabordagem cirúrgica. Captação de iodo-131 de 15% às 24 horas.

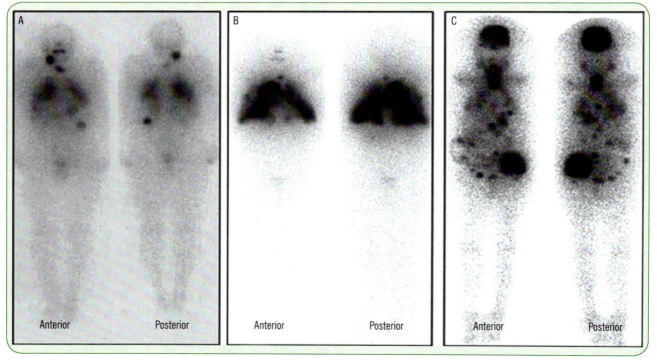

FIGURA 11.2.4. Pesquisa de corpo inteiro com iodo-131 demonstra múltiplas áreas focais metastáticas iodocaptantes de carcinoma diferenciado da tireoide. **A)** captação em leito tireoidiano, metástases nos linfonodos cervicais, pulmonares e ósseas. **B)** Captação em leito tireoidiano e múltiplas metástases pulmonares. **C)** Metástases no crânio, leito tireoidiano, pulmões e ossos da bacia.

Leitura Sugerida

Sobre Pesquisa de Metástases de Câncer de Tireoide com Outros Traçadores Não Iodo (Tálio 201, ^{99m}Tc-MIBI e [18]FDG)

- Hooft L, van der Veldt AAM, van Diest PJ, Hoekstra OS, Berkhof J, Teule GJJ, et al. [18F]Fluorodeoxyglucose uptake in recurrent thyroid cancer is related to hexokinase I expression in the primary tumor. J Clin Endocrinol Metab. 2005;90:328-34.

- Lind P, Kohlfürst S. Respective roles of thyroglobulin, radioiodine imaging, and positron emission tomography in the assessment of thyroid cancer. Semin Nucl Med. 2006; 36:194-205.

- Palmedo H, Bucerius J, Joe A, Strunk H, Hortling N, Meyka S, et al. Integrated PET/CT in differentiated thyroid cancer: diagnostic accuracy and impact on patient management. J Nucl Med. 2006;47:616-24.

- Shammas A, Degirmenci B, Mountz JM, McCook BM, Branstetter Barton B, Bencherif BB, et al. 18F-FDG PET/CT in patients with suspected recurrent or metastatic well-differentiated thyroid cancer. J Nucl Med. 2007;48:221-6.

- Hall NC, Kloos RT. PET imaging in differentiated thyroid cancer: where does it fit and how do we use it? Arq Bras Endocrinol Metab. 2007;51(5):793-805.

Sobre PCI × Tireoglobulina

- Lubin E, Mechlis-Frish S, Zatz S, Shimoni A, Segal K, Avraham A, et al. Serum thyroglobulin and iodine-131 whole-body scan in the diagnosis and assessment of treatment for metastatic differentiated thyroid carcinoma. J Nucl Med. 1994;35:257-62.

- Stadalnik R. False-positives results of I-131 whole-body scans in patients with thyroid cancer. Semin Nucl Med. 1995;279-82.

- Franceschi M, Kusic Z, Francheschi D, Lukinac L, Roncevic S. Thyroglobulin determination, neck ultrasonography and iodine-131 whole-body scintigraphy in differentiated thyroid carcinoma. J Nucl Med. 1996;37:446-51.

- Lind P. 131I whole body scintigraphy in thyroid cancer patients. Q J Nucl Med. 1999;43:188-94.

Sobre PCI com Iodo-123

- Urhan M, Dadparvar S, Mavi A, Houseni M, Chamroonrat W, Alavi A, et al. Iodine-123 as a diagnostic imaging agent in differentiated thyroid carcinoma: a comparison with iodine-131 posttreatment scanning and serum thyroglobulin measurement. Eur J Nucl Med Mol Imaging. 2007; 34:1012-7.

- Silberstein EB. Comparison of outcomes after 123I versus 131I preablation imaging before radioiodine ablation in differentiated thyroid carcinoma. J Nucl Med. 2007; 48:1043-6.

Sobre Interferência do Anticorpo Antitireoglobulina

- Spencer CA, Takeuchi M, Kazarosyan M, Wang CC, Guttler RB, Singer PA, et al. Serum thyroglobulin autoantibodies: prevalence, influence on serum thyroglobu-

lin measurement, and prognostic significance in patients with differentiated thyroid carcinoma. J Clin Endocrinol Metab. 1998;83:1121-7.

Sobre *Stunning* da Tireoide

- Karam M, Gianoukakis A, Feustel PJ, Cheema A, Postal ES, Cooper JA. Influence of diagnostic and therapeutic doses on thyroid remnant ablation rates. Nucl Med Commun. 2003;24:489-95.

- Rosário PWS, Barroso AL, Rezende LL, Padrão EL, Maia FFR, Fagundes TA, et al. 5 mCi pretreatment scanning does not cause stunning when the ablative dose is administered within 72 hours. Arq Bras Endocrinol Metab. 2005;49(3):420-4.

- Lundh C, Lindencroma U, Postgard P, Carlsson T, Nilsson M, Forssell-Aronson E. Radiation-induced thyroid stunning: differential effects of 123I, 131I, 99mTc, and 211At on iodide transport and NIS mRNA expression in cultured thyroid cells. J Nucl Med. 2009;50:1161-7.

- McDougall IR, Iagaru A. Thyroid stunning: fact or fiction? Semin Nucl Med. 2011;41:105-12.

Sobre Manejo do Carcinoma Diferenciado e Medular de Tireoide

- Mazzaferri EL, Robbins RJ, Spencer CA, Braverman LE, Pacini F, Wartofsky L, et al. A consensus report of the role of serum thyroglobulin as a monitoring method for low-risk patients with papillary thyroid carcinoma. J Clin Endocrinol Metab. 2003;88:1433-41.

- Intenzo CM, Jabbour S, Dam HQ, Capuzzi DM. Changing concepts in the management of differentiated thyroid cancer. Semin Nucl Med. 2005;35:257-65.

- Pacini F, Schlumberger M, Dralle H, Elisei R, Smit JW, Wersinga W, European Thyroid Cancer Taskforce. European consensus for the management of patients with differentiated thyroid carcinoma of the follicular epithelium. Eur J Endocrinol. 2006:184:787-803.

- Cooper DS, Doherty GM, Haugen BR, Kloos RT, Lee SL, Mandel SJ, et al. Revised American Thyroid Association management guidelines for patients with thyroid nodules and differentiated thyroid cancer. Thyroid. 2009;19:1167-214.

- Rondeau G, Tuttle M. Similarities and differences in follicular cell-derived thyroid cancer management guidelines used in Europe and United States. Semin Nucl Med. 2011; 41:89-95.

- Kloos RT, Eng C, Evans DB, Francis GL, Gagel R, Gharib H, et al. Medullary thyroid cancer: management guidelines of the American Thyroid Association. Thyroid. 2009; 19(6):565-612.

Sobre Uso de TSH Recombinante Humano

- Luster M, Sherman SI, Skarulis MC, Reynolds JR, Lassmann M, Hänscheid H, et al. Comparison of radioiodine biokinetics following the administration of recombinant human thyroid stimulating hormone and after thyroid hormone withdrawal in thyroid carcinoma. Eur J Nucl Med Mol Imaging. 2003;30:1371-7.

- Molinari E, Viola D, Passannanti P, Agate L, Lippi F, Cecarelli C, et al. Recombinant human TSH (rhTSH) in 2009: new perspectives in diagnostic and therapy. Q Nucl Med Mol Imaging. 2009;53:490-502.
- Taieb D, Sebag F, Farman-Ara B, Portal T, Baumstarck-Barrau K, Fortainer C, et al. Iodine biokinetics and radioiodine exposure after recombinant human thyrotropin-assisted remnant ablation in comparison with thyroid hormone withdrawal. J Clin Endocrinol Metab. 2010;95:3283-90.

Sobre SPECT-CT no Carcinoma Diferenciado da Tireoide

- Spanu A, Solinas ME, Chessa F, Sanna D, Nuvoliu S, Madeddu G. 131I SPECT/CT in the follow-up of differentiated thyroid carcinoma: incremental value versus planar imaging. J Nucl Med. 2009;50(2):184-90.
- Barwick TD, Dhawan RT, Lewington V. Role of SPECT/CT in differentiated thyroid cancer. Nucl Med Commun. 2012;33:787-98.
- Menges M, Uder M, Kuwert T, Schmidt D. 131I SPECT/CT in the follow-up of patients with differentiated thyroid carcinoma. Clin Nucl Med. 2012;37:555-60.
- Xue Y-L, Qiu Z-L, Song H-J, Luo Q-Y. Value of 131I SPECT/CT for the evaluation of differentiated thyroid cancer: a systematic review of the literature. Eur J Nucl Med Mole Imaging. 2013;40:768-78.

11.3 Paratireoide

TOMOCO WATANABE

Conteúdo

Bases
   Radiofármacos/Farmacocinética
   Mecanismos de Captação
   Protocolos de Aquisição e Processamento

Biodistribuição Normal e Critérios Gerais de Interpretação
Aplicações Clínicas
   Hiperparatireoidismo
     Estudos Falso-Positivo e Falso-Negativo
     Padrões Cintilográficos

Bases

Radiofármacos/Farmacocinética

O radiofármaco mais utilizado na cintilografia de paratireoides é o composto catiônico monovalente lipofílico ^{99m}Tc-hexaquis 2-metóxi-isobutil isonitrila, também conhecido como ^{99m}Tc-sestamibi ou ^{99m}Tc-MIBI.

Após a sua administração intravenosa, ^{99m}Tc-MIBI distribui-se proporcionalmente ao fluxo sanguíneo, atravessa as membranas celulares mediante difusão passiva e concentra-se intracelularmente nas mitocôndrias.

Mecanismos de Captação

O acúmulo de ^{99m}Tc-MIBI dentro da mitocôndria e do citoplasma das células ocorre em resposta aos potenciais elétricos gerados através da membrana da célula e da mitocôndria.

^{99m}Tc-MIBI é rapidamente captado pelo tecido tireoidiano normal, com pico de acúmulo entre 3 e 5 minutos e clareamento rápido (meia-vida) de aproximadamente 60 minutos.

O grande número de mitocôndrias presentes nas células de paratireoides hiperfuncionantes (adenoma, hiperplasia ou carcinoma) pode ser o responsável pela ávida captação e lenta liberação de ^{99m}Tc-MIBI no tecido paratireoidiano hiperfuncionante em comparação ao tecido tireoidiano adjacente.

Vários estudos mostraram que ^{99m}Tc-MIBI é mantido nas mitocôndrias em uma concentração até mil vezes maior que a concentração extracelular, sendo essa concentração mantida em tempo superior ao do cloreto de tálio-201 (radiotraçador anteriormente utilizado). Essa captação na paratireoide não sofre influência do hormônio estimulador da tireoide (TSH) e do hormônio tireoidiano exógeno nem administração de contrastes ou substâncias iodadas.

Protocolos de Aquisição e Processamento

- Preparo: não há.
- Aquisição: imagens planas e estáticas obtidas após a administração intravenosa de 25 mCi de ^{99m}Tc-MIBI, com colimador de alta resolução, janela de 15% em 140 keV, em decúbito dorsal horizontal com pescoço em hiperextensão.
- Tempo (após 15 minutos e após 2 horas): imagens na projeção anterior da região cervical e tórax, 1.000 kcont ou 10 minutos, matriz 128, *zoom* 2,29 e 1,78, respectivamente.
- Imagens adicionais:
  - Tardia de 5 horas: imagem apenas na projeção anterior da região cervical obtida com os mesmos parâmetros dos tempos anteriores.
  - Tireoide com ^{99m}Tc-pertecnetato de sódio: mesmos parâmetros da região cervical com ^{99m}Tc-MIBI, 20 a 30 minutos após administrar 10 mCi de ^{99m}Tc-pertecnetato, exceto pacientes em uso de levotiroxina (T4) ou tomografia contrastada recente.
  - Avaliação de transplante de paratireoide em membro superior para pacientes submetidos à paratireoidectomia: após 15 minutos e 2 horas, imagens planas dos membros superiores, com e sem marca de referência no local do transplante.
  - SPECT da região cervical ou tórax: dependendo da área suspeita, deve ser realizada nos tempos de 15 minutos, 2 horas ou ambos.

Biodistribuição Normal e Critérios Gerais de Interpretação

- Não há captação de ^{99m}Tc-MIBI em paratireoides normais.
- ^{99m}Tc-MIBI se distribui nas glândulas parótidas e submandibulares, tireoide, coração e fígado. É excretado pelas vias biliares (33%) para as alças intestinais e pelos rins (25%) e bexiga.

Seção 2 – Diagnóstico

- Pode ocorrer retenção do radiotraçador na veia do membro puncionada.
- Pode ocorrer concentração leve a moderada do radiotraçador na cavidade oral, secundária à secreção pelas glândulas salivares.
- Variável captação difusa na medula óssea.
- Captação tímica leve/moderada em jovens.
- Captação em gordura marrom (geralmente na região supraclavicular).

O estudo de dupla fase com ^{99m}Tc-MIBI se baseia no clareamento diferenciado do ^{99m}Tc-MIBI entre o tecido tireoidiano e o paratireoidiano hiperfuncionante.

A captação de ^{99m}Tc-MIBI no tecido paratireoidiano é maior que a captação pelo tecido tireoidiano e a atividade permanece relativamente estável por aproximadamente 2 horas, o que explica a melhor visibilidade dos adenomas de paratireoides 2 a 3 horas após a injeção de ^{99m}Tc-MIBI, permitindo um clareamento fisiológico do tecido tireoidiano.

Uma área de aumento de atividade focal de ^{99m}Tc-MIBI na região cervical ou mediastinal que progressivamente aumenta com o tempo ou persiste nas imagens tardias em contraste à diminuição difusa da atividade tireoidiana é interpretada como clareamento diferenciado e, portanto, consistente com paratireoide hiperfuncionante.

Aplicações Clínicas

Hiperparatireoidismo

A cintilografia é empregada para detectar tecido paratireoidiano hiperfuncionante (adenoma, carcinoma ou hiperplasia) em localização habitual ou ectópica na avaliação pré-operatória de uma primeira abordagem por hiperparatireoidismos primário e secundário ou recorrente, ou persistente, e também no terciário (Figura 11.3.1).

Vários trabalhos da literatura demonstram alta sensibilidade e especificidade na detecção pré-operatória de adenomas de paratireoide (sensibilidade de 91% e especificidade de 99%).

Estudos Falso-Positivo e Falso-Negativo

O radiofármaco é preferencialmente captado e retido nas células oxifílicas ricas em mitocôndrias, o que pode explicar os casos falso-negativos, em que ocorre clareamento mais rápido de ^{99m}Tc-MIBI em adenomas de paratireoides com poucas células oxifílicas. ^{99m}Tc-MIBI é um traçador tumoral inespecífico que pode ser captado tanto por tumores benignos como malignos da tireoide, incluindo-se adenoma, carcinoma diferenciado da tireoide (especialmente a variante com células de Hürthle), carcinoma medular e linfoma primário da tireoide, assim como em linfonodos cervicais inflamatórios ou metastáticos que podem afetar potencialmente a especificidade da cintilografia de paratireoide (Figura 11.3.2).

Padrões Cintilográficos

- Estudo negativo para a presença de tecido paratireoidiano hiperfuncionante: ausência de áreas de captação persistente do radiofármaco na região cervical ou torácica às imagens da face tardia (Figura 11.3.3).
- Captação unifocal persistente com tecido tireoidiano normal: em projeção dos lobos tireoidianos (projetan-

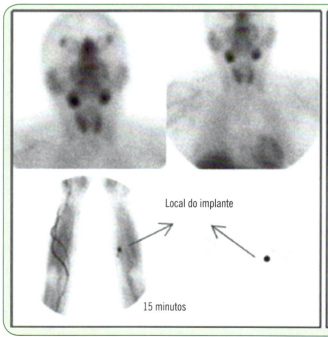
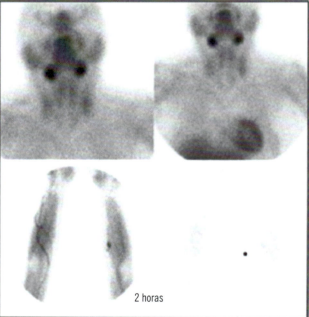

FIGURA 11.3.1. Hiperplasia de paratireoide implantada em membro superior direito pós-paratireoidectomia total.

do-se principalmente nos polos dos lobos tireoidianos) para hiperparatireoidismo primário, geralmente ocorre por adenomas únicos (85%) que podem estar situados intratireoidiana, próximo ou posteriormente aos polos inferiores dos lobos tireoidianos e até 20% são ectópicos e carcinoma (1%). Não é possível diferenciar o carcinoma de um adenoma (Figura 11.3.4).

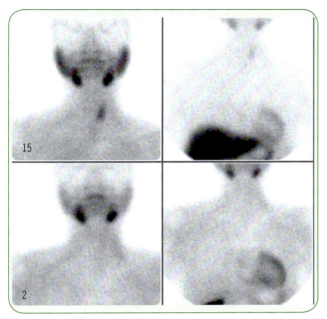

FIGURA 11.3.2. Hiperparatireoidismo recorrente em paciente com lobectomia direita: sem áreas de concentração anômala de ^{99m}Tc-MIBI.

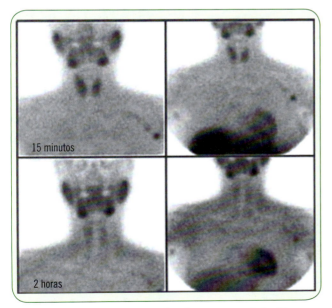

FIGURA 11.3.3. Estudo negativo da presença de tecido paratireoidiano hiperfuncionante. Ausência de áreas de concentração persistente de ^{99m}Tc-MIBI às imagens tardias.

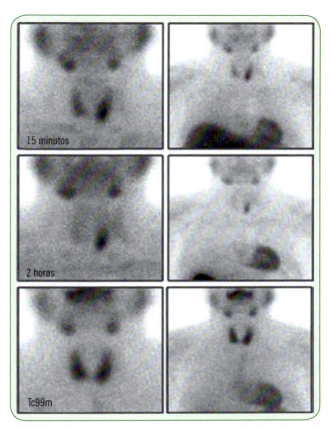

FIGURA 11.3.4. Adenoma de paratireoide projetando-se no polo inferior do lobo tireoidiano esquerdo. Paciente do sexo masculino, 56 anos, com quadro clínico de calculose. PTH = 415 pg/mL.

- Captação persistente multifocal com tecido tireoidiano normal: menos frequentemente por hiperplasia (10%) e adenomas múltiplos (5%) no hiperparatireoidismo primário e geralmente associada à hiperplasia no hiperparatireoidismo secundário ou terciário (Figura 11.3.5).

- Captação uni ou multifocal persistente com tecido tireoidiano anormal: os nódulos tireoidianos apresentam clareamento mais lento do radiofármaco em relação ao restante do parênquima tireoidiano normal, mas não persiste como nos adenomas de paratireoide. Os adenomas e carcinomas da tireoide podem coexistir e reter ^{99m}Tc-MIBI, resultando em exames falso-positivos. Pode ser necessário complementação do exame por meio de traçador tireoidiano ou imagens em tempo mais tardio (5 horas) ou, ainda, realização de SPECT/SPECT-CT para auxiliar nos casos de bócio nodular, após tireoidectomia parcial ou na presença de nódulos tireoidianos palpáveis ou evidentes à ultrassonografia.

- Captação focal ectópica e com tecido tireoidiano normal ou anormal: um adenoma pode ser identificado já na fase precoce do exame. Pode ser necessário o uso de traçador tireoidiano como anteriormente descrito. É considerada a principal indicação para o exame nos casos de hiperparatireoidismo recorrente ou persistente após manipulação cirúrgica prévia (Figuras 11.3.6 e 11.3.7).

Seção 2 – Diagnóstico

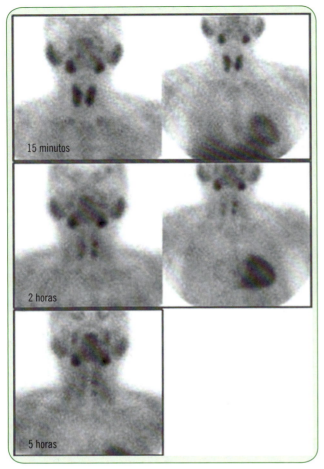

FIGURA 11.3.5. Hiperplasia de paratireoides: presença de quatro paratireoides que se projetam nos polos superiores e inferiores dos lobos tireoidianos.

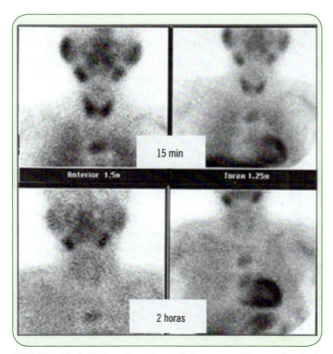

FIGURA 11.3.6. Paratireoide ectópica em região mediastinal.

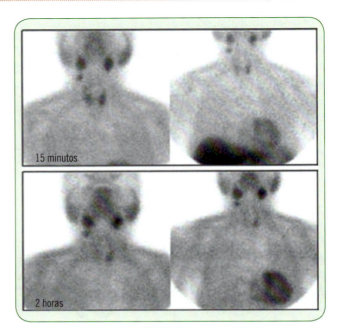

FIGURA 11.3.7. Paratireoide ectópica em região submandibular direita e em polo inferior do lobo esquerdo. P. F. S., sexo masculino, 47 anos, com insuficiência renal crônica submetido a transplante renal, mas com persistência de hipercalcemia e PTH = 650 pg/mL.

- Pontos-chave importantes para ser lembrados na análise das imagens:
  - Tecido paratireoidiano hiperfuncionante de pequenas dimensões ou profundas podem não ser identificado por imagens planas, sendo necessária a obtenção de imagens tomográficas com SPECT ou SPECT/CT.
  - Concentração do traçador na região lateral do pescoço pode indicar doença metastática de carcinoma de tireoide em linfonodos.
  - Aconselhável uso de traçador tireoidiano ou imagens tardias de 5 horas em casos de bócio nodular ou pós-tireoidectomia parcial prévia, para melhor definir os limites da tireoide.
  - Glândulas hiperfuncionantes de localização ectópica geralmente são visualizadas nas imagens precoces.
  - Na hiperplasia glandular, as glândulas podem clarear-se mais rapidamente, podendo aparecer apenas nas imagens precoces.
  - Atividade assimétrica nas glândulas submandibulares pode levar a um resultado falso-negativo.

Leitura Sugerida

- Sandler MP, Coleman RE, Patton JA, Wackers FJTH, Gottschalk A. Diagnostic nuclear medicine. 4. ed. Filadélfia: Lippincott Williams & Wilkins, 2003.

- Smith JL, Oates ME. Radionuclide imaging of the parathyroid glands: patterns, pearls and pitfalls. Radiographics. 2004;24:1101-15.

- Palestro CJ, Tomas MB, Tronco GG. Radionuclide imaging of the parathyroid glands. Semin Nucl Med. 2005;35:266-76.

- Kettle AG, O'Doherty MJ. Parathyroid imaging: how good is it and how should it be done? Semin Nucl Med. 2006; 36:206-11.

- Eslamy HK, Ziessman HA. Parathyroid scintigraphy in patients with primary hyperthyroidsm: 99mTc sestamibi SPECT and SPECT/CT. Radiographics. 2008;28:1461-76.

Gastrointestinal

12

12.1 Trânsito Esofágico, 210

12.2 Esvaziamento Gástrico, 214

12.3 Refluxo Gastroesofágico e Pesquisa de Aspiração Pulmonar, 219

12.4 Mucosa Gástrica Ectópica, 225

12.5 Glândulas Salivares, 229

12.6 Fígado e Vias Biliares, 233

12.7 Cintilografia Hepática com Hemácias Marcadas para a Avaliação de Hemangioma Hepático, 248

12.8 Cintilografia Hepatoesplênica e Pesquisa de Baço Acessório, 251

12.9 Sangramento Intestinal, 255

12.10 Outros Métodos e Técnicas *in Vitro*, 259

12.1 Trânsito Esofágico

HEITOR NAOKI SADO

Conteúdo
Bases
  Radiofármacos
  Protocolos de Aquisição e Processamento
  Interpretação da Imagem e Curvas
Aplicações Clínicas
  Acalasia
  Espasmo Esofágico Difuso
  Esôfago em Quebra-Nozes
  Esclerodermia
  Distúrbio Motor Inespecífico
  Outros Distúrbios

Bases

Radiofármacos

O radiofármaco ideal para avaliação do trânsito esofágico e gastrointestinal deve permanecer na luz do órgão analisado e, preferencialmente, deve ser disponível, ter baixo custo, ser de fácil preparação e ter características físicas que permitam boa qualidade de imagem com baixa exposição à radiação ionizante. O enxofre coloidal marcado com tecnécio-99m (^{99m}Tc-coloide) apresenta a maioria dessas características, assim como o ^{99m}Tc-DTPA, este último primariamente utilizado nos estudos renais e mais bem abordado no Capítulo 15.1 – Cintilografia renal dinâmica. Outras partículas ou coloides que não são absorvidos pela mucosa esofágica também podem ser utilizados, dependendo da disponibilidade regional.

Protocolos de Aquisição e Processamento

O preparo do paciente envolve jejum de 4 a 6 horas e suspensão de medicamentos que interferem na motilidade esofágica por no mínimo 24 horas. Logicamente não há necessidade de suspender medicamento nos casos de avaliação de resposta terapêutica, por exemplo, isossorbida em caso de acalasia ou bloqueadores de canal de cálcio no espasmo esofágico difuso. O ^{99m}Tc-coloide, na dose de 0,3 a 0,5 mCi (11,1 a 18,5 MBq), é diluído preferencialmente em meio líquido homogêneo (água, suco), no volume de 10 a 20 mL por *bolus* a ser deglutido. Antes do início do estudo, deve-se oferecer líquido "não marcado" (sem o radiofármaco) para o paciente treinar a deglutição em um gole. Como sugestão, posicione o paciente como se fosse iniciar o exame, solicite que ele abra a boca e informe-o de que será colocada água ou suco na boca dele (*bolus* de 10 a 20 mL) e que, ao ouvir a palavra de ordem (por exemplo, "engula"), ele deverá engolir todo o conteúdo em um gole e a seguir abrir a boca novamente sem se mexer, pois vários goles serão necessários no transcorrer do exame. Quanto ao posicionamento, a posição supina elimina o efeito da gravidade, porém a posição em pé ou sentada é mais fisiológica e natural.

No Serviço de Medicina Nuclear do Instituto de Radiologia (InRad) do Hospital das Clínicas da Faculdade de Medicina da Universidade de São Paulo (HCFMUSP), orientamos o total de quatro aquisições dinâmicas para avaliação do tempo de trânsito esofágico, ou seja, duas deglutições do *bolus* do radiofármaco em decúbito dorsal horizontal (DDH) e duas na posição em pé ou sentada, esta última devendo ser utilizada principalmente nos casos de acalasia ou esclerodermia. O protocolo de aquisição para cada deglutição seria: colimador LEAP (*low energy all purpose*) ou HR (*high resolution*), fotopico de 140 keV com janela de 15%, detector centralizado no tórax incluindo no campo de visão a boca até fundo gástrico, matriz de 64 x 64, sequência de uma imagem a cada 0,25 segundo por 0,5 minuto seguida de sequência de uma imagem a cada 1 segundo por 1,5 minuto. É importante lembrar-se de iniciar a sequência dinâmica imediatamente antes de o paciente engolir o *bolus*. Imagens adicionais após 5 ou 10 minutos de deglutições a seco a cada 30 segundos são indicadas para avaliação da porcentagem de retenção esofágica, principalmente nos pacientes com estase.

O processamento das imagens consiste em gerar curvas de atividade-tempo a partir de delimitação de área de interesse (ROI), tanto de forma global (única ROI do esôfago), como de forma regional (três ROIs dividindo o esôfago em terços superior, médio e inferior), e finalmente uma ROI do estômago. Há ainda o processamento por imagens condensadas, que, apesar de ser uma técnica refinada, é pouco utilizado na rotina.

Interpretação da Imagem e Curvas

A interpretação do estudo deve contemplar a análise visual (qualitativa) tanto das imagens dinâmicas como das curvas de atividade *versus* tempo e seus dados quantitativos. Ao analisar as imagens dinâmicas, deve-se acertar o brilho com ajuste da "janela", conforme recomendações no Quadro 12.1.1.

QUADRO 12.1.1
"Janela" Ideal para Interpretação das Imagens

Nível da "Janela"	Brilho/Ganho de Cor da Imagem
Janela inferior	"Janelar" até visualizar discreta atividade difusa de fundo (BG)
Janela superior	"Janelar" até o brilho da atividade do fundo gástrico não prejudicar a visualização do terço inferior do esôfago

Recomenda-se inspeção visual da sequência de quadros e do modo cine, avaliando o padrão de progressão do *bolus* deglutido, presença de estase, episódios de refluxo, atividade extraluminal (fístulas ou aspiração) e alterações grosseiras do calibre e forma do esôfago. Considerar antecedente clínico para não confundir hérnia de hiato com alteração da motilidade esofágica causando estase no terço inferior.

Ao analisar as curvas atividade-tempo, deve-se verificar inicialmente se o trajeto esofágico permanece dentro dos limites da ROI para cada sequência de deglutição. É importante inspecionar o padrão do pico (ou picos) de atividade e proceder à análise dos dados quantitativos. O trânsito esofágico global é determinado por meio da fórmula:

$$C_t = 100 \times (E_{max} - E_t) / E_{max}$$

Onde:

- C_t: porcentagem de esvaziamento no tempo *t*;
- E_{max}: contagem máxima no esôfago;
- E_t: contagem esofágica no tempo *t*.

A partir das imagens tardias realizadas após 10 minutos, a fórmula previamente descrita permite o cálculo da porcentagem de retenção esofágica após 10 minutos (RET_{10min}).

No caso de processamento com ROIs segmentares do esôfago e fundo gástrico, o principal parâmetro seria o tempo de trânsito esofágico (TTE), definido por:

- TTE esofágico = Intervalo de tempo entre o pico de atividade do terço superior e o vale de atividade do terço inferior do esôfago.

O padrão normal consiste na visualização de trânsito anterógrado do *bolus* deglutido através dos terços superior, médio e inferior do esôfago, com relaxamento normal do esfíncter esofagiano inferior e progressão do radiofármaco para o estômago. Certa lentidão da progressão do radiofármaco no terço médio do esôfago pode ocorrer por compressão extrínseca pelo arco aórtico ou bifurcação da traqueia. O tempo de trânsito esofágico (TTE) normal é menor que 14 segundos sendo descrito na literatura valores de 1 a 2 segundos para líquidos. A porcentagem de retenção esofágica após 10 minutos (RET_{10min}) não deve ultrapassar 18% (Figura 12.1.1).

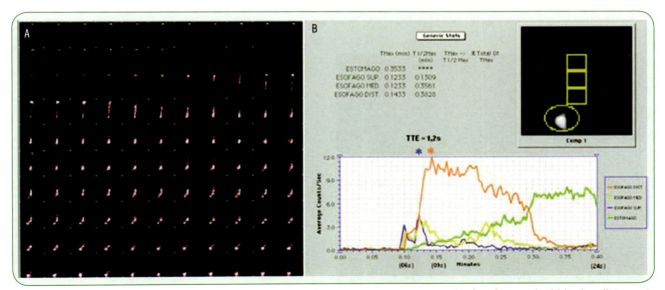

FIGURA 12.1.1. Trânsito esofágico normal. (**A**) Imagens dinâmicas na projeção anterior de tórax foram adquiridas imediatamente após a deglutição de água marcada com ^{99m}Tc-enxofre coloidal demonstrando progressão em tempo normal do radioindicador pelo esôfago. (**B**) Representação gráfica da atividade *versus* tempo dos terços proximal, médio e distal do esôfago e análise quantitativa. Os asteriscos representam os picos de atividade no terço proximal e distal, que permitem o cálculo do TTE, neste caso de 1,2 segundo (normal até 1,4 segundo ou entre 1 e 2 segundos, dependendo da referência adotada).

Aplicações Clínicas

Disfagia e dispepsia são os sintomas mais frequentes nos distúrbios motores do esôfago, sendo a avaliação diagnóstica iniciada por fluoroscopia contrastada e/ou tomografia computadorizada, para investigação de lesões estruturais, e por manometria esofágica, para quantificação da peristalse e da pressão e relaxamento esfincteriano. A cintilografia de trânsito esofágico, por ser um método pouco invasivo e de baixo custo, estaria indicada nos pacientes com resultados inconclusivos ou impossibilidade de realizar a manometria e, principalmente, no seguimento e controle terapêutico das doenças causadoras de alteração motora do esôfago.

Acalasia

É caracterizada pelo não relaxamento do esfíncter esofagiano inferior e perda da peristalse esofágica por degeneração neuronal, podendo ser idiopática ou secundária à doença de Chagas. Ao estudo cintilográfico, pode-se observar acentuada e prolongada retenção do radiofármaco no terço inferior do esôfago, mínima progressão para o estômago, TTE superior a 30 segundos e RET_{10min} maior que 50% (Figura 12.1.2).

Espasmo Esofágico Difuso

Síndrome caracterizada por espasmo dos dois terços inferiores do esôfago e com dor torácica ou disfagia intermitentes, geralmente relacionadas à deglutição de alimentos muito gelados ou quentes. A cintilografia revela movimentação anterógrada e retrógrada com fragmentação do *bolus* do radiofármaco (equivalente ao padrão em "saca-rolha" da esofagografia contrastada), múltiplos picos por segmento na curva de atividade-tempo, TTE superior a 14 segundos e RET_{10min} menor que 30%.

Esôfago em Quebra-Nozes

Caracterizado por peristalse de alta amplitude no corpo esofágico, em geral nos dois terços inferiores, associada à dor torácica ou disfagia, com valores de manometria maiores que 180 mmHg (pressão equivalente ao quebrador de nozes, motivo do nome desse distúrbio). Sua etiologia pode estar relacionada à doença do refluxo gastroesofágico ou síndrome metabólica. A cintilografia pode variar de normal até retenção prolongada do radiofármaco no terço inferior do esôfago, com refluxo moderado até seu terço médio.

Esclerodermia

Doença do tecido conectivo que, na forma sistêmica, costuma acometer a musculatura lisa do esôfago médio e distal. A cintilografia de trânsito esofágico pode detectar alterações motoras antes do aparecimento de sintomas, evidenciando estagnação do *bolus* no terço médio e inferior, TTE superior a 30 segundos e RET_{10min} maior que 30%, com significativa melhora do padrão na posição em pé ou sentada.

Distúrbio Motor Inespecífico

Consiste em alteração na manometria esofágica sem critérios para espasmo difuso, acalasia ou esclerodermia. Na cintilografia pode ocorrer progressão não coordenada do *bolus* com movimentos anterógrado e retrógrado em qualquer segmento, TTE superior a 1,4 segundo e RET_{10min} maior que 18%.

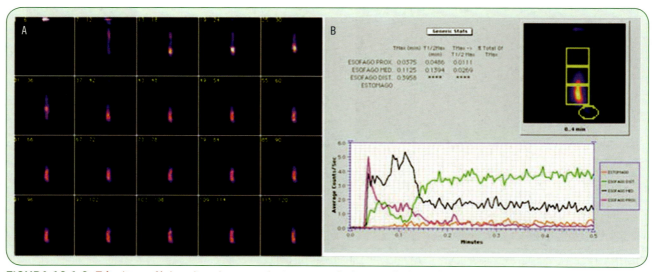

FIGURA 12.1.2. Trânsito esofágico alterado em paciente com acalasia e sorologia positiva para doença de Chagas. (**A**) Imagens dinâmicas na projeção anterior de tórax foram adquiridas imediatamente após a deglutição de água marcada com ^{99m}Tc-enxofre coloidal, demonstrando retardo na progressão do radiofármaco nos terços médio e distal do esôfago. (**B**) Representação da atividade *versus* tempo dos terços proximal, médio e distal do esôfago.

Outros Distúrbios

- Tumores de esôfago: pode haver redução ou afilamento da atividade do radiofármaco, com aumento do TTE.
- Divertículo de Zenker (faringoesofágico): área esférica ou oval de atividade persistente do radiofármaco no terço superior do esôfago.

- Miscelânea: TTE anormal pode ocorrer em pacientes com refluxo gastroesofágico, *diabetes mellitus*, alcoolismo crônico, doenças sistêmicas e/ou com trauma e em idosos (presbiesôfago).

Leitura Sugerida

- Maurer AH, Parkman HP. Update on gastrointestinal scintigraphy. Semin Nucl Med. 2006;36(2):110-8.
- Odunsi ST, Camilleri M. Selected interventions in nuclear medicine: gastrointestinal motor functions. Semin Nucl Med. 2009;39(3):186-94.
- Ziessman HA. Gastrointestinal system. In: Biersack HJ, Freeman LM. Clinical nuclear medicine. Berlin: Springer-Verlag; 2007. p. 213-38.

- Urbain JCP. Gastrointestinal nuclear medicine. In: Baert AL, Sartor K. Diagnostic nuclear medicine. Berlin: Springer-Verlag; 2006. p. 127-34.
- Cordova-Fraga T, Sosa M, Wiechers C, De la Roca-Chiapas JM, Maldonado Moreles A, Bernal-Alvarado J, et al. Effects of anatomical position on esophageal transit time: a biomagnetic diagnostic technique. World J Gastroenterol. 2008;14(37):5707-11.

12.2 Esvaziamento Gástrico

HEITOR NAOKI SADO

Conteúdo

Bases
 Radiofármacos
 Refeição Sólida *versus* Líquido
 Protocolos de Aquisição e Processamento
 Interpretação das Imagens e Curvas

Aplicações Clínicas
 Gastroparesia Diabética e Síndromes de Estase
 Dumping e Síndromes do Esvaziamento Rápido
 Aplicações em Pediatria
 Avaliação de Intervenções e Terapia Farmacológica

Bases

Radiofármacos

Seguindo o mesmo princípio do estudo de trânsito esofágico, o radiofármaco mais utilizado para esvaziamento gástrico é o enxofre coloidal marcado com tecnécio-99m (^{99m}Tc-coloide), que pode ser misturado a líquido ou refeição sólida.

Refeição Sólida *versus* Líquido

Para compreensão dos diferentes mecanismos e padrões de esvaziamento gástrico (EG) de refeição sólida ou líquida, deve-se entender a fisiologia do estômago, que funcionalmente pode ser dividido em duas partes: estômago proximal (fundo), responsável pelo esvaziamento de líquido, e estômago distal (antro), por sua vez responsável pelo esvaziamento de refeição sólida.

O fundo gástrico funciona como um grande reservatório e é o principal regulador do esvaziamento de líquido. A contração tônica do fundo acarreta o esvaziamento exponencial do líquido sem fase de atraso (*lag phase*), e quanto maior o volume líquido, mais rápido será o EG, tornando-se alterado apenas nos estágios avançados da gastroparesia.

Alimentos sólidos são transitoriamente armazenados no fundo até serem transferidos para o antro por lentas contrações rítmicas, onde são triturados. Partículas de 1 a 2 mm conseguem passar pelo piloro para o duodeno, entretanto partículas maiores retornam ao fundo, seguindo novamente para o antro, de forma cíclica, até serem suficientemente trituradas a ponto de saírem do estômago. Dessa maneira, ocorre um atraso no início do EG para sólidos, denominado *lag phase* ou *lag time*. Uma vez iniciado o EG do alimento sólido, o padrão de esvaziamento é contínuo e linear, de forma mais lenta do que o líquido. Ainda, o EG para sólidos depende da quantidade, características físicas e teor nutritivo do alimento, sendo fundamental a padronização da refeição-teste e dos parâmetros normais.

Portanto, na presença de alteração da motilidade gástrica, o EG para refeição sólida apresenta-se alterado precocemente, com maior sensibilidade para detecção de gastroparesia, sendo indicado na maioria dos estudos em adultos. Já o EG para líquidos demora mais para se alterar na gastroparesia (menor sensibilidade), sendo seu uso reservado nos adultos com limitação à refeição sólida ou na faixa pediátrica, na qual o estudo frequentemente está associado à pesquisa de refluxo gastroesofágico (RGE).

Protocolos de Aquisição e Processamento

O preparo e o protocolo diferem nos casos de EG com refeição sólida (em geral adultos) e de EG com líquido (em geral crianças e associada à cintilografia para RGE), com jejum de 8 horas para adultos e de 4 horas para lactentes e crianças. Devido ao efeito de retardo no EG da hiperglicemia, nos pacientes diabéticos ou que apresentem risco de descontrole glicêmico, deve-se realizar glicemia capilar (dextro) antes de oferecer a refeição-teste. O ideal seria um valor menor que 180 mg/dL e, caso dextro seja maior que 275 mg/dL, recomenda-se o uso de insulina com o objetivo de redução para valores de dextro menores que 275 mg/dL. Ainda devido à interferência no EG, recomenda-se não fumar ou ingerir bebidas alcoólicas por 24 horas, e, quando clinicamente possível, suspender por pelo menos 48 horas os medicamentos listados no Quadro 12.2.1.

Seguem protocolos adotados no Centro de Medicina Nuclear do InRad-HCFMUSP, dependendo do tipo de refeição-teste:

- *Radiofármaco*: ^{99m}Tc-coloide na dose de 0,3 a 1,0 mCi (11 a 37 MBq);

QUADRO 12.2.1.
Medicamentos que Interferem no Esvaziamento Gástrico (EG)

Agonistas beta-adrenérgicos

Anticolinérgicos

Antidepressivos tricíclicos

Benzodiazepínicos

Fenotiazínicos

Levodopa

Nifedipina

Pró-cinéticos

Progesterona

Sucralfate

Teofilina

- *Líquido*: leite (mamadeira) ou suco de laranja (400 mL) com radiofármaco diluído de forma homogênea. Início imediato após ingestão, com imagens adquiridas com colimador LEAP ou HR, fotopico de 140 keV com janela de 15%, posição do paciente em DDH, campo de visão incluindo estômago e esôfago se associada à pesquisa de RGE, uma imagem a cada 15 segundos por 60 minutos, matriz de 64 x 64 e *zoom* ajustado para o tamanho do paciente;

- *Sólido*: marcar duas claras de ovos mexidos com o radiofármaco e ingerir com sal e uma fatia de pão. Na sequência ingerir outra fatia de pão com 30 gramas de geleia de morango e beber 120 mL de água. Importante: a refeição sólida deve ser ingerida em menos de 10 minutos, com início imediato do estudo de EG, utilizando o mesmo colimador, fotopico e janela descritos no EG para líquido, com paciente em DDH, detector centrado na região epigástrica nas projeções anterior e posterior ou apenas oblíqua anterior esquerda, e matriz de 128 x 128. Nos casos de avaliação de esvaziamento acelerado, realiza-se inicialmente sequência de uma imagem a cada minuto com duração de 20 minutos, seguida de imagens estáticas de 1 minuto nos tempos 1, 2 e 4 horas. Nos casos de avaliação de retardo do esvaziamento, não se realiza a sequência de 20 minutos, iniciando-se pelas imagens estáticas nos tempos 0, 1, 2 e 4 horas;

- *Processamento*: gerar curva de atividade *versus* tempo por meio de ROI (*region of interesting*) delimitando o estômago cheio (em geral utilizando a primeira imagem), com cuidado de verificar a transposição da ROI no conjunto das imagens, objetivando evitar erros de subestimação ou superestimação da atividade gástrica decorrentes de movimentação do paciente, sobreposição de atividade adjacente em duodeno e intestino ou alterações anatômicas de base, tal qual hérnias de hiato ou cirurgias prévias (Figura 12.2.1). Deve-se preferir

aquisição nas projeções anterior e posterior, que permite calcular a média geométrica das contagens para correção de atenuação por diferenças de profundidade entre o estômago proximal e o distal (fundo mais posterior em relação ao antro), que, caso não seja realizada, pode subestimar o EG em torno de 10% a 50%, principalmente para alimento sólido e pacientes obesos. Caso não seja possível a aquisição de duas projeções por imagem, deve-se utilizar a aquisição em oblíqua anterior esquerda, que minimiza o efeito das diferenças de profundidade no sentido anteroposterior. No protocolo de EG para sólido, devido à meia-vida do ^{99m}Tc e à duração de 4 horas do estudo, é obrigatória a correção de decaimento. No caso do protocolo de EG para líquido, devido à maior velocidade de esvaziamento e à participação principal da região fúndica, não é obrigatória a correção de atenuação ou decaimento no processamento dos dados para geração da curva atividade *versus* tempo.

Interpretação das Imagens e Curvas

- *EG para líquido*: em geral associado à pesquisa de RGE, devendo seguir as mesmas recomendações gerais abordadas no respectivo tópico. Deve-se avaliar a progressão do radiofármaco pelo estômago, duodeno e intestino delgado proximal, com atenção para eventuais distorções grosseiras da anatomia. No estudo normal, a curva de atividade *versus* tempo apresenta padrão exponencial, com rápido e imediato esvaziamento líquido (sem *lag phase*), e valores normais de T1/2 de 20 a 40 minutos e porcentagem de EG de 1 hora maior que 50%.

- *EG para sólido*: deve-se analisar as imagens quadro a quadro e no modo cine nos casos de aquisição da sequência inicial de 20 minutos, por sua vez indicada na avaliação de esvaziamento acelerado. Deve-se avaliar a progressão do radiofármaco pelo estômago, duodeno e alças intestinais, com atenção para eventuais distorções grosseiras da anatomia, como eventuais falhas de enchimento persistentes, hérnias de hiato e alterações pós-operatórias, que devem ser consideradas na delimitação da ROI e descritas, com sugestão de complementação com estudo anatômico nos casos pertinentes. O EG normal para sólido apresenta um atraso no início (*lag phase* ou *lag time*) que corresponde ao tempo para ocorrer 10% de EG, seguido de curva de esvaziamento de padrão linear. O principal parâmetro para análise do EG para sólido é o valor de retenção gástrica, sendo normal a retenção de 30% a 90% após 1 hora, menor que 60% após 2 horas e menor que 10% após 4 horas. Estudos demonstram que o valor de retenção de 4 horas apresenta maior reprodutibilidade e sensibilidade para detecção de anormalidades do EG, devendo, portanto, ser o mais valorizado na interpretação do exame. Já os limites normais do *lag time* e seu significado clínico são controversos, assim como o valor de T1/2, sendo provavelmente mais significativos nos casos de esvaziamento acelerado, onde T1/2 inferior a 30 minutos indicaria EG rápido para sólido.

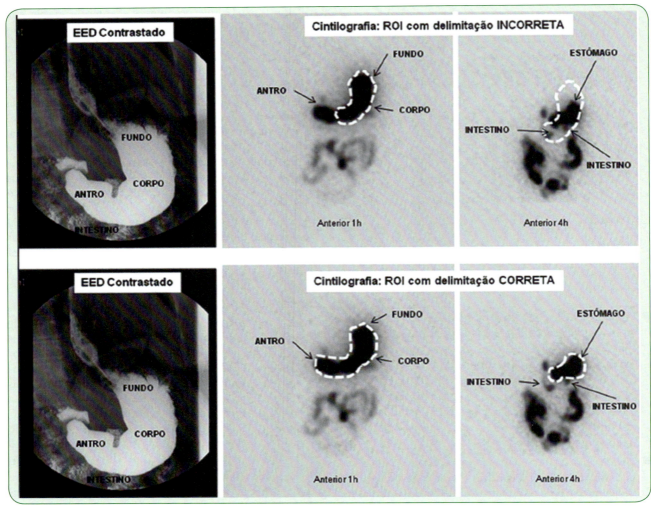

FIGURA 12.2.1. Importância da delimitação da ROI (linha branca tracejada): à esquerda imagem de EED da mesma paciente para referência anatômica. Na fileira de cima, exemplo de ROI incorreta, sem representação do antro na imagem de 1 hora e incluindo alça intestinal na imagem de 4 horas. Na fileira de baixo, está exemplificada ROI correta, com inclusão do estômago inteiro e com cuidado de não incluir alça intestinal.

A Figura 12.2.2 exemplifica estudo de EG para sólido alterado.

Aplicações Clínicas

Gastroparesia Diabética e Síndromes de Estase

Náusea pós-prandial, vômitos, distensão ou desconforto abdominal e saciedade precoce são os principais sintomas de retardo no EG, tendo como uma das causas mais frequentes a gastroparesia diabética, que acomete pacientes insulinodependentes de longa data. A fisiopatologia está relacionada à lesão do nervo vago decorrente da neuropatia diabética, e o retardo no EG pode prejudicar o adequado controle glicêmico. Apesar de a grande maioria apresentar EG lento, pequena parcela desses pacientes diabéticos podem apresentar EG acelerado.

Nos pacientes com sintomas de dispepsia, em cerca de 50% dos casos não se encontra alteração anatômica ou causa definida, caracterizando a dispepsia não ulcerosa, que por sua vez pode estar relacionada com alterações funcionais e retardo no EG em cerca de 40% dos casos.

Portanto, a cintilografia de EG pode ser indicada nos diabéticos com sintomas de gastroparesia ou difícil controle glicêmico, assim como nos pacientes com dispepsia e endoscopia normal e nos casos de RGE de difícil tratamento.

O estudo do EG pode auxiliar em outras inúmeras doenças ou alterações anatômicas que podem causar síndromes de estase gástrica, sendo listadas no Quadro 12.2.2.

Capítulo 12 – Gastrointestinal

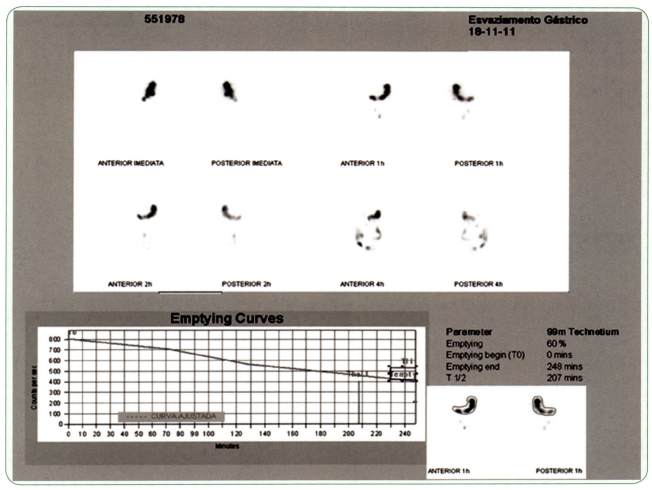

FIGURA 12.2.2. Cintilografia de EG para alimento sólido marcado com ^{99m}Tc-coloide, confirmando suspeita clínica de gastroparesia diabética. A análise das imagens demonstra quantidade significativa de alimento marcado no estômago até o final do estudo. A análise quantitativa evidencia porcentagens de retenção de 1 hora: 86% (NI < 90%), 2 horas: 71% (NI < 60%) e 4 horas: 40% (NI < 10%).

QUADRO 12.2.2
Causas de Alteração no Esvaziamento Gástrico (EG)

EG Retardado	EG Acelerado
• Gastroparesia diabética	• Gastroenteropatia diabética
• Dispepsia não ulcerosa	• Piloroplastia
• Hipotireoidismo	• Hemigastrectomia
• Úlcera gástrica	• Hipertireoidismo
• Doença do tecido conectivo (LES)	• Síndrome de Zollinger-Ellison
• Amiloidose	(Gastrinoma)
• Anemia perniciosa	
• Pós-vagotomia	
• Tumor	
• Hiperglicemia	
• Uremia	
• Hipercalcemia	
• Gastroenterite	
• Doença de Parkinson	
• HIV	

Dumping e Síndromes do Esvaziamento Rápido

A síndrome de *dumping* é uma resposta do organismo à presença de grandes quantidades de alimentos hiperosmolares no intestino proximal, decorrente de EG acelerado após gastrectomia parcial. Os sintomas podem ser precoces relacionados à translocação de líquido para a luz intestinal e resposta vaso-vagal com taquicardia, sudorese, sonolência, sensação de morte, diarreia etc.; ou sintomas tardios de hipoglicemia devidos à absorção intestinal e à liberação de grande quantidade de insulina. Estudos demonstram ocorrência de *dumping* variando de 1% a 22% após gastrectomia por úlcera, sendo menos frequente (cerca de 1%) nos casos de vagotomia proximal. A cintilografia de EG é útil na detecção de EG rápido, uma vez que os sintomas muitas vezes são inespecíficos. É bom lembrar da importância da sequência inicial de 20 minutos (avaliação do *lag time*) e do valor de T1/2.

Aplicações em Pediatria

Devido à relação direta entre RGE e à retenção no estômago proximal (fundo), o estudo de EG para líquido pode ser indicado em associação à pesquisa de RGE em lactentes. Alguns estudos com amostra restrita sugerem valores normais de EG para sólidos semelhantes entre adultos e crianças na faixa etária de 5 a 11 anos, podendo diagnosticar disfunção da motilidade gástrica, frequentemente presente nas crianças com déficits neurológicos, com trabalhos demonstrando sua utilidade na indicação e controle de intervenções cirúrgicas, tanto após piloroplastia com balão, como nas cirurgias antirrefluxo.

Avaliação de Intervenções e Terapia Farmacológica

Desde que o protocolo esteja padronizado, e por envolver baixas doses de radiação, não ser invasiva e fornecer medidas quantitativas reprodutíveis, a cintilografia de EG pode ser útil no controle de efeitos de medicamentos pró-cinéticos e cirurgias gástricas, porém tais indicações ainda necessitam de validação científica.

Leitura Sugerida

- Maurer AH, Parkman HP. Update on gastrointestinal scintigraphy. Semin Nucl Med. 2006;36(2):110-8.
- Odunsi ST, Camilleri M. Selected interventions in nuclear medicine: gastrointestinal motor functions. Semin Nucl Med. 2009;39(3):186-94.
- Ziessman HA. Gastrointestinal system. In: Biersack HJ, Freeman LM. Clinical nuclear medicine. Berlin: Springer-Verlag; 2007. p. 213-38.
- Harding LK, Notghi A. Gastrintestinal tract and liver. In: Sharp PF, Gemmell HG, Murray AD. Practical nuclear medicine. London: Springer-Verlag; 2005. p. 273-304.
- Warrington JC, Charron M. Pediatric gastrointestinal nuclear medicine. Semin Nucl Med. 2007;37(4):269-85.

Capítulo 12 – Gastrointestinal

12.3 Refluxo Gastroesofágico e Pesquisa de Aspiração Pulmonar

HEITOR NAOKI SADO

Conteúdo

REFLUXO GASTROESOFÁGICO
Bases
  Radiofármacos
  Protocolos de Aquisição e Processamento
  Interpretação da Imagem e Curvas
Aplicações Clínicas
  Detecção de Refluxo em Crianças e Adultos
  Estudos de Seguimento
  Comparação com Outras Modalidades

PESQUISA DE ASPIRAÇÃO PULMONAR
Bases
  Radiofármacos
  Protocolos de Aquisição e Processamento Conjugados à Pesquisa de RGE
  Salivagrama
  Interpretação da Imagem
Aplicações Clínicas
  Aspiração Associada ao RGE e Neuropatia

REFLUXO GASTROESOFÁGICO

Bases

Radiofármacos

O radiofármaco ideal para avaliação do refluxo gastroesofágico (RGE) se enquadra nas mesmas características descritas na avaliação do trânsito esofágico, ou seja, não ser absorvido e permanecer na luz do órgão analisado, ser disponível e ter características físicas que permitam boa qualidade de imagem com baixa exposição à radiação ionizante. O enxofre coloidal marcado com tecnécio-99m (^{99m}Tc-coloide) apresenta a maioria dessas características, assim como o ^{99m}Tc-DTPA.

Protocolos de Aquisição e Processamento

O preparo dependerá da faixa etária. Para lactentes e crianças (com menos de 4 meses), deve-se suspender a última amamentação ou jejum de 4 a 6 horas. Para adultos, orienta-se jejum a partir da noite anterior ao exame (pelo menos 6 a 8 horas). No caso de uso de medicamentos pró-cinéticos (metroclopramida, domperidona, antiácidos), deve-se verificar a intenção do exame, pois não haverá necessidade de suspensão nos casos de controle de resposta terapêutica. O ^{99m}Tc-coloide na dose de 0,3 a 1,0 mCi (11,1 a 37,0 MBq) é diluído em 30 mL de meio líquido, no caso mamadeira com leite não engrossado para lactentes e crianças, e leite ou suco de laranja para adultos. Imediatamente após ingestão do líquido marcado com radiofármaco, para lactentes e crianças menores de 4 meses, é oferecido leite não marcado até a saciedade (ideal 15 mL/

kg peso), sendo estimulada a eructação antes de elas se deitarem para o exame. Para adultos, são oferecidos 400 mL de leite ou suco não marcado, objetivando limpar atividade residual na boca e esôfago e completar volume gástrico adequado para detecção do RGE. Caso persista atividade residual na boca, são oferecidos mais 30 mL de água não marcada. Nos adultos, para aumentar a sensibilidade do estudo, pode-se usar cinta abdominal inflável para aumentar o gradiente de pressão, com incrementos de 20 mmHg a cada quadro de 30 segundos no transcorrer do estudo até o máximo de 100 mmHg. Outra intervenção seria aumentar a carga ácida de forma semelhante ao teste de Bernstein, no caso misturando 150 mL de suco de laranja com 150 mL de solução de ácido hidroclorídrico 0,1 N (ideal pH entre 1,0 e 1,5), objetivando causar o RGE ou o sintoma característico. Em razão da complexidade operacional e do risco de complicações respiratórias (cinta abdominal), tais intervenções não são utilizadas na rotina, principalmente em lactentes e crianças, sendo preferível a alteração de decúbitos (posição de Trendelemburg ou oblíqua anterior esquerda) ou pressão abdominal manual.

Protocolo de aquisição: colimador LEAP ou HR, fotopico de 140 keV com janela de 15%, posição do paciente em DDH com detector centralizado no tórax incluindo a boca até fundo gástrico ou estômago todo para melhor quantificação, matriz de 128 × 128, sequência de uma imagem a cada 15 segundos por 30 a 60 minutos e *zoom* ajustado para o tamanho do paciente. A projeção anterior diminui a atenuação do esôfago pela coluna vertebral, porém pode aumentar ansiedade e causar choro nos lactentes, preferindo-se a projeção posterior para minimizar artefatos por movimentação.

As imagens podem ser processadas na forma de curva de atividade *versus* tempo por meio da delimitação de

ROIs, de forma global (única ROI no esôfago) ou regional (suficientes dois ROIs dividindo o esôfago em metade superior e inferior), além de ROI para descontar atividade de fundo paraesofágica (BG) e finalmente ROI do estômago.

Interpretação da Imagem e Curvas

A interpretação visual (qualitativa) das imagens dinâmicas segue as mesmas recomendações de ajuste da "janela". A análise qualitativa se faz por inspeção das imagens adquiridas a cada 15 segundos, em geral condensadas em quadros de 1 minuto. Realiza-se inspeção adicional no modo cine, principalmente nos casos de atividade residual na boca e esôfago ou regurgitação já no início do estudo, objetivando diferenciar fluxo anterógrado por atividade deglutida de fluxo retrógrado por RGE, além de identificar movimentação do paciente que possa prejudicar a análise da curva atividade *versus* tempo.

Ao analisar a curva de atividade *versus* tempo, verifica-se se o trajeto esofágico e do estômago permanecem dentro dos limites da ROI durante o estudo. Inspeciona-se o padrão do pico (ou picos) de atividade e procede-se à análise dos dados quantitativos. O RGE pode ser identificado por picos de atividade esofágica e pela seguinte fórmula:

$$R = 100 \times (E_t - E_b) / G_0$$

Onde:
- *R*: porcentagem de RGE;
- E_t: contagem esofágica no tempo *t*;
- E_b: contagem do *BG* paraesofágico;
- G_0: contagem do estômago no início do estudo.

O padrão cintilográfico normal é não observarmos atividade gástrica retrógrada para o esôfago, não ocorrer pico esofágico significativo na curva de atividade *versus* tempo e a quantificação da porcentagem de RGE (R) ser menor que 3%. Caso apareça atividade na projeção de campos pulmonares, antes de sugerir diagnóstico de aspiração, primeiramente se deve descartar artefato por contaminação externa e, após, proceder à manobra de limpeza, troca de roupa ou projeções laterais (Figura 12.3.1).

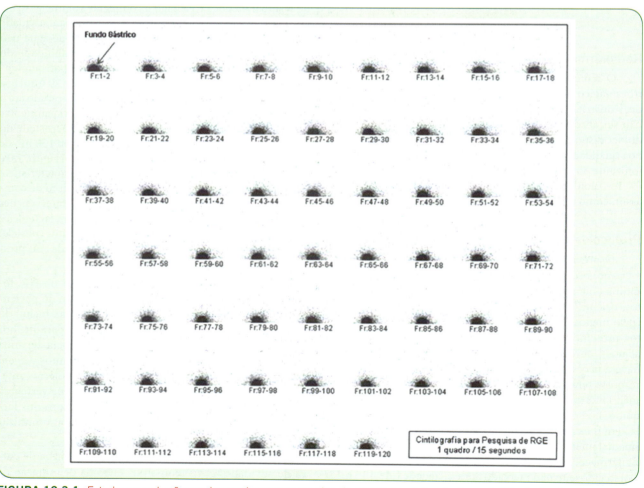

FIGURA 12.3.1. Estudo normal: não se observa imagem sugestiva de atividade retrógrada do conteúdo do fundo gástrico para o esôfago. Note o ajuste da "janela" ou ganho de brilho para adequada análise das imagens.

Aplicações Clínicas

Detecção de Refluxo em Crianças e Adultos

Clinicamente o RGE pode ser classificado como fisiológico ou patológico. Nos lactentes pode ser fisiológico até os 4 meses de idade, em geral com resolução espontânea entre sete a oito meses. Já nas crianças maiores ou em adultos, o RGE pode ser fisiológico no período pós-prandial imediato, devido ao relaxamento transitório do esfíncter esofagiano inferior. O RGE patológico acontece na persistência de regurgitações ou vômitos em crianças maiores de 6 meses, além de sinais e sintomas clínicos, tais como parada do crescimento, irritabilidade e sintomas respiratórios nas crianças, e sinais e sintomas de esofagite no adulto. A sensibilidade da cintilografia para detecção de RGE varia de 80% a 90%, dependendo do protocolo e da duração do exame (sensibilidade ótima em estudos com duração de 60 minutos, semelhante à sensibilidade da pHmetria de 24 horas). Cintilograficamente, a presença de RGE é detectada como atividade esofágica retrógrada nas imagens dinâmicas e porcentagem de RGE maior que 4% (especificidade de 90%), associada a pico esofágico na curva de atividade-tempo. Apesar de ainda não existirem critérios cintilográficos estabelecidos para isoladamente diferenciar o RGE fisiológico do patológico, alguns autores sugerem que o RGE alto (atingindo mais da metade do comprimento do esôfago) e de longa duração (maior que 10 a 15 segundos) apresentam maior significado clínico. Extrapolando os critérios da pHmetria esofágica de 24 horas para a cintilografia, poderíamos também imaginar que mais de um episódio de RGE alto e de longa duração num período de 30 minutos teria maior probabilidade de sintomatologia e significado clínico. Portanto, recomenda-se considerar tais parâmetros na interpretação global da cintilografia para RGE, como forma de auxiliar o clínico em relação à valorização ou não dos achados cintilográficos (Figura 12.3.2).

Estudos de Seguimento

A cintilografia para RGE permite análises quantitativas de forma reprodutível e pouco invasiva, com baixo custo e baixa exposição à radiação ionizante, sendo, portanto, um método ideal para seguimento e avaliação de resposta terapêutica, quer seja após medidas gerais (postura, alimentação), após introdução de medicamentos pró-cinéticos ou após cirurgias antirrefluxo. No caso de presença de RGE no estudo de seguimento, além da análise quantitativa pelo valor de porcentagem de RGE, comparar também parâmetros como número, extensão (altura) e duração dos episódios de RGE. Nos casos de uso de medicamentos pró-cinéticos, alguns autores recomendam complementar com estudo de esvaziamento gástrico, devido à associação entre menor retenção de líquidos no fundo gástrico e redução de episódios de RGE.

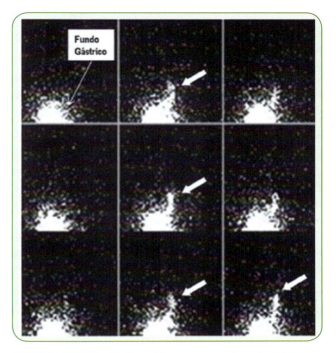

FIGURA 12.3.2. Cintilografia para pesquisa de RGE com aquisição de um quadro/minuto na projeção posterior do tórax e abdome: as setas brancas indicam presença de vários episódios de RGE até o terço médio do esôfago.

Comparação com Outras Modalidades

O diagnóstico do RGE, tanto fisiológico como patológico, inicia-se pela suspeita e avaliação clínica, sendo os exames complementares utilizados para confirmação, seguimento e controle terapêutico.

A radiografia contrastada do esôfago, estômago e duodeno (REED) é frequentemente utilizada por sua maior disponibilidade, além de ser útil na detecção de alterações anatômicas, obstruções, fístulas traqueoesofágicas, hérnia de hiato e distúrbios da motilidade como espasmos. Entretanto, a REED apresenta sensibilidade reduzida (50% a 65%) devida à curta duração do exame pela limitação da dose de radiação, além de resultado falso-positivo que pode ocorrer após deglutição e distensão gástrica inerente à técnica do exame.

A manometria esofágica é invasiva e de difícil realização na criança. O exame diagnostica alterações de pressão que podem estar relacionadas ao RGE, como hipotonia do esfíncter esofagiano inferior (pressão < 6 mmHg), mas não necessariamente a presença ou intensidade do refluxo.

A endoscopia digestiva alta (EDA) é invasiva e requer anestesia ou sedação, sendo raramente utilizada em crianças e mais comumente no adulto, pois consegue diagnosticar a esofagite e suas complicações, além de hérnias de hiato. Assim como a manometria, a EDA não diagnostica diretamente o RGE, mas é essencialmente útil nos adultos por avaliar e permitir biópsia de lesões suspeitas e alterações pré-malignas decorrentes da esofagite, por exemplo, o esôfago de Barrett.

A pHmetria esofágica documenta a acidificação do esôfago durante períodos prolongados (24 horas), com sensibilidade variando de 80% a 93% e especificidade alta, de 93% a 97%. A pHmetria é invasiva, com necessidade de sondagem, e está indicada nos casos de apresentações não usuais do RGE (por exemplo, complicações respiratórias de difícil controle) e para avaliar resposta ao tratamento clínico ou cirúrgico. O pH normal do esôfago varia de 5 a 7, com valores menores que 4 sugestivos de refluxo ácido.

O teste de Bernstein modificado consiste na instilação de solução ácida no esôfago e, quando positivo, desencadeia sintomas de esofagite ou respiratórios. Representa método invasivo com necessidade de sondagem, além de não identificar ou quantificar diretamente o RGE.

Finalmente, a cintilografia para detecção do RGE apresenta sensibilidade similar à pHmetria de 24 horas (principalmente em estudos com duração de 60 minutos), e em relação aos outros métodos, apresenta a vantagem de não ser invasiva e permitir visualização direta e quantificação do RGE, de forma reprodutível e com baixo custo e dose de radiação, permitindo estudos de seguimento e monitoração terapêutica. Como desvantagem, não diagnostica alterações estruturais e mucosas, por sua vez mais bem avaliadas pela REED e EDA.

PESQUISA DE ASPIRAÇÃO PULMONAR

Bases

Radiofármacos

A pesquisa de aspiração pulmonar pode ser realizada como extensão da cintilografia para RGE, ou por meio de avaliação da deglutição da saliva marcada (salivagrama). Utiliza-se o mesmo princípio e radiofármacos já descritos na avaliação do RGE (^{99m}Tc-coloide, ^{99m}Tc-DTPA).

Protocolos de Aquisição e Processamento Conjugados à Pesquisa de RGE

A pesquisa de aspiração pulmonar pode ser realizada conjugada à cintilografia para RGE, com imagem estática tardia 4 horas após ingestão inicial do radiofármaco para avaliação de refluxo, por meio do seguinte protocolo: colimador LEAP ou HR, fotopico de 140 keV com janela de 15%, posição do paciente em DDH, projeção anterior do tórax (incluindo abdome superior), matriz de 128 x 128, imagem estática sem marca por 5 minutos e outra com marcas nos ombros e apêndice xifoide, e *zoom* ajustado para o tamanho do paciente. Caso necessário, complementar com projeções adicionais (laterais ou oblíquas).

Salivagrama

Utilizada para avaliar aspiração secundária a distúrbios da deglutição. Não necessita de preparo. Pode-se uti-

lizar o ^{99m}Tc-coloide na dose de 0,3 a 1,0 mCi (11,1 a 37,0 MBq), por meio de instilação sublingual de duas gotas do radiofármaco em solução salina ou água e início imediato do estudo conforme o protocolo: colimador LEAP ou HR, fotopico de 140 keV com janela de 15%, posição do paciente em DDH, projeção posterior do tórax, sequência dinâmica com uma imagem por minuto durante 30 minutos, matriz de 128 x 128 e *zoom* ajustado para o tamanho do paciente. Imagem estática do tórax após 1 hora da instilação do radiofármaco com protocolo similar ao previamente descrito na pesquisa de aspiração conjugada ao RGE. Caso haja atividade oral ou torácica na imagem estática de 1 hora, repetir imagem estática de 2 horas. Caso necessário, complementar com projeções adicionais (laterais ou oblíquas).

Interpretação da Imagem

No estudo de salivagrama, analisar as imagens quadro a quadro e no modo cine, e nas imagens estáticas, analisar primariamente as imagens sem marcas, utilizando as imagens com marcas apenas para referencial anatômico. O padrão normal é não observarmos atividade do radiofármaco na projeção de campos pulmonares ou árvore traqueobrônquica. No caso de estudo conjugado à pesquisa de RGE, utilizar as imagens dinâmicas iniciais para verificar presença de refluxos esofágicos altos e prolongados que aumentariam as chances de aspiração para o sistema respiratório. Ao detectar atividade nos campos pulmonares, primeiramente descartar artefatos por contaminação externa, procedendo à limpeza, troca de roupa e projeções laterais adicionais. Aspiração para árvore respiratória apresenta padrão característico, com desenho da traqueia e suas ramificações principais. A permanência e a detectabilidade de atividade do radiofármaco no trato respiratório dependerão do tempo da imagem e da capacidade de *clearance* mucociliar. A Figura 12.3.3 ilustra exame de salivagrama normal e positivo para aspiração.

Aplicações Clínicas

Aspiração Associada ao RGE e Neuropatia

Pneumonias de repetição podem estar associadas à aspiração pulmonar crônica, frequentemente em pacientes com déficit neurológico ou após cirurgia do trato respiratório ou digestório superior.

A pesquisa de aspiração pulmonar conjugada à cintilografia para RGE apresenta sensibilidade controversa, com relatos que variam de 0% a 25%. Na experiência do Centro de Medicina Nuclear do InRad-HCFMUSP, raramente se observa estudo conjugado à pesquisa de RGE positivo para aspiração, provavelmente pelo fato de a aquisição de imagem tardia propiciar tempo suficiente para *clearance* mucociliar nos pacientes normais e a aspiração retrógrada secundária ao refluxo ser menos frequente do que aspira-

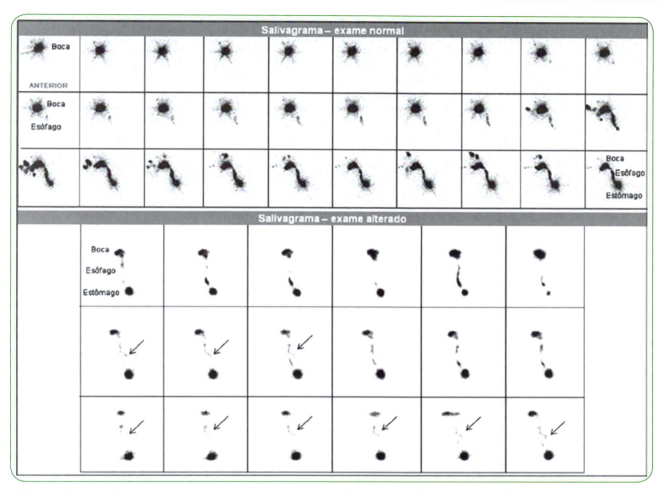

FIGURA 12.3.3. Salivagrama com imagens sequenciais após instilação oral de ^{99m}Tc-coloide: na fileira de cima observa-se progressão normal do radiofármaco da boca para o esôfago e estômago, sem atividade na projeção traqueobrônquica. Na fileira de baixo identifica-se aspiração e atividade delineando a traqueia (setas). Observa-se também artefato por movimentação da boca/cabeça.

ção anterógrada relacionada a distúrbios da deglutição. A Figura 12.3.4 ilustra o caso de paciente com déficit neurológico e distúrbio da deglutição, em que a pesquisa de RGE foi positiva para aspiração, porém com imagem tardia sem atividade anômala pulmonar devido à capacidade preservada de clareamento mucociliar.

Nos pacientes com neuropatia e distúrbio da deglutição, a técnica do salivagrama parece ser o melhor método para detecção de aspiração pulmonar. Estudo em grupo de pacientes com paralisia cerebral grave demonstrou salivagrama positivo para aspiração pulmonar em 56%, videofluoroscopia positiva em 39% e pesquisa conjugada à cintilografia para RGE positiva em apenas 6% do grupo. A maior positividade do salivagrama, em relação à pesquisa de aspiração conjugada à cintilografia para RGE, também pode ser explicada pela maior concentração do radiofármaco na técnica do salivagrama, permitindo maior densidade de contagens e melhor detecção de atividade na árvore respiratória ou pulmões. Outros estudos sugerem valor prognóstico, com melhor evolução de pacientes que apresentam salivagrama negativo para aspiração ou com melhora do padrão após tratamento.

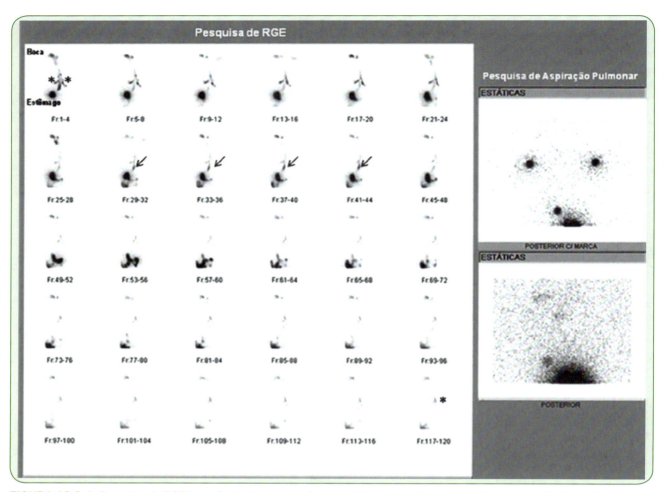

FIGURA 12.3.4. Pesquisa de RGE (sequência de imagens à esquerda) e aspiração pulmonar (imagens à direita) solicitada para paciente com déficit neurológico e distúrbio da deglutição. A pesquisa de RGE demonstra atividade residual em boca e presença de aspiração para árvore traqueobrônquica desde o início co estudo (asteriscos), além de presença de refluxo no transcorrer do exame (setas). As imagens tardias para pesquisa de aspiração pulmonar não demonstram atividade anômala nos campos pulmonares ou árvore traqueobrônquica.

Leitura Sugerida

Refluxo gastroesofágico
- Maurer AH, Parkman HP. Update on gastrointestinal scintigraphy. Semin Nucl Med. 2006;36(2):110-8.
- Odunsi ST, Camilleri M. Selected interventions in nuclear medicine: gastrointestinal motor functions. Semin Nucl Med. 2009;39(3):186-94.
- Norton RC, Penna FJ. Gastroesophageal reflux. J Pediatr. 2000;76 Suppl 1: S218-24.
- Biersack HJ, Freeman LM. Clinical Nuclear Medicine. 2007.
- Warrington JC, Charron M. Pediatric gastrointestinal nuclear medicine. Semin Nucl Med. 2007;37(4):269-85.

Pesquisa de aspiração pulmonar
- Maurer AH, Parkman HP. Update on gastrointestinal scintigraphy. Semin Nucl Med. 2006;36(2):110-8.
- Warrington JC, Charron M. Pediatric gastrointestinal nuclear medicine. Semin Nucl Med. 2007;37(4):269-85.

12.4 Mucosa Gástrica Ectópica

HEITOR NAOKI SADO

Conteúdo

Bases
  Radiofármaco
  Mecanismos de Captação e Biodistribuição
  Intervenções Farmacológicas
  Protocolos de Aquisição e Processamento
  Interpretação das Imagens

Aplicações Clínicas
  Divertículo de Meckel
  Duplicação Gastrointestinal
  Antro Gástrico Retido
  Esôfago de Barrett

Bases

Radiofármaco

O pertecnetato, ou mais especificamente pertecnetato de sódio ($Na^{99m}TcO_4$), é o radiofármaco utilizado na pesquisa de mucosa gástrica ectópica.

Mecanismos de Captação e Biodistribuição

O $Na^{99m}TcO_4$ é obtido após eluição de gerador de ^{99}Mo com solução salina, apresentando carga e tamanho similar aos dos íons iodeto e cloreto. Após injeção intravenosa, o pertecnetato se liga fracamente a proteínas plasmáticas, distribuindo-se no fluido extracelular em alguns minutos, sendo então rapidamente concentrado nas glândulas salivares, plexo coroide, glândula tireoide e *mucosa gástrica*; estudos de autorradiografia demonstraram que a captação gástrica do pertecnetato se faz pelas células secretoras de muco. A excreção do pertecnetato ocorre pelo trato gastrointestinal (o órgão crítico é o cólon) e pelos rins via filtração glomerular e reabsorção tubular parcial, com cerca de um terço da dose injetada sendo eliminada na urina nas primeiras 24 horas.

Intervenções Farmacológicas

Os antagonistas da histamina nos receptores H2 (cimetidina ou ranitidina) podem bloquear a secreção gástrica e reter o pertecnetato, teoricamente melhorando a detecção de mucosa gástrica ectópica. Apesar de o bloqueio da secreção ser principalmente das células parietais e não existir comprovação científica de maior eficiência diagnóstica, devido à disponibilidade, facilidade e segurança de uso, o preparo com cimetidina ou ranitidina é frequentemente utilizado na rotina clínica, conforme protocolo: *ranitidina – crianças* – 2 mg/kg, VO, de 12/12 horas por dois dias antes do exame (máximo de 300 mg/dia); adultos – 150 mg, VO, de 12/12 horas por dois dias antes do exame; na forma intravenosa na dose de 1 mg/kg, máximo de 50 mg, durante 20 minutos, 60 minutos antes do exame; *cimetidina – neonatos* – 10-20 mg/kg/dia, VO; lactentes e crianças maiores – 20 mg/kg/dia, VO, divididos a cada 6 horas por dois dias antes do exame; adultos: 300 mg, VO, de 6/6 horas por dois dias antes do exame; via intravenosa (adultos): 300 mg diluídos em 100 mL de SG 5%, infundidos em 20 minutos, 60 minutos antes do exame. Nas crianças é preferível o uso da ranitidina. Tanto a ranitidina como a cimetidina devem ser evitadas nos pacientes com insuficiência hepatorrenal e discrasias sanguíneas graves.

O glucagon pode ser utilizado para diminuir a motilidade intestinal, reduzindo a velocidade de eliminação e progressão do pertecnetato. Pode ser aplicado na dose de 0,25 a 0,5 mg, EV, cerca de 10 minutos após o início do estudo, ou na dose de 1 mg, IM, no início do estudo. Devido à necessidade de reconstituição com diluente, ao incômodo da injeção e a possíveis efeitos na glicemia, a intervenção farmacológica com glucagon não é utilizada na rotina do Centro de Medicina Nuclear do InRad-HCFMUSP.

O uso da pentagastrina foi descrito como forma de aumentar a captação do pertecnetato pela mucosa gástrica, porém, por causa de seus efeitos colaterais (estímulo da secreção ácida) e indisponibilidade, tal intervenção é pouco utilizada na prática clínica.

Protocolos de Aquisição e Processamento

O preparo do paciente inclui jejum de 4 a 6 horas, sendo recomendada intervenção farmacológica com ranitidina ou cimetidina, conforme descrito no tópico específico.

O pertecnetato é administrado via intravenosa na dose de 5 a 10 mCi (185 a 370 MBq) no adulto e de 0,2 a 0,3 mCi/kg (7,4 a 11,1 MBq/kg) na criança. O exame é realizado com o uso de colimador LEAP ou HR, fotópico de 140 keV com janela de 15%, matriz de 128 x 128, com o paciente em DDH, detector centralizado na cicatriz umbilical com campo de visão incluindo estômago e pelve (ajustar *zoom* para o tamanho do paciente), com início de aquisição da fase de fluxo imediatamente após a injeção do radiofármaco na projeção anterior com uma imagem a cada 3 segundos por 60 segundos, seguida de sequência dinâmica de uma imagem a cada minuto por 45 minutos, e estáticas nas projeções anterior, posterior, laterais e oblíquas do abdome/pelve, com 500 mil contagens na projeção anterior e mesmo tempo nas demais projeções estáticas (máximo de 7 minutos).

Interpretação das Imagens

Na fase de fluxo, verificar a presença de hiperemia focal, que pode corresponder a foco de sangramento ativo, complicações inflamatórias pela presença de mucosa gástrica ectópica (por exemplo, intussuscepção) ou eventuais lesões neoplásicas. O padrão típico da presença de mucosa gástrica ectópica é o aparecimento de captação focal do pertecnetato na projeção de alças intestinais e fora da topografia gástrica, frequentemente nos primeiros 30 minutos do estudo e com ritmo de concentração e clareamento semelhante ao da mucosa gástrica normal. É fundamental analisar as imagens estáticas nas projeções laterais e oblíquas, para afastar falso-positivo por retenção focal no trajeto urinário (a captação focal de mucosa gástrica ectópica no geral é de situação anterior em relação ao trato urinário). Conforme o caso e achados da sequência dinâmica, se a bexiga do paciente estiver repleta, solicitar que ele urine antes do início das imagens estáticas, para que a atividade vesical não interfira na detecção de lesões pélvicas. Utilizar o padrão de concentração gástrica e eliminação renal como forma de certificar o correto uso do radiofármaco, assim como incluir no campo de visão todo o abdome e pelve (visualizar o estômago e a bexiga nos limites superior e inferior das imagens).

Aplicações Clínicas

Divertículo de Meckel

Trata-se anomalia congênita causada por falha embriológica no fechamento do ducto onfalomesentérico, com formação de divertículo localizado na face antimesentérica do intestino delgado, geralmente a cerca de 90 cm da válvula ileocecal, com padrão de captação focal do pertecnetato (em geral alongada ou em forma de gota) no quadrante inferior direito ou região central do abdome. Sua incidência é de cerca de 2%, e 7% a 30% dos divertículos de Meckel apresentam mucosa gástrica ectópica, causando sintomas em 60% dos casos, sendo a grande maioria (98%) de sangramentos intestinais decorrentes de secreção pela mucosa gástrica ectópica e ulceração péptica do divertículo ou íleo adjacente, sendo mais comum em crianças menores de 2 anos. Outras complicações menos frequentes são obstrução, intussuscepção e volvo intestinal. O tratamento do divertículo de Meckel sintomático é cirúrgico; em razão da limitada sensibilidade da radiografia intestinal contrastada (divertículo de óstio estreito, com enchimento insuficiente e clareamento rápido do meio de contraste), a cintilografia para pesquisa de mucosa gástrica ectópica é o método de escolha no diagnóstico pré-operatório do divertículo de Meckel como causa de sangramento intestinal, com sensibilidade e especificidade de cerca de 80% a 90%, porém, apesar desses valores adequados, considerando que os achados cintilográficos acarretam conduta cirúrgica, sempre é importante considerar e minimizar as causas de falso-positivo antes de finalizar a interpretação do exame (Figura 12.4.1).

Duplicação Gastrointestinal

Trata-se de anomalia congênita com formação de cistos ou tubos contento mucosa, musculatura lisa e epitélio alimentar aderidos a qualquer parte do trato gastrointestinal, sendo a maioria no íleo. Aproximadamente 30% a 50% das duplicações intestinais contêm mucosa gástrica ectópica, podendo esta ser diagnosticada pela cintilografia com pertecnetato, com padrão similar ao divertículo de Meckel contendo mucosa gástrica ectópica, devendo ser considerada no diagnóstico diferencial, apesar de não alterar o tratamento, que, quando sintomático, em geral também é cirúrgico. Cerca de 20% das duplicações intestinais ocorrem no mediastino, comumente na forma de cistos, e nesses casos a cintilografia com pertecnetato inicialmente pode apresentar área fotopênica, com captação do radiofármaco tardiamente, sendo necessária imagem de até 24 horas (Figura 12.4.2).

Antro Gástrico Retido

A retenção do antro gástrico junto ao coto duodenal é uma das causas de recidiva de úlcera péptica após gastrectomia parcial com reconstrução Billroth II. A cintilografia para pesquisa de mucosa gástrica pode ser útil no diagnóstico desses casos, principalmente por ser método disponível e minimamente invasivo. Entretanto, devido à possibilidade de falso-negativo nos casos de pequeno volume de mucosa gástrica retida, a cintilografia não deve ser método único, podendo auxiliar nos casos de endoscopia digestiva alta com padrão ou biópsia inconclusiva.

Esôfago de Barrett

Essa alteração é caracterizada pela substituição do epitélio escamoso estratificado normal do esôfago por epitélio colunar do tipo gástrico, com risco de transformação maligna. Quando células gástricas mucoides estão presentes nesse epitélio colunar, pode ocorrer captação do pertecnetato. Existem relatos e série de casos de cintilografia para pesquisa de mucosa gástrica ectópica positiva para esôfago de Barrett, incluindo segmento esofágico médio e até supe-

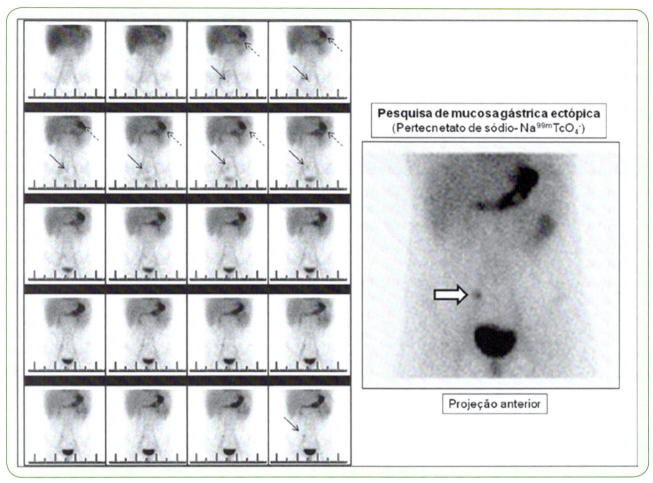

FIGURA 12.4.1. Exame realizado após sensibilização prévia por dois dias com ranitidina demonstra acúmulo focal em fossa ilíaca direita (seta), em ritmo semelhante ao acúmulo na mucosa gástrica (seta tracejada) compatível com mucosa gástrica ectópica. Achados anatomopatológicos confirmaram o diagnóstico.

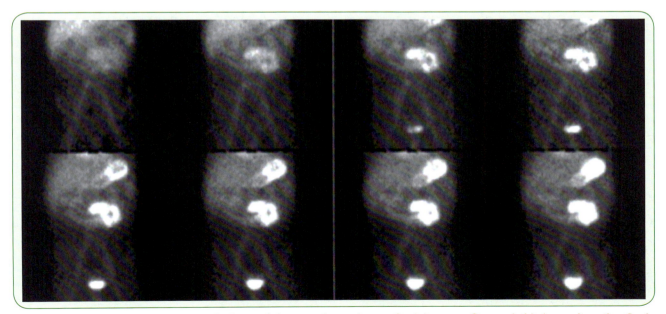

FIGURA 12.4.2. Pesquisa de mucosa gástrica ectópica em criança do sexo feminino, com 9 anos de idade, em investigação de sangramento intestinal. Detectada área de concentração no mesogástrio e flanco esquerdo, com comprovação de cisto de duplicação na cirurgia.

rior, sugerindo indicação do método como forma de orientar biópsia em locais não suspeitos à endoscopia digestiva ou esofagografia contrastada, podendo melhorar o seguimento e o tratamento de doença extensa. Devido à possibilidade de falso-negativo por lesões de pequena extensão ou sem células gástricas mucoides, a cintilografia para pesquisa de mucosa gástrica ectópica não deve substituir a endoscopia e a biópsia, sendo pouco utilizada na rotina clínica. Quando indicada, recomenda-se prolongar a sequência dinâmica para 60 minutos, realizar aspiração contínua da saliva para evitar falso-positivo por atividade deglutida, assim como atentar para a presença de RGE ou hérnia de hiato.

Leitura Sugerida

- Spottswood SE, Pfluger T, Bartold SP, Brandon D, Burchell N, Delbeke D, et al; Society of Nuclear Medicine and Molecular Imaging; European Association of Nuclear Medicine. SNMMI and EANM practice guideline for Meckel diverticulum scintigraphy 2.0. J Nucl Med Technol. 2014;42(3):163-9.

- Ziessman HA. Gastrointestinal system. In: Biersack HJ, Freeman LM. Clinical nuclear medicine. Berlin: Springer-Verlag; 2007. p. 213-38.

- Harding LK, Notghi A. Gastrintestinal tract and liver. In: Sharp PF, Gemmell HG, Murray AD. Practical nuclear medicine. London: Springer-Verlag; 2005. p. 273-304.

- Warrington JC, Charron M. Pediatric gastrointestinal nuclear medicine. Semin Nucl Med. 2007;37(4):269-85.

- Buchpiguel CA, Szego T, Rodrigues JG, Camargo EE, Magalhães AEA, Pinotti HW. Scintigraphic detection of retained gastric antrum: report of a case. Rev Imagem. 1988;10(3):111-3.

- Sfakianakis GN, Conway JJ. Detection of ectopic gastric mucosa in Meckel's diverticulum and in other aberrations by scintigraphy: ii. indications and methods – a 10-year experience. J Nucl Med. 1981;22(8):732-8.

- Marcus CS, Blahd WH. Meckel diverticulum, Barrett esophagus and retained gastric antrum syndrome. West J Med. 1981;134(5):433-4.

Capítulo 12 – Gastrointestinal

12.5 Glândulas Salivares

HEITOR NAOKI SADO

Conteúdo

Bases
  Radiofármaco
  Mecanismos de Captação e Biodistribuição
  Intervenções Farmacológicas
  Protocolos de Aquisição e Processamento
  Interpretação da Imagem e Curva

Aplicações Clínicas
  Síndrome de Sjögren
  Sialadenite
  Litíase
  Lesões Focais

Bases

Radiofármaco

O pertecnetato de sódio ($Na^{99m}TcO_4$), tal como na pesquisa de mucosa gástrica ectópica, é o radiofármaco utilizado na cintilografia de glândulas salivares.

Mecanismos de Captação e Biodistribuição

A biodistribuição geral do $Na^{99m}TcO_4$ foi abordada no tópico sobre mucosa gástrica ectópica. Em relação às glândulas salivares, após injeção intravenosa, o radiofármaco é rapidamente concentrado por meio do mecanismo de co-transporte $Na^+/K^+/2Cl^-$, substituindo o cloreto. A captação do pertecnetato está ligada ao transporte de ânions e à secreção de fluidos pelas células acinares, portanto sua concentração e secreção indicam a presença de parênquima salivar funcional.

Intervenções Farmacológicas

Com objetivo de avaliar a secreção e a drenagem salivar, soluções cítricas ou suco de limão são administrados na cavidade oral do paciente após 10 a 15 minutos da injeção do radiofármaco (pico de concentração glandular), em geral na região sublingual, com o uso de seringa ou cânula de injeção fina sem agulha.

Protocolos de Aquisição e Processamento

O preparo do paciente inclui jejum de 2 horas (inclusive chiclete e bala), e o pertecnetato é administrado via intravenosa, na dose de 5 a 10 mCi (185 a 370 MBq).

O exame é realizado com uso de colimador LEAP ou HR, fotopico de 140 keV com janela de 15%, matriz de 128 x 128, paciente em DDH, projeção anterior, detector centralizado na face com campo de visão incluindo crânio e região cervical (ajustar *zoom* para o tamanho do paciente). Antes de iniciar o estudo, certificar posição centrada e simétrica do crânio e fixar cânula fina de injeção sem agulha (tipo *butterfly*) na bochecha do paciente, com a extremidade na região sublingual, permitindo a administração de suco de limão sem causar artefato de movimento. Iniciar aquisição da fase de fluxo imediatamente após a injeção do radiofármaco na projeção anterior com uma imagem a cada 3 segundos por 60 segundos, seguida de sequência dinâmica de uma imagem a cada 30 segundos por 20 minutos (fase de acúmulo e eliminação), com administração de 10 mL de suco de limão aos 15 minutos (fase de estímulo). Nos casos de antecedente de tumor ou inflamação de glândula salivar, interromper a fase de acúmulo entre o 10º e o 15º minuto, realizar imagens estáticas nas projeções laterais do crânio com 500 mil contagens, seguido de estímulo com suco de limão e nova sequência dinâmica (fase de eliminação) por mais 5 minutos, finalizando com novas imagens estáticas nas projeções laterais. Na sequência dinâmica, delimitar ROIs nas glândulas parótidas e submandibulares para gerar curva de atividade *versus* tempo.

Interpretação da Imagem e Curva

Analisar as imagens quadro a quadro e no modo cine, identificando eventuais artefatos de movimento ou posição não centrada da face. Normalmente, a concentração pelas glândulas parótidas e submandibulares se faz de forma simétrica, com início de captação e visualização das glândulas após 1 a 3 minutos da injeção e pico de concentração entre 5 e 10 minutos, com atividade secretada na cavidade oral podendo ser visualizada entre 10 a 15 minutos. Após o estímulo com suco de limão, ocorre rápida (segundos) e simétrica eliminação do radiofármaco pelas glândulas salivares, com nítida atividade na cavidade oral. Devido à biodistribuição do pertecnetato, pode-se usar como referência e comparar o ritmo e grau de captação das glândulas salivares com a glândula tireoide, desde que afastadas tireoidopatias difusas ou focais, por sua vez relativamente frequentes no adulto. Em relação à análise da curva de atividade *versus* tempo, em geral ela reflete o padrão visual e facilita a visualização da rápida eliminação do radiofármaco após o estímulo com suco de limão. Pode ocorrer assimetria de curvas por rotação e posicionamento inadequado da cabeça do paciente, ou seja, sempre considerar e analisar em conjunto as imagens quadro a quadro, e não a curva de forma isolada (Figura 12.5.1).

Aplicações Clínicas

Síndrome de Sjögren

O acometimento das glândulas salivares é frequente na síndrome de Sjögren. A cintilografia de glândulas salivares representa o método de escolha na avaliação de xerostomia e suspeita de Sjögren, e exame de cintilografia alterado é aceito como um dos critérios para diagnóstico da síndrome pelo Consenso Americano-Europeu. O padrão cintilográfico de déficit generalizado da função de acúmulo e secreção salivar seria compatível com acometimento pela doença (Figura 12.5.2).

Sialadenite

Infecções ou abscessos de glândulas salivares na grande maioria são diagnosticados clinicamente ou por métodos estruturais como o ultrassom, com pouca contribuição da cintilografia. O padrão cintilográfico típico seria hiperemia e aumento focal da captação do pertecnetato no local acometido.

Inflamação difusa com aumento generalizado da captação na cintilografia de glândulas salivares pode ocorrer na sarcoidose, por sua vez melhor avaliada pelo estudo com gálio-67.

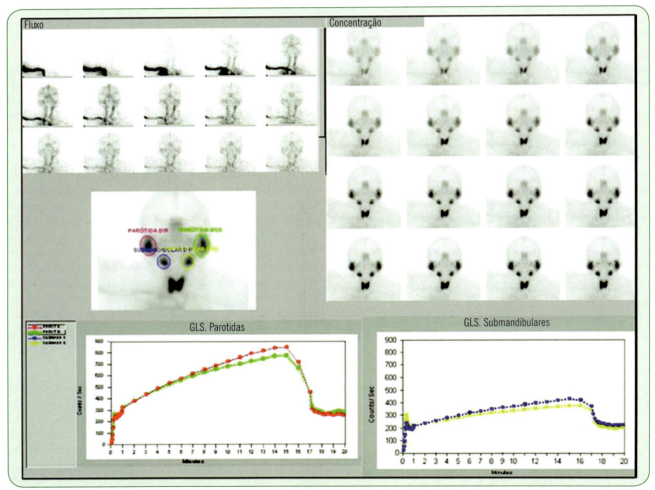

FIGURA 12.5.1. Cintilografia de glândulas salivares com ^{99m}Tc-pertecnetato (Na^{99m}TcO$_4$). Padrão normal, com acúmulo simétrico e em ritmo semelhante ao da tireoide. A fase de eliminação após estímulo com suco de limão está representada no gráfico, com declínio abrupto da curva de concentração após o 17º minuto de estudo.

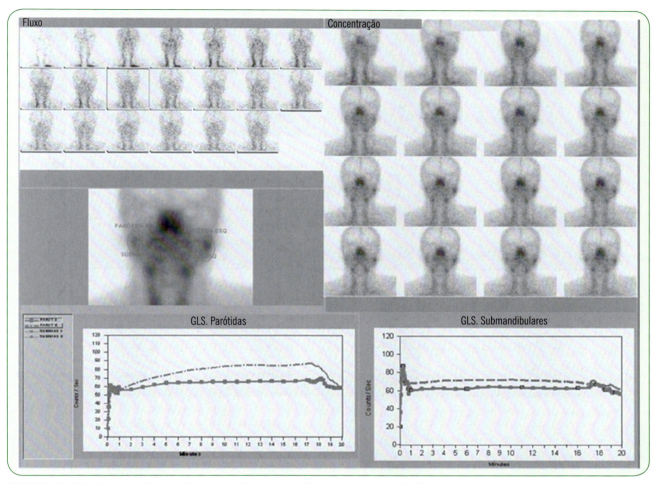

FIGURA 12.5.2. Cintilografia de glândulas salivares com ^{99m}Tc-pertecnetato (Na^{99m}TcO$_4$) demonstrando acentuada redução de concentração do radiofármaco nas parótidas e submandibulares, com consequente dificuldade de eliminação, evidenciada nas curvas de atividade. O paciente teve confirmação posterior de síndrome de Sjögren.

A cintilografia de glândulas salivares pode ser útil na avaliação e seguimento de pacientes submetidos à radioterapia de cabeça e pescoço ou radioiodoterapia, podendo detectar alterações inflamatórias agudas e subagudas ou alterações funcionais sequelares, orientando redução da dose ou maior intervalo entre ciclos de radioterapia, assim como introdução de anti-inflamatórios ou saliva sintética.

Litíase

A litíase em si é mais bem avaliada pela sialografia contrastada, tomografia computadorizada ou ultrassom. O papel da cintilografia de glândulas salivares é avaliar a repercussão inflamatória e funcional secundária à obstrução, assim como ser útil no monitoramento da recuperação funcional e eliminação após tratamento cirúrgico ou medicamentoso (Figura 12.5.3).

Lesões Focais

Lesões focais como tumores ou cistos não são inicialmente avaliadas pela cintilografia de glândulas salivares, devendo ser indicados métodos anatômicos como ultrassom e ressonância magnética. Na cintilografia, os cistos e a maioria dos tumores de glândulas salivares apresentam-se como áreas focais fotopênicas, desde que dentro da resolução espacial do método. A exceção seria o tumor de Warthin (cistoadenoma papilar), que apresenta aumento focal da captação do radiofármaco.

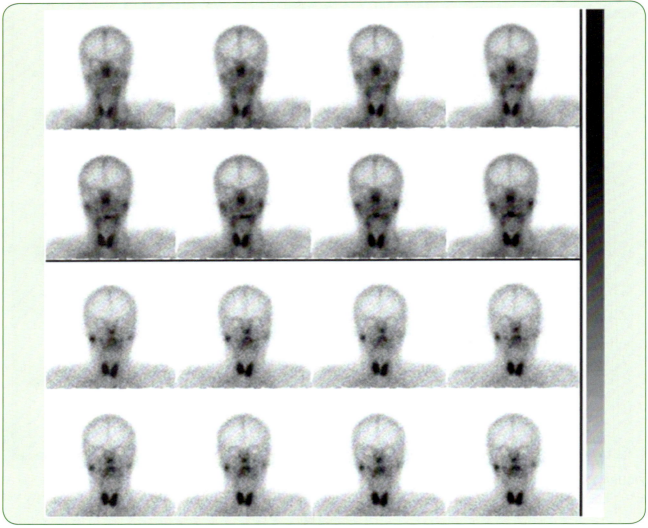

FIGURA 12.5.3. Cintilografia de glândulas salivares com ^{99m}Tc-pertecnetato (Na^{99m}TcO$_4$) em paciente com litíase à direita e queixa de dor após as refeições há dois meses. Nota-se acentuada redução da excreção parotídea direita.

Leitura Sugerida

- Harding LK, Notghi A. Gastrintestinal tract and liver. In: Sharp PF, Gemmell HG, Murray AD. Practical nuclear medicine. London: Springer-Verlag; 2005. p. 273-304.

- Vinagre F, Santos MJ, Prata A, da Silva JC, Santos AI. Assessment of salivary gland function in Sjögren's syndrome: the role of salivary gland scintigraphy. Autoimmun Rev. 2009;8(8):672-6.

12.6 Fígado e Vias Biliares

CARLA RACHEL ONO

Conteúdo
Bases
Radiofármacos/Farmacocinética
Mecanismos de Captação e Biodistribuição Normal
Protocolos de Aquisição e Processamento de Imagens
Preparo Alimentar
Intervenção Farmacológica
Protocolos de Aquisição
Interpretação de Imagem
Fluxo Sanguíneo Hepático
Forma Hepática
Função Hepática
Clareamento do Parênquima Hepático
Aplicações Clínicas
Colecistite Aguda
Intervenção Farmacológica com Sulfato de Morfina
Administração Prévia de CCK-8
Potenciais Causas de Resultados Falso-Positivos
Achados que Auxiliam no Diagnóstico

Doenças Biliares Crônicas Acalculosas
Avaliação da Fração de Ejeção da Vesícula Biliar (FEVB)
Hiperbilirrubinemia
Obstrução do Ducto Hepático Comum *versus* Doença Hepatocitária
Hiperbilirrubinemia Neonatal
Avaliação da Árvore Biliar no Pós-Operatório
Transplante Hepático
Lesões Hepáticas Focais
Hepatocarcinoma
Hiperplasia Nodular Focal
Adenoma Hepático
Outras Doenças do Sistema Biliar
Colangite
Cistos Hepáticos com Comunicação com a Árvore Biliar e Cisto de Colédoco

Bases

Radiofármacos/Farmacocinética

Os derivados de ácido iminodiacético (IDA) marcados com tecnécio-99m são próximos ao ideal para a avaliação do trânsito biliar, com rápida extração pelo fígado, rápido trânsito pelo sistema biliar, baixa absorção intestinal e excreção urinária. Os derivados do IDA mais comuns são: BRIDA (ácido bromo-2, 4, 6-trimetil iminodiacético) e DISIDA (ácido 2, 6-di-isopropil iminodiacético). Ligam-se à albumina após sua administração intravenosa, sendo transportados para o fígado e captados ativamente pelos hepatócitos, por meio de carreadores não sódios-dependentes, por via aniônica orgânica semelhante às vias responsáveis pela captação de bilirrubina. Os compostos não são conjugados e são excretados para os canalículos biliares por transporte ativo e passivo.

Em um indivíduo normal, o ^{99m}Tc-DISIDA após ser administrado por via intravenosa, apresenta um *clearance* sanguíneo rápido. Cerca de 10 minutos após a administração, em torno de 20% da dose administrada permanecem no *pool* sanguíneo, apresentando meia-vida (T½) de clareamento hepático em torno de 15 a 20 minu-

tos. A excreção do radiofármaco é preferencialmente bilio-intestinal, e cerca de 1% da dose administrada é excretado por via urinária. Nos pacientes com hiperbilirrubinemia, há aumento na excreção do radiofármaco por via urinária, podendo atingir até 3% da dose administrada. Caso disponível, o uso de BRIDA em pacientes com disfunção hepática grave poderia ser vantajoso, por ser composto com maior extração hepática e menor excreção urinária que DISIDA.

Mecanismos de Captação e Biodistribuição Normal

Os hepatócitos captam ^{99m}Tc-DISIDA da corrente sanguínea por transporte ativo, observando-se clareamento da atividade do *pool* sanguíneo cardíaco 5 minutos após a sua administração. Seguindo o percurso da bilirrubina no sistema biliar, o ^{99m}Tc-DISIDA é secretado através dos canalículos biliares, seguindo o fluxo habitual da bilirrubina na árvore biliar: vias biliares intra e extra-hepáticas, vesícula biliar e intestino.

O tempo de melhor visualização hepática ocorre entre 5 e 10 minutos após a administração do radiofármaco, com progressivo clareamento hepático, com visualização da via biliar. A vesícula biliar normalmente é observada entre 10 e 30 e as alças intestinais, após 30 minutos, com aumento progressivo da atividade do radiofármaco em alças intestinais ao longo do exame, concomitante com o clareamento hepático progressivo. No entanto, a visualização da atividade do radiofármaco em alças intestinais pode variar de acordo com o tônus do esfíncter de Oddi e o grau de enchimento da vesícula biliar (Figura 12.6.1).

Protocolos de Aquisição e Processamento de Imagens

Para definir o melhor protocolo de aquisição e se há a necessidade de preparo e/ou intervenção farmacológica, é necessário primeiramente definir o objetivo do exame.

Preparo Alimentar

- *Jejum antes do estudo*: necessário jejum de 4 a 8 horas (não ultrapassar 24 horas) para avaliação da vesícula biliar em casos de suspeita de colecistite aguda ou crônica ou discinesia da vesícula biliar.

O fluxo biliar normal segue do ducto hepático comum para dentro de vesícula biliar ou para o duodeno. A quantidade de fluxo biliar em cada direção é determinada principalmente pela pressão do esfíncter de Oddi. Nos indivíduos normais, o fluxo biliar para a vesícula biliar ocorre quando o esfíncter de Oddi está contraído. Alimentação com conteúdo lipídico e aminoácidos ao entrar no duodeno causa a liberação da colecistoquinina (CCK) pelo duodeno e jejum proximal, que, ao entrar em contato com a

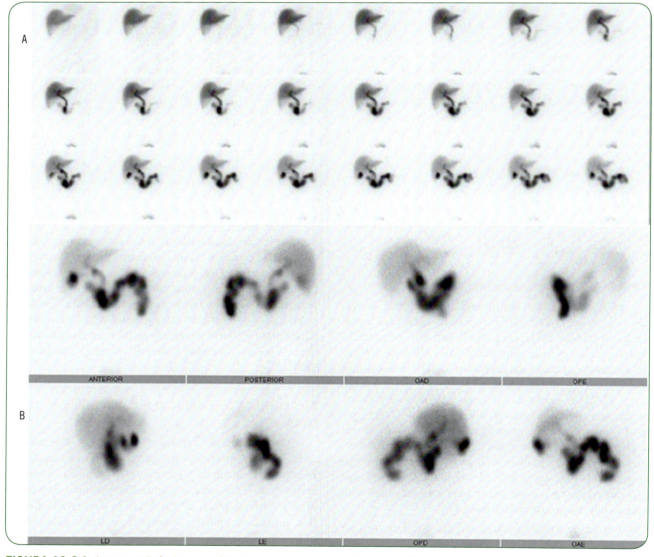

FIGURA 12.6.1. Imagens dinâmicas por 60 minutos na projeção anterior de abdome e estáticas nas projeções anterior, posterior, oblíquas e laterais de abdome após uma hora da administração de ⁹⁹ᵐTc-DISIDA, demonstrando concentração e eliminação do radiofármaco em tempos normais pelo fígado, com visualização de vias biliares intra e extra-hepáticas, vesícula biliar e alças intestinais em tempos normais.

vesícula biliar, a contrai, dilata o esfíncter de Oddi e aumenta a secreção de bile pelos hepatócitos. Todos esses fatores aumentam o fluxo da bile para o duodeno, por isso a necessidade do jejum na avaliação da vesícula biliar, pois, caso o paciente não se encontre em um período adequado de jejum, a vesícula biliar vai estar contraída, dificultando a entrada do ^{99m}Tc-DISIDA para o interior dela.

- *Alimentação antes do início do exame*: em casos em que se deseja a liberação da CCK e a contração da vesícula biliar, para dificultar a entrada do ^{99m}Tc-DISIDA no seu interior. Essa manobra permite que a atividade presente na vesícula biliar não dificulte a identificação de uma lesão-alvo (normalmente avaliação de nódulo hepático).

Em situações pós-operatórias, como pós-transplante hepático e avaliação de cirurgia de via biliar com o objetivo de verificar se a derivação biliodigestiva está pérvia e/ou avaliar a presença de fístula biliar, não é necessário nenhum preparo.

Intervenção Farmacológica

Decididas com base no conhecimento do mecanismo de ação da droga e o racional para a doença em investigação.

- Fenobarbital: estimula o transporte hepático pelo sistema de ânions orgânicos por meio da indução das enzimas microssomais hepáticas, aumentando a conjugação e a excreção da bilirrubina. Utilizado na dose diária de 5 mg/kg, dividida em duas doses por cinco dias antes da realização do exame. Em pacientes na idade neonatal pode haver imaturidade do sistema microssomal hepático, que diminui a capacidade de os hepatócitos captarem ^{99m}Tc-DISIDA. O fenobarbital estimula a captação do ^{99m}Tc-DISIDA pelos hepatócitos e a sua excreção para a árvore biliar e as alças intestinais, o que pode reduzir estudos falso-positivos para atresia de vias biliares em casos de icterícia neonatal.

- Morfina: contrai o esfíncter de Oddi e aumenta a pressão intraductal no colédoco, forçando o fluxo da bile para o interior da vesícula biliar caso o ducto cístico esteja pérvio. A dose usual é de 0,04 mg/kg, por via intravenosa, de forma lenta em 3 minutos. O racional do uso da morfina é reduzir o tempo de exame na avaliação de colecistite aguda. O período de exame necessário para constatar o não preenchimento da vesícula com ^{99m}Tc--DISIDA em casos de colecistite aguda é reduzido de 4 horas para 1,5 hora com a utilização da morfina.

- Colecistoquinina sintética (CCK-8): a colecistoquinina (CCK) endógena é liberada quando alimentos ricos em gorduras e carboidratos atingem o duodeno e o jejum proximal. A CCK promove contração da vesícula bilar, dilatação do esfíncter de Oddi e aumento na secreção de bile pelos hepatócitos, o que aumenta o fluxo da bile para o duodeno.

A CCK-8 é um octapeptídeo sintético similar à colecistoquinina, com meia-vida plasmática de 2,5 minutos. Pode ser utilizada antes do início do exame para avaliação de colecistite, no intuito de esvaziar a vesícula biliar e permitir seu preenchimento com ^{99m}Tc-DISIDA caso o ducto cístico esteja pérvio. A CCK-8 também é utilizada na avaliação de fração de ejeção da vesícula biliar ou na avaliação da resposta do esfíncter de Oddi.

A dose e o tempo de infusão intravenosa de CCK sintética são controversos, mas a dose de 10 ng/kg infundidos em 3 minutos promove uma fração de ejeção em torno de 35% da vesícula biliar em indivíduos normais.

Protocolos de Aquisição

- Radiofármaco: ^{99m}Tc-DISIDA.
  - Dose usual (adulto): 5 mCi. Aumentar 1 mCi/mg de bilirrubina se bilirrubina for maior que 1 mg, até o máximo de 10 mCi (por exemplo: BT = 3 mg, dose = 7 mCi).
  - Via de administração: intravenosa.
- Cuidados durante ou após a administração:
  - Checar preparo de acordo com indicação do exame;
  - Injeção em bolo na câmara.
- Aquisição:
  - Colimador LEAP ou alta resolução, janela de 15% em 140 keV;
  - Paciente em decúbito dorsal horizontal;
  - Incluir abdome superior (colimador centralizado no apêndice xifoide);
  - Fluxo + dinâmica: projeção anterior + posterior de abdome, 1 imagem/3 segundos por minuto e dinâmica de 1 imagem/minuto por 60 minutos, matriz de 128 e *zoom* de 1,45;
  - Estáticas de 1 hora: projeções anterior e posterior, laterais, oblíquas anteriores e posteriores de abdome. Imagens 1.000 kcont na anterior e mesmo tempo nas demais (máximo de 7 minutos), matriz de 128, *zoom* de 1,45. As oblíquas posteriores são dispensáveis quando feitas em câmara de um detector;
  - Estáticas superiores a 1 hora: mesmo tempo da primeira série de estáticas feitas até 4 horas (colecistite) ou 24 horas (atresia VB), matriz de 128, *zoom* de 1,45.
- Variações da aquisição:
  - SPECT de 1 hora: para avaliação de nódulos, realizado em rotação contínua, 128 passos, matriz de 128, 10 segundos por passo, *zoom* de 1,45;
  - Prolongamento da dinâmica por 30 minutos após morfina: na suspeita de colecistite aguda, se não houver atividade na vesícula e houver atividade intestinal, pode ser administrada morfina EV lenta após a dinâmica de 1 hora. Programa de sequência dinâmica de 30 minutos e encerrar o estudo;

- Medida de fração de ejeção vesicular: manter o jejum e fazer imagens nas projeções anterior de abdome 2 horas após a injeção, com 1.000 kcont em matriz de 128 e *zoom* de 1,45. Ingerir gemada (duas gemas) e adquirir novas imagens com mesmo tempo após 15, 30, 45 e 60 minutos.

Interpretação de Imagem

Fluxo Sanguíneo Hepático

O fluxo hepático é predominantemente portal, ou seja, venoso. Portanto, o fluxo hepático é melhor identificado na fase venosa do estudo angiográfico. Lesões hepáticas hipervascularizadas normalmente apresentam fluxo sanguíneo predominantemente arterial e, dependendo da localização e da dimensão delas, elas são identificadas já na fase arterial do estudo angiográfico.

Forma Hepática

Antes mesmo da avaliação da forma hepática, é importante avaliar se o fígado está tópico. O fígado apresenta uma forma peculiar típica, ocupando nos indivíduos normais adultos o hipocôndrio direito. Nas crianças, principalmente na faixa etária neonatal, as dimensões hepáticas são relativamente maiores em relação ao restante do organismo, podendo ocupar todo o andar superior do abdome.

Função Hepática

Na avaliação de função hepática, devemos prestar atenção na capacidade do fígado em captar o ^{99m}Tc-DISIDA. No indivíduo normal, há aumento progressivo da intensidade de concentração do radiofármaco no parênquima hepático e clareamento progressivo do *pool* sanguíneo cardíaco. Normalmente, após 5 minutos da administração do radiofármaco, não se observa mais a presença de atividade no *pool* sanguíneo cardíaco.

Clareamento do Parênquima Hepático

O clareamento do parênquima hepático é progressivo, notando-se a presença de atividade do radiofármaco em vias biliares intra e extra-hepáticas ao mesmo tempo em que o parênquima hepático vai clareando. Durante a primeira hora de exame, observam-se concentração máxima do radiofármaco pelo fígado e eliminação do ^{99m}Tc-DISIDA para as vias biliares, vesícula biliar e alças intestinais, com clareamento progressivo do parênquima hepático.

As imagens tardias demonstram clareamento progressivo do parênquima hepático, simultaneamente com aumento progressivo da intensidade da atividade do radiofármaco em alças intestinais, inclusive com progressão pelas alças. É importante salientar que as imagens tardias devem ser adquiridas no mesmo tempo de aquisição das imagens estáticas obtidas após a primeira hora do estudo.

No momento da avaliação das imagens, principalmente para a avaliação do clareamento do parênquima hepático ou padrão de clareamento/retenção do radiofármaco por lesões hepáticas nas imagens tardias, é importante manter fixa a intensidade das imagens nos diferentes tempos de aquisição das imagens (após 1, 2, 4, 8 e 24 horas).

Aplicações Clínicas

Colecistite Aguda

A colecistite aguda (CCA), em 90% a 95% dos quadros, apresenta como causa a obstrução do ducto cístico ou do colo da vesícula biliar por um cálculo. Porém, nem sempre que há uma obstrução, há a CCA. Existem outros fatores importantes na patogênese, incluindo fatores químicos como as prostaglandinas e o crescimento bacteriano. Lesões na mucosa da parede da vesícula biliar por fatores mecânicos ou químicos estimulam as células epiteliais a secretarem fluidos. A secreção ativa de fluido numa vesícula biliar com obstrução provoca aumento da pressão intravesicular, que causa piora da circulação e isquemia da mucosa e parede da vesícula biliar. A distensão da vesícula biliar aumenta a produção de prostaglandinas, que aumenta a secreção de fluido e fecha um círculo vicioso. Aproximadamente 60% a 70% dos pacientes referem um quadro álgico prévio, com resolução espontânea. O padrão histológico da CCA é superimposta a alterações inflamatórias crônicas em pelo menos 90% dos espécimes de vesícula biliar ressecados.

A colecistite acalculosa é menos comum, ocorrendo em cerca de 5% a 10% dos casos. A patologia da colecistite acalculosa é similar à previamente descrita, pois o ducto cístico está frequentemente obstruído, mesmo que por mecanismo obscuro. Os fatores que precipitam o quadro de CCA acalculosa incluem: trauma ou queimaduras graves, parto prolongado, cirurgia de grande porte, nutrição parenteral prolongada, vasculite, tumores obstruindo a vesícula biliar e infestação parasitária da vesícula biliar. Pode ser também observada em doenças sistêmicas como sarcoidose, doença cardiovascular, tuberculose, sífilis e actinomicose.

Apesar da maior acurácia da cintilografia na avaliação de CCA, o ultrassom é o primeiro exame diagnóstico solicitado na maioria das instituições, pela facilidade de realização, o paciente que se encontra em leito de terapia intensiva não precisa deslocar-se para o centro de imagem e a avaliação é imediata, além de não envolver radiação ionizante.

A cintilografia é solicitada geralmente quando não há confirmação de um quadro de CCA pelos achados ultrassonográficos e o quadro clínico apresenta alta probabilidade para tal, ou mesmo para confirmar os achados ultrassonográficos de CCA em pacientes que apresentam risco cirúrgico. Em uma minoria dos casos, a cintilografia é solicitada para excluir a possibilidade de CCA perante um quadro de diagnóstico diferencial de dor em hipocôndrio direito.

Normalmente a não visualização da vesícula biliar após 4 horas da administração do ^{99m}Tc-DISIDA ou após 30 minutos da administração do sulfato de morfina é interpretada como obstrução do ducto cístico, se houver concentração e excreção normal do radiofármaco pelo fígado e presença de atividade do radiofármaco em alças intestinais. A visualização da vesícula biliar em qualquer tempo durante o exame exclui a presença de CCA.

Uma metanálise com 2.466 pacientes demonstrou sensibilidade de 97% e especificidade de 90% para o diagnóstico de CCA.

O protocolo convencional necessita de imagens tardias de 4 horas após a administração do radiofármaco ou até mesmo de 24 horas em pacientes com doença grave para se atingir um alto nível de acurácia. Imagens tardias são logisticamente inconvenientes, tanto para o paciente e para o médico solicitante quanto para o serviço de medicina nuclear, sendo uma potencial desvantagem para o paciente no que concerne à definição de conduta em relação ao seu quadro clínico. Esforços para melhorar a especificidade do teste e/ou reduzir o tempo de exame têm sido feitos utilizando intervenções farmacológicas com sulfato de morfina e pré-tratamento com CCK-8.

Intervenção Farmacológica com Sulfato de Morfina

A bile é secretada continuamente pelo fígado para o sistema biliar. A proporção de bile que flui para a vesícula biliar ou para o duodeno depende da resistência relativa ao fluxo, determinada principalmente pelo estado de contração da vesícula biliar e esfíncter de Oddi. A resistência do esfíncter de Oddi é considerada o principal fator na regulação da pressão intracolédoco e da pressão de gradiente entre a vesícula biliar e o ducto biliar comum. A administração da morfina resulta na contração do esfíncter de Oddi, causando aumento na pressão intraductal, forçando o fluxo da bile para dentro da vesícula biliar se o ducto cístico está pérvio.

A morfina não é administrada durante a primeira hora de exame, porque a vesícula biliar é visualizada durante a primeira hora na maioria dos pacientes que realizam o exame. Outra razão é que o enchimento tardio da vesícula biliar ou a excreção tardia do radiofármaco para as alças intestinais sugerem a presença de colecistopatia crônica ou outra doença do trato biliar e podem ser perdidas com a administração precoce da morfina.

O protocolo mais comum da administração do sulfato de morfina utiliza a morfina na dose de 0,04 mg/kg por via intravenosa, de forma lenta em 3 minutos, após a primeira hora do exame, caso a vesícula biliar não tenha sido observada e haja atividade do radiofármaco em alças intestinais.

Após a administração da morfina, imagens dinâmicas contínuas adicionais são realizadas por mais 30 minu-tos. Quando o ducto cístico está pérvio, a vesícula biliar é identificada nesses 30 minutos. A não visualização da vesícula biliar nesses 30 minutos adicionais de exame é um achado cintilográfico interpretado como consistente com CCA. Com a utilização da morfina, o estudo se encerra com 90 minutos, ao contrário das 4 horas sem a administração dela. A sensibilidade é de aproximadamente 98% na detecção de CCA com o uso da morfina (Figuras 12.6.2 e 12.6.3).

Administração Prévia de CCK-8

A administração de CCK-8 antes do estudo tem o propósito de reduzir os resultados falso-positivos para CCA e reduzir o tempo de aquisição de imagens, ao facilitar o enchimento da vesícula biliar devido ao esvaziamento e à redução da pressão intraluminal vesicular. O pré-tratamento com CCK-8 pode ser utilizado em condições como alcoolismo, nutrição parenteral prolongada e período de jejum prolongado, situações em que uma resistência funcional ao influxo do radiofármaco para dentro da vesícula biliar pode ser resultante da distensão dela com conteúdo viscoso.

Alguns autores acreditam que a pré-administração de CCK-8 diminui a especificidade do exame e sugerem que a CCK-8 deve ser administrada pelo menos com um intervalo mínimo de 4 horas antes da administração da ^{99m}Tc-DISIDA. Outros estudos demonstraram também a necessidade de utilização do sulfato de morfina mesmo após o pré-tratamento com CCK-8, sugerindo que ele somente não é suficiente para detectar todas as situações com ductos císticos pérvios.

Potenciais Causas de Resultados Falso-Positivos

Jejum insuficiente pode resultar em contração da vesícula biliar, induzida pela circulação endógena de CCK, inibindo a entrada do fluxo biliar na vesícula biliar. Um mínimo de 4 horas é necessário antes do início do exame para a avaliação de CCA. Outras situações foram anteriormente descritas: jejum prolongado (maior que 24 horas), alcoolismo e nutrição parenteral prolongada.

Quando o paciente apresenta função hepática normal, o *clearance* da ^{99m}Tc-DISIDA é rápido e pode restar uma pequena quantidade de atividade residual no parênquima hepático disponível para o enchimento da vesícula biliar no período das imagens após a administração de morfina ou nas imagens tardias. Essa situação é uma potencial causa de resultado falso-positivo. Se uma mínima atividade residual hepática é notada antes da administração de morfina ou da aquisição das imagens tardias, uma dose adicional de 2 a 3 mCi de ^{99m}Tc-DISIDA deve ser administrada.

Presença de atividade em ducto cístico dilatado proximal ao sítio de obstrução em pacientes com CCA pode ser observada e não deve ser confundida com vesícula biliar pequena.

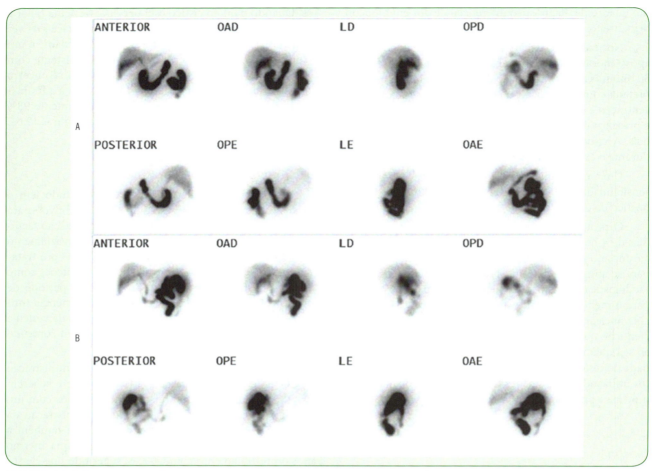

FIGURA 12.6.2. Imagens estáticas nas projeções anterior, posterior, laterais e oblíquas de abdome adquiridas 1 hora após a administração intravenosa de ^{99m}Tc-DISIDA e após a administração de 0,04 mg/kg de morfina. Concentração e eliminação do radiofármaco em tempos normais pelo fígado, com "sinal com halo" no leito vesicular, porém sem a identificação de atividade do radiofármaco no interior da vesícula biliar. Visualização de atividade do radioindicador em alças intestinais. Achados cintilográficos sugestivos de colecistite aguda.

Em situações que demonstram achados compatíveis com obstrução do ducto biliar comum (não visualização de atividade do radiofármaco em colédoco e alças intestinais) ou em pacientes com acentuado déficit funcional hepatocelular, a presença ou não de colecistite aguda não pode ser determinada.

Há estudos demonstrando a não visualização da vesícula biliar após o procedimento de esfincterectomia, indicando que o fluxo biliar habitual tem alteração significativa, que pode afetar a especificidade da cintilografia.

Pacientes submetidos ao transplante de medula óssea podem apresentar sinais cintilográficos compatíveis com colecistite aguda, no não apresentam alterações clínicas nem laboratoriais do quadro. Infere-se que há alterações cintilográficas por combinações de efeitos hepatotóxicos dos tratamentos quimioterápicos e radioterápicos, doença de enxerto *versus* hospedeiro e nutrição parenteral prolongada.

Resultados falso-negativos, com identificação errônea da vesícula, podem ocorrer em casos de retenção de atividade do radiofármaco no duodeno ou em pelve renal direita dilatada. Muitas vezes a atividade presente na vesícula biliar não pode ser claramente separada da atividade no duodeno; nessas situações a projeção lateral direita é útil: a vesícula biliar posiciona-se como uma estrutura de situação anterior em relação ao duodeno. Caso a projeção lateral direita não resolva, a projeção oblíqua anterior esquerda pode auxiliar; se mesmo assim persistir a dúvida, a ingestão de um pouco água pode clarear a atividade do radiofármaco no duodeno.

Achados que Auxiliam no Diagnóstico

Aumento da atividade de ^{99m}Tc-DISIDA no parênquima hepático ao redor da fossa da vesícula biliar é chamado de *rim sign*. A presença desse sinal é frequentemente associada com CCA, que pode estar associada a um quadro complicado (fase gangrenosa). Essa atividade parece ser causada por aumento do fluxo sanguíneo e retardo de excreção da bile pelo parênquima hepático inflamado ad-

Capítulo 12 – Gastrointestinal

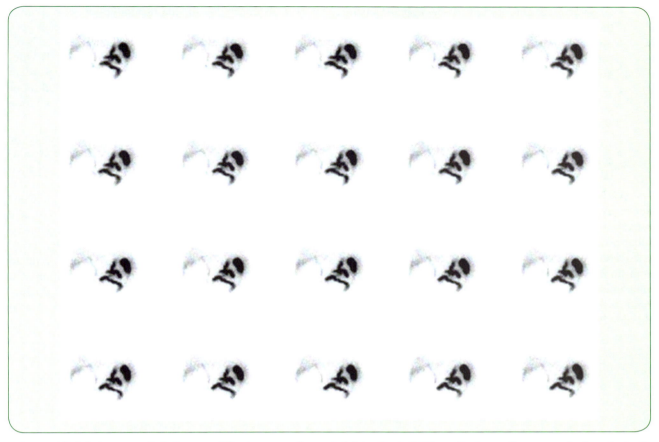

FIGURA 12.6.3. Imagens dinâmicas por 30 minutos, após a administração de 0,04 mg/kg de morfina, na projeção anterior de abdome, após 1 hora da administração de ^{99m}Tc-DISIDA, demonstrando concentração e eliminação do radiofármaco em tempos normais pelo fígado, com "sinal com halo" no leito vesicular, porém sem a identificação de atividade do radiofármaco no interior da vesícula biliar. Visualização de atividade do radioindicador em alças intestinais. Achados cintilográficos sugestivos de colecistite aguda.

jacente à vesícula biliar inflamada. Em algumas situações esse sinal pode mimetizar a aparência da vesícula biliar. A presença desse sinal nas imagens precoces, antes da visualização da atividade em vias biliares, pode auxiliar na exclusão da possibilidade de preenchimento da vesícula biliar.

Doenças Biliares Crônicas Acalculosas

Aproximadamente 98% dos pacientes com doença vesicular sintomática têm cálculos. Ocasionalmente os pacientes apresentam sinais e sintomas de colecistopatia, mas nenhum cálculo é demonstrado por ultrassons de repetição.

Dores crônicas do tipo biliar em pacientes sem cálculos podem ser devidas a desordens biliares acalculosas crônicas, incluindo colecistite acalculosa, síndrome do ducto cístico, discinesia da vesícula biliar e disfunção do esfíncter de Oddi. Síndrome do cólon irritável pode causar sintomas semelhantes.

Avaliação da Fração de Ejeção da Vesícula Biliar (FEVB)

A CCK sintética (CCK-8) tem sido utilizada para avaliar a fração de ejeção da vesícula biliar (FEVB) ou para avaliar a resposta do esfíncter de Oddi, para definir quais pacientes se beneficiariam da colecistectomia, esfincterectomia ou tratamento com relaxantes de musculatura lisa.

A técnica de administração da CCK-8 é de grande importância, pois o grau de esvaziamento da vesícula biliar depende da dose de CCK e da taxa de administração dela. Espasmo do colo da vesícula biliar ou até mesmo diminuição da FEVB pode ocorrer após a administração da CCK-8. Essa resposta paradoxal é atribuída à diferença do nível de resposta dos receptores de CCK no corpo e fundo da vesícula biliar e no ducto cístico, o qual não se contrai em doses fisiológicas de CCK.

Há vários protocolos de administração de CCK-8, que devem ser padronizados e validados na instituição:

- *20 ng/kg em 2 a 4 minutos (6,6 ng/kg/min),* apesar de comum não é considerada fisiológica, causando um esvaziamento incompleto da vesícula biliar associado a efeitos colaterais como desconforto abdominal, dor e náusea;

- *10 ng/kg em 3 minutos (3,3 ng/kg/min):* produz máximo esvaziamento da vesícula biliar, com FEVB de 35% em indivíduos normais;

- *10 mg/kg em 60 minutos:* produz esvaziamento completo da vesícula biliar e menos efeitos colaterais em relação à infusão em 3 minutos.

Várias refeições gordurosas têm sido avaliadas como alternativa à CCK-8. A maior desvantagem da refeição em relação à CCK-8 é que uma resposta anormal da vesícula biliar pode ser por vários fatores como esvaziamento gástrico reduzido, insuficiência pancreática, doença celíaca ou trânsito intestinal anormal. O início do estímulo do esvaziamento da vesícula biliar pela refeição pode variar durante as diferentes fases do complexo de migração motora do trato digestório.

Apesar dessas dificuldades, a refeição gordurosa é uma alternativa na ausência de CCK-8, como no caso do Brasil. É importante ter atenção no conteúdo gorduroso, textura, sabor, forma de administração e tempos de aquisição das imagens, sendo necessária a padronização deles, assim como a definição dos valores de normalidade, de acordo com o protocolo adotado.

Os achados patológicos da colecistopatia crônica acalculosa são praticamente idênticos aos da colecistopatia crônica calculosa, exceto pela ausência de cálculos. Obstrução intermitente do ducto cístico e isquemia crônica com ativação de processo inflamatório podem estar envolvidas nos mecanismos patogênicos.

A síndrome do ducto cístico resulta da obstrução parcial ou estreitamento do ducto cístico, que pode ser decorrente de fibrose e aderência. Um mecanismo semelhante ao de um esfíncter no ducto cístico pode explicar a possibilidade de oclusão do ducto cístico na ausência de obstrução mecânica.

Nas discinesias da vesícula biliar, esta é histologicamente normal e o mecanismo fisiopatológico ainda não é totalmente conhecido. Receptores anormais para CCK ou distribuição não homogênea deles na vesícula biliar podem causar resposta paradoxal ou não homogênea aos agentes colecistocinéticos. Nas discinesias da vesícula biliar, há presença de dor no quadrante superior direito do abdome após a refeição, devida ao aumento da pressão intraluminal na vesícula biliar. Outra hipótese aventada para a discinesia é uma desordem primária da musculatura lisa e alteração na liberação da CCK.

Os estudos não têm demonstrado boa correlação entre a FEVB e os achados histopatológicos, no entanto alguns estudos demonstram melhora dos sintomas após cirurgia em pacientes com baixa FEVB.

A disfunção do esfíncter de Oddi pode ser responsável por aproximadamente 14% das dores abdominais após colecistectomia. É mais frequente em mulheres e é classificada em duas categorias: estenose do esfíncter de Oddi (estreitamento físico) e discinesia do esfíncter (desordem funcional). A medida da pressão do esfíncter de Oddi por meio da manometria é considerada o padrão-ouro para o diagnóstico da disfunção do esfíncter de Oddi.

A avaliação cintilográfica da disfunção do esfíncter de Oddi envolve parâmetros derivados da curva de atividade e tempo do parênquima hepático, hilo, ducto hepático comum e intestino, incluindo o tempo de pico de atividade máxima (Tmax), meia-vida de excreção (T½), porcentagem de excreção aos 45 e 60 minutos, taxa de excreção e tempo médio de trânsito. Parâmetros visuais como o tempo de surgimento de atividade do radiofármaco na árvore biliar intra-hepática e no intestino, esvaziamento do ducto hepático comum e relação do ducto hepático comum com o fígado (comparação aos 60 minutos da atividade do ducto hepático comum com a atividade hepática aos 15 e 60 minutos).

Hiperbilirrubinemia

A cintilografia de fígado e vias biliares é frequentemente utilizada para diferenciar quadro cirúrgico de icterícia (obstrução do ducto hepático comum e atresia biliar) das icterícias de etiologia não cirúrgicas, tais como colestase intra-hepática e/ou doença hepatocelular.

Obstrução do Ducto Hepático Comum versus *Doença Hepatocitária*

A cintilografia com ^{99m}Tc-DISIDA tem se mostrado útil no diagnóstico de obstrução do ducto hepático comum (DHC). Atividade focal do radiofármaco em projeção de ducto hepático comum que persiste de 2 a 4 horas, às vezes por 24 horas, sem evidência de excreção biliar para alça intestinal, é um padrão cintilográfico de obstrução. A presença de um defeito fotopênico na região portal pode corresponder ao ducto biliar dilatado ou a um enchimento lentificado do ducto biliar dilatado, corroborando o diagnóstico de obstrução do DHC. A ausência de atividade do radiofármaco no intestino e de visualização do DHC faz o diagnóstico de colestase intra-hepática mais provável. No entanto, a distinção entre uma obstrução acentuada do DHC e uma acentuada colestase intra-hepática pode ser difícil quando há relativa preservação da função hepatocitária, sendo necessária avaliação imaginológica complementar, e o ultrassom pode ter papel importante nessa situação.

Em pacientes com obstrução parcial do DHC, a cintilografia pode demonstrar ausência de atividade do radiofármaco no intestino, retardo no trânsito do radiofármaco da árvore biliar para o intestino e/ou padrão persistente de atividade proeminente do radiofármaco ductal. A administração de CCK-8 pode auxiliar para excluir a obstrução de DHC com a visualização de atividade intestinal. Na situação de obstrução do DHC, estenose do esfíncter de Oddi ou espasmo do esfíncter de Oddi, após a administração de CCK-8, há refluxo do radiofármaco da vesícula biliar para o DHC e para os ductos biliares intra-hepático em vez de apresentar excreção para o intestino.

Pobre captação hepática com persistente atividade do ^{99m}Tc-DISIDA no *pool* sanguíneo em pacientes ictéricos geralmente indica uma doença hepatocelular.

Hiperbilirrubinemia Neonatal

Icterícia persistente é considerada patológica em recém-nascidos a termo num período de três semanas de vida e em quatro semanas em recém-nascidos pré-termos. Colestase com bilirrubinemia conjugada pode ser devida a uma variedade de alterações, incluindo anormalidades da árvore biliar (atresia de vias biliares e cisto de colédoco) ou doenças intra-hepáticas (escassez de ductos biliares interlobulares ou síndrome da hepatite neonatal).

A causa e a patogênese da atresia de vias biliares permanecem desconhecidas. Alterações inflamatórias agudas e crônicas têm sido demonstradas nos achados histopatológicos. A atresia de vias biliares é um processo obstrutivo panductal progressivo. Sem a correção do fluxo biliar nos primeiros 2 a 3 meses de vida, completa obliteração da árvore biliar extra-hepática e dano hepático irreversível são instalados. Esses processos podem ser progressivos mesmo após a intervenção cirúrgica.

A síndrome da hepatite neonatal engloba vários tipos de doença, como hepatite neonatal idiopática, hepatite infecciosa, hepatite metabólica e hepatite de causa genética.

A urgência na correção da atresia de vias biliares é um reflexo dos resultados após a cirurgia de Kasai (portoenterostomia), que demonstra sustentabilidade de fluxo biliar em torno de 91% quando realizada antes de 60 dias de vida, contra 17% quando o procedimento é realizado em crianças com mais de 90 dias de vida.

A cintilografia tem sensibilidade próxima a 100% para o diagnóstico de atresia de vias biliares, porém apresenta baixa especificidade. Nos neonatos normais, a cintilografia demonstra pronta e homogênea captação do radiofármaco pelo fígado, com o máximo de acúmulo ocorrendo após 5 minutos da administração. A vesícula biliar pode ser visualizada precocemente, com 10 minutos de exame, mas a não visualização dela pode ser uma variação da normalidade no período neonatal. Os ductos hepático, cístico e hepático comum não são geralmente visualizados no período neonatal, mesmo quando há excreção normal e visualização da vesícula biliar. A presença de atividade do radiofármaco no intestino geralmente ocorre aos 30 a 40 minutos de exame.

A cintilografia nos pacientes com atresia de vias biliares nos dois primeiros meses de vida geralmente demonstra boa captação hepática, ausência de visualização da vesícula biliar e prolongada retenção do traçador no fígado sem excreção biliar. Nas crianças com mais de 3 meses de vida, há normalmente déficit da função hepatocelular, com redução da fração de extração e ausência de excreção biliar do radiofármaco.

Se não há excreção do radiofármaco em uma criança com menos de 2 meses de vida e a captação inicial sugere disfunção hepática, então a síndrome da hepatite neonatal deve ser suspeitada. Um exame de controle de evolução demonstra melhora na função hepatocitária. Nas crianças com menos de 2 meses que não apresentam excreção biliar do radiofármaco, com atresia de vias biliares, há melhor relação atividade do fígado/coração aos 5 minutos de exame em relação às crianças com síndrome de hepatite neonatal. Porém, ausência de excreção com captação hepática normal ou quase normal do radiofármaco pode ocorrer em pacientes com síndrome de hepatite neonatal grave.

A cintilografia é útil na exclusão do diagnóstico de atresia de vias biliares, com sensibilidade e valor preditivo negativo virtualmente de 100% quando atividade intestinal é observada. A especificidade para o diagnóstico de atresia de vias biliares varia de 43% a 90%. A repetição do exame deve ser considerada quando o diagnóstico não é claro.

A pré-medicação com fenobarbital (ver anteriormente) aumenta a especificidade do exame. Porém, estudos falso-positivos para atresia podem ocorrer mesmo com a administração prévia de fenobarbital, especialmente nas crianças com disfunção hepatocitária. No entanto, a cintilografia somente é diagnóstica quando exclui a presença de atresia de vias biliares, quando se identifica presença de atividade do radiofármaco em alças intestinais.

É importante salientar que são necessárias imagens tardias, inclusive de 24 horas após a administração de ^{99m}Tc-DISIDA, para que se tenha certeza da ausência ou não de atividade intestinal (Figuras 12.6.4 e 12.6.5).

Atividade urinária ou a contaminação da pele com o radiofármaco podem ser fatores de confusão e darem a impressão de se tratar de atividade do radiofármaco em alças intestinais. Imagens tardias após a limpeza da pele e alteração no padrão da atividade nas imagens auxiliam na interpretação das imagens.

Um dado adicional que pode reforçar a presença de atividade intestinal do radiofármaco é a realização das imagens das fezes para averiguar a presença do radiofármaco nelas. Contudo, vale a pena lembrar-se da necessidade de não contaminação das fezes com urina, pois ela apresentará atividade do radiofármaco.

Avaliação da Árvore Biliar no Pós-Operatório

A colecistectomia laparoscópica tem se tornado uma técnica operatória muito comum, com isso aumentado a taxa de complicações pós-operatórias. O aumento do número de transplantes hepáticos também tem aumentado a utilização do estudo cintilográfico para avaliação de complicações pós-operatórias.

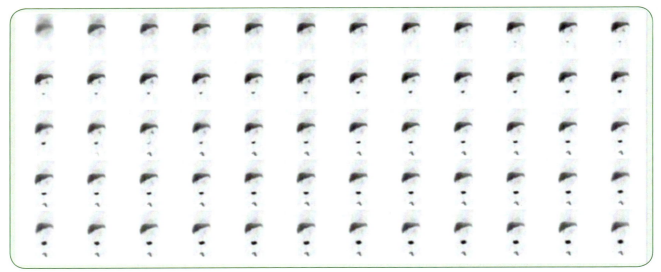

FIGURA 12.6.4. Imagens dinâmicas de primeira hora de exame, imediatamente após a administração de ^{99m}Tc-DISIDA, na projeção anterior de abdome. Concentração preservada do radiofármaco pelo parênquima hepático, porém com ausência de eliminação. Não se identifica presença de atividade em alças intestinais.

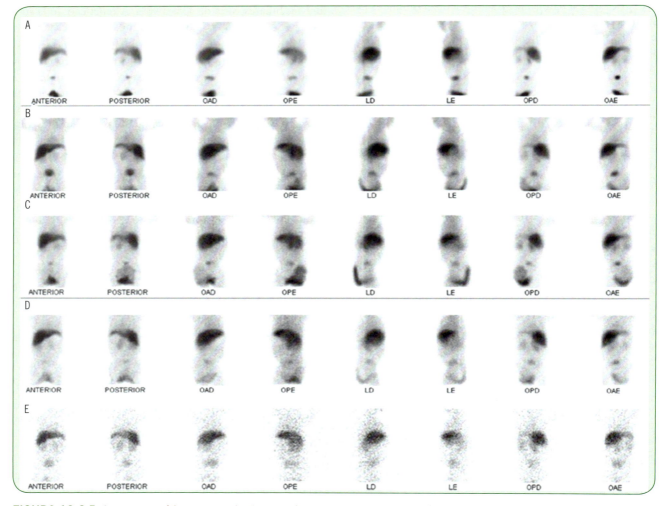

FIGURA 12.6.5. Imagens estáticas nas projeções anterior, posterior, laterais e oblíquas de abdome realizadas após a administração da ^{99m}Tc-DISIDA nos tempos: (**A**) 1 hora, (**B**) 3h30min, (**C**) 6 horas, (**D**) 7h30min, (**E**) 24 horas. As imagens demonstram persistência da atividade do radiofármaco em parênquima hepático, não sendo identificada atividade em alças intestinais. Presença de excreção do radiofármaco pelo sistema urinário (presença de atividade do radiofármaco em rins e bexiga).

As complicações pós-operatórias da árvore biliar incluem fístula biliar, lesões do ducto hepático ou estenose, presença de cálculo biliar retido e obstrução.

A maioria dos autores descreve a cintilografia como melhor método para a identificação de fístula biliar em relação aos demais métodos de imagem anatômicos. Para a investigação de complicações pós-operatórias, não é necessário jejum, pois na maioria das vezes a vesícula biliar não existe mais, e o cuidado que se deve ter na avaliação das imagens é aumentar a intensidade das imagens para uma avaliação mais acurada de extravasamento do radiofármaco e sua extensão. A presença de extravasamento é mais fácil de ser identificada nas imagens mais precoces de primeira e segunda hora de exame, no entanto para a avaliação da extensão do extravasamento, as imagens tardias podem fornecer melhores informações. A colangiopancreatografia endoscópica retrógrada e/ou a colangiografia percutânea trans-hepática podem ser necessárias para a definição do diagnóstico e do tratamento.

Quando a ultrassonografia ou a tomografia computadorizada demonstram uma coleção fluida, a cintilografia pode ser útil não somente para confirmar, mas também para excluir o biloma.

Fístulas clinicamente insignificantes geralmente se fecham espontaneamente. Porém, se uma fístula maior está presente, reabordagem cirúrgica, drenagem biliar percutânea trans-hepática ou esfincterectomia endoscópica com a colocação de um *stent* ou drenagem com cateter nasobiliar é necessária. A eficácia desses procedimentos pode ser avaliada por meio da cintilografia, se clinicamente indicada (Figura 12.6.6).

A cintilografia também é útil na avaliação da anastomose biliodigestiva, se ela encontra-se pérvia ou não. Estudos demonstram que a estase do radiofármaco na região da anastomose nas imagens adquiridas na posição supina desaparece quase completamente quando as imagens são adquiridas após 30 minutos com o paciente na posição ortostática, reduzindo um fator de confusão para quadros obstrutivos.

A avaliação de presença de estenose no sistema biliar é realizada por meio da análise de clareamento do parênquima hepático e progressão da atividade do radiofármaco para as alças intestinais.

A presença de um cálculo retido pode ser inferida caso se identifique uma região focal específica de drenagem de uma via biliar com retenção persistente do radiofármaco nas imagens tardias.

A cintilografia também é útil na avaliação pós-operatória de procedimento antirrefluxo enterogástrico, pois a presença de refluxo enterogástrico é identificada com a presença de atividade do radiofármaco no estômago proveniente do duodeno.

Transplante Hepático

Adicionalmente à avaliação das complicações pós-operatórias descritas anteriormente, que também podem ocorrer na cirurgia de transplante hepático, a cintilografia também é útil na avaliação de oclusão vascular, detectada precocemente no exame com a ausência de captação do radiofármaco na região normalmente observada do fígado. Os

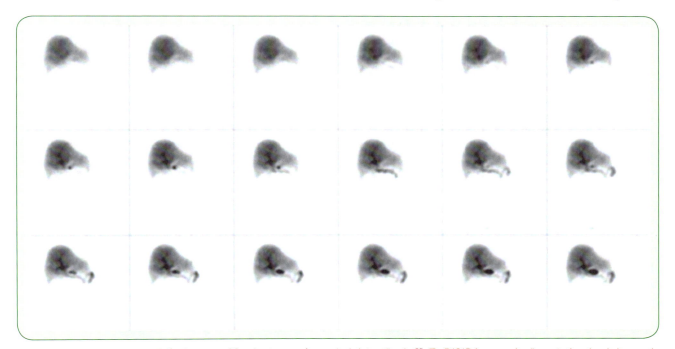

FIGURA 12.6.6. Imagens dinâmicas por 60 minutos, após a administração de ^{99m}Tc-DISIDA na projeção anterior de abdome, de um paciente submetido à colecistectomia prévia e anastomose biliodigestiva, demonstrando concentração e eliminação do radiofármaco em tempos normais pelo fígado, com atividade em alças intestinais proximais. Nota-se área focal de acúmulo anômalo do radiofármaco junto à borda medial da anastomose biliodigestiva com aumento progressivo (fístula biliar).

Seção 2 – Diagnóstico

achados de disfunção hepatocelular e o padrão de colestase são achados inespecíficos na rejeição. A avaliação sequencial por meio da cintilografia é útil na avaliação de resposta ao tratamento. O infarto do fígado transplantado é o estágio final da rejeição e é do ponto cintilográfico indistinguível da oclusão vascular primária, resultando no "fígado fantasma".

Lesões Hepáticas Focais

A cintilografia com ^{99m}Tc-DISIDA pode contribuir na caracterização de lesões hepáticas focais. A captação dos radiofármacos hepatobiliares indica a presença de hepatócitos funcionantes, excluindo as massas de origem não hepáticas ou de lesões constituídas por células indiferenciadas do fígado que perderam a capacidade de concentrar o ^{99m}Tc-DISIDA. Um cuidado importante para a realização do exame é orientar o paciente a não estar em jejum, para que não ocorra a sobreposição da atividade do radiofármaco em vesícula biliar com a atividade na lesão-alvo, dependendo da localização da lesão focal. É interessante também a realização de uma aquisição tomográfica (SPECT) após as imagens dinâmicas da primeira hora de estudo, para melhor localização/caracterização da lesão, assim como para avaliar a existência de outras lesões não identificadas nas imagens planas.

Se as lesões hepáticas não apresentam um sistema biliar de excreção normal, há retenção do radiofármaco nas nelas, sendo evidenciado um clareamento lentificado, com atividade persistente nas imagens tardias. É importante salientar novamente o cuidado na avaliação das imagens tardias, mantendo-se fixa a intensidade das imagens nos diversos tempos de estudo, para justamente avaliar o comportamento do clareamento hepático e da lesão ao longo do tempo.

Hepatocarcinoma

O hepatocarcinoma (HCC) é tipicamente melhor identificado nas imagens tardias, pois apresenta redução relativa da captação do radiofármaco nas imagens precoces e posteriormente apresenta clareamento lentificado com retenção do radiofármaco nas imagens tardias. Geralmente a captação do radiofármaco no HCC correlaciona-se fortemente com o grau de diferenciação do tumor. Os menos diferenciados/mais indiferenciados apresentam menor captação do ^{99m}Tc-DISIDA. Cerca de 40% a 50% dos HCCs concentram o ^{99m}Tc-DISIDA. Outro achado interessante do HCC é a vascularização de padrão arterial da lesão, que já pode ser identificada na fase angiográfica do exame. O HCC apresenta grande avidez pelo citrato de gálio-67 e pouca ou nenhuma avidez pela glicose marcada com ^{18}F (^{18}FDG). Quanto mais indiferenciado, maior é o metabolismo glicolítico e, portanto, maior é a captação de ^{18}FDG.

Hiperplasia Nodular Focal

A hiperplasia nodular focal (HNF) contém vários elementos celulares hepáticos, como hepatócitos, células de Kupffer e ductos biliares, num arranjo arquitetural característico. A HNF apresenta fluxo sanguíneo arterial, concentração de coloide, acúmulo de traçadores biliares. A HNF apresenta retenção dos traçadores biliares e se diferenciam do HCC na fase inicial, pois na HNF apresentam concentração preservada do ^{99m}Tc-DISIDA e o HCC geralmente apresenta déficit de concentração dele (Figura 12.6.7).

Adenoma Hepático

Os adenomas hepáticos apresentam padrão cintilográfico semelhante ao da HNF, com fluxo sanguíneo arterial, concentração preservada de traçadores biliares e retenção destes nas imagens tardias, não sendo possível a sua diferenciação com HNF somente pela cintilografia de fígado e vias biliares, sendo necessário o auxílio da cintilografia com traçador do sistema reticuloendotelial, que emprega ^{99m}Tc-coloides (Figuras 12.6.8 a 12.6.11).

Outras Doenças do Sistema Biliar

Colangite

Pacientes com colangite esclerosante podem ser avaliados com a cintilografia de fígado e vias biliares, que demonstra múltiplas áreas de retenção do radiofármaco representando a estase biliar nos ductos biliares intra-hepáticos dilatados observados na colangiografia.

Cistos Hepáticos com Comunicação com a Árvore Biliar e Cisto de Colédoco

A cintilografia é um método não invasivo complementar aos métodos de imagem anatômicos na confirmação da comunicação com a árvore biliar com os cistos hepáticos e na confirmação do cisto de colédoco.

O grande ponto de atenção nessas situações é a realização de imagens tardias, pois muitos dos cistos hepáticos apresentam grandes dimensões e podem necessitar de tempo para realizar a "troca" da bile não radioativa pelo ^{99m}Tc-DISIDA, assim como o cisto de colédoco pode apresentar um retardo no seu preenchimento com o radiofármaco. As imagens tardias são interessantes no caso do cisto de colédoco, pois se observa alteração no padrão de distribuição da atividade do radiofármaco nas vias biliares e nas alças intestinais e nota-se persistência da atividade do radiofármaco na topografia do cisto. A correlação com os métodos de imagens convencionais é importante para identificar corretamente a topografia dos cistos hepáticos e do cisto de colédoco, assim como para conhecer as dimensões deles.

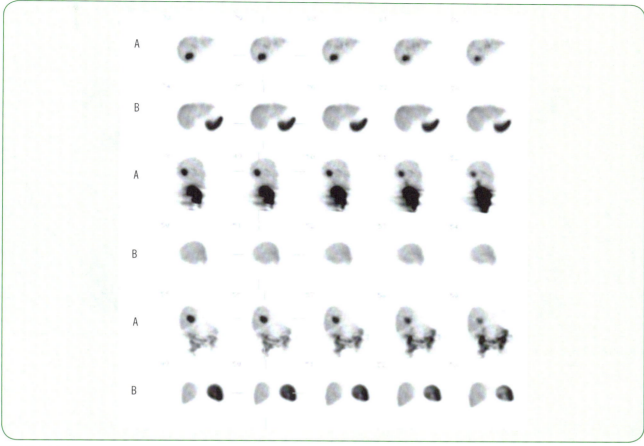

FIGURA 12.6.7. Imagens tomográficas (SPECT) com (**A**) ^{99m}Tc-DISIDA e (**B**) ^{99m}Tc-enxofre coloidal nos planos axial, sagital e coronal. As imagens com ^{99m}Tc-DISIDA demonstram área focal nos segmentos VI/VII com retenção do radiofármaco em relação ao restante do parênquima hepático e as imagens com ^{99m}Tc-enxofre coloidal demonstram concentração preservada do radiofármaco no parênquima hepático e esplênico. Os achados cintilográficos sugerem o diagnóstico de hiperplasia nodular focal em segmentos VI/VII do fígado.

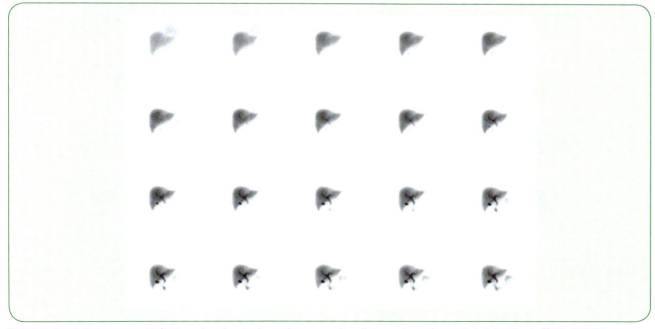

FIGURA 12.6.8. Imagens dinâmicas de primeira hora de exame, imediatamente após a administração de ^{99m}Tc-DISIDA, na projeção anterior de abdome. Concentração e eliminação do radiofármaco pelo parênquima hepático de padrão normal.

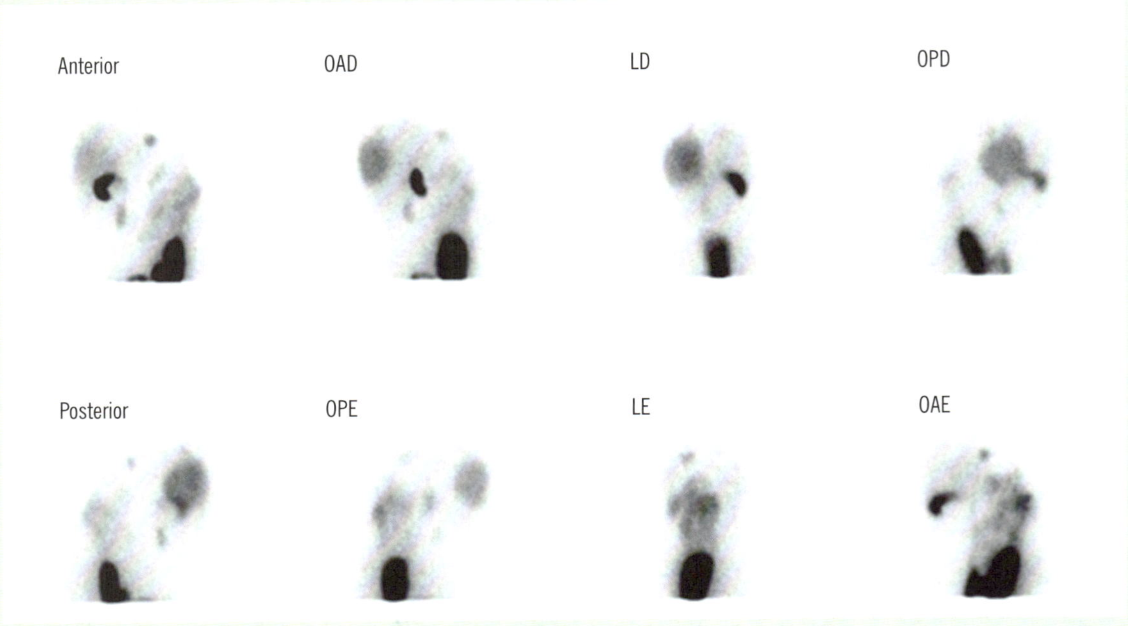

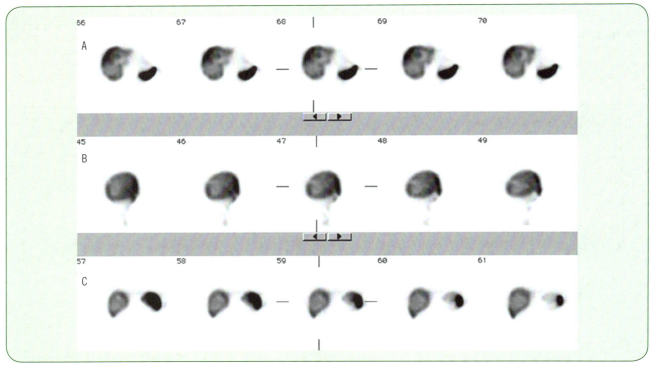

FIGURA 12.6.9. Imagens estáticas após 3 horas da administração de ^{99m}Tc-DISIDA, nas projeções anterior, posterior, oblíquas e laterais de abdome. Duas áreas focais com lentificação na eliminação do radiofármaco, a menor em segmento VII e a maior em segmentos VI/VII. Presença de refluxo enterogástrico.

FIGURA 12.6.10. Imagens tomográficas nos planos (**A**) axial, (**B**) sagital e (**C**) coronal do abdome, adquiridas 20 minutos após a administração de ^{99m}Tc-enxofre coloidal. Área focal de hipoconcentração do radiofármaco em projeção dos segmentos VI/VII.

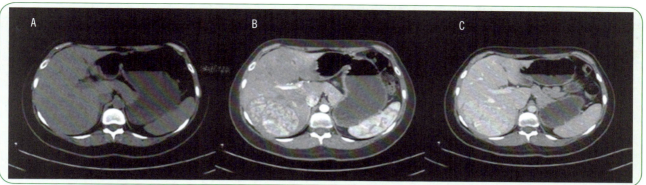

FIGURA 12.6.11. Imagens axiais do abdome. (**A**) Fase sem contraste, (**B**) fase arterial após a administração intravenosa de contraste e (**C**) fase portal. Lesão expansiva com realce hipervascular heterogêneo nos segmentos posteriores do lobo direito do fígado.

Leitura Sugerida

- Dickson AM. The focal hepatic hot spot sign. Radiology. 2005;237(2):647-8.
- Estrada WN, Zanzi I, Ward R, Negrin JA, Margouleff D. Scintigraphic evaluation of postoperative complications of laparoscopic cholecystectomy. J Nucl Med. 1991;32(10):1910-1.
- Kim CK, Juweid M, Woda A, Rothstein RD, Alavi A. Hepatobiliary scintigraphy: morphine-augmented versus delayed imaging in patients with suspected acute cholecystitis. J Nucl Med. 1993;34(3):506-9.
- Krishnamurthy GT, Brown PH. Comparison of fatty meal and intravenous cholecystokinin infusion for gallbladder ejection fraction. J Nucl Med. 2002;43(12):1603-10.
- Saremi F, Jadvar H, Siegel ME. Pharmacologic interventions in nuclear radiology: indications, imaging protocols, and clinical results. Radiographics. 2002;22(3):477-90.
- Welch TJ, Sheedy PF 2nd, Johnson CM, Stephens DH, Charboneau JW, Brown ML, et al. Focal nodular hyperplasia and hepatic adenoma: comparison of angiography, CT, US, and scintigraphy. Radiology. 1985;156(3):593-5.
- Ziessman HA, Jones DA, Muenz LR, Agarval AK. Cholecystokinin cholescintigraphy: methodology and normal values using a lactose-free fatty-meal food supplement. J Nucl Med. 2003;44(8):1263-6.
- Lambie H, Cook AM, Scarsbrook AF, Lodge JP, Robinson PJ, Chowdhury FU. Tc99m-hepatobiliary iminodiacetic acid (HIDA) scintigraphy in clinical practice. Clin Radiol. 2011;66(11):1094-105.
- de Graaf W, Bennink RJ, Veteläinen R, van Gulik TM. Nuclear imaging techniques for the assessment of hepatic function in liver surgery and transplantation. J Nucl Med. 2010;51(5):742-52.
- Ziessman HA. Nuclear medicine hepatobiliary imaging. Clin Gastroenterol Hepatol. 2010;8(2):111-6.
- Ziessman HA. Interventions used with cholescintigraphy for the diagnosis of hepatobiliary disease. Semin Nucl Med. 2009;39(3):174-85.
- Ziessman HA. Functional hepatobiliary disease: chronic acalculous gallbladder and chronic acalculous biliary disease. Semin Nucl Med. 2006;36(2):119-32.

Seção 2 – Diagnóstico

12.7 Cintilografia Hepática com Hemácias Marcadas para a Avaliação de Hemangioma Hepático

CARLA RACHEL ONO

Conteúdo
Bases
  Radiofármaco
  Biodistribuição Normal
  Protocolos de Aquisição
  Interpretação da Imagem

Bases

Radiofármaco

As hemácias são marcadas com tecnécio-99m por diferentes técnicas. Atualmente na nossa instituição empregamos a técnica *in vivo*, com administração prévia de pirofosfato "frio", seguido após 20 minutos pela injeção intravenosa de 20 a 30 mCi de tecnécio-99m sob a forma de ^{99m}Tc-pertecnetato de sódio (Na^{99m}TcO$_4$).

Biodistribuição Normal

As hemácias marcadas com ^{99m}Tc marcam o *pool* sanguíneo, sendo visualizado o *pool* cardíaco, os dos grandes vasos, que no caso do abdome são a aorta, a veia cava inferior e os vasos ilíacos. O fígado e o baço apresentam concentração relativamente homogênea das hemácias. Podem-se identificar os rins, principalmente o sistema pielocalinal (pelve renal), devido à presença de pertecnetato livre que é excretado pelo sistema urinário, assim com pela bexiga urinária.

Protocolos de Aquisição

- Colimador de alta resolução, janela de 15% em 140 keV.
- Paciente em decúbito dorsal horizontal, com braços para cima.
- Incluir abdome superior (colimador centralizado no apêndice xifoide).
- Fluxo: projeções anterior + posterior de abdome, 1 imagem/3 segundos por 1 minuto, matriz de 128 e *zoom* de 1,45.
- Equilíbrio: projeções anterior e posterior de abdome, 500 kcontagens, matriz de 128 e *zoom* de 1,45.
- SPECT de 10 minutos e 2 horas: órbita de 360º em 128 passos, 20 segundos/passo, matriz de 128, *zoom* de 1,45.

Interpretação da Imagem

O hemangioma é o tumor benigno mais comum no fígado. A maioria dos hemangiomas é do tipo cavernoso, constituído de espaços vasculares dilatados não anastomosados cercados por células endoteliais achatadas e apoiadas por tecido fibroso. Trombose em diferentes estágios de organização é frequentemente encontrada. Lesões antigas demonstram extensa hialinização ou calcificação.

A cintilografia com hemácias marcadas com tecnécio-99m é um método não invasivo de alta especificidade para o diagnóstico de hemangioma hepático, apesar de a sensibilidade variar dependendo do protocolo de aquisição das imagens e da localização e dimensões das lesões.

Os achados clássicos da cintilografia com hemácias marcadas na avaliação de hemangioma hepático é o padrão discordante entre a fase angiográfica e de equilíbrio precoce (*pool* sanguíneo precoce) e a fase de equilíbrio tardia (*pool* sanguíneo tardio), ou seja: há redução de concentração das hemácias marcadas nas lesões na fase de perfusão e de equilíbrio precoce e aumento gradual da atividade da concentração nas imagens de equilíbrio tardio.

É importante ressaltar que nem sempre é observado um decréscimo no fluxo em lesões pequenas ou nas lesões localizadas profundamente no fígado devido à limitação da resolução espacial. A sensibilidade das imagens planas com hemácias marcadas varia de 30% a 53%, porém a especificidade e o valor de predição positiva chegam ao redor de 100%. Vale a pena lembrar que as imagens planas não devem ser a rotina da instituição. As imagens tomográficas (SPECT) melhoram a sensibilidade da cintilografia, variando de 70% a 80% (Figura 12.7.1).

A aquisição em dois tempos de equilíbrio (precoce e tardio) também permite diferenciar estruturas vasculares que apresentam no seu interior as ^{99m}Tc-hemácias circulando das lesões de hemangioma, pois nestas há aumento gradual da atividade do radiofármaco ao longo do tempo,

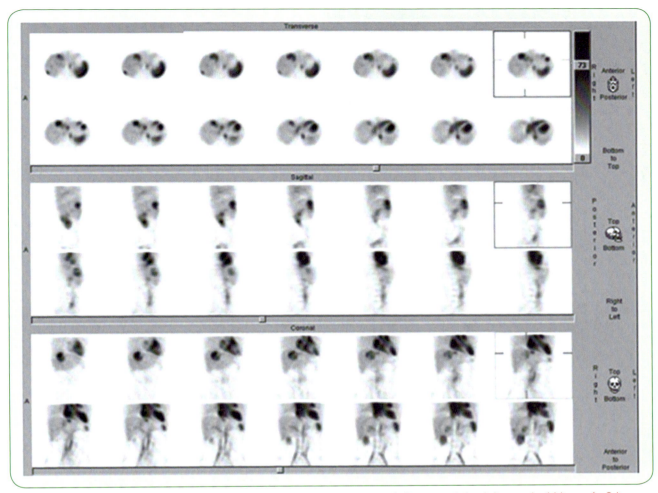

FIGURA 12.7.1. Imagens tomográficas (SPECT) nos planos transverso, sagital e coronal de abdome adquiridas após 2 horas a administração intravenosa de ^{99m}Tc-hemácias. Nota-se atividade fisiológica habitual do radiofármaco em *pool* cardíaco, fígado, baço e grandes vasos abdominais. Observam-se áreas focais de aumento de concentração do radiofármaco na topografia hepática, a maior delas no segmento IV, correspondentes aos hemangiomas hepáticos.

enquanto vasos sanguíneos e tumores hepáticos vascularizados não apresentam esse incremento da atividade.

Resultados falso-negativos têm sido relatados em lesões de hemangioma hepático com extensa trombose e/ou fibrose. Casos de falso-positivos estão relacionados às lesões malignas, incluindo hepatocarcinoma (HCC), angiossarcoma, metástases e linfoma hepático. No entanto, a ocorrência é extremamente rara, sendo a especificidade virtualmente de 100%.

Há relatos de aumento de captação das ^{99m}Tc-hemácias nas imagens de equilíbrio em HCC, porém um diferencial com os hemangiomas é que nas imagens precoces de equilíbrio o HCC normalmente já demonstra aumento de atividade do radiofármaco, ao contrário do hemangioma, que demonstra menor concentração.

É sempre importante diferenciar o hemangioma de estruturas vasculares e do rim direito para evitar resultados falso-negativos e falso-positivos. Nessas circunstâncias o equipamento híbrido de SPECT/CT pode reduzir esses resultados. Caso esse equipamento híbrido não esteja disponível, é sempre importante a realização das imagens tomográficas (SPECT) tanto nas imagens de equilíbrio precoce como nas imagens tardias.

Para a avaliação das lesões, normalmente já se realizou um exame estrutural de imagem convencional que demonstrou a presença delas. Caso o ultrassom, a tomografia computadorizada ou a ressonância magnética não tenham definido o diagnóstico de hemangioma em consequência, provavelmente, das dimensões ou porque apresentam padrão de vascularização diferente do padrão esperado para o hemangioma (vascularização centrípeta), a cintilografia com hemácias marcadas pode esclarecer o diagnóstico. É importante identificar cada lesão vista em um exame convencional nas duas fases das imagens adquiridas, precoce e tardia, pois o paciente pode apresentar várias lesões e nem sempre todas correspondem aos hemangiomas.

Leitura Sugerida

- Ginsberg F, Slavin JD Jr, Spencer RP. Hepatic angiosarcoma: mimicking of angioma on three-phase technetium-99m red blood cell scintigraphy. J Nucl Med. 1986;27(12):1861-3.

- Kudo M, Ikekubo K, Yamamoto K, Ibuki Y, Hino M, Tomita S, et al. Distinction between hemangioma of the liver and hepatocellular carcinoma: value of labeled RBC-SPECT scanning. AJR Am J Roentgenol. 1989;152(5):977-83.

- Massey MD, Stevens JS. Residual spleen found on denatured red blood cell scan following negative colloid scans. J Nucl Med. 1991;32(12):2286-7.

- Middleton ML. Scintigraphic evaluation of hepatic mass lesions: emphasis on hemangioma detection. Semin Nucl Med. 1996;26(1):4-15.

- Tsai CC, Yen TC, Tzen KY. The value of Tc-99m red blood cell SPECT in differentiating giant cavernous hemangioma of the liver from other liver solid masses. Clin Nucl Med. 2002;27(8):578-81.

12.8 Cintilografia Hepatoesplênica e Pesquisa de Baço Acessório

CARLA RACHEL ONO

Conteúdo

CINTILOGRAFIA HEPATOESPLÊNICA
Bases
  Radiofármacos/Mecanismos de Captação/Biodistribuição Normal
  Protocolos de Aquisição
  Interpretação da Imagem
Aplicações Clínicas
  Lesões Ocupando Espaço
  Cirrose
  Síndrome de Budd-Chiari
  Lesões Hepáticas Focais

Adenoma
Hiperplasia Nodular Focal
Hepatocarcinoma

PESQUISA DE BAÇO ACESSÓRIO
Bases
  Radiofármacos/Mecanismos de Captação/Biodistribuição
  Protocolos de Aquisição
Aplicações Clínicas
  Esplenose
  Baço Acessório
  Anemia e/ou Plaquetopenia Recorrente
  Pós-Esplenectomia

CINTILOGRAFIA HEPATOESPLÊNICA

Bases

Radiofármacos/Mecanismos de Captação/ Biodistribuição Normal

Os coloides são fagocitados pelos macrófagos do sistema reticuloendotelial. A distribuição dos coloides depende de suas dimensões; quanto menores, por exemplo, os nanocoloides, maior é a captação na medula óssea, e quanto maiores às dimensões, a captação é maior no baço.

O enxofre coloidal marcado com tecnécio-99 é o radiofármaco mais utilizado para imagens do fígado e do baço (sistema reticuloendotelial), atualmente sendo utilizado também o estanho coloidal. O radiofármaco é clareado pelas células do sistema reticuloendotelial compostas por 85% de células de Kupffer (presentes no fígado), 10% dos macrófagos presentes no baço e 5% dos macrófagos presentes na medula óssea. O fitato marcado com tecnécio-99m também é um radiofármaco que pode ser utilizado para avaliação do fígado e do baço, porém, como as suas partículas são menores, a captação esplênica é menor em relação à observada com enxofre coloidal.

Protocolos de Aquisição

- Administração:
  - Radiofármaco: ^{99m}Tc-coloide – enxofre coloidal, estanho coloidal, fitato (não serve para o baço);
  - Dose usual (adulto): 5 mCi;
  - Via de administração: intravenosa;
  - Cuidados durante ou após a administração:
    - Injeção em bolo na câmara para avaliação da fase de fluxo;
    - Se não fizer fluxo – orientar retorno para imagens após 20 minutos;

- Aquisição:
  - Colimador de alta resolução ou LEAP, janela de 15% em 140 keV;
  - Paciente em decúbito dorsal horizontal, com braços para cima;
  - Incluir abdome superior (colimador centralizado no apêndice xifoide);
  - Fluxo: projeção anterior e posterior de abdome, 1 imagem/3 segundos por 1 minuto, matriz de 128 e *zoom* de 1,45;
  - Equilíbrio: projeção anterior e posterior de abdome, 500 kcont, matriz de 128 e *zoom* de 1,45;
  - Estáticas de 20 minutos: projeções anterior, posterior, laterais, oblíquas anteriores e posteriores de abdome. Imagens 800 a 1.000 kcont na projeção anterior e mesmo tempo nas demais (máximo de 7 minutos), matriz de 128 e *zoom* de 1;
  - SPECT de 20 minutos: órbita 360º em 128 passos, matriz de 128, 15 segundos por passo e *zoom* de 1,45.

Interpretação da Imagem

É importante observar a existência e a localização do fígado e do baço, assim como as suas formas e dimensões.

Com a administração do enxofre coloidal marcado com tecnécio-99m, normalmente observa-se uma concentração maior do radiofármaco no fígado em relação ao baço. Na maioria das vezes as lesões que ocupam espaço não apresentam células do sistema reticuloendotelial e apresentam-se fotopênicas.

A correlação com imagens convencionais estruturais para localizar as lesões é de extrema importância, pois há lesões hepáticas que apresentam células do sistema reticuloendotelial e, portanto, concentram o radiofármaco, podendo apresentar-se como lesões isocaptantes em relação ao fígado, e sem a análise comparativa com os métodos convencionais a a localização e correta análise delas fica comprometida.

Aplicações Clínicas

Lesões Ocupando Espaço

Lesões que ocupam espaço e que não apresentam células do sistema reticuloendotelial apresentam-se como áreas fotopênicas, independentemente da etiologia: metástases hepáticas, cistos hepáticos e abscessos. O emprego da técnica com finalidade diagnóstica é infrequente, sendo interessante como estudo complementar ou aquisição com duplo isótopo em situações de dúvidas de alteração hepática e/ou esplênica na cintilografia de corpo inteiro com ^{131}I-mIBG ou citrato de gálio-67.

Cirrose

Na cirrose hepática, a forma está alterada nas fases mais avançadas e as dimensões estão reduzidas. Há alteração no padrão de distribuição do radiofármaco, com maior concentração dele em medula óssea e no baço (secundária à hipertensão portal).

Síndrome de Budd-Chiari

Nessa síndrome há trombose das veias supra-hepáticas causando redução de concentração do radiofármaco no parênquima hepático como um todo, com exceção do lobo caudado, que apresenta uma drenagem venosa distinta do restante do fígado, portanto apresentando aumento relativo de concentração do radiofármaco, além de aumento de suas dimensões.

Lesões Hepáticas Focais

Adenoma

Geralmente se apresenta como lesão fotopênica, atribuída antigamente à ausência de células de Kupffer, mas estudos mais recentes têm demonstrado a presença das células de Kupffer nos adenomas, porém elas não fagocitam o coloide marcado com ^{99m}Tc. Estudos têm demonstrado que em torno de 60% a 70% dos adenomas apresentam hipoconcentração do radiofármaco e 30%, concentração heterogênea ou mais evidente dele, mas não há diferença histológica significativa entre as lesões que concentram e as que não concentram o radiofármaco.

Hiperplasia Nodular Focal

A hiperplasia nodular focal (HNF) apresenta células hepáticas como hepatócitos, ductos biliares e também células de Kupffer. Cerca de 30% a 70% das HNF apresentam concentração normal de coloide, refletindo a variação da quantidade de células de Kupffer nesse tipo de lesão. Em um terço das HNF a apresentação da lesão é de uma lesão fotopênica e em cerca de 10% das HNFs a concentração do radiofármaco é mais intensa que no restante do parênquima hepático (Figura 12.8.1).

Hepatocarcinoma

O hepatocarcinoma (HCC) em geral se apresenta como lesão fotopênica, no entanto o tipo histológico fibrolamelar, considerado bem diferenciado, pode apresentar concentração preservada do radiofármaco.

- *Cuidados na interpretação*: a aparência de um fígado normal varia consideravelmente entre os indivíduos. Tem-se que prestar atenção nas impressões hepáticas causadas pelos arcos costais, mama, vesícula biliar e ligamentos que causam redução aparente da concentração do radiofármaco.

PESQUISA DE BAÇO ACESSÓRIO

Bases

Radiofármacos/Mecanismos de Captação/Biodistribuição

O baço geralmente é avaliado utilizando-se radiocoloides, fagocitados pelos macrófagos do sistema reticuloendotelial. A distribuição do enxofre coloidal tende a ser maior no fígado em relação ao baço.

Uma forma mais específica de avaliar o baço é a utilização de hemácias esferocitadas marcadas com ^{99m}Tc, captadas preferencialmente pelo baço. As hemácias são marcadas com ^{99m}Tc e, após, são aquecidas à temperatura de 50 ºC por 20 a 30 minutos para serem esferocitadas.

As hemácias esferocitadas marcadas com ^{99m}Tc apresentam concentração no fígado, baço e medula óssea, porém com preferência de concentração no baço.

Protocolos de Aquisição

- Administração:
  - Via de administração: intravenosa;

- Radiofármaco: ^{99m}Tc-hemácias esferocitadas de 20 mCi ou enxofre coloidal-de ^{99m}Tc 5 mCi;
- Orientar retorno após 1 hora;

■ Aquisição:
- Colimador de alta resolução, janela de 15% em 140 keV;
- Paciente em decúbito dorsal horizontal, com braços para cima;
- Imagens de abdome superior (colimador centrado no xifoide) mais uma imagem da pelve:
  – Projeções localizadas de 1h: anterior, posterior, laterais, oblíquas anteriores e posteriores de abdome mais uma imagem da pelve. Imagens de 1.000 kcont na projeção anterior e mesmo tempo nas demais (máximo de 7 minutos), matriz de 128 e *zoom* de 1,45.

Aplicações Clínicas

Esplenose

A esplenose é uma condição anormal do tecido esplênico, que surge após lesão no baço com extravasamento de células esplênicas que se implantam em vários locais, multiplicando-se e formando nódulos de dimensões variadas com parênquima semelhante ao do baço normal.

As formações nodulares podem se apresentar até mesmo fora da cavidade peritonial, e métodos de imagens estruturais podem sugerir ou não o diagnóstico. A cintilografia com hemácias esferocitadas é empregada para confirmar a hipótese, devido à alta especificidade do método.

Baço Acessório

O diagnóstico de baço acessório por meio da imagem é facilmente realizado pelos métodos convencionais (ultrassom, tomografia computadorizada e ressonância magnética). Devido à especificidade do método cintilográfico, ele é realizado para complementação da investigação em algumas situações, quando os métodos convencionais de imagens não demonstram achados característicos ou quando a localização dele não é tão típica ou quando é necessária a certeza diagnóstica, por exemplo, para se diferenciar de acometimento secundário em pacientes oncológicos com doença abdominal (Figura 12.8.2).

Anemia e/ou Plaquetopenia Recorrente Pós-Esplenectomia

Pacientes com doenças hematológicas como a púrpura trombocitopênica idiopática normalmente são submetidos à esplenectomia para o controle da plaquetopenia. Em algumas situações, após um período de controle da doença, o paciente apresenta recorrência nos sintomas, e os métodos convencionais de imagens podem não detectar a presença de baço acessório. A cintilografia com hemácias esferocitadas é realizada para investigação e complementação diagnóstica.

■ Cuidados na aquisição das imagens:
- É importante realizar imagens tomográficas (SPECT) mesmo quando imagens planas identificam áreas de captação das ^{99m}Tc-hemácias esferocitadas compatíveis com baço acessório ou esplenose, pois os pacientes podem apresentar mais de uma área de esplenose ou mais de um baço acessório.

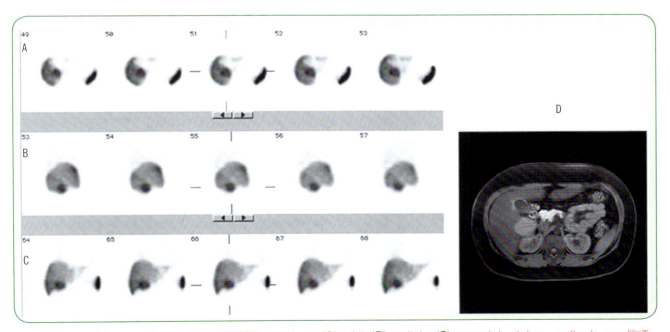

FIGURA 12.8.1. Imagens tomográficas (SPECT) nos planos (**A**) axial, (**B**) sagital e (**C**) coronal de abdome realizado com ^{99m}Tc-enxofre coloidal. Imagem no plano axial do abdome de ressonância magnética, em sequência ponderada T1, demonstra nódulo bem delimitado no segmento VI, que apresenta aumento de concentração do radiofármaco nesse nódulo em relação ao restante ao parênquima hepático (**D**). Os achados são sugestivos de hiperplasia nodular focal em nódulo no segmento VI do fígado.

Seção 2 – Diagnóstico

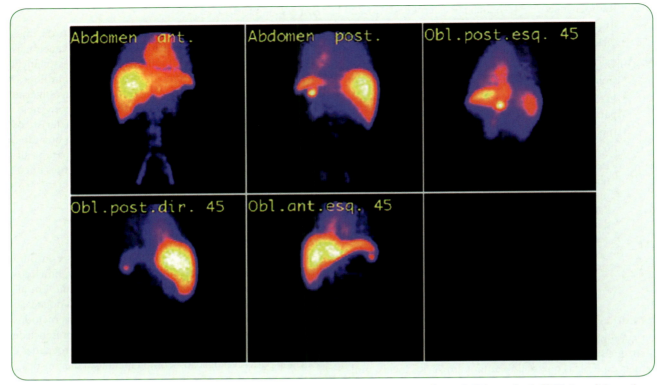

FIGURA 12.8.2. Imagens nas projeções anterior, posterior e oblíquas de abdome após a administração de ^{99m}Tc-hemácias esferocitadas, em paciente já submetido à esplenectomia por púrpura trombocitopênica idiopática, cursando com plaquetopenia. Nota-se atividade fisiológica do radiofármaco em parênquima hepático, *pool* cardíaco e grandes vasos abdominais. Nota-se pequena área focal em região posterior do hipocôndrio esquerdo, correspondendo ao baço acessório.

É necessária a cobertura total do abdome e da pelve quando os pacientes foram submetidos à cirurgia, pois células esplênicas podem ter sido transportadas para regiões distantes do hipocôndrio esquerdo. No caso de antecedente de trauma, com comprometimento do baço, é importante também realizar imagens do tórax.

As imagens tomográficas apresentam sensibilidade maior na detecção de tecido esplênico em relação às imagens planas e também podem auxiliar nas situações nas quais há hepatomegalia, que dificulta a avaliação da região do hipocôndrio esquerdo.

Leitura Sugerida

- McClees EC, Gedgaudas-McClees RK. Screening for diffuse and focal liver disease: the case for hepatic scintigraphy. J Clin Ultrasound. 1984;12(2):75-81.
- Meindok H, Langer B. Liver scan in Budd-Chiari syndrome. J Nucl Med. 1976;17(5):365-8.
- Welch TJ, Sheedy PF 2nd, Johnson CM, Stephens DH, Charboneau JW, Brown ML, et al. Focal nodular hyperplasia and hepatic adenoma: comparison of angiography, CT, US, and scintigraphy. Radiology. 1985;156(3):593-5.
- Yammine JN, Yatim A, Barbari A. Radionuclide imaging in thoracic splenosis and a review of the literature. Clin Nucl Med. 2003;28(2):121-3.
- Zuckier LS, Freeman LM. Liver, spleen and biliary tree. In: Biersack HJ, Freeman LM, eds. Clinical nuclear medicine. Berlin: Sprienger-Verlag; 2007.
- Hoefs JC, Sheikh MY, Guerrero H, Milne N. Factors affecting the quantitative liver-spleen scan in normal individuals. Dig Dis Sci. 2005;50(2):283-9.
- Massey MD, Stevens JS. Residual spleen found on denatured red blood cell scan following negative colloid scans. J Nucl Med. 1991;32(12):2286-7.

12.9 Sangramento Intestinal

CARLA RACHEL ONO

Conteúdo

Bases
Radiofármacos
Preparo
Critérios de Interpretação da Cintilografia para Sangramento Intestinal
Testes Falso-Positivos e Artefatos
SPECT/CT

Bases

Sangramento intestinal agudo é uma emergência comum e sua incidência é dependente da faixa etária do paciente. Nos Estados Unidos, resulta numa taxa de hospitalização anual de aproximadamente 25 pessoas para cada 100.000 pessoas.

A apresentação clínica do sangramento do trato gastrointestinal é muito variável na maioria dos pacientes. Em torno de 85% deles recuperam-se do sangramento sem nenhuma intervenção específica. Porém, é essencial identificar a causa nos 15% restantes. O sangramento intestinal é a maior causa de morbidade, especialmente nos idosos e nos pacientes com comorbidades associadas. Entre os pacientes hospitalizados, a taxa de mortalidade é alta, em torno de 10% a 14%.

As manifestações clínicas do sangramento gastrointestinal agudo frequentemente não permitem identificar a fonte do sangramento. História e exame físico proporcionam um correto diagnóstico em menos de 40% dos pacientes. Por causa do peristaltismo retrógrado e do acúmulo transitório do sangramento que podem ocorrer nas alças intestinais após um episódio de sangramento, a evidência clínica do sangramento apresenta uma falha na resolução temporal em relação à acurácia diagnóstica e ao tratamento, além de a evidência clínica de sangramento frequentemente não coincidir com o episódio agudo do sangramento gastrointestinal.

O sangramento gastrointestinal agudo é classificado de acordo com o sítio de origem, sendo denominado de sangramento digestivo alto, quando a fonte de sangramento é proximal ao ligamento de Treitz, ou de sangramento baixo, quando a fonte de sangramento é distal ao ligamento de Treitz. É classificado como obscuro ou oculto se não for categorizado.

As causas de sangramento digestivo alto incluem: varizes de esôfago, malformações vasculares, esofagite, úlcera de Mallory-Weiss, gastrite, úlcera gástrica ou duodenal e neoplasias.

Causas de sangramento digestivo baixo são: malformações vasculares, como angiodisplasia, divertículo, pólipos adenomatosos, neoplasias, inflamação e, em crianças, o divertículo de Meckel.

A endoscopia digestiva alta é o método de escolha para avaliação de sangramento do trato digestivo alto, com acurácia de 90%. A colonoscopia para avaliação de sangramento do trato digestivo baixo apresenta acurácia de cerca de 70% para confirmação ou exclusão do sítio de sangramento. A colonoscopia e a arteriografia podem ser utilizadas para localizar e controlar o sangramento do trato digestivo baixo, mas geralmente falham no sangramento intermitente. Apesar de a cintilografia não apresentar papel terapêutico, ela tem papel complementar à arteriografia e à colonoscopia na avaliação do sangramento intestinal baixo.

Radiofármacos

Historicamente os dois primeiros radiofármacos que utilizados na avaliação de sangramento intestinal baixo foram: enxofre coloidal e hemácias, ambos marcados com ^{99m}Tc.

O enxofre coloidal é um agente rapidamente clareado do compartimento vascular. Num trabalho experimental com cães, foi demonstrado que taxas de sangramento baixas como 0,05 a 0,1 mL/min eram detectadas com ^{99m}Tc-enxofre coloidal. Devido à rápida extração pelos elementos do sistema reticuloendotelial como o fígado, o baço e a medula óssea, o enxofre coloidal oferece uma alta relação alvo/radiação de fundo (BG) entre o sítio de sangramento e os tecidos moles adjacentes, aumentando teoricamente a sensibilidade do método. A técnica com o enxofre coloidal continua a ter sua aplicação nos dias de hoje, e suas vantagens são: rápida captação do radiofármaco pelo sistema reticuloendotelial, com rápido clareamento do *pool* sanguíneo, que facilita a detecção de pequenas quantidades de extravasamento dos sítios de sangramento. As desvantagens são: captação hepática e esplênica obscurecendo sítios de sangramento nas flexuras hepática e esplênica do cólon, limitando a visualização do andar superior do abdome. Outra limitação significante da técnica é o rápido clareamento do traçador do compartimento vascular – menos de 10% do traçador permanece no compartimento vascular aos 7 minutos de estudo –, sendo uma limitação importante na avaliação dinâmica do sangramento intestinal intermitente. Em um trabalho que comparou a sensibilidade de detecção do sítio de sangramento intestinal agudo pela técnica do enxofre coloidal e pela técnica de hemácias marcadas *in vitro* em 100 pacientes, a *performance* das hemácias marcadas foi superior, sendo identificado em 38 pacientes o sítio de sangramento com hemácias marcadas comparado com 5 pacientes com o enxofre coloidal. As hemácias marcadas foram superiores no diagnóstico do sangramento em todos os casos, com sensibilidade de 95%, especificidade de 93% e acurácia da 94%. A sensibilidade do enxofre coloidal foi de 12% e a especificidade foi de 100%, com acurácia de 62%. A menor taxa de sangramento detectada pelas hemácias marcadas foi de 0,04 mL/min em um estudo com modelo animal e de 0,1 mL/min em um estudo clínico com seres humanos.

Dá-se preferência sempre pela marcação *in vitro* das hemácias marcadas, e estas permanecem no compartimento vascular por horas, permitindo aquisições de imagens dinâmicas por mais de 90 minutos e de imagens adicionais após 24 horas. Esse ponto é bastante importante tendo em vista a natureza intermitente da maioria dos sangramentos intestinais que são avaliados no setor de medicina nuclear.

Preparo

Pacientes que apresentam sangramento intestinal agudo devem realizar uma triagem inicial, com anamnese e exame físico completos, avaliação laboratorial apropriada e lavagem nasogástrica. O resultado da lavagem nasogástrica é utilizado para estratificar o sangramento em sítios suspeitos de sangramento entre alto e baixo. Se o sítio suspeito for alto, então a endoscopia digestiva alta é realizada e a terapia é iniciada com base nos resultados da endoscopia. Se o sítio de sangramento suspeito for baixo, ou se o sítio alto de sangramento for excluído, então a cintilografia com hemácias marcadas deve ser realizada como um passo seguinte na avaliação.

Antes de o paciente chegar ao setor de medicina nuclear, é essencial que o médico solicitante tenha um plano de conduta e esteja preparado para implementá-lo. Devido à natureza intermitente do sangramento, a maioria das situações de sangramento intestinal que são referidos à medicina nuclear cessa espontaneamente. Um atraso temporal causado pela falta de comunicação prévia entre os médicos (solicitantes e o médico nuclear) pode contribuir para a discordância entre o sangramento positivo visualizado na cintilografia com hemácias marcadas e uma arteriografia subsequente com resultado negativo. A avaliação pré-teste é crítica para o sucesso da confirmação do sítio de sangramento e para o tratamento pela radiologia intervencionista ou cirurgia ou ambos.

Critérios de Interpretação da Cintilografia para Sangramento Intestinal

Os critérios para um estudo cintilográfico positivo para sangramento intestinal são:

- extravasamento do radiofármaco do compartimento vascular;
- movimentação do radiofármaco extravasado, que age como um catártico dentro de um segmento intestinal identificável, em direções anterógrada e retrógrada.

Depois que o sítio de sangramento é identificado, é importante continuar o estudo por tempo suficiente para identificar definitivamente o segmento intestinal que está apresentando o sangramento.

Sangramento do intestino grosso tipicamente ocorre na periferia do abdome e apresenta um trajeto alongado.

Sangramento do intestino delgado ocorre geralmente no centro do abdome, propaga em alças curvilíneas e pode perder intensidade com o tempo em decorrência da diluição do radiotraçador no fluido que há no intestino delgado.

Vários estudos têm demonstrado que a aquisição dinâmica das imagens, assim como a sua análise em modo dinâmico nas estações de trabalho, resultam numa melhora na detecção e localização do sítio do sangramento gastrointestinal agudo.

Testes Falso-Positivos e Artefatos

Áreas estáticas de extravasamento e acúmulo do radiofármaco na cintilografia com hemácias marcadas raramente representam sangramento gastrointestinal agudo, mas são mais comuns por causa de varizes, aneurismas, inflamação ou tumores. Esplenose pode aparecer como um foco fixo de acúmulo de hemácias marcadas e ser causa de falso-positivo para sangramento intestinal. Outras fontes de erros para resultados falso-positivos são: uso de catárticos, inflamação ou irritação intestinal, procedimento recente de colonoscopia. É fundamental, para se evitar um erro de interpretação, a investigação de causas relacionadas ao não sangramento, como a correlação com CT ou SPECT/CT quando não há sinais de movimentação do sítio de acúmulo do radiofármaco nas imagens dinâmicas.

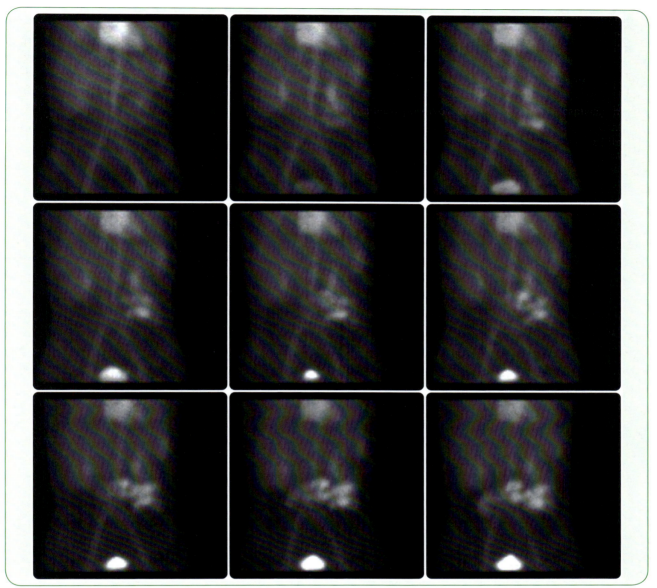

FIGURA 12.9.1. Imagens dinâmicas obtidas na projeção anterior de abdome após a administração intravenosa de ^{99m}Tc-hemácias. As imagens demonstram acúmulo anômalo do radiofármaco na projeção do flanco esquerdo, com aumento progressivo em sua intensidade e forma serpiginosa, com progressão da atividade cruzando a linha mediana até a região do flanco esquerdo, indicativo de sangramento intestinal agudo em alça de intestino delgado, iniciando-se em flanco esquerdo (provável jejuno).

Causas de falso-positivo ou erros de interpretação também podem estar relacionadas ao tecnécio livre que se acumula nos rins, à atividade do traçador no pênis e ao fato de ser confundido com sangramento retal, por isso é interessante realizar imagens em várias posições para confirmar ou excluir um possível sítio de sangramento.

SPECT/CT

Com o advento dos equipamentos híbridos de SPECT/CT, a fusão das imagens promovem uma oportunidade de aumentar a sensibilidade e a acurácia da detecção da localização do sítio de sangramento intestinal. É sabido que as imagens tomográficas (SPECT) aumentam o contraste de resolução em relação às imagens planas, aumentando em torno de 10% a 15% a habilidade de detectar sítios com volume pequeno de sangramento, além de as imagens híbridas de SPECT/CT fornecerem informações anatômicas específicas, permitindo a localização do sítio de sangramento de forma mais precisa. As imagens de SPECT/CT também evitam os erros de interpretação devidos aos artefatos mais comuns como a cintilografia com hemácias marcadas.

Estudos têm demonstrado que as imagens híbridas de SPECT/CT podem apresentar impacto significante na localização precisa do sítio de sangramento quando não foi possível de identificá-lo pelas imagens planas convencionais.

Leitura Sugerida

- Howarth DM. The role of nuclear medicine in the detection of acute gastrointestinal bleeding. Semin Nucl Med. 2006;36(2):133-46.

- Howarth DM, Tang K, Lees W. The clinical utility of nuclear medicine imaging for the detection of occult gastrointestinal haemorrhage. Nucl Med Commun. 2002;23(6):591-4.

Capítulo 12 – Gastrointestinal

12.10 Outros Métodos e Técnicas *in Vitro*

CARLA RACHEL ONO

Conteúdo

Outros Métodos
  Cintilografia de Perfusão Arterial Hepática com
  Macroagregado de Albumina (MAA) Marcado com
  Tecnécio-99m
    Determinação da Posição do Cateter pela Administração
    Intra-Arterial do ^{99m}Tc-MAA
Cintilografia para Detecção de Sítio de Perdas Proteicas
Cintilografia para Estudo do *Shunt* de LeVeen/Comunicação
Peritônio-Pleural
Cintilografia para Avaliação de Trânsito Intestinal

TÉCNICAS *IN VITRO*
Perda Entérica de Proteínas
  Permeabilidade Intestinal

  Pesquisa de Hemorragia Digestiva com
  Hemácias-Cromo-51
    Marcação *In Vitro* com Cromo-51
  Teste Respiratório com Ureia para Detecção
  de *Helicobacter pylori*
    Indicações do Teste
    Teste com 14C-Ureia
Teste de Schilling

Outros Métodos

Cintilografia de Perfusão Arterial Hepática com Macroagregado de Albumina (MAA) Marcado com Tecnécio-99m

A quimioterapia (QT) intra-arterial foi usada como terapia regional para o câncer desde os anos 1960. Sua vantagem teórica é uma alta concentração que pode ser oferecida diretamente ao tumor, enquanto os efeitos colaterais podem ser minimizados devido à baixa exposição sistêmica. Apesar de ser mais utilizada para tratamento do tumor primário e metastático de fígado, outras neoplasias malignas são também tratadas por via arterial: tumor de cabeça e pescoço, tumores pélvicos e tumores de partes moles.

No fígado, a técnica baseia-se na diferença de fluxo sanguíneo para o tumor. Metástases hepáticas desviam a maior parte do fluxo hepático arterial, enquanto células hepáticas normais são supridas pela circulação portal predominantemente. Então, a QT pode ser "entregue" preferencialmente ao tumor, minimizando a exposição do fígado normal e dos tecidos sensíveis à droga dose-limitante, como o epitélio gastrointestinal e a medula óssea.

Aplicação com sucesso requer administração segura. Após determinação inicial arteriográfica do suprimento vascular do tumor e do fígado, um cateter de infusão terapêutica é locado. Conhecimento da anatomia vascular é crítico, considerando-se que 30% a 40% dos pacientes têm variações anatômicas.

Determinação da Posição do Cateter pela Administração Intra-Arterial do ^{99m}Tc-MAA

O ^{99m}Tc-MAA tem alta taxa de contagens, menor retenção no cateter e melhor delineação das lesões intra-hepáticas. O seu uso tem vantagens pelas características fisiológicas em relação ao padrão de fluxo pelo pequeno volume administrado, não alterando o padrão usual do fluxo que ocorre com injeções de contrastes. O MAA tem tamanho médio de 30 µm (10 a 90 µm) e produz bloqueio capilar hepático, e a primeira imagem representa a distribuição da primeira passagem do fluxo sanguíneo hepático, predizendo a distribuição do agente quimioterápico e fornecendo o padrão da vascularização do foco neoplásico. Tumores hepáticos são tipicamente hiperperfundidos, sendo a relação tumor:não tumor de 3:1.

Um cateter de três vias é colocado por via percutânea, depois de garantido que o cateter está pérvio com infusão de soro fisiológico, 2 a 4 mCi de ^{99m}Tc-MAA em 0,2 mL são introduzidos e é realizada a monitoração com o modo de persistência da câmara gama. Quando o primeiro *bolus* chega à extremidade distal do cateter e começa a se dissipar no parênquima hepático, são adquiridas imagens de 500.000 contagens a um intervalo de 100 a 300 segundos nas projeções anterior e lateral direita. Uma imagem na projeção anterior do tórax com o mesmo tempo necessário para adquirir 500.000 contagens na projeção anterior hepática é realizada, para se calcular a relação da atividade pulmão/fígado, fornecendo uma estimativa de *shunt* vascular.

Os tumores são tipicamente hiperperfundidos e aparecem como regiões com aumento de captação do ^{99m}Tc-MAA. Tumores pequenos geralmente aparecem homogeneamente perfundidos. Tumores grandes apresentam maior atividade periférica com um centro frio.

A presença de perfusão extra-hepática para outros órgãos abdominais é um importante achado e está associada com a alta incidência de efeitos colaterais, incluindo gastrite, úlcera, hemorragia e perfuração intestinal. Perfusão extra-hepática é manifestada na perfusão com ^{99m}Tc-MAA como uma captação localizada no estômago, pâncreas, intestino ou baço.

Captação pulmonar de ^{99m}Tc-MAA após a infusão arterial hepática indica um *shunt* arteriovenoso. Um relato demonstrou que captação pulmonar maior de 20% da dose injetada de ^{99m}Tc-MAA prediz toxicidade sistêmica.

Cintilografia para Detecção de Sítio de Perdas Proteicas

Excesso de perda proteica pelo trato gastrointestinal pode ocorrer em doenças como enteropatia perdedora de proteínas, infiltração do sistema linfático do cólon, doença de Chron e insuficiência cardíaca congestiva. Os pacientes cursam com níveis séricos de albumina e gamaglobulinas baixos, sem evidências de perda urinária de proteína.

O intuito de realizar a cintilografia é identificar o ponto de perda das proteínas para a programação da conduta, como o racional da cintilografia para a pesquisa de sangramento intestinal. A diferença nesta situação é a procura do local de perda proteica, e não do sítio do sangramento. Para essa finalidade, utilizamos o mesmo protocolo de imagens para pesquisa de sangramento, porém com outro radiofármaco. Na pesquisa de perda entérica, utilizam-se 30 mCi de soro albumina marcada com ^{99m}Tc como radiofármaco.

■ Aquisição:

- Colimador LEAP ou de alta resolução, janela de 15% em 140 keV;
- Paciente em decúbito dorsal horizontal, com braços para cima;
- Incluir parte inferior do fígado (centralizar na cicatriz umbilical);
- Fluxo mais dinâmica (1 hora): projeções anterior e posterior de abdome, uma imagem/3 segundos por 1 minuto e sequência dinâmica com uma imagem/15 segundos por 60 minutos;
- Localizadas de 1 hora: projeções anterior e posterior, laterais, oblíquas anteriores e posteriores de abdome. Imagens de 1.000 kcontagens na projeção anterior e mesmo tempo nas demais (máximo de 7 minutos), matriz de 128, *zoom* de 1,45;
- Localizadas tardias de 2 horas, 4 horas, 6 horas (e raramente de 24 horas): se o estudo inicial for negativo ou para avaliar progressão nas alças, com os mesmos parâmetros das localizadas de 1 hora.

Cintilografia para Estudo do *Shunt* de LeVeen/Comunicação Peritônio-Pleural

O *shunt* de LeVeen é um tubo implantado cirurgicamente para comunicar a cavidade peritoneal com a veia cava superior para drenar o fluido acumulado na cavidade peritoneal. É utilizado em casos de cirrose, insuficiência cardíaca de câmaras direitas ou câncer abdominal.

A cintilografia para o estudo do *shunt* de LeVeen e para a avaliação de comunicação peritônio-pleural tem como racional definir se o cateter está pérvio e verificar se o derrame pleural é proveniente da ascite presente na cavidade peritoneal, respectivamente. Para isso, administra-se um radiofármaco, que não deve ser absorvido, na cavidade abdominal, e imagens do tórax são adquiridos para avaliar se há passagem do radiofármaco ou não para as cavidades pleurais, provenientes da cavidade abdominal na pesquisa de comunicação peritônio-pleural.

Na avaliação do *shunt* de LeVeen, após a administração do radiofármaco na cavidade abdominal, quando o cateter se encontra pérvio, espera-se a presença de atividade do radiofármaco no *pool* cardíaco.

■ Administração:

- Via de administração: punção abdominal (intraperitoneal); avaliar necessidade de guiar por ultrassom;
- Radiofármaco: ^{99m}Tc-coloide (enxofre coloidal);
- Dose usual (adulto): 5 a 10 mCi;

■ Aquisição:

- Colimador LEAP ou de alta resolução, janela de 15% em 140 keV;
- Paciente em decúbito dorsal horizontal, podendo-se colocar travesseiro sob a bacia do paciente;
- Estáticas de 10, 20, 30 e 40 minutos: projeções anterior e posterior de tórax e abdome, 500 kcontagens e matriz de 128. Repetir imagens de projeções anterior e posterior de 40 minutos com o paciente em decúbito lateral do lado do derrame.

Cintilografia para Avaliação de Trânsito Intestinal

Há um aumento no interesse de medidas do trânsito intestinal, particularmente em pacientes com neuropatia autonômica, como diabéticos, em doença de Chron e em doenças que podem afetar o intestino delgado. A mesma refeição-teste utilizada para a avaliação do esvaziamento gástrico é utilizada para a avaliação do trânsito intestinal. Imagens nas projeções anterior e posterior de abdome são adquiridas de 30 em 30 minutos até a atividade do radiofármaco ser visualizada no ceco. O trânsito intestinal leva em média de 4 a 8 horas.

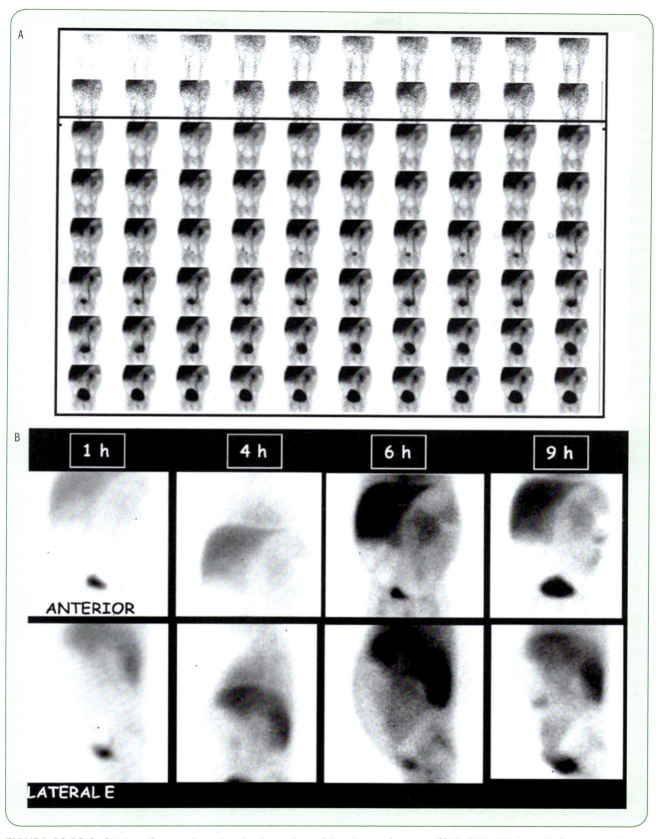

FIGURA 12.10.1. Cintilografia para investigação de perda entérica de proteínas com ^{99m}Tc-SAH. (**A**) Fase dinâmica (anterior) e (**B**) imagens tardias em paciente masculino, de 4 anos, com diarreia crônica há três anos e hipoproteinemia. Evidencia-se acúmulo anômalo em grau discreto na topografia do cólon descendente. Biópsia do retossigmoide evidenciou retocolite ulcerativa idiopática.

TÉCNICAS *IN VITRO*

Perda Entérica de Proteínas

Perda entérica de proteínas é suspeita em pacientes com hipoproteinemia e investigação renal normal. As perdas proteicas através do trato gastrointestinal têm sido associadas a mais de 85 doenças, muitas não relacionadas a doenças gastrointestinais primárias, por exemplo, doenças linfáticas (linfangiectasia intestinal, doença de Whipple, fibrose retroperitoneal e linfomas), doenças granulomatosas, peritonite, insuficiência cardíaca congestiva e trombose da veia cava superior. Doenças do trato digestório como ulcerações, neoplasias, enterite (regional, infecciosa ou pós-radioterapia) e colite ulcerativa podem ser responsáveis pela perda entérica de proteínas, assim como diversas outras doenças gástricas e intestinais.

O princípio da avaliação por meio de radiofármacos baseia-se na administração intravenosa de uma proteína plasmática radiomarcada e na quantificação da radioatividade que aparece nas fezes. Obviamente, a técnica requer um radionuclídeo que, depois de se desligar da proteína no intestino, por fermentação ou ação de bactérias, não seja reabsorvido.

A albumina marcada pelo ^{51}Cr é o radiofármaco de escolha, pois mesmo o cromo, após se desligar da albumina, não é reabsorvido pelo intestino. O uso do ^{51}Cr para estudos desse tipo é possível devido à sua meia-vida física de 26,5 dias e emissões de rádio gama (0,323 MeV – principal emissão gama), sendo possível ser quantificado no sangue, urina e fezes.

Com a administração por via endovenosa da albumina marcada com ^{51}Cr, uma mínima fração será excretada nas fezes. Após a administração do radiofármaco, todas as evacuações, sem nenhuma perda ou qualquer contaminação urinária, serão coletadas em recipientes adequados e de tamanho padronizado (latas de 500 mL) e mantidas em geladeira até o término das coletas, durante quatro dias. Paralelamente, são obtidas amostras de sangue para correlação da excreção fecal com a atividade sanguínea.

O *clearance* proteico nas fezes é o equivalente às proteínas contidas em 20 a 40 mL de plasma por dia. Durante os primeiros quatro dias após a injeção, 1,5% da dose é excretado nas fezes; já os portadores de enteropatias com perdas proteicas excretam de 4% a 40%. O conhecimento da quantidade injetada é essencial se a excreção fecal for estimada por quatro a cinco dias como fração da atividade administrada, para que essa perda seja quantificada.

Permeabilidade Intestinal

Determinar a integridade da mucosa do intestino delgado é um grande problema na pesquisa e prática clínica da gastroenterologia. Em 1983, o teste de absorção do ácido etilenodiaminotetraacético marcado com cromo-51 (^{51}Cr-EDTA) foi introduzido por Bjarnason e Peters, inicialmente como um teste de rastreamento para doença celíaca não tratada. Atualmente, o teste tem sido utilizado para demonstrar aumento da permeabilidade intestinal nos pacientes com doença inflamatória intestinal, eczema atópico, dermatite herpetiforme, fibrose cística, alcoolismo e em pacientes em uso de anti-inflamatório não hormonal.

O ^{51}Cr-EDTA é uma substância complexa solúvel em água, com peso molecular de 359. Suas propriedades como marcador biológico têm sido extensamente estudadas e os achados favoráveis são: ter alta estabilidade, ser inerte e ter pouca radiotoxicidade. Nenhuma afinidade é observada por qualquer órgão em particular, e quando administrado por via intravenosa, é excretado não dissociado pelos rins em poucas horas. Menos de 1% é excretado no trato gastrointestinal, excluindo a possibilidade de circulação êntero-hepática. Sua passagem limitada pelas membranas biológicas relaciona-se ao seu tamanho e hidrofilidade e resulta em permeabilidade muito pequena através da mucosa intestinal. Há, porém, certa passagem passiva, provavelmente pelas junções intercelulares, estando os danos nessas junções associados com aumento na absorção do ^{51}Cr-EDTA.

O estudo baseia-se na administração por via oral de 100 µCi de ^{51}Cr-EDTA e coleta de urina por 24 horas. Em situações de aumento da permeabilidade intestinal, ocorre maior absorção do material administrado, seguido da eliminação urinária por filtração glomerular do radiofármaco (valor de referência normal – 0,5% a 2,5% de excreção em 24 horas).

Pesquisa de Hemorragia Digestiva com Hemácias-Cromo-51

A principal indicação é a avaliação de anemia crônica sem evidência clínica de perda pelo trato gastrointestinal. A pesquisa de hemorragia digestiva com hemácias marcadas com cromo-51 pode confirmar a presença de perda entérica de hemácias no período de vários dias, devido à meia-vida física do cromo-51.

Cerca de 100 µCi de hemácias marcadas com cromo-51 por técnica de marcação *in vitro* são administrados por via intravenosa,

Marcação In Vitro *com Cromo-51*

Retirar 7,5 mL de sangue, adicionar a um frasco com 1,25 mL de ACD. Homogeneizar e adicionar 100 µCi de cromo-51 (cromato). Aguardar 30 minutos e adicionar 0,25 mL de vitamina C. Aguardar 10 minutos, homogeneizando esporadicamente.

- Realização do exame:
  - Coleta de fezes em latas de 500 mL (uma por evacuação) identificadas com data e horário, durante três dias;
  - Coleta de amostras de sangue 2 horas após injeção das ^{51}Cr-hemácias e diariamente por três dias;
  - A atividade nas latas, detectada em contador de poço com correção da geometria, é comparada com

atividades obtidas em amostras sanguíneas colhidas no período do estudo, determinando-se assim a perda fecal diária de sangue (valor de referência normal = 0,3 a 2,8 mL).

Teste Respiratório com Ureia para Detecção de *Helicobacter pylori*

O *Helicobacter pylori* é uma bactéria Gram-negativa produtora de uréase, responsável pela gastrite antral do tipo B. A infecção pelo *H. pylori* é reconhecida como principal causa de doença ulcerosa péptica e tem sido associada a gastrite atrófica, câncer gástrico e dispepsia não ulcerosa. Em torno de 95% das úlceras duodenais e aproximadamente 80% a 95% das úlceras gástricas não associadas ao uso de anti-inflamatórios não hormonais apresentam *H. pylori*. A importância do *H. pylori* é também relacionada à recorrência: após um ano, 55% a 90% das úlceras reaparecem quando tratadas apenas com anti-H2, enquanto a taxa é de 10% a 15% quando a terapia tríplice contra o *H. pylori* é usada. Por isso, todos os pacientes com *H. pylori* devem receber antibioticoterapia.

O diagnóstico é feito por meio de métodos invasivos: biópsia endoscópica e identificação histológica e/ou microbiológica (cultura). O resultado é considerado negativo quando os dois métodos são negativos. Estudos sorológicos como ELISA são simples, mas não diferenciam infecção ativa de antiga ou erradicação após tratamento.

O teste com ureia marcada com carbono-14 (radioativo) ou carbono-13 (detectado por espectrometria de massa) é um método não invasivo que pode documentar a presença de infecção e a erradicação do *H. pylori*. Tem-se sugerido o teste como método para avaliar o sucesso terapêutico contra o *H. pylori*. Também é descrito o valor prognóstico de um teste negativo após tratamento (taxa de recorrência de 0,44% a 2,2% por ano).

Se o *H. pylori* estiver presente no estômago, a urease que ele produz hidrolisará a ureia marcada com ^{13}C ou ^{14}C. O composto $H*CO_{3-}$ será absorvido no estômago e se difundirá para o sangue para ser excretado pelos pulmões como $*CO_2$, que pode ser coletado nas amostras do respirado.

Indicações do Teste

- Detecção de infecção por *H. pylori*.
- Prova da erradicação do *H. pylori* após tratamento.
- Determinação semiquantitativa da carga bacteriana antral.

Teste com ^{14}C-Ureia

Preparo do paciente: jejum de 4 horas, suspensão de antiácidos por 12 horas; utilizar antibióticos por um mês no caso de teste diagnóstico e por seis semanas se for para documentar erradicação da infecção. Omeprazol e sulfasa-

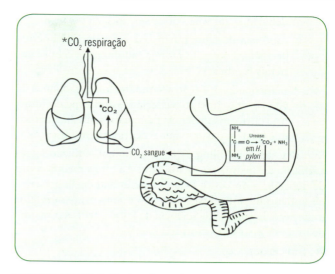

FIGURA 12.10.2. Ilustração explicativa do método.

lazina diminuem a carga de *H. pylori* e também devem ser evitados antes do teste.

A dose de ^{14}C-ureia para cada paciente é de 185 kBq/mL (5 mCi), obtida pipetando-se 1 mL de solução previamente preparada. Após ingerir a solução, o paciente respira por 10 a 20 minutos em um sistema de tubos que leva o ar exalado a um recipiente. O recipiente contém solução capaz de capturar o CO_2, e a quantidade de CO_2 retido é indicado pela viragem de pH indicado por timolftaleína. A porcentagem de ^{14}C-CO_2 excretada por mmol de CO_2 coletada é determinada em sistema de detecção (contador beta).

Também é disponível no país um sistema comercial que inclui as cápsulas com ^{14}C-ureia, cartão para retenção e mensuração do gás carbônico exalado e equipamento para leitura padronizada das amostras.

- Teste com ^{14}C-ureia para *H. Pylori*.
- Detecção de infecção: S = 98%, E = 100%.
- Prova da erradicação: S = 100%, E = 93%.

Teste de Schilling

Em indivíduos normais, a vitamina B12 ingerida forma um complexo com o fator intrínseco, proteína secretada pelas células parietais do fundo gástrico. Esse complexo liga-se a receptores específicos no íleo terminal na presença de um pH alcalino, onde a VB12 é ativamente transportada através da mucosa. O estoque total corporal de VB12 é grande e são necessários de três a cinco anos para desenvolver deficiência de VB12 quando ocorre má absorção.

A deficiência de VB12 leva a alterações hematológicas, como anemia megaloblástica e alterações megaloblásticas no trato gastrointestinal, além de sintomas neurológicos, classicamente envolvendo a coluna posterior e nervos periféricos.

A deficiência de VB12 pode ser causada por:

- Ausência de fator intrínseco secundário à anemia perniciosa ou gastrectomia (ausência de células parietais fúndicas);
- Inadequada absorção secundária a *sprue*, doença de Chron, crescimento bacteriano, síndrome do intestino curto, insuficiência pancreática, medicamentos que quelam o cálcio que é necessário na absorção.

O teste de Schilling é mais comumente utilizado para avaliação de anemia perniciosa, que é a causa mais comum de deficiência de VB12. Esta é caracterizada pela presença de anticorpos anticélulas parietais e anticorpos antifator intrínseco, levando a deficiência de fator intrínseco, atrofia de mucosa gástrica e acloridria.

- Indicações:
  - Baixo nível sérico de VB12 com ou sem sintomas neurológicos ou hematológicos;
  - Confirmação diagnóstica de má absorção de VB12 e determinação de seu mecanismo;
  - Alterações hematológicas com testes séricos não diagnósticos;
  - Detectar pacientes de risco para deficiência de VB12 (pós-gastrectomia, doença ileal, história familiar de anemia perniciosa);
  - Determinar se a terapia com VB12 é efetiva;
- Preparo pré-teste:
  - Confirmar níveis de folato/VB12;
  - Jejum na noite anterior ao teste;
  - Confirmar que VB12 parenteral não foi administrada nos últimos três dias.

O teste de Schilling clássico é feito com a administração da VB12 marcada com cobalto-57 por via oral (0,5 mCi em 0,5 µg de VB12), mantendo-se jejum por mais 2 horas. Os sítios de ligação e armazenamento da VB12 são bloqueados pela administração de grande quantidade de VB12 (1000 µg) via IM 2 horas após a dose oral. A urina de 24 horas é coletada e permite avaliar a porcentagem da vitamina administrada que foi absorvida e posteriormente secretada na urina (valor de referência superior a 9%, anemia perniciosa ou má absorção intestinal sugerida por excreção menor que 6%).

O teste alterado pode ser complementado com uma segunda fase, após intervalo acima de três a quatro dias, em que a VB12 marcada é administrada já ligada ao fator intrínseco. A diferença da segunda fase é que a VB12 radiomarcada é administrada com fator intrínseco, levando à normalização da excreção urinária nos pacientes com anemia perniciosa, enquanto pacientes com má absorção intestinal manterão o teste alterado. As duas fases podem ser feitas simultaneamente com emprego de isótopos de energias diferentes (cobalto-57 – T1/2 = 270 dias, gama 122 keV e cobalto-58 – T1/2 = 71 dias, gama 810keV).

O teste pode ainda ser realizado em terceira fase, após antibioticoterapia com tetraciclina por uma a duas semanas (normalização na absorção do complexo [57]Co-VB12+FI sugere má absorção por competição bacteriana), e em uma quarta fase, após a administração de enzimas pancreáticas por três dias (normalização sugere insuficiência pancreática).

Leitura Sugerida

- Briedis D, McIntyre PA, Judisch J, Wagner HN Jr. An evaluation of a dual-isotope method for the measurement of vitamin B12 absorption. J Nucl Med. 1973;14:135-41.
- Krynyckyi BR, Zuckier LS. Accuracy of measurement of dual-isotope Schilling test urine samples: a multicenter study [corrected]. J Nucl Med. 1995;36(9):1659-65.
- Marshall BJ, Surveyor I. Carbon-14 urea breath test for the diagnosis of Campylobacter pylori associated gastritis. J Nucl Med. 1988;29(1):11-6.
- Jiang M, Nowakowski FS, Wang J, Heiba S, Zhang Z, Weintraub J, et al. Characterization of extrahepatic distribution of Tc-99m macroaggregated albumin in hepatic perfusion imaging studies prior to yttrium-90 microsphere therapy. Cancer Biother Radiopharm. 2011;26(4):511-8.
- Bilbao JI, Garrastachu P, Herráiz MJ, Rodríguez M, Iñarrairaegui M, Rodríguez J, et al. Safety and efficacy assessment of flow redistribution by occlusion of intrahepatic vessels prior to radioembolization in the treatment of liver tumors. Cardiovasc Intervent Radiol. 2010;33(3):523-31.
- Wang SJ, Tsai SC, Lan JL. Tc-99m albumin scintigraphy to monitor the effect of treatment in protein-losing gastroenteropathy. Clin Nucl Med. 2000;25(3):197-9.
- Bjarnason I, MacPherson A, Hollander D. Intestinal permeability: an overview. Gastroenterology. 1995;108(5):1566-81.
- Zuckerman MJ, Watts MT, Bhatt BD, Ho H. Intestinal permeability to [51Cr]EDTA in infectious diarrhea. Dig Dis Sci. 1993;38(9):1651-7.
- MacDonald A, Burrell S. Infrequently performed studies in nuclear medicine: Part 1. J Nucl Med Technol. 2008;36(3):162-43.
- Dias K, Raja S, Strane T, Sane S. Radionuclide evaluation of pleural-peritoneal shunt before pleurodesis. Clin Nucl Med. 2004;29(9):545-7.

Infecção e Inflamação

13

PAULO SCHIAVOM DUARTE

Conteúdo

Introdução
Radiofármacos
Cintilografia com Gálio-67
  Bases
  Radiofármaco
  Mecanismos de Captação: Fatores Fisiopatológicos e Biodistribuição Normal
  Protocolos de Aquisição e Processamento de Imagem
  Interpretação da Imagem
  Aplicações Clínicas
    Osteomielite – Estudos Comparativos com Cintilografia Óssea
    Infecção e Doença Inflamatória Pulmonar
    Sarcoidose
    Cardite
    Infecções Geniturinárias/Nefrite
    Infecções Abdominais e Pélvicas
    Infecção em Pacientes Imunossuprimidos
    Febre de Origem Indeterminada
Leucócitos Marcados
  Bases
  Leucócitos Marcados com 111In-Oxina
  Radiofármaco e Forma de Marcação
  Mecanismos de Captação: Fatores Fisiopatológicos e Biodistribuição Normal
  Protocolos de Aquisição e Processamento de Imagem
  Interpretação da Imagem/Correlação com Marcadores de Medula
  Aplicações Clínicas
    Osteomielite
    Infecção Intra-Abdominal
    Doença Inflamatória Intestinal
    Doença em Vias Biliares e Rins
    Doença Cardiovascular
    Infecção Pulmonar
    Febre Oculta
    Febre de Origem Indeterminada
Leucócitos Marcados com 99mTc-Hexametilpropilenoami-nooxima (99mTc-HMPAO)
  Bases
    Radiofármaco e Forma de Marcação

Mecanismos de Captação: Fatores Fisiopatológicos e Biodistribuição Normal
Protocolos de Aquisição e Processamento de Imagem
Interpretação da Imagem/Correlação com Marcadores de Medula
Aplicações Clínicas
  Osteomielite
  Infecção Intra-Abdominal
  Doença Inflamatória Intestinal
  Doença Renal
  Infecção Pulmonar
Tomografia por Emissão de Pósitrons (PET) com Fluordeoxiglicose (18FDG)
  Bases
  Radiofármaco
  Mecanismos de Captação: Fatores Fisiopatológicos e Biodistribuição Normal
  Protocolos de Aquisição e Processamento de Imagem
  Interpretação da Imagem
  Aplicações Clínicas
    Osteomielite e Próteses
    Enxerto Vascular
    Vasculites
    Arterite de Células Gigantes
    Arterite de Takayasu
    Polimialgia Reumática
    Lúpus Eritematoso Sistêmico, Poliarterite Nodosa e Granulomatose de Wegener
    AIDS
    Febre de Origem Indeterminada
    Sarcoidose
    Doença Inflamatória Intestinal
    Detecção de Doença Infecciosa Metastática
Outros Radiofármacos para Pesquisa de Infecção e/ou Inflamação
  Anticorpos Monoclonais e Policlonais
    Monoclonais
    Policlonais
  Outros Traçadores
    Citoquinas Marcadas
    Pequenas Moléculas Solúveis
    Lipossomos Marcados
Resumo

Introdução

As técnicas de imagem para a detecção de inflamação incluem: radiografia convencional, ultrassonografia (USG), tomografia computadorizada (TC), ressonância magnética (RM), técnicas endoscópicas e técnicas cintilográficas planas e tomográficas – tomografia por emissão de pósitrons (PET) e tomografia por emissão de fóton único (SPECT).

A ultrassonografia é amplamente disponível, rápida, barata e não está associada à exposição à radiação ionizante. Tem excelente resolução espacial (abaixo de 1 mm) e obtém informações funcionais de segmentos limitados. As desvantagens da técnica são: ser dependente de operador e ter penetração limitada das ondas em tecidos mais profundos e artefatos pela interposição de estruturas contendo gases.

A TC é reprodutível, tem resolução espacial excelente e, apesar de ser mais cara que a USG, é relativamente barata quando em comparação com outras técnicas como a RM e a PET. As desvantagens são a exposição do paciente à radiação ionizante e a ausência de informações funcionais. A utilização de meio de contraste pode não ser possível em alguns pacientes em decorrência da insuficiência renal e de quadros alérgicos.

A RM é caracterizada pelo alto contraste dos tecidos, tem potencial para obter informações funcionais e não expõe o paciente à radiação ionizante. Além disso, é uma técnica que tem se difundido bastante e, portanto, está cada vez mais disponível. Potenciais fatores limitantes ao seu uso são os artefatos decorrentes da movimentação do paciente, devido ao tempo prolongado de aquisição das imagens, e a impossibilidade da utilização do método em alguns pacientes com marca-passo, próteses e alguns outros dispositivos implantados. O exame é demorado, como já referido, e expõe o paciente a sons altos e rítmicos.

Apesar de a PET e a SPECT apresentarem resolução espacial limitada (PET ao redor de 3 a 5 mm e SPECT em torno de 8 a 10 mm), elas costumam ter alta "resolução funcional" (elevada captação no tecido de interesse em comparação ao restante do corpo) e oferecem informação funcional e molecular, com sensibilidade alta – na faixa do nano ou pico molar (PET superior a SPECT). Na maioria dos casos, a exposição à radiação ionizante é baixa, mas pode atingir valores semelhantes aos da tomografia computadorizada do abdome.

Dessa forma, as técnicas cintilográficas, principalmente aquelas adquiridas utilizando tecnologias tomográficas (PET e SPECT), têm ganhado espaço na investigação das patologias infecciosas e/ou inflamatórias.

Radiofármacos

Os radiofármacos utilizados para realizar imagens de doenças infecciosas e/ou inflamatórias devem ter alta sensibilidade para a detecção do processo de interesse. Além dessa alta sensibilidade, os radiofármacos devem possuir outras características gerais como:

- Fácil preparação;
- Boa disponibilidade;
- Baixo custo tanto do fármaco quanto do radionuclídeo;
- Baixa toxicidade e baixa exposição do paciente à radiação ionizante;
- Ausência de resposta imune ao composto;
- Alta especificidade (não deve acumular-se fisiologicamente em locais como sangue, rins, fígado, baço, músculo, ossos, medula óssea e trato gastrointestinal).

Além disso, em situações ideais, devem ser capazes de distinguir processos sépticos (presença de micro-organismos) de assépticos (ausência de micro-organismos).

Uma grande quantidade de radiofármacos tem sido testada na investigação de processos infecciosos e/ou inflamatórios. No entanto, somente alguns poucos têm sido utilizados. Estes incluem:

- ^{18}F-fluorodeoxiglicose (^{18}FDG);
- Leucócitos marcados com ^{99m}Tc-HMPAO;
- Leucócitos marcados com ^{111}In-oxina;
- ^{99m}Tc marcando bisfosfonato (^{99m}Tc-MDP);
- Citrato de gálio-67 (^{67}Ga);
- ^{18}F-fluoreto de sódio (Na^{18}F);
- ^{99m}Tc marcando nanocoloides;
- ^{99m}Tc ou ^{111}In marcando proteínas como imunoglobulina (IgG) ou albumina.

Vale ressaltar que nenhum deles é específico para quadros infecciosos e, dessa forma, não oferece a possibilidade de distinguir processos sépticos de assépticos. O acúmulo desses radiofármacos nos processos infecciosos e/ou inflamatórios é baseado em diferentes mecanismos. O primeiro mecanismo é resultado do aumento do metabolismo tanto das células inflamatórias (mecanismo de acúmulo da ^{18}FDG) quanto de células específicas como os osteoclastos e osteoblastos (mecanismo de acúmulo do ^{99m}Tc-MDP). O segundo mecanismo é resultado do aumento do fluxo sanguíneo e da permeabilidade vascular (mecanismo de acúmulo da albumina e das imunoglobulinas). O terceiro mecanismo é a migração específica ao local de inflamação (mecanismo de acúmulo dos leucócitos marcados). No entanto, muitos dos radiofármacos são captados nos processos infecciosos e/ou inflamatórios por uma combinação desses mecanismos. O ^{67}Ga, por exemplo, liga-se à transferrina no sangue, extravasa para o local da infecção devido ao aumento da permeabilidade vascular e liga-se à lactoferrina e aos sideróforos produzidos pelos leucócitos e pelas bactérias, respectivamente.

A seguir, discutiremos sobre os radiofármacos mais utilizados na investigação de processos inflamatórios e/ou infecciosos.

Cintilografia com Gálio-67 (^{67}Ga)

Bases

O ^{67}Ga foi o primeiro radiofármaco a ser utilizado para localizar processos inflamatórios utilizando câmaras a cintilação. Ele continua útil para processos no tórax, porém possui limitações na investigação de processos abdominais. Além disso, tem sido progressivamente substituído pela PET-^{18}FDG em muitas indicações.

Por ser captado numa variedade grande de processos infecciosos, inflamatórios e neoplásicos, ele é muito útil na investigação da febre de origem indeterminada (FOI).

Além disso, é particularmente útil na investigação de osteomielite de corpos vertebrais, em que os leucócitos marcados têm desempenho limitado. É um substituto aceitável quando as imagens com leucócitos marcados ou com PET-^{18}FDG não estão disponíveis.

Radiofármaco

O ^{67}Ga, um metal do grupo IIIA, tem meia-vida de 78 horas (considerada longa quando em comparação com outros radionuclídeos utilizados em medicina nuclear) e espectro de energia de radiação gama que varia de 93 a 889 keV, sendo os principais picos: 93 keV (38%), 185 keV (24%), 300 keV (16%) e 394 keV (4%).

Mecanismos de Captação: Fatores Fisiopatológicos e Biodistribuição Normal

A cintilografia com ^{67}Ga é realizada após a administração endovenosa de citrato de gálio-67, que foi o primeiro radiofármaco a ser utilizado para localizar processos inflamatórios utilizando câmaras a cintilação (os primeiros relatos da utilização do gálio-67 em processo infeccioso datam de 1972).

Não se sabe exatamente quais são os mecanismos de captação desse fármaco no processo infeccioso/inflamatório. Por ser um análogo do ferro, o gálio-67 liga-se à transferrina no sangue após sua administração endovenosa, passa para o tecido intersticial pela permeabilidade do endotélio celular decorrente do processo inflamatório e, no interstício, liga-se à lactoferrina liberada pelos leucócitos e aos sideróforos produzidos pelos micro-organismos no sítio da infecção (Figura 13.1).

Aproximadamente de 10% a 25% do ^{67}Ga são excretados pela urina nas primeiras 24 horas após sua administração endovenosa. Depois das primeiras 24 horas, a excreção é predominante pelo sistema hepatobiliar, com liberação fisiológica do material para alças intestinais.

Ao redor de 75% do material injetado são retidos no fígado, ossos, medula óssea e tecidos moles nas primeiras 48 horas. Dessa forma, o acúmulo é normalmente visto no fígado, baço, glândulas salivares, medula óssea e trato gastrointestinal e urinário (Figura 13.1) – este último predominantemente nas primeiras 24 horas. Além da captação em processos infecciosos, pode-se também observar concentração do radiofármaco em processos tumorais, cujo mecanismo será discutido no Capítulo 16.1 – Cintilografia com Gálio-67 na avaliação de processos oncológicos.

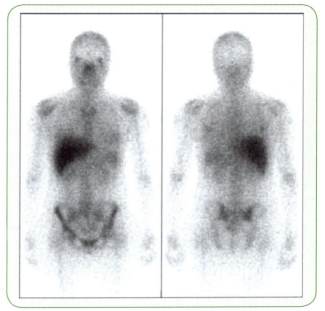

FIGURA 13.1. Distribuição normal do gálio-67.

Protocolos de Aquisição e Processamento de Imagem

Após a administração endovenosa, com atividade que varia de 111 a 370 MBq (3 a 10 mCi), imagens sequenciais do corpo todo ou de regiões específicas são realizadas de 24 a 72 horas. Podem-se realizar, eventualmente, imagens ainda mais tardias, a fim de diminuir a captação fisiológica no trato urinário e caracterizar melhor alguns sítios de captação como fisiológicos. Por exemplo, as captações fisiológicas em alças intestinais normalmente mudam de posição no decorrer dos dias. Em algumas situações, podem-se administrar catárticos, a fim de caracterizar a captação em alça intestinal como fisiológica.

No que tange ao protocolo de aquisição das imagens, devida à emissão de espectro de radiação gama com alta energia, é necessária a utilização de colimadores de média ou alta energia. No momento da aquisição, pode-se utilizar janela com múltiplos canais centrados nos principais fotopicos, a fim de aumentar a sensibilidade para a detecção da radiação emitida. Normalmente são adquiridas imagens de varredura do corpo todo ou imagens localizadas com aproximadamente 250.000 a 500.000 contagens.

Interpretação da Imagem

Como já mencionado, ao redor de 75% do material injetado são retidos no fígado, osso, medula óssea e tecidos moles nas primeiras 48 horas. Dessa forma, o acúmulo fisiológico é normalmente visto no fígado, baço e trato gastrointestinal e urinário (Figura 13.2), o que pode comprometer a especificidade do método em algumas situações. Para diferenciar captações fisiológicas de patológicas, algumas técnicas podem ser utilizadas, como a realização de imagens sequenciais e tardias, e a utilização de catárticos e diuréticos.

Captações fora das áreas de acúmulo fisiológico ou com padrões distintos daqueles habitualmente observados são consideradas patológicas (Figura 13.2).

É importante lembrar que a captação do gálio-67 não é específica de processos inflamatórios e pode ocorrer captação patológica em alguns tumores (ver capítulo 16.1 – Cintilografia com Gálio-67 na avaliação de processos oncológicos).

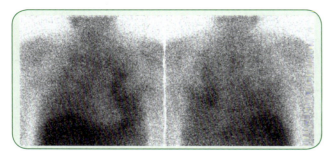

FIGURA 13.2. Estudo com gálio-67 de paciente de sexo masculino, de 50 anos, em avaliação de atividade de fibrose pulmonar idiopática, mostrando concentração bilateral heterogênea, mais acentuada à esquerda.

Aplicações Clínicas

Osteomielite – Estudos Comparativos com Cintilografia Óssea

A osteomielite pode ser diagnosticada com 90% de acurácia utilizando cintilografia óssea trifásica com ^{99m}Tc-MDP. No entanto, essa técnica não é específica e tem menor valor quando existem patologias ósseas associadas. O gálio-67 em conjunção com o ^{99m}Tc-MDP pode diagnosticar o envolvimento infeccioso ósseo.

Para o envolvimento vertebral, os leucócitos marcados têm desempenho limitado, não sendo nem sensíveis nem específicos em decorrência da captação fisiológica medular no esqueleto axial (acurácia geral de 66%). A acurácia das imagens sequenciais com ^{67}Ga e ^{99m}Tc-MDP para o envolvimento vertebral é de 86%.

O ^{67}Ga é melhor para infecções ósseas crônicas e o ^{99m}Tc-HMPAO marcando leucócitos é melhor para infecções agudas.

Infecção e Doença Inflamatória Pulmonar

O gálio-67 pode ser utilizado na avaliação de numerosas doenças pulmonares associadas a processos inflamatórios.

Algumas precauções têm de ser tomadas na avaliação pulmonar: nas imagens após 24 horas da administração do fármaco, pode ser observada captação pulmonar leve em indivíduos normais; a captação simétrica em mamas pode ser vista em pacientes sem anormalidades mamárias.

As imagens com gálio-67 são particularmente úteis no diagnóstico precoce de infecções oportunistas em imunodeprimidos, como aquelas causadas pelo *Pneumocystis jiroveci* e citomegalovírus.

A captação do gálio-67 no pulmão pode ocorrer em decorrência da toxicidade pulmonar por diversas medicações, incluindo quimioterápicos.

A cintilografia com gálio-67 pode ser útil também no estadiamento da fibrose pulmonar idiopática, na asbestose e na diferenciação de infarto pulmonar de pneumonia.

Sarcoidose

A sarcoidose é uma doença multissistêmica caracterizada pelo aparecimento de granulomas não caseosos. Pode ocorrer em qualquer faixa etária, mas é mais comum na faixa que vai dos 20 aos 40 anos. Dos pacientes, 90% apresentam comprometimento pulmonar, mas qualquer órgão pode ser acometido. O achado mais frequente na radiografia simples do tórax é aumento dos linfonodos hilares e paratraqueais, com ou sem opacidades do parênquima pulmonar.

A sarcoidose pode ter manifestações agudas, subagudas e crônicas. Normalmente é autolimitada sem terapia, mas numa minoria dos casos pode progredir. A principal terapia são os corticosteroides. Cinco por cento dos pacientes podem falecer em decorrência da patologia.

Na sarcoidose, o gálio-67 é o radiofármaco mais utilizado. Detecta sítios não conhecidos e permite avaliar a resposta à terapia. O grau de captação se relaciona ao grau de inflamação alveolar devido à concentração de macrófagos. O padrão clássico observado na patologia são os sinais do panda e do lambda (Figura 13.3).

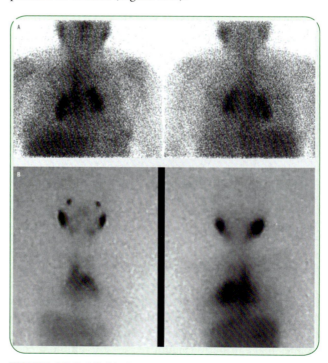

FIGURA 13.3. (**A**) Cintilografia com gálio-67 realizada 72 horas após a injeção do radiofármaco em paciente do sexo feminino com 44 anos e diagnóstico de sarcoidose. (**B**) Sinais do panda e lambda em outra paciente de 42 anos com quadro de sarcoidose.

No entanto, o sinal do panda pode ser observado em outras entidades como pacientes com HIV positivo, síndrome de Sjögren, artrite reumatoide, lúpus eritematoso sistêmico, reação enxerto *versus* hospedeiro e após radioterapia da região da cabeça e pescoço.

Cardite

A inflamação tem um papel no desenvolvimento da miocardiopatia dilatada. A biópsia do miocárdio pode auxiliar no diagnóstico precoce do processo inflamatório miocárdico e, dessa forma, auxiliar na instituição da terapia apropriada. Apesar de relativamente segura, a biópsia tem potencial de morbidade, é cara e pode trazer resultados equivocados por amostragens inadequadas.

No coração, o gálio-67 mostrou-se útil na detecção de inflamação causada por endocardite bacteriana, abscesso miocárdico, sarcoidose cardíaca e doença do pericárdio. Alguns autores têm descrito que a captação do gálio no miocárdio está correlacionada com a presença de células inflamatórias na biópsia do endomiocárdio. Dessa forma, o gálio pode ser utilizado para selecionar um grupo de pacientes que mais provavelmente apresentarão resultados positivos na biópsia do miocárdio, bem como no acompanhamento não invasivo do processo inflamatório.

As imagens devem ser realizadas 72 horas após a administração do radiofármaco. Com 24 horas, a captação no *pool* sanguíneo pode levar a resultados falso-positivos. As imagens devem ser realizadas na projeção anterior do tórax, oblíquas e laterais (Figura 13.4).

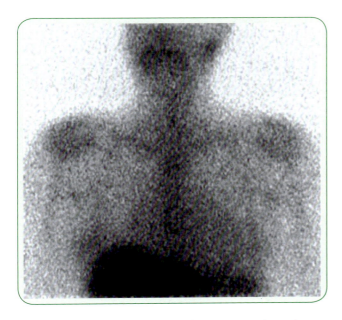

FIGURA 13.4. Cintilografia com gálio-67 em paciente de sexo feminino, de 26 anos, com quadro de cardite viral.

Infecções Geniturinárias/Nefrite

Algum grau de captação renal pode ser observado nas primeiras 24 a 48 horas após a administração do radiofármaco em decorrência de 10% a 25% da eliminação fisiológica ocorrerem pelo sistema urinário.

A hipercaptação patológica renal pode ocorrer em diversas patologias como nefrite, amiloidose, tumores e rejeição em caso de transplantes. No entanto, devido à inespecificidade da hipercaptação e à existência de outros métodos diagnósticos que mais bem caracterizam as alterações renais, a utilização de cintilografia com gálio-67 tem sido pouco utilizada nesse órgão (Figura 13.5).

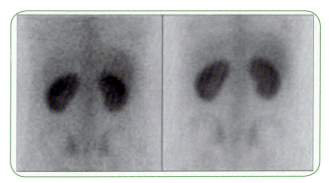

FIGURA 13.5. Cintilografia com gálio-67 realizada 48 e 72 horas após a injeção do radiofármaco. As imagens na projeção posterior do abdome mostram hipercaptação persistente e progressiva em ambos os rins, compatível com processo inflamatório em atividade. Biópsia confirmou nefrite tubulointersticial com sinais histológicos de atividade.

Infecções Abdominais e Pélvicas

O gálio-67 possui limitações na investigação de processos abdominais devido à sua eliminação fisiológica pelo sistema urinário e pelo sistema hepatobiliar, o que dificulta a análise desse segmento.

Infecção em Pacientes Imunossuprimidos

O gálio-67 tem sido o radiofármaco de escolha na investigação de pacientes imunossuprimidos, porém a ^{18}FDG tem se mostrado promissora na investigação e localização de processos infecciosos e tumorais nesses pacientes.

Na investigação de patologias pulmonares em pacientes imunossuprimidos, o gálio-67 associado à radiografia de tórax tem sido considerado o procedimento de escolha (Figura 13.6).

Na pneumocistose por *Pneumocystis jiroveci*, por exemplo, observa-se captação pulmonar difusa antecedendo as alterações radiológicas.

A captação pulmonar difusa em crianças com AIDS pode ser observada em pacientes com pneumonite intersticial linfocítica.

Em pacientes com citomegalovírus, pode-se observar discreta hipercaptação hilar. Nesses pacientes, a captação nos olhos pode ser observada naqueles com retinite e a hipercaptação em adrenais pode ser resultado do envolvimento dessas glândulas.

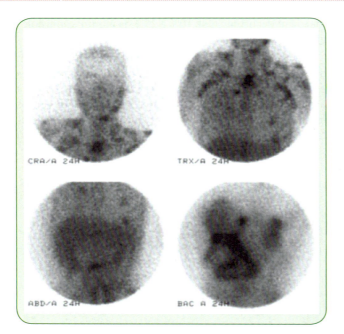

FIGURA 13.6. Paciente com paracoccidioidomicose forma juvenil reativada. Imagens de 24 horas na projeção anterior de cabeça, tórax, abdome e bacia. Captação em múltiplas cadeias linfonodais.

A captação pulmonar focal do gálio-67 pode ocorrer em pneumonia bacteriana ou mesmo na pneumocistose.

Captações em linfonodos ou peri-hilares podem ocorrer em pacientes com *Mycobacterium avium* intracelular ou micobactéria tuberculose. Os linfomas costumam apresentar captações em conglomerados linfonodais.

Nos processos infecciosos associados à AIDS, a cintilografia com gálio-67 costuma ser alterada, enquanto a cintilografia com tálio-201 costuma ser normal, com exceção do sarcoma de Kaposi, em que o tálio-201 costuma ser positivo e o gálio-67, negativo.

Febre de Origem Indeterminada

A definição de febre de origem indeterminada (FOI) tem sofrido algumas modificações. A mais atual a caracteriza como vários episódios de febre excedendo 38,3 °C em período de pelo menos três semanas seguidas e nenhum diagnóstico após investigação apropriada. Dessa forma, foi excluída da definição original a exigência de investigação hospitalar por uma semana. Foram excluídos também da definição de FOI os pacientes imunossuprimidos, em decorrência da necessidade de uma abordagem diagnóstica e terapêutica específica para esse grupo (Figura 13.7).

Existem várias causas de FOI: 20% a 30% são infecciosas (Figuras 13.6 e 13.7); 15% a 25% são tumorais; além de poder ser decorrente de doenças do colágeno, doenças granulomatosas, embolia pulmonar, acidente vascular cerebral e febre induzida por drogas.

Por ser captado tanto em processos infecciosos quanto inflamatórios e neoplásicos, o gálio-67 pode ser útil na investigação da FOI. No entanto, não há consenso sobre o melhor radiofármaco a ser utilizado na investigação da FOI. Os leucócitos marcados são considerados mais sensíveis na fase inicial e o gálio-67, mais sensível na fase tardia, pois nesta última ocorre menor troca dos leucócitos.

Alguns autores preferem iniciar a investigação com gálio-67, porém é necessário esperar de sete a dez dias para repetir o exame utilizando esse radiofármaco, em decorrência da meia-vida do radionuclídeo. A ^{18}FDG, assim como o gálio-67, não é específica, mas é bastante sensível. A meia-vida curta não atrasa a realização de exames adicionais com outros radiofármacos. É realizada de maneira mais rápida, é mais sensível e mais específica que o gálio-67. Dessa forma, a ^{18}FDG parece ser o radiofármaco mais útil na atualidade para a investigação da FOI.

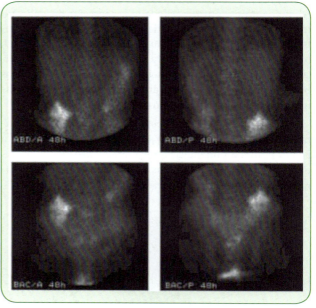

FIGURA 13.7. Paciente internado em unidade de terapia intensiva, com detecção de abscesso abdominal.

Leucócitos Marcados

Bases

Os leucócitos são um grupo variado de células nucleadas que exercem diferentes funções associadas à defesa do organismo. Os leucócitos circulantes são compostos por cinco tipos de células:

- Neutrófilos – 59%;
- Eosinófilos – 3%;
- Basófilos – 0,5%;
- Linfócitos – 34%;
- Monócitos – 4%.

As três primeiras células (neutrófilos, eosinófilos e basófilos) constituem um grupo à parte, denominado granulócitos. Os mecanismos de captação dos leucócitos nos sítios de inflamação envolvem o aumento da permeabilidade vascular e a liberação de elementos quimiotáxicos.

O desenvolvimento da cintilografia com leucócitos marcados foi decorrente das características limitadas do gálio-67 em algumas situações.

As maiores preocupações no que tange à realização da cintilografia com leucócitos referem-se ao processo de marcação, que, devido à manipulação de hemoderivados, tem a possibilidade de contaminação do pessoal técnico e dos pacientes.

O princípio da marcação dos leucócitos baseia-se na capacidade de complexos de metal-quelato atravessarem a membrana celular, por serem lipofílicos, e persistirem no meio intracelular através de uma ligação irreversível a proteínas ou por sofrerem transformação em complexos hidrofílicos.

A cintilografia com leucócitos pode ser realizada utilizando predominantemente dois complexos de metal-quelato distintos para a marcação dos leucócitos (^{111}In-oxina e ^{99m}Tc-HMPAO). A utilização clínica dos leucócitos marcados com cada um desses complexos de metal-quelato será analisada a seguir.

Leucócitos Marcados com ^{111}In-Oxina

- Padrão-ouro para infecção intra-abdominal.

- É preferível em relação ao gálio-67 para investigação de processos inflamatórios dos rins, bexiga e vesícula biliar e para infecções crônicas e febre oculta.

Radiofármaco e Forma de Marcação

O radionuclídeo utilizado é o índio-111 (^{111}In), que emite raios gama com fotopicos de 173 e 247 keV e tem meia-vida de 67 horas. Permite imagens tardias devido à meia-vida mais prolongada quando em comparação ao tecnécio-99m (^{99m}Tc), no entanto a energia emitida não é ideal para câmara gama. A concentração do composto administrado que atinge o processo infeccioso é mais alta do que qualquer outra técnica de investigação de processos inflamatórios/infecciosos.

O princípio da marcação, como mencionado anteriormente, é baseado na capacidade dos complexos de metais-quelato de serem lipofílicos e atravessarem a membrana celular. Uma vez dentro da célula, o metal-quelato é irreversivelmente ligado a proteínas ou transforma-se em complexo hidrossolúvel. No caso do ^{111}In-oxina, este se liga a proteínas no meio intracelular.

O procedimento de marcação leva de 2 a 3 horas, iniciando-se pela obtenção de aproximadamente 40 mL de sangue do paciente que será submetido ao exame, em seringa contendo anticoagulante. Heparina pode ser utilizada, porém o citrato ácido dextrose tem demonstrado menor lise e aderência à superfície do frasco coletor.

A técnica mais empregada para reduzir os glóbulos vermelhos é a sedimentação por gravidade simples, com mínimo dano aos leucócitos durante manipulação. O tempo necessário para separação dos glóbulos brancos é variável para cada paciente e patologia. Em casos de infecção aguda, devido à elevação da velocidade de sedimentação de eritrócitos, o tempo varia de 30 a 60 minutos. No caso de pacientes com infecções crônicas, o tempo pode ser superior a 2 horas. Após 1 hora de sedimentação, o sobrenadante contém mais de 70% de leucócitos.

Para reduzir ainda mais os glóbulos vermelhos, podem ser utilizados solução salina hipotônica ou cloreto de amônia, promovendo lise dessas células. Entretanto, o uso dessas substâncias pode diminuir a meia-vida dos granulócitos, além de aumentar a captação hepática, com queda da sensibilidade, principalmente na investigação de abscessos.

Após a separação dos eritrócitos, deve haver redução de plaquetas, por meio de centrifugação e posterior coleta do material acumulado no fundo do tubo coletor, denominado *pellet*. Dependendo do quelato a ser usado, o *pellet* deve ser ressuspendido em 2 a 5 mL de solução salina, ou outras soluções (por exemplo: Herpes).

Dando prosseguimento ao processo de marcação, há a adição do radiofármaco à solução com leucócitos, incubação, lavagem e reinjeção no paciente, com cuidados rigorosos de assepsia no manejo. A dose usual do radiofármaco é de 10 a 18,5 MBq (300 a 500 µCi) de ^{111}In. O ^{111}In-oxina difunde-se para dentro da célula e separa-se do complexo lipofílico ligando-se irreversivelmente a componentes intracelulares e nucleares.

Vale ressaltar que o processo de marcação é trabalhoso e demorado. O material é caro e a marcação *in vitro* traz os riscos inerentes à manipulação de material biológico.

Mecanismos de Captação: Fatores Fisiopatológicos e Biodistribuição Normal

O componente ativo da marcação é o neutrófilo; dessa forma, somente processos inflamatórios ricos em neutrófilos serão positivos.

O acúmulo fisiológico no fígado, baço e medula óssea é elevado (o padrão de biodistribuição é constante) (Figura 13.8). Normalmente não acumula no trato gastrointestinal e geniturinário. A captação máxima ocorre em 30 minutos e persiste por 24 horas (as imagens são obtidas habitualmente nas primeiras 24 horas). Tem baixa captação sanguínea e tempo médio de clareamento sanguíneo de 7,5 horas.

O padrão de exame normal da cintilografia com ^{111}In-oxina-leucócitos varia com o tempo após a injeção do radiofármaco: de 30 minutos a 4 horas após a injeção é possível ver captação fisiológica nos pulmões; com 24 horas, é possível ver captação fisiológica no fígado, baço e medula óssea, sendo a captação no baço superior à do fígado e ambas superiores à da medula óssea. Normalmente não se visibiliza atividade no sistema geniturinário ou gastrointestinal em nenhuma fase do exame.

Alguns pontos importantes a serem lembrados quando se realizam imagens com leucócitos marcados são:

- Os leucócitos marcados não são específicos para processos infecciosos e podem se concentrar em processos inflamatórios ricos em neutrófilos (geralmente imagens não captadas em processos virais e parasitários);
- Pacientes com leucopenia podem apresentar limitações na marcação devido ao número reduzido dos leucócitos;
- Infecções crônicas podem apresentar menos migração de neutrófilos. No entanto, a sensibilidade pode ser similar devido à migração de linfócitos e à presença de neutrófilos em alguns processos crônicos;
- Os antibióticos podem influenciar na sensibilidade do método por diminuir as bactérias e os produtos quimiotáticos liberados por elas.

Protocolos de Aquisição e Processamento de Imagem

Administram-se de 10 a 18,5 MBq (300 a 500 µCi) de ^{111}In-oxina-leucócitos. As imagens são obtidas utilizando-se colimador de média energia, janela centrada em 20% nos fotopicos de 173 e 247 keV. São obtidas imagens de 24 horas de corpo inteiro e imagens localizadas com pelo menos 200 mil contagens ou 20 minutos do local de suspeita do processo infeccioso. Obtêm-se imagens tomográficas (SPECT) se necessário.

No caso de pesquisa de infecção abdominal, podem ser realizadas imagens precoces de 1 a 4 horas para o diagnóstico mais rápido de algumas patologias como abscessos, apendicite aguda, diverticulite e doença isquêmica intestinal. Devido ao fluxo sanguíneo bastante aumentado e à acentuada infiltração por leucócitos nesses casos, pode-se evidenciar intensa captação do radiofármaco. Além das situações referidas anteriormente, na avaliação de doença inflamatória intestinal (DII), é também recomendada a aquisição de imagens precoces (4 horas) tendo em vista a descamação dos leucócitos depositados na mucosa inflamada, que podem migrar para a luz intestinal e levar a interpretações equivocadas.

No entanto, é importante referir que as imagens precoces (1 a 4 horas) não são tão sensíveis quanto às imagens realizadas com 24 horas (Figura 13.8).

Interpretação da Imagem/Correlação com Marcadores de Medula

O padrão anormal é a observação de áreas hipercaptantes em locais externos aos órgãos que apresentam captação fisiológica.

Quanto mais intensa a hipercaptação em relação ao fígado, mais provável que o processo inflamatório represente um processo infeccioso. Como regra geral, pode-se dizer

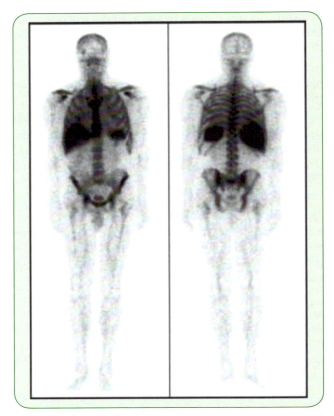

FIGURA 13.8. Biodistribuição normal dos leucócitos marcados com tecnécio-99m.

que atividade maior ou igual à do fígado representa, mais provavelmente, processo infeccioso, enquanto atividade menor representa, provavelmente, processo não infeccioso.

É importante lembrar que em algumas situações é possível observar algum grau de hipercaptação do radiofármaco sem processo inflamatório associado ou com processos inflamatórios autolimitados: cateter endovenoso, região de colostomia, hematoma, baço acessório e cirurgias recentes (até 10 dias).

Aplicações Clínicas

Osteomielite

A osteomielite pode ser diagnosticada com 90% de acurácia utilizando-se a cintilografia óssea trifásica com ^{99m}Tc-MDP. Porém, essa técnica não é específica e tem menor valor quando existem patologias ósseas associadas.

A cintilografia com leucócitos marcados tem sido utilizada como alternativa à cintilografia óssea na investigação da osteomielite. No entanto, a captação fisiológica dos leucócitos em medula óssea compromete a técnica. Para contornar esse problema, a imagem em conjunto com nanocoloide ou outro radiofármaco captado em medula óssea tem sido empregada. Na osteomielite, a medula óssea é substituída pelo processo infeccioso. Dessa maneira, a imagem do processo infeccioso será positiva com leucócitos e negativa com nanocoloide (sensibilidade e especificidade acima de 90% utilizando o procedimento combinado).

Nesse protocolo, ao término das imagens com leucócitos, realizam-se imagens complementares após a administração de 185 MBq (5 mCi) de ^{99m}Tc-enxofre coloidal. Essa combinação de radiofármacos é importante nos casos mais difíceis (alterações ósseas prévias e envolvimento de partes moles).

A cintilografia com leucócitos marcados para a investigação de osteomielite é particularmente útil em crianças menores de 6 meses (menor sensibilidade do ^{99m}Tc-MDP nessa faixa etária) e nos processos crônicos agudizados. Para o envolvimento vertebral, os leucócitos marcados têm desempenho limitado, não sendo nem sensíveis nem específicos em decorrência da captação fisiológica medular no esqueleto axial. Nessa última indicação, a acurácia das imagens sequenciais com gálio-67 e ^{99m}Tc-MDP é de 86%, sendo, portanto, o procedimento de escolha.

Além disso, como regra geral, o gálio-67 é melhor para infecções crônicas e os leucócitos são melhores para infecções agudas. No entanto, os leucócitos podem ser utilizados para infecções crônicas (incluindo infecção de próteses).

A técnica de marcação com ^{111}In-oxina é melhor do que aquela com ^{99m}Tc-HMPAO na investigação de processos infecciosos ósseos, pois as imagens com ^{111}In podem ser adquiridas simultaneamente àquelas com ^{99m}Tc-enxofre coloidal.

No pé diabético, o método cintilográfico de preferência são os leucócitos marcados, possuindo acurácia de 80%. Os leucócitos marcados associados a imagens cintilográficas da medula óssea são o método de escolha para determinar se a neuropatia articular do pé diabético está infectada.

A combinação dos leucócitos com SPECT ósseo também resulta em sensibilidade acima de 90%. Essa combinação se mostrou superior à RM e à TC em pacientes no pós-operatório de mastoidite. No entanto, em espondilolise e espondilodiscite os leucócitos apresentam baixa sensibilidade (ao redor de 50%) – possivelmente em decorrência da limitação dos leucócitos em migrarem para infecções encapsuladas.

Infecção Intra-Abdominal

Os leucócitos marcados com ^{111}In-oxina são considerados padrão-ouro para a detecção de infecção intra-abdominal, principalmente de processos envolvendo o sistema hepatobiliar, sistema urinário e trato gastrointestinal.

Abscessos abdominais em comunicação com as alças intestinais são mais bem caracterizados pela marcação com ^{111}In-oxina, uma vez que o ^{99m}Tc-HMPAO tem captação inespecífica intestinal e pode não caracterizar essa comunicação. O ^{111}In-oxina pode mostrar um terço dos sítios com 4 horas e 90% com 24 horas.

Os abscessos subfrênicos ou sub-hepáticos são mais bem caracterizados nas imagens de 24 horas.

Na avaliação abdominal, é importante referir que 90% dos pacientes com FOI apresentam captação no trato gastrointestinal. Em 50% desses pacientes essa captação é a causa da FOI. As causas mais comuns de achados verdadeiro-positivos, quando se observa captação no trato gastrointestinal, são: abscesso comunicando com alça; colite pseudomembranosa; doença inflamatória intestinal e necrose de alça. As causas mais comuns de falso-positivo são: ingestão de leucócitos (processos inflamatórios altos com concentração dos leucócitos e posterior ingestão deles: tubos de vias áreas ou digestivos que geram inflamação; pneumonia, empiema e sinusite) e sangramento (úlceras, divertículos e tumores).

Outra consideração importante quando se realizam imagens com leucócitos marcados com ^{111}In-oxina é que a sensibilidade para abscessos, quando as imagens são realizadas de 1 a 4 horas, é de apenas 30% a 50% em comparação com as imagens de 24 horas. Quando em comparação com o gálio-67, a sensibilidade é similar para ambos: 90% para o gálio-67 e 96% para o ^{111}In-oxina. No entanto, a especificidade é diferente: 64% para o gálio-67 e 98% para o ^{111}In-oxina.

Abscessos no fígado podem ser difíceis de diferenciar em relação ao restante do parênquima hepático. A utilização de imagens com ^{99m}Tc-enxofre coloidal pode ajudar a fazer essa diferenciação.

Doença Inflamatória Intestinal

Os leucócitos marcados com ^{111}In-oxina produzem boas imagens do cólon, porém tendem a perder lesões no intestino delgado devido ao tempo mais prolongado de aquisição das imagens em local de trânsito rápido e alta motilidade (ver leucócitos marcados com ^{99m}Tc-HMPAO).

Doença em Vias Biliares e Rins

O ^{111}In-oxina não é excretado por vias biliares, ao contrário do ^{99m}Tc-HMPAO, sendo, portanto, melhor para avaliar sepses biliares. Ele é preferível, também, para sepses de origem no rim ou ao redor dele devido à ausência de excreção renal.

Doença Cardiovascular

Alguns relatos descrevem a utilização dos leucócitos marcados com ^{111}In-oxina na avaliação de processos infecciosos cardíacos (endocardite, pericardite e abscessos). No entanto, essa técnica não tem sido utilizada rotineiramente nessa indicação.

Infecção Pulmonar

A captação pulmonar é menos específica para infecção que a captação de outras áreas (pode ser fisiológica).

No entanto, o padrão de hipercaptação pode ajudar no diagnóstico. Captação difusa representa doença em cerca de 10% dos casos, enquanto captação focal, em 50%.

A hipercaptação pulmonar pode ocorrer em processos não infecciosos como: insuficiência cardíaca congestiva, síndrome da angústia respiratória aguda, atelectasia, tromboembolismo pulmonar, aspiração e idiopática.

Febre Oculta

Febre oculta é definida como febre na qual o processo de investigação não estabelece o diagnóstico ou localiza uma doença, mas indica fortemente um processo piogênico, como uma cirurgia recente, infecção sanguínea, endocardite e fatores predisponentes como a presença de cateter venoso ou peritoneal. Nessas situações, a utilização dos leucócitos marcados com ^{111}In-oxina pode ser útil para tentar localizar a origem da febre.

Febre de Origem Indeterminada

A utilização dos leucócitos marcados na FOI é controverso pelo fato de essa entidade poder ser causada por processos neoplásicos. O gálio-67 foi considerado durante muito tempo o melhor radiofármaco para a FOI, devido ao seu amplo espectro, no entanto esse conceito tem mudado recentemente com o advento da PET/CT -[18]FDG.

Os leucócitos marcados com ^{111}In-oxina podem ser úteis na detecção de processos abdominais, devido à sua biodistribuição favorável quando em comparação ao gálio-67 e à [18]FDG (menor captação em rins, vias biliares e alças intestinais).

Leucócitos Marcados com ^{99m}Tc-Hexametilpropilenoaminooxima (^{99m}Tc-HMPAO)

Bases
Radiofármaco e Forma de Marcação

O radionuclídeo utilizado é o [99m]Tc. Tem meia-vida de 6 horas e decai pela emissão de fótons com energia gama de 140 keV. O [99m]Tc é mais barato e mais disponível e tem resolução superior e maior densidade de contagens que o [111]In.

Além disso, o ^{99m}Tc-HMPAO tem como benefício a menor exposição à radiação ionizante e o fato de permitir realizar imagens com 1 hora após a injeção do radiofármaco (as imagens com ^{111}In-oxina são realizadas com pelo menos 3 horas após a administração). O ^{99m}Tc-HMPAO apresenta sensibilidade próxima ao máximo com 30 a 60 minutos após sua administração.

Os *kits* de preparação comercial estão disponíveis desde 1988. Alguns detalhes do processo de marcação são:

- Utilizar ^{99m}Tc eluído nos últimos 30 minutos;

- O ^{99m}Tc-HMPAO marcado nos últimos 20 minutos deve ser utilizado para a marcação dos leucócitos.

Dois mecanismos têm sido propostos para a retenção do ^{99m}Tc-HMPAO dentro da célula: conversão do complexo lipofílico (capaz de cruzar a membrana) em um complexo hidrofílico; e ligação do [99m]Tc a proteínas não difusíveis e organelas celulares. Alguma liberação do ^{99m}Tc ocorre após a administração ao paciente, levando à acumulação indesejável no trato urinário e gastrointestinal.

Para a realização da cintilografia, tanto um misturado de leucócitos quanto granulócitos exclusivamente podem ser utilizados.

Quando o misturado de leucócitos é marcado, em torno de 70% a 80% da marcação ocorre nos granulócitos. A marcação de leucócitos pode apresentar mais radiação no *pool* sanguíneo que a marcação dos granulócitos isoladamente, principalmente nas imagens precoces. Isso se deve à marcação dos linfócitos e alguns eritrócitos residuais.

Mecanismos de Captação: Fatores Fisiopatológicos e Biodistribuição Normal

A técnica de marcação é idêntica àquela do ^{111}In-oxina, porém os leucócitos são marcados com 5 a 10 mCi (185 a 370 MBq) do ^{99m}Tc-HMPAO.

O ^{99m}Tc-HMPAO entra na célula e então muda para um estado hidrofílico, ficando aprisionado. No entanto, a marcação não é totalmente estável *in vivo* e o ^{99m}Tc-HMPAO deixa a célula numa taxa de 7% por hora indo para o sangue e sendo eliminado pelos tratos gastrointestinal e urinário.

A meia-vida no sangue é de 4 horas e o composto normalmente se acumula de maneira fisiológica no fígado, baço, medula óssea, rins e trato gastrointestinal.

Assim, para a localização de lesões no baço, fígado e, em menor magnitude, no pulmão, o ^{99m}Tc-HMPAO é subótimo devido à sua biodistribuição. No entanto, o radiofármaco pode ser útil para a localização de lesões no trato gastrointestinal se as imagens forem realizadas antes de a eliminação intestinal se iniciar.

O padrão de distribuição normal dos leucócitos marcados com ^{99m}Tc-HMPAO apresenta alguma diferença em relação àquele dos leucócitos marcados com ^{111}In-oxina. A distribuição inicial é similar a do ^{111}In-oxina: pulmão, fígado e baço. Atividade nos rins e bexiga é vista precocemente, com 1 hora. Nesse momento inicial, 4% dos pacientes podem apresentar captação em vesícula biliar. Com 4 horas, a captação pulmonar começa a cair, mas a captação em vesícula biliar começa a aumentar (10%) e a captação em alça intestinal começa a ser vista. Com 24 horas, a captação em intestino grosso é observada em todos os pacientes. Acredita-se que captação em vesícula biliar e em alças intestinais é decorrente da excreção de complexos secundários.

O desempenho dos leucócitos marcados com ^{99m}Tc-HMPAO pode ser pior que aquele do ^{111}In-oxina para avaliação de processos crônicos, pois a migração dos neutrófilos pode ser mais lenta nesse processo e imagens de 24 horas podem ser melhores (devido à meia-vida física mais longa do ^{111}In que este apresenta e à qualidade melhor nas imagens de 24 horas).

Protocolos de Aquisição e Processamento de Imagem

Utiliza-se colimador de baixa energia/alta resolução, com janela de 15% centrada no fotopico de 140 keV. Após a marcação *in vitro*, administram-se 370 MBq (10 mCi) de leucócitos marcados com ^{99m}Tc-HMPAO por via endovenosa. Adquirem-se imagens com 2 horas (opcional) e com 4 horas de corpo inteiro, e imagens localizadas com pelo menos 10 minutos de duração no local de suspeita do processo infeccioso. Obtêm-se imagens tomográficas (SPECT) de locais específicos, se necessário.

Interpretação da Imagem/Correlação com Marcadores de Medula

A associação de imagens da medula óssea com ^{99m}Tc-enxofre coloidal, principalmente em locais com prótese, pode ajudar a diferenciar a captação fisiológica dos leucócitos marcados na medula óssea da captação em processos infecciosos associados. A observação de captação discordante (presente nos leucócitos e ausente no enxofre coloidal) indica envolvimento de medula óssea por processo inflamatório/infeccioso.

No entanto, o ^{111}In-oxina é melhor que o ^{99m}Tc-HMPAO nessas indicações (ver anteriormente), pois as imagens com ^{111}In podem ser adquiridas simultaneamente com as do ^{99m}Tc-enxofre coloidal, utilizando diferentes janelas de energia. Enquanto as imagens com ^{99m}Tc-HMPAO e enxofre coloidal necessitam ser realizadas em dias diferentes.

Aplicações Clínicas

As principais indicações clínicas são a síndrome do cólon irritável, osteomielite, sepses de origem em tecidos moles e, em menor intensidade, febre oculta e febre de origem indeterminada.

É importante lembrar que, à medida que uma lesão infecciosa se torna crônica, ela associa-se a um declínio na troca (*turnover*) dos leucócitos. Dessa forma, os exames com ^{99m}Tc-HMPAO e ^{111}In-oxina marcando leucócitos tornam-se menos sensíveis. Nessas situações, o gálio-67 parece ser mais efetivo.

Infecção não piogênica (viral, micobacteriana, fúngica e parasitária) será provavelmente negativa no exame com leucócitos. Nessa situação, também, o gálio-67 é preferível.

Além disso, o ^{111}In-oxina é melhor que o ^{99m}Tc-HMPAO na marcação dos leucócitos para a investigação da FOI, pois a maioria do processo é subaguda/crônica e necessita da realização de imagens mais tardias.

Osteomielite

O ^{99m}Tc-HMPAO é mais útil na detecção de osteomielite aguda do que crônica (97,7% de sensibilidade e 96,8% de especificidade). Pode também diferenciar lesão séptica de asséptica (Figura 13.9).

O ^{99m}Tc-HMPAO é útil para crianças menores de 6 meses (^{99m}Tc-MDP apresenta menor sensibilidade nessa faixa etária).

Para o envolvimento vertebral, os leucócitos marcados (tanto com ^{111}In-oxina quanto com ^{99m}Tc-HMPAO) têm desempenho limitado, não sendo nem sensíveis nem específicos em decorrência da captação fisiológica medular no esqueleto axial.

Infecção Intra-Abdominal

O ^{99m}Tc-HMPAO em imagens sequenciais de 1 e 4 horas pode diferenciar coleção abdominal de atividade em alça intestinal.

No fígado, a atividade fisiológica tende a diminuir com o tempo, enquanto a captação patológica tende a aumentar.

Doença Inflamatória Intestinal

Leucócitos marcados (principalmente com ^{99m}Tc em vez do ^{111}In – devido à melhor qualidade de imagem) são úteis no diagnóstico da DII. A sensibilidade e a especificidade variam entre 80% e 90% tanto em adultos quanto em crianças. Podem ser úteis no diagnóstico de resistência à terapia alguns dias após seu início. No entanto, devido às dificuldades técnicas (marcação e tempo do procedimento), o método tem sido pouco utilizado.

Doença Renal

Em decorrência da eliminação fisiológica do radiofármaco pelo trato urinário, sua utilidade em processos inflamatório-infecciosos dessas regiões é menor do que aquela dos leucócitos marcados com ^{111}In-oxina.

Infecção Pulmonar

Apesar de alguns relatos sobre a utilização do ^{99m}Tc-HMPAO para avaliação de processos infecciosos pulmonares, essa técnica não tem sido utilizada rotineiramente nessa indicação.

Tomografia por Emissão de Pósitrons (PET) com Fluordeoxiglicose (^{18}FDG)

Bases

A ^{18}FDG pode ser captada em todas as formas de leucócitos ativados (granulócitos, monócitos e linfócitos), o que, por consequência, leva à sua captação tanto em processos agudos quanto crônicos.

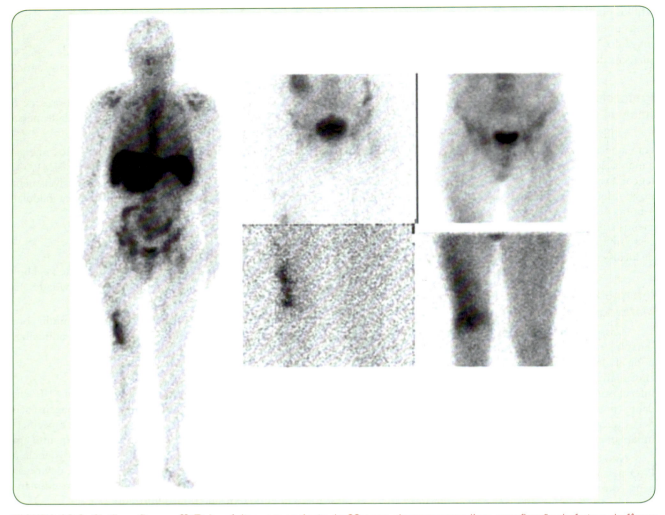

FIGURA 13.9. Cintilografia com ^{99m}Tc-leucócitos, em paciente de 63 anos, do sexo masculino, com fixação de fratura do fêmur direito há dois anos. Varredura de corpo inteiro 4 horas e localizadas de coxas 24 horas após a injeção mostram a captação focal na projeção lateral do fêmur direito, havendo atividade difusa e com predomínio metafisário nas imagens feitas após injeção de ^{99m}Tc-coloide para confirmação da distribuição de medula óssea.

Alguns autores observaram que a captação da ^{18}FDG em processos infecciosos é maior do que aquela observada com a utilização de alguns outros radiofármacos como o gálio-67, a timidina marcada, a metionina e a seroalbumina humana, o que torna esse fármaco bastante útil nesse tipo de patologia.

As vantagens do método, quando em comparação a outros métodos cintilográficos, são:
- Alta resolução;
- Sensível em infecções crônicas de baixo grau;
- Alta acurácia no esqueleto central;
- Captação vascular em pacientes com vasculite.

Algumas desvantagens são:
- Impossibilidade de diferenciar as doenças neoplásicas de processos infecciosos ou inflamatórios (o que poder ser uma característica vantajosa em pacientes com FOI);
- Alto custo e a pouca disponibilidade.

No entanto, com a difusão da tecnologia, essa última desvantagem tende a diminuir. Além disso, o diagnóstico precoce de algumas patologias infecciosas pode eventualmente reduzir os custos ao evitar outros procedimentos caros e invasivos.

Quando em comparação com a RM e a TC, as vantagens da PET-^{18}FDG são: ausência de artefatos decorrentes de dispositivos metálicos; ausência da necessidade de contraste; avaliação do corpo todo. A limitação para a caracterização anatômica das lesões tem sido superada com a utilização de equipamentos de PET/CT.

Radiofármaco

O radionuclídeo utilizado na marcação é o flúor-18 (^{18}F), que apresenta meia-vida de 109 minutos e decai pela emissão de pósitrons com energia de 0,63 MeV. Esses pósitrons sofrem posterior processo de aniquilação, emitindo dois fótons com energia de 511 keV. O ^{18}F é utilizado no processo de marcação da glicose, produzindo um análogo dessa última, a fluorodeoxiglicose (^{18}FDG).

A ^{18}FDG se acumula em tecidos com aumento do consumo de glicose.

Mecanismos de Captação: Fatores Fisiopatológicos e Biodistribuição Normal

A ^{18}FDG é transportada para o meio intracelular pelas proteínas de membrana (Glut1 a Glut5). Após a entrada na célula, é fosforilada pela hexoquinase, mas, diferentemente da glicose, não é metabolizada pela via glicolítica, ficando "presa" no meio intracelular.

Os mecanismos de captação são semelhantes tanto em tumores quanto nos processos inflamatórios – as células inflamatórias, assim como algumas células tumorais, apresentam aumento de proteínas de membrana transportadoras de glicose.

Além da captação patológica, pode ser observada captação fisiológica em algumas estruturas como o cérebro, miocárdio e trato geniturinário. Observa-se, também, captação em grau variável na medula óssea, estômago e alças intestinais. A captação fisiológica em timo pode ser observada nas crianças. A captação no fígado e no baço normalmente é difusa e em grau baixo. No entanto, em processos infecciosos pode haver captação intensa no baço (parte do processo imune), mesmo sem comprometimento infeccioso ou tumoral desse órgão.

Ao contrário dos processos tumorais, o nível de glicose não parece influenciar na captação em neutrófilos.

Protocolos de Aquisição e Processamento de Imagem

As imagens são adquiridas 60 minutos após a administração de 10 mCi (370 MBq) da ^{18}FDG por via endovenosa. Obtêm-se imagens do meato acústico à raiz da coxa, porém podem ser obtidas imagens de corpo todo na dependência da suspeita clínica.

Interpretação da Imagem

Áreas hipercaptantes em locais distintos daqueles observados de maneira fisiológica devem ser consideradas suspeitas. Além disso, mesmo áreas onde o radiofármaco pode ser captado de maneira fisiológica podem ser consideradas suspeitas, na dependência do grau e do padrão de hipercaptação.

Aplicações Clínicas

A ^{18}FDG tem utilidade limitada na diferenciação de tumor e infecção.

Para infecção localizada, a ^{18}FDG é tão sensível quanto o ^{111}In-oxina marcando leucócitos, porém é consideravelmente menos específica. Resultados falso-positivos podem ser observados em tumores e alterações pós-operatórias.

Algumas aplicações serão discutidas a seguir.

Osteomielite e Próteses

Na ausência de alterações ósseas, a cintilografia óssea trifásica com ^{99m}Tc-MDP é sensível e específica. No entanto, na presença de trauma, aparatos ortopédicos ou neuropatia articular, a cintilografia óssea é menos útil. Nessa situação a utilização de dois radiofármacos pode ser útil. Opções de utilização de dois radiofármacos são: gálio-67 + ^{99m}Tc-MDP; leucócitos marcados + ^{99m}Tc-MDP; ou leucócitos + ^{99m}Tc-enxofre coloidal. Porém, essas técnicas também apresentam limitações. A ^{18}FDG pode ser útil e é captada pelas células inflamatórias. Todavia, pode ser captada em fraturas ou cirurgias ósseas por um período de quatro meses, além de ser captada em processos articulares inflamatórios. Dessa modo, mais estudos são necessários sobre o papel da ^{18}FDG na investigação de processos infecciosos ósseos e articulares.

Para diferenciar infecção de perda asséptica em próteses, a imagem de medula óssea com uma combinação de ^{111}In-oxina marcando leucócitos e ^{99m}Tc-enxofre-coloidal tem acurácia superior a 90% e é o procedimento preferencial. A ^{18}FDG parece não conseguir fazer essa diferenciação.

Na osteomielite da coluna vertebral, a RM é o procedimento diagnóstico de escolha. Porém, não permite distinguir osteomielite de processos osteodegenerativos severos. A cintilografia pode fornecer informações importantes nesses casos. O exame de escolha é o estudo com dois radiofármacos: ^{99m}Tc-MDP + gálio-67. As imagens tomográficas (SPECT) com gálio-67 isoladamente podem ser tão úteis quanto o estudo combinado. A ^{18}FDG parece ser útil no diagnóstico de osteomielite de coluna vertebral, com sensibilidade e especificidade comparável à do gálio e com logística melhor.

No pé diabético o método cintilográfico de preferência são os leucócitos marcados, apresentando acurácia de 80%. As imagens com dois radiofármacos (^{111}In-oxina marcando leucócitos + ^{99m}Tc-enxofre coloidal) são o método de escolha para determinar se a neuropatia articular está infectada. Existe pouca informação sobre o papel da ^{18}FDG nessa aplicação.

Em pacientes diabéticos a sensibilidade da ^{18}FDG pode ser limitada. Em pacientes com pé diabético com suspeita de osteomielite, a sensibilidade do método mostrou-se discretamente menor que a da RM, porém com um pouco mais de especificidade (81% e 93% para a PET e 91% e 78% para a RM). No entanto, no pé diabético sem infecção, a RM mostrou-se superior.

Enxerto Vascular

Quando infectado, é necessária a retirada do enxerto.

É necessário método com alta sensibilidade e especificidade considerando as consequências do resultado falso-positivo.

Bolhas de ar podem ser observadas ao redor da prótese pelo método de TC em cerca de metade dos casos de infecção, porém o padrão é bastante inespecífico (bolhas podem persistir por meses após a cirurgia). A TC pode ser falso-negativo em casos de infecção de baixo grau.

A PET/CT-[18]FDG tem mostrado desempenho superior ao da TC, com sensibilidade acima de 90% e especificidade de 64%, mas que pode atingir 90% com critérios específicos de positividade (somente captação focal) – captação linear pode ser decorrente de processo inflamatório asséptico.

Leucócitos têm resultados falso-positivos e dificuldade de localização das lesões. A sensibilidade tem sido relatada como inferior à da PET-[18]FDG.

Alguns autores recomendam a utilização inicial da PET/CT-[18]FDG, seguida por leucócitos marcados se o primeiro método não for elucidativo.

A PET deve ser realizada pelo menos dois meses após a cirurgia para evitar resultados falso-positivos.

Vasculites

A [18]FDG parece ter grande potencial na definição de vasculite de artérias de grande e médio calibre.

Seis por cento dos casos de FOI são originados em vasculites de grandes vasos (17% nos idosos).

Arterite de Células Gigantes

O aumento da captação da [18]FDG nos vasos da parte superior da perna e torácicos tem sido relatado em pacientes com ACG (arterite de células gigantes).

A caracterização da artéria temporal é mais difícil por esse método devido à proximidade com o cérebro.

A aortite em pacientes com ACG pode ser potencialmente avaliada com [18]FDG.

A [18]FDG parece superior à RM para a detecção do número de sítios acometidos e a avaliação da resposta à terapia.

O grau de captação da [18]FDG está associado aos níveis de velocidade de hemossedimentação (VHS) e proteína C reativa (PCR).

Arterite de Takayasu

A [18]FDG pode ser captada na fase inicial da doença. Pode ser utilizada na avaliação da atividade da doença e para monitorar a resposta à terapia.

Polimialgia Reumática

Correlação forte entre o grau de captação e os marcadores de atividade inflamatória.

Lúpus Eritematoso Sistêmico, Poliarterite Nodosa e Granulomatose de Wegener

Envolvem artérias de pequeno e médio calibre. Poucos estudos mostram a utilidade da PET nessa indicação.

AIDS

Gálio-67 tem sido o radiofármaco de escolha, porém a [18]FDG é promissora por localizar processos infecciosos e tumorais. A [18]FDG é relatada como apresentando 92% de sensibilidade e 94% de especificidade para alterações que requerem tratamento em pacientes com AIDS.

A [18]FDG é especialmente útil na avaliação de doenças que afetam o sistema nervoso central em pacientes com AIDS – diferenciar linfoma (bastante captante) de toxoplasmose (pouco captante).

Febre de Origem Indeterminada

A [18]FDG, assim como o gálio-67, não é específica, mas é bastante sensível. A meia-vida curta não atrasa a realização de exames adicionais com outros radiofármacos e é realizada de maneira mais rápida após a sua administração.

Em decorrência da sua alta sensibilidade, das imagens com características favoráveis (boa resolução espacial e não necessidade de imagens tardias), da capacidade de realização de imagens do corpo todo de forma rápida, a PET-[18]FDG é o método de diagnóstico por imagem considerado mais adequado para ser realizado na investigação da FOI, especialmente quando combinado com a TC – o advento da PET/CT acresceu especificidade ao método.

Vale ressaltar que alguns autores relatam que a PET não contribui para o diagnóstico de FOI quando a PCR e a VHS são normais.

Sarcoidose

A [18]FDG é um agente promissor. Pode avaliar sarcoidose pulmonar e extrapulmonar e é capaz de detectar lesões e avaliar a resposta à terapia. Alguns autores mostram superioridade da [18]FDG em relação ao gálio-67.

Alguns relatos mostram que a [18]FDG pode detectar sarcoidose cardíaca (hipercaptação focal) em casos em que o gálio-67 e a ^{99m}Tc-MIBI foram negativos.

Alguns autores relatam que a imagem de PET com dois isótopos utilizando um agente de perfusão (^{13}N-NH3) e a [18]FDG é o método mais útil na detecção de sarcoidose cardíaca.

A PET-[18]FDG detecta o envolvimento de múltiplos órgãos numa quantidade considerável de pacientes. A PET-[18]FDG é superior ao gálio-67 e detecta mais sítios de doença. No entanto, não permite o diagnóstico diferencial com outras doenças como linfoma, doenças metastáticas e infecções por micobactérias (sendo necessária biópsia).

Doença Inflamatória Intestinal

Existe interesse crescente da literatura médica pela utilização da [18]FDG na investigação da DII. Vários estudos mostram a capacidade do método em detectar processos inflamatórios intestinais e que ele tem potencial para auxiliar na avaliação da resposta à terapia.

Inflamação Pulmonar

A ^{18}FDG é altamente sensível e pode ser utilizada para quantificar o grau de inflamação pulmonar.

Pode ocorrer captação elevada da ^{18}FDG em doença pulmonar obstrutiva crônica (DPOC), bronquite, sarcoidose e injúria pulmonar aguda.

Detecção de Doença Infecciosa Metastática

Alguns autores relatam que a PET-^{18}FDG/CT é técnica valiosa para a localização de focos infecciosos metastáticos e pode detectá-los mesmo quando outros procedimentos de imagem são negativos.

Outros Radiofármacos para Pesquisa de Infecção e/ou Inflamação

Anticorpos Monoclonais e Policlonais

Apesar de os anticorpos antigranulócitos marcados e fragmentos de anticorpos serem inclusos nos compostos com ligação específica, tem se demonstrado que eles localizam os processos infecciosos em grande parte em decorrência do extravasamento pelo aumento da permeabilidade vascular. A ligação do anticorpo aos leucócitos pode ter papel mais relevante na manutenção do fármaco no sítio de infecção do que na sua chegada a esse sítio.

Os anticorpos podem ser divididos em monoclonais e policlonais e serão discutidos a seguir.

Monoclonais

Podem ser anticorpos completos ou fragmentos Fab'. Normalmente visam aos antígenos na superfície de leucócitos.

Por serem anticorpos murínicos, podem levar à reação HAMA (*human anti-mouse antibodies*) em 10% a 40% das vezes – anticorpos completos produzem mais frequentemente reação HAMA que os fragmentos Fab'.

Sensibilidade de 95% tem sido relatada. A especificidade é menor, pois pode haver captação em processos infecciosos e inflamatórios não infecciosos.

A utilização de anticorpos monoclonais marcados contra antígenos de superfície presentes em granulócitos tem a vantagem de o processo de marcação ser mais simples e não requerer a manipulação de sangue. As desvantagens são: apresentar alto peso molecular dificultando a migração para os sítios de infecção e ocasionando elevada meia-vida plasmática e captação no fígado em decorrência do clareamento pelas células de Kupffer. Um intervalo grande entre a administração e a realização das imagens é necessário, a fim de melhorar a relação entre o sítio de interesse e a radiação de fundo. Pode originar reações do tipo HAMA quando o anticorpo tem origem murínica.

Policlonais

O mecanismo de captação nos locais de inflamação não é bem compreendido.

Os mecanismos propostos são:
- Aumento da permeabilidade vascular;
- Ligação nos receptores Fc nos granulócitos;
- Ligação em bactérias;
- Reações físico-químicas;
- Carreadores de proteínas e químicos radiomarcados;
- Não há produção de HAMA;
- Efetivo contra agentes bacterianos e não bacterianos;
- Sensibilidade variando de 97% a 100% tem sido relatada.

A especificidade é baixa, pois, assim como os anticorpos monoclonais, pode captar em processos inflamatórios de origem infecciosa ou não infecciosa.

Imunoglobulinas policlonais (*human immunoglobulin* – HIG) têm sido introduzidas mais recentemente para avaliar inflamação e acumulam-se pelo aumento da permeabilidade.

Tem sido relatada sensibilidade de 40% e especificidade de 92% para infecção.

Outros Traçadores

As citoquinas e quimoquinas são grupos de radiofármacos que permitem a caracterização molecular e funcional dos processos inflamatórios pela ligação específica a receptores de alta afinidade expressos em populações celulares específicas.

Citoquinas Marcadas

Citoquinas marcadas são proteínas de baixo peso molecular que atuam interagindo com receptores celulares superficiais e sua afinidade de ligação é alta. Tem potencial diagnóstico em muitas patologias: infecção, doenças autoimunes, tumores e outras patologias.

- Interleucina 1 (IL1) liga-se a receptores de leucócitos (porém apresenta alta toxicidade);
- Antagonista de IL1 marcados;
- Interleucina 2 (IL2) liga-se a receptores em linfócitos;
- Interleucina 8 (IL8) liga-se a receptores em neutrófilos;
- A ^{99m}Tc-IL8 parece superior ao ^{99m}Tc-HMPAO marcando granulócitos na investigação da DII.

Pequenas Moléculas Solúveis

Leucócitos expressam vários receptores seguindo sua ativação e migração para o espaço intersticial. Pequenas moléculas solúveis que prontamente cruzam o endotélio e se ligam a esses receptores podem ser utilizadas na pesquisa de processos inflamatório-infecciosos.

Elas incluem quimoquinas marcadas e análogos da somatostatina.

Lipossomos Marcados

Os lipossomos são constituídos por uma camada dupla de membranas lipídicas envolvendo um compartimento aquoso. Esse compartimento pode conter compostos radioativos como o ^{99m}Tc, o que permite a visibilização da distribuição desses lipossomos pelo organismo.

Estudos mostram que alguns lipossomos podem acumular-se em processos inflamatórios e infecciosos.

Resumo

As técnicas cintilográficas têm sido utilizadas há algumas décadas na investigação de processos inflamatórios e infecciosos envolvendo os diversos tecidos, órgãos e sistemas. Nos últimos anos, com o desenvolvimento da PET, as opções de radiofármacos possíveis de serem utilizados nessas indicações têm aumentado. No entanto, se considerarmos as características desejáveis referidas na introdução deste capítulo, ainda não foi desenvolvido um radiofármaco considerado ideal para a localização e a caracterização dos processos inflamatórios e infecciosos. Dessa maneira, para conseguirmos localizar e caracterizar esses processos, é necessária em muitos casos a combinação de radiofármacos, além da combinação das técnicas cintilográficas com outras técnicas de imagem.

Leitura Sugerida

■ Basu S, Zhuang H, Torigian DA, Rosenbaum J, Chen W, Alavi A. Functional imaging of inflammatory diseases using nuclear medicine techniques. Semin Nucl Med. 2009;39(2):124-45.

■ Bleeker-Rovers CP, van der Meer JW, Oyen WJ. Fever of unknown origin. Semin Nucl Med. 2009;39(2):81-7.

■ de Vries EF, Roca M, Jamar F, Israel O, Signore A. Guidelines for the labelling of leucocytes with (99m) Tc-HMPAO. Inflammation/Infection Taskgroup of the European Association of Nuclear Medicine. Eur J Nucl Med Mol Imaging. 2010;37(4):842-8.

■ Gotthardt M, Bleeker-Rovers CP, Boerman OC, Oyen WJ. Imaging of inflammation by PET, conventional scintigraphy, and other imaging techniques. J Nucl Med. 2010;51(12):1937-49.

■ Hughes DK. Nuclear medicine and infection detection: the relative effectiveness of imaging with 111In-oxine-, 99mTc-HMPAO-, and 99mTc-stannous fluoride colloid-labeled leukocytes and with 67Ga-citrate. J Nucl Med Technol. 2003;31(4):196-201.

■ Love C, Tomas MB, Tronco GG, Palestro CJ. FDG PET of infection and inflammation. Radiographics. 2005;25(5):1357-68.

■ O'Connell JB, Henkin RE, Robinson JA, Subramanian R, Scanlon PJ, Gunnar RM. Gallium-67 imaging in patients with dilated cardiomyopathy and biopsy-proven myocarditis. Circulation. 1984;70(1):58-62.

■ Oyen WJ, Boerman OC, Storm G, van Bloois L, Koenders EB, Claessens RA, et al. Detecting infection and inflammation with technetium-99m-labeled Stealth liposomes. J Nucl Med. 1996;37(8):1392-7.

■ Peters AM. The use of nuclear medicine in infections. Br J Radiol. 1998;71(843):252-61.

■ Roca M, de Vries EF, Jamar F, Israel O, Signore A. Guidelines for the labelling of leucocytes with (111)In-oxine. Inflammation/Infection Taskgroup of the European Association of Nuclear Medicine. Eur J Nucl Med Mol Imaging. 2010;37(4):835-41.

■ Schuster DM, Alazraki N. Gallium and other agents in diseases of the lung. Semin Nucl Med. 2002;32(3):193-211.

Musculoesquelético

14

14.1 Cintilografia Óssea e PET com ^{18}F-fluoreto em Doenças Benignas, 282

14.2 Cintilografia Óssea e PET com ^{18}F-fluoreto em Doenças Malignas, 296

14.3 Densitometria Óssea, 304

Cintilografia Óssea e PET com ¹⁸F-fluoreto em Doenças Benignas

MARCELO TATIT SAPIENZA
GIOVANNA CARVALHO

Conteúdo
Bases
  Radiofármacos/Farmacocinética
  Mecanismos de Captação
  Protocolos de Aquisição e Processamento
  Biodistribuição Normal e Critérios Gerais de Interpretação

Aplicações Clínicas
  Tumores Ósseos Benignos
  Traumas, Fraturas e Lesões Esportivas
  Doenças Vasculares
  Doenças Infecciosas e Inflamatórias
  Doenças Metabólicas, Displasias e Outros Quadros
  Achados Extraósseos e Geniturinários

Bases

Radiofármacos/Farmacocinética

⁹⁹ᵐTc-MDP

A cintilografia óssea é baseada na captação de metilenodifosfonado ou outros difosfonados marcados com tecnécio-99m (⁹⁹ᵐTc-MDP). A molécula de MDP apresenta o fosfato ligado ao carbono, em um arranjo P-C-P que confere estabilidade da molécula a ação de pirofosfatases. A captação de ⁹⁹ᵐTc-MDP na fase mineral óssea é determinada fundamentalmente pela atividade osteometabólica.

¹⁸F-NaF

O fluoreto-¹⁸F (¹⁸F-NaF) é um radiofármaco emissor de pósitron que apresenta meia-vida de 110 minutos. Estudos comparativos recentes têm demonstrado que a cintilografia óssea realizada com ¹⁸F-NaF em equipamentos de PET apresenta acurácia superior àquela realizada com ⁹⁹ᵐTc-MDP em equipamento de tomografia por emissão de fóton único (SPECT) para identificação de lesões benignas e malignas de esqueleto e que a combinação da PET com a tomografia computadorizada (PET/CT) pode melhorar a especificidade e a acurácia do exame.

Mecanismos de Captação

⁹⁹ᵐTc-MDP

O principal mecanismo de captação do radiofármaco é a adsorção na fase mineral óssea, com formação de ligações covalentes entre o fosfato da molécula e cristais de cálcio (hidroxiapatita e cristais amorfos de fosfato de cálcio). O osso em remodelação apresenta maior superfície de troca mineral, ocorrendo o processo de mineralização da matriz orgânica (colágeno do tipo I e proteoglicanas) depositada pelo osteoblasto. Mesmo em situações de reabsorção óssea, em que a atividade osteoclástica predomina sobre a atividade osteoblástica, há muitas vezes aumento da superfície de troca, pois cristais de menor volume e menos organizados estruturalmente têm maior relação superfície/massa que os grandes cristais organizados de hidroxiapatita. Outro fator que influencia a captação do ⁹⁹ᵐTc-MDP, em menor grau, é o fluxo sanguíneo.

A porcentagem de captação na primeira passagem é próxima a 50% a 60% e o clareamento plasmático ocorre com T1/2 de 3 a 4 minutos. A eliminação do composto se dá principalmente por filtração glomerular, com excreção urinária de 50% a 70% da atividade nas primeiras 6 horas após a injeção.

¹⁸F-NaF

O mecanismo de captação do ¹⁸F-NaF é semelhante ao do ⁹⁹ᵐTc-MDP, ocorrendo a troca de íons ¹⁸F⁻ por OH⁻ íons na superfície da matriz de hidroxiapatita do osso, porém com melhores características farmacocinéticas, incluindo o rápido clareamento sanguíneo e a maior captação do fluoreto pelo osso (cerca de 2 vezes maior que ⁹⁹ᵐTc-MDP), resultando em uma melhor relação entre a captação no tecido alvo frente aos demais órgãos. A superioridade farmacocinética do fluoreto associada a maior resolução espacial e maior sensibilidade da PET permite a formação de imagens de melhor qualidade em comparação à cintilografia plana e à tomografia por emissão de fóton único (SPECT).

Protocolos de Aquisição e Processamento

⁹⁹ᵐTc-MDP

Após a administração intravenosa de 20 a 30 mCi (740-1100 MBq) do ⁹⁹ᵐTc-MDP (0,2 a 0,3 mCi/kg, mínimo 3 mCi para crianças), o paciente é orientado a ingerir

1-1,5 litro de água, visando manter uma boa hidratação e eliminação urinária do radiofármaco. As imagens são adquiridas 2 a 3 horas após a administração, precedida por miccção com cuidado para evitar contaminações com a urina radioativa.

Além da fase tardia da cintilografia óssea, em que a captação é proporcional à remodelação óssea, o estudo pode incluir imagens precoces, que mostram alterações vasculares por quadros inflamatórios ou outras doenças.

■ A cintilografia óssea trifásica inclui:

- *Fase de fluxo sanguíneo* ou angiográfica mostra a progressão vascular do radiofármaco. Posiciona-se a região de interesse sob o detector, realiza-se a injeção intravenosa em *bolus* do 99mTc-MDP e adquirem-se imagens sequenciais com duração de 2 a 5 segundos durante 1 minuto.

- *Fase de equilíbrio* inicia-se 2 a 5 minutos após a injeção do 99mTc-MDP, com a obtenção de imagens localizadas que evidenciam o grau de hiperemia tecidual.

- *Fase tardia* ou metabólica, feita 2 a 3 horas após a administração do radiofármaco, com imagens nas projeções anterior e posterior de corpo inteiro, feitas por imagens localizadas ou, mais comumente, por imagens de varredura (*scan*).

O estudo pode ser complementado por imagens localizadas em diferentes projeções que permitam esclarecer dúvidas diagnósticas. Um exemplo é a imagem adicional de bacia em caso de esvaziamento vesical incompleto, que pode ser repetida após micção, em outras projeções (laterais, oblíquas ou caudal), após 24 horas ou mesmo após sondagem de alívio. Atualmente é menos frequente a disponibilidade de imagens com colimador *pin-hole*, que permitem máxima resolução e caracterização de pequenas estruturas. Imagens complementares também podem ser feitas com técnica tomográfica (SPECT) simples ou associada à tomografia computadorizada (SPECT-CT). A bexiga é fonte de artefatos na reconstrução de SPECT da pelve, devido à elevada concentração e variação temporal da atividade na bexiga.

18F-NaF

As imagens são adquiridas sessenta minutos após a administração intravenosa de 185 a 370 MBq (5 a 10 mCi) de 18F-NaF. No nosso serviço, as imagens de PET do corpo inteiro são realizadas com 1 minuto por posição da maca, 15 cm de espessura do corte e 3 cm de sobreposição entre os cortes (totalizando 13 a 15 posições de maca na dependência da altura do paciente). A tomografia computadorizada de corpo inteiro é realizada com 120 kVp, 30 mAs, 0,5 segundo por rotação, *pitch* de 1,0 e espessura do corte de 3,75 mm. Em pacientes pediátricos a atividade utilizada é de 0,06 mCi/kg. Após a injeção o paciente é orientado a beber 3 a 4 copos de água e urinar imediatamente, antes do estudo.

Em pacientes em que não é possível administrar o material radioativo por via endovenosa, há possibilidade de administrá-lo por via oral.

Biodistribuição Normal e Critérios Gerais de Interpretação

99mTc-MDP

A biodistribuição normal do 99mTc-MDP (Figura 14.1.1) é representada por uma distribuição homogênea e simétrica nos ossos, além da atividade em vias de eliminação e excreção urinária (rins e bexiga). A captação nas cartilagens de crescimento em crianças (Figura 14.1.1B) é aumentada e, em geral, simétrica. Variações normais frequentes incluem redução da captação óssea e aumento da atividade em partes moles em pacientes idosos ou com redução da função renal. A descrição deve incluir os segmentos ósseos com aumento ou diminuição da captação, de padrão focal ou difuso em qual intensidade; captação anômala em partes moles ou trato urinário; modificações em relação à cintilografias prévias.

TABELA 14.1.1.
Parâmetros de Aquisição de Cintilografia Óssea do Centro de Medicina Nuclear – Serviço de Medicina Nuclear do Inrad

Imagem	Parâmetros de aquisição
Fluxo	128 × 128 × 16, 1 imagem/2 a 5 s, por 1 minuto
Equilíbrio	128 × 128 × 16, início 2 a 5 min após a injeção, 500 mil contagens
Tardias localizadas	128 × 128 × 16, 800 a 1.000 kcontagens no esqueleto axial e 500 kcont (ou 5 min) no apendicular
24 horas (4ª fase)	Similar a tardia, com 300 kcont ou 10 min
Pinhole	Lesão com 200 kcont ou 10 min, contralateral pelo mesmo tempo
Varredura	Decúbito dorsal com braços para baixo, matriz 1.024 × 256 × 16, velocidade 16 cm/min (ou determinada por imagem de tórax anterior)
SPECT	Decúbito dorsal com braços afastados do segmento avaliado, matriz 128 × 128 × 16, 128 passos de 15 s (60 a 120 intervalos de amostragem de 10 a 40 s)

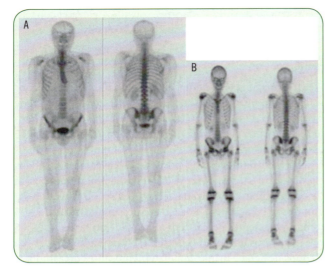

FIGURA 14.1.1. Cintilografia óssea com distribuição normal do ^{99m}Tc-MDP no adulto (**A**) e na criança (**B**).

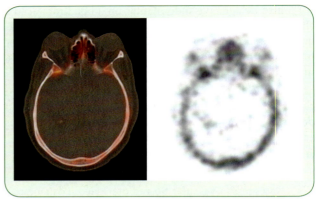

FIGURA 14.1.2. Captação fisiológica em suturas frontozigomáticas.

Problemas de marcação que levem a impurezas radioquímicas devem ser detectados antes da administração ao paciente, caso contrário poderá ser identificado padrão de distribuição alterado pela presença de tecnécio-99m livre sob a forma de pertecnetato (captado pela mucosa gástrica, tireoide e secretado na boca pelas glândulas salivares) ou formação de coloides pelo tecnécio oxidado (captado pelo fígado). Outras fontes de erro na análise da cintilografia óssea são associadas à excreção urinária do radiofármaco (contaminação, sobreposição vesical, alteração de vias urinárias), extravasamento no sítio de injeção, artefatos por atenuação, movimentação do paciente, excessiva distância paciente-colimador.

^{18}F-NaF

Apesar das diferenças no mecanismo de captação (adsorção do ^{99m}Tc-MDP vs. substituição iônica do ^{18}F-fluoreto), o padrão de distribuição do ^{18}F-fluoreto no esqueleto é semelhante ao da cintilografia óssea com ^{99m}Tc-MDP, ressaltando-se a melhor farmacocinética que se traduz por clareamento plasmático mais rápido, captação pelo osso duas vezes maior e melhor relação alvo-fundo. Além disso, o método apresenta melhor resolução das imagens e a associação com as imagens da tomografia aumenta a sua especificidade. Na prática clínica temos observado a captação fisiológica em suturas cranianas e côndilos mandibulares. Vale lembrar que a simetria das captações deverá estar presente para ser caracterizada como variante fisiológico (Figura 14.1.2).

O estudo deve ser avaliado nas imagens de corpo inteiro (*maximum intensity projection* – MIP) e nos cortes axiais (Figura 14.1.3). Devido à elevada taxa de captação óssea e à pequena atividade renal, o padrão de *superscan* pode ser difícil de ser interpretado. Assim como a cintilografia óssea com ^{99m}Tc-MDP, o fluoreto apresenta captação em calcificações de partes moles e o fenômeno *flare* já foi descrito.

O grau da captação depende de vários fatores, sendo os principais o fluxo sanguíneo e a presença de neoformação óssea. Dessa forma, processos com mínima atividade osteoblástica ou atividade osteolítica primária podem não ser detectados. O grau de captação por parâmetro visual ou índice quantitativo (SUV – *standardized uptake value*) não diferencia entre lesões benignas e malignas.

Aplicações Clínicas

Tumores Ósseos Benignos

O uso de métodos híbridos melhora a acurácia na detecção de lesões ósseas benignas devido à soma de informações da tomografia. Os tumores ósseos apresentam a mesma característica de captação com a cintilografia óssea e o PET/CT ^{18}F-NaF. O grau de captação PET/CT ^{18}F-NaF não é capaz de diferenciar entre lesões ósseas benignas e malignas.

- *Enostose:* incide em adultos de ambos os sexos, com ilhota de osso compacto de 2 a 20 mm mais frequente em fêmur, bacia e costelas. Cerca de metade das lesões apresenta hipercaptação na cintilografia.

> Áreas de hipercaptação focal no crânio são descritas como variante normal, podendo corresponder a alterações de ossificação em suturas, canal vascular ou osteomas.

- *Encondroma:* incide em indivíduos de ambos os sexos, sendo um tumor de origem cartilaginosa, mais frequente na medular dos ossos longos (fêmur), pequenos ossos das mãos e pés, costelas. Radiologicamente mostra calcificação de padrão "cartilaginoso", com hipercaptação de grau discreto a moderado na cintilografia. Geralmente lesão única, raros casos de lesões múltiplas, em geral unilaterais, em quadro de encondromatose, levando a deformidades e redução de estatura.

- *Osteocondroma (exostose):* tumor benigno comum, em geral detectado na infância ou adolescência. Provável alteração da cartilagem de crescimento leva à formação de

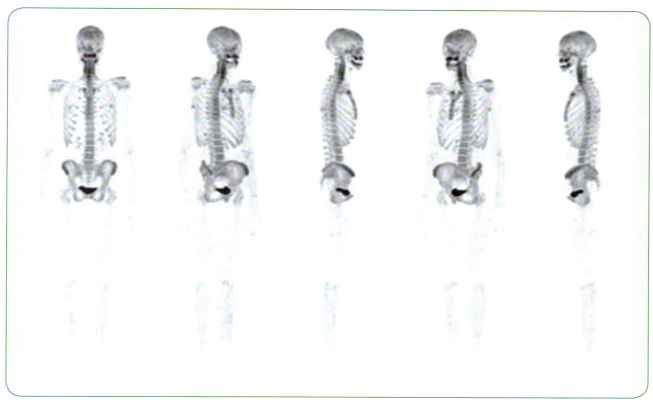

FIGURA 14.1.3. Estudo PET com (^{18}F)fluoreto de sódio normal (MIP – *maximum intensity projection*). Paciente do sexo feminino, 16 anos com linfoepitelioma de rinofaringe submetida a quimioterapia e radioterapia.

tecido ósseo na metáfise dos ossos longos que costumam protruir e se afastar das articulações. Na bacia, escápula ou outros ossos chatos podem ter aspecto em "couve-flor". Radiologicamente mostra-se como massa óssea lobulada com margem cortical bem definida. Cintilografia apresenta aumento da captação em grau discreto a moderado. A *exostose múltipla* é quadro autossômico dominante, com risco de transformação sarcomatosa de 1% a 2% que pode ser investigada cintilograficamente por determinar aumento de fluxo e da captação.

- *Osteoma:* tumor benigno infrequente, tipicamente no crânio em seio frontal ou outro seio paranasal (pode ser múltiplo na síndrome de Gardner). Cintilografia mostra hipercaptação moderada a acentuada na fase tardia.
- *Osteoma osteoide:* maior incidência no sexo masculino da 2ª a 3ª décadas, com dor que piora à noite e melhora com salicilatos. Locais mais comuns: tíbia, fêmures e elementos posteriores vertebrais. Cintilografia mostra lesão com aumento moderado de fluxo e hiperemia, fase tardia com hipercaptação em alvo = hipercaptação mais intensa no *nidus*, cercada de hipercaptação menos intensa (Figura 14.1.4). Cintilografia mais sensível que radiografia ou CT (*nidus* radioluscente com esclerose ao redor). O probe pode ser utilizado para guiar a ressecção cirúrgica.

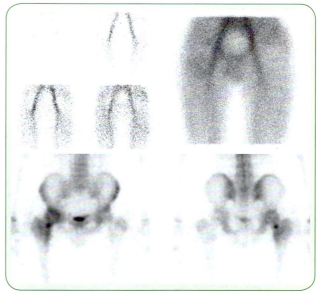

FIGURA 14.1.4. Paciente de 18 anos com quadro de dor no quadril direito. Cintilografia óssea tirfásica mostra hiperemia discreta e lesão em "alvo" no colo de fêmur direito por um osteroma osteoide.

- *Osteoblastoma:* similar ao osteoma osteoide, porém maior que 2 cm. Predileção por homens de 10 a 30 anos, mais frequente na coluna e ossos chatos. Radiologicamente apresenta lesão lítica com esclerose ao redor. Cintilografia pode ter aumento de fluxo e mostra hipercaptação na fase tardia.

- *Tumor de células gigantes:* constituído por células gigantes multinucleadas e estroma, maior incidência dos 20 aos 40 anos, pouco maior em mulheres. Envolve extremidade de ossos longos (fêmur distal e tíbia proximal > úmero proximal, rádio distal, sacro). Pode ter recorrência após cirurgia. Radiologicamente mostra áreas líticas, insuflativas com trabeculações e afinamento cortical. Cintilografia mostra lesão hipervascularizada com acentuada hipercaptação na periferia da lesão ou difusa.

- *Cisto ósseo aneurismático:* lesão localmente agressiva decorrente de trauma ou outras doenças que levem a fistulização ou alterações hemodinâmicas intraosseas, com maior incidência em crianças e adolescentes. Mais comum em extremidade de ossos longos e vértebras. Aspecto radiológico de lesão expansiva, com aumento de fluxo e hipercaptação moderada na periferia dos cistos pela cintilografia óssea.

- *Tumor marrom:* lesão lítica por proliferação dos osteoclastos desencadeada em quadros de hiperparatireoidismo (marrom devido à deposição de hemossiderina após absorção de sangramentos). A absorção óssea leva à lesão hipervascularizada e com intensa hipercaptação na fase tardia, em ossos chatos ou região metaepifisária de ossos longos.

- *Hemangioma ósseo:* mais comum em vértebras, com aspecto em paliçada na tomografia (Figura 14.1.5) e no crânio. Cintilografia pouco expressiva, com padrão variável: normal, hiper- ou hipocaptação discreta na fase tardia.

- *Cisto ósseo simples:* cisto com conteúdo seroso, incidência dos 3 aos 14 anos, maior no sexo masculino, com resolução espontânea. Assintomático, mas pode predispor a fratura. Locais: metáfises de úmero e fêmures, migra para a diáfise com crescimento. Cintilografia do cisto é normal ou com mínimo aumento da captação periférica, podendo haver hipercaptação focal quando complicado por fratura. No caso de suspeita de fratura investigação preferencial pela CT.

- *Defeito fibroso cortical e fibroma não ossificante:* defeito fibroso é observado em crianças assintomáticas, com tecido não ossificado na cortical de ossos longos. Em geral desaparece até a adolescência, havendo fase de ossificação em que se observa discreto aumento da captação periférica que se estende centralmente. Pode evoluir para fibroma não ossificante, com proliferação do tecido fibroso que se mantém hipocaptante na cintilografia óssea.

Traumas, Fraturas e Lesões Esportivas

Habitualmente o paciente com trauma ou suspeita de fratura realiza a investigação radiológica dirigida na investigação inicial por métodos de imagem. A cintilografia é indicada em casos com pouca expressão radiológica ou quando se deseja estabelecer se uma fratura constatada radiologicamente apresenta remodelação ativa (por exemplo, para definir se uma fratura vertebral é recente ou se uma pseudoartrose ainda apresenta possibilidade de consolidação). Seu uso é importante no diagnóstico de fraturas ocultas, em que a radiografia demora a apresentar modificações, tais como as lesões de escafoide (até 65% sem achado radiológico) e de colo de fêmur. É possível que a associação das informações funcionais e anatômicas leve a um aumento do emprego da cintilografia óssea nos quadros ortopédicos.

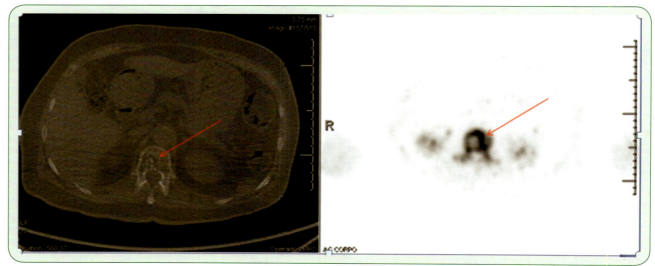

FIGURA 14.1.5. Captação periférica de hemangioma ósseo em estudo de PET/CT ^{18}F-NaF. O aspecto em paliçada é caracterizado na tomografia.

- *Captação versus tempo após a fratura:* a avaliação da evolução de fraturas parte de parâmetros gerais, mas é muito sujeita à interferência de fatores como local da fratura e idade do paciente. Em 95% dos casos a fratura pode ser identificada 24 horas após o trauma, seguindo-se fase aguda (< 1 mês) com intensa hipercaptação mais evidente na linha de fratura, que se torna mais delimitada na fase subaguda (2 a 3 meses), havendo diminuição progressiva da captação após cerca de 6 meses, até retornar ao aspecto normal após 2 a 3 anos. Esses tempos tendem a ser reduzidos em crianças ou pacientes jovens e mais longo em idosos. A fratura vertebral em idosos leva cerca de duas semanas para máxima intensidade de captação, com redução gradual em alguns meses e normalização após 9 a 12 meses.

- *Fraturas de costelas:* as fraturas de costelas na cintilografia óssea apresentam-se mais frequentemente com acúmulo focal. Podem ser múltiplas, sendo neste caso visualizadas frequentemente em costelas consecutivas. No PET/CT ^{18}F-NaF as fraturas de costelas podem apresentar padrão focal ou padrão linear, dificultando por muitas vezes seu diferencial com metástases ósseas.

- *Fraturas vertebrais:* a cintilografia pode auxiliar a diagnosticar e definir tempo de evolução de fraturas vertebrais. Aspecto característico é a hipercaptação intensa em área linear na vértebra, que se acentua nos primeiros dias após a fratura (ou até duas semanas em idosos). Cintilografia normal em paciente com dor de início recente e fraturas vertebrais no estudo radiológico permite dizer que a dor provavelmente não é decorrente da fratura. A manutenção crônica da dor após fratura vertebral consolidada pode ser causada por alterações da articulação interfacetária, que podem ser identificadas no SPECT, SPECT-CT ou PET/CT ^{18}F-NaF.

- *Dor vertebral:* a cintilografia, principalmente o SPECT ou SPECT-CT, é útil na investigação de dor de provável origem vertebral. A avaliação cintilográfica, feita em conjunto com análise do quadro clínico, mostra alta sensibilidade para síndrome facetária (hipercaptação no arco posterior, na altura do disco), espondilólise (hipercaptação no arco posterior, na altura da vértebra), fraturas por compressão, discite, alterações pós-cirúrgicas em casos de fixação (hipercaptação em áreas de instabilidade, hipercaptação com mais de um ano em áreas de pseudoartroses). O PET/CT ^{18}F-NaF, devido a sua maior resolução espacial, permite uma avaliação com maior detalhamento das alterações degenerativas da coluna vertebral, e a correlação com a tomografia é realizada em toda a sua extensão (Figura 14.1.6).

- *Fraturas por insuficiência:* são fraturas decorrentes de um estresse normal aplicado em um osso frágil. Além da fratura de vértebra já citada, são frequentes as fraturas do sacro (Figura 14.1.7), que apresentam o padrão característico da forma de um H, envolvendo as asas e linha transversal do sacro.

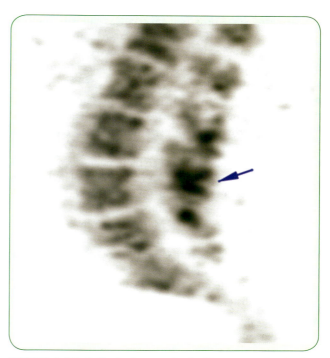

FIGURA 14.1.6. Paciente com dor lombar apresentando alterações degenerativas dos processos interespinhosos (Síndrome de Baastrup ou *kissing spines*) na imagem corrigida da PET/CT ^{18}F-NaF.

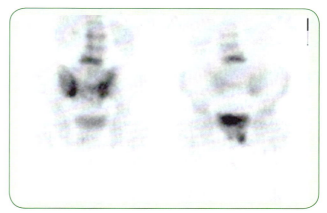

FIGURA 14.1.7. Cintilografia óssea em paciente osteoporótica com fratura por insuficiência do sacro, além de lesões no pube e na vértebra lombar.

- *Fraturas de estresse:* são causadas por traumas leves repetitivos, sem que haja um período adequado para remodelação de pequenas lesões, e correspondem a até 10% das lesões esportivas. A lesão aguda apresenta aumento discreto de fluxo sanguíneo e hiperemia focal na fase de equilíbrio (Figura 14.1.8). A imagem tardia revela área fusiforme de hipercaptação cortical no osso acometido, que pode se estender até configurar uma fratura completa. Pode ser classificada em grau I – mal definida na cortical até grau IV transcortical até a medular. Em corredores de longa distância é mais frequente na face posteromedial no terço distal da cortical da tíbia (1/3 proximal em crianças e idosos). Outros locais em adultos: metatarsos, colo femoral (porção superior nos idosos – pior prognóstico e medial em jovens), calcâneo; em crianças: fíbula e *pars interarticularis* (espondilólise).

- *Espondilólise*: é um tipo particular de fratura de estresse, em que ocorre a lesão na *pars interarticularis* (istmo) do arco posterior vertebral. É mais comum na coluna lombar (L5>L4) de adolescentes esportistas, sendo importante a aquisição de imagens tomográficas (SPECT), principalmente se as imagens planas forem normais. As imagens com PET/CT ^{18}F-NaF demonstram as alterações com maior precisão devido à correlação com a tomografia. Mesmo quando já detectado pela CT, o achado de hipercaptação na cintilografia indica processo recente e com maior possibilidade de consolidação após repouso. Se for bilateral, pode haver deslizamento de uma vértebra sobre a outra, levando à espondilolistese.
- *Fraturas por avulsão*: fraturas por avulsão são mais frequentes em crianças e adolescentes, por uma desproporção entre a resistência óssea e intensa força aplicada na inserção tendínea em região epifisária, descritas mais frequentemente na tuberosidade do ísquio e espinhas ilíacas anteriores. Em geral, o fluxo sanguíneo e o equilíbrio são normais, com área focal de hipercaptação do radiofármaco no local da inserção muscular na imagem tardia. Outros locais: avulsão do navicular acessório, tuberosidade tibial (Osgood-Schlatter).
- *Lesão da fise*: é também frequente em crianças/adolescentes. Pode ser decorrente de trauma e, se envolver ossos longos, pode levar a comprometimento do crescimento (mais comum no radiodistal e umeroproximal no membro superior e fêmur ou tíbia distal no membro inferior). Também pode haver lesão nas apófises – apofisite de cotovelo, ombro, calcâneo, bacia – que não prejudicam o crescimento.
- *Síndrome da criança espancada*: investigação radiológica mandatória, havendo menor sensibilidade da cintilografia para fraturas de crânio, lesões já consolidadas e pequenas lesões adjacentes à placa de crescimento. A cintilografia óssea pode ser feita para detectar novas áreas e indicar estudo radiológico dirigido (por exemplo, pequenas articulações das mãos e dos pés, ossos chatos, gradeado costal posterior).
- *Pseudoartrose*: cintilografia óssea trifásica pode distinguir pseudoartrose hipertrófica (hipervascularização e hipercaptação local) e atrófica (sem hiperfluxo sanguíneo e com hipocaptação local), a última com pior prognóstico. Há dificuldade de diferenciar infecção como causa da não consolidação, porém ressalta-se o alto valor de predição negativo da cintilografia óssea (exclui infecção quando normal).
- *Entesopatias*:
  - *Shin splint*: entesopatia tibial com maior incidência em corredores, fazendo o diferencial com as fraturas de estresse. Em geral, o fluxo e o equilíbrio são normais. As imagens tardias apresentam hipercaptação linear que se estende na face posteromedial dos dois terços distais da cortical da tíbia (inserção do músculo sóleo) ou, menos frequentemente, na face anterolateral (extensor longo do hálux).
  - *Fasciíte plantar*: entesopatia mais comum dos 40 aos 60 anos, com quadro de dor calcânea mais bem investigada por RM ou cintilografia óssea. É associada ao achado radiológico de esporão do calcâneo, porém pouco específico. A cintilografia na fase precoce confirma a atividade inflamatória e na fase tardia mostra hipercaptação na porção inferior e medial da tuberosidade posterior do calcâneo (Figura 14.1.9). Alguns diferenciais de hipercaptação na tuberosidade posterior do calcâneo: bursite retrocalcânea (posterior), tendinite do tendão calcâneo (porção superior), fratura de estresse (mais anteriorizada dentro da tuberosidade).
  - *Outras entesopatias*: face medial do 1/3 médio e proximal do fêmur em bailarinas (músculos adutores da coxa), epicôndilo lateral do úmero (cotovelo do tenista), tendinite do tibial posterior (face inferolateral do tornozelo), osteíte púbica (linha mediana na sínfise) e entesopatia do adutor (discretamente lateralizada na sínfise púbica).
  - *Coalizão tarsal*: decorrente da fusão (fibrosa, cartilaginosa ou óssea) dos ossos do tarso, mais comum no calcaneonavicular ou talocalcânea e bilaterais em até 50% dos casos. Pode levar a quadro de dor e terapia conservadora ou cirúrgica. A cintilografia evidencia hipercaptação nas áreas de sobrecarga ou trauma ósseo, mais bem caracterizado com SPECT/SPECT-CT.

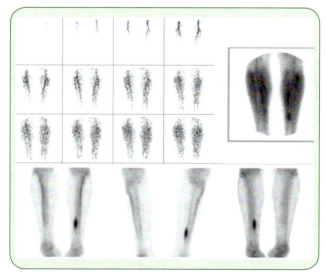

FIGURA 14.1.8. Fratura de estresse em maratonista de 24 anos, com dor na perna esquerda há 4 meses. Hiperemia e hipercaptação focal na face posteromedial da tíbia esquerda na cintilografia óssea trifásica.

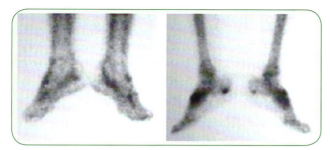

FIGURA 14.1.9. Cintilografia óssea de paciente com fasciíte plantar apresenta hiperemia e hipercaptação na porção inferior do calcâneo direito.

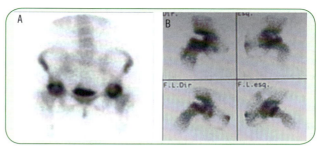

FIGURA 14.1.10. (**A**) Paciente de 28 anos, lúpica, com corticoterapia prolongada, cintilografia óssea, mostra necrose bilateral de cabeça femoral. (**B**) Imagens com colimador *pinhole* na projeção anterior e *frog-leg* de criança de 9 anos, com doença de Legg-Perthes à direita.

- *Rabdomiólise:* exercício intenso pode levar à rabdomiólise, com liberação de cálcio intracelular similar ao observado no infarto do miocárdio. A cintilografia com ^{99m}Tc-MDP ou ^{99m}Tc-pirofosfato mostra captação extraóssea nos grupamentos musculares comprometidos, principalmente nos primeiros dias de quadro.

Doenças Vasculares

- *Doença de Legg-Calvé-Perthes e necrose da cabeça femoral:* a doença de Legg-Calvè-Perthes ou necrose avascular idiopática é a principal causa de necrose da cabeça femoral em crianças e adolescentes, com pico de incidência entre 8 e 12 anos e predomínio no sexo masculino. A cintilografia apresenta sensibilidade e especificidade de 90% a 95% quando empregada técnica adequada (imagens coxofemorais com colimador *pinhole* nas projeções anterior e *frog-leg* ou SPECT). Na fase inicial observa-se hipocaptação epifisária (entre o acetábulo e a fise), que pode durar por um mês ou mais (Figura 14.1.10A). A evolução prolongada é mau indicador prognóstico, pois aumenta a chance de colapso e deformidade da cabeça femoral, com consequente osteoartrose secundária. A resolução mais rápida é notada quando ocorre recanalização da artéria circunflexa medial, com captação que se inicia a partir da borda lateral da epífise (coluna lateral). Quando o vaso não recanaliza ou é interrompido pelo próprio colapso ósseo, a ausência da captação do traçador na epífise é mais prolongada e haverá a formação óssea a partir da fise (inferiormente e sem coluna lateral), em processo que dura de meses a anos.

Outras causas de necrose da cabeça femoral são: traumatismo, corticoterapia (Figura 14.1.10B), etilismo, artrite séptica, Gaucher, anemia falciforme, embolia gasosa, embolia gordurosa. A cintilografia óssea mantém sensibilidade próxima a 90% nessas situações, em geral caracterizando hipercaptação na área infartada ou ao seu redor. Excetuando-se a doença de Legg-Calvè-Perthes e a necrose associada a fraturas do colo, a identificação de hipocaptação focal é infrequente, pois a vascularização e a remodelação óssea iniciam-se rapidamente a partir do osso adjacente.

Osteonecrose em outros locais: incide na faixa dos 30 aos 50 anos, em geral com quadro de dor e limitação funcional. Os mesmos fatores descritos anteriormente para a cabeça do fêmur são associados à necrose não traumática no joelho (Figura 14.1.11) e umeroproximal, sendo frequente o acometimento bilateral. A investigação usual é por RM e radiológica (deformidade em casos mais tardios). É também descrita a osteonecrose espontânea do joelho (SPONK), quadro de início abrupto em mulheres > 55 anos, possivelmente ligada à lesão traumática de pequena intensidade ou insulto vascular do côndilo. Ao contrário de outros quadros de osteonecrose secundária, a cintilografia tem alta sensibilidade nesses casos, mostrando área bem delimitada de aumento de fluxo, hiperemia e hipercaptação na fase tardia, habitualmente unilateral e com bom prognóstico quando menos de 45% do côndilo está envolvido.

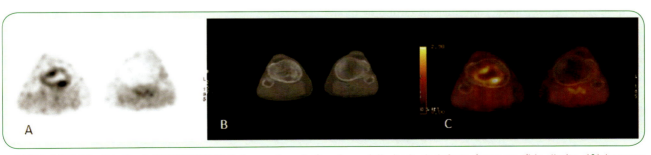

FIGURA 14.1.11. Estudo de PET/CT ^{18}F-NaF demonstrando área bem delimitada de infarto ósseo na tíbia direita. (**A**) Imagem corrigida. (**B**) Imagem tomográfica. (**C**) Imagem de fusão.

- *Osteocondrite dissecante:* relacionada a trauma e lesão na cartilagem articular e osso adjacente, mais comum em esportistas jovens. Pode ocorrer em vários locais, entre eles o joelho (porção lateral do côndilo femoral medial) e talus. A cintilografia mostra hiperemia focal e acúmulo intenso bem delimitado do radiofármaco, adjacente à face articular.

- A RM é fundamental na avaliação de lesões traumáticas do joelho, incluindo lesões dos meniscos (caracterizadas nos cortes transaxiais do SPECT por aumento da vascularização e lesão em "crescente" no platô tibial e côndilo femoral). O caso da osteocondrite dissecante é capaz de definir a presença de fragmento intra-articular.

- *Anemia falciforme:* a crise vaso-oclusiva pode levar a infartos ósseos. Em uma fase aguda a cintilografia óssea pode caracterizar redução de fluxo e hipocaptação local, porém após a primeira semana de quadro é comum haver aumento da atividade nas três fases, o que pode dificultar o diferencial com osteomielite em alguns casos (complicação em cerca de 2% dos casos). Estudo de medula óssea pode ser empregado para caracterizar melhor as áreas de hipocaptação. A cintilografia óssea caracteristicamente evidencia infartos ósseos de padrão heterogêneo e em diferentes fases de evolução (hipo- e hipercaptantes), bem como achados decorrentes da expansão medular (aumento da atividade no crânio e regiões metafisárias) e infartos em outros órgãos (aumento difuso da atividade renal e captação esplênica).

- *Enxerto ósseo pediculado:* a integridade da anastomose vascular e viabilidade metabólica de enxertos pediculados pode ser investigada por meio da cintilografia óssea trifásica. O estudo deve ser correlacionado à radiografia que mostre com precisão a localização do enxerto. O estudo é indicado precocemente, na primeira semana após a cirurgia, e a presença de atividade osteometabólica indica vascularização preservada pelo pedículo, que deverá contribuir para integração do osso enxertado mais intensa e rápida. Enxertos não vascularizados irão se apresentar inicialmente como áreas fotopênicas, com captação do radiofármaco iniciando-se pelas bordas do enxerto em estudos posteriores devido à infiltração do osso morto por células osteoblásticas a partir das suas porções periféricas. Por vezes a cintilografia trifásica deve ser complementada com imagens tardias de 6 ou 24 horas para se diferenciar a atividade óssea da atividade em partes moles, decorrente da intervenção cirúrgica recente, também sendo empregadas imagens SPECT (por exemplo, avaliação de enxerto de mandíbula).

Doenças Infecciosas e Inflamatórias

Imagens dinâmicas com PET/CT ^{18}F-NaF requerem uma leitura durante 1 hora, o que impossibilita seu uso na prática clínica. Na necessidade de avaliação com imagens dinâmicas/trifásicas, a cintilografia é preferível.

- *Osteomielite:* as alterações vasculares e a tentativa de reparação óssea em casos de osteomielite hematogênica aguda (OHA) são identificadas pela cintilografia a partir dos primeiros dias do quadro, precedendo as alterações radiológicas manifestas após 10 a 14 dias. A RM também apresenta alta acurácia no diagnóstico precoce da osteomielite. Aumento de fluxo, hiperemia e hipercaptação focal na fase tardia são achados característicos da osteomielite aguda na cintilografia óssea trifásica, com sensibilidade de 95% (Figura 14.1.12). Em crianças acima de 1 a 1,5 ano e até o fechamento da placa de crescimento o quadro de origem metafisária dificilmente atinge a epífise, devido à interrupção de vasos sanguíneos na cartilagem. Em recém-nascidos ou em casos de pioartrite de quadril, apresenta menor sensibilidade, podendo haver hipocaptação do radiofármaco na fase tardia devido a alterações de aporte sanguíneo por trombose ou compressão vascular. A especificidade da cintilografia óssea trifásica é elevada em quadros de OHA em ossos previamente hígidos (> 90%), porém se reduz para 30% a 35% em casos de infecção aguda sobreposta a outras causas de remodelação óssea, tais como fraturas, manipulação cirúrgica ou mesmo na osteomielite crônica.

- *Osteomielite sobreposta a outras lesões ósseas:* a cintilografia óssea apresenta baixa especificidade nestes casos, sendo importante o uso de radiofármacos com maior especificidade, tais como o gálio-67 ou leucócitos marcados. Um estudo com gálio-67 é positivo para infecção quando a captação é maior ou incongruente com a captação de ^{99m}Tc-MDP no local suspeito. O estudo com leucócitos mostra resultados superiores ao gálio-67, porém está pouco disponível na maioria dos serviços. É considerado positivo quando o radiofármaco é concentrado em áreas que não mostram atividade de medula óssea no estudo com ^{99m}Tc-coloide (lembrando-se de que o estudo com leucócitos apresenta baixa sensibili-

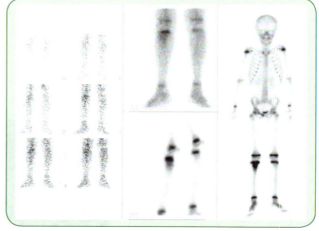

FIGURA 14.1.12. Criança de 5 anos com osteomielite hematogênica aguda na metáfise proximal da tíbia direita. Cintilografia óssea mostra hiperfluxo, hiperemia e hipercaptação metafisária acentuada.

dade para espondilodiscite). Estudo PET com ¹⁸F-FDG tem sido empregado de forma crescente nessas situações, com base no aumento de metabolismo glicolítico dos leucócitos ativados. Descrevem-se alta sensibilidade e valor de predição negativo para quadros agudos e crônicos (estudo normal praticamente exclui infecção), além de uma alta especificidade quando associada à análise da CT.

- *Osteomielite* versus *celulite*: a osteomielite é caracterizada pelo aumento de fluxo, hiperemia e hipercaptação focal na fase tardia. Processos infecciosos de partes moles apresentam igualmente aumento de fluxo e hiperemia, mas nas imagens tardias a hipercaptação não é observada ou ocorre de forma difusa. Se o diagnóstico diferencial for pouco claro nas imagens de 3 horas, pode ser realizada uma quarta fase da cintilografia óssea, com imagens localizadas de até 24 horas.

- *Osteomielite e controle evolutivo*: a cintilografia óssea pode permanecer alterada por meses após o tratamento da osteomielite aguda, não sendo um bom método de controle evolutivo. A captação de gálio-67 pode manter-se aumentada por até seis semanas após a resolução do processo infeccioso agudo, sendo a cintilografia com leucócitos marcados uma opção para avaliação de resposta ao tratamento. Entretanto, áreas de sequestros ósseos não irão apresentar captação de nenhum dos radiofármacos citados, apesar de consideradas indicativas de processo infeccioso ativo por abrigarem bactérias no tecido desvitalizado. A CT é a técnica mais indicada para detecção de sequestros, destruição cortical ou presença de gás na osteomielite crônica.

- *Artrite*: quadro infeccioso ou inflamatório articular manifesta-se cintilograficamente como aumento de fluxo, hiperemia e hipercaptação junto à articulação envolvida. A distinção entre causas de processos inflamatórios articulares não infecciosos muitas vezes é baseada no padrão de distribuição das lesões (por exemplo, artrite reumatoide com envolvimento simétrico de pequenas articulações das mãos, poupando as interfalangeanas distais, espondilite anquilosante com acometimento das sacroilíacas e coluna).

> A principal fase para detectar atividade inflamatória nas artrites é a imagem de equilíbrio.

- A sacroileíte apresenta aumento de fluxo e hiperemia em grau variável (a depender da origem do quadro e grau de atividade, como, por exemplo, maior captação em quadro infeccioso que nas soronegativas) e hipercaptação na fase tardia. Além da análise visual, a investigação de sacroileíte pode ser complementada com índice semiquantitativo da captação sacroilíaca em relação ao sacro (obs.: contagem pelo perfil em ROI que envolva as articulações e sacro é mais reprodutível que vários ROIs definidos visualmente – Figura 14.1.13). O índice é positivo quando maior que 1,35, porém sofre variação com faixa etária e é pouco específico, mesmo se adotado limite de 1,5 nos pacientes abaixo dos 40 anos. A hipercaptação da sacroileíte muitas vezes é mais intensa no terço inferior da articulação (onde a articulação é sinovial) e também identificada nas imagens da projeção anterior da bacia. A mesma técnica de quantificação pode ser realizada com PET/CT ¹⁸F-NaF, analisando-se o SUV (*standardized uptake value*) com os mesmos valores dos índices sacroilíaca/sacroutilizados na cintilografia óssea, com sensibilidade aparentemente melhor.

- *Prótese articular*: complicações incluem ossificação heterotópica, fratura e deslocamento. A aplicação principal da cintilografia é o diagnóstico diferencial entre soltura e infecção em pacientes com quadro doloroso operado a mais de um ano, que tem pouca diferenciação clínico-radiológica e condutas cirúrgicas muito diferentes. A RM e CT são muitas vezes limitadas por artefatos decorrentes da prótese, que não interfere na cintilografia. Os achados do estudo trifásico são inespecíficos até 9 a 12 meses, devido ao processo inflamatório e à remodelação pós-operatória. Mesmo após esse intervalo, a acurácia da cintilografia óssea é apenas moderada (próxima a 70%), com alta sensibilidade e baixa especificidade, pouco melhorada com o estudo com gálio-67 e idealmente complementada pelo estudo com leucócitos marcados (acurácia 95%). O padrão mais característico de soltura é o aumento da remodelação ao redor do componente solto. Infecções cursam com aumento do fluxo sanguíneo, do equilíbrio e captação tardia (Figura 14.1.14), que pode se estender ao redor de toda a prótese (padrão em "moldura").

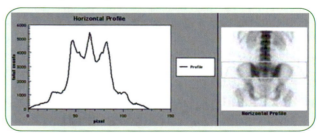

FIGURA 14.1.13. Perfil de contagens obtido para análise das sacroilíacas em relação ao sacro. O valor é inferior a 1, pois o pico de contagens sacral é superior às sacroilíacas.

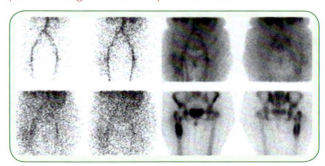

FIGURA 14.1.14. Paciente de 54 anos, com ATQ há cinco anos e dor há 15 dias. Cintilografia óssea mostra aumento discreto de fluxo, hiperemia e hipercaptação sugestivas de processo infeccioso.

- *Infecção no pé diabético:* a cintilografia óssea mostra aumento nas três fases, porém o achado é pouco específico devido à sobreposição de alterações por infecção de partes moles e neuroartropatia. Leucócitos ajudam na caracterização, sendo descrito possível papel do PET com ¹⁸F-FDG.

- *Otite externa maligna:* incide em pacientes diabéticos, caracterizada cintilograficamente por aumento do fluxo, hiperemia e acentuada hipercaptação na região temporal (incluindo porção petrosa) na fase tardia, mais bem caracterizada no SPECT.

- *Osteomielite crônica multifocal recorrente:* rara doença autoinflamatória com predomínio em adolescentes do sexo feminino. Apresenta osteomielite recorrente em metáfise de ossos longos, porção medial das clavículas, coluna, bacia e membros superiores, e sem agente infeccioso isolado. Na fase aguda a cintilografia mostra os achados de osteomielite, com progressiva normalização no seguimento.

Doenças Metabólicas, Displasias e Outros Quadros

- *Hiperparatireoidismo (HP):* O HP primário cursa na maioria das vezes assintomático e sem alterações ósseas. Em pacientes com hipercalcemia, a cintilografia teria mais papel em afastar malignidade que no diagnóstico de HP. A cintilografia óssea no HP mostra hipercaptação difusa na fase tardia, com destaque para calota craniana, mandíbula, esterno (gravata), junções condrocostais. Conhecer esse padrão pode auxiliar em outros diagnósticos, tais como o *superscan* por metástases. No HP pode haver calcificação heterotópica em pulmões, estômago e rins (difícil detecção neste último, devido à distribuição normal do MDP). O tumor marrom pode levar a lesões focais com acentuada hipercaptação.

- *Osteodistrofia renal:* combinação de alterações ósseas pela insuficiência renal crônica: osteoporose, osteomalácia, osso adinâmico (atualmente raro, causado por altas cargas de alumínio) e hiperparatireoidismo secundário. Os achados ósseos são mais comuns que no HP primário, muitas vezes com achado adicional de redução da atividade vesical (Figura 14.1.15A).

- *Osteoporose:* em geral a cintilografia óssea é normal. A instalação do quadro sistêmico ou localizado (osteoporose de desuso em um membro) pode levar a aumento transitório da captação (dado controverso em estudos quantitativos). Com a instalação definida do quadro de perda da massa óssea, há redução da captação, que se soma à baixa função renal em pacientes idosos para levar ao quadro de exame com baixo contraste entre ossos e partes moles.

- *Osteomalácia:* a cintilografia óssea mostra achados semelhantes ao hiperparatireoidismo (pela avidez do osteoide ou por HP secundário associado), apesar de

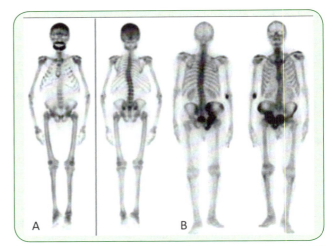

FIGURA 14.1.15. (**A**) Osteodistrofia renal em paciente de 24 anos com insuficiência renal crônica. Hipercaptação difusa no esqueleto mais acentuada em crânio, maxila e mandíbula, corticais de ossos longos, além de áreas focais de hipercaptação no gradeado costal e ausência de atividade renal e vesical. (**B**) Doença de Paget em paciente de 83 anos, com hipercaptação difusa em grau acentuado na hemibacia direita, com aumento de volume ósseo na cintilografia óssea.

poder ser normal em fases precoces. Lesões focais podem representar fraturas ou pseudofraturas, sendo as últimas mais comuns nas costelas, bordo lateral da escápula, ramo púbico e cortical medial dos fêmures.

- *Doença de Paget:* quadro muitas vezes assintomático, com maior incidência após 60 anos. A cintilografia óssea mostra aumento de fluxo e hiperemia, com hipercaptação acentuada na fase tardia, de padrão contínuo (não salteado), que envolve todo o osso ou se inicia em uma das extremidades ósseas, levando a alargamento de contornos e muitas vezes ao encurvamento de ossos longos. Os ossos mais envolvidos são a bacia, o crânio, a escápula, as vértebras, os fêmures e as tíbias (Figura 14.1.15B). Na PET/CT ¹⁸F-NaF, dependendo da fase evolutiva da doença, pode-se observar um padrão de captação com predomínio cortical, coincidente com o espessamento e esclerose observados na tomografia. Porém, em algumas fases ou pós-tratamento, observa-se um padrão heterogêneo de distribuição do traçador (Figura 14.1.16).

O acometimento poliostótico (80% dos casos) é bem visto pela cintilografia, assim como a resposta à terapia com difosfonados. A resposta pode ser irregular, com melhora apenas de algumas lesões, o que prejudica a análise de fosfatase alcalina ou outros marcadores laboratoriais. Padrão de resposta em uma lesão pode levar a aspecto cintilográfico heterogêneo, de difícil diferencial com metástase. A degeneração para osteossarcoma é rara, com manifestação cintilográfica de heterogeneidade ou áreas de menor captação entremeadas à lesão hipercaptante do Paget. A PET/CT ¹⁸F-NaF pode ser usada no controle do tratamento da doença de Paget utilizando-se o SUV como parâmetro quantitativo.

Capítulo 14 – Musculoesquelético

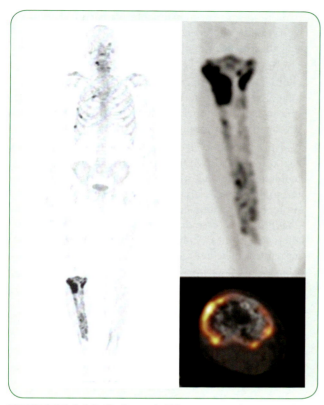

FIGURA 14.1.16. Paciente de 78 anos com doença de Paget na tíbia direita apresentando captação heterogênea do ^{18}F-NaF e concentração com predomínio cortical.

- *Displasia fibrosa:* lesão fibro-óssea com início na primeira-segunda década, mais frequente em costelas, fêmur, tíbia, maxila e ossos do crânio. O envolvimento monostótico é mais comum, exceto em apresentações como a síndrome de McCune Albright (com manchas café com leite e puberdade precoce). A cintilografia mostra fase de fluxo e equilíbrio pouco aumentada, com hipercaptação intensa na fase tardia (Figura 14.1.17).

- *Ossificação heterotópica:* decorre da formação de tecido ósseo a partir de diferenciação de células mesenquimais. Mais frequente em quadros neurológicos (paraplegia), mas também observada após trauma ou cirurgias/prótese de quadril (Figura 14.1.18). A cintilografia óssea permite diagnóstico precoce, antes das alterações radiológicas (caracteristicamente observado tecido arredondado com calcificação periférica), podendo auxiliar em medidas precoces como a radioterapia local. Em quadros com formação óssea já avançada, a cintilografia é empregada para definir se o osso formado se encontra maduro e menos suscetível à recorrência do quadro após abordagem cirúrgica. O achado cintilográfico da doença em atividade é um intenso aumento de fluxo, hiperemia e hipercaptação extra-óssea na fase tardia, com redução da atividade na fase vascular e equilíbrio no processo maduro.

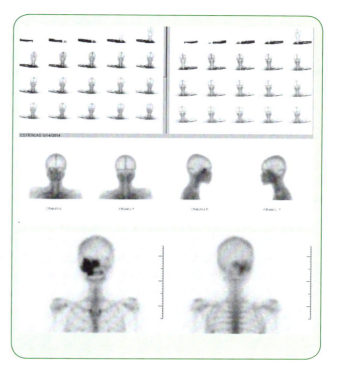

FIGURA 14.1.17. Cintilografia óssea trifásica em paciente com displasia fibrosa em ossos da face.

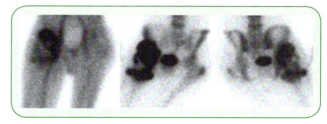

FIGURA 14.1.18. Cintilografia óssea mostra ossificação heterotópica em atividade em paciente de 23 anos paraplégico. Notar hiperemia acentuada e hipercaptação tardia além dos contornos ósseos.

- *Distrofia simpática reflexa:* cerca de dois terços dos casos de DSR (ou síndrome dolorosa regional complexa tipo I) é secundária a trauma, porém pode ser desencadeada por injúria a distância (por exemplo, infarto miocárdico, acidente vascular cerebral) ou ser idiopática. Manifesta-se como dor intensa e prolongada, distúrbios vasomotores e alterações tróficas, sendo difícil sua caracterização diagnóstica precisa. A fase inicial – estádio I – dura até 20 semanas e caracteriza-se na cintilografia pelo aumento de fluxo, hiperemia e hipercaptação na extremidade, com predomínio nas regiões periarticulares. Entre 20 e 60 semanas – estádio II – ocorre normalização do fluxo sanguíneo e equilíbrio, mantendo hipercaptação de predomínio periarticular na fase tardia. Após 60 semanas – estádio III – ocorre redução da captação na fase tardia, que pode estar relacionada a redução de fluxo e atividade no equilíbrio, associada a alterações tróficas e por desuso.

Crianças podem apresentar redução de fluxo e equilíbrio nas fases precoces da distrofia simpática.

- *Hiperplasia do côndilo mandibular:* resulta em assimetria de mandíbula (desvio contralateral ao maior crescimento ósseo) e possível disfunção da articulação temporomandibular. SPECT ou SPECT-CT pode indicar quadro em atividade, com achado de hipercaptação no côndilo (Figura 14.1.19). A correção cirúrgica do quadro é menos indicada nos casos de cintilografia positiva, quando ainda está presente o aumento de captação.
- *Outros quadros:* osteopetrose apresenta aumento difuso da captação, com destaque para região metaepifisária de ossos longos. *Osteopoiquilose* apresenta múltiplas lesões de aspecto semelhante à enostose. Derivados da vitamina A – ácido retinoico, etretinato: podem levar a fechamento prematuro de fises tibiais, entesopatias principalmente no calcâneo e hiperosteose.

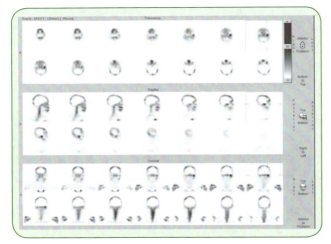

FIGURA 14.1.19. SPECT demonstrando hiperplasia do côndilo mandibular em paciete do sexo feminino de 22 anos com queixa de aumento volumétrico em topografia do côndilo mandibular esquerdo há 3 anos.

Achados Extraósseos e Geniturinários

Atividade extraóssea anormal pode ser decorrente da deposição de cristais de cálcio em partes moles, com subsequente adsorção do ^{99m}Tc-MDP.

- Causas de calcificação em partes moles:
  - Calcificação metastática.
  - Calcificação distrófica.
  - Captação metabólica.
  - "Sequestro" compartimental.
  - Artefatos.

1. *Calcificação metastática:* decorre da hipercalcemia ou aumento do produto cálcio-fósforo que leva à deposição de cristais de cálcio em tecidos normais, principalmente nos que têm pH alcalino (pulmão, rim, estômago – Figura 14.1.20). Ocorre em situações como o hiperparatireodismo (principalmente primário), destruição óssea rápida, alterações da vitamina D (incluindo as desencadeadas por sarcoidose), intoxicação por alumínio.
2. *Calcificação distrófica:* deposição de cálcio em áreas com lesão tecidual por trauma, isquemia, necrose celular. Exemplos: infarto cerebral, infarto miocárdico, infarto esplênico (anemia falciforme), rabdomiólise, sítios de injeção intramuscular, dermatomiosite.
3. *Calcificação metabólica:* formação de tecido ósseo, com captação usual do MDP. Ocorre formação de matriz osteoide em casos de miosite ossificante, ossificação heterotópica, osteossarcoma e suas metástases. Outros tumores apresentam captação por ligação de cálcio em glicoproteínas (caso dos produtores de mucina) ou por alterações tróficas, com destaque para pulmão, mama, gastrintestinal e neuroblastoma.
4. *Sequestro compartimental:* o radiofármaco entra e sai lentamente do compartimento, na hora do exame já diminuiu atividade em partes moles com exceção do local envolvido: reforço cutâneo e de partes moles em linfedema, celulite ou TVP. Possivelmente envolvido na atividade aumentada em derrames pleurais e ascite maligna (rápida saída por exsudação, com lento clareamento).
5. *Artefatos:* formação de coloide com identificação do fígado; tecnécio livre em glândula salivar/boca e estômago (Figura 14.1.20A); extravasamento com atividade no sítio de injeção ou linfonodo de drenagem; injeção intra-arterial com alta captação no território irrigado pela artéria radial ou ulnar; resíduo de atividade usada em estudo anterior com tecnécio ou outros isótopos; artefatos urinários.

Exemplos de Captação Extraóssea por Localização

- *Variado:* calcificação vascular, metástases de osteossarcoma ou de outros tumores.
- *Cabeça e pescoço:* AVC, prótese ocular de hidroxiapatita, calcificação de cartilagem, tireoide, metástase cerebral (Figura 14.1.21).
- *Tórax:* mama difusa (fisiológica) ou focal (câncer, fibroadenoma); miocárdio: infarto, amiloidose.
- *Pulmão:* calcificação metastática, microlitíase alveolar, derrame pleural maligno.
- *Abdome:* ascite maligna; fígado por amiloidose, metástase (por exemplo, carcinoma mucinoso de cólon – Figura 14.1.21B).
- *Gástrica:* por mieloma com hipercalcemia, hiperparatireoidismo; baço em anemia falciforme e linfoma; adrenal por neuroblastoma; intestino pela excreção de compostos secundários (delgado distal e cólon ascendente em nossa experiência, relatos de literatura em vesícula e delgado proximal), fístula urinária; mioma uterino.

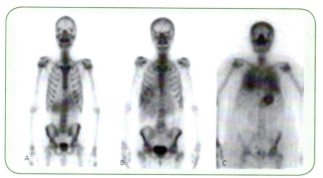

FIGURA 14.1.20. (**A**) Captação na boca e estômago por tecnécio-99m não complexado ao MDP, sob a forma de pertecnetato. (**B**) Captação anômala no fígado, em paciente com metástases por carcinoma mucinoso do cólon. (**C**) Calcificação metastática com deposição do ^{99m}Tc-MDP no pulmão e estômago de paciente com hiperparatireodismo.

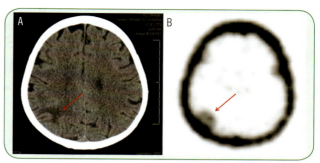

FIGURA 14.1.21. Estudo de PET/CT ^{18}F-NaF com captação em metástase cerebral de carcinoma de mama.

Leitura Sugerida

Artigos sobre cintilografia óssea geral
- Cook GJ, Gnanasegaran G, Chua S. Miscellaneous indications in bone scintigraphy: metabolic bone diseases and malignant bone tumors. Semin Nucl Med. 2010;40(1):52-61.
- Zuckier LS, Freeman LM. Nonosseous, nonurologic uptake on bone scintigraphy: atlas and analysis. Semin Nucl Med. 2010;40(4):242-56.

Artigo pediátrico
- Nadel Helen R. Pediatric Bone Scintigraphy Update. Semin Nucl Med. 2010;40:31-40.

Interessante avaliação de parâmetros evolutivos da doença de Legg-Perthes
- Conway JJ. A scintigraphic classification of Legg-Calvé-Perthes disease. Semin Nucl Med. 1993;23(4):274-95.

Avaliação de infecção osteoarticular
- Love C, Marwin SE, Palestro CJ. Nuclear medicine and the infected joint replacement. Semin Nucl Med. 2009;39(1):66-78.
- Turpin S, Lambert R. Role of scintigraphy in musculoskeletal and spinal infections. Radiol Clin North Am. 2001;39(2):169-89.
- Van der Bruggen W, Bleeker-Rovers CP, Boerman OC, Gotthardt M, Oyen WJ. PET and SPECT in osteomyelitis and prosthetic bone and joint infections: a systematic review. Semin Nucl Med. 2010;40(1):3-15.

Trauma e alterações ortopédicas
- Sanderlin BW, Raspa RF. Common stress fractures. Am Fam Physician. 2003;68(8):1527-32.
- Scharf S. SPECT/CT imaging in general orthopedic practice. Semin Nucl Med. 2009;39(5):293-307.
- Van der Wall H, Lee A, Magee M, Frater C, Wijesinghe H, Kannangara S. Radionuclide bone scintigraphy in sports injuries. Semin Nucl Med. 2010;40(1):16-30.

Artigos sobre fluoreto
- Segall G, Delbeke D, Stabin MG, et al. SNM practice guideline for sodium ^{18}F-fluoride PET/CT bone scans 1.0. J Nucl Med. 2010;51(11):1813-20.
- Strobel K, Fischer DR, Stumpe KDM. 18F-fluoride PET/CT for detection of sacroiliitis in ankylosing spondylitis. Eur J Nucl Med Mol Imaging. 2010;37:1760-5.
- Einat Even-Sapir, Eyal Mishani, Gideon Flusser, Ur Metser. 18F-Fluoride Positron Emission Tomography and Positron Emission Tomography/Computed Tomography. Semin Nucl Med. 2007;37:462-9.

14.2 Cintilografia Óssea e PET com 18F-fluoreto em Doenças Malignas

PAULO SCHIAVOM DUARTE
GIOVANNA CARVALHO

Conteúdo

Aplicações Clínicas
   Medicina Nuclear na Doença Metastática Óssea
   Achados Cintilográficos na Doença Metastática Óssea

Cintilografia em Tumores Específicos
Tumores Ósseos Primários Malignos
Condrossarcoma
Mieloma Múltiplo

Aplicações Clínicas

Os métodos cintilográficos – tanto convencionais utilizando imagens planas ou tomográficas (SPECT) em gama câmaras quanto a tomografia por emissão de pósitrons (PET) – têm um papel bem estabelecido na avaliação de patologias malignas acometendo o esqueleto, sendo estas metastáticas ou primárias. Mais recentemente, com o surgimento de tecnologias híbridas associando os métodos cintilográficos com os métodos anatômicos (SPECT/CT, PET/CT e PET/RM), que apresentam maior sensibilidade e especificidade na detecção de metástases e na caracterização de tumores primários ósseos, o papel dos métodos cintilográficos tem passado por uma grande evolução.

No que se referem aos radiofármacos, vários marcadores diferentes podem ser utilizados para a avaliação de patologias malignas acometendo o esqueleto, tanto utilizando medicina nuclear convencional quanto a PET. Esses radiofármacos podem ser específicos para o metabolismo ósseo (^{99m}Tc-MDP e ^{18}F-NaF) ou relacionados a aspectos do metabolismo celular exacerbados em alguns tumores, como o consumo de glicose (^{18}F-FDG), a atividade das mitocôndrias (^{99m}Tc-MIBI) e a proliferação da membrana celular (^{18}F-fluorocolina), entre outros.

Neste capítulo, nos ateremos aos radiofármacos específicos para o metabolismo ósseo (^{99m}Tc-MDP e ^{18}F-NaF), citando a utilidade de outros radiofármacos, quando pertinente, porém, sem nos aprofundarmos na análise destes últimos, que serão abordados em outros capítulos deste livro.

Medicina Nuclear na Doença Metastática Óssea

A cintilografia óssea é realizada para o estadiamento de pacientes oncológicos com suspeita de acometimento ósseo metastático. Além do valor prognóstico, a identificação das metástases ósseas pode ter impacto na evolução dos pacientes ao modificar a conduta e indicar terapia sistêmica ou localizada. A suspeita clínica pode ser originada por quadro de dor localizada, fratura patológica ou por alterações laboratoriais (elevação de marcadores tumorais ou fosfatase alcalina), mas também é considerada em indivíduos com diagnóstico de tumores com alta prevalência de metástases ósseas.

A cintilografia óssea é útil no estadiamento de pacientes com cânceres que apresentam como sítio inicial de metástases os ossos, como o câncer de próstata e o de mama, no entanto seu impacto dependerá do estádio do tumor. Tumores em estádios iniciais apresentam prevalência baixa de metástases ósseas, o que aumenta a chance de resultados falso-positivos e reduz o valor da cintilografia.

A detecção das metástases pela cintilografia óssea baseia-se na reação osteogênica do osso adjacente ao tumor, porém o aumento de captação é um achado pouco específico se considerado de forma isolada. O histórico clínico (exemplo: tumores, fraturas, cirurgias) e a complementação da investigação com outros métodos de imagem desempenham papel importante na determinação da provável etiologia da lesão. De forma geral, a ausência de alterações degenerativas ou outras alterações estruturais detectáveis em uma radiografia simples aumenta o grau de suspeita de malignidade de uma lesão vista pela cintilografia óssea, pois as alterações cintilográficas costumam preceder as radiológicas. A alteração cintilográfica pode preceder a detecção radiológica em 4 a 6 meses, pois é necessário um aumento de 30% no conteúdo mineral ósseo para detecção de lesões blásticas ou redução de 30% a 75% para detecção de lesões líticas.

Além da menor sensibilidade, o estudo radiológico tem como desvantagem a maior dose de radiação em estudos de todo o esqueleto. A tomografia computadorizada (TC), apesar de sua excelente capacidade de detecção de alterações estruturais do osso, apresenta restrição para a investigação de todo esqueleto, com dose de radiação próxima a 15 mSv. Alguns estudos comparativos relatam menor acurácia diagnóstica da cintilografia óssea em relação à ressonância magnética (RM) ou à PET com FDG, porém seu emprego é justificado por critérios de custo-efetividade. A RM apresenta alta sensibilidade na detecção da infiltração medular, porém ainda é geralmente realizada de forma dirigida, apesar de recentes avanços para sua aplicação em estudos de corpo inteiro.

Mais recentemente, os exames de PET/CT com ^{18}F-NaF começaram a ser utilizados na investigação de patologias ósseas benignas e malignas. Na investigação de patologias malignas, o exame mostrou-se útil tanto na investigação de metástases (rastreamento, controle evolutivo e avaliação de resposta à terapia) quanto na caracterização de tumores ósseos primários.

Em comparação à cintilografia óssea realizada com ^{99m}Tc-MDP, as imagens de PET/CT com ^{18}F-NaF mostraram-se mais sensíveis e específicas na detecção de metástases, mesmo quando comparadas às imagens de cintilografia óssea realizadas com as técnicas de SPECT ou SPECT/CT. Apesar de os níveis de radiação na PET/CT serem, de modo geral, superiores àqueles recebidos pela cintilografia óssea, esses níveis podem ser bastante reduzidos utilizando-se imagens de tomografia computadorizada com baixa amperagem (ao redor de 30 mAs, mas podendo ser reduzida até 10 mAs), visando somente à melhor correlação anatômica das áreas hipercaptantes, e administrando-se baixas atividades do material radioativo (185 MBq) – utilizando-se imagens tomográficas com 10 mAs e administrando-se 185 MBq de ^{18}F-NaF, a dose recebida pelo paciente durante o exame se assemelha àquela de uma cintilografia óssea em que são administrados 1,11 GBq de ^{99m}Tc-MDP (cerca de 6,3 mSv).

Com relação aos custos, o exame de PET/CT com ^{18}F-NaF apresenta custos bastante superiores aos exames de cintilografia óssea realizados pela técnica plana ou SPECT, no entanto, se a cintilografia for realizada utilizando técnica de SPECT/CT, os custos podem tornar-se comparáveis.

Achados Cintilográficos na Doença Metastática Óssea

As metástases ósseas ocorrem predominantemente por disseminação hematogênica, após transporte das células tumorais pelo sistema venoso até a medula, podendo também haver a invasão direta.

O padrão mais frequentemente observado tanto na cintilografia óssea com ^{99m}Tc-MDP quanto no exame de PET/CT com ^{18}F-NaF é o de múltiplas áreas de hipercaptação focal, de padrão assimétrico e heterogêneo (Figuras 14.2.1 e 14.2.2). O predomínio de acometimento no esqueleto axial e nas porções proximais do apendicular decorre da disseminação hematogênica por comunicação entre plexos venosos, sendo menos frequente a disseminação via arterial para as extremidades.

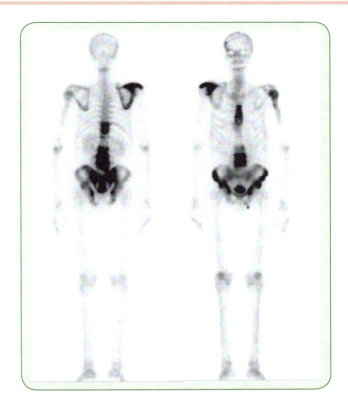

FIGURA 14.2.1. Cintilografia óssea plana com ^{99m}Tc-MDP de paciente com carcinoma de próstata, apresentando múltiplas metástases com predomínio em esqueleto axial.

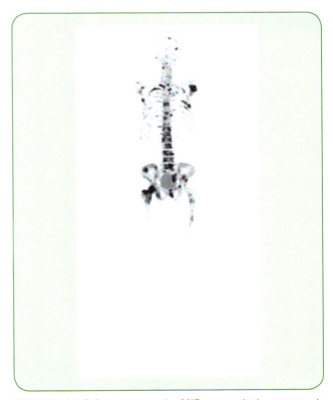

FIGURA 14.2.2. Imagem de MIP coronal de exame de PET/CT com ^{18}F-NaF de paciente com carcinoma de próstata, apresentando múltiplas metástases com predomínio em esqueleto axial.

Mesmo as metástases com aspecto lítico no estudo radiológico podem apresentar hipercaptação na cintilografia óssea, decorrente do componente misto (lítico+blástico) e do aumento da superfície de troca na fase mineral óssea. Devido à maior sensibilidade do método e à realização simultânea de imagens com TC, o exame de PET/CT com ^{18}F-NaF detecta mais frequentemente as lesões líticas do que a cintilografia óssea convencional com ^{99m}Tc-MDP.

- *Lesão única:* a probabilidade de uma lesão única vista pela cintilografia óssea corresponder a uma metástase óssea varia de 15% a 65%, segundo relatos de literatura, de acordo com sua localização e mesmo com a doença de base. A probabilidade de metástase é muito maior para um paciente com lesão vertebral ou pélvica que para uma lesão em arco costal (10% a 15%). No caso do crânio, se a lesão estiver localizada nas suturas, ela apresenta uma chance maior de ser benigna. Algumas lesões são particularmente preocupantes: lesão no esterno ipsolateral ao tumor primário de mama é com maior frequência metastática (envolvimento por contiguidade com linfonodo da torácica interna).

Quando utilizamos o exame de PET/CT com ^{18}F-NaF, a área de captação pode ser mais bem caracterizada pela TC, tanto em relação à sua localização no esqueleto quanto às suas características tomográficas, o que permite uma melhor classificação dessa captação como benigna ou maligna (Figura 14.2.3).

A associação de imagens de medicina nuclear convencional com a tomografia computadorizada (SPECT/CT) também é útil para a melhor caracterização de área suspeita de metástase única (Figura 14.2.4).

- *Acometimento difuso* (superscan): o envolvimento difuso de todo o esqueleto acompanhado por redução da atividade nos órgãos de excreção fisiológica (rins e bexiga) é chamado de *superscan* e é mais observado em casos de carcinoma de próstata e de mama.

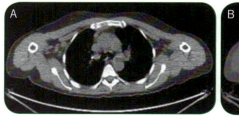
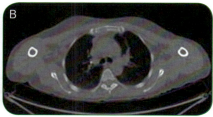
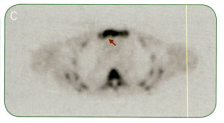

FIGURA 14.2.3. Exame de PET/CT com ^{18}F-NaF em paciente com câncer de mama. (**A**) Janela de mediastino: linfonodomegalia em cadeia torácica interna à direita. (**B**) Janela óssea: infonodomegalia em cadeia mamária interna proporcionando erosão da cortical da face posterior do esterno. (**C**) Corte axial do exame realizado com ^{18}F-NaF: hiperconcentração reacional à erosão proporcionada pela linfonodomegalia.

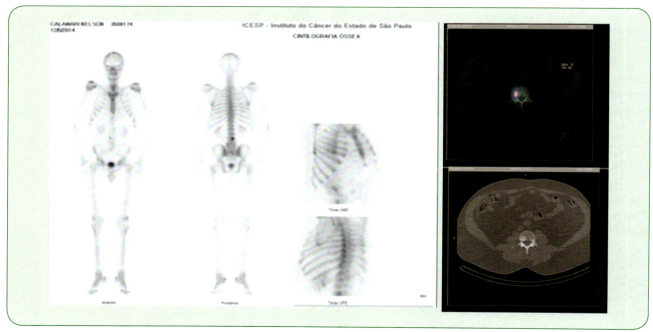

FIGURA 14.2.4. Cintilografia plana com ^{99m}Tc-MDP e imagens tomográficas associadas à tomografia computadorizada (SPECT/CT) em paciente com câncer de próstata. Hipercaptação em L4 caracterizada como área focal esclerótica na TC, sugestiva de metástase.

Na avaliação do *superscan*, o exame de PET/CT com ^{18}F-NaF oferece como vantagem a caracterização tomográfica do osso, mostrando as alterações ósseas decorrentes do comprometimento metastático difuso e, desse modo, evitando potenciais perdas diagnósticas (Figura 14.2.5).

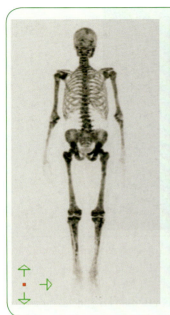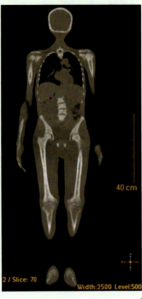

FIGURA 14.2.5. Imagem de MIP coronal de exame de PET/CT com ^{18}F-NaF de paciente com carcinoma de próstata, apresentando comprometimento metastático difuso (*superscan*). A imagem coronal da TC de corpo inteiro mostra esclerose óssea difusa.

- Diferencial do padrão *superscan*:
  - Doença metabólica, com captação mais homogênea, envolvimento apendicular mais marcado, frequente redução da atividade vesical em casos de hiperparatireodismo secundário à insuficiência renal.
- Lesões osteoblásticas vs. lesões osteolíticas: ao contrário dos radiofármacos específicos para o metabolismo ósseo, o exame de PET/CT com ^{18}F-FDG baseia-se na captação do radiofármaco pelas próprias células tumorais decorrentes do aumento do metabolismo glicolítico, o que justifica os resultados nem sempre concordantes entre os métodos. A maior avidez de metástases líticas pela ^{18}F-FDG é possivelmente decorrente da maior celularidade e taxa glicolítica nessas lesões quando comparadas às metástases escleróticas. Por outro lado, os radiofármacos marcadores do metabolismo ósseo apresentam maior sensibilidade para metástases osteoblásticas do carcinoma de mama e do carcinoma de próstata que o exame com ^{18}F-FDG, provavelmente devido ao caráter menos agressivo e menor celularidade dessas lesões. No que se refere aos radiofármacos específicos do metabolismo ósseo, o exame de PET/CT com ^{18}F-NaF, além de apresentar uma melhor acurácia diagnóstica em relação ao exame de cintilografia com ^{99m}Tc-MDP, tanto para a detecção de lesões osteoblásticas quanto osteolíticas, apresenta uma sensibilidade superior a ^{18}F-FDG e uma especificidade similar na detecção das metástases ósseas em geral. No entanto, o resultado da comparação desses dois últimos métodos na detecção de lesões líticas especificamente é menos conhecido.

- *Seguimento*: não existem protocolos bem definidos estabelecendo quando a cintilografia óssea deve ser realizada no acompanhamento das patologias neoplásicas. Acredita-se que a decisão da realização do exame deva ser definida caso a caso, na dependência do estadiamento inicial e da agressividade histológica do tumor, do aparecimento de sintomas ósseos e do aumento dos marcadores séricos.

- *Controle de resposta terapêutica*: a cintilografia óssea não é adequada para avaliar a resposta de metástases no curto prazo, recomendando-se intervalo de seis meses após término de tratamento sistêmico (hormônio ou quimioterapia). A recomendação baseia-se na observação que 10% a 20% dos pacientes apresentam acentuação da captação ou o aparecimento de novas lesões na cintilografia óssea independente da progressão da doença nos primeiros meses após tratamento sistêmico. Esse fenômeno, conhecido como *flare*, provavelmente seja decorrente da involução tumoral e reação osteogênica desencadeada pela terapia. A cintilografia óssea pode ser empregada com melhores resultados no seguimento de longo prazo, comprovando a regressão ou aparecimento de novas lesões.

- *SPECT e SPECT-CT*: a avaliação da distribuição tridimensional do radiofármaco pelo SPECT auxilia na localização de lesões e aumenta a especificidade da cintilografia óssea, relatando-se valores de sensibilidade e especificidade próximos a 90%. A associação das informações estruturais da tomografia nos equipamentos SPECT-CT permite confirmar as lesões malignas (Figura 14.2.4) e identificar alterações degenerativas ou outras lesões tipicamente benignas (Figura 14.2.6), porém a tomografia normal não afasta a hipótese de metástase (alteração na cintilografia pode preceder a tomografia).

> O local mais frequente de acometimento metastático vertebral no SPECT é o segmento posterior do corpo vertebral, com ou sem envolvimento do pedículo, decorrente do ponto de entrada vascular.

Cintilografia em Tumores Específicos

- *Carcinoma de próstata*: a cintilografia óssea apresenta alta sensibilidade na detecção de metástases ósseas por carcinoma de próstata, caracterizadas por áreas com hipercaptação, em geral múltiplas e de grau acentua-

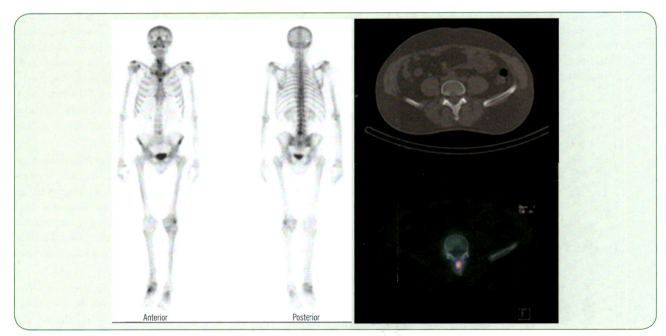

FIGURA 14.2.6. Cintilografia plana com ^{99m}Tc-MDP e imagens tomográficas associadas à tomografia computadorizada (SPECT/CT) em paciente com câncer de próstata. Hipercaptação em L4 caracterizada como fratura em processo espinhoso à TC.

do, frequentemente localizadas nos ossos da bacia. A pesquisa de metástases ósseas está mais indicada para pacientes com dosagem de PSA elevada, havendo uma probabilidade mais baixa de metástases ósseas para indivíduos assintomáticos e com baixos níveis de PSA. Porém, apesar de ser descrito menos de 1% de detecção de metástases pela cintilografia óssea em pacientes com dosagem de PSA inferior a 10-20 ng/ml, outros fatores de risco também devem ser considerados, tais como as características histológicas do tumor (tumor moderadamente ou mal diferenciado, ou Gleason ≥ 7). No seguimento dos pacientes, a dosagem de PSA e sua variação ao longo do tempo (aumento > 1,3 ng/ano ou o dobro da concentração em < 6 meses) são, ao lado dos parâmetros clínicos, importantes indicadores de recorrência ou desenvolvimento de metástases.

- *Carcinoma de mama:* a cintilografia óssea apresenta sensibilidade de 60% a 100% e especificidade de 80% a 100% para metástases do câncer de mama, com falso-negativos em lesões de baixa remodelação ou lesões puramente osteolíticas sem atividade osteoblástica. A detecção cintilográfica de metástases em pacientes nos estádios precoces é muito baixa (1% no estádio I e 2,5% no estádio II), aumentando para 17% no estádio III e 40% no estádio IV. Por esse motivo, a cintilografia óssea é indicada para avaliação inicial dos pacientes nos estádios III e IV ou em estádios precoces, porém com dor ou elevação da fosfatase alcalina. Outros indicadores também podem indicar maior probabilidade de metástases ósseas, tais como elevação de marcadores tumorais CA15.3 e envolvimento linfonodal extenso. Os locais mais acometidos são o tórax e os arcos costais, seguidos de coluna vertebral, ossos da bacia, membros e calota craniana. Lesão única em esterno tem 80% de chance de ser metástase e está relacionada a comprometimento linfonodal da cadeia mamária interna, ao passo que lesão única em arco costal está relacionada à metástase em apenas 10% a 15% dos casos (mais associado a traumas ou fraturas). Além da concentração óssea, o ^{99m}Tc-MDP e o ^{18}F-NaF podem ocasionalmente se concentrar no próprio tumor mamário ou em suas metástases em tecidos moles.

- *Carcinoma de pulmão:* as metástases ósseas do carcinoma pulmonar costumam ocorrer após envolvimento de outras estruturas, como os hilos pulmonares e as suprarrenais, motivo pelo qual nem sempre a cintilografia óssea é aplicada para o estadiamento. A detecção de metástases ósseas já pode ser realizada em conjunto com outros métodos de investigação por imagem, com destaque para o PET com ^{18}F-FDG. A cintilografia óssea é mais indicada em casos de carcinoma de pequenas células e no carcinoma não pequenas células em estádio III-IV ou com alterações clínico-laboratoriais (dor, elevação de fosfatase alcalina). A detecção de metástases ósseas pode ter impacto na conduta de pacientes candidatos à ressecção cirúrgica do tumor. A implantação de metástases no esqueleto apendicular é um achado mais frequente no carcinoma pulmonar que em outras neoplasias, provavelmente decorrente de disseminação via arterial sistêmica. Alterações isoladas, particularmente no gradeado costal, são menos específicas, devido à associação com trauma (frequente durante a biópsia ou cirurgia), sendo mais valorizado o achado de duas ou mais lesões. Um padrão ocasionalmente observado na cintilografia óssea de pacientes com carcinoma pulmonar (e eventualmente em outras doenças pulmonares ou outros tumores) é a osteoartopatia hipertrófica, com hipercaptação cortical nos ossos longos que pode reverter após tratamento (Figura 14.2.7).

- *Neuroblastoma:* uma das mais frequentes indicações para estadiamento em crianças, a cintilografia óssea apresenta sensibilidade próxima a 85% para metástase óssea, porém não diferencia lesão cortical ou medular (critério usado para estadiamento 4 ou 4s). O tumor primário (mais comum nas adrenais, seguido de gânglios simpáticos abdominais ou mediastino posterior) e a metástase em partes moles podem apresentar captação do ^{99m}Tc-MDP ou do ^{18}F-NaF, devido a micro- e macrocalcificações. Os ossos mais acometidos são o crânio, a região periorbitária, a coluna vertebral, a pelve e as metáfises de ossos longos (lesões próximas a metáfises devem ser buscadas ativamente!).
- A cintilografia com MIBG apresenta maior sensibilidade e especificidade para neuroblastoma que a cintilografia óssea, podendo esta última ser indicada de forma combinada ao MIBG. Além disso, o estudo com MIBG permite o planejamento terapêutico com alta atividade de [^{131}I]MIBG e a avaliação de resposta após diferentes modalidades de tratamento. Em casos de feocromocitoma maligno, é descrita maior sensibilidade da cintilografia óssea que MIBG para as lesões ósseas.

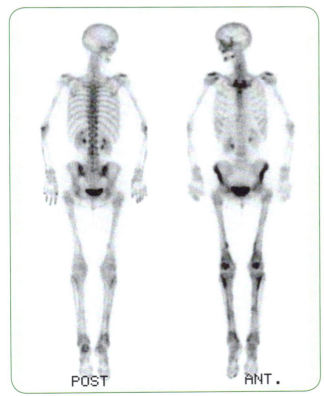

FIGURA 14.2.7. Paciente de 52 anos com carcinoma pulmonar e hipercaptação em membros pela osteoartopatia hipertrófica, que não deve ser confundida com acometimento metastático.

- *Linfoma e histiocitose:* o envolvimento primário do esqueleto por linfoma é raro, porém deve ser investigado diante da suspeita clínica. Podem ocorrer lesões focais ou acometimento difuso, com margens mal definidas, no esqueleto axial e apendicular. O acometimento medular pelo linfoma é mais rotineiramente definido pela biópsia, com papel crescente dos estudos PET com ^{18}F-FDG (ver em Oncologia – capítulo 17.16).
- A histiocitose de células de Langerhans inclui a doença de Letterer-Siwe (menos de 1 ano, agressiva e com acometimento visceral), a doença de Hand-Schuller-Christian (crianças, em geral poliostótica) e o granuloma eosinofílico (adultos jovens, em geral monostótico). As lesões predominam em calota craniana, mandíbula, coluna, bacia e costela. A cintilografia óssea apresenta sensibilidade variável (lesões hipocaptantes, não detectáveis ou hipercaptantes), provavelmente com melhores resultados quando combinado ao estudo radiológico. A doença de Erdheim-Chester é uma forma de histiocitose não células de Langerhans, com acometimento preferencial de extremidades em adultos acima dos 40 anos.

Tumores Ósseos Primários Malignos

Tumores ósseos primários malignos frequentemente apresentam aumento de fluxo e hiperemia, além da atividade osteometabólica aumentada na cintilografia óssea trifásica, e diversas lesões benignas apresentam caracteristicamente baixo grau de fluxo e captação.

Um dos limitantes na caracterização de tumores primários é o fato de doenças benignas, tais como o osteoma osteoide, tumor de células gigantes, cisto ósseo aneurismático e displasia fibrosa, também apresentarem aumento de fluxo e intensa reação osteogênica. De forma similar, baixa captação de traçadores perfusionais ou metabólicos (tálio-201, ^{99m}Tc-sestamibi e ^{18}F-FDG) sugere lesão de caráter benigno, porém a captação aumentada pode ser observada em diversas doenças benignas (doença de Paget, displasia fibrosa, osteomielite, tumor de células gigantes etc.). Outra possibilidade de uso da medicina nuclear no diagnóstico do tumor primário é a utilização dos diferentes radiofármacos para selecionar sítios de biópsia em lesões heterogêneas.

A cintilografia óssea é limitada na avaliação de resposta à terapia devido à persistência do processo de remodelação óssea por longos períodos de tempo, mesmo nas lesões que respondem bem à terapia. Nessa situação, são mais indicados radiofármacos que apresentem mecanismos de captação relacionados à celularidade e à atividade metabólica do tumor (tálio-201, ^{99m}Tc-sestamibi e ^{18}F-FDG).

> Apesar do reconhecimento de padrões cintilográficos, o diagnóstico diferencial de lesões suspeitas não é função da cintilografia óssea. A investigação deve ser dirigida por métodos anatômicos e pela biópsia.

Tumores primários ósseos de diferentes origens podem ser classificados de acordo com a Organização Mundial da Saúde. O padrão cintilográfico de apenas alguns desses tumores, com maior importância clínica ou achados mais característicos, será abordado.

QUADRO 14.2.1
Classificação de Tumores Ósseos pela Organização Mundial da Saúde

Tumores cartilaginosos: osteocondromas, condromas (encondroma, periosteal, condromatose múltipla), condroblastoma, fibroma condromixoide, condrosarcoma

Tumores osteogênicos: osteoma osteoide, osteoblastoma, osteossarcoma

Tumores fibrogênicos e fibro-histiocíticos: fibroma desmoplásico, fibrosarcoma, histiocitoma fibroso benigno e maligno

Sarcoma de Ewing/tumor neuroectodérmico primitivo

Tumores hematopoiéticos: mieloma, plasmocitoma, linfoma

Tumor de células gigantes

Cordoma

Tumores vasculares: hemangioma, angiossarcoma

Tumores de músculo liso: leiomioma, leiomiosarcoma

Tumores lipogênicos: lipoma, lipossarcoma

Tumores neurais: neurilemoma

Outros tumores e lesões (miscelânea): adamantinoma, metástases, cisto ósseo aneurismático, cisto simples, displasia fibrosa, displasia osteofibrosa, histiocitose de células de Langerhans, doença de Erdheim-Chester, hamartoma de parede torácica

Lesões articulares (condromatose sinovia)

O papel da PET/CT com ^{18}F-NaF em tumores primários ósseos tem sido menos avaliado do que na detecção e no acompanhamento de metástases. Em relação à cintilografia óssea convencional, apresenta como vantagem a associação do método com a tomografia computadorizada, que permite uma melhor caracterização da lesão, no entanto, apresenta como desvantagem técnica uma maior dificuldade na realização de imagens de fluxo e equilíbrio (exame trifásico). Além disso, são necessários estudos comparando a PET/CT com ^{18}F-NaF com o exame realizado com ^{18}F-FDG na caracterização dos tumores primários ósseos e, principalmente, a comparação desse método com a RM, que atualmente representa a principal tecnologia de imagem para a caracterização desses tumores.

Osteossarcoma e Sarcoma de Ewing

Dentre os tumores ósseos primários malignos, a cintilografia óssea é mais frequentemente empregada para avaliação do sarcoma de Ewing e do osteossarcoma. O sarcoma de Ewing é um tumor de pequenas células com maior incidência em crianças e adultos jovens principalmente do sexo masculino, com frequente envolvimento de bacia e fêmur. Nos ossos longos costuma apresentar uma localização mais diafisária e com menor extensão para partes moles que o osteossarcoma. O osteossarcoma apresenta pico principal de incidência entre a 2ª e 3ª década de vida, com outro pico na 6ª década, com a localização mais frequente nas porções metadiafisárias próximas aos joelhos e úmero proximal. Além da radiografia simples, o estudo por ressonância magnética (RM) ou tomografia computadorizada (TC) é importante para a caracterização da extensão óssea e do envolvimento vasculonervoso por ambos os tumores, considerando-se que a delimitação da extensão local pela cintilografia é limitada.

Em ambos os tumores, a cintilografia óssea mostra lesão primária hipervascularizada e com aumento acentuado de captação na fase tardia (Figura 14.2.7). A variante osteolítica do Ewing pode ter menor grau de captação, sendo este um achado muito raro em osteossarcoma (descrito como lesão hipocaptante para osteossarcoma teleangiectásico, tumor de alto grau com hemorragia/necrose e baixa formação de osteoide).

A cintilografia óssea é principalmente empregada para detecção de metástases a distância, presentes em 10% a 30% na apresentação do sarcoma de Ewing e apenas 2% dos casos de osteossarcoma. O uso sistemático de quimioterapia no tratamento do osteossarcoma resultou em uma modificação da história natural da doença, com o aparecimento de metástases ósseas precedendo as metástases pulmonares em até 20% dos casos, justificando seu emprego no seguimento. As metástases pulmonares do osteossarcoma também captam os traçadores ósseos (Figura 14.2.8), porém considera-se que a TC de cortes finos apresenta maior sensibilidade nesse diagnóstico.

O osteossarcoma apresenta alta captação de ^{18}F-FDG, que pode ser empregado para determinar o melhor sítio de biópsia em tumores heterogêneos. O controle de resposta pós-quimioterapia de osteossarcomas e sarcomas de Ewing pela cintilografia óssea é limitado, porém estudos com ^{18}F-FDG, tálio-201 e ^{99m}Tc-sestamibi mostram excelente correlação da redução de captação com a resposta determinada na avaliação anatomopatológica.

Condrossarcoma

Incide em pacientes de 30 a 70 anos, mais frequente na pelve e ossos longos, crescimento lento, pode progredir para tecidos moles. Radiologicamente mostra expansão da porção medular, espessamento cortical com irregularidade endosteal, calcificações algodonosas ou anelares. A cintilografia apresenta fluxo normal em tumores de baixo grau ou aumentado em grau discreto a moderado. A fase tardia é variável, com hipercaptação discreta a moderada ou mesmo discretamente reduzida.

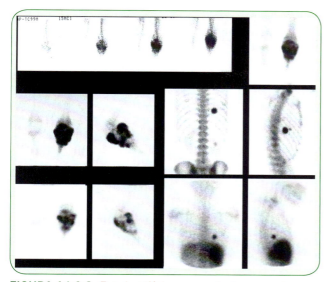

FIGURA 14.2.8. Estudo trifásico em paciente com osteossarcoma, com acentuado hiperfluxo, hiperemia e hipercaptação proximal na tíbia esquerda (tumor primário). A metástase pulmonar direita apresenta também acentuada hipercaptação do ^{99m}Tc-MDP.

Mieloma Múltiplo

Tumor primário ósseo mais comum em adultos. A cintilografia mostra lesões predominantemente hipocaptantes, tendo menor sensibilidade em relação ao estudo radiológico convencional (em que são identificadas múltiplas lesões líticas) ou à RM (detecção das áreas de substituição medular). Isso ocorre porque, além de estimular a reabsorção, os plasmócitos inibem a formação óssea pelos osteoblastos, levando à detecção de menos de 50% das lesões detectadas radiograficamente. Lesões iniciais podem manifestar-se com hipercaptação focal ou em halo ao redor de área fotopênica. Aparece mais em mandíbula, crânio, pelve e costelas. A cintilografia com ^{99m}Tc-sestamibi e PET com ^{18}F-FDG mostra resultados promissores. Sestamibi tem bons resultados para lesões medulares difusas (similar a RM) e ^{18}F-FDG para lesões medulares focais e extramedulares.

Leitura Sugerida

Artigos sobre cintilografia óssea geral, SPECT e PET em tumores e metástases ósseas

- Brenner AI, Koshy J, Morey J, Lin C, Dipoce J. The bone scan. Semin Nucl Med. 2012;42(1):11-26.
- Beheshti M, Langsteger W, Fogelman I. Prostate cancer: role of SPECT and PET in imaging bone metastases. Semin Nucl Med. 2009;39(6):396-407.
- Ben-Haim S, Israel O. Breast cancer: role of SPECT and PET in imaging bone metastases. Semin Nucl Med. 2009;39(6):408-15.
- Chua S, Gnanasegaran G, Cook GJ. Miscellaneous cancers (lung, thyroid, renal cancer, myeloma, and neuroendocrine tumors): role of SPECT and PET in imaging bone metastases. Semin Nucl Med. 2009;39(6):416-30.
- Cook GJ, Gnanasegaran G, Chua S. Miscellaneous indications in bone scintigraphy: metabolic bone diseases and malignant bone tumors. Semin Nucl Med. 2010;40(1):52-61.
- Gnanasegaran G, Barwick T, Adamson K, Mohan H, Sharp D, Fogelman I. Multislice SPECT/CT in benign and malignant bone disease: when the ordinary turns into the extraordinary. Semin Nucl Med. 2009;39(6):431-42.
- Vijayanathan S, Butt S, Gnanasegaran G, Groves AM. Advantages and limitations of imaging the musculoskeletal system by conventional radiological, radionuclide, and hybrid modalities. Semin Nucl Med. 2009;39(6):357-68.
- Zuckier LS, Freeman LM. Nonosseous, nonurologic uptake on bone scintigraphy: atlas and analysis. Semin Nucl Med. 2010;40(4):242-56.
- Shen CT, Qiu ZL, MD, Han TT, Luo QY. Performance of 18F-Fluoride PET or PET/CT for the Detection of Bone Metastases – A Meta-analysis. Clin Nucl Med. 2015;40(2):103-10.

Seção 2 – Diagnóstico

14.3 Densitometria Óssea

MARCELO TATIT SAPIENZA

Conteúdo

Introdução e Conceitos de Osteoporose
Densitometria DXA
Indicações da Densitometria DXA

Estudos de Seguimento pela Densitometria DXA
Laudo da Densitometria: *T-score* ou *Z-score?*
Aspectos Avançados da Densitometria DXA

Introdução e Conceitos de Osteoporose

A osteoporose é o distúrbio osteometabólico de maior prevalência, caracterizado pela perda de massa óssea e desarranjo de sua microarquitetura, com consequente redução da resistência e aumento do risco de fratura. As fraturas de quadril, vértebras ou outros ossos têm consequências como limitação funcional, deformidade, diminuição da estatura e dor, podendo chegar até a invalidez e morte. A detecção precoce da fragilidade óssea é fundamental para prevenir as fraturas decorrentes da osteoporose, que apresentam grande morbidade e risco individual e social. Mais que 25% das mulheres acima de 65 anos e quase 50% das mulheres acima de 80 anos são afetadas nos Estados Unidos. No Brasil, estima-se que a osteoporose atinja cerca de 10 milhões de pessoas, principalmente mulheres na pós-menopausa. O envelhecimento populacional indica agravamento dessa situação nas próximas décadas. A doença não é exclusiva das mulheres, e quase 25% das fraturas osteoporóticas de fêmur ocorrem em homens, com maior mortalidade nesse gênero.

Fatores de risco para fraturas osteoporóticas são constitucionais ou adquiridos: raça caucasiana, sexo feminino, baixo pico de massa óssea, baixa estatura, fatores hormonais, histórico familiar, tabagismo, uso de corticoides, baixo consumo de cálcio e vitamina D, sedentarismo. Apesar da definição de grupos de risco, o quadro clínico em geral é isoladamente insuficiente para caracterizar a osteoporose antes das fraturas. O diagnóstico adequado e precoce da osteoporose por métodos auxiliares é, portanto, etapa essencial na instituição das medidas terapêuticas e na prevenção de fraturas e consequente morbidade e mortalidade.

O tratamento da osteoporose inclui medidas de primeira linha, como o estímulo à atividade física, incorporação ou suplementação alimentar com cálcio e vitamina D e a prevenção de quedas/fraturas. As medidas adicionais incluem o tratamento das causas secundárias de osteoporose e o uso de medicações (por exemplo, bifosfonatos, hormonioterapia, calcitonina).

Os médicos com formação em medicina nuclear, ao lado de outros especialistas, podem contribuir no diagnóstico da osteoporose. Para tanto, devem buscar a certificação na área de atuação de densitometria óssea. O exame de certificação da Associação Brasileira de Avaliação Óssea e Osteometabolismo (Abrasso) é habitualmente realizado duas vezes por ano, sendo válido junto ao Colégio Brasileiro de Radiologia (CBR) como um dos pré-requisitos para obtenção do Título de Área de Atuação em Densitometria.

Densitometria DXA

A densitometria duo-energética (*dual-energy X-ray Absorptiometry* = DXA) é o método de eleição para avaliação da densidade mineral óssea (*bone mineral density* = BMD), importante componente de resistência óssea. O método é baseado na quantificação absoluta da atenuação de um feixe de raios-X com duas energias (alto e baixo keV) pelos ossos e partes moles do paciente, com precisão de 1% a 2%.

A densidade mineral óssea (BMD) medida por DXA é parâmetro bem estabelecido na avaliação de mulheres na pós-menopausa e outros grupos de pacientes com maior risco para osteoporose, permitindo estabelecer o risco de fraturas e monitorar as modificações da massa óssea ao longo do tempo, com ou sem tratamento específico.

Os modelos mais comuns de densitômetro adotam um feixe linear de radiação que fazem uma varredura ponto a ponto da região analisada em cerca de 20 minutos (*pen-beam* – Figura 14.3.1). O feixe é emitido em uma ampola, em geral situada abaixo da maca, que se move em conjunto com o detector simples ou multielemento situado no braço acima da maca. A dose de radiação recebida pelo paciente é uma ordem de grandeza abaixo de uma radio-

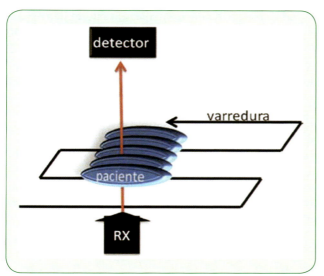

FIGURA 14.3.1. Varredura em um sistema *pencil-beam*, com a fonte de radiação posicionada abaixo e o detector acima do paciente.

Apesar da baixa dose de radiação, o exame é contraindicado para gestantes. Limitações mais frequentes são decorrentes do limite de peso da maca ou diâmetro abdominal excessivo. Também deve ser evitado realizar a densitometria imediatamente após exames com contrastes radiológicos ou radiofármacos. Os contrastes podem bloquear os raios-X e simular um aumento de densidade mineral, em geral por período curto (1 a 2 dias, a depender do tipo de contraste e condição clínica do paciente). Caso a radiação emitida por radiofármacos atinja o detector, pode haver uma subestimativa da atenuação óssea. A presença de metais ou cirurgias que venham a produzir falsos erros na análise deve ser indagada e esses sítios devem ser excluídos da análise.

No preparo do paciente, deve-se orientá-lo a colocar roupa apropriada, evitando, assim, que materiais que atenuem os feixes de raios-X em sua vestimenta (moedas, chaves etc.) produzam artefatos. Antes de iniciado o estudo, devem ser registradas as informações sobre idade, sexo, etnia, menopausa, estudos anteriores, bem como feitas as medidas de peso e altura, essenciais para a comparação do estudo do paciente com o banco de dados.

grafia de tórax, sendo próxima a 0,05 mSv em um equipamento *pen-beam*, com dose do operador situado a 1 metro do equipamento de 0,01 mSv/h. O tempo de aquisição é mais curto e as doses de radiação cerca de 10 vezes maiores em equipamentos com feixe em leque e detector multielemento (*fan-beam*).

Preconiza-se que dois sítios sejam utilizados na análise. Os segmentos mais estudados em pacientes adultos são a coluna lombar (L1 a L4) e o fêmur proximal (fêmur total e colo femoral), áreas com maior risco de fraturas e com bancos populacionais bem constituídos para análise comparativa (Figura 14.3.2). Em relação à coluna, ela só é passível de análise se tivermos no mínimo dois corpos

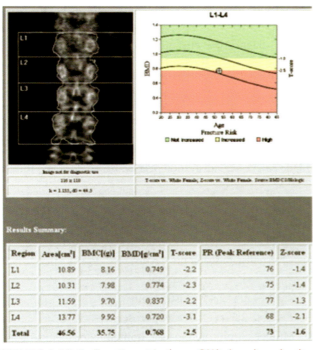
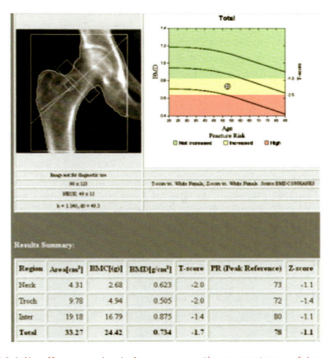

FIGURA 14.3.2. Densitometria óssea DXA de coluna lombar (L1-L4) e fêmur proximal. As curvas contínuas mostram a faixa normal de variação da BMD de acordo com a idade e as cores de fundo indicam os valores em relação ao adulto jovem (verde até -1DP, amarelo -1 a -2,4 DP e vermelho < -2,5 DP). A BMD do paciente é indicada nos pontos correspondentes aos 72 anos, com *T-score* de -2,5 na coluna lombar, -2,0 no colo de fêmur e -1,7 no fêmur total. A classificação final feita com base no pior segmento indica paciente com osteoporose.

vertebrais que preencham critérios. O corpo vertebral que apresentar variação > 1 no *T-score* em relação às vértebras adjacentes deve ser excluído da análise, pois frequentemente está associado a um falso aumento da BMD devido à fratura por compressão (o osso fica compactado pela fratura).

Na impossibilidade de análise de um desses segmentos (por exemplo, prótese dos quadris), adiciona-se a avaliação de antebraço. Em crianças recomenda-se que a avaliação femoral, sujeita a maiores variações, seja substituída pela análise de corpo inteiro. Outros fatores de redução da acurácia é a sobreposição com estruturas calcificadas, próteses, obesidade.

Os valores de BMD nos segmentos estudados são comparados e expressos em desvios-padrão frente ao valor médio de indivíduos caucasianos de 20 a 40 anos (*T-score*) ou comparados a indivíduos da mesma faixa etária e sexo do paciente (*Z-score*). O *T-score* apresenta forte correlação com o risco de fraturas em mulheres pós-menopausa, elevando-se o risco quase duas vezes a cada desvio-padrão de queda em relação à média de BMD. Cada desvio-padrão representa cerca de 10% a 15% de perda de BMD, portanto o conceito de osteoporose com *T-score* < -2,5 indica uma perda estimada > 25% da massa óssea.

A densitometria DXA é o padrão-ouro na avaliação da densidade mineral óssea, porém ressalta-se que a densidade mineral não é o único fator relacionado ao risco de fraturas. Estima-se que a BMD responda por cerca de 40% do risco de fratura de um paciente. Os demais fatores são clínicos (por exemplo, idade, risco de queda) ou relacionados às características físicas e arquiteturais do osso trabecular ou cortical. Parâmetros da própria densitometria, tais como o escore de osso trabecular baseado na variação de textura da coluna, têm sido investigados para avaliação da qualidade óssea, ao lado de outros métodos como a ultrassonografia.

Indicações da Densitometria DXA

- *Screening* em mulheres > 65 anos e homens > 70 anos.
- Mulheres na transição menopausal ou após a menopausa e homens de 50 a 69 anos que apresentem um ou mais fatores de risco, tais como: baixo peso, fratura prévia, medicação ou condição clínica de risco para perda óssea.
- Adulto com fratura por fragilidade (osteoporose clínica) para comprovar e monitorar a BMD.
- Recomendações específicas em grupos de risco para osteoporose secundária (corticoides, bloqueio hormonal etc.).

Estudos de Seguimento pela Densitometria DXA

A repetição de estudo em geral é feita em intervalos de 1 a 2 anos, mas pode ser reduzida em quadros graves ou decorrente de medicações em uso ou aumentada em pacientes com *screening* normal e sem fatores de risco. O seguimento deve ser feito preferencialmente no mesmo equipamento devido à maior reprodutibilidade.

Para manter a exatidão e a reprodutibilidade do método, é essencial a aderência estrita a controles de qualidade e protocolos de aquisição e processamento, com equipe bem treinada. A avaliação de reprodutibilidade de determinado equipamento é feita repetindo-se os exames de 20 a 30 pacientes. A variação mínima significativa (VMS), ou seja, o valor de variação acima do qual pode-se afirmar se houve ganho ou perda real de BMD entre dois estudos, deve estar relatada no laudo de estudos de seguimento. Na prática, a VMS é estimada e utilizada para comparar exames do mesmo serviço.

Laudo da Densitometria: *T-score* ou *Z-score*?

O laudo deve conter, além dos dados demográficos, os sítios e as medidas da BMD (g/cm^2), *T-score* desses locais, as modificações de BMD ao longo do tempo e se essas modificações são significativas diante da precisão/reprodutibilidade do equipamento.

A osteoporose de uma mulher na pós-menopausa é caracterizada pela densitometria quando o *T-score* for igual ou inferior a -2,5 (2,5 ou mais D.P. abaixo de um adulto jovem). A osteopenia é caracterizada pelo *T-score* entre -1,1 e -2,4, e valores de *T-score* iguais ou acima de -1,0 são normais. Para o laudo final da densitometria, deve-se considerar o pior dentre os segmentos analisados (por exemplo, coluna com *T-score* = -3 e fêmur normal – paciente deve ser classificado como osteoporótico) (Figura 14.3.3).

O diagnóstico em mulheres na pré-menopausa e em indivíduos menores de 20 anos deve ser baseado no *Z-score*, caracterizando-se a BMD menor que a esperada para a idade cronológica quando inferior a < -2.0 D.P. Nesses casos, deve ser sugerida a investigação de fatores de risco ou doenças crônicas que prejudicam a aquisição da massa óssea ou causas secundárias de perda mineral óssea. Em crianças a avaliação femoral apresenta maior variabilidade e deve ser substituída pela avaliação de corpo total.

Portanto

- Mulher menopausada ou transição menopausal (mais de 40 anos) e homem com 50 anos ou mais:
  - Análise baseada no *T-score*:

≥ -1	Normal
-1,1 a -2,4	Osteopenia
≤ -2,5	Osteoporose

- Mulher na pré-menopausa, homem com menos de 50 anos e crianças:
  - Análise baseada no *Z-score*:

> -2	Normal
≤ -2	Abaixo do esperado

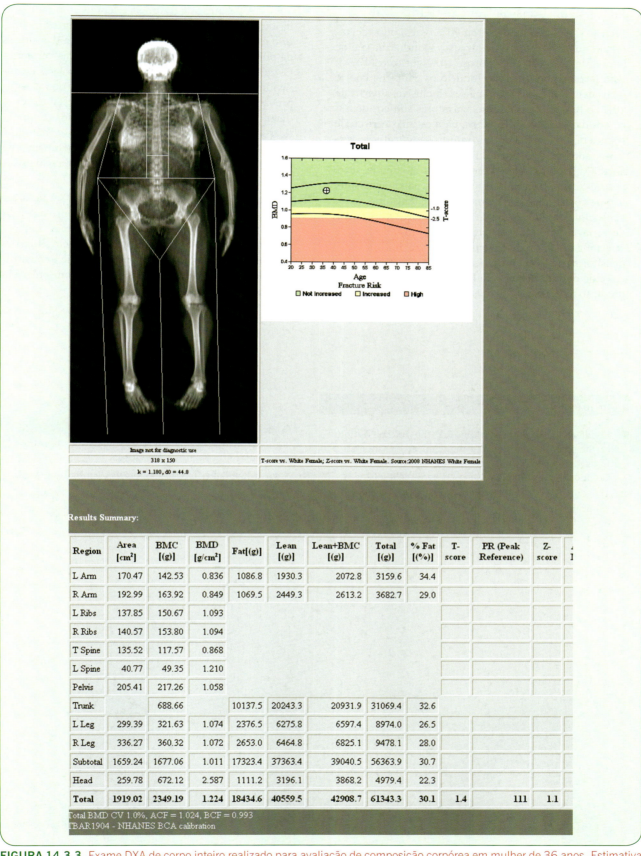

FIGURA 14.3.3. Exame DXA de corpo inteiro realizado para avaliação de composição corpórea em mulher de 36 anos. Estimativa de 30,1% de gordura corporal (*Z-score* -1,1, dentro da faixa esperada para idade).

Aspectos Avançados da Densitometria DXA

- **FRAX®** – Ao lado da densitometria óssea, outra ferramenta sugerida pela Organização Mundial da Saúde para a detecção da osteoporose é o algoritmo FRAX®. Essa ferramenta usa como modelo os dados de coorte de pacientes de mais de 50 países (inclusive, a partir de 2013, o Brasil). Permite associar fatores clínicos de risco aos dados da densitometria para estimar o risco de fratura do quadril ou outras fraturas significativas (vértebra, antebraço, quadril ou ombro) nos próximos 10 anos. Os fatores clínicos considerados são: idade, sexo, peso e altura, fratura de quadril dos pais, tabagismo, uso de corticoides, artrite reumatoide, consumo de álcool acima de 3 doses/dia. O algoritmo FRAX® com uso de variáveis clínicas isoladas pode ser empregado para selecionar melhor os pacientes que têm indicação de densitometria DXA, porém a associação de dados clínicos e de densitometria pelo FRAX® tem maior valor na predição de fraturas que o uso isolado dessas variáveis.

- **VFA** – A pesquisa de fraturas vertebrais com radiografia ou densitometria lateral da coluna (*vertebral fracture assessment* – VFA) é feita pela medida das alturas da porção anterior, central ou posterior das vértebras. O método pode complementar a investigação de indivíduo osteopênico (*T-score* < -1,0) em que a comprovação de fratura vertebral permite estabelecer o diagnóstico de osteoporose e indicar medidas terapêuticas apropriadas. Além do *T-score* < -1,0, o método é indicado para pacientes: mulher > 70 a ou homem > 80 anos, perda estatura > 4 cm, relato de fratura não documentada, corticoterapia > 3 meses.

- **Composição corporal** – O equipamento DXA pode ser empregado para fazer estudo de corpo inteiro e definir a composição de tecido ósseo, gordura e massa magra (Figura 14.3.3). Esse uso é mais justificado em situações clínicas específicas, tais como a pesquisa de lipodistrofia pelo uso de antirretrovirais ou perda muscular em obesos submetidos à cirurgia bariátrica.

Leitura Sugerida

- Kendler DL, Borges JLC, Fielding RA. The Official Positions of the International Society for Clinical Densitometry: Indications of Use and Reporting of DXA for Body Composition. J Clin Densitom. 2013;16(4):496-507.
- The Official Positions of the International Society for Clinical Densitometry: ISCD Position Development Conference (Adult). Disponível em: <http://www.iscd.org/documents/2014/02/2013-iscd-official-position-brochure.pdf>. Acesso em: 21 nov. 2014.
- Nanes MS, Kallen CB. Osteoporosis. Semin Nucl Med. 44:439-50.

Nefrourinário

15

15.1 Cintilografia Renal Dinâmica, 310

15.2 Cintilografia Renal Estática, 319

15.3 Cistocintilografia, 323

15.4 Cintilografia Escrotal, 326

15.5 Estudos Quantitativos, 329

Cintilografia Renal Dinâmica

GEORGE BARBERIO COURA FILHO

Conteúdo
Bases
  Radiofármacos/Farmacocinética
  Mecanismos de Captação e Eliminação Glomerular e Tubular: Fatores Fisiopatológicos e Biodistribuição Normal
  Protocolos de Aquisição e Processamento de Imagem
  Interpretação da Imagem: Análise Visual e Semiquantitativa/Renograma

Aplicações Clínicas
  Obstrução do Trato Geniturinário: Conceitos Gerais e Cintilografia Renal com Diurético
  Hipertensão Renovascular: Conceitos Gerais e Cintilografia Renal com Inibidor da Enzima Conversora de Angiotensina
  Avaliação de Transplante Renal

Bases

Radiofármacos/Farmacocinética

Os radiofármacos utilizados na cintilografia renal dinâmica podem ser categorizados em agentes de filtração glomerular e agentes de secreção tubular, de acordo com seu mecanismo de eliminação. Entre os agentes de filtração glomerular, destaca-se o DTPA marcado com tecnécio-99m (^{99m}Tc-DTPA) como o agente mais habitualmente empregado. Também pode ser utilizado o GHA marcado com tecnécio-99m (^{99m}Tc-GHA), porém este apresenta retenção cortical, não sendo ideal. Entre os agentes de secreção tubular, destacam-se o EC marcado com tecnécio-99m (^{99m}Tc-EC), o MAG$_3$ marcado com tecnécio-99m (^{99m}Tc-MAG$_3$) e o OIH marcado com iodo-131 ou iodo-123 (^{131}I-OIH e ^{123}I-OIH).

Os agentes glomerulares são considerados ideais, pois a filtração glomerular é tida como o principal reflexo da função renal. Porém, os agentes de secreção tubular, por apresentarem alta extração, podem favorecer a avaliação de fluxo plasmático renal, de rins com acentuada perda de função. A eliminação do ^{99m}Tc-DTPA é de aproximadamente 95% em 24 horas da sua administração. O ^{99m}Tc-MAG$_3$ tem 90% de eliminação em três horas. Já o ^{131}I-OIH tem 80% de secreção tubular e 20% de filtração glomerular com 90% de *clearance* em primeira passagem. Porém, por ser este último um fármaco marcado com iodo-131, é necessário utilizar menor atividade para reduzir a dose efetiva. Uma opção é o uso do OIH marcado com iodo-123. Também é recomendado o bloqueio de tireoide com iodeto de potássio para evitar danos tireoidianos causados por iodo-131. O ^{99m}Tc-EC apresenta características semelhantes ao OIH.

Mecanismos de Captação e Eliminação Glomerular e Tubular: Fatores Fisiopatológicos e Biodistribuição Normal

Os agentes de filtração glomerular, como já dito, têm seu mecanismo de extração realizado por meio do processo de ultrafiltração por forças de Starling que ocorre nos glomérulos, enquanto os agentes tubulares têm seu mecanismo de eliminação através de trânsito e secreção nos túbulos renais. O mecanismo regulatório mais importante na filtração glomerular é o fluxo sanguíneo renal e a resistência de arteríolas aferentes e eferentes no glomérulo. Portanto, os fatores fisiopatológicos que mais influenciam o perfil de eliminação do radiofármaco glomerular são o estado volêmico e pressórico do paciente. A ligação do ^{99m}Tc-DTPA é pequena, em geral inferior a 4%. No caso dos agentes tubulares como o ^{99m}Tc-MAG$_3$ estes têm alta ligação a proteínas plasmáticas de cerca de 80%, e fatores que levem à menor ligação proteica influenciam diretamente sua eliminação. Tanto agentes glomerulares como tubulares servem para avaliar a função renal, pois os mecanismos de filtração glomerular e secreção tubular sofrem um acoplamento através do balanço glomerulotubular.

A biodistribuição normal desses agentes renais é intravascular, sendo estes eliminados pelo parênquima renal e excretados pelas vias urinárias. O órgão que recebe a maior dose de radiação é a bexiga.

Protocolos de Aquisição e Processamento de Imagem

A cintilografia renal é feita com aquisições imediatamente após a administração intravenosa do radiofármaco escolhido (em geral doses de 10 a 20 mCi para o ^{99m}Tc-DTPA). Um importante cuidado é não realizar o estudo caso o paciente tenha sido submetido a algum procedimento nefrotóxico, pois este pode alterar o resultado diminuindo a função renal temporariamente. Esses procedimentos podem incluir aplicação de antibióticos e medicações nefrotóxicas, uso de contrastes iodados, ou pacientes que estejam em situações pós-exercícios extremos, rabdomiólise, entre outros. Também é importante que o paciente apresente um estado de hidratação normal, e para garantir uma boa hidratação é comum solicitar ao paciente que faça a ingestão de cerca de três copos de água. Outra solicitação importante é o esvaziamento vesical antes de iniciar o estudo para que o paciente não apresente necessidade miccional durante a aquisição, tendo, portanto, que interromper o estudo. Interrupções precoces do estudo podem dificultar a interpretação deste, ou até torná-lo inconclusivo.

As aquisições são feitas com o paciente em decúbito dorsal horizontal, com o detector na posição posterior de abdome e pelve e centrado na projeção dos rins. A aquisição na projeção anterior pode ser necessária em casos especiais, como malformações renais e rins transplantados. Caso as aquisições sejam em gamacâmara com dois detectores, é possível realizar aquisições em projeção anterior e posterior simultaneamente. O colimador utilizado pode ser LEAP ou de alta resolução, a janela energética em geral fica ajustada para o tecnécio-99m, salvo casos nos quais o isótopo radioativo é outro, como no caso do ^{131}I-OIH. O uso de *zoom* é importante quando o exame está sendo realizado em crianças pequenas.

Imediatamente após a administração do radiofármaco são iniciadas aquisições em fase de fluxo que compreendem o primeiro minuto de aquisição com imagens sequenciais com duração de 3 a 5 segundos por *frame*. Em seguida, são adquiridas imagens da fase dinâmica, sendo imagens sequenciais do segundo minuto até o fim do estudo, com imagens a cada 10 a 20 segundos por *frame*. O tempo habitual de duração da cintilografia renal dinâmica é de 30 a 40 minutos. É possível, ao término do estudo, realizar imagens estáticas por tempo, pré- e pós-miccionais, sendo a primeira realizada em sequência à fase dinâmica, e a segunda somente após a micção do paciente. Essas imagens são opcionais, podendo ser rotina de um serviço ou realizadas conforme a necessidade individual de cada estudo.

Para análise qualitativa as imagens são dispostas em linhas sequenciais. A opção por agrupar alguns *frames* para facilitar a disposição temporal do estudo é possível e não prejudica a interpretação e, em alguns casos, facilita a interpretação, como no exemplo de estatística de contagens radioativas baixas por *frames*.

Já a avaliação semiquantitativa é feita a partir de curvas que compõem o renograma radioisotópico. Essas curvas são obtidas desenhando-se áreas de interesse (ROIs = do inglês "*regions of interest*") e obtendo as contagens radioativas nos rins e vias excretoras, e abaixo dos rins (estas correspondem à atividade de fundo e suas contagens serão utilizadas para corrigir as contagens renais e de vias excretoras). O desenho dessas ROIs deve ser feito sempre de maneira muito cuidadosa para evitar erros e permitir boa reprodutibilidade do estudo. As ROIs para os rins devem sempre priorizar a inclusão somente do parênquima renal, evitando a inclusão do sistema pielocalicinal, enquanto ROIs para avaliar a excreção do radiofármaco devem incluir o sistema pielocalicinal prioritariamente. Quando é incluído o sistema pielocalicinal na ROI de parênquima, podemos correr principalmente o risco de gerar artefato de lentificação do pico de concentração. Já nas ROIs de sistema pielocalicinal, se incluirmos o parênquima renal corremos o risco de lentificar ainda mais a fase de excreção, principalmente em pacientes com algum grau de disfunção renal. Já em relação às ROIs para correções, estas devem ser colocadas abaixo dos rins, tendo-se a certeza de evitar incluir parênquima renal ou os sistemas coletores urinários para não gerar uma correção maior do que a real, e estes não devem ser desenhados nas regiões superiores aos rins para evitar incluir atividades hepáticas e esplênicas que também poderiam, em teoria, acarretar em excessiva correção de atividade de fundo e assim "roubar" da análise contagens verdadeiramente relacionadas aos processos fisiológicos renais. Em seguida aos desenhos das ROIs, traçam-se curvas de contagens por tempo, sendo um gráfico para a fase de fluxo e outro para a fase dinâmica, com duas curvas em cada gráfico, sendo uma correspondente ao rim direito, e outra ao rim esquerdo. Em alguns serviços também é rotina desenhar uma área de interesse na projeção da aorta, da qual se obterá de forma semelhante as taxas de contagem no tempo, e cuja curva será utilizada somente no gráfico de fluxo. Sua função é servir de parâmetro comparativo para os rins, auxiliando a identificação de fluxo reduzido ou lentificado, nos casos em que esse fenômeno é bilateral.

Algumas medidas de intervenção são utilizadas em conjunto com a cintilografia renal dinâmica com o intuito de se acrescentar sensibilidade e especificidade na interpretação do exame. Essas intervenções são feitas de acordo com doenças específicas, como associação de uso de diurético na avaliação de obstrução de vias excretoras, ou como o uso de inibidor da enzima de conversão da angiotensina na suspeita de hipertensão renovascular. Cada intervenção será discutida em cada aplicação clínica da cintilografia renal dinâmica.

Interpretação da Imagem: Análise Visual e Semiquantitativa/Renograma

A interpretação da cintilografia renal dinâmica é feita em três partes. As duas primeiras são feitas de maneira qualitativa, analisando-se as fases de fluxo e dinâmica. A terceira parte é a avaliação das curvas semiquantitativas do renograma.

Inicialmente, avalia-se a fase de fluxo. É importante observar a chegada do radiofármaco em *bolus*, identificando-se o *frame* com melhor visualização da aorta, e, em seguida, observando o momento no qual são visualizados os rins. O tempo entre a visualização da melhor imagem de aorta abdominal e artérias renais/rins não deve ultrapassar 3 a 10 segundos. Caso sejam visualizados mais tardiamente, devemos suspeitar de estenose de artérias renais ou de desidratação importante. Ao visualizar os rins, observa-se se o tempo e a intensidade de fluxo sanguíneo são simétricos ou se assimétricos. Assimetrias podem denotar repercussões de fluxo decorrentes estenose de artéria renal no rim que recebeu o fluxo mais tardiamente ou em menor intensidade. No entanto, esses parâmetros não devem ser considerados caso haja reduções de tamanho ou de função renal importantes neste rim com hipofluxo. Adicionalmente, é possível observar tortuosidades de aorta abdominal que podem corresponder à ateromatose, entre outras possíveis causas.

Posteriormente, é feita a avaliação da fase dinâmica. Na fase dinâmica são observados, em momentos contínuos, os componentes de concentração renal e de eliminação renal. O componente de concentração é avaliado nos primeiros 3 a 5 minutos. Nesse componente é possível avaliar a posição, o tamanho, o padrão de distribuição e a concentração do radiofármaco nos rins. Esperam-se rins tópicos, de tamanho e concentração simétricos e proporcionais, e distribuição homogênea em cada rim, como padrão normal. O segundo componente de eliminação é avaliado habitualmente a partir do 5º minuto até o fim do estudo. Nesse momento, estuda-se o tempo de trânsito cortical entre a concentração e a eliminação do radiofármaco, bem como o tempo de visualização das vias excretoras, forma destas vias, e o fluxo do radiofármaco nestas, concentrando-se na bexiga.

Espera-se como normal uma eliminação renal rápida a partir do 5º minuto com o radiofármaco acumulando-se em pelve renal de aspecto preservado e, então, fluindo pelos ureteres até a bexiga, não sendo mais observados pelve renal e ureteres ao término do estudo. Rins que mantêm concentração associada à eliminação podem indicar déficit de função renal. Já pelves renais e ureteres dilatados, com retenção prolongada do radiofármaco, indicam dificuldade de excreção das vias excretoras que podem ser funcionais ou obstrutivas como será discutido em tópico mais adiante.

Por fim, é feita a avaliação das curvas de renograma. As curvas devem confirmar o padrão visual tanto de tempo como de intensidades de radioatividade. Na curva da fase dinâmica também pode ser obtido o T1/2 de excreção, que corresponde ao tempo em que a atividade em vias excretoras atinge a metade de seu valor máximo. Valores acima de 20 minutos indicam excreção alterada, valores entre 10 e 20 minutos indicam excreção indeterminada e abaixo de 10 minutos, excreção normal (Figura 15.1.1).

Aplicações Clínicas

Obstrução do Trato Geniturinário: Conceitos Gerais e Cintilografia Renal com Diurético

A obstrução do trato urinário é a condição clínica em que há uma impossibilidade e/ou dificuldade de trânsito da urina no sistema de vias excretoras. Pode ser um fenômeno agudo como nos casos de litíase renal em adultos, iatrogênicos como sutura de ureter em cirurgias abdominopelvicas, ou uma situação crônica como na estenose de junção ureteropélvica (JUP) em crianças. A principal aplicação da cintilografia renal dinâmica na obstrução do trato geniturinário é diferenciar nas hidronefroses aquelas causadas por obstrução funcional por maior complacência de vias excretoras das obstruções verdadeiras. As obstruções verdadeiras podem cursar com perda de função renal, demandando em casos selecionados intervenção terapêutica precoce, apesar de esse tema ser controverso.

A avaliação cintilográfica é feita por meio do padrão visual e tempo de excreção do radiofármaco em vias excretoras urinárias. Para que o fator de complacência da pelve renal seja minimizado, algumas medidas são realizadas. Entre essas medidas temos uma boa hidratação do paciente, micção pré-exame e imagens pós-miccionais. Estas visam garantir favorável sistema pressórico nas vias urinárias, evitando retenção por falta ou excesso de urina nestas, porém podem ser insuficientes.

A intervenção médica considerada como melhor padrão de diferenciação entre processo obstrutivo e uretero-hidronefrose não obstrutiva é a associação de diurético na cintilografia renal dinâmica significando um aumento do fluxo urinário que leva a um menor tempo de trânsito na pelve renal caso o volume pélvico seja mantido, fato não observado na obstrução, pois o tempo de trânsito mantém-se aumentado.

O diurético de escolha é a furosemida na dose plena em adultos de 40 mg ou na dose de 1 mg/kg em pacientes pediátricos. O tempo de administração da furosemida habitualmente adotado é 20 minutos após o início do exame (protocolo F+20), com aquisições seguidas por mais 20 minutos, no entanto variações como injeções ao início do estudo (protocolo F0) e 15 minutos antes de iniciar o estudo (protocolo F-15) são adotadas em alguns serviços. É importante que se padronizem as aquisições a fim de garantir comparabilidade de estudos intrainstitucionais.

A principal diferença entre esses protocolos é o momento em que teremos estímulo máximo ao débito urinário. Nos protocolos com injeção precoce, reduz-se a chance de visualizar imagens de acúmulo do radiofármaco em pelve renal nos casos não obstrutivos em comparação ao protocolo de injeção tardia. Já com o protocolo com injeção tardia F+20 evita-se o uso do diurético em casos nos quais as imagens já apresentem inicialmente um padrão de eliminação normal, evitando uma ação medicamentosa desnecessária.

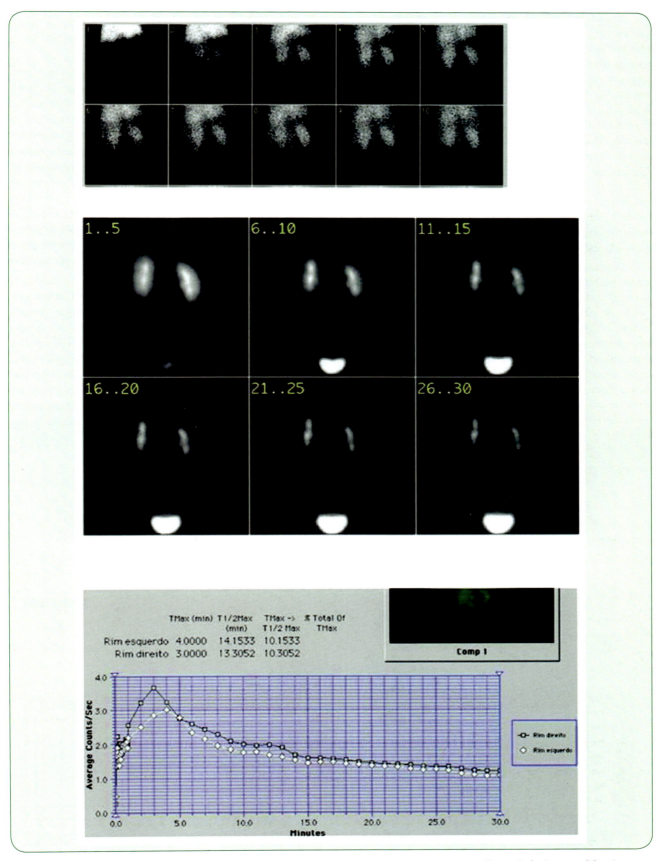

FIGURA 15.1.1. Cintilografia renal dinâmica com 99mTc-DTPA. Estudo normal, nas fases de fluxo dinâmica por 30 minutos e curvas (renograma).

O padrão visual na obstrução é um acúmulo do radiofármaco em pelve renal que não reduz ao longo do tempo, inclusive nas imagens pós-miccionais (Figura 15.1.2). Na curva esse padrão é representado por uma linha em acúmulo contínuo, ou atingindo um platô estável ou com mínima eliminação. No padrão não obstrutivo, há redução ao longo do tempo da radioatividade em pelve renal. Como mencionado anteriormente, no caso do tempo de esvaziamento obtido das curvas de renograma temos abaixo de 10 minutos um padrão normal e acima de 20 minutos um padrão obstrutivo. Tempos de esvaziamento entre 10 e 20 minutos podem ser classificados como indeterminados, no entanto é razoável se estabelecer nível de corte em 15 minutos e separando os abaixo de 15 minutos como normais e os acima de 15 minutos como obstrutivos. Lembramos que esse tempo deve ser considerado após a administração do diurético (Figura 15.1.3).

Nos casos de paciente com conhecida disfunção renal, como pacientes com insuficiência renal crônica ou aguda, ou neonatos nos quais é importante a imaturidade renal, a opção de escolha de radiofármaco deve ser por aqueles de maiores extrações em primeira passagem. Assim as melhores opções nesses casos são o ^{99m}Tc-EC e o ^{99m}Tc-MAG3, enquanto o ^{99m}Tc-DTPA que tem extração de cerca de 20% pode dificultar a interpretação, pois sua eliminação lentificada pode acarretar em fluxo urinário insuficiente. O padrão de estudos indeterminados aceito como habitual é de cerca de 10% a 15%.

Hipertensão Renovascular: Conceitos Gerais e Cintilografia Renal com Inibidor da Enzima Conversora de Angiotensina

A hipertensão renovascular é uma situação clínica também avaliada pela cintilografia renal dinâmica. Trata-se de uma hipertensão decorrente da estenose arterial renal, situação na qual, devido à queda de pressão na arteríola aferente por redução de fluxo, é ativado o sistema renina-angiotensina-aldosterona na tentativa de se elevar a pressão arterial para compensar o déficit de pressão de filtração no glomérulo. Por definição, a hipertensão deve melhorar após a correção da estenose arterial. É responsável por cerca de 1% das hipertensões arteriais, e em sua maioria é causada por aterosclerose ou fibrodisplasia muscular da parede arterial e, nos casos mais raros, por arterites. A importância de seu diagnóstico é pelo fator de ser uma entidade potencialmente curável.

O método-ouro para sua avaliação é a arteriografia renal, porém esse método é invasivo e com frequentes complicações, ficando reservado aos casos nos quais a probabilidade pré-teste é alta. Nos pacientes com probabilidade pré-teste baixa o acompanhamento evita medidas diagnósticas desnecessárias. Ficam, então, reservadas medidas investigativas adicionais nos casos em que a probabilidade pré-teste é intermediária, como hipertensão arterial grave sem insuficiência renal, hipertensão refratária, pa-

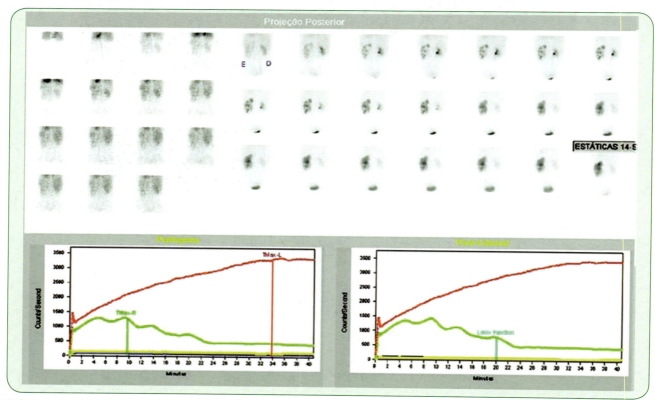

FIGURA 15.1.2. Cintilografia renal dinâmica com ^{99m}Tc-DTPA, mostrando retenção do radiofármaco no sistema pielocalicinal dilatado à esquerda, sem resposta após a injeção de furosemida. O padrão sugere hidronefrose obstrutiva.

Capítulo 15 – Nefrourinário

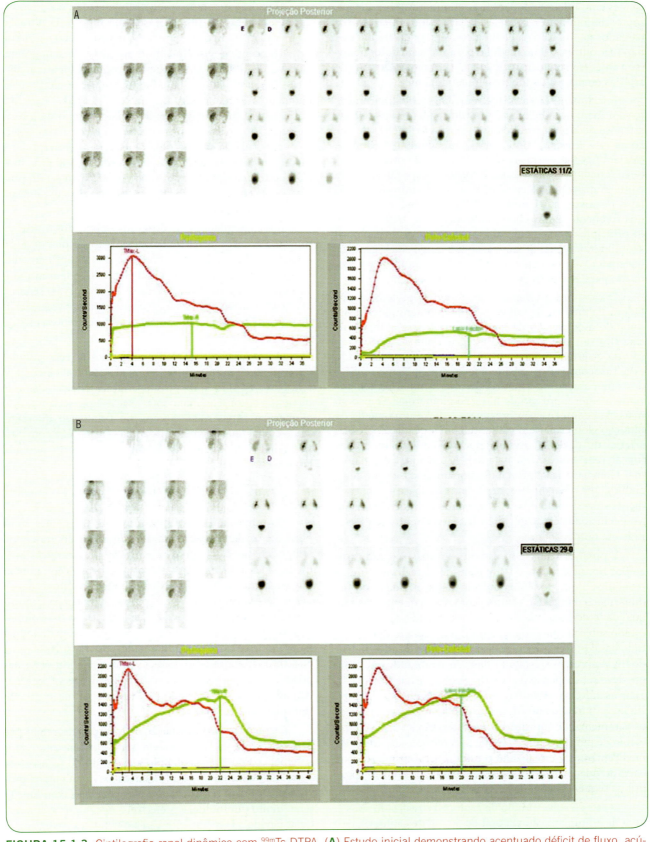

FIGURA 15.1.3. Cintilografia renal dinâmica com ^{99m}Tc-DTPA. (**A**) Estudo inicial demonstrando acentuado déficit de fluxo, acúmulo, eliminação e drenagem do radiofármaco no rim direito, tendo sido diagnosticada estenose de JUP. (**B**) Estudo após pieloplastia do rim direito. Nota-se importante melhora da função renal, com drenagem adequada após o uso do diurético.

cientes com início da hipertensão muito jovens ou idosos, sopros abdominais, resposta excessiva a anti-hipertensivos baseados na inibição da enzima conversora da angiotensina, entre outros. Como medidas para a investigação, citam-se a angiorressonância magnética, o ultrassom Doppler de artérias renais, e a cintilografia renal dinâmica.

Inicialmente sua avaliação era feita cintilograficamente sem medidas adicionais, com um padrão sugestivo de estenose de artéria renal quando existia assimetria de fluxo na fase arterial, e uma curva com acúmulo e eliminação lentificados, e atraso do pico máximo de concentração renal. Quando realizada dessa forma, a especificidade da cintilografia era de cerca de 80%, apresentando até 20% de falso-positivos, que é uma taxa alta para uma doença menos frequente como citado anteriormente. Utilizando-se de princípios fisiológicos, foi associado o teste do captopril à cintilografia renal dinâmica, aumentando sua especificidade para valores acima de 90%, o que é muito mais adequado para avaliação de uma doença infrequente.

O captopril é uma medicação anti-hipertensiva inibidora da enzima de conversão da angiotensina (IECA), inibindo a conversão da angiotensina I para a angiotensina II. Com essa inibição, é estimada que a vasoconstrição da arteríola renal eferente seja interrompida, sendo essa vasoconstrição considerada o principal mecanismo de compensação na estenose de artéria renal na tentativa de manter a pressão de filtração glomerular. Se não há mais essa compensação pressórica, ocorre uma queda da filtração glomerular em conjunto com a queda da pressão arterial do paciente. Assim, exacerba-se a assimetria de função renal entre o rim afetado pela estenose e o rim normal. Com base nesse princípio fisiopatológico, é realizada a cintilografia renal dinâmica em condições basais e em condições sob estímulo de IECA, elevando consideravelmente a especificidade do diagnóstico. Esse fenômeno não é esperado em outras doenças.

É possível realizar os estudos em dias separados ou ambos no mesmo dia. A vantagem de se realizar em dias separados é que podemos utilizar maior atividade do radiofármaco em cada estudo, com consequente melhor qualidade de imagens. Em geral, recomenda-se realizar o estudo sob estímulo do captopril num primeiro dia e o estudo basal posteriormente, caso o primeiro estudo em uso do IECA apresente resultado alterado, lembrando que sempre deve ser suspenso uso de IECA que o paciente pode já estar usando, por dois dias se captopril e sete dias se outro IECA, e diuréticos por dois dias também. Nessa situação, os parâmetros de aquisição dos estudos são iguais. No protocolo de um único dia, respeita-se a mesma suspensão de medicamentos e é realizado o estudo basal primeiro com baixa atividade de radiofármaco, e o sob estímulo de captopril na sequência com dose cerca três vezes maior.

O estudo sob estímulo de captopril é realizado após 1 hora da administração via oral de 50 mg de captopril, devendo a pressão arterial do paciente ser medida e anotada a cada 15 minutos, durante essa 1 hora de espera. Os demais parâmetros são os mesmos já discutidos em seção prévia.

O padrão esperado é que o rim afetado pela estenose apresente, como já dito, piora de sua função de filtração glomerular. Assim ocorre menor e mais lenta formação de urina perceptível visualmente e na curva de renograma. No uso de ^{99m}Tc-DTPA, é afetada principalmente a captação por sua natureza predominantemente glomerular, enquanto o exame realizado com o ^{99m}Tc-MAG$_3$, devido a sua natureza tubular, apresentará maior tempo de trânsito/retenção cortical. A principal dificuldade interpretativa encontrada na avaliação da hipertensão renovascular é quando o paciente apresenta, já no estudo basal uma função muito deteriorada do rim acometido, não sendo possível se observar piora adicional dessa função sob estímulo do captopril (Figura 15.1.4).

É recomendado, em consensos publicados, o uso de um escore baseado na mudança do padrão de curva do estudo basal em relação ao com uso de captopril em alta, intermediária e baixa probabilidade de hipertensão renovascular. Para isso, estabelecem-se cinco curvas, sendo a curva um padrão normal, e as curvas seguintes sequenciais de piora de função renal com a curva cinco representando ausência de função renal.

Outra forma de se avaliar a hipertensão renovascular é por meio da cintilografia com ácido acetilsalicílico, pois a inibição da síntese de prostaglandinas inibiria a síntese de renina e, consequentemente, levaria à piora da filtração glomerular. Apesar do mecanismo fisiológico diferente, seu racional final é semelhante ao da cintilografia com estímulo de IECA. Porém, não foi um procedimento adotado em uso clínico amplo.

Avaliação de Transplante Renal

Os transplantes renais cursam com frequentes complicações e deterioração da função renal ao longo do tempo, apesar das melhorias em técnicas cirúrgicas e de medicações antirrejeição. As drogas antirrejeição também são, em algum grau, nefrotóxicas e podem colaborar para a perda da função renal. É de extrema importância a monitoração da função renal pós-transplante, tanto das complicações agudas como crônicas. Uma metodologia habitual na avaliação e no acompanhamento pós-transplante renal é a cintilografia renal dinâmica. Com a identificação das possíveis complicações, é permitida a abordagem terapêutica adequada, preservando ao máximo a função do rim transplantado.

Os protocolos de avaliação de transplantes renais por métodos cintilográficos podem ser feitos em intervalos sistemáticos ou apenas quando a evolução do transplante é desfavorável. Todos os radiofármacos comentados previamente podem ser utilizados. Nos pacientes com função renal muito diminuída, é preferível a opção por agente tubular devido sua maior extração em primeira passagem. A opção por imagens na projeção anterior é preferível, pois habitualmente os rins transplantados localizam-se na fossa ilíaca.

Capítulo 15 – Nefrourinário

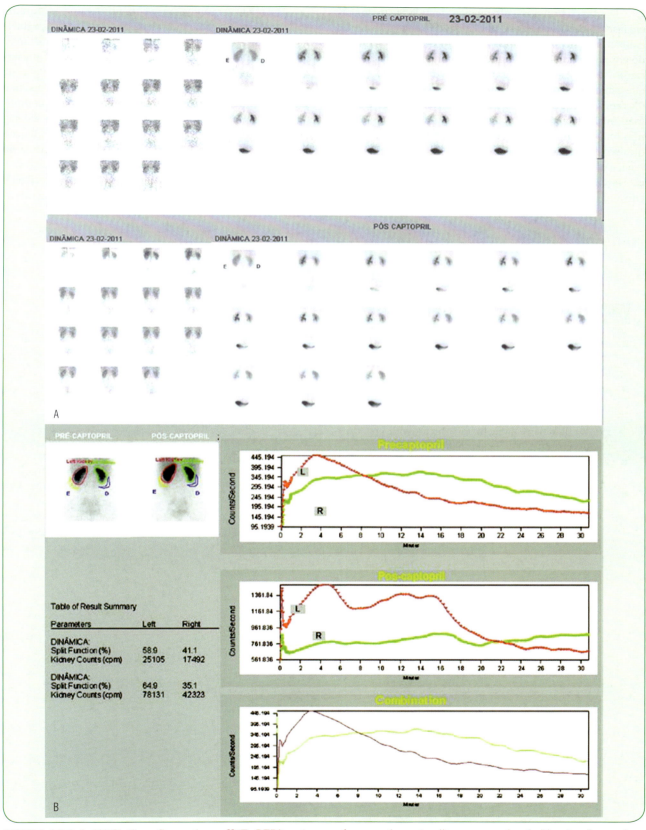

FIGURA 15.1.4. (A) Cintilografia renal com ⁹⁹ᵐTc-DTPA, antes e após o uso de captopril, para pesquisa de hipertensão renal secundária à estenose de artéria renal. Nota-se evidente piora na função glomerular no rim direito após o uso do inibidor da ECA, sugerindo hipertensão de causa renovascular. **(B)** Além da modificação do padrão visual e das curvas de atividade tempo, houve queda da função diferencial do rim direito de 41% para 35%.

Dentre os principais diferenciais de prejuízo de função em fase aguda são a necrose tubular aguda e a rejeição aguda. Ambas cursam com diminuição da função renal e aumento do tempo de trânsito cortical do radiofármaco. Sua diferenciação se dá pelo tempo de instalação da perda de função que é mais longo no caso da rejeição aguda, em geral alguns dias após o transplante, enquanto a necrose tubular aguda é mais imediata após o transplante renal. Aumento do tamanho renal e redução da perfusão renal podem ser mais indicativos de rejeição aguda. A não visualização da imagem renal é um sinal de prognóstico ruim e pode indicar obstrução vascular, necrose tubular aguda ou rejeição hiperaguda, cursando com déficit acentuado de função renal.

Já a rejeição crônica cursa com fibrose do parênquima renal, que pode apresentar, além da função renal reduzida, parênquima renal afilado, e vias excretoras dilatadas. O tempo de trânsito no parênquima geralmente é preservado. No caso das complicações por nefrotoxicidade de drogas, as apresentações cintilográficas são variáveis, não havendo um padrão mais sugestivo. Por fim, outra complicação passível de ser avaliada são as obstruções de vias coletoras e fístulas que se apresentam por padrão de retenção obstrutiva em vias excretoras e atividade intracavitária do radiofármaco, respectivamente. A estenose do enxerto vascular pode ser avaliada de maneira semelhante à realizada na hipertensão renovascular já discutida anteriormente.

Leitura Sugerida

- Mandell GA, Cooper JA, Leonard JC, Majd M, Miller JH, Parisi MT, et al. Procedure guideline for diuretic renography in children. J Nucl Med. 1997;38:1647-50.

- Shahrokh H, Movahhed M, Zarqar Shoshtari MA, Orafa AM, Hekmat S. Ethylenedicysteine versus diethylenetriamine pentaacetic acid as the carrier of technetium Tc 99m in diuretic renography for patients with upper urinary tract obstruction. Urol J. 2006;3:97-103.

- Piepsz A, Ham HR. Pediatric applications of renal nuclear medicine. Semin Nucl Med. 2006;36:16-35.

- Fine EJ. Interventions in renal scintigraphy. Semin Nucl Med. 1999;29:128-45.

- Taylor A, Manatunga A, Garcia EV. Decision support systems in diuresis renography. Semin Nucl Med. 2008;38:67-81.

- Taylor A, Nally J, Aurell M, Blaufox D, Dondi M, Dubovsky E, et al. Consensus report on ACE inhibitor renography for detecting renovascular hypertension. J Nucl Med. 1996;37:1876-82.

- Dubovsky EV, Russell CD, Bischof-Delaloye A, Bubeck B, Chaiwatanarat T, Hilson AJ, et al. Report of the radionuclides in nephrourology commitee for evaluation of transplanted kidney (review of techniques). Semin Nucl Med. 1999;29:175-88.

- Dubovskky EV, Russell CD, Erbas B. Radionuclide evaluation of renal transplants. Semin Nucl Med. 1995;25:49-59.

15.2 Cintilografia Renal Estática

GEORGE BARBERIO COURA FILHO

Conteúdo
Bases
  Radiofármacos/Farmacocinética
  Mecanismos de Captação: Fatores Fisiopatológicos e
  Biodistribuição Normal
  Protocolos de Aquisição e Processamento de Imagem
  Interpretação da Imagem

Aplicações Clínicas
  Pielonefrite
  Pseudotumor Renal
  Malformações Renais

Bases

Radiofármacos/Farmacocinética

A cintilografia renal estática é um exame de medicina nuclear que visa avaliar forma, córtex e função renais, com maior precisão e reprodutibilidade da função renal diferencial. É um exame no qual a atividade do radiofármaco em sistema pielocalicinal ou a eliminação mantida ao longo do tempo podem ser prejudiciais a uma boa avaliação dos rins. Radiofármacos que sofram filtração glomerular exclusiva ou que sofram secreção tubular sem fixação cortical renal são inadequados para aplicação na cintilografia renal estática. São utilizados preferencialmente radiofármacos que apresentem algum grau significativo de fixação ao parênquima cortical renal.

Dentre os principais radiofármacos utilizados podemos comentar o DMSA marcado com tecnécio-99m (^{99m}Tc-DMSA). Apesar de recorrentemente surgirem estudos buscando um refinamento acerca do mecanismo de concentração deste no córtex renal, alguns pontos são classicamente reconhecidos.

Outro radiofármaco que pode ser usado é o GHA marcado com tecnécio-99m (^{99m}Tc-GHA). É um agente que sofre rápido *clearance* renal, podendo também ser utilizado na cintilografia renal dinâmica.

Mecanismos de Captação: Fatores Fisiopatológicos e Biodistribuição Normal

Sabe-se que a concentração do ^{99m}Tc-DMSA se dá nas células do túbulo proximal renal e que este se dá por extração peritubular, e a fração do radiofármaco que entra nos túbulos por filtração glomerular é excretada. Como seu mecanismo é de concentração peritubular, trata-se de um radiofármaco em que imagens após 2 horas de administração mostram somente sua fixação em córtex renal, sendo, portanto considerado o agente de escolha para a cintilografia renal estática. A absorção do ^{99m}Tc-DMSA em desequilíbrios ácido-base muda consideravelmente, podendo haver aumento da captação hepática. Outro fator que influencia a cinética desse fármaco é a desidratação, com um aumento do tempo de *clearance* deste. Outra potencial situação na qual há baixa fixação tubular do radiofármaco, com implicação de maior eliminação deste, é na síndrome de Fanconi.

O ^{99m}Tc-GHA tem eliminação em uma boa parte por filtração glomerular, enquanto uma menor parte ligada a proteínas é excretada por secreção tubular (cerca de 7%). Contudo, uma fração significativa de sua administração fica retida por algum tempo na cortical renal com valores experimentais variando principalmente de acordo com o modelo animal utilizado. Seu acúmulo tem aparente correlação com a enzima de transporte do hippuran, com a maior parte concentrada em túbulos proximais, e uma menor parte mais distalmente. Sua absorção não se altera em desequilíbrios ácido-base.

A biodistribuição normal desses radiofármacos é destacada somente no córtex renal, apresentando padrão difusamente homogêneo em cada rim, com captação similar entre os rins. Em função do posicionamento posterior dos rins no abdome, estes são mais bem caracterizados em imagens com visão posterior. Ocasionalmente pode ser observada uma menor concentração na face medial dos rins, compatível com a posição do sistema pielocalicinal no qual não esperamos visualizar captação do radiofármaco em situação normal. Pode ocorrer algum grau de concentração em fígado, porém deve ser muito menor que a renal. Caso contrário, é necessário investigar a qualidade de marcação do radiofármaco (excesso de formação de coloide) ou se o paciente apresenta alterações fisiológicas que possam aumentar a concentração hepática. Também ocasionalmente é visualizada atividade do radiofármaco em bexiga, principalmente quando as imagens são adquiridas precocemente.

Protocolos de Aquisição e Processamento de Imagem

Para a realização da cintilografia renal estática não é necessário preparo prévio do paciente. Em geral, é administrada intravenosamente uma atividade de 5 mCi de ^{99m}Tc-DMSA, com imagens adquiridas a partir de 2 horas da administração. Normalmente, tempos mais longos entre a injeção e a aquisição de imagens proporcionam melhor relação entre alvo e atividade de fundo, refletindo imagens de melhor qualidade para avaliação renal.

As imagens planas são adquiridas com colimador LEAP ou de alta resolução, em janela energética adequada para tecnécio-99m, em projeção anterior e posterior de abdome, e oblíquas posteriores de abdome, com imagens renais no centro do detector. O uso de *zoom* na aquisição fica condicionado às proporções do paciente, geralmente sendo mais úteis em pacientes pediátricos. A aquisição de imagens por contagens é mais adequada para melhor detalhamento dos rins. É possível adquirir as imagens em cortes tomográficos por SPECT.

O processamento das imagens planas envolve somente o cálculo da função renal diferencial. Este é feito desenhando-se na imagem posterior áreas de interesse (ROI = do inglês "*regions of interest*") envolvendo cada rim e obtendo-se as contagens totais contidas nessas áreas de interesse e número de pixels. O único cuidado é obedecer os contornos renais para não excluir parênquima funcionante do cálculo e evitar incluir áreas sem parênquima renal. De maneira semelhante são desenhadas duas áreas de interesse imediatamente abaixo de cada rim, das quais serão obtidas as contagens e pixels referentes à atividade de fundo. Para essas áreas, espera-se que não sejam incluídas áreas com parênquima renal ou eventualmente áreas que englobem outros órgãos sólidos principalmente. A determinação das ROIs na cintilografia renal estática costuma ser mais simples que no estudo de cintilografia renal dinâmica, havendo menos margem para dúvidas de quais áreas devem ser incluídas em cada desenho. Dando continuidade ao processo, subtraem-se das contagens totais dos rins as referentes às atividades de fundo, com a precaução de correção para número de pixels. Somam-se, em seguida, as atividades dos rins e divide-se a atividade de cada rim por essa soma, obtendo-se finalmente a função renal relativa percentual de cada rim (Figura 15.2.1).

Quando há diferença significativa de tamanho dos rins, é possível obter a função renal relativa corrigida por tamanho, corrigindo-se as contagens totais de cada área de interesse renal pelo número de pixels contido nessas áreas. Outra possível correção necessária é feita quando existe diferença de posicionamento abdominopélvico dos rins com um deles se apresentando anteriorizado em rela-

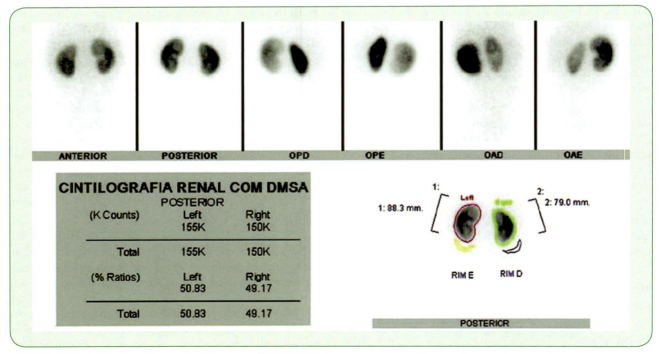

FIGURA 15.2.1. Cintilografia renal estática com ^{99m}Tc-DMSA de uma criança de 7 anos, de aspecto normal.

ção ao outro. Essa correção é feita reproduzindo o mesmo procedimento na imagem anterior e depois se calculando a média geométrica entre contagens da projeção anterior e posterior.

Caso a imagem tenha sido adquirida em modo tomográfico (SPECT), faz-se necessária uma imagem plana na projeção posterior para cálculo da função renal relativa. É possível realizar quantificação da captação renal nas imagens tomográficas (SPECT), mas é preciso uma calibração prévia com *phantoms*, não sendo uma metodologia tão prática quanto à função renal relativa.

A justificativa para se acrescentar uma aquisição SPECT é que, com a maior resolução espacial, seria em teoria maior a capacidade de detecção de pequenas alterações corticais. A discussão, no entanto, é acerca de qual seria o valor agregado no manejo do paciente decorrente dessa detecção de menores lesões. Ainda não é estabelecido se é necessário o uso rotineiro da aquisição SPECT, em muitos serviços sendo a opção habitual somente pelas imagens planas, cuja metodologia de aquisição é muito mais prática e rápida. Uma possível alternativa ao uso da SPECT, caso sejam necessárias imagens com maior resolução espacial, é o uso do colimador *pinhole*.

Interpretação da Imagem

A imagem é interpretada levando-se em consideração principalmente parâmetros qualitativos como posição de cada rim no abdome, forma renal, dimensões renais, intensidade de captação e padrão de distribuição do radiofármaco. Procura-se ativamente por rins em posições ectópicas quando uma imagem renal não é visualizada em sua topografia habitual, bem como são relatadas alterações morfológicas, de dimensões e áreas que não concentram adequadamente o radiofármaco. A função renal relativa também deve ser considerada na interpretação da imagem.

Também é possível realizar estimativas cintilográficas de tamanho renal, porém seu valor e reprodutibilidade são criticáveis e acabam sendo menos importantes que as estimativas ultrassonográficas.

Aplicações Clínicas

Pielonefrite

A cintilografia renal estática com ^{99m}Tc-DMSA é considerada em muitos serviços a modalidade de escolha na avaliação e no acompanhamento da infecção renal e suas sequelas. Seu uso é baseado na excelente imagem da função do córtex renal refletindo sua disfunção quando há um processo infeccioso vigente ou principalmente determinando a extensão da área na qual a perda de função é irreversível nos casos crônicos (processo cicatricial renal ou sequela da pielonefrite).

Quando o motivo é a investigação de pielonefrite aguda, o estudo é feito na vigência do processo infeccioso. Já quando o motivo é a investigação de sequela de pielonefrite, apesar de controverso o tempo mínimo entre o fim do processo infeccioso e o estudo, em geral este é realizado um mínimo de três meses após o término da infecção, porém com recomendações de que seis meses seja o período ideal entre o período da infecção e a imagem de suas sequelas.

O padrão cintilográfico na pielonefrite aguda é de hipocaptação com contornos renais preservados, podendo chegar à ausência de captação do radiofármaco, na área por onde se estende o processo infeccioso. Sendo assim, é possível observar padrões focais, multifocais ou difusos, a variar com a extensão da infecção. O uso do ^{99m}Tc-DMSA na fase aguda do processo infeccioso é controverso, pois seu papel efetivo não é bem estabelecido em literatura. Alguns autores advogam que seu uso pode definir, quando anormal, uma terapia antibiótica mais agressiva, enquanto, quando normal, poderia evitar a realização de exames adicionais invasivos como a uretrocistografia miccional retrógrada (Figura 15.2.2).

Já na pielonefrite crônica o padrão que evidencia suas sequelas é o de deformidades corticais renais, em geral associadas a afilamento do córtex renal, e nos casos mais avançados com redução importante do volume renal. É possível haver até a exclusão funcional renal, situação na qual não é observada mais nenhuma concentração do ^{99m}Tc-DMSA naquele rim que perdeu por completo sua função. Seu uso na doença renal crônica serve principalmente para acompanhamento da perda da função renal após as infecções e, nos casos mais graves nos quais há dificuldade de controle de infecções, pode servir para indicar nefrectomia de um rim excluso (Figura 15.2.3).

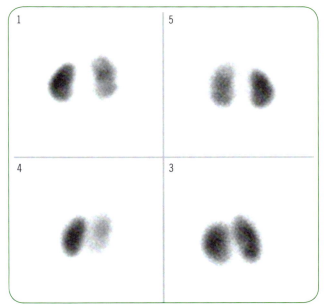

FIGURA 15.2.2. Cintilografia renal estática com ^{99m}Tc-DMSA em criança de 6 meses, sexo feminino, com febre há oito dias. Infecção urinária com suspeita de acometimento alto (pielonefrite aguda) confirmada pela cintilografia que mostra aumento de volume e hipocaptação de padrão heterogêneo no rim direito. Identificação: **1**) posterior; **5**) anterior; **4**) oblíqua posterior esquerda; e **3**) oblíqua posterior direita.

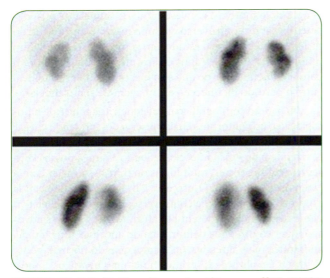

FIGURA 15.2.3. Cintilografia renal estática com ^{99m}Tc-DMSA em criança de 10 anos, sexo feminino, em seguimento de infecção do trato urinário com pielonefrite de repetição.

Resta comentarmos que a cintilografia renal estática nas infecções tanto aguda como crônica é mais sensível que os demais métodos de avaliação, como a ultrassonografia, por exemplo. No entanto, acaba por ser também um exame menos específico, muitas vezes seus achados se sobrepondo a outras doenças.

Pseudotumor Renal

Uma situação clínica na qual também é possível aplicar a cintilografia renal estática é a hiperplasia das colunas de Bertin, também conhecida por pseudotumor renal, e sua diferenciação com os tumores renais malignos. Sua localização é entre as pirâmides renais e sua composição é de tecido renal hipertrófico concentrando o radiofármaco. Já os tumores renais malignos tendem a não apresentar concentração do radiofármaco.

Malformações Renais

O uso da cintilografia renal estática em malformações baseia-se na facilidade de se encontrar parênquima renal funcionante com o uso do ^{99m}Tc-DMSA. Suas imagens tardias permitem que sejam avaliadas as estruturas que fixam o radiofármaco, com excelente relação entre alvo e radioatividade de fundo. Lembrando que ectopias são malformações renais comuns, no caso de não visualização de um rim em sua topografia habitual, imagens pélvicas e torácicas devem ser adquiridas na tentativa de diagnosticar ptoses renais, rins pélvicos ou rins torácicos (estes últimos menos comuns). O padrão encontrado será de área de concentração do radiofármaco em topografia não habitual, porém não devemos esperar que a estrutura encontrada mantivesse a forma renal habitual, podendo apresentar formas variadas. Na ausência de imagem renal ectópica encontrada pelo ^{99m}Tc-DMSA e por métodos anatômicos, pode-se definir a entidade de rim único.

Outra malformação renal comum é a fusão dos polos renais inferiores, conhecida por rim em "ferradura", tratando-se de achado facilmente reconhecido na cintilografia renal estática. O valor de seu diagnóstico é pequeno, pois raramente requer medidas corretivas, com exceção quando associada a infecções renais (Figura 15.2.4).

Por fim, outra malformação frequente é a ectopia renal cruzada na qual um rim encontra-se fundido ao outro, um por seu polo inferior e o outro por seu polo superior. Sua avaliação se faz da melhor forma possível pela associação da cintilografia renal estática com a cintilografia renal dinâmica, associando-se não só a forma como a avaliação do suprimento vascular renal e as vias excretoras renais.

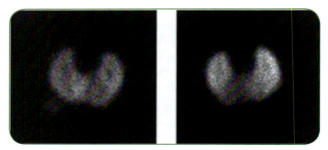

FIGURA 15.2.4. Cintilografia renal estática com ^{99m}Tc-DMSA em criança de 8 anos, sexo masculino, feita para avaliação de infecção do trato urinário. Rim em ferradura.

Leitura Sugerida

- Müller-Suur R, Gutsche HU. Tubular reabsorption of technitium-99m-DMSA. J Nucl Med. 1995;36:1654-8.
- Lee HB, Blaufox MD. Mechanism of renal concentratio of technitium-99m Glucoheptonate. J Nucl Med. 1985;26:1308-13.
- Yee CA, Lee HB, Blaufox MD. Tc-99m DMSA renal uptake: influence of biochemical and physiologic factors. J Nucl Med. 1981;22:1054-8.
- Groshar D, Frankel A, Iosilevsky G, Israel O, Moskovitz B, Levin DR, et al. Quantitation of renal uptake of technitium-99m DMSA using SPECT. J Nucl Med. 1989;30:246-50.
- Rossleigh MA. Scintigraphic imaging in renal infections. Q J Nucl Med Mol Imaging. 2009;53:72-7.
- Bhatt S, MacLennan G, Dogra V. Renal pseudotumors. AJR. 2007;188:1380-7.

15.3 Cistocintilografia

GEORGE BARBERIO COURA FILHO

Conteúdo
Bases
  Protocolos de Aquisição e Processamento de Imagem
  Estudo Direto
  Estudo Indireto
Aplicações Clínicas
  Refluxo Vesicoureteral

Bases

Protocolos de Aquisição e Processamento de Imagem

A cistocintilografia é um exame utilizado para avaliar as estruturas do sistema excretor urinário, mais especificamente para avaliar se os mecanismos de contenção do fluxo são capazes ou incapazes de garantir que não ocorra fluxo retrógrado. Portanto, é um exame que necessita de presença do radiofármaco na bexiga urinária repleta e em esforço miccional para determinar se ocorre refluxo urinário desta para os ureteres. A cistocintilografia pode ser realizada de duas formas: a cistocintilografia direta e a cistocintilografia indireta. Em geral, é utilizada em população pediátrica.

Estudo Direto

A cistocintilografia direta é realizada por meio da instilação do radiofármaco na bexiga do paciente após cateterização uretral asséptica. É importante nos certificarmos se não há infecção vigente ou recente porque é desastroso favorecer o alcance de patógenos aos rins causando pielonefrite a partir de cistite mais simples. O radiofármaco habitualmente empregado é o DTPA marcado com tecnécio-99m, ou coloide marcado com tecnécio-99m, porém também é possível utilizar o pertecnetato de sódio marcado com tecnécio-99m. O radiofármaco é, então, diluído em solução fisiológica estéril e instilado via cateter vesical. É importante que haja o esvaziamento vesical antes da instilação do radiofármaco, que pode ser feito antes ou após a cateterização e que a criança esteja em situação confortável para micção quando sentir vontade. A micção pode ser realizada em comadre hospitalar ou sobre fralda absorvente, de acordo com a idade e as características próprias de cada criança.

O equipo com a solução salina recebe o material ao início da instilação, e a bolsa contendo a solução salina deve estar elevada acima de 1 metro da sonda vesical, e a instilação perdura até a vontade e/ou início da micção.

A aquisição é feita com colimador LEAP ou de alta resolução, em janela energética para tecnécio-99m. O paciente pode estar em decúbito horizontal ou sentado na comadre hospitalar. Devemos lembrar que, para evitar a contaminação do detector com material radioativo oriundo do processo miccional, pode-se fazer o forramento do detector com plástico. A aquisição é realizada em modo dinâmico com *frames* de 3 a 5 segundos desde o início da instilação e enchimento vesical, perdurando até o final da micção. Não há necessidade de processamentos específicos, porém é possível traçar curvas de atividade radioativa no tempo em áreas de interesse determinadas nos ureteres e pelve renal, e na bexiga urinária.

A partir desse estudo, podem-se obter parâmetros qualitativos como número de episódios de refluxo, intensidade do episódio, e momento (fase de enchimento, ou miccional) em que ocorreu o episódio, e também parâmetros semiquantitativos quando monitorizados em concomitância o volume instilado ou a pressão vesical em cada episódio de refluxo.

Estudo Indireto

O estudo indireto é feito simultaneamente à realização de uma cintilografia renal dinâmica, utilizando-se da mesma administração intravenosa de radiofármaco desta. Aproveita-se, então, o uso do mesmo radiofármaco e dose para aquisição dos dois estudos: a cintilografia renal dinâmica e a cistocintilografia indireta. É recomendado o uso preferencial de radiofármacos com alta extração como o MAG3 marcado tecnécio-99m, pois resultados menos satisfatórios podem ser observados com radiofármacos de menor extração devido a maior tempo de trânsito e eliminação renal e maior chance de existência em sistema coletor de atividade oriunda dessa eliminação mais prolongada.

Inicialmente segue o mesmo procedimento e parâmetros de aquisição da cintilografia renal dinâmica, porém com o paciente em posição preparada para micção como na cistocintilografia direta. Pode-se fazer uso de diurético. A aquisição é prolongada até a micção sempre com *frames* de 3 a 5 segundos de duração da aquisição. De maneira semelhante à cistocintilografia direta, é possível obter parâmetros de interpretação qualitativos, mas, como é um procedimento realizado sem cateterização do paciente, não é possível medir volumes vesicais nem pressão vesical aos episódios de refluxo.

Aplicações Clínicas

Refluxo Vesicoureteral

As infecções do trato urinário são conhecidas como causas de lesão do parênquima renal, tendo como possível consequência evolutiva a cicatrização dos rins. As cicatrizes renais são desastrosas, pois invariavelmente cursam com perda da função renal. O refluxo vesicoureteral (RVU) consta dentre uma das conhecidas causas principais de infecções urinárias pediátricas, com 30% dos pacientes pediátricos com infecção urinária apresentando RVU, sendo importante seu diagnóstico precoce para prevenir lesões renais. No entanto, nem todos os RVU necessitam de intervenção cirúrgica, e muitos melhoram com o crescimento da criança. Assim, faz-se necessário um método sensível, prático e reprodutível que possa diagnosticar e acompanhar evolutivamente a criança com RVU, sendo esta a principal aplicação da cistocintilografia tanto direta como indireta. Também é sabido que a correlação entre RVU e cicatriz renal varia de cerca de 23% a 75% e que quanto maior é o RVU, maior é essa correlação.

A cistocintilografia direta em muitos serviços acaba sendo o método de escolha, pois permite a aquisição contínua de imagens, sendo um método mais sensível, e por expor menor radiação ao paciente em relação à uretrocistografia miccional (UCM), mas com a desvantagem de não avaliar a uretra e apresentar baixa resolução anatômica. Porém, ao que parece a UCM ainda é globalmente o método preferencial de avaliação do RVU por muitos urologistas. Um exame que mais recentemente tem ocupado o espaço de diagnóstico e acompanhamento do RVU é a ultrassonografia miccional, dado o fato de esta não utilizar radiação ionizante.

O padrão observado que caracteriza um estudo como positivo, tanto na cistocintilografia direta como na indireta, é a progressão retrógrada do radiofármaco no sentido da bexiga para o sistema pielocalicinal. Apesar da possibilidade de classificar em graus o refluxo, não existe um padrão universalmente aceito para a cistocintilografia, diferentemente da UCM, que apresenta um padrão universalmente aceito de graduação do refluxo em 5 graus. Comparativamente a sensibilidade do método direto é maior que o método indireto e basta que evidenciemos que, no método indireto, ocasionalmente ocorre o enchimento incompleto vesical e/ou ocorre retenção do radiofármaco em sistemas excretores, situações nas quais é possível dificultar a ocorrência ou a detecção do refluxo respectivamente. Porém, é importante ressaltar que o método indireto é menos invasivo por não necessitar cateterização vesical e que agrega as informações de uma cintilografia renal dinâmica.

Alguns parâmetros que podem ser obtidos da cistocintilografia direta são o volume vesical ao início do refluxo, o volume vesical ao momento do refluxo máximo, o número de episódios de refluxo em um tempo predeterminado e se o refluxo teve início antes ou após o início miccional. Esses parâmetros podem, segundo a literatura, estar correlacionados com o prognóstico do paciente.

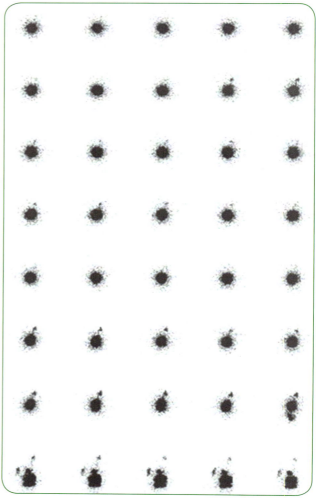

FIGURA 15.3.1. Cistocintilografia direta com ^{99m}Tc-DTPA, que demonstra múltiplos episódios de refluxo vesicoureteral até a pelve renal direita na fase de enchimento e durante a micção.

Leitura Sugerida

- Ozdogan O, Turkmen M, Atasever A, Arslan G, Soylu A, Kasap B, et al. New quantitative parameters for evaluating radionuclide cystography and their value in understanding the physiology of reflux. J Nucl Med Technol. 2009;24:101-6.

- Darge K, Riedmiller H. Current status of vesicoureteral reflux diagnosis. World J Urol. 2004;22:88-95.

- Piepsz A, Ham HR. Pediatric applications of renal nuclear medicine. Semin Nucl Med. 2006;36:16-35.

- Rossleigh MA. Renal infection and vesico-ureteric reflux. Semin Nucl Med. 2007;37:261-8.

Seção 2 – Diagnóstico

15.4 Cintilografia Escrotal

GEORGE BARBERIO COURA FILHO

Conteúdo

Bases
  Radiofármacos
  Mecanismo de Captação: Fatores Fisiopatológicos e
  Biodistribuição Normal
  Protocolos de Aquisição e Processamento de Imagem

Interpretação da Imagem: Conhecimentos Básicos de
  Anatomia e Vascularização
Aplicações Clínicas
  Torção Testicular Aguda
  Epididimite
  Padrão Cintilográfico em Outras Doenças Testiculares

Bases

Radiofármacos

A aplicação da cintilografia escrotal é usual na diferenciação da dor testicular aguda em caráter emergencial, separando as entidades que podem cursar com dor, tais como as torções testiculares e/ou de seus apêndices, as epididimites, abscessos e varicoceles. Usa-se, então, o radiofármaco para avaliar o *status* perfusional testicular separando as entidades que cursam com má ou ausência de perfusão, das que cursam principalmente com hiperemia secundária à inflamação. Dessa forma, múltiplos radiofármacos podem ser utilizados desde que possam ser utilizadas doses de radiações suficientes para estudos perfusionais dinâmicos e imagens tardias de equilíbrio. Portanto, é comum a opção pelo pertecnetato de sódio marcado com tecnécio-99m ($Na^{99m}TcO4$), pois é o produto direto da eluição de um gerador de molibdênio-tecnécio, sendo disponível praticamente em qualquer momento em uma clínica de medicina nuclear.

Mecanismo de Captação: Fatores Fisiopatológicos e Biodistribuição Normal

O princípio fundamental da avaliação testicular pela cintilografia é a perfusão tecidual dos testículos. Neste caso, o $Na^{99m}TcO4$ é consequentemente um traçador do aporte e drenagem sanguíneos fornecido pela vascularização das estruturas anatômicas da bolsa escrotal, com ênfase no aporte arterial pelo cordão espermático, não tendo um mecanismo específico de concentração nos tecidos dos testículos.

A biodistribuição normal esperada é radioatividade do radiofármaco simétrica nos testículos, e, como a vascularização da maior parte das estruturas testiculares é similar à dos tecidos de partes moles, deve ser também similar à intensidade de radioatividade observada em partes moles adjacentes como coxas, por exemplo.

Protocolos de Aquisição e Processamento de Imagem

A cintilografia escrotal é realizada em adultos utilizando-se uma dose de 15-20 mCi de $Na^{99m}TcO4$, enquanto em pacientes pediátricos emprega-se dose menor respeitando-se um mínimo de 5 mCi. O radiofármaco é administrado intravenosamente sem necessidade de preparo prévio do paciente. O estudo é adquirido em duas etapas, sendo uma de fluxo e acúmulo imediatamente após a administração do radiofármaco em sala de exame, com imagens sequenciais adquiridas com 1 frame a cada 5 segundos no 1º minuto, e imagens com 1 frame a cada 3 minutos do 2º ao 15º minuto de estudo. A segunda etapa é de equilíbrio e é feita com a aquisição de uma imagem após o 15º minuto com 500 a 1.000 kcontagens. É essencial a centralização do escroto nas imagens para melhor visualizar as estruturas.

A maior dificuldade de elaboração de um bom protocolo de aquisição de imagens na cintilografia testicular é a reduzida dimensão das estruturas testiculares. É então habitual que as imagens sejam adquiridas utilizando-se colimadores de alta resolução ou LEAP com *zoom* na matriz, sendo o uso do colimador *pinhole* uma alternativa viável para boas aquisições.

Para melhorar a visualização das estruturas da bolsa escrotal é possível se fazer um apoio desta para nivelar os testículos, bem como fixar o pênis deslocado para cima para que ele não sobreponha estruturas da bolsa escrotal. As pernas devem também apresentar afastamento de forma a não sobrepor a bolsa escrotal. Uma alternativa é o uso de chumbo sob a bolsa escrotal, porém, caso este sobreponha as pernas, pode dificultar a comparação da atividade do radiofármaco na bolsa escrotal com a atividade em coxas. O uso de um marcador de chumbo na rafe testicular delimitando melhor os lados testiculares na imagem tardia é ocasionalmente útil.

Devemos também lembrar que a diferenciação entre as doenças testiculares que cursam com dor aguda é feita emergencialmente, pois, quanto mais rápido é restabelecido o fluxo testicular interrompido, maior é a chance de preservação do testículo. Portanto, a cintilografia escrotal é um exame realizado de urgência tanto para sua aquisição como sua interpretação, devendo o serviço estar capacitado a realizar esse procedimento prontamente.

Interpretação da Imagem: Conhecimentos Básicos de Anatomia e Vascularização

Para interpretar a cintilografia escrotal devemos ter como fundamento a anatomia das estruturas da bolsa escrotal. A bolsa escrotal é composta de pele e dartos. Contidos na bolsa escrotal se encontram os testículos e parte do cordão espermático. Devemos ressaltar que a vascularização da bolsa escrotal não é feita por vasos do cordão espermático, sendo, portanto, independente da vascularização testicular. O parênquima do testículo é recoberto pela túnica albugínea e depois pela túnica vaginal que engloba o testículo (com exceção da sua borda posterior), o epidídimo, que é uma estrutura adjacente ao testículo localizada posterolateralmente, e o cordão espermático (que, por sua vez, contém estruturas vasculares, linfáticas e nervosas). O suprimento vascular das estruturas internas da bolsa escrotal é feito por três artérias contidas no cordão espermático: artéria testicular, artéria deferente, e artéria cremastérica. Como o suprimento arterial proveniente do cordão espermático é muito maior que o suprimento arterial à bolsa escrotal, tem-se que este acaba por ser muito pouco visível à cintilografia. Na torção do cordão espermático, é habitual que o fluxo arterial esteja interrompido em todas as artérias.

A interpretação é feita analisando-se o fluxo sanguíneo e a hiperemia das estruturas testiculares. Deve-se manter a atenção focada em sinais de decréscimo de fluxo/perfusão ou o aumento de fluxo/perfusão tecidual, esperado no trajeto do cordão espermático e estruturas testiculares e, posteriormente, na retenção tecidual do radiofármaco quando existem estruturas inflamadas. A inflamação leva a essa retenção tecidual (hiperemia) devido ao aumento da permeabilidade capilar própria desse fenômeno.

Aplicações Clínicas

O uso da cintilografia escrotal na diferenciação das doenças agudas testiculares fundamenta-se no potencial de se evitar cirurgias desnecessárias. A cintilografia tem alta sensibilidade e especificidade (96% e 98%, respectivamente) quando comparada à avaliação clínica, e a ultrassonografia Doppler não se mostrou superior à cintilografia.

No entanto, por não ser tão disponível e rápida como a ultrassonografia, e por utilizar radiação ionizante, seu uso tem sido cada vez menor e restrito aos casos de maior dúvida clínica e ultrassonográfica.

Torção Testicular Aguda

Torção testicular ou de seus apêndices é decorrente de uma predisposição correlacionada a anormalidades da túnica vaginal que facilita a movimentação das estruturas testiculares dentro da bolsa escrotal. Com a torção do cordão espermático, ocorre interrupção do retorno venoso que, ao aumentar de intensidade, causa inchaço com interrupção do fluxo arterial. A ausência de fluxo arterial causa edema e posterior infarto testicular com perda da função de espermatogênese, sendo, portanto, o restabelecimento do fluxo sanguíneo condição de máxima importância para a preservação das funções testiculares. Como é uma doença que cursa com interrupção do fluxo sanguíneo na fase aguda da torção testicular ou de seus apêndices, é observada uma área com radioatividade ausente ou reduzida em grau muito importante, correspondendo à chamada "área fotopênica". Já na fase subaguda houve tempo de ocorrer inflamação e consequente hiperemia, podendo ser observado, associado à área fotopênica, um aumento do fluxo da artéria pudenda que irriga o dartos. Por fim, na fase tardia (acima de 24 horas do início do processo), observa-se um aumento da radioatividade na bolsa escrotal e no fluxo da artéria pudenda que irriga o dartos, criando um padrão em "halo", e a área de menor radioatividade representa estruturas que permanecem sem receber fluxo sanguíneo adequado (Figura 15.4.1).

Epididimite

A epididimite é a doença testicular mais comum e é observada normalmente à cintilografia através de um aumento do fluxo sanguíneo nas artérias do cordão espermático, podendo se localizar mais especificamente no epidídimo a depender da intensidade do processo inflamatório e da resolução espacial adotada na aquisição de imagens. Na epididimite aguda, a hiperemia pode ser focalmente localizada na área inflamada e pode haver mínimo aumento do fluxo sanguíneo, aspectos que aproximam as imagens cintilográficas de um padrão normal. Quando há extensão do processo inflamatório para o testículo, é chamado de epidídimo-orquite, e o padrão de hiperemia observado à cintilografia pode ser mais extenso. Já quando a inflamação é muito intensa, pode ocorrer inclusive hiperemia e aumento do fluxo e atividade do radiofármaco na bolsa escrotal (Figura 15.4.2).

Padrão Cintilográfico em Outras Doenças Testiculares

Na hidrocele, por haver líquido livre entre as túnicas testiculares, há um padrão indireto de redução da atividade do radiofármaco, o qual decorre da atenuação causada pela presença do líquido.

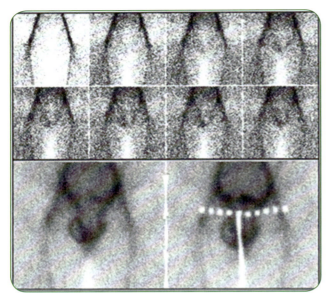

FIGURA 15.4.1. Cintilografia nas fases de fluxo e equilíbrio com ^{99m}Tc-pertecnetato de paciente com 14 anos. Padrão de torção testicular em fase tardia à direita, com redução da captação testicular e hiperemia reacional do dartos.

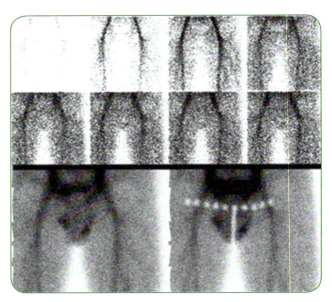

FIGURA 15.4.3. Cintilografia nas fases de fluxo e equilíbrio com ^{99m}Tc-hemácias de paciente com 29 anos. Imagem de equilíbrio feita com manobra de Valsalva evidencia varicocele bilateral de grau moderado.

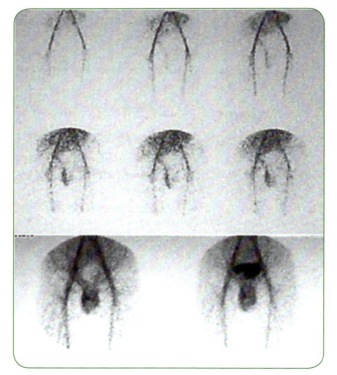

FIGURA 15.4.2. Cintilografia escrotal nas fases de fluxo e equilíbrio com ^{99m}Tc-pertecnetato de paciente com 17 anos, apresentando dor testicular à direita há um dia. Padrão de epididimite mostrando aumento de fluxo e hiperemia superolateral à projeção testicular.

Na varicocele, por ser um fenômeno de dilatação de veias, o padrão observado é a retenção venosa do radiofármaco na fase tardia do fluxo. O estudo pode também ser realizado com hemácias marcadas e complementado com manobras para aumento da estase venosa (por exemplo, manobra de Valsalva) (Figura 15.4.3).

Por fim, nos abscessos e tumores testiculares dados à diversidade de patógenos capazes de causar a infecção ou a diversidade de linhagens tumorais capazes de gerar a neoplasia testicular, o padrão cintilográfico acaba por ser variado e refletir a intensidade do processo inflamatório e/ou vascularização tecidual associado a essas doenças. Não há, então, um padrão cintilográfico único observável.

Leitura Sugerida

- McGlone BS, Balan KK. The use of nuclear medicine techniques in the emergency department. Emerg Med J. 2001;18:424-9.
- Chen DCP, Holder LE, Melloul M. Radiouclide Scrotal Imaging: Further experience with 210 Patients. Part I: Anatomy, Pathophysiology, and Methods. J Nucl Med. 1983;24:735-42.
- Chen DCP, Holder LE, Melloul M. Radiouclide Scrotal Imaging: Further experience with 210 Patients. Part II: Results and Discussion. J Nucl Med. 1983;24:841-53.
- Mishkin FS. Differential diagnostic features of the radionuclide scrotal image. Am J Roentgenol. 1977;128:127-9.
- Frush DP, Sheldon CA. Diagnostic imaging for pediatric scrotal disorders. RadioGraphics. 1998;18:969-85.

15.5 Estudos Quantitativos

GEORGE BARBERIO COURA FILHO

Conteúdo

Bases
- Radiofármacos/Farmacocinética
- Mecanismos de Captação e Eliminação: Filtração Glomerular e Secreção Tubular

Aplicações Clínicas e suas Metodologias
- Determinação da Taxa de Filtração Glomerular
- Determinação do Fluxo Plasmático Renal

Bases

Radiofármacos/Farmacocinética

A determinação da taxa de filtração glomerular é considerada uma das melhores formas de avaliação da função renal. O padrão-ouro de sua determinação é por meio do *clearance* urinário de inulina, porém esta é uma metodologia de execução complicada. Assim têm sido utilizados como metodologia preferencial marcadores alternativos de filtração glomerular, como o EDTA marcado com cromo-51 (^{51}Cr-EDTA), apesar de também poder utilizar outros marcadores alternativos como o DTPA marcado com tecnécio-99m (^{99m}Tc-DTPA). Em geral, sua determinação é feita com amostras de sangue ao longo do tempo, sendo determinada curva de *clearance* com correção posterior para superfície corpórea, a fim de comparar indivíduos de tamanhos diferentes. O ^{51}Cr-EDTA é uma metodologia amplamente aceita, principalmente por sua excelente correlação com o *clearance* de inulina, podendo ser utilizada inclusive em pacientes pediátricos e com insuficiência renal avançada.

No caso da determinação do fluxo plasmático renal, esse classicamente pode ser quantificado por meio do uso do Hippuran marcado com iodo-131 (^{131}I-OIH). É conhecido que sua extração arterial renal por excreção tubular é da ordem de 80% a 90%, enquanto o restante não extraído é decorrente de fluxo arterial passando por áreas renais não funcionantes como a cápsula e a pelve renal. Essa alta extração em primeira passagem é base de seu uso em determinações do fluxo plasmático renal. Esse fármaco também apresenta um pequeno percentual de eliminação por filtração glomerular.

Mecanismos de Captação e Eliminação: Filtração Glomerular e Secreção Tubular

Os fármacos utilizados em estudos quantitativos renais devem respeitar alguns princípios. Eles devem ser filtrados pelos glomérulos como o ^{51}Cr-EDTA de maneira predominante ou devem ser secretados pelos túbulos renais como o ^{131}I-OIH em altas taxas em suas primeiras passagens. Também não podem ser incorporados ou ligados às hemácias circulantes, bem como não podem se ligar às proteínas plasmáticas, porque assim sua taxa de eliminação renal não poderia ser acompanhada por amostras sanguíneas, pois fenômenos como esses reteriam os radiofármacos na corrente sanguínea e impediriam de ter seu livre trânsito renal.

Aplicações Clínicas e Suas Metodologias

Determinação da Taxa de Filtração Glomerular

Este estudo é realizado principalmente no diagnóstico do déficit de função renal e no acompanhamento da função renal após procedimentos. Alguns exemplos de indicações são as glomerulopatias crônicas, extremos de idade, uso de drogas nefrotóxicas, hipertensão renovascular, rim único, ou avaliar doador de transplante renal ou pós-transplante.

A realização do estudo é feita com o paciente em jejum de 3 horas, que não deve ingerir proteínas em excesso ou realizar esforço físico antes do estudo e deve beber dois a três copos de água antes do estudo para garantir bom estado de hidratação. O ^{51}Cr-EDTA é administrado por via intravenosa na dose de 100 μCi em adultos e 2 μCi/kg com mínimo de 30 μCi em crianças. São coletadas, então, duas amostras de sangue em 2 e 4 horas em local distinto da punção de injeção do radiofármaco. Pode-se colher amostra de 24 horas em pacientes com função muito deteriorada. Adicionalmente, medem-se o peso e a altura para correção da superfície corpórea.

São preparados padrões laboratoriais para comparação das amostras processadas, e, depois de obtidos os resultados e corrigidos para superfície corpórea, traça-se a curva de eliminação plasmática, da qual é extrapolado o valor de taxa de filtração glomerular.

Uma padronização é descrita a seguir. É injetada endovenosamente uma dose de 3,7 MBq (0,1 mCi) de ^{51}Cr-EDTA, em volume maior ou igual a 1 mL na seringa do paciente (SPC), seguida de uma lavagem com 10 mL de soro fisiológico em outra seringa. A SPC não deve ser lavada ou ter sangue aspirado após a injeção. O horário da injeção é registrado em folha de trabalho específica. O peso de ^{51}Cr-EDTA injetado no paciente é considerado pela diferença entre o peso da SPC antes da injeção no paciente e após a injeção no paciente (ΔSPC), ambos pesados em balança analítica. Para garantir que não houve extravasamento do radiofármaco no sítio de punção, a atividade local é registrada com contador Geiger-Müller.

Também é preparada uma seringa para confecção de um padrão (SPD) com uma dose de 3,7 MBq (0,1 mCi) do mesmo ^{51}Cr-EDTA, no mesmo volume da SPC. A seringa SPD também é pesada em balança analítica e tem seu peso anotado. O padrão é preparado em um balão volumétrico com 1.000 mL de água destilada no qual se é injetada a dose da SPD, a qual é novamente pesada em balança analítica após a injeção. O peso de ^{51}Cr-EDTA injetado no padrão é considerado pela diferença entre o peso da SPD antes da injeção no balão e após a injeção no balão (ΔSPD). O balão é homogeneizado por cerca de 20 vezes e são retiradas, após 15 minutos da homogeneização, duas amostras de 2 mL com pipeta de precisão automatizada.

Depois são coletadas no paciente amostras de sangue 4 e 6 horas após a administração do radiofármaco, em veia diferente da utilizada para administração do ^{51}Cr-EDTA. São colhidas amostras de 10 mL de sangue após o descarte dos primeiros 3 mL colhidos na punção e transfere-se para tubo heparinizado (0,2 mL). O registro do horário de coleta das amostras é o mesmo utilizado para registro do horário de injeção do radiofármaco no paciente. O plasma é separado após centrifugação a 1.000 g por 10 minutos, sendo retiradas duas amostras de 2 mL de plasma em pipeta de precisão, evitando colher na interface entre o sangue e o plasma. O objetivo de se retirar amostras em duplicata tanto do plasma como do padrão é diminuir a chance de erros decorrentes das aliquotagens.

As contagens de radiação são obtidas em contador de poço calibrado para a energia do cromo-51 em 320 keV.

O ritmo de filtração glomerular será por fim calculado por análise de inclinação e intercepto da curva de depuramento plasmático do ^{51}Cr-EDTA, com normalização para superfície corpórea (1,73 m^2) e correção de Bröchner Mortensen. Um possível valor de normalidade para adultos é de 105 ml/min/1.73 m^2 ± 25 ml/min.

Determinação do Fluxo Plasmático Renal

Também se trata de um estudo indicado para pacientes com necessidade de avaliação da função renal, porém é menos realizado que o estudo de determinação de filtração glomerular. Como preparo é somente necessária a ingesta prévia de dois a três copos de água 1 hora antes do exame, e a dose utilizada em adultos é de 150 µCi de ^{131}I-OIH.

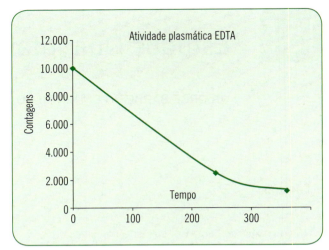

FIGURA 15.5.1. Curva de clareamento plasmático de ^{51}Cr-EDTA, com a coleta de amostras 4 e 6 horas após a administração intravenosa do radiofármaco. A análise dos dados mostrou taxa de filtração glomerular de 22 mL/min.

De forma semelhante, o radiofármaco é administrado intravenosamente e são colhidas amostras nos tempos de 10 e 20 minutos. Também são obtidas medidas de peso e altura para correção de superfície corpórea. Os valores das amostras processadas são comparados a padrões preparados previamente, e então também se traçam curvas de atividade no tempo para que se extrapole o valor de fluxo plasmático renal efetivo.

Leitura Sugerida

- Bird NJ, Peters C, Michell AR, Peters AM. Reproducibilities and responses to food intake of GFR measured with chromium-51-EDTA and iohexol simultaneously and independently in normal subjects. Nephrol Dial Transplant. 2008;23:1902-9.
- Manz F, Alatas H, Kochen W, Lutz P, Rebien W, Schärer K. Determination of glomerular function in advanced renal failure. Arch Dis Child. 1977;52:721-4.
- Chaves AAR, Buchpiguel CA, Praxedes JN, Bortolotto LA, Sapienza MT. Glomerular filtration rate measured by 51Cr-EDTA clearance: evaluation of captopril-induced changes in hypertensive patients with and without renal artery stenosis. Clinics. 2010;65:607-12.
- Gil-Rodriguez JA, Hill DW, Lundber S. The measurement of renal blood flow during anaesthesia by means os a single-shot, urineless technique with 131-I-hippuran. Br J Pharmacol. 1970;40:597P-8P.
- Yasky J, Volpé R. An assessment of the "radioactive renogram" using O-Iodohippurate Sodium (Hippuran) labelled with radioactive iodine. Canad Med Ass J. 1963;88:1055-64.

Oncologia (Não PET)

16

16.1 Cintilografia com Gálio-67 (^{67}Ga) na Avaliação de Processos Oncológicos, 332

16.2 Cintilografia com ^{99m}Tc-sestamibi, 338

16.3 Cintilografia Cerebral e Estudos com Tálio-201 e Sestamibi, 346

16.4 Cintilografia com Metaiodobenzilguanidina (MIBG), 350

16.5 Linfonodo Sentinela e Intraoperatórios Radioguiados, 357

Cintilografia com Gálio-67 (^{67}Ga) na Avaliação de Processos Oncológicos

PAULO SCHIAVOM DUARTE

Conteúdo
Bases
　Radiofármaco
　Mecanismo de Captação e Biodistribuição Normal
　　Distribuição Normal
　Interpretação da Imagem
　　Cabeça e Pescoço
　　Coração
　　Pulmão
　　Hilo Pulmonar e Mediastino
　　Mama
　　Axila
　　Distinguir Captação em Alça de Captação em
　　Linfonodos Mesentéricos
　　Rins
　　Fígado e Baço
　　Estômago
　　Esqueleto
　Protocolos de Aquisição e Processamento
　　Preparo
　　Considerações Técnicas e Tempo após a Administração
Aplicações Clínicas
　Linfoma de Hodgkin e Não Hodgkin
　　Relação entre Tipo Histológico e Captação
　　Estadiamento
　　Avaliação de Resposta
　　Predição de Resposta Precoce no Curso da Terapia (Ínterim)
　Aplicações em Outros Tumores
　　Câncer do Pulmão
　　Melanoma
　　Mesotelioma
　　Carcinoma Hepatocelular
Resumo

Bases

O gálio-67 tem sido utilizado clinicamente para realizar imagens de tumores desde 1969. No entanto, a utilização do gálio-67 tem sido dificultada pela falta de especificidade do método, pelo tempo prolongado entre a administração do radiofármaco e a realização das imagens e pelas características limitadas dessas imagens.

Em decorrências dessas limitações, a ^{18}FDG-PET tem progressivamente substituído o gálio-67 na avaliação de tumores.

Apesar dessa substituição progressiva, a PET ainda não está disponível universalmente e, em alguns centros, o gálio-67 permanece o método cintilográfico de rotina para estadiamento, reestadiamento e avaliação de resposta à terapia em alguns processos neoplásicos como linfoma, tumores pulmonares e outros tumores.

Radiofármaco

O gálio-67 (^{67}Ga) é um metal do grupo IIIA com meia-vida de 78 horas. Possui espectro de energia de radiação gama que varia de 93 a 889 keV, sendo os principais picos: 93 keV (38%); 185 keV (24%); 300 keV (16%) e 394 keV (4%).

Mecanismo de Captação e Biodistribuição Normal

O gálio-67 se comporta como um análogo do ferro. Após a injeção venosa, é transportado no sangue ligado à transferrina.

Alguns tumores têm receptores da transferrina que se ligam avidamente a essa glicoproteína.

Esses receptores estão aumentados nas células com alto metabolismo e rápida proliferação, o que aumenta a ligação do complexo formado pelo gálio-67 e transferrina nessas células.

Após a ligação na membrana, o gálio-67 cruza a membrana celular em decorrência do aumento da permeabilidade e é incorporado aos lisossomos intracelulares.

Além do mecanismo anteriormente descrito, o aumento da lactoferrina tem sido mostrado em alguns tumores como linfomas, levando à possibilidade de um papel da ligação da lactoferrina ao gálio-67 como fator de captação em processos tumorais.

Distribuição Normal

A distribuição normal do gálio-67 é vista no fígado, baço, esqueleto (osso e medular óssea), cólon, glândulas salivares e lacrimais, região nasal, mamas e órgãos genitais.

A captação renal pode ser observada 48 a 72 horas após a injeção como distribuição normal. A eliminação renal é responsável por cerca de 10% a 20%. A via principal de eliminação é pelo intestino grosso, que também é o órgão crítico. O gálio-67 se localiza também na medula óssea, pois participa do processo de formação das células vermelhas por ser um análogo do ferro. É captado também na matriz mineral óssea por ser um análogo fraco do cálcio.

Interpretação da Imagem

Cabeça e Pescoço

É normal observar captação difusa em nasofaringe.

Intensa captação na boca pode ser decorrente da estomatite pela quimioterapia (QT) ou radioterapia (RT).

Captação intensa e focal na porção posterior da orofaringe pode ser decorrente de comprometimento na região das tonsilas.

Captação em glândulas lacrimais é variável e pode variar desde ausente até intensa (associada com o grau de lacrimejamento – chorar/irritação/lente de contato).

Sialoadenite é um efeito comum da QT ou RT (captação intensa nas glândulas parótidas e submandibulares) – pode ser realizada a comparação das imagens com ^{67}Ga com imagens com [^{99m}Tc] pertecnetato para distinguir sialoadenite de linfonodos.

Os linfonodos não apresentam normalmente captação do ^{67}Ga. Dessa forma, captações nessas estruturas podem ser decorrentes de processos inflamatórios ou comprometimento por doenças neoplásicas.

Coração

Nenhuma atividade cardíaca deve ser observada mais do que 48 horas após a injeção. Qualquer atividade no coração após esse período deve ser considerada anormal.

Pulmão

Um exame normal não deve apresentar nenhuma captação pulmonar. Captação discreta e difusa pode ser observada após a QT (a duração dessa hipercaptação não está clara, mas pode persistir por vários meses).

Em pacientes imunodeprimidos em decorrência de QT ou transplante de medula, a hipercaptação pulmonar pode ser decorrente de infecções oportunistas.

Hipercaptações focais esparsas não constituem um achado normal (pode ser tumor, inflamação ou infecção).

Hilo Pulmonar e Mediastino

Captações intensas ou assimétricas são suspeitas para a presença de neoplasias ou processos inflamatórios.

A captação simétrica e discreta nos hilos pulmonares é considerada um achado normal após QT ou em fumantes.

Rebote tímico após QT pode ser observado em adultos jovens e crianças. Nesses casos pode-se repetir as imagens após 2 a 3 meses, quando se espera desaparecimento desse achado.

Mama

Observar captação na mama é normal em mulheres em desenvolvimento ou maduras.

O rebote hormonal após QT pode levar a aumento da captação em mamas de meninas em desenvolvimento – padrão não observado em mulheres.

Captações focais ou unilaterais devem ser consideradas suspeitas.

Axila

É necessário obter imagens com os braços elevados na projeção anterior do tórax. Imagens com braços abaixado podem levar à sobreposição de dobras teciduais gerando imagens falso-positivas para linfonodos.

Distinguir Captação em Alça de Captação em Linfonodos Mesentéricos

O gálio-67 é excretado pelo intestino grosso. Dessa maneira, a captação deve estar restrita ao cólon e não deve ser observada no intestino delgado. No entanto, o cólon pode ser redundante e prejudicar a avaliação de estruturas abdominais. Para contornar esse problema, a melhor solução é realizar imagens tardias (5 a 7 dias) e tomográficas (SPECT). É melhor realizar o SPECT dentro do prazo de uma semana da administração do radiofármaco, mesmo que a captação no cólon não tenha diminuído completamente.

Captação localizada na parte central do abdome e fora da distribuição normal do cólon deve ser considerada patológica.

A detecção de linfonodos periaórticos ou aortocavais pode ser prejudicada, pois estes se localizam anteriormente aos corpos vertebrais e podem ser confundidos com processos inflamatórios em osteófitos.

Rins

Em indivíduos saudáveis, a observação de captação renal pode ocorrer até 48 horas após a injeção do radiofármaco. Captações tardias simétricas podem ser observadas em pacientes com nefrite intersticial, síndrome nefrótica, ou outras doenças renais.

Muitos pacientes que foram submetidos à QT também demonstram moderada atividade renal simétrica. Esse achado persiste nas imagens tardias.

A suspeita do comprometimento renal por linfoma ou outras neoplasias deve ser feita quando se observa atividade renal intensa, assimétrica ou associada com aumento das dimensões renais.

Deve-se ter cuidado para assegurar que o paciente não tenha pielonefrite no momento da imagem, pois esta pode causar captação renal difusa ou focal.

Fígado e Baço

O gálio-67 é limitado na avaliação do comprometimento hepático e esplênico pelo linfoma. O comprometimento desses órgãos pelo linfoma se manifesta frequentemente por uma infiltração difusa.

Se a captação no baço for superior à do fígado nas imagens com menos de três dias, deve-se suspeitar de linfoma. No entanto, com imagens com mais de três dias é comum observar-se captação no baço superior à do fígado. Logo, imagens superiores a 72 horas são consideradas imprecisas para avaliar o comprometimento do baço.

Estômago

É comum observar-se captação difusa no estômago nos pacientes que receberam terapia para linfoma. Estima-se que essa captação ocorra em cerca de 10% dos pacientes submetidos à terapia para essa doença.

A decisão de submeter esses pacientes à endoscopia vai depender dos sintomas clínicos.

Captação focal no estômago é mais suspeita para envolvimento por linfoma.

Esqueleto

O gálio-67 é um fármaco que em algum grau capta no osso, na dependência do seu metabolismo. Dessa forma, a distribuição deste no esqueleto é similar à do ^{99m}Tc-MDP e qualquer causa de aumento do metabolismo ósseo com aumento da captação dos bisfosfonatos leva também a um aumento da captação do gálio-67; por exemplo, doenças degenerativas das articulações e da coluna vertebral, ossos fraturados ou com processos infecciosos.

É necessária a correlação com a tomografia computadorizada e com a radiografia convencional para melhor definir a causa do aumento da captação. Dessa forma, qualquer captação assimétrica dos ossos deve ser investigada com outros métodos.

A captação do gálio-67 em áreas com captação normal do bisfosfonatos pode ocorrer em decorrência do comprometimento da medula óssea por processo tumoral.

A captação difusa pode significar comprometimento difuso por processos neoplásicos como linfoma, principalmente nas imagens pré-terapia. No entanto, a hipercaptação difusa pode ocorrer após terapia com quimioterápicos ou em pacientes que receberam G-CSF ou eritropoetina.

Protocolos de Aquisição e Processamento

Preparo

Pouca necessidade de preparo. Não existe restrição na dieta.

Alguns advogam não utilizar contraste iodado, pois este pode ligar-se ao gálio-67 e facilitar sua excreção. Deve ser adiado por 24 horas após transfusão de sangue e exame de ressonância magnética com gadolínio.

Apesar da captação fisiológica em alça, não se preconiza a utilização de catárticos rotineiramente. Estes podem eventualmente aumentar a captação do gálio-67 intestinal devido à irritação decorrente da sua utilização. Melhor utilizar dieta adequada rica em fibras e líquidos.

Deve-se evitar a realização do exame em pacientes com processos infecciosos, cirurgia ou traumas recentes (risco de falso-positivo).

Considerações Técnicas e Tempo após a Administração

Para processos infecciosos, a imagem é adquirida habitualmente 48 horas após a administração e, em alguns casos, 24 horas.

Em pacientes oncológicos, as imagens devem ser realizadas 72 horas após a administração.

Imagens planas são adquiridas nas projeções anterior e posterior de corpo todo. As imagens distais dos membros podem ser adquiridas se necessário.

As imagens laterais de crânio e região cervical são rotineiramente adquiridas com 72 horas e podem incluir a axila ipsolateral com os braços abduzidos.

Utilizar SPECT rotineiramente, pois este aumenta a sensibilidade e especificidade do método.

Imagens do abdome após 5 a 7 dias em decorrência da captação fisiológica em alça intestinal (podem adquirir-se imagens de SPECT do abdome neste tempo).

- Protocolo de aquisição das imagens:
  - *8 mCi (pediatria: 75 uCi/kg):* doses maiores que em processos inflamatórios (5 mCi), pois as imagens são adquiridas por mais tempo.
  - *Imagens de corpo total:* 48 horas após a administração.
  - *SPECT (crânio até raiz da coxa):* 48 horas após a administração.

Aplicações Clínicas

As neoplasias mais ávidas pelo gálio-67 são: linfoma, câncer de pulmão, sarcomas, melanomas e câncer hepatocelular.

O gálio-67 está mais bem estabelecido para linfoma e hepatoma (sensibilidade em torno de 80%).

No decorrer dos anos, a utilização do gálio-67 tem ficado quase exclusivamente focada na avaliação da resposta à terapia em pacientes com linfoma.

Linfoma de Hodgkin e Não Hodgkin

O linfoma é uma neoplasia dos tecidos linfoides: linfócitos, histiócitos e seus precursores e derivados.

O linfoma de Hodgkin representa 0,5% de todos os cânceres do adulto, com picos de incidência aos 20 e 40 anos. São classificados nos tipos: esclerose nodular (mais comum), predominância de linfócitos, celularidade mista e depleção linfocitária.

O linfoma não Hodgkin (NHL) representa 3% dos cânceres nos adultos. O NHL é um grupo heterogêneo de neoplasias do sistema linfoide classificado como de baixo, intermediário ou alto grau histológico. O grau histológico é mais importante que a distribuição anatômica (Figura 16.1.1).

Relação entre Tipo Histológico e Captação

Edward e Hayes foram os primeiros a descrever a captação do gálio-67 em linfonodos de pacientes com linfoma. O uso desse radiofármaco é considerado apropriado para pacientes com Hodgkin e linfomas não Hodgkin de alto grau, sendo que no linfoma de Hodgkin a captação é maior para o tipo histológico "esclerose nodular".

Para linfomas não Hodgkin de baixo grau, a captação do gálio-67, assim como a ^{18}FDG, é variável. Apesar de alguns advogarem a utilização do gálio-67 neste tipo de tumor, outros preferem utilizar o tálio-201 e o ^{99m}Tc-sestamibi.

Em cerca de 30% dos pacientes com tumores de baixo grau ocorre conversão para alto grau e, nesses casos, a captação do gálio-67 costuma ser acentuada.

No início da década de 1970, o gálio-67 foi reconhecido como uma ferramenta efetiva para o estadiamento de pacientes com linfoma e superior às modalidades de imagem existentes à época. A sensibilidade do método para linfoma de Hodgkin foi relatada entre 86% e 97%, com especificidade bastante alta (100%). Para linfoma não Hodgkin, a sensibilidade foi relatada entre 86% e 92% e a especificidade foi de 100%. Posteriormente, a comparação com a tomografia computadorizada e com a radiografia simples mostrou que ambos subestimavam a extensão da patologia em relação ao gálio-67.

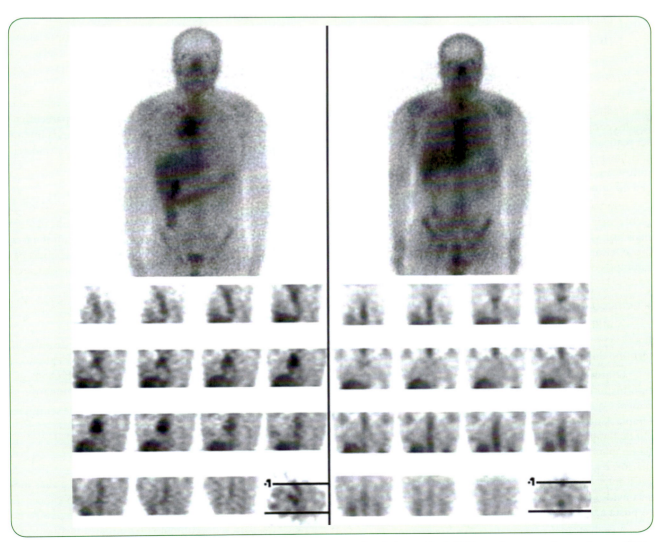

FIGURA 16.1.1. Cintilografia com gálio-67 para avaliação antes e após o tratamento de linfoma. Imagens planas e tomográficas (SPECT) evidenciam boa resposta a quimioterapia em paciente masculino de 40 anos.

O SPECT das imagens com gálio-67 tem sensibilidade de 96% e especificidade de 100% para tumores localizados no tórax. Captações benignas do gálio-67 no hilo pulmonar (secundárias a processos inflamatórios ou granulomatosos) são reconhecidas como um problema para a definição da extensão da doença. Apesar dos potenciais artefatos, as imagens torácicas são mais facilmente interpretáveis que as imagens abdominais.

O sucesso na utilização do método vai depender da compreensão dos pontos a serem respondidos. As principais questões a serem respondidas por um médico nuclear para pacientes com linfoma recém-diagnosticado:

- Qual o estádio inicial do linfoma?
- O estudo pode ser usado no controle de terapia?
- Houve resposta do tumor à terapia instituída?

Para pacientes previamente tratados com sucesso e que tem recorrência dos sintomas ou novos achados radiológicos, também pode ser questionado:

- O tumor recorreu?
- Qual o seu estadiamento?
- Houve transformação para graus maiores?

Estadiamento

Para o estadiamento inicial do linfoma é bem aceito que o gálio-67 é inferior à TC e à PET com [18]FDG. Em pacientes com linfoma recém-diagnosticado, o gálio-67 deve ser realizado para estabelecer a avidez do tumor e não para estadiar o paciente. No entanto, em algumas situações, a utilização do gálio-67 pode modificar o estadiamento inicial do tumor.

Em pacientes previamente tratados e com suspeita de recorrência, a utilização do gálio-67 para estadiamento é mais útil, visto que a diferenciação entre tecido residual (fibrose, cicatriz) e recorrência é mais difícil pelos métodos radiológicos.

Avaliação de Resposta

A utilização mais comum, e mais estabelecida, do gálio-67 é predizer a completa erradicação do tumor após o término da terapia.

O grau de captação pode ser variado para o mesmo tipo histológico em pacientes diferentes, e por essa razão o ideal é que o exame seja realizado antes da instituição da terapia. Como a captação pode diminuir logo após o 1º ciclo de terapia, o ideal é realizar um exame antes do início da terapia. Para linfomas não Hodgkin de graus intermediários, é ainda mais importante que o gálio-67 seja realizado antes da terapia, para avaliar se o tumor é ávido. Caso seja ávido, o método pode ser utilizado para controle da resposta à terapia.

A realização do exame de controle é recomendada de três a seis semanas após o término da QT. Tempo menor que três semanas pode levar a falso-negativos.

Estudos mostraram que o gálio-67 tem desempenho muito bom em comparação à TC na avaliação da resposta à terapia. Em pacientes com TC positiva após terapia, o gálio-67 é útil na definição da natureza da massa residual (tumor ou fibrose).

A comparação com a TC para a detecção de doença residual no mediastino em pacientes com doença de Hodgkin mostrou que o SPECT com gálio-67 tem sensibilidade de 96% e especificidade de 80%, enquanto a TC apresentou sensibilidade de 68% e especificidade de 60%. A "regeneração" ou rebote tímico após QT leva à captação de gálio-67, mas pode ser evitado um estudo falso-positivo por se reconhecer a característica bilobulada no mediastino anterior.

Predição de Resposta Precoce no Curso da Terapia (Ínterim)

Vários trabalhos mostram que o gálio-67 pode predizer a resposta à terapia tanto precocemente quanto no meio do ciclo. Isso pode ser útil naqueles pacientes que apresentam piora do quadro na vigência da terapia.

Para monitoração de resposta à terapia é importante a caracterização da avidez tumoral no estudo basal. Não está bem claro o quão precocemente no início da terapia o gálio-67 deve ser realizado.

Alguns advogam que as imagens podem ser realizadas após o 2º ao 4º ciclo. O mecanismo para o desaparecimento precoce da captação do gálio-67 não é completamente compreendido (internalização dos receptores de transferrina responsáveis pela captação do gálio-67?).

Aplicações em Outros Tumores

Além do linfoma, o gálio-67 pode ser utilizado em outras doenças oncológicas como tumores pulmonares, mesotelioma, neoplasia de tecidos moles em pacientes pediátricos, melanomas, tumores testiculares, hepatocarcinoma e uma variedade de sarcomas.

Câncer do Pulmão

O gálio-67 tem alta afinidade por cânceres de pulmão, com sensibilidade variando de 85% a 97%. No entanto, a [18]FDG tem se mostrado superior à cintilografia com gálio-67 na identificação das lesões malignas pulmonares.

Na ausência da [18]FDG-PET, o gálio-67 pode ser útil na avaliação de massas residuais após terapia.

Melanoma

A sensibilidade do gálio-67 em melanoma e suas metástases não é tão alta quanto no linfoma e no câncer de pulmão. No entanto, essa sensibilidade pode atingir 80% no geral e 86% para acometimento do pulmão e mediastino.

É interessante observar que a ferritina e a lactoferrina estão presentes no melanoma.

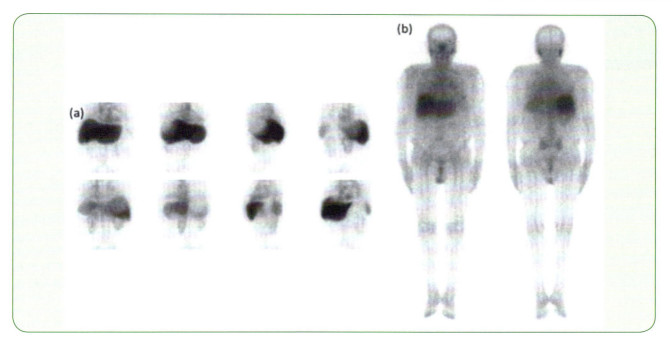

FIGURA 16.1.2. Imagens planas nas projeções anterior, posterior, oblíquas e laterais de abdome realizadas após a administração de 99mTc-enxofre coloidal (**A**) demonstrando extensa área de hipocaptação do radiofármaco no segmento VII hepático em correspondência à área de hipercaptação do citrato de gálio-67 observado nas imagens da projeção anterior e posterior de corpo inteiro realizadas 24 horas após a administração de gálio-67 (**B**).

Mesotelioma

O mesotelioma, tumor maligno da pleura, é ávido pelo gálio-67. O gálio-67 é confiável para a avaliação da extensão do comprometimento pleural, mas somente quando a pleura excede seis milímetros de espessura.

Carcinoma Hepatocelular

A cintilografia de corpo inteiro com gálio-67 tem sido útil na avaliação de recorrência em pacientes com hepatocarcinoma quando associada a outros métodos de imagem e laboratoriais como a alfa-fetoproteína. A utilização do método nessa indicação tem sido descrita desde o início dos anos 1970, apresentando alta sensibilidade e especificidade, no entanto, nos últimos anos, novos radiofármacos para PET como o 11C-acetato e a própria 18FDG têm se mostrado superiores ao gálio-67 na avaliação do carcinoma hepatocelular (Figura 16.1.2).

Resumo

Desde o advento da PET, o papel do gálio-67 no estadiamento, reestadiamento e monitorização da resposta à terapia em pacientes com câncer tem diminuído. No entanto, o gálio-67 continua ferramenta útil para aqueles pacientes que não têm acesso a 18FDG-PET e, nessa situação, permanece particularmente útil na avaliação de pacientes com linfoma.

Leitura Sugerida

- Edwards CL, Hayes RL. Tumor scanning with 67Ga citrate. J Nucl Med. 1969;10(2):103-5.
- Higashi I, Wakao H, Nakamura K, Shimura A, Yokoyama T, Suzuki S, et al. Quantitative gallium-67 scanning for predictive value in primary lung carcinoma. J Nucl Med. 1980;21(7):628-32.
- Higashi T, Kashima I, Shimura K, Nakamura K, Sakurai S. Gallium-67 scanning in the evaluation of therapy of malignant tumors of the head and neck. J Nucl Med. 1977;18(3):243-9.
- Morton KA, Jarboe J, Burke EM. Gallium-67 imaging in lymphoma: tricks of the trade. J Nucl Med Technol. 2000;28(4):221-32.
- Schuster DM, Alazraki N. Gallium and other agents in diseases of the lung. Semin Nucl Med. 2002;32(3):193-211.
- Tsan MF, Scheffel U. Mechanism of gallium-67 accumulation in tumors. J Nucl Med. 1988;29(12):2019-20.

Seção 2 – Diagnóstico

16.2 Cintilografia com ^{99m}Tc-sestamibi

GEORGE BARBERIO COURA FILHO
MARCOS SANTOS LIMA

Conteúdo

Bases
  Radiofármacos
  Mecanismos de Captação e Biodistribuição Normal
  Protocolos de Aquisição e Processamento
  Interpretação da Imagem

Aplicações Clínicas
  Carcinoma de Mama
Mieloma Múltiplo
  Aspectos Clínicos
  Métodos de Imagem
  Cintilografia de Corpo Inteiro com MIBI

Bases

Radiofármacos

O sestamibi marcado com tecnécio-99m (^{99m}Tc-sestamibi) é um radiofármaco de amplo emprego na medicina nuclear convencional, com uso inicial e destaque para a cardiologia, mais especificamente para estudos de perfusão miocárdica. Porém, seu uso em lesões malignas começou a ser estudado no início da década de 1990 em diversos tumores. Como agente alternativo, alguns autores utilizaram o cloreto de tálio-201 como radiofármaco para investigação tumoral, mas, devido suas características físicas desfavoráveis à imagem em gama câmara e existência de radiofármacos similares marcados com tecnécio-99m, seu uso acabou sendo limitado, e, portanto, não englobando o foco de discussão do presente capítulo. No entanto, lembramos que o uso do cloreto de tálio-201 em tumores é passível das mesmas aplicações clínicas que o ^{99m}Tc-sestamibi.

Mecanismos de Captação e Biodistribuição Normal

Apesar de os mecanismos de concentração tumoral de ^{99m}Tc-sestamibi ainda serem motivos de estudos, sabe-se que este é um cátion lipofílico concentrado principalmente em mitocôndrias e citoplasma devido a seu pequeno tamanho molecular e carga. É conhecido também que sua entrada no compartimento intracelular é realizada principalmente por diferença de potencial elétrico entre os compartimentos separados pelas membranas celulares, sendo o ^{99m}Tc-sestamibi atraído para os locais com carga elétrica negativa.

Também é conhecido que a concentração ao longo do tempo do ^{99m}Tc-sestamibi é inversamente proporcional à atividade da glicoproteína P. Como a expressão de glicoproteína P está correlacionada à expressão do gene **MDR1** (responsável pela resistência a múltiplas drogas quimioterápicas), a baixa retenção de ^{99m}Tc-sestamibi em um tumor também se correlaciona a uma provável maior resistência tumoral ao tratamento quimioterápico. Em tumores com expressão aumentada do gene MDR1 em que a concentração tumoral do radiofármaco pode diminuir ao longo do tempo, é aconselhável sempre se realizar imagens precoces após a injeção do radiofármaco para aumentar a sensibilidade do exame.

Os órgãos de biodistribuição normal do ^{99m}Tc-sestamibi são músculos estriados, com destaque para o coração, assim como há concentração no fígado, glândulas salivares, tireoide e rins. Sua eliminação é feita em grande parte pelo sistema hepatobiliar, portanto sendo visualizadas vesícula biliar e alças intestinais, e em uma menor proporção pelo sistema urinário, sendo visualizada também a bexiga. O órgão que recebe a maior dose de radiação é o cólon.

Protocolos de Aquisição e Processamento

O preparo do paciente inclui somente 6 horas de jejum, com a finalidade de redução de acúmulo em alças intestinais. É então administrada a atividade de 20 a 30 mCi intravenosa de ^{99m}Tc-sestamibi e são adquiridas imagens precoces de 5 a 15 minutos após a injeção. Imagens tardias podem ser feitas em tempos de 1, 2 ou até 4 horas após a injeção. Em estudos para se avaliar resistência a drogas quimioterápicas, recomenda-se a realização de múltiplas imagens com intervalos de tempo prestabelecidos. Recomenda-se ao paciente esvaziar a bexiga antes do início do estudo.

Nos estudos de corpo inteiro, as imagens são adquiridas nas projeções anterior e posterior, em modo varredura com velocidade de 15 cm/min, ou por aquisições estáticas por contagens. As imagens estáticas adicionais são realizadas conforme necessário e com 500 kcontagens. Utiliza-se colimador LEAP ou alta resolução, e o fotopico de aquisição é centrado em 140 keV com janela de 15%.

Um cuidado técnico importante é não injetar o radiofármaco no membro acometido pela doença, ou no caso de estudos mamários no membro superior do mesmo lado da mama acometida. Essa medida visa reduzir falso-positivos artefactuais em cadeias linfonodais decorrentes de drenagem linfática de ^{99m}Tc-sestamibi extravasado para subcutâneo durante a injeção.

Interpretação da Imagem

A interpretação dos estudos oncológicos e de mama com ^{99m}Tc-sestamibi é feita por meio da procura ativa de focos anormais de acúmulo do radiofármaco, nos órgãos estudados e suspeitos para acometimento neoplásico. Estudos de corpo inteiro podem auxiliar a visualização de doença metastática insuspeita. As maiores dificuldades se encontram em evidenciar áreas acometidas por neoplasia nos órgãos de acúmulo fisiológico do ^{99m}Tc-sestamibi. Imagens tardias e/ou imagens tomográficas (SPECT) podem auxiliar a localização de lesões.

As imagens tardias também podem ser realizadas para avaliação da expressão de glicoproteína P. Caso haja redução ao longo do tempo da concentração de ^{99m}Tc-sestamibi na lesão, é indicativo de maior expressão do gene MDR1, podendo ser um preditor de pior resposta à quimioterapia, e/ou de pior prognóstico.

É importante ressaltar que pacientes submetidos a punções por agulha fina, biópsias, cirurgias e radioterapia podem apresentar incremento da concentração tecidual de ^{99m}Tc-sestamibi, sem necessariamente estar correlacionada à atividade de doença neoplásica. É necessário que se aguarde um intervalo entre um desses procedimentos e a cintilografia com ^{99m}Tc-sestamibi para reduzir a chance de achados falso-positivos. Em geral se recomendam intervalos de algumas semanas para os procedimentos menos agressivos e alguns meses para os procedimentos mais agressivos até a realização da cintilografia.

É possível ocorrer acúmulo do radiofármaco em campos pulmonares, principalmente nas imagens precoces, nos pacientes com algum grau de disfunção cardíaca e/ou hipertensão pulmonar. Neste caso, pode-se contornar essa dificuldade interpretativa por meio da aquisição de imagens mais tardias de até 4 horas após a injeção do radiofármaco.

Aplicações Clínicas

Carcinoma de Mama

A avaliação da lesão primária do câncer de mama em pacientes com alterações mamográficas tem sensibilidade e especificidade variáveis, com médias de 84% e 86% respectivamente. Sua variação depende da população selecionada para o estudo, e observa-se que a sensibilidade é maior nas pacientes com lesões palpáveis, enquanto a especificidade é maior em pacientes com lesões não palpáveis. Também é conhecido que a cintilografia mamária apresenta melhores valores preditivos negativos que valores preditores positivos. Uma habitual causa de falso-positivo é o fibroadenoma com hipercelularidade associada, entre outros (Figura 16.2.1).

Como nos estudos com gama câmaras convencionais não são descritos achados inferiores a 5 mm, sendo raros os achados de lesões com menos de 10 mm, não é recomendado o uso da cintilografia como método de *screening*, sendo, portanto, um método de avaliação complementar à mamografia convencional. Os critérios cintilográficos para achados compatíveis com lesões malignas são variados, sendo a interpretação do exame ainda subjetiva.

Uma possível aplicação da cintilografia mamária com ^{99m}Tc-sestamibi é a avaliação complementar de mamas densas à mamografia, dado que a captação do radiofármaco é independente da densidade glandular mamária. Também pode ser utilizada como avaliação complementar à mamografia nas pacientes que foram submetidas a tratamentos mamários prévios, como cirurgias e radioterapia, já que distorções arquiteturais decorrentes desses procedimentos dificultam a avaliação da mamografia. Nesse mesmo raciocínio, também se pode aplicar a cintilografia nas pacientes com próteses mamárias, as quais também dificultam a interpretação da mamografia.

Outra possível aplicação da cintilografia mamária é a avaliação de achados duvidosos na mamografia em pacientes com massas palpáveis. Caso o achado seja positivo, é iminente a necessidade de biópsia. Teoricamente, o ganho

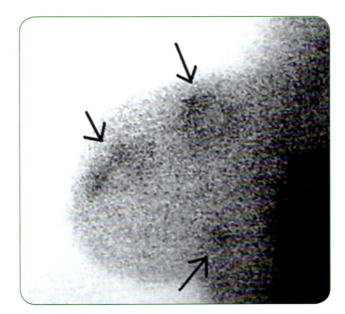

FIGURA 16.2.1. Cintilografia mamária (projeção lateral esquerda) em paciente com carcinoma ductal de mama multicêntrico.

dessa aplicação seria evitar as reavaliações mamográficas a cada seis meses, porém seu uso é controverso. Alguns autores ainda advogam a associação da cintilografia mamária aos métodos convencionais nas pacientes de alto risco por mutações dos genes BRCA1 e BRCA2, no entanto, não existem ainda evidências de seu custo-efetividade nesse contexto clínico disponíveis em literatura.

Por fim, na avaliação da lesão primária uma possível aplicação da cintilografia é determinar o potencial de resposta à quimioterapia, devido a já citada relação de concentração tumoral de ^{99m}Tc-sestamibi e a expressão do gene MDR1. Assim, pacientes com baixa avidez tumoral pelo radiofármaco não seriam candidatas à quimioterapia neoadjuvante.

Já na avaliação de acometimento linfonodal axilar a sensibilidade da cintilografia mamária é baixa, em média de 76%, apresentando dificuldade de diagnosticar o envolvimento de linfonodos de menores dimensões. Sendo assim, ainda é um método inferior à pesquisa intraoperatória do linfonodo sentinela, podendo subestadiar a paciente. O número de linfonodos positivos observados na cintilografia mamária também não apresenta boa correlação com os determinados por avaliação histopatológica. Esse fato ocorre novamente devido à limitação do método em diagnosticar a doença micrometastática.

Cabe mencionar que a inserção da cintilografia mamária no algoritmo de manejo do câncer de mama depende das condições de cada instituição e de cada situação clínica. Não é possível até o presente momento determinar seu uso de maneira mais precisa ou bem estabelecida, tampouco seu custo-efetividade é determinado em cenários clínicos mais abrangentes.

Mieloma Múltiplo

Aspectos Clínicos

O mieloma múltiplo (MM) é uma doença caracterizada pelo acúmulo e pela proliferação descontrolada de clones de plasmócitos na medula óssea que produzem proteína monoclonal no soro ou na urina, em geral imunoglobulinas IgG ou IgA, lesões osteolíticas, anemia e hipercalcemia. As lesões líticas podem ser disseminadas por todo o esqueleto e se estenderem eventualmente para partes moles. Quando o MM se torna sintomático, as dores ósseas constantes e intensas são as principais manifestações clínicas. As dores são agravadas por movimentação, associando-se, às vezes, às fraturas patológicas, podendo também estar associadas a fraqueza, perda de peso e pneumonia recorrente.

O MM representa cerca de 1% de todas as neoplasias e 10% das neoplasias hematológicas, com uma incidência anual de cerca de quatro casos em 100 mil habitantes. O MM aparece, em geral, tardiamente, em idade adulta e avançada, com idade mediana de 55 anos e, em 2% dos casos, a doença é diagnosticada em indivíduos com idade inferior a 40 anos e corresponde a cerca de 20% das mortes de todas as neoplasias hematológicas. É visto em todas as etnias e é duas vezes mais comum nos homens que nas mulheres e duas vezes mais comum em pessoas da etnia negra do que na branca.

Nem todos os pacientes com pico monoclonal apresentam MM e, em aproximadamente 5% a 10% dos pacientes, o pico é decorrente de plasmocitoma solitário. As discrasias dos plasmócitos se manifestam em uma variedade de formas que variam desde a gamopatia de significado indeterminado (*MGUS* em inglês) e o mieloma latente (*smoldering*) que não requerem terapia até evoluir para a forma maligna do mieloma que, nestas circunstâncias, necessitam de terapia. Os critérios mínimos para o diagnóstico e o tratamento são a presença de proteína monoclonal sérica maior que 30 g/L, mais de 10% de clones no aspirado da medula óssea e lesões líticas no esqueleto. Porém, a terapia pode ser iniciada se quaisquer danos em órgãos-alvo forem diagnosticados, incluindo a insuficiência renal, anemia e/ou hipercalcemia.

O MM é uma doença de evolução crônica, com sobrevida mediana de 3,5 anos em pacientes tratados com terapia convencional e de aproximadamente 6,5 anos com terapias mais agressivas, como quimioterapia em altas doses com resgate de células tronco-hematopoiéticas. A evolução é heterogênea, havendo quadro de doença agressiva, com sobrevida de semanas a meses, e outros com sobrevida acima de 10 anos, possivelmente decorrente de fatores relacionados ao tumor (volume tumoral e características moleculares) ou ao próprio paciente. A importância na identificação de fatores prognósticos está no fato de se poder estimar a expectativa de vida do paciente e adequar a melhor forma de terapia.

A sobrevida dos pacientes tem melhorado nos últimos anos, em geral de 30 a 36 meses após a introdução de novos agentes terapêuticos, tais como: a talidomida, a lenalidomida, o bortezomibe e o sucesso dos pacientes submetidos ao transplante de medula óssea. O papel da terapia de alta dose seguido pelo transplante de células-tronco autólogas no tratamento de MM continua a evoluir. A escolha da terapia de indução passou da quimioterapia convencional para os recentes esquemas incorporando o efeito imunomodulador derivados da talidomida ou lenalidomida e o inibidor de proteossoma, o bortezomibe. Esses fármacos combinam bem com as terapias convencionais e uns com os outros para formar diferentes esquemas duplos, triplos ou quádruplos de tratamento.

Métodos de Imagem

O papel dos exames de imagem na condução dos pacientes com MM inclui: uma avaliação da extensão da doença óssea intramedular no momento da apresentação, a detecção de qualquer foco extramedular, a identificação e a caracterização das possíveis complicações. Atualmente, só existe um método de imagem universalmente aceito como padrão para pacientes recém-diagnosticados com MM, que são as radiografias convencionais de todo o esqueleto, porém não se mostram adequadas para o seguimento devido a várias limitações.

O estadiamento dos pacientes com mieloma, especialmente aqueles com número pequeno de sítios acometidos e/ou lesões focais, requer métodos de imagem mais precisos. A radiografia do esqueleto é o método clássico da avaliação diagnóstica por imagem de pacientes com MM. As radiografias do esqueleto permitem o estadiamento com a busca, a localização e a quantificação das lesões líticas. No entanto, sua sensibilidade é insatisfatória para lesões que invadem tecidos moles ou envolvimento da medula óssea. A tomografia computadorizada (TC) e a ressonância magnética (RM) têm se mostrado mais sensíveis do que as radiografias convencionais nessas situações. No entanto, a avaliação de corpo inteiro com a TC e a RM ainda têm suas limitações.

As lesões líticas raramente mostram qualquer resposta de cura radiograficamente no MM, mesmo naqueles pacientes que atingiram uma remissão completa. Assim sendo, o uso de radiografias é de pouco valor na avaliação da resposta à doença. No entanto, o aparecimento de novas lesões ósseas pode indicar progressão da doença e em qualquer doente com mieloma o surgimento de dor ou sintomas neurológicos deveria ser submetido à investigação diagnóstica.

Na escolha da melhor modalidade de imagem para avaliar a resposta ao tratamento temos em destaque no nosso serviço a cintilografia de corpo inteiro com ^{99m}Tc-sestamibi (MIBI). Se o estudo inicial de estadiamento de corpo inteiro foi realizado com ressonância magnética, então o exame de seguimento poderia ser a própria ressonância. Alguns trabalhos na literatura sugerem que a normalização da medula óssea ao exame de RM após terapia é preditiva de remissão. No entanto, os estudos têm mostrado dificuldades na determinação da presença de doença ativa por RM após o tratamento. A repetição das radiografias do esqueleto não é muito recompensadora, como discutido anteriormente, a menos que haja novas lesões ou óbvias alterações nas lesões identificadas previamente. A alternativa promissora é o exame de corpo inteiro com cintilografia com MIBI. Os achados da cintilografia com MIBI levam à mudança de conduta em até 70% dos casos em alguns estudos.

A detecção de lesões osteolíticas é fundamental para o diagnóstico e o estadiamento do MM e vários métodos de imagem têm sido usados, incluindo radiografias, tomografias e ressonância magnética. A cintilografia com MIBI é um exame útil, pois demonstra captação significativa por uma grande variedade de tumores, incluindo MM. O mecanismo que o radiofármaco MIBI é captado pelo tecido maligno permanece obscuro. Tem sido relatado que o MIBI, um cátion lipofílico, é um marcador de atividade metabólica. Acumula-se dentro das mitocôndrias e

do citoplasma das células em resposta ao potencial transmembrana. Outros estudos têm mostrado que o acúmulo crescente de MIBI em tumores malignos resulta do potencial transmembrana negativo das mitocôndrias e do citoplasma das células malignas secundário a um aumento das suas necessidades metabólicas.

Cintilografia de Corpo Inteiro com MIBI

1. Vários exames em medicina nuclear têm sido utilizados para a detecção de MM. A cintilografia óssea com ^{99m}Tc-MDP é comprovadamente de menor sensibilidade na caracterização das lesões líticas quando comparada com as radiografias convencionais. O radiofármaco MIBI tem sido utilizado com sucesso para detectar tumores malignos. Nos últimos anos tem sido proposto como um marcador seguro e eficaz em doentes com MM (Figura 16.2.2).

2. Uma série de trabalhos foi publicada acerca do uso do MIBI, como um marcador útil em pacientes com discrasias dos plasmócitos. O MIBI foi originalmente desenvolvido como um marcador de perfusão do miocárdio e agora é um agente estabelecido para a pesquisa de tumores. O radiofármaco MIBI se localiza principalmente no interior das mitocôndrias. Os tumores malignos mantêm mais elevados os potenciais de membrana mitocondrial do que a maioria dos tecidos não malignos, em virtude das suas necessidades metabólicas aumentadas, e, consequentemente, demonstram uma concentração aumentada do radiofármaco, que constitui a base para a utilização da cintilografia de corpo inteiro com MIBI na avaliação do mieloma (Figura 16.2.3).

3. Desde 1996, uma série de estudos tem explorado o uso do MIBI no mieloma múltiplo e, em comparação com a radiografia do esqueleto, o MIBI demonstrou maior sensibilidade e especificidade na detecção de envolvimento da medula óssea. Embora a TC de alta resolução e a RM permitam a identificação de locais da doença em pacientes com resultados negativos nas radiografias do esqueleto, a avaliação com a cintilografia com MIBI tem a vantagem de ser estudo de corpo inteiro.

4. Na detecção do envolvimento da medula óssea, a cintilografia com MIBI tem provado ser clinicamente útil. Outros estudos mostraram que a captação *in vitro* do MIBI em células mononucleares de medula óssea de pacientes com MM é significativamente correlacionada com a percentagem de infiltração por plasmócitos monoclonais e que o radiotraçador é localizado no interior de células malignas. Neste estudo, a cintilografia com MIBI também mostrou uma boa taxa de detecção para o envolvimento da medula óssea em pacientes com plasmocitoma.

5. A cintilografia de corpo inteiro com MIBI tem sido proposta como um método de investigação de linha

de frente na detecção de atividade do mieloma, tanto antes como após o tratamento. Como foi verificado em um estudo, comparou-se o padrão de captação de MIBI (focal e difuso) entre os pacientes com mieloma comprovado e uma coorte de pacientes sem mieloma, a fim de identificar o padrão de captação que melhor se correlacionasse com a atividade da doença. Esse estudo demonstrou que a presença de qualquer captação de MIBI de aspecto focal é útil na indicação da doença ativa do mieloma, enquanto a captação difusa não tem a mesma equivalência diagnóstica. O padrão focal e difuso da captação do radiofármaco na medula óssea tem sido citado como uma evidência de atividade da doença do mieloma. No entanto, existe uma evidência de que a captação difusa pode ser comum em indivíduos normais. Assim, a atividade difusa e homogênea em grau discreto pode ser um achado normal e não um indicador de mieloma ativo.

6. Foi demonstrado, também, que as lesões ósseas malignas foram detectadas com grande sensibilidade e especificidade pelo aumento localizado da captação de MIBI, sem evidência de aumento da captação de MIBI em locais de alto "*turnover*" ósseo, tais como em fraturas recentes. Assim, em lesões cicatrizadas, que poderiam ser visibilizadas nos métodos convencionais, tais como as radiografias do esqueleto ou exames de ressonância magnética nos pacientes previamente tratados, não apresentam aumento de captação de MIBI na cintilografia.

7. Em outro estudo verificou-se que a extensão e a intensidade de captação de MIBI estão correlacionados diretamente com a infiltração da medula óssea por componente monoclonal dos plasmócitos. A captação do radiofármaco tem mostrado uma correlação com certas variáveis de prognóstico. Notou-se que os vários marcadores séricos que refletem a atividade da doença e do metabolismo ósseo em pacientes com MM possuem correlação entre esses parâmetros com a intensidade de captação do MIBI. A gravidade da doença óssea parece estar relacionada com o grau de infiltração medular pelos clones de plasmócitos, e um processo ósseo que mostra um desacoplamento entre a atividade de reabsorção óssea que se mostra excessiva, e a atividade osteoblástica baixa, uma característica comum em doentes com MM não tratados.

8. Em um outro estudo, as cintilografias com MIBI foram correlacionadas com a evolução clínica. Como a captação do MIBI é afetada pela expressão de **MDR**, faz com que o exame possa mostrar resultado falso-negativo em doença que apresenta resistência a drogas usadas no tratamento do mieloma. Neste estudo, em alguns pacientes a cintilografia de corpo inteiro com MIBI detectou lesões que foram negativas nas radiografias simples. Os resultados desses estudos sugerem que o MIBI é uma ferramenta útil para avaliar a extensão e a atividade do mieloma, especialmente onde os equipamentos de RM não estejam disponíveis.

9. A cintilografia com MIBI tem sido utilizada para identificar a atividade biológica e a extensão do MM e a gamopatia monoclonal de significado indeterminado (MGUS). O exame também pode servir tanto como uma ferramenta de prognóstico como um exame de controle do curso da doença em pacientes com MM.

10. Em outro estudo foi demonstrado o valor prognóstico das imagens cintilográficas e os padrões de captação de MIBI. Padrão focal ou combinado entre difuso e focal de captação de MIBI na medula óssea indica um pior prognóstico e menor sobrevida global do que o padrão normal ou puramente difuso e homogêneo em grau discreto.

11. A cintilografia com MIBI desempenharia um papel prognóstico no seguimento de pacientes com MM. O padrão de captação da cintilografia antes do início do tratamento é um indicador útil do prognóstico de sobrevida global de pacientes com MM e a cintilografia de corpo inteiro com MIBI poderia ser usada como uma ferramenta adicional complementar para ser o primeiro exame de pacientes com MM recém-diagnosticados. A atividade biológica do MM pode ser avaliada rotineiramente pelo exame no soro de beta-2-microglobulina, albumina, cadeias leves, e percentagem de plasmócitos na medula óssea.

12. A biópsia de medula óssea é um método clássico de exame invasivo que não fornece informação confiável sobre a extensão da doença, em especial no caso de uma condição de infiltrados focais de clones de plasmócitos do mieloma. As radiografias convencionais são capazes de mostrar a presença de lesões osteolíticas, mas não faz distinção entre uma doença ativa e uma osteólise residual sem proliferação de plasmócitos. Além disso, uma radiografia convencional não pode detectar a presença da doença na medula óssea e em tecidos moles. Para avaliar a atividade e a extensão da doença em pacientes com MM, as modalidades de imagem, tais como a cintilografia de corpo inteiro com MIBI, integrado com a tomografia computadorizada (SPECT/CT) e a ressonância magnética, mostram benefícios. Tem sido demonstrado que essas modalidades são úteis para a detecção de lesões ósseas e de plasmocitoma tanto extraósseo como na avaliação da extensão da doença no momento do diagnóstico e no seguimento (Figura 16.2.4).

Em conclusão, os resultados dos estudos indicam que a cintilografia de corpo inteiro com MIBI desempenha um papel prognóstico no seguimento de pacientes com MM. O padrão de captação no estudo inicial da cintilografia com MIBI mostra ser um indicador de prognóstico útil na sobrevida global em pacientes com MM. A cintilografia com MIBI pode ser utilizada como uma ferramenta suplementar, como exame inicial em pacientes com MM recém-diagnosticados.

Capítulo 16 – Oncologia (Não PET)

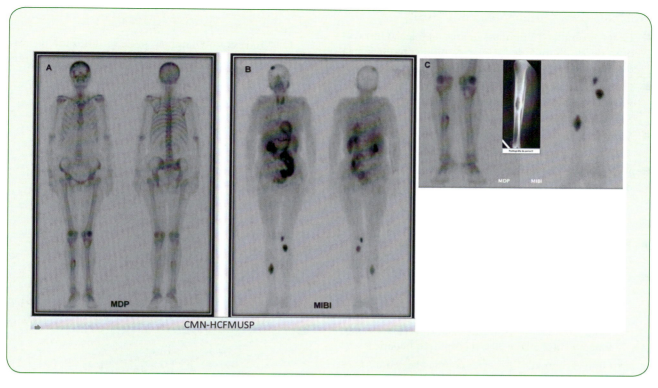

FIGURA 16.2.2. Paciente de 53 anos, sexo feminino, com dor e tumoração na perna direita há dois meses. Lesão lítica de aspecto insuflativo na diáfise média da tíbia direita à radiografia. (**A**) Cintilografia óssea com ^{99m}Tc-MDP mostra lesões hipocaptantes, por vezes, com margens hipercaptantes, na diáfise média da tíbia direita e metáfise proximal da tíbia esquerda e côndilo medial do fêmur esquerdo, gradeado costal, e região frontoparietal direita da calota craniana. (**B**) Cintilografia de corpo inteiro com MIBI, na qual se notam, em correspondência às áreas hipocaptantes na cintilografia óssea, lesões hipercaptantes no esqueleto axial e apendicular. Estudo compatível com atividade da doença de base (mieloma múltiplo – confirmado por biópsia). (**C**) Lesões focais nos membros inferiores em destaque.

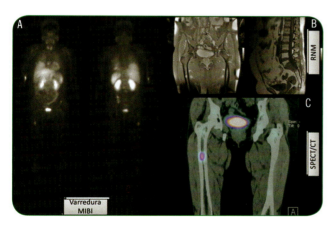

FIGURA 16.2.3. (**A**) Varredura com MIBI, (**B**) RM-T2W-FS e (C) SPECT/CT com MIBI. Na RM notamos uma lesão intramedular na diáfise proximal do fêmur direito em correspondência no SPECT/CT e outra na região do sacro não mostrada no SPECT/CT. Paciente, sexo feminino, 53 anos. Estudo multimodalidade para avaliação de atividade do mieloma múltiplo.

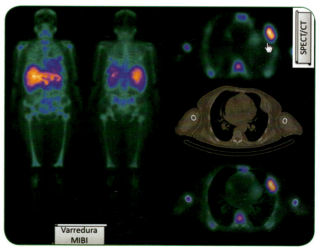

FIGURA 16.2.4. Paciente, 57 anos, sexo feminino. Estudo com varredura de corpo inteiro e SPECT/CT do segmento torácico com MIBI, mostrando a reconstrução com MPR de uma lesão lítica focal com componente de partes moles extraósseo no segmento anterior do arco costal à esquerda. A varredura mostra acometimento intramedular difuso em grau moderado do esqueleto axial e apendicular pelo mieloma.

Protocolo para Cintilografia com MIBI

- Imagens obtidas 15 minutos depois da injeção intravenosa de 20-25 mCi de ^{99m}Tc-sestamibi, com eficiência de marcação superior a 90%;
- Gama câmara com SPECT/CT com grande campo de visão associado a um colimador de furos paralelos, baixa energia e alta resolução;
- Varredura nas projeções anterior e posterior em matriz: 1024 x 256, com velocidade de 18 cm/min.
- As lesões são classificadas de acordo com a intensidade da captação em relação à atividade do fígado.

Padrão de Captação

- **Normal**: Distribuição fisiológica do radiofármaco, sem nenhuma área de captação anômala difusa ou focal.
- **Captação difusa**
  - Grau discreto (esterno/coluna vertebral/ossos longos) menor que 50% da captação hepática.
  - Grau moderado (esterno/coluna vertebral/ossos longos) entre 50% e 90% da captação hepática.
  - Grau acentuado (esterno/coluna vertebral/ossos longos) maior ou igual a captação hepática.
- Captação focal
  - Grau discreto (esterno/coluna vertebral/ossos longos) menor que 50% da captação hepática.
  - Grau moderado (esterno/coluna vertebral/ossos longos) entre 50% e 90% da captação hepática.
  - Grau acentuado (esterno/coluna vertebral/ossos longos) maior ou igual à captação hepática.
- Captação difusa e focal
- Captação duvidosa
  - Difícil distinção de captação anormal, por possível sobreposição com áreas de captação fisiológica nas imagens planas ou tomográficas.

Interpretação do Estudo

- Negativo ou sem evidência de atividade da doença
  - Estudo normal.
  - Captação difusa grau tênue (sugere expansão medular).
- Positivo
  - Captação difusa grau moderado ou acentuado.
  - Captação focal em qualquer grau.
  - Captação difusa com áreas focais.
- Indeterminado
  - Achado isolado de captação duvidosa.

Outros Tumores

O ^{99m}Tc-sestamibi também pode ser utilizado na avaliação de diversos outros tipos tumorais, que serão discutidos a seguir (Figuras 16.2.5 e 16.2.6).

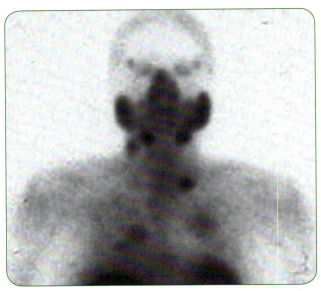

FIGURA 16.2.5. Cintilografia com ^{99m}Tc-sestamibi em paciente com carcinoma diferenciado de tireoide e metástases linfonodais e pulmonares.

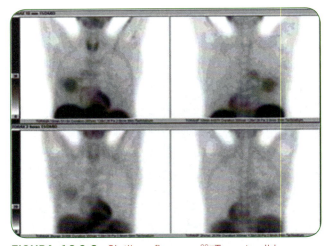

FIGURA 16.2.6. Cintilografia com ^{99m}Tc-sestamibi em paciente do sexo masculino de 70 anos. Captação na massa pulmonar e linfonodo hilar direito, com clareamento entre as imagens precoces (10 min) e tardias (2 h), indicativas de maior atividade da glicoproteína-P.

Uma de suas possíveis aplicações são os tumores do sistema musculoesquelético em geral. Nesses tumores uma de suas aplicações é a diferenciação entre fraturas simples e fraturas patológicas em combinação à cintilografia óssea com ^{99m}Tc-MDP, devido seu alto valor preditivo negativo. Como existem significativos achados falso-positivos e falso-negativos, seu uso como ferramenta diagnóstica isolada é bastante limitado.

Outras aplicações incluem a avaliação de tumores primários e recorrentes de cabeça e pescoço, podendo ser até destacada a reavaliação de massas residuais após procedimentos terapêuticos como a radioterapia. Da mesma forma outros tumores como o câncer de pulmão, linfomas, câncer de tireoide, entre outros, também podem ser avaliados, fazendo do ^{99m}Tc-sestamibi um marcador tumoral geral. Todos esses tumores também podem ser avaliados com relação à predição de resposta à quimioterapia pela atividade aumentada do gene MDR1 e glicoproteína-P.

No entanto, ressaltamos que, com o desenvolvimento da tomografia por emissão de pósitrons, destacando-se também o uso de um marcador tumoral geral (a ^{18}FDG), com melhor resolução espacial que a observada na cintilografia, inclusive com aquisições SPECT, a aplicação clínica do ^{99m}Tc-sestamibi foi bastante limitada atualmente.

Leitura Sugerida

- Taillefer R. Clinical applications of 99mTc-sestamibi scintimammography. Semin Nucl Med. 2005;35:100-15.

- Pinkas L, Robinson D, Halperin N, Mindlin L, Cohenpour M, Baumer M, et al. 99mTc-MIBI scintigraphy in musculoskeletal tumors. J Nucl Med. 2001;42:33-7.

- Leitha T, Claser C, Pruckmayer M, Rasse M, Millesi W, Lang S, et al. Technetium-99m-MIBI in primary and recurrent head and neck tumors: contribution of bone SPECT image fusion. J Nucl Med. 1998;39:1166-71.

- Bom HS, Kim YC, Song HC, Min JJ, Kim JY, Park KO. Technetium-99m-MIBI uptake in small cell lung cancer. J Nucl Med. 1998;39:91-4.

- AK I, Aslan V, Vardareli E, Gülbaş Z. Tc-99m methoxyisobutylisonitrile bone marrow imaging for predicting the levels of myeloma cells in bone marrow in multiple myeloma: correlation with CD38/CD138 expressing myeloma cells. Ann Hematol. 2003;82(2):88-92.

- Pace L, Catalano L, Del Vecchio S, De Renzo A, Fonti R, Salvatore B, et al. Washout of [99mTc] sestamibi in predicting response to chemotherapy in patients with multiple myeloma. Q J Nucl Med Mol Imaging. 2005;49(3):281-5.

- Alexandrakis MG, Kyriakou DS, Passam FH, Malliaraki N, Christophoridou AV, Karkavitsas N. Correlation between the uptake of Tc-99m-sestaMIBI and prognostic factors in patients with multiple myeloma. Clin Lab Haematol. 2002;24(3):155-9.

- Tirovola EB, Biassoni L, Britton KE, Kaleva N, Kouykin V, Malpas JS. The use of 99mTc-MIBI scanning in multiple myeloma. Br J Cancer. 1996;74(11):1815-20.

- Wakasugi S, Noguti A, Katuda T, Hashizume T, Hasegawa Y. Potential of (99m)Tc-MIBI for detecting bone marrow metastases. J Nucl Med. 2002;43(5):596-602.

- Bacovsky J, Myslivecek M, Scudla V, Koranda P, Buriankova E, Minarik J, et al. Tc-99m MIBI scintigraphy in multiple myeloma: prognostic value of different Tc-99m MIBI uptake patterns. Clin Nucl Med. 2010;35(9):667-70.

- Fonti R, Del Vecchio S, Zannetti A, De Renzo A, Catalano L, Pace L, et al. Functional imaging of multidrug resistant phenotype by 99mTc-MIBI scan in patients with multiple myeloma. Cancer Biother Radiopharm. 2004;19(2):165-70.

- Catalano L, Andretta C, Pace L, Del Vecchio S, Salvatore B, De Rosa G, et al. Tc99m-sestaMIBI uptake in nonsecretory multiple myeloma. Hematology. 2005;10(4):335-8.

- Svaldi M, Tappa C, Gebert U, Bettini D, Fabris P, Franzelin F, et al. Technetium-99m-sestamibi scintigraphy: an alternative approach for diagnosis and follow-up of active myeloma lesions after high-dose chemotherapy and autologous stem cell transplantation. Ann Hematol. 2001;80(7):393-7.

16.3 Cintilografia Cerebral e Estudos com Tálio-201 e Sestamibi

ARTUR MARTINS NOVAES COUTINHO
CARLA RACHEL ONO
CARLOS ALBERTO BUCHPIGUEL

Conteúdo

Bases
 Radiofármacos, Mecanismos de Captação e
 Biodistribuição Normal
 Protocolos de Aquisição
 Interpretação da Imagem

Aplicações Clínicas
 Avaliação de Tumores do SNC
 Diferencial de Linfoma e Neurotoxoplasmose em AIDS
 Sarcoma de Kaposi

Bases

Radiofármacos, Mecanismos de Captação e Biodistribuição Normal

Os radiofármacos utilizados para avaliação de tumores do sistema nervoso central são: cloreto de tálio-201 e ^{99m}Tc-sestamibi.

O tálio é um análogo do potássio, sendo transportado para o interior das células por transporte ativo via bomba Na+/K+ ATPase. A fração de extração de primeira passagem do Tálio-201 é de 85%. Foi um dos radiofármacos mais utilizados para a realização da perfusão miocárdica. O seu papel na identificação de tumores cerebrais foi observado em pacientes com tumores cerebrais que foram realizar estudos de perfusão miocárdica, nos quais foi identificada a captação de tálio-201 no tumor cerebral. O valor diagnóstico de imagens com tálio-201 para tumores cerebrais e sarcoma de Kaposi está bem estabelecido. A distribuição e a retenção do tálio-201 no cérebro normal e no tumor são processos ativos relacionados ao fluxo sanguíneo, perda de integridade da barreira hematoencefálica, viabilidade da célula tumoral e do transporte ativo via bomba Na+/K+ ATPase. Tecido cerebral normal mostra mínimo ou nenhum acúmulo de tálio-201. A distribuição fisiológica normal do tálio na cabeça inclui o couro cabeludo, as glândulas lacrimais, a região nasofaríngea, as glândulas salivares e a hipófise. Há uma mínima captação no plexo coroide.

O ^{99m}Tc-sestamibi é um complexo catiônico monovalente formado por um átomo de tecnécio central rodeado por seis grupos 2-metoxi-2-isobutil isonitrila, neutro e lipofílico, que apresenta transporte intracelular passivo, e retenção mitocondrial resultante de interação eletrostática. A captação cerebral normal demonstra mínima captação do ^{99m}Tc-sestamibi. A distribuição fisiológica normal na cabeça é semelhante à do tálio-201, incluindo o couro cabeludo, a região nasofaríngea, as glândulas salivares e a hipófise. Porém, há uma notável captação do ^{99m}Tc-sestamibi no plexo coroide, muito maior quando comparado ao tálio-201. O plexo coroide apresenta captação em parte pela presença de pertecnetato na solução, que é sabidamente captada e secretada pelas células do plexo coroide. Isso é responsável pela secreção do radiofármaco no liquor e pela presença de atividade no quarto ventrículo, que é visível nas imagens tomográficas (SPECT) realizadas com ^{99m}Tc-sestamibi. É postulado que, após atravessar a membrana celular, o ^{99m}Tc-sestamibi é concentrado nas mitocôndrias pela diferença de potencial negativa. Nos tumores cerebrais o mecanismo de captação é dependente da atividade mitocondrial e da presença da glicoproteína P.

Protocolos de Aquisição

- Radiofármaco: ^{99m}Tc-sestamibi ou tálio-201.
- Dose usual (adulto): 25-35 mCi de ^{99m}Tc-sestamibi ou 4-5 mCi de tálio-201.
- Via de administração: intravenosa.
- Imagens: após 10 minutos e após 3 horas.
- Aquisição:
  - Colimador fanbeam.
  - Janela 15% em 140 keV para tecnécio-99m.
  - Janela 20% em 70 keV e 15% em 166 keV para tálio-201.
  - Posicionamento em decúbito dorsal horizontal, braços para baixo e cabeça fixa por faixa.
  - SPECT (10 minutos e 3 horas): órbita 360º, 64 passos de 20 segundos, matriz 128 x 128, *zoom* 1.

Interpretação da Imagem

Correlaciona-se a presença de captação anômala de tálio-201 ou ^{99m}Tc-sestamibi nas áreas suspeitas de presença de tumor e/ou radionecrose em imagem estrutural (ressonância magnética). Caso haja captação, é mais provável a presença de tumor viável, principalmente se na região contralateral correspondente não se identifica a presença dessa captação. Há estudos demonstrando índice de captação entre a região do tumor e a região cerebral correspondente contralateral, porém, devido às grandes diferenças técnicas de obtenção das imagens, não está definido um valor de referência para definir se há ou não tumor viável.

Atualmente, com os equipamentos híbridos SPEC/CT, a correlação dos achados funcionais com a biodistribuição normal do ^{99m}Tc-sestamibi em plexo coroide e consequente atividade deste em ventrículos ficou mais facilitada, porém ainda assim é importante a análise das imagens de ressonância magnética para avaliar a alteração anatômica que é mais suspeita à RM de corresponder à recidiva/atividade tumoral.

Aplicações Clínicas

Avaliação de Tumores do SNC

Identificação de tumor viável após o tratamento do tumor cerebral é um problema clínico significativo, considerando-se que a diferenciação entre necrose e doença residual ou recorrência tumoral pode não ser acuradamente avaliada pelas imagens de tomografia computadorizada ou ressonância magnética. Imagens funcionais podem auxiliar na distinção de tumores viáveis e radionecrose e determinação do grau de viabilidade. Os pacientes começam a apresentar sintomas neurológicos e a etiologia deles pode ser decorrente a radionecrose e edema cerebral como por recorrência tumoral pelo crescimento do tumor. Após o tratamento com cirurgia, quimioterapia e radioterapia, as alterações estruturais identificadas na ressonância magnética podem ser mais difíceis de diferenciar essas situações. O exame de SPECT com tálio-201 ou ^{99m}Tc-sestamibi demonstra área de captação intensa no local do tumor, porém a localização exata não pode ser determinada e a correlação das imagens estruturais (ressonância magnética) e funcionais (tálio-201 ou ^{99m}Tc-sestamibi) é essencial.

Apesar da extrema sensibilidade do tálio-201 na avaliação de tumor residual, pode ocorrer captação do tálio-201 em regiões nas quais houve quebra da barreira hematoencefálica, porém sem a presença do tumor. O incremento do grau de captação de tálio-201 entre as imagens precoces e tardias pode melhorar a especificidade do método.

Tem-se observado maior captação de ^{99m}Tc-sestamibi em gliomas malignos em relação à captação de tálio-201 em pacientes que não receberam tratamento quimioterápico, ao contrário dos pacientes que receberam tratamento quimioterápico recentemente que apresentam baixa captação de ^{99m}Tc-sestamibi pelo tumor. Trabalhos têm demonstrado que há liberação de ^{99m}Tc-sestamibi pelas mitocôndrias e há uma redução na captação de ^{99m}Tc-sestamibi na presença do íon cálcio. A injúria tecidual irreversível causa um sequestro extracelular de Ca+2 para dentro da célula e mitocôndria levando à morte celular. Injúrias da radiação ou quimioterapia para as células tumorais cerebrais teoricamente aumentariam o nível de Ca+2 e alterariam o potencial de membrana mitocondrial com uma redução na captação de ^{99m}Tc-sestamibi. Uma resposta precoce ao tratamento pode ser teoricamente determinada comparando a captação de ^{99m}Tc-sestamibi antes e após o tratamento radioterápico ou quimioterápico. Redução na relação na captação de ^{99m}Tc-sestamibi ou tálio-201 pode indicar uma injúria letal ou diminuição de células neoplásicas viáveis e, portanto, uma resposta terapêutica efetiva.

Diferencial de Linfoma e Neurotoxoplasmose em AIDS

Desordens neurológicas ocorrem em torno de 40% a 60% dos pacientes com AIDS e aproximadamente 10% deles desenvolvem lesões focais no sistema nervoso central. As lesões são frequentemente causadas por doenças infecciosas (50% a 70% dos pacientes), devido à *Toxoplasmose gondii*, *Candida albicans*, *Mycobacterium tuberculosis* ou por linfomas primários (2% a 10% dos pacientes). Cada tipo de lesão requer uma terapia específica, mas na prática clínica é muito comum um teste terapêutico com terapia antitoxoplasmose baseado na evidência empírica. Em pa-

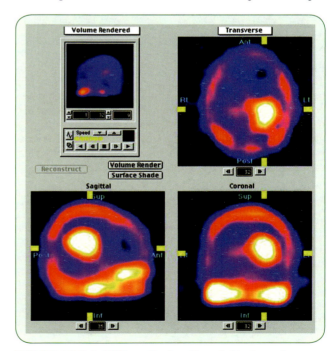

FIGURA 16.3.1. MIBI cerebral positivo glioblastoma. Imagens tomográficas (SPECT) nos planos axial, sagital e coronal do encéfalo com ^{99m}Tc-MIBI realizadas em um paciente com massa encefálica demonstram acentuado acúmulo anômalo do radiofármaco em região temporoparietal esquerda, compatível com processo infiltrativo primário de alto grau.

cientes que não apresentam resposta ao tratamento, uma maior investigação é necessária e uma das alternativas é a biópsia. Nesses pacientes, a avaliação com tálio-201, ^{99m}Tc-sestamibi ou ^{18}FDG pode ser utilizada como ferramenta auxiliar, com base no fato de que o linfoma apresenta captação desses radiofármacos em grau mais acentuado em relação à lesão focal infecciosa.

Sarcoma de Kaposi

O sarcoma de Kaposi e o linfoma são os tumores mais comumente observados nos pacientes com AIDS. Apesar de o citrato de gálio-67 não demonstrar captação no sarcoma de Kaposi, ele apresenta alta captação no linfoma, sendo uma técnica extremamente útil na diferenciação entre o sarcoma de Kaposi do linfoma.

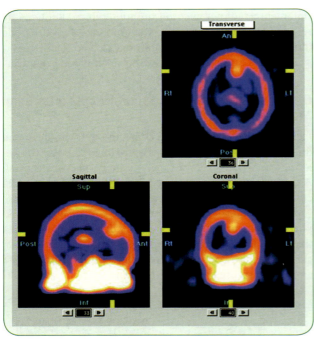

FIGURA 16.3.2. MIBI cerebral positivo para recidiva. Imagens tomográficas (SPECT) nos planos axial, sagital e coronal do encéfalo com ^{99m}Tc-MIBI realizadas em um paciente com processo infiltrativo primário encefálico em região frontal esquerda tratado com cirurgia e radioterapia. Solicitado o exame para avaliação de recidiva tumoral ou radionecrose. As imagens demonstram acentuado acúmulo anômalo do radiofármaco em região frontal esquerda indicativa de recidiva tumoral.

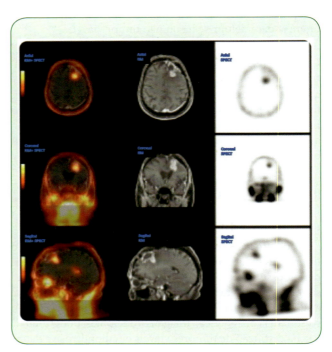

FIGURA 16.3.3. MIBI cerebral positivo para recidiva. Imagens nos planos axial, coronal e sagital do encéfalo com ^{99m}Tc-MIBI (coluna da direita) realizadas em um paciente com processo infiltrativo primário encefálico em região frontal esquerda tratado com cirurgia e radioterapia. Solicitado o exame para avaliação de recidiva tumoral suspeita em área de realce ao contraste nas imagens de ressonância magnética – RM (coluna central). A coluna da esquerda é a fusão das imagens de SPECT com ^{99m}Tc-MIBI + RM, demonstrando o acúmulo do radiofármaco em correspondência à área de realce à RM.

Leitura Sugerida

- Vos MJ, Tony BN, Hoekstra OS, Postma TJ, Heimans JJ, Hooft L. Systematic review of the diagnostic accuracy of 201Tl single photon emission computed tomography in the detection of recurrent glioma. Nucl Med Commum. 2007;28:431-39.

- Iida G, Ogawa K, Ishiuchi S, Chiba I, Watanabe T, Katsuyama N, et al. Clinical significance of thallium-201 SPECT after postoperative radiotherapy in patients with glioblastoma multiforme. J Neurooncol. 2011;103(2):297-305.

- Asano K, Takeda T, Nakano T, Ohkuma H. Correlation of MIB-1 staining index and (201)Tl-SPECT retention index in preoperative evaluation of malignancy of brain tumors. Brain Tumor Pathol. 2010;27(1):1-6.

- Ortega-Lozano SJ, del Valle-Torres DM, Gómez-Río M, Llamas-Elvira JM. Thallium-201 SPECT in brain gliomas: quantitative assessment in differential diagnosis between tumor recurrence and radionecrosis. Clin Nucl Med. 2009;34(8):503-5.

- Shibata Y, Yamamoto T, Takano S, Katayama W, Takeda T, Matsumura A. Direct comparison of thallium-201 and technetium-99m MIBI SPECT of a glioma by receiver operation characteristic analysis. J Clin Neurosci. 2009;16(2):264-9.

- Gómez-Río M, Rodríguez-Fernández A, Ramos-Font C, López-Ramírez E, Llamas-Elvira JM. Diagnostic accuracy of 201 Thallium-SPECT and 18F-FDG-PET in the clinical assessment of glioma recurrence. Eur J Nucl Med Mol Imaging. 2008;35(5):966-75.

- Berger JD, Witte RJ, Holdeman KP, Tikofsky, Hellman RS, McConnell, et al. Neuroradiologic applications of central nervous system SPECT. Radiographics. 1996;16:777-85.

- Cheng X, Li Y, Xu Z, Li D, Wang J. A meta-analysis of 99mTc-MIBI SPECT for detection of recurrent glioma after radiation therapy. J Clin Neurosci. 2011;18(3):307-12.

- Petrovic NS, Grujicic D, Artiko VM, Sobic-Saranovic DP, Gajic MM, Jaksic E, et al. Investigation of blood perfusion and metabolic activity of brain tumours in adults by using 99mTc-methoxyisobutylisonitrile. Nucl Med Commum. 2010;31(11):962-73.

Seção 2 – Diagnóstico

16.4 Cintilografia com Metaiodobenzilguanidina (MIBG)

ARTUR MARTINS NOVAES COUTINHO

Conteúdo

Bases
  Radiofármacos
  Protocolos de Aquisição e Processamento
  Imagens de Duplo-Isótopo, SPECT e SPECT-CT
  Considerações ao Preparo para o Exame

Drogas que Interferem na Captação de MIBG
  Biodistribuição
Aplicações Clínicas
  Neuroblastoma
  Feocromocitoma e Paraganglioma
  Tumores Carcinoides
Perspectivas

Bases

Radiofármacos

A cintilografia com MIBG baseia-se na localização do radiotraçador em tecidos ou órgãos que possuem inervação adrenérgica ou que excretem catecolaminas, seja de forma fisiológica ou patológica.

O traçador MIBG é um metaisômero da guanetidina, análoga da noradrenalina, e é captado ativamente pela membrana pré-sináptica (mecanismo de bomba neuronal dependente de ATP Na/Mg^{2+}) dos tecidos com inervação adrenérgica, por mecanismo de captação de aminas precursoras adrenérgicas e de recaptação da noradrenalina.

Após a captação, é armazenado em vesículas ou grânulos pré-sinápticos, localizados nas terminações distais de nervos adrenérgicos e na medula adrenal. Desde então, segue as mesmas vias de excreção da noradrenalina, entretanto sem ser metabolizada.

Tal molécula é marcada principalmente por iodo, nas formas de iodo-123 ou iodo-131, ambos podendo ser usados para diagnóstico, e o último também para terapia radioisotópica, por ser um emissor de partículas β. O objetivo deste capítulo será o de abordar as aplicações diagnósticas do radiofármaco (aplicações terapêuticas são abordadas no Capítulo 24 – Terapia com Neuroblastoma e Feocromocitoma).

Quando disponível, o estudo com ^{123}I-MIBG é preferível em relação ao iodo-131, sobretudo em crianças, por oferecer dose absorvida de radiação significativamente menor, tanto pela meia-vida de 13 horas (contra cerca de oito dias do ^{131}I-MIBG), quanto pela emissão de partículas β pelo iodo-131. Os fótons do ^{123}I (159 keV) tam-

bém oferecem imagens de melhor qualidade que os do ^{131}I (364 keV), principalmente para aquisições tomográficas (SPECT). Seu uso no nosso país é, entretanto, limitado pelo seu maior custo.

Protocolos de Aquisição e Processamento (Tabela 16.4.1)

- *Radiofármacos*: ^{131}I-MIBG ou ^{123}I-MIBG, injetados por via intravenosa periférica, de forma lenta (0,5 a 2 minutos).

- *Atividades* (^{131}I-MIBG): adultos: 2 mCi, criança: 0,5 a 1 mCi.

- *Para ^{123}I-MIBG*: 10 mCi em adultos (atividade mínima em crianças: 2,2 mCi, podendo-se aumentar de acordo com o peso e a idade).

Deve-se monitorar a pressão arterial antes e após a injeção, evitando-se iniciar a injeção com pressão diastólica acima de 120 mmHg. As imagens são realizadas entre 24 e 48 horas após a injeção, podendo ser solicitadas imagens mais tardias a critério médico. Injeção em acesso venoso central deve ser evitada pela contribuição da retenção de material radioativo no cateter e, se realizada, deve-se lavar o acesso venoso com solução salina após a injeção. Recomendam-se fortemente hidratação adequada e micção prévia às imagens para melhores imagens da pelve e abdome inferior.

Para imagens com ^{123}I-MIBG, utiliza-se em geral imagens de 24 horas após a injeção, com imagens de 48 horas solicitadas em caso de dúvida, com colimadores de baixa energia e alta resolução.

TABELA 16.4.1	
Protocolo de Aquisição para Estudo de Corpo Inteiro com [^{131}I]MIBG	
Imagem	*Aquisição*
Varredura anterior + posterior de corpo inteiro, de 24 horas (decúbito dorsal horizontal com braços para baixo)	Colimador alta energia, janela de 15% em 364 keV. Esvaziar bexiga antes do estudo (melhor imagem abdome e pelve). Velocidade da varredura (variável): em geral 8 cm/minuto, reduzindo-se nas imagens de 48 horas (5-6 cm/minuto)
Imagens localizadas – laterais de cabeça	Matriz: 128 × 128, *zoom*: 1,45, contagens: 300.000 ou 5-10 minutos
Imagens localizadas adicionais (48 horas)	Matriz: 128 × 128, *zoom*: 1,45, contagens: 300.000 ou 10 minutos (considerar mais tempo – 20 minutos nas imagens mais tardias)

Imagens de Duplo-Isótopo, SPECT e SPECT-CT

A captação fisiológica do radiofármaco em adrenais e fígado e sua excreção renal, além da atividade cardíaca e pulmonar, somadas à baixa resolução espacial do método, podem levar a dúvidas na localização de lesões abdominais à cintilografia com MIBG, particularmente na marcação com iodo-131. Feocromocitomas e metástases hepáticas dos diversos tumores podem ser confundidas com estruturas não patológicas, e imagens na região inferior do tórax podem ser ignoradas etc.

Para evitar interpretações errôneas, podem-se realizar imagens ditas de "duplo-isótopo", modalidade de aquisição disponível na maioria das câmaras de cintilação mais recentes. Realiza-se uma aquisição estática com MIBG da área duvidosa na janela do iodo injetado, e, deixando o paciente na mesma posição, realiza-se aquisição simultânea do MIBG com radiofármaco que possa auxiliar na localização das lesões, em geral ^{99m}Tc-DTPA (traçador renal) ou ^{99m}Tc-coloide (hepático), com atividades baixas (1 mCi), com aquisição por tempo suficiente para localização anatômica, com matriz 128 x 128 e *zoom* de 1,45.

As imagens em SPECT podem ter a mesma função que as aquisições em duplo-isótopo, ou seja, é uma opção importante para a correta localização de áreas anormais de captação. Essas aquisições são essenciais para se comparar as imagens com estudos estruturais (tomografia computadorizada e ressonância magnética – TC e RM), o que pode ser de importância grande em casos de planejamento cirúrgico. O estudo com ^{123}I-MIBG favorece esse tipo de aquisição, ao contrário do estudo com ^{131}I-MIBG. Por outro lado, em caso de neuroblastomas, às vezes, há a necessidade de sedar a criança. Apesar do incômodo, aconselha-se a sua realização, pois uma falsa localização ou o estadiamento errôneo prejudicariam o paciente mais do que os efeitos da anestesia.

A disponibilidade de máquinas híbridas (SPECT-CT) em muitos casos aboliu a necessidade de imagens de duplo-isótopo, ao localizar imediatamente o local de captação com a tomografia computadorizada simultânea. Apesar de as imagens SPECT "puras" realizadas com ^{123}I-MIBG te-

rem melhor qualidade, a experiência mostra que imagens híbridas por SPECT-CT com ^{131}I-MIBG também são satisfatórias, podendo ser utilizadas na rotina clínica.

Pela importância da localização das lesões, recomenda-se aos médicos que sempre questionem os pacientes sobre a existência de exames anatômicos prévios. Se esses exames estiverem disponíveis, devem ser utilizados para auxiliar na realização das imagens na gama câmara, orientando as eventuais imagens adicionais ou SPECTs a serem solicitados. Ressalta-se o fato de que, na maioria dos casos simples, as imagens adicionais planas ou tardias bem indicadas evitam reconvocações e estudos adicionais para o paciente, poupando custos e incômodos desnecessários.

Considerações ao Preparo para o Exame

Em geral é necessário que os pacientes recebam xarope de iodeto de potássio antes e depois da realização do exame, com o intuito de bloquear a captação de iodo radioativo livre desacoplado do MIBG pela tireoide. Tal preocupação é maior no caso do estudo com iodo-131, pelo risco de dano ao órgão por partículas β e possibilidade de hipotireoidismo, particularmente em crianças.

- *Adultos*: tomar duas colheres de sopa de xarope de iodeto de potássio (100 mg/5 ml) uma vez ao dia durante 10 dias, iniciando um dia antes da data do exame.

- *Crianças*: tomar uma colher de sopa de xarope de iodeto de potássio (100 mg/5 ml) uma vez ao dia durante 10 dias, iniciando cinco dias antes da data do exame.

Caso o paciente se esqueça de seguir o preparo, deve-se administrar por via oral 20 ml do xarope, de preferência oito horas antes da injeção (no mínimo uma hora antes).

Deve-se ainda investigar história de insuficiência renal ou uso de diurético poupador de potássio, pois nesses casos há risco de hipercalemia após o uso do xarope.

Drogas que Interferem na Captação de MIBG

Em geral, poucos medicamentos têm real interferência no mecanismo de captação de MIBG, e entre eles os mais importantes no caso são a pseudoefedrina (presente em descongestionantes), o antagonista β-adrenérgico labetalol, agente utilizado para controle da hipertensão arterial, inclusive quando secundária por neuroblastomas e feocromocitomas (e que aparentemente tem ação inibitória na captação de aminas), a reserpina, os antidepressivos tricíclicos e a cocaína. Outras drogas com influência potencial, mas com menor nível evidência na literatura, são os inibidores da recaptação da serotonina.

Ainda assim, o médico deve sempre, no momento da marcação do exame, realizar busca ativa de todos os medicamentos utilizados pelo paciente para verificar a necessidade de suspensão de algum deles. Alguns podem ser eventualmente responsabilizados por uma ausência de captação do radiofármaco pelo tumor (falso-negativo).

Dentre a lista de drogas apresentada na Tabela 16.4.2, deve-se discutir a possibilidade de sua suspensão com o médico responsável pelo paciente pelo tempo mais próximo a quatro meias-vidas da medicação, principalmente daquelas citadas no início deste item.

Biodistribuição

A biodistribuição normal do radiofármaco se dá tipicamente em glândulas salivares e coração (pela inervação adrenérgica), nasofaringe e fígado (local de metabolização de catecolaminas), com excreção renal e acúmulo na bexiga. Menos intensamente observam-se as glândulas tireoide e adrenais, e os pulmões podem ser vistos nas primeiras 24 horas, com clareamento progressivo (Figura 16.4.1).

A captação em adrenais deve ser bastante discreta para ser considerada fisiológica. Eventualmente pode haver atividade em regiões com acúmulo de gordura marrom, situação que pode ser esclarecida com aquisições SPECT-CT.

Todas essas áreas devem ser consideradas como potenciais sítios de falsa positividade, devendo-se ter muito cuidado no momento de considerar uma imagem adequada à interpretação.

TABELA 16.4.2
Drogas que Interferem no Estudo com MIBG

Classe de drogas (representantes mais comuns)	Provável mecanismo de interferência	Dias de suspensão
Simpaticomiméticos (pseudoefedrina, fenilefedrina, anfetamina, dopamina, isoproterenol, terbutralina, salbutamol, fenoterol, xilometazolina)	Depleção de grânulos	7 a 14 dias
Labetalol	Inibição da captação e depleção de grânulos	21 dias
Reserpina e guanitidina	Depleção e inibição do transporte	14 dias
Antidepressivos tricíclicos (amitriptilina, imipramina e derivados)	Inibição da captação	7 a 21 dias
Butirofenonas (haloperidol, droperidol) e tioxantenos (maprotilina, trazolona)	Inibição da captação	21-28 dias
Fenotiazinas (clorpromazina, prometazina) – atenção: usados comumente como sedativos		21-28 dias
Cocaína		7-14 dias
Bloqueadores do canal de cálcio	Captação aumentada e retenção	14 dias

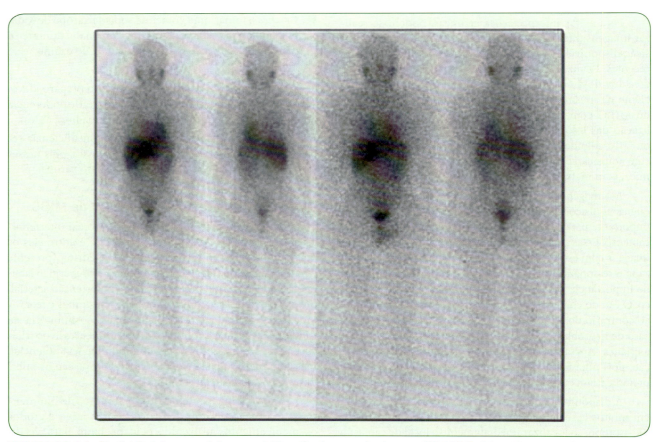

FIGURA 16.4.1. Biodistribuição normal de uma cintilografia de corpo inteiro com ^{131}I-MIBG, 24 e 48 horas após a administração do radiofármaco.

Aplicações Clínicas

Em oncologia, a cintilografia com MIBG é utilizada principalmente no estadiamento e acompanhamento de pacientes com tumores derivados da crista neural (ou neuroectodérmicos), como o neuroblastoma, o feocromocitoma, o paraganglioma, o carcinoma medular da tireoide, além de tumores neuroendócrinos como os tumores carcinoides e tumores cutâneos de células de Merkel.

De forma geral, a crescente disponibilização da tomografia por emissão de pósitrons com ^{18}FDG tem funcionado como método "concorrente" no estadiamento e acompanhamento desses tumores, na maioria das vezes se mostrando superior na detecção de lesões adicionais e avaliação da resposta terapêutica. Por outro lado, o desenvolvimento da técnica híbrida de SPECT-CT, a imagem com iodo-123, e a necessidade da verificação de captação de MIBG para planejamento terapêutico mantiveram o estudo aplicável e com utilidade clínica, principalmente em neuroblastomas, feocromocitomas e paragangliomas, as três maiores aplicações do método.

Em nosso meio, o ^{131}I-MIBG, que tem menor custo e maior dosimetria, continua sendo empregado com bons resultados.

Entre os exames anatômicos para a pesquisa de tumores neuroectodérmicos e neuroendócrinos, a ressonância magnética (RM) de corpo inteiro tem demonstrado boa sensibilidade para estadiamento, principalmente do neuroblastoma. Esses estudos, entretanto, têm menor especificidade e não apresentam a informação metabólica necessária para avaliação terapêutica. Estudos de tomografia computadorizada (TC) também são, em geral, solicitados, sobretudo em doenças abdominais, para planejamento terapêutico e correlação anatômico-funcional.

Neuroblastoma

O neuroblastoma é o tumor primário fora do sistema nervoso central mais comum em crianças, sendo derivado do sistema nervoso autônomo simpático (crista neural ou sistema neuroectodérmico), e com pobre prognóstico nos casos metastáticos. Os maiores sítios de metástases são os ossos e a medula óssea.

A cintilografia com ^{123}I-MIBG é o estudo funcional de escolha no estadiamento e avaliação de resposta terapêutica, pela sua alta sensibilidade e acúmulo em mais de 90% dos tumores. Estudos prospectivos e de metanálise referem sensibilidade bastante variada, entre 83% e 97%. A sensibilidade mais próxima da realidade e apresentada em estudos mais recentes, entretanto, parece estar em cerca de 90%, com casuística relevante e relativamente homogênea (Figura 16.4.2).

Entre as causas de falso-negativos está o fato de que 10% dos neuroblastomas não captam MIBG, por baixa expressão do transportador de norepinefrina. Pode haver ainda retenção do traçador na barreira hematoencefálica, áreas de tecido cicatricial ou necrótico significantes, presença de quantidade pequena de tecido metastático em medula óssea (em caso de forte suspeita clínica pode-se complementar o estadiamento com biópsia de medula óssea).

A literatura atual continua dando suporte ao uso do MIBG tanto no estadiamento inicial, quanto no acompanhamento pós-cirúrgico e após terapia sistêmica no neuroblastoma. O estudo é utilizado para avaliação de metástases linfonodais, ósseas, e na pesquisa de tumor funcional residual ou recorrente, assim como na avaliação de pacientes elegíveis para terapia radioisotópica com II-MIBG.

Em casos MIBG negativos, a adição de cintilografia com ^{99m}Tc-MDP ou PET com ^{18}FDG pode ser útil. A ^{18}FDG tem se mostrado melhor em algumas comparações, sobretudo em metástases linfonodais e tecidos moles, mas não faz a avaliação para terapia radioisotópica e pode apresentar falso-positivos em casos de inflamação, e mesmo casos negativos com MIBG positivo, sobretudo em recidiva óssea e em medula óssea. O mais importante é que o médico não considere a ^{18}FDG como um substituto ao MIBG, e sim como método complementar.

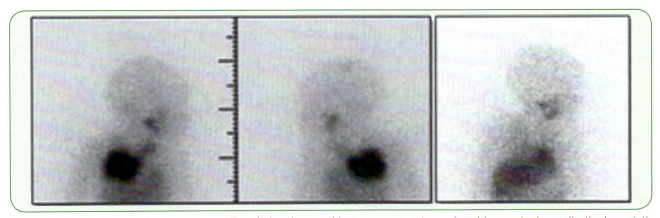

FIGURA 16.4.2. Criança de um ano com diagnóstico de neuroblastoma, com extensa área hipercaptante mediastinal na cintilografia com ^{131}I-MIBG (imagens à esquerda, nas projeções anterior e posterior). À direita, imagem plana na projeção torácica anterior, realizada para reestadiamento pós-cirúrgico um ano após, demonstra ausência de áreas hipercaptantes no tórax e nos outros segmentos corporais (não incluídos na figura).

Sabe-se que quanto mais extensa e intensa a captação de MIBG no momento do diagnóstico, pior o prognóstico da doença, e que a avaliação correta da resposta aos esquemas terapêuticos é importantíssima em termo de morbimortalidade e qualidade de vida dos pacientes. Por esse motivo, vários estudos têm proposto esquemas de pontuação dos exames com MIBG (*scores*) para facilitar a comparação interobservadores e a classificação da resposta terapêutica nos neuroblastomas. A princípio, todos são validados para o uso com ^{123}I-MIBG apenas.

Nas classificações por *scores*, divide-se o corpo em diversos segmentos, atribuindo um ponto para a extensão (número) e outro para a intensidade de captação (em relação à captação no fígado) das lesões em cada segmento predefinido. Atualmente, o mais utilizado é o sistema Curie, aceito pelo *International Neuroblastoma Risk Group* (INRG) e que divide o corpo em 11 segmentos. O sistema também serve para avaliação terapêutica, na qual se divide o *score* pós-terapia pelo pré-tratamento. A explicação detalhada dos *scores*, entretanto, não faz parte do escopo deste capítulo.

Para a avaliação da resposta terapêutica, o INRG *task force* indica um estudo inicial, um ao final da terapia e a cada seis meses até um ano em pacientes de baixo risco, e por dois anos em risco intermediário. Em pacientes de alto risco, deve-se realizar ao diagnóstico, antes de terapia mieloablativa, antes e depois de terapia por doença residual, e a critério clínico após quaisquer sessões de terapia.

Feocromocitoma e Paraganglioma

Feocromocitomas são tumores derivados de células cromafins da medula adrenal, enquanto paragangliomas são derivados diretamente da crista neural, geralmente em gânglios simpáticos. Apesar da sua baixa incidência, alguns seguem curso maligno (cerca de 10% dos feocromocitomas e 20% dos paragangliomas), apresentando sintomas como perda de peso, fadiga, relacionados ao crescimento da massa, e relacionados à secreção de catecolamina, como dor de cabeça, taquicardia, e o mais importante clinicamente, hipertensão arterial sistêmica (Figura 16.4.3).

Seu aparecimento está relacionado a mutações genéticas de vários oncogenes (pelo menos seis), e tem sua incidência aumentada a neoplasias endócrinas múltiplas, principalmente do tipo 2, neurofibromatose, e doença de Von Hippel-Lindau. Para o seu diagnóstico, em geral associado à clínica, são solicitadas as dosagens de catecolaminas urinárias ou no plasma, assim como os níveis de cromogranina A sérica, com sensibilidade alta na hipótese diagnóstica das respectivas doenças.

Há grande dificuldade em se caracterizar esses tumores como malignos à anatomia patológica, e por esse motivo sua classificação é essencialmente clínica, sendo considerados malignos os tumores metastáticos e com comportamento agressivo.

A cintilografia com MIBG apresenta alta sensibilidade no estadiamento e reestadiamento pós-operatório ou após terapia sistêmica da doença. A literatura reporta sensibilidade e especificidade discretamente acima de 90%, embora com menos valor casuístico do que o reportado para o neuroblastoma, devido à sua menor incidência. Os números de sensibilidade e especificidade apresentam certa variação entre os estudos (83-100% e 95-100%), de acordo com o critério utilizado pelos autores para valorização de áreas anormais de captação nos estudos de imagem, e de acordo com a presença ou não de confirmação anatomopatológica (Figura 16.4.4).

Apesar da casuística menor, mais heterogênea e da aparente menor sensibilidade do método, os feocromocitomas e paragangliomas malignos são também um foco atual e persistente de aplicação do método, principalmente por indicar a possibilidade terapêutica com ^{131}I-MIBG em casos irressecáveis. Nesses casos, também cresce o uso da PET com [18]FDG como estudo complementar, estudo bastante sensível na pesquisa de metástases.

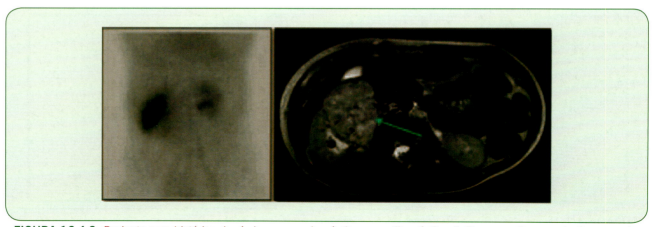

FIGURA 16.4.3. Paciente com histórico de síndrome noradrenérgica, com diagnóstico de feocromocitoma após dosagem de catecolaminas urinárias. A cintilografia demonstra área hipercaptante anterior ao rim direito, vista também à ressonância magnética ponderada em T2 junto ao rim direito.

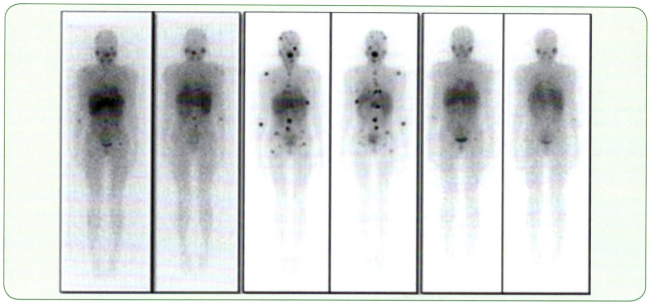

FIGURA 16.4.4. Exemplo de diagnóstico e seguimento de paciente com diagnóstico de paraganglioma metastático. Da esquerda para a direita: cintilografia com ^{131}I-MIBG demonstrando múltiplas áreas hipercaptantes no crânio (incluindo área mais evidente na base do crânio), e em esqueleto axial e apendicular – mais evidente na coluna; imagem central de estudo pós-dose terapêutica com 200 mCi de ^{131}I-MIBG, demonstrando maior sensibilidade, com lesões mais evidentes em esqueleto apendicular; imagem da direita evidenciando controle após seis meses com redução na captação da maioria das lesões.

A especificidade também é variável no estudo, pois a valorização de imagens como anormais é muito variável entre os médicos, com muitos casos de falso-positivo, principalmente em casos pós-operatórios com distorção da anatomia e focos inespecíficos de captação. Aconselha-se, sempre que possível, a complementação dos estudos com imagens SPECT com ou sem TC, assim como solicitação de imagens adicionais ou tardias e comparação com estudos estruturais (TC e RM).

Por expressarem receptores de somatostatina, estudos com análogos da somatostatina também podem ser utilizados, entretanto com resultados menos significativos que os encontrados para o MIBG.

Tumores Carcinoides

Os tumores carcinoides são tumores relativamente raros e de natureza em geral indolente. No entanto, podem em alguns casos apresentar comportamento maligno e tornar-se de difícil controle e cura, com o prognóstico variando bastante em razão da localização e estádio dos tumores.

São derivados de células neuroendócrinas secretoras do sistema APUD, como células cromafins e de Kulchitsky. As membranas dessas células expressam receptores específicos e possuem mecanismos de captação de neuroaminas, através dos quais acumulam grânulos neurossecretórios, nos quais o MIBG é armazenado.

A localização de maior frequência é o trato gastrintestinal, em geral o apêndice cecal, seguido pelo reto e íleo, e depois pelos pulmões e brônquios, e o estômago. Os prin-

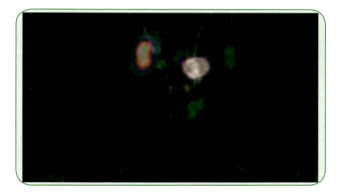

FIGURA 16.4.5 – Imagens tomográficas fundidas à tomografia computadorizada (SPECT-CT) do paciente da Figura 16.4.4, no momento da avaliação pré-dose. Imagens com ^{123}I-MIBG demonstram metástases na base do crânio.

cipais sítios de metástase são linfonodos e o fígado, podendo ter taxas de 20% a 30% em tumores menores que 1 cm, e sua incidência se eleva com o aumento do tumor primário.

Os carcinoides são tumores de difícil diagnóstico e frequentemente desconsiderados pelos clínicos, seja pela clínica inespecífica, tamanho geralmente reduzido e baixa incidência. Seu diagnóstico é feito geralmente por testes bioquímicos, como a pesquisa de metabólitos da serotonina na urina e pesquisa de cromogranina sérica.

Os estudos funcionais são complementares à tomografia computadorizada de tórax, abdome e pelve, e às vezes ressonância magnética, na pesquisa da localização do tumor. Como já mencionado, por ser um estudo de corpo inteiro, os estudos de imagem molecular podem dar informações sobre locais insuspeitos de metástases, aumentando a sensibilidade e especificidade dos estudos anatômicos. Por esse motivo, estudos com câmaras híbridas (SPECT-CT) têm recebido atenção renovada na literatura.

Entre os estudos funcionais, dois deles são primariamente usados para a detecção de carcinoides: a cintilografia com análogo da somatostatina marcado com índio-111 (*OctreoScan* – abordado em outra seção), e a cintilografia com MIBG. Em geral, os estudos referem maior sensibilidade com octreotídeo, considerado estudo superior para a avaliação desse tipo de doença, principalmente em lesões pulmonares (porém, também com maior custo).

Por outro lado, alguns estudos demonstram maior especificidade do MIBG, o que na prática não se demonstra uma grande vantagem. Em tese ambos são estudos complementares, sobretudo em casos de difícil diagnóstico em um dos exames, podendo em muitos casos combiná-los para o diagnóstico e planejamento terapêutico.

A sensibilidade descrita na literatura para detecções de lesões varia bastante, de 55% a 70%, com uma especificidade um pouco maior, de cerca de 95%. Esta varia em função da localização dos carcinoides, sendo maior para metástases de tumores intestinais e pancreáticos, e menor para tumores pulmonares/brônquicos. A origem diferente desses tumores e sua maior ou menor expressão de grânulos neurossecretores e excreção de serotonina poderiam, em tese, explicar essa diferença de captação do mesmo radiofármaco entre diferentes pacientes, e mesmo entre os diferentes radiofármacos.

Aparentemente, a realização prévia de terapias sistêmicas e cirurgias não altera a sensibilidade dos estudos de imagem funcional, que permanecem indicados nesses casos, uma vez que os estudos anatômicos são frequentemente complicados por intervenções cirúrgicas.

Outro estudo com aparente função na avaliação de carcinoides é a cintilografia óssea, com sensibilidade maior para lesões ósseas que os dois estudos citados anteriormente.

Perspectivas

Entre os novos radiofármacos para imagem molecular em fase de implementação, há a tentativa de implementação de imagem de MIBG marcado com iodo-124, um emissor de pósitrons que ofereceria maior resolução espacial e a possibilidade de correlação com estudos tomográficos de corpo inteiro, provavelmente com sensibilidade aumentada, além do uso para terapia.

Em países cientificamente mais desenvolvidos para o estudo de tumores neuroendócrinos em geral (em especial carcinoides, mas também feocromocitomas e paragangliomas malignos), encontram-se em estágio avançado de implementação clínica os análogos da dopamina marcado com flúor-18 (^{18}F-DOPA), e o gálio-68 marcando análogos da somatostatina (DOTATATE), o primeiro produzido em cíclotron e o segundo produzido com o gerador 68Ge/68Ga, desenhados para PET, e com custos elevados de produção. Entretanto, esses traçadores não são o interesse específico do presente capítulo.

Leitura Sugerida

Interessante para rever a avaliação por medicina nuclear de tumores, carcinoides e revisão da farmacologia do MIBG

- Khan UM, Morse M, Coleman RE. Radioiodinated metaiodobenzylguanidine in the diagnosis and therapy of carcinoid tumors. Q J Nucl Med Mol Imaging. 2008;52(4):441-54.

Revisão sobre a biologia e o tratamento de feocromocitomas e paragangliomas e farmacologia do MIBG

- Andersen KF, Altaf R, Krarup-Andersen B, Horn T, Christensen NJ, Hendel HW. Malignant pheochromocyto-

mas and paragangliomas: the importance of a multidisciplinary approach. Cancer Treat Res. 2011;37(2):111-9.

Revisão sobre a aplicação do MIBG em neuroblastomas, e apresentação dos *scores* para estadiamento e reestadiamento

- Matthay KK, Shulkin B, Landenstein R, Michon J, Giammarile F, Lewington V, et al. Criteria for evaluation of disease extent by (123)I-metaiodobenzylguanidine scans in neuroblastoma: a report for the International Neuroblastoma Risk Group (INRG) Task Force. Br J Cancer. 2010;102(9):1319-26.

16.5 Linfonodo Sentinela e Intraoperatórios Radioguiados

HEITOR NAOKI SADO

Conteúdo

Bases
  Conceitos Gerais
  Radiofármacos
    Radiofármaco para Localização Radioguiada de Lesão Oculta e Pesquisa do Linfonodo Sentinela
    Radiofármacos para Outros Estudos Intraoperatórios
  Mecanismos de Localização
    Linfonodo Sentinela
    Outras Lesões

Método (Cintilografia e Estudo Intraoperatório)
Interpretação das Imagens
Aplicações Clínicas
  Câncer de Mama
    Pesquisa do Linfonodo Sentinela
    Localização Radioguiada de Lesão Oculta
  Melanoma
  Outras Aplicações
    Tumores Ginecológicos
    Câncer da Cabeça e Pescoço

Bases

Conceitos Gerais

Linfonodos sentinelas são linfonodos que primeiramente recebem a drenagem de um tumor, sendo, portanto, o local mais provável de disseminação linfática das células neoplásicas. Na existência de uma ordem progressiva de metástase linfonodal, a biópsia do linfonodo sentinela (LS) teria o poder de predizer o envolvimento do restante da cadeia de drenagem.

O termo "linfonodo sentinela" foi primeiramente utilizado em 1960 por Gould *et al.* no câncer de parótida, e seu valor prognóstico no estadiamento linfonodal foi descrito em 1977 por Cabanas no câncer de pênis. A partir de então diversos autores e estudos introduziram o uso da linfocintilografia e corantes vitais para localização pré- e intraoperatória do LS, pioneiramente no melanoma, estendendo-se tal conceito e aplicabilidade para outras neoplasias, principalmente no câncer de mama.

A partir da década de 1990, com o desenvolvimento de detector de radiação gama portátil (*gamma probe*), houve a introdução dos estudos intraoperatórios para localização e retirada radioguiada, inicialmente do LS radioativo, com posterior aplicação na localização radioguiada de lesões mamárias não palpáveis (ROLL – *Radioguided Occult Lesion Localization*).

Radiofármacos

Radiofármaco para Localização Radioguiada de Lesão Oculta e Pesquisa do Linfonodo Sentinela

O radiofármaco deve preferencialmente ser marcado com o tecnécio-99 metaestável (^{99m}Tc), que, além de disponível, apresenta propriedades físicas ideais em relação a dosimetria, detecção intraoperatória pela sonda portátil (*gamma probe*) e formação das imagens cintilográficas pré-operatórias.

Para localização radioguiada de lesão oculta (ROLL), o radiofármaco deve permanecer no local de injeção, ou seja, com tamanho de partículas suficientemente grandes para não haver absorção ou clareamento do interstício pelos capilares sanguíneos ou sistema linfático. Pioneiramente na Europa e na atual rotina do Centro de Medicina Nuclear do InRad-HCFMUSP e do Serviço de Medicina Nuclear do ICESP-FMUSP, o radiofármaco mais utilizado para ROLL é o macroagregado de albumina (^{99m}Tc-MAA), que apresenta mais de 90% das partículas entre 10 e 100 µm (10.000 a 100.000 nm), ou seja, cerca de 10 a 100 vezes maiores que a capacidade teórica de clareamento linfático.

Os radiofármacos para pesquisa do linfonodo sentinela (LS) devem conter partículas coloidais de tamanho suficiente para não haver absorção pelos capilares sanguíneos (maiores que 4 nm), priorizando-se a drenagem pelos capilares linfáticos do local de injeção, que por sua vez apresentam aberturas das junções endoteliais com espaçamento entre 10 e 25 nm. Os radiofármacos mais utilizados na rotina do Centro de Medicina Nuclear do InRad-HCFMUSP e do Serviço de Medicina Nuclear do ICESP-FMUSP são o ^{99m}Tc-dextran-70 e o ^{99m}Tc-fitato. O ^{99m}Tc-dextran-70 apresenta peso molecular de 70 x 103 Dalton e tamanho de partículas entre 6 e 15 nm. O ^{99m}Tc-fitato foi inicialmente desenvolvido como radiocoloide para cintilografia hepática, porém, devido ao tamanho adequado de suas partículas (8 a 30 nm) e comportamento biológico similar ao ^{99m}Tc-dextran-70 e ^{99m}Tc-dextran-500, é também indicado para exames de linfocintilografia, pesquisa do linfonodo sentinela e ROLL. O ^{99m}Tc-dextran-500 é utilizado em outros serviços do Brasil e apresenta partículas entre 10 e 30 nm. O ^{59m}Tc-enxofre coloidal é empregado nos Estados Unidos, principalmente na apresentação filtrada (tamanho de partículas entre 50 e 200 nm). Na Europa predomina o uso do nanocoloide de soro-albumina humana (^{99m}Tc-HSA), com tamanho de partículas entre 4 e 200 nm (95% < 80 nm). O ^{99m}Tc-sulfeto de antimônio (tamanho de partículas entre 3 e 30 nm) está comercialmente disponível na Austrália e no Canadá.

Radiofármacos para Outros Estudos Intraoperatórios

O conceito da localização e retirada cirúrgica radioguiada, utilizado na pesquisa do LS e ROLL, pode ser estendido para outras condições clínicas em que exista captação preferencial de marcador radioativo e necessidade de otimizar a localização ou delimitação de margens do local a ser retirado. Os radiofármacos utilizados dependerão da especificidade para cada doença ou situação clínica e serão relacionados com a disponibilidade e experiência de cada serviço, assim como às propriedades de emissão de raios gama ou beta e disponibilidade de sondas cirúrgicas portáteis (*gamma probe* ou *beta probe*), tanto para cirurgias abertas quanto laparoscópicas. Algumas das potenciais aplicações de radiofármacos para outros estudos intraoperatórios, exceto pesquisa do LS ou ROLL, estão resumidas no Quadro 16.5.1

Mecanismos de Localização

Linfonodo Sentinela

O mecanismo de localização do radiofármaco no LS segue o princípio da linfocintilografia, que permite a visualização de canais linfáticos e linfonodos funcionalmente ativos da estação de drenagem do local de injeção. Radiofármacos com partículas de tamanho pequeno (3 a 12 nm) atravessam rapidamente as aberturas das junções endoteliais dos vasos linfáticos, as quais apresentam espaçamento de 10 a 25 nm, permitindo rápida visualização do canal linfático e do linfonodo. Uma desvantagem do uso de partículas pequenas, em especial na pesquisa do LS, seria que nem todas são fagocitadas no primeiro linfonodo, levando à visualização de gânglios secundários. Partículas grandes (50 a 1000 nm) entram nos canais linfáticos de forma mais lenta através do processo de pinocitose. Geralmente não se visualizam canais linfáticos e linfonodos secundários. Partículas muito grandes (maior que 1000 nm) não migram do local de injeção, sendo inadequadas para linfocintilografia e utilizadas na técnica ROLL isolada. O tamanho ideal da partícula do radiofármaco para pesquisa do linfonodo sentinela está entre 10 e 200 nm, com a maioria da atividade injetada permanecendo no local da injeção e fração significativa sendo drenada para cerca de 1 a 3 linfonodos, facilitando a biópsia do linfonodo sentinela e permitindo combinação com técnica de ROLL com uso de apenas um radiofármaco (SNOLL – *Sentinel Node & Occult Lesion Localization*).

Importante considerarmos que a ausência de visualização de linfonodo captante nas imagens cintilográficas pré-operatórias não necessariamente significa ausência de drenagem, podendo estar relacionada com o tempo e técnica de imagem utilizada, sendo muitas vezes possível a retirada de linfonodo sentinela com uso do *gamma probe* no momento da cirurgia. Nos casos de verdadeira ausência de drenagem do radiofármaco, devemos descartar as possibilidades de uso incorreto de radiofármaco, alteração de base do sistema linfático (por exemplo, lesões linfáticas ou cirurgias prévias) ou infiltração linfática tumoral dificultando a progressão ou retenção do radiofármaco no linfonodo.

QUADRO 16.5.1
Radiofármacos (RF) para Estudos Intraoperatórios

RF	Doença	Objetivos
^{99m}Tc-DMSA(V)	Recidiva de câncer medular da tireoide com captação do radiofármaco	Retirada cirúrgica
^{18}FDG	Neoplasias hipermetabólicas (melanoma, câncer colorretal, tireoide, ovário, etc.)	Auxílio na excisão do Tu 1^{ário} ou retirada de foco de recidiva ou metástase
(^{131}I)Iodo	Recidiva de câncer diferenciado de tireoide iodocaptante	Retirada cirúrgica
^{99m}Tc-MDP	Neoplasias ósseas benignas (osteoma osteoide)	Retirada cirúrgica e delimitação de margens
[^{131}I]MIBG	Neoplasias neuroectodérmicas	Auxílio na excisão do Tu 1^{ário} ou retirada de foco de recidiva ou metástase
^{111}In-octreotide	Neoplasias neuroendócrinas	Auxílio na excisão do Tu 1^{ário} ou retirada de foco de recidiva ou metástase
^{99m}Tc-sestamibi	Adenoma de paratireoide	Cirurgia minimamente invasiva
^{99m}Tc-sestamibi	Recidiva de câncer diferenciado de tireoide com PCI com iodo negativa e sestamibi positivo	Retirada cirúrgica

Outras Lesões

O mecanismo de localização em outras lesões está relacionado à doença ou situação clínica e o radiofármaco utilizado, sendo as principais e potenciais aplicações listadas no Quadro 16.5.1 e abordadas nos capítulos referentes a cada condição clínica.

Método (Cintilografia e Estudo Intraoperatório)

O método para técnica isolada de ROLL está listado a seguir:

- Radiofármaco: ^{99m}Tc-MAA, dose de 1 mCi (37 MBq), volume de 0,1 ml + 0,1 ml de ar para evitar atividade residual na seringa.

- Técnica de injeção: injetar um ponto intra- ou perilesional guiado por métodos anatômicos (ultrassom, estereotaxia etc.).

- Opcional (ROLL para mama): adicionar 0,2 ml de contraste iodado junto com 0,1 ml do radiofármaco para controle de eventual injeção intraductal (causa de dispersão do radiofármaco e falha do ROLL).

- Aquisição das imagens cintilográficas conforme protocolos ilustrados no Quadro 16.5.2.

- Cirurgia radioguiada com uso do *gamma probe* até no máximo 24 horas após a injeção (limitação pela meia--vida física do ^{99m}Tc).

O método para pesquisa do linfonodo sentinela ou SNOLL (associação LS & ROLL), principalmente na escolha do radiofármaco e técnica de injeção, pode variar dependendo da experiência e logística de cada serviço ou região, com inúmeros protocolos descritos na literatura. O método adotado no Centro de Medicina Nuclear do InRad-HCFMUSP e no Serviço de Medicina Nuclear do ICESP-FMUSP consiste em:

- Radiofármaco: ^{99m}Tc-dextran-70 ou ^{99m}Tc-fitato, dose de 1 mCi (37 MBq) e volume de 0,1 ml + 0,1 ml de ar (evitar atividade residual na seringa) por ponto de injeção.

- Técnica de injeção perilesional: 1 ponto guiado preferencialmente por métodos anatômicos (ultrassom, estereotaxia etc.), no máximo a 2 mm de distância da lesão focal/tumor de interesse. Nos casos de tumores grandes, pode-se injetar 2 pontos diametralmente opostos. No caso de microcalcificações mamárias, injetar 1 ponto o mais central possível.

- Técnica de injeção intralesional: 1 ponto guiado preferencialmente por métodos anatômicos (ultrassom, estereotaxia etc.), o mais central possível. Pode-se aumentar o volume de radiofármaco injetado para 0,2 ml (total de 0,3 ml com ar), evitando volumes maiores para não alterar a pressão intersticial intratumoral a ponto de prejudicar a drenagem linfática.

- Técnica de injeção superficial intradérmica: verificar correta injeção intradérmica pela formação de pápula ou relato de ardência/dor na injeção. Em melanoma (geralmente pericicatricial), injetar 4 pontos diametralmente opostos a cerca de 2 mm das margens da lesão ou cicatriz, sendo obrigatoriamente 2 pontos adjacentes à região mediana da cicatriz (evitar distanciamento da região do tumor primário extirpado devido à incisão em fuso). No caso de cicatrizes pequenas, principalmente nas extremidades (mãos e pés), pode-se reduzir para dois pontos de injeção adjacentes à região mediana da cicatriz. Nos casos de câncer de mama, injetar 1 ponto no quadrante índex (que contem o tumor). Em caso de tumor mamário multicêntrico, optar por injeções adicionais nos quadrantes ou junção dos quadrantes acometidos, ou única injeção no quadrante superolateral, objetivando drenagem para linfonodo axilar.

- Massagear suavemente o local da injeção com uso de gaze limpa por 10 a 15 minutos após a injeção, objetivando estimular a drenagem linfática.

- Aquisição das imagens cintilográficas conforme protocolos ilustrados no Quadro 16.5.2.

- Cirurgia radioguiada com uso do *gamma probe* até no máximo 24 horas após a injeção (limitação pela meia--vida física do ^{99m}Tc).

Pontos de atenção na injeção do radiofármaco:

- Incluir 0,1 ml de ar na seringa após a coluna líquida do radiofármaco, evitando atividade residual na agulha ou seringa.

- Aspirar imediatamente antes da injeção para excluir punção de vaso sanguíneo.

- Nos casos de injeção guiada por ultrassom, verificar artefato ecogênico causado pelo ar injetado como forma de certificar injeção adequada.

- Nos casos de injeção guiada por mamografia/estereotaxia, garantir boa conexão entre a seringa e agulha devido à injeção sobre pressão, e após injeção e antes da retirada da seringa solicitar redução da pressão de compressão mamária, objetivando evitar refluxo para o trajeto da agulha ou para pele.

- Nos casos de melanoma acral (mãos e pés) com cicatrizes em regiões endurecidas ou com escasso tecido subcutâneo, evitar volume maior que 0,2 ml e proceder à imediata compressão local com gaze ou algodão após a retirada da agulha, evitando refluxo do radiofármaco.

Com o avanço tecnológico e a introdução de métodos híbridos como o SPECT/CT, existe ainda a possibilidade de acrescentarmos essa modalidade como forma de otimizar a localização anatômica pré-operatória do linfonodo sentinela, conforme protocolo de aquisição sugerido no Quadro 16.5.2.

QUADRO 16.5.2
Protocolos de Aquisição

ROLL

Fotopico: 140 keV, janela 7 a 15%

Colimador LEAP ou HR

Imagens estáticas 1 a 6 horas após a injeção; duração de 3 minutos, matriz 128 ou 256; mínimo de duas projeções perpendiculares

Imagem de contorno com fonte pontual ou de transmissão com *flood* por 30 segundos

Linfonodo Sentinela

Fotopico: 140 keV, janela 7 a 15%

Colimador LEAP ou HR

Imagens dinâmicas (opcional, principalmente em lesões de cabeça e pescoço ou tronco): Início imediato após injeção; 1 quadro / 30 segundos por 20 minutos, matriz de 128; posicionamento conforme probabilidade de drenagem

Varredura (opcional, principalmente em melanoma de membros inferiores): Início imediato após injeção; campo de varredura do local da injeção até altura do fígado; matriz 1.024 × 256; velocidade de 10 cm/min

Imagens estáticas: Início após identificação do linfonodo sentinela captante (após sequência dinâmica ou monitor de persistência); duração de 3 minutos, matriz 128 ou 256; mínimo de duas projeções perpendiculares

Imagem de contorno com fonte pontual ou de transmissão com *flood* por 30 segundos no mínimo de duas projeções perpendiculares

Marcar em duas projeções perpendiculares a projeção cutânea do(s) linfonodo(s) captantes através do monitor de persistência e uso de caneta apropriada

SPECT/CT

Fotopico: 140 keV, janela 5 a 7%

Colimador HR

Matriz 128 ou 256
Posicionamento em DDH (braços ao lado do corpo nos casos de cabeça e pescoço e melanoma, e braços elevados nos casos de mama e tronco)

Segmento(s): dependerá do tumor primário e local de drenagem

Órbita de 360° com 90 a 120 projeções por segmento

Reconstrução SPECT por método iterativo e protocolo de correção de atenuação e espalhamento

Aquisição de tomografia computadorizada (CT) diagnóstica, preferencialmente sem contraste e com reconstruções com filtros de partes moles, osso e pulmonar quando necessário

Processamento de imagens de fusão (SPECT/CT) 2D e 3D

Com relação ao estudo intraoperatório, o operador deve conhecer as funções e comandos básicos do *gamma probe*. Basicamente, atentar para os seguintes pontos, alguns deles existentes apenas em modelos específicos de cada fabricante:

- Para aparelhos com alimentação exclusiva à bateria, certificar de carga adequada ou bateria sobressalente na sala cirúrgica.

- Conectar o cabo da sonda no dispositivo de comandos e *display*, e encapar com plástico e dedo de luva estéreis a extremidade da sonda.

- Ligar o aparelho e selecionar a energia do radioisótopo, por exemplo, ^{99m}Tc.

- Para rastreamento do foco radioativo, selecionar o modo ratemeter (monitorar taxa de contagens, com tempo de integração de 1 segundo) e ajustar sensibilidade do sinalizador sonoro, com escala mais sensível para localização do linfonodo captante e menos sensí-

vel para ROLL (a escala está relacionada com o limiar de contagens para ocorrer o som de maior intensidade).

- Para medir o número de contagens por unidade de tempo, selecionar o modo *counting* e ajustar o tempo de contagem para pelo menos 5 segundos. Para fins de controle cirúrgico, em geral o leito de ressecção deve conter menos que 10% da contagem inicial do linfonodo captante (sentinela) ou da lesão radiomarcada (ROLL).

- Evitar retirar o colimador da ponta da sonda, principalmente quando o foco captante estiver próximo ao sítio da injeção ou de região com aumento da radiação de fundo ("BG"), por exemplo, o fígado no caso de uso de radiocoloide ou ^{131}I-mIBG, ou coração no caso de uso do ^{99m}Tc-sestamibi.

- Evitar proximidade com caneta ou cabo do bisturi elétrico, assim como funcionamento simultâneo, pois pode ocorrer interferência da corrente do bisturi elétrico no disparo do alerta sonoro do *gamma probe*.

Interpretação das Imagens

A aquisição e a interpretação pré-operatória das imagens cintilográficas são justificadas como forma de controle do sítio de injeção (por exemplo, excluir injeção intraductal e confirmar a retenção do radiofármaco nos casos de ROLL), assim como para identificar a cadeia de drenagem linfática nos casos de regiões corpóreas com drenagem ambígua (por exemplo, melanoma do tronco ou cabeça), ou para verificar a presença de drenagem não habitual, quer seja de forma inesperada ou prevista, como, por exemplo, nos casos de drenagem para cadeias extra-axilares nas injeções profundas de tumores nos quadrantes mediais da mama ou nos casos de axila previamente operada ou irradiada. Na interpretação dos estudos convencionais (imagens planas de cintilografia e linfocintilografia), devemos atentar para os seguintes pontos:

- Verificar o pedido médico e certificar correto uso de radiofármaco (ROLL *versus* LS ou SNOLL) e local de injeção.

- Verificar tempo adequado entre a injeção e imagem cintilográfica.

- Ajustar a intensidade do brilho ("janelamento") das imagens de forma a não suprimir a atividade de fundo ("BG"), assim como evitar aumentar excessivamente o brilho a ponto de a intensidade da área de injeção prejudicar a identificação de linfonodo captante próximo ao sítio de injeção.

- Analisar pelo menos duas projeções perpendiculares, evitando confusão com eventuais contaminações superficiais e não visualização de linfonodos sobrepostos pelo sítio de injeção.

- Identificar e descrever todos os linfonodos captantes, assim como não confundir atividade alongada e tortuosa em canal linfático com linfonodo captante (projeções oblíquas adicionais podem auxiliar na discriminação).

- Identificar e descrever eventuais situações com potencial de afetar a cirurgia, por exemplo, atividade do radiofármaco no trajeto da agulha em caso de ROLL, ou captação em LS muito próximo ao sítio de injeção, sendo recomendável, neste último caso, retirar primeiro o sítio de injeção ou colimar e direcionar em sentido oposto à sonda cirúrgica (*gamma probe*).

Nos casos de disponibilidade de imagens SPECT/CT, recomenda-se interpretação do estudo com atenção para os seguintes pontos adicionais:

- Identificação anatômica do local de injeção, principalmente quando peri- ou intralesional.

- Identificação da(s) cadeia(s) e linfonodo(s) captante(s), com descrição do grau de captação, forma, tamanho e padrão de densidade tomográfica do linfonodo, assim como sua localização específica (cavo ou ápice axilar, paraesternal, interpeitoral ou retropeitoral, intramamário, poplíteo, cervical, mediastinal etc.), e em relação à pele e referências anatômicas, por exemplo, vasos axilares e borda da musculatura peitoral e dorsal/subescapular nos linfonodos axilares, espaço intercostal ou posterior à costela nos linfonodos torácicos internos, canal inguinal e vasos femorais nos casos de linfonodos inguinais, cadeia e nível nos casos de linfonodos cervicais e mediastinais, e assim por diante.

- Avaliar alterações anatômicas relacionadas ao estadiamento linfonodal, tais como tamanho, forma e padrão tomográfico de linfonodos não captantes em cadeias com risco de disseminação metastática.

- Avaliar outros potenciais sítios de metástase não ganglionar, não se esquecendo de analisar na janela óssea e pulmonar.

- Em caso achado suspeito ou duvidoso nos campos pulmonares, recomenda-se avaliação complementar com protocolo tomográfico específico para tórax (imagens inspiradas em apneia e cortes de espessura adequada).

- Processar e reconstruir imagens-chave em 3D ou VR na perspectiva cirúrgica, objetivando facilitar a interpretação anatômica por parte do cirurgião.

A Figura 16.5.3 ilustra exemplo de SPECT/CT com os pontos principais de análise no caso de drenagem para LS axilar.

Aplicações Clínicas

Câncer de Mama

Pesquisa do Linfonodo Sentinela

Devido à crescente tendência de tratamento conservador do câncer de mama, em grande parte atribuída à detecção precoce da doença e terapia adjuvante, a biópsia do linfonodo sentinela (LS) tem se tornado técnica padrão para o estadiamento axilar em diversos centros, com ótimos resultados de sensibilidade (84% a 98%) e baixa taxa de falso-negativos (2,0 a 16,7%), permitindo a diminuição de esvaziamentos axilares desnecessários, com baixos índices de recorrência axilar, menos complicações pós-operatórias e com melhora significativa na qualidade de vida das(os) pacientes. Veronesi *et al.*, em publicação de 2010 de estudo randomizado comparando o esvaziamento axilar de rotina *versus* biópsia do LS, demonstraram sobrevida de 10 anos livre de eventos relacionados ao câncer de mama similares entre os grupos analisados (88,8% no esvaziamento axilar e 89,9% na biópsia do LS), observando-se também menor morbidade pós-cirúrgica e menor tempo de hospitalização no grupo da biópsia do LS. A taxa de falso-negativo da biópsia do LS ao final de 10 anos de seguimento foi dentro do encontrado na literatura (5%), evidenciando-se também menor incidência acumulada de recorrência axilar em relação ao esperado, provavelmente, segundo os autores, devido à maior eficiência do sistema imune intacto pela preservação da cadeia axilar.

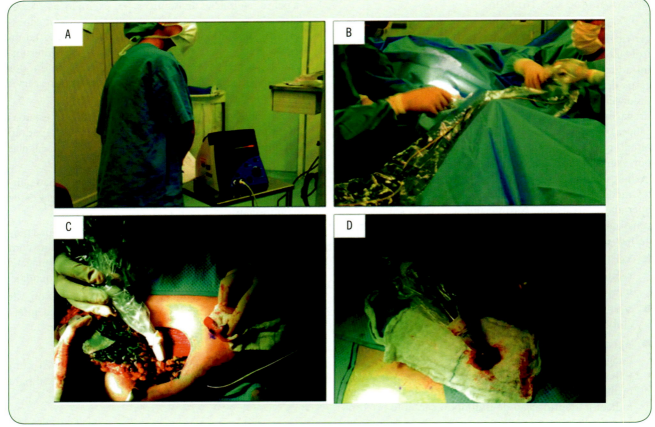

FIGURA 16.5.1. Exemplo de *gamma probe* no centro cirúrgico. (**A**) Dispositivo de comandos e *display* próximo à mesa cirúrgica com cabo da sonda conectado. (**B**) Cabo e haste da sonda sendo encapados com plástico estéril. (**C**) Rastreamento cirúrgico *in vivo* do LS captante com uso da sonda encapada e com dedo de luva estéril na extremidade do detector – Aparelho no modo *ratemeter*. (**D**): Contagem ex-vivo do LS captante – Aparelho no modo *counting*.

Esses resultados, somados aos de outros estudos semelhantes, confirmam definitivamente o conceito e a indicação da biópsia do LS no câncer de mama sem evidência de metástase ganglionar ou a distância (T1-4cN0M0), sendo preferencialmente recomendado em tumores menores que 2 a 3 cm, pois sabe-se que em tumores maiores a prevalência de metástase linfática axilar é maior que 40%, com aumento da taxa de LS falso-negativo e risco de nova abordagem para esvaziamento axilar nos casos de LS positivo apenas na análise patológica posterior. Importante considerarmos que a presença de linfonodo axilar palpável ao exame clínico, devido à sua limitada acurácia (63 a 68%), não representa mais contraindicação isolada para pesquisa do linfonodo sentinela, devendo ser complementado, por exemplo, com punção guiada por ultrassom. Já a confirmação histológica de acometimento metastático ganglionar axilar representa contraindicação definitiva para a técnica. Existem ainda outros pontos controversos ou situações especiais na pesquisa do linfonodo sentinela, dentre os quais relacionados à variabilidade da técnica (principalmente local da injeção), ao significado da drenagem para cadeia torácica interna ou outras cadeias extra-axilares, à necessidade de linfocintilografia ou SPECT-CT pré-operatórios,

quantos linfonodos captantes devem ser ressecados, ao significado das micrometástases, ao papel da quimioterapia neoadjuvante, e à indicação da técnica no carcinoma ductal *in situ*, nos casos de cirurgia mamária ou axilar prévia, no câncer de mama masculino e na gestante.

Em relação aos aspectos técnicos, estudos demonstram que a taxa de identificação de linfonodo captante não é influenciada pelas diferenças do tamanho de partículas dos diversos radiofármacos disponíveis para linfocintilografia, e sim por fatores inerentes à paciente (por exemplo, obesidade, idade avançada ou alterações de base na anatomia linfática). Referente ao local de injeção, estudos randomizados multicêntricos demonstram taxa similar de identificação do LS (99,1%) quando comparada às técnicas de injeção profunda (peri- ou intratumoral) e superficial (sub- ou intradérmica), portanto, a escolha do local da injeção dependerá mais das vantagens de cada técnica, da experiência de cada serviço e da intenção de avaliar cadeias extra-axilares. A injeção superficial apresenta vantagens como praticidade e facilidade, pois não necessita de ultrassom ou estereotaxia para localizar a lesão. Sua desvantagem seria o incômodo de dor ou ardência causado pela injeção. Ainda, a injeção superficial apresenta drena-

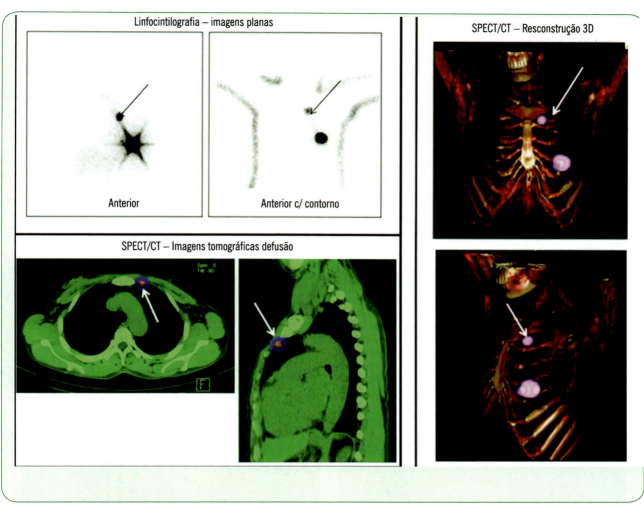

FIGURA 16.5.2. Linfocintilografia após injeção peritumoral de ^{99m}Tc-dextran 70 em paciente com câncer de mama esquerda (T2N0M0). As imagens planas (fileira de cima à esquerda) demonstram drenagem exclusiva para LS na projeção paraesternal (setas). As imagens de fusão SPECT/CT (fileira de baixo à esquerda) confirmam os achados do estudo plano e localizam o LS no 1º espaço intercostal da cadeia torácica interna esquerda (setas). A reconstrução volumétrica 3D do SPECT/CT (imagens à direita) facilitam a análise na perspectiva do cirurgião. O LS captante foi retirado por toracoscopia no local identificado pelo SPECT/CT, sem sinais de infiltração neoplásica no anatomopatológico.

gem preferencial para cadeia axilar, que pode representar desvantagem relativa caso exista interesse na avaliação de outras cadeias de drenagem, por exemplo, para cadeia torácica interna, que pode ocorrer em cerca de um terço dos casos de câncer de mama. Já a injeção profunda apresenta maior probabilidade de drenagem para cadeia torácica interna, porém apresenta desvantagens como necessidade de ultrassom ou estereotaxia no caso de lesão não palpável, além de dificultar localização de linfonodo axilar por sobreposição de captação quando a lesão está localizada no quadrante superolateral da mama.

O significado de linfonodo sentinela captante identificado na cadeia torácica interna ou qualquer outra cadeia não habitual (por exemplo, clavicular, axilar contralateral, interpeitoral) ainda é controverso. Estudos demonstram que linfonodos torácicos internos captantes ressecados apresentam comprometimento metastático em 11% a 27%, podendo alterar o estadiamento e o planejamento da radioterapia e terapia sistêmica, porém ainda sem evidências científicas do real impacto de sua abordagem rotineira na resposta terapêutica e sobrevida das pacientes. Situações específicas em que a biópsia de linfonodo torácico interno pode ser considerada estão listadas a seguir:

- Identificação de drenagem apenas para cadeia torácica interna nas imagens de linfocintilografia (frequência de 4%).

- Presença de drenagem axilar e torácica interna concomitante, com biópsia do LS axilar negativa e paciente sem qualquer outro critério para orientar terapia adjuvante.

- Presença de captação em cadeia torácica interna nos casos de recidiva mamária com repetição de biópsia do LS (pacientes com ou sem esvaziamento axilar ou cirurgia mamária prévia).

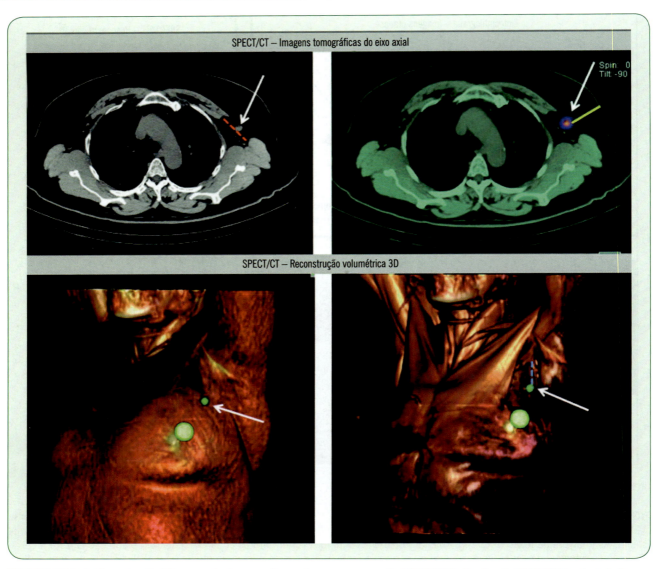

FIGURA 16.5.3. Pesquisa de LS em paciente com câncer de mama esquerda (T2N0M0). Realizado SPECT/CT após injeção superficial periareolar de ^{99m}Tc-fitato, com identificação de LS no cavo axilar (setas brancas). Pontos de atenção no laudo: características tomográficas e tamanho do LS (setas brancas); localização do LS na axila: apical ou central/cavo ou superficial/profundo; distância em relação à borda lateral do músculo peitoral menor ou borda anterior da musculatura dorsal/subescapular (linha vermelha tracejada); profundidade do LS em relação à pele (linha amarela contínua); distância do LS em relação aos vasos axilares (linha azul tracejada). Verificar presença de adenomegalias independente da captação.

Quanto à realização da linfocintilografia, estudos demonstram que as imagens pré-operatórias acarretam em maior eficiência e número de linfonodos captantes ressecados, principalmente nos casos de LS próximo ao sítio de injeção, com discreta captação em relação ao tecido adjacente, e quando ocorre drenagem extra-axilar. Estudos iniciais demonstram melhora na taxa de detecção pré-operatória do método SPECT-CT em relação à linfocintilografia convencional, principalmente nos casos de drenagem não habitual ou localização próxima ao sítio de injeção, porém, devido à atual alta taxa de sucesso cirúrgico (maior que 95%) quando da associação da linfocintilografia pré-operatória convencional com *gamma probe* intraoperatório, estudos adicionais são necessários para avaliar o impacto e o valor adicional do SPECT-CT. Na experiência inicial do Serviço de Medicina Nuclear do Instituto do Câncer do Estado de São Paulo (ICESP) da Faculdade de Medicina da Universidade de São Paulo (FMUSP), o SPECT-CT apresenta impacto positivo para o cirurgião, principalmente por facilitar a localização do linfonodo captante e diminuir o tempo cirúrgico, quer seja nos casos de drenagem axilar ou extra-axilar.

Teoricamente o LS seria o primeiro a receber a drenagem do sítio de injeção, porém frequentemente nos deparamos com mais de um linfonodo captante ou corado com corante vital, surgindo a questão de qual o verdadeiro

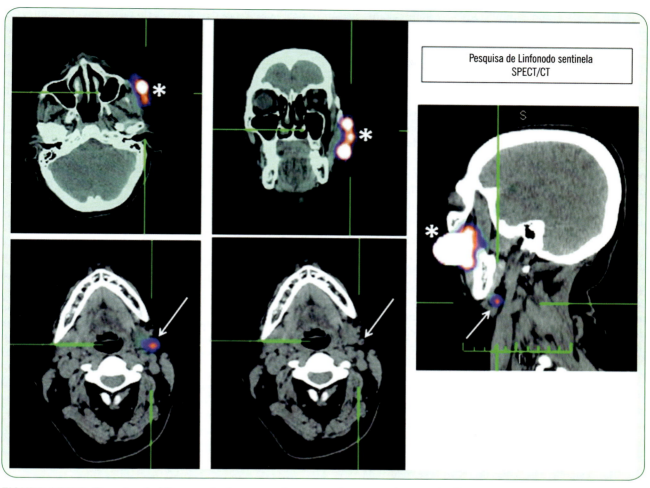

FIGURA 16.5.4. Pesquisa de LS em paciente com melanoma malar esquerdo operado (Breslow 23 mm) e margem cirúrgica comprometida. Imagens de SPECT/CT após injeção pericicatricial de ^{99m}Tc-fitato (asteriscos) evidenciam LS de aspecto tomográfico e tamanho normais (setas brancas), localizado na cadeia jugulocarotídea esquerda (nível IIA), anterior ao plano da bifurcação carotídea. Não foram observadas adenomegalias cervicais.

linfonodo sentinela ou quantos devem ser ressecados, pois a retirada de apenas um linfonodo acarreta na elevação da taxa de falso-negativo por amostra equívoca, assim como a retirada de muitos linfonodos acarreta em morbidade similar ao esvaziamento axilar e redução na eficiência da avaliação pelo patologista. Com base em dados da literatura de que mais de 99% dos gânglios axilares acometidos por metástase representavam os quatro primeiros linfonodos captantes e que a remoção de mais de cinco linfonodos não reduz a taxa de falso-negativo, considera-se razoável retirar de três a no máximo quatro linfonodos captantes ou corados, acarretando em valores de sensibilidade maiores que 98%.

A introdução da biópsia do LS permitiu análise detalhada e focada de poucos linfonodos pelo patologista, aumentando-se a detecção de micrometástases (depósitos de células neoplásicas entre 0,2 – 2,0 mm), com inúmeros trabalhos demonstrando dados controversos sobre seu significado no estadiamento axilar do câncer de mama. Trabalho do *National Cancer Data Base*, com seguimento de dois anos de 2.203 pacientes com micrometástase linfática axilar, não demonstrou diferença significativa em relação à taxa de recidiva axilar e sobrevida quando pareadas em grupos com esvaziamento axilar e apenas com biópsia do LS. Apesar de dados ainda insuficientes, parece que o esvaziamento axilar não seria obrigatório nos casos de LS positivo para micrometástase.

O carcinoma ductal *in situ* (CDIS) por definição não apresenta invasão neoplásica da membrana basal do epitélio ductal e teoricamente não haveria risco de metástase linfática axilar, não sendo necessário o esvaziamento axilar e, consequentemente, a biópsia do LS. Entretanto, devido à possibilidade de erro de amostragem da biópsia pré-operatória e risco de áreas com carcinoma ductal invasivo (CDI) na peça cirúrgica, alguns autores defendem a pesquisa do LS nos casos de diagnóstico pré-operatório de CDIS. Meta-análise de 22 publicações demonstrou 7,4% de incidência de LS positivo para metástase em pacientes com diagnóstico pré-operatório de CDIS, sugerindo benefício da pesquisa do LS nos casos de CDIS de alto risco (tumor

Seção 2 – Diagnóstico

grau III, lesões grandes, multifocais ou com calcificações grosseiras).

No oposto ao CDIS, nos casos de tumores avançados, frequentemente indica-se quimioterapia neoadjuvante, gerando dúvidas sobre a validade da pesquisa do LS após alteração do *status* tumoral e linfático decorrente da resposta ao tratamento. Estudos recentes têm demonstrado sucesso da pesquisa do LS em pacientes com tumores avançados, incluindo após quimioterapia neoadjuvante, com dados evidenciando que a taxa de falso-negativo não é afetada pela resposta tumoral à quimioterapia. Assim sendo, atualmente acredita-se que a pesquisa do LS pode ser indicada após quimioterapia neoadjuvante, com acurácia do estadiamento axilar pela técnica dentro dos limites esperados.

Em pacientes com antecedente de cirurgia mamária ou axilar, consensos e *guidelines* iniciais não recomendavam a pesquisa do LS, entretanto, diversas publicações demonstraram a aplicabilidade da técnica, incluindo no reestadiamento linfático de pacientes com recidiva após mastectomia ou esvaziamento axilar. Portanto, a pesquisa de LS pode ser indicada neste grupo de pacientes e, devido à variação do local de manipulação ou à perda de parênquima mamário das diversas modalidades cirúrgicas, recomenda-se o uso de técnicas de injeção superficial do radiofármaco. Ainda, devido à maior possibilidade de drenagens para cadeias alternativas em mamas ou axilas manipuladas, recomenda-se realizar imagens pré-operatórias, quer seja por meio da linfocintilografia convencional ou SPECT-CT.

Nas gestantes a pesquisa do LS pode ser realizada, pois a radiação relacionada ao procedimento, incluindo a linfocintilografia convencional, é muito baixa (dosimetria uterina menor que a radiação de fundo), sem causar aumento significativo no risco de morte pré-natal ou malformações congênitas. Devido ao acréscimo de radiação decorrente da tomografia computadorizada, a realização do SPECT-CT não deve ser indicada nas gestantes até que se comprove benefício adicional significativo das imagens híbridas.

Finalmente, no câncer de mama masculino (cerca de 1% dos casos), em função do diagnóstico em estágios mais avançados, observa-se maior taxa de acometimento linfático axilar nos homens em relação às mulheres, gerando dúvidas do valor da pesquisa do LS, uma vez que o esvaziamento axilar seria indicado na maioria das vezes. A experiência do *Memorial Sloan-Kettering Cancer Center*, de 78 casos de câncer de mama masculino submetidos à pesquisa do LS, demonstrou taxa de identificação de 97%, com 51% de LS negativo e evitando-se a realização de esvaziamento axilar. O seguimento médio de 28 meses desses pacientes não evidenciou recidiva axilar, demonstrando, portanto, a aplicabilidade da técnica neste grupo de pacientes.

Localização Radioguiada de Lesão Oculta

As lesões mamárias não palpáveis ou também conhecidas como "lesões ocultas" correspondem a cerca de 25% das lesões detectadas pelo rastreamento mamográfico e ultrassonográfico, sendo que metade destas consiste em microcalcificações e o restante representado pelas distorções de parênquima ou mesmo nódulos não palpáveis. Nos casos de lesões suspeitas ou pacientes de risco, métodos menos invasivos, como a punção por agulha fina, *core biopsy* ou mamotomia, podem ser utilizados para elucidação diagnóstica e, como avaliação histológica padrão-ouro, a biópsia cirúrgica, que por sua vez pode ser excisional nos tumores precoces pequenos ou incisional nos tumores mais avançados. A biópsia cirúrgica excisional de lesão oculta necessita de métodos acurados de localização intraoperatória, tradicionalmente realizados com uso de fio-guia metálico ("agulhamento"), com inserção e ancoragem em geral orientados por estereotaxia ou ultrassom. A localização radioguiada de lesão oculta (ROLL – *Radioguided Occult Lesion Localization*) consiste em técnica moderna com melhores resultados em relação à técnica do agulhamento e foi introduzida em 1998 por Luini *et al*. Estudos clínicos posteriores demonstraram desempenho superior da técnica ROLL em relação ao método tradicional do agulhamento, fornecendo vantagens para a paciente (melhores resultados estéticos e menor desconforto e dor), para o radiologista e o cirurgião (maior praticidade de marcação e facilidade de retirada da lesão), e também para o patologista, uma vez que permite retirar menor volume de parênquima, com margens mais precisas e lesões mais concêntricas. O sucesso da ROLL depende do empenho de equipe multidisciplinar, com correta escolha do radiofármaco e, principalmente, garantia de injeção em local correto, de preferência centrada na lesão oculta ou, nos casos de SNOLL, perilesional a cerca de 2 mm das margens da lesão. Como causa de insucesso da ROLL, podemos citar a injeção intraductal do radiofármaco, com consequente espalhamento da atividade e dificuldade de localização e retirada de foco radioativo com uso do *gamma probe*. Tal causa de insucesso pode ser minimizada reduzindo-se o intervalo de tempo entre a injeção e cirurgia, ou monitorada através de injeção simultânea de contraste iodado e controle radiológico para certificação do correto local de injeção. Recentemente foi desenvolvido por pesquisadores brasileiros polímero radiopaco com baixo potencial alergênico, denominado PDMS (polidimetilsiloxano), que seria uma opção ao contraste iodado principalmente nos pacientes com antecedente alérgico.

Melanoma

Devido a campanhas de educação da comunidade a respeito dos sinais precoces do melanoma, a tendência atual é seu diagnóstico precoce, com a maioria dos tumores localizados e restritos à pele, resultando em excelente prognóstico após tratamento cirúrgico. A estratégia terapêutica dos pacientes diagnosticados nos estádios I e II (pT1-4bN0M0) consiste na excisão com amplas margens do tumor primário ou local da cicatriz da biópsia, associada à avaliação da cadeia regional de drenagem linfática, que, quando clinicamente ou radiologicamente positiva, se procede à linfadenectomia terapêutica. Entretanto, mesmo após ampla excisão cirúrgica com linfadenectomia terapêutica nos casos de gânglio clinicamente positivo, a taxa de recidiva linfática regional ou metástase a distância chega até 50%. Ainda, 15% a 20% dos pacientes no estádio I e II apresentam linfonodos clinicamente e radiologicamente negativos, porém microscopicamente acometidos, principalmente nos casos de tumor de alto risco (alta taxa mitótica, aumento da espessura e presença de ulceração), levando a proposta inicial de linfadenectomias ditas eletivas, por sua vez de morbidade significativa e benefício controverso, para prática atual da pesquisa do LS, que introduziu o conceito da linfadenectomia seletiva, na qual se indica a linfadenectomia terapêutica apenas nos casos de LS positivo, evitando-se esvaziamentos eletivos desnecessários e respectiva morbidade, além de propiciar esvaziamentos terapêuticos precoces, com infiltração ainda na fase microscópica e não macroscopicamente positiva, acarretando em melhor controle locorregional, com redução da taxa de recidiva linfática local para menos que 10% e incremento na sobrevida.

Quanto ao valor prognóstico, o *status* do LS apresenta estreita correlação com duas outras principais variáveis de prognóstico no melanoma: espessura tumoral e presença de ulceração. Estudos indicam taxas de sobrevida de cinco anos livre da doença de cerca de 72% nos pacientes com LS positivo, e de cerca de 90% nos pacientes com LS negativo (MSLT-1 *trial*). Ainda, análise da AJCC demonstrou taxa de sobrevida de 5 e 10 anos significativamente melhor naqueles pacientes com *status* linfático considerado negativo pela técnica do LS em comparação com aqueles avaliados apenas pelo exame clínico.

Em relação aos aspectos técnicos, estudos demonstram taxa de sucesso de identificação do LS de 85% com uso isolado de corantes vitais, de 95% com uso isolado da linfocintilografia e *gamma probe* e de 99% com associação do corante vital e do *gamma probe*. As imagens pré-operatórias de linfocintilografia auxiliam também na identificação de linfonodos fora da cadeia esperada de drenagem, denominados linfonodos de trânsito ou de intervalo (por exemplo, linfonodos poplíteos), que podem ocorrer em até 10% dos casos. A recente modalidade de imagem híbrida SPECT/CT apresenta potencial de facilitar o procedimento cirúrgico ao discriminar melhor a localização e relação anatômica do linfonodo captante, principalmente nos casos de drenagem cervical. A taxa de falso-negativo, representada por recidiva na cadeia linfática previamente avaliada pela técnica do LS, varia de 3% a 5%, similar à linfadenectomia eletiva. Entretanto, análise subsequente demonstrou menor taxa de falso-negativo após técnica histopatológica mais acurada, representada por maior número de secções coradas com hematoxilina e eosina e provável benefício de técnicas de imuno-histoquímica, não sendo recomendada congelação no momento do procedimento cirúrgico devido ao risco de redução da sensibilidade.

Tais resultados suportam e validam a pesquisa do LS como forma de promover melhor estadiamento e controle linfático locorregional, minimizando a morbidade do tratamento e selecionando candidatos para terapias cirúrgicas ou sistêmicas mais agressivas, otimizando as chances de cura de pacientes no estádio I e II, sendo atualmente recomendado nos casos de diagnóstico recente de melanoma com espessura maior que 1 mm (inclusive > 4 mm) e linfonodos regionais clinicamente negativos, ou em tumores com espessura menor que 1 mm, porém com risco intermediário ou alto de metástase microscópica, tais como tumor ulcerado, nível IV de Clark (invasão da derme reticular) e mais de uma figura mitótica por mm^2 na análise histopatológica. Outras potenciais indicações da técnica seriam nos casos de recidiva local verdadeira após excisão sem margem adequada, nos casos de espessura tumoral equívoca por posicionamento inadequado no bloco de parafina, na situação de diagnóstico patológico duvidoso entre lesão melanocítica atípica ou melanoma maior que 1 mm, ou em pacientes já operados com ampla margem cirúrgica com posterior necessidade de avaliação da estação de drenagem linfática.

Outras Aplicações

Tumores Ginecológicos

O câncer de vulva tem como tratamento clássico a vulvectomia radical associada à linfadenectomia inguinal, com significativa taxa de morbidade, dentre as quais linfedema em até 70% dos casos. Apesar de o acometimento linfático estar diretamente relacionado com prognóstico e sobrevida, apenas cerca de 27% das pacientes apresentam acometimento ganglionar na ocasião do tratamento inicial. Portanto, no câncer de vulva precoce (estádio I-II), a pesquisa do LS pode ser indicada como forma de evitar linfadenectomias inguinofemorais desnecessárias e respectiva morbidade, desde que realizada por equipe multidisciplinar habilitada e pacientes devidamente selecionadas (tumores menores que 4 cm, linfonodos inguinais clinicamente negativos e invasão tumoral maior que 1 mm), com taxas de detecção do LS maiores que 98% quando combinados o uso de corantes vitais e radiocoloides com *gamma probe*, assim como valor preditivo negativo próximo a 100% e taxa de falso-negativo de cerca de 8%. A taxa de falso-negativo parece estar relacionada à curva de experiência da equipe multidisciplinar e à indicação da técnica em tumores avançados (maiores que 4 cm) ou de localização na linha média, sendo que neste último recomenda-se pesquisar LS na região inguinofemoral bilateral.

No câncer do colo uterino, o tratamento cirúrgico padrão consiste na ressecção tumoral e linfadenectomia pélvica bilateral, com morbidade relacionada à lesão neural e vascular, ou evolução para linfocele e linfedema. Objetivando minimizar tal morbidade, a pesquisa do LS foi estudada no câncer do colo uterino, com resultados promissores em tumores menores que 2 cm (taxa de detecção e valor preditivo negativo de cerca de 90% e 99%, respectivamente), porém com taxas de falso-negativo variando de 0% a até cerca de 23%, além de resultados insatisfatórios em pacientes com tumores maiores que 3 cm. Portanto, atualmente a pesquisa do LS parece ter valor nos casos de tumores menores que 2 cm, porém resultados de estudos prospectivos (GOG 206) ainda são necessários para validar potencial indicação da técnica no câncer precoce do colo uterino.

O câncer de endométrio representa tumor ginecológico mais frequente, com a maioria das pacientes sendo submetida ao estadiamento cirúrgico por meio de linfadenectomias pélvicas e periaórticas, resultando em significativa morbimortalidade decorrente do manejo de pacientes que nem sempre apresentam metástase ganglionar. Assim sendo, diversos estudos avaliaram a pesquisa do LS no estadiamento inicial do câncer do endométrio, porém, até o momento sem consenso sobre o melhor local e técnica de injeção (Corpo uterino? Colo uterino? Subserosa? Via histeroscopia?), assim como carência de estudos para definição da melhor técnica cirúrgica (Laparoscopia x Laparotomia? Uso isolado ou combinado de Corante vital x Radiocoloide e *Gamma probe*?). Alguns estudos demonstraram baixa taxa de detecção do LS (73%) nos casos de injeções uterinas subserosas, e melhor taxa de detecção (85%) quando utilizada injeção cervical, com detecção chegando a 90% quando da combinação das imagens pré-operatórias de linfocintilografia e uso combinado de corante vital e *gamma probe,* e, em série limitada de pacientes, atingindo 100% de detecção quando utilizada a SPECT/CT. Porém, apesar desses resultados promissores, ainda não se sabe se o LS identificado após injeção no colo uterino é representativo da drenagem linfática do tumor endometrial. Portanto, a indicação da pesquisa do LS no câncer de endométrio, assim como a técnica ideal, ainda necessita de estudos para validação.

Câncer da Cabeça e Pescoço

Em decorrência da rica vascularização linfática, os carcinomas espinocelulares (CEC) da cabeça e pescoço apresentam alta propensão para metástase ganglionar locorregional, e, mesmo nos pacientes clinicamente negativos (N0), ocorre infiltração linfática microscópica em cerca de 10% a 50%. O *status* linfático locorregional representa o principal fator prognóstico no CEC da cabeça e pescoço. As modalidades atuais de diagnóstico por imagem (US, TC, RM e PET/CT com [18]FDG) apresentam baixa sensibilidade, sobretudo para infiltração em linfonodos menores que 1 cm, sendo que a dissecção cervical eletiva, seguida da avaliação histopatológica, representa atualmente o método padrão para identificar pacientes com metástase nodal clinicamente negativa, selecionando candidatos para terapia adjuvante e com impacto positivo na sobrevida e no controle locorregional da doença, assim como reduzindo a morbidade ao evitar tratamento agressivo em pacientes sem acometimento ganglionar regional. Diversos estudos avaliaram a pesquisa do LS como forma menos invasiva em relação à dissecção linfática cervical eletiva. O uso da injeção de radiocoloide (periferia do tumor), seguido de imagens dinâmicas de linfocintilografia e uso intraoperatório do *gamma probe,* apresenta melhor taxa de detecção e cirurgia menos invasiva em comparação ao uso isolado do corante vital (injeção submucosa), com sensibilidade em torno de 90% e taxa de falso-negativo variando de 0% a 4%, podendo ser indicado apenas nos casos sem tratamento prévio de câncer da cavidade oral e orofaringe (viabilidade de acesso e injeção), em estádio precoce (menor que 4 cm) e com exame clínico do pescoço negativo (T1-2N0), associando-se análise histopatológica com múltiplos cortes corados com hematoxilina e eosina e submetidos à imuno-histoquímica. Ainda, estudos demonstram sensibilidade reduzida (cerca de 80%) nos casos de tumor do assoalho da boca, provavelmente pela proximidade do sítio de injeção peritumoral com a estação principal de drenagem (nível I e IIA), sendo que alguns autores contraindicam a pesquisa do LS no câncer do assoalho da boca. Entretanto, independentemente da localização específica e mesmo com resultados promissores, ainda não existem dados de grandes estudos randomizados comparando a pesquisa do LS *versus* dissecção cervical eletiva, não existindo, portanto, validação científica suficiente para indicar a técnica na prática clínica do CEC da cabeça e pescoço, ou, mais especificamente, da cavidade oral e orofaringe, exceto assoalho da boca.

Leitura Sugerida

Artigos referentes à pesquisa do linfonodo sentinela

- Cheng C, Kurita S, Torigian DA, Alavi A. Current status of sentinel lymph-node biopsy in patients with breast cancer. Eur J Nucl Mol Imaging. 2011;38(3):562-75.

- Ross MI. Sentinel Node Biopsy for Melanoma: An Update After Two Decades of Experience. Semin Cutan Med Surg. 2010;29(4):238-48.

- Robison K, Holman LL, Moore R. Update on sentinel lymph node evaluation in gynecologic malignancies. Curr Opin Obstet Gynecol. 2011;23(1):8-12.

- Coughlin A, Resto VA. Oral Cavity Cell Carcinoma and the Clinically N0 Neck: The Past, Present, and Future of Sentinel Lymph Node Biopsy. Curr Oncol Resp. 2010;12(2):129-35.

- Kuriakose MA, Trivedi NP. Sentinel node biopsy in head and neck squamous cell carcinoma. Curr Opin Otolaryngol Head Neck Surg. 2009;17(2):100-10.

Artigos referentes à localização radioguiada de lesão oculta

- Lovrics PJ, Comacchi SD, Vora R, et al. Systematic review of radioguided surgery for non-palpable breast cancer. Eur J Surg Oncol. 2011;37(5):388-97.

- Vitral GS, Barroso AA, Jannotti FS, et al. Polidimetilsiloxano (PDMS) como contraste radiológico no ROLL. Rev Bras Mastol. 2008;18(2):69-72.

- Zgajnar J, Hocevar M, Frkovic-Grazio S, et al. Radioguided occult lesion localization (ROLL) of nonpalpable breast lesions. Neoplasma. 2004;51(5):385-9.

- Rampaul RS, Bagnall M, Burrell H, et al. Randomized clinical trial comparing radioisotope occult lesion localization and wire-guided excision for biopsy of occult brest lesions. Br J Surg. 2004;91(12):1575-7.

- Luini A, Zurrida S, Galimberti V and Paganelli G. Radioguided Surgery of Occult Breast Lesions. Eur J Cancer. 1998;34(1):204-5.

Oncologia PET com FDG 17

17.1 Bases da Tomografia por Emissão de Pósitrons (PET), 372

17.2 PET/RM – Princípios e Perspectivas, 378

17.3 Tumores do Sistema Nervoso Central, 382

17.4 Tumores da Cabeça e do Pescoço, 388

17.5 Estudos Diagnósticos com Análogos da Somatostatina, 395

17.6 Tumores do Sistema Endócrino, 404

17.7 Câncer de Pulmão, 409

17.8 PET/CT no Câncer de Esôfago, 419

17.9 PET/CT no Adenocarcinoma Colorretal, 424

17.10 PET/CT no Câncer de Estômago, 430

17.11 PET/CT no Câncer de Pâncreas, 441

17.12 PET/CT no Câncer de Fígado e Vias Biliares, 448

17.13 Câncer de Mama, 456

17.14 Tumores Ginecológicos, 462

17.15 Tumores Urogenitais, 467

17.16 Linfoma, 477

17.17 Aplicações da PET e PET/CT com [18]FDG nos Tumores do Sistema Musculoesquelético, 486

17.18 Melanoma, 491

17.19 Tumores de Sítio Primário Desconhecido, 496

17.1 Bases da Tomografia por Emissão de Pósitrons (PET)

MARCELO TATIT SAPIENZA
CARLOS ALBERTO BUCHPIGUEL

Conteúdo

Conceitos Gerais
    PET e Radiofármacos Emissores de Pósitrons
PET com FDG
    Farmacocinética e Distribuição Normal
    Mecanismos de Captação nos Tumores
    Protocolos para Administração e Aquisição
    Biodistribuição e Interpretação da Imagem
    PET com Outros Radiofármacos
Leitura sugerida

Conceitos Gerais

PET e Radiofármacos Emissores de Pósitrons

A tomografia por emissão de pósitrons (PET) é um procedimento de imagem não invasivo que permite a avaliação de diferentes parâmetros metabólicos *in vivo*. Além do desenvolvimento de conceitos fisiopatológicos e caracterização molecular de diversas doenças, os parâmetros funcionais avaliados por estudos PET têm encontrado uma crescente aplicação na prática clínica. Destaca-se a sua aplicação em oncologia, em que os dados diagnósticos e prognósticos estão cada vez mais inseridos no algoritmo de investigação.

As imagens metabólicas com PET baseiam-se no registro da biodistribuição *in vivo* de compostos marcados com isótopos emissores de pósitrons, administrados por via intravenosa. Em geral, os emissores de pósitrons de aplicação médica são isótopos com rápido decaimento radioativo (meia-vida curta) e número de massa reduzido, que podem substituir os elementos constituintes de diversas moléculas orgânicas sem interferir nas suas propriedades biológicas. Essa é uma importante diferença em relação à maioria dos radioisótopos utilizados em medicina nuclear convencional, que apresentam número de massa elevado e difícil incorporação em moléculas orgânicas.

Atualmente a maioria dos equipamentos de PET é acoplada à tomografia computadorizada (CT) nos equipamentos híbridos PET/CT, com o objetivo de permitir um corregistro anatômico para as imagens funcionais e metabólicas. O crescimento e a integração da imagem PET na prática podem ser apreciados pela expansão do parque tecnológico nacional, que em 2015 contava com 10 centros produtores de FDG, sendo cinco públicos e cinco privados, e mais de 100 equipamentos PET/CT distribuídos no país.

PET com FDG

Farmacocinética e Distribuição Normal

O composto emissor de pósitron mais utilizado em estudos PET é a deoxiglicose marcada com flúor-18 ou 2-deoxi-2-[^{18}F] fluoro-D-glucose (^{18}FDG), que permite a obtenção de imagens representativas do metabolismo glicolítico. O paralelismo entre a captação de ^{18}FDG e o metabolismo decorre do fato de a molécula radiomarcada ser muito semelhante à glicose, sendo incorporada no interior da célula por meio de proteínas carregadoras de glicose presentes na membrana celular de diversas células normais e neoplásicas, denominadas de GLUTs (Figura 17.1.1).

De forma análoga ao que ocorre com a glicose, a ^{18}FDG é fosforilada em ^{18}FDG-6-fosfato pela hexoquinase. Contudo, de forma distinta do que ocorre com a glicose-6 fosfato, a ^{18}FDG-6-fosfato não é submetida à ação da glico-

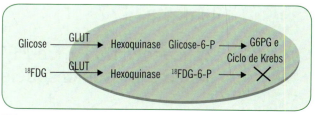

FIGURA 17.1.1. Mecanismo de captação celular da ^{18}FDG.

se-6-fosfato isomerase e é impedida de entrar no ciclo de Krebs para produção energética. Portanto, a ^{18}FDG não segue a via glicolítica e fica retida no meio intracelular por tempo suficiente para serem adquiridas as imagens tomográficas do corpo inteiro. A única forma de a ^{18}FDG-6-P deixar a célula é mediante a remoção do fosfato pelas fosforilases, enzimas com baixa atividade na maioria dos tecidos, excetuando-se o fígado e certos tipos de tumores hepáticos, que podem expressar essas enzimas em grande quantidade. O grau de acúmulo nos tecidos, portanto, depende principalmente da taxa de transporte e da glicólise, ambos os fatores relacionados à taxa de metabolismo celular.

Além da identificação das vias metabólicas envolvidas na captação de ^{18}FDG e dos bons resultados clínicos obtidos em uma série de situações que transcorrem com alterações da via metabólica glicolítica, a padronização da síntese e a possibilidade de distribuição da ^{18}FDG para hospitais satélites próximos a centros produtores também justificam o predomínio atual desse radiofármaco.

Mecanismos de Captação nos Tumores

A partir de sua síntese em 1976, visando à investigação da atividade metabólica cerebral em estudos de neurofisiologia, o uso da ^{18}FDG expandiu-se rapidamente para a avaliação metabólica de distúrbios neuropsiquiátricos e doenças cardíacas e neoplásicas. Os fatores que explicam a alta captação de ^{18}FDG na maioria dos tumores são a hipercelularidade, a alta taxa de proliferação celular e o aumento da taxa metabólica. Outros fatores teciduais também estão envolvidos na captação de ^{18}FDG *in vivo*, por exemplo, a oxigenação, a perfusão e mesmo a captação pelo infiltrado inflamatório peritumoral.

O aumento da glicólise aeróbia tumoral, conhecido como efeito Warburg, é um fato bem estabelecido há mais de 50 anos e está relacionado ao aumento dos transportadores de membrana e da atividade das enzimas da via glicolítica. As principais proteínas transportadoras de glicose nos tumores são a GLUT 1 e a GLUT 3, que apresentam alta taxa de transcrição e expressão independentemente dos níveis de insulina. A fosforilação por ação da hexoquinase parece ser exacerbada, talvez devido à presença de isoenzimas com atividade aumentada, observando-se também uma associação anômala das enzimas às mitocôndrias nas células tumorais. Além disso, pode haver uma hipóxia tumoral, com desvio para a via glicolítica anaeróbia e consequente aumento da captação.

Contudo, reconhece-se a limitada especificidade da PET-^{18}FDG para caracterizar o aumento da atividade proliferativa celular nos tumores, pois processos inflamatórios também propiciam acúmulo de glicose marcada nas células inflamatórias ativadas e com elevada atividade metabólica.

Protocolos para Administração e Aquisição

Como citado anteriormente, o acúmulo de ^{18}FDG nos tecidos resulta principalmente do transporte transmembrana e da atividade das enzimas iniciais da via glicolítica. Apesar de a expressão de transportadores de glicose nos tumores e em alguns tecidos normais (como o cérebro) ser independentes dos níveis de insulina, o mesmo não ocorre em outros tecidos como o miocárdio e a musculatura esquelética. Uma maior disponibilidade de glicose na circulação, além de funcionar como competidora na captação de ^{18}FDG, leva à elevação da insulinemia e ao consequente aumento da expressão de transportadores e da captação em tecidos não desejáveis no caso de estudos oncológicos (Figura 17.1.2). Por esse motivo, o estudo oncológico com PET-^{18}FDG é precedido por um preparo que visa reduzir a glicemia e a insulinemia do paciente. O paciente é também orientado a manter-se bem agasalhado e aquecido na véspera do exame e até concluir o estudo, para evitar a ativação da termogênese pela gordura marrom. A gordura marrom, quando ativada, apresenta alta taxa de metabolismo de glicose e, portanto, alta captação em seus sítios de localização, mais frequente na região supraclavicular, que pode se estender para áreas tais como o mediastino e regiões paravertebrais ou perirrenal. Para evitar a captação em gordura marrom, podem ser administrados beta-bloqueadores (por exemplo: propranolol 40 mg via oral, 1 hora antes do estudo) ou benzodiazepínicos.

- Preparo para estudo com PET-^{18}FDG:
  - Dieta pobre em carboidratos nas 24 horas antes do estudo;
  - Diabéticos: não usar insulina na manhã do exame;

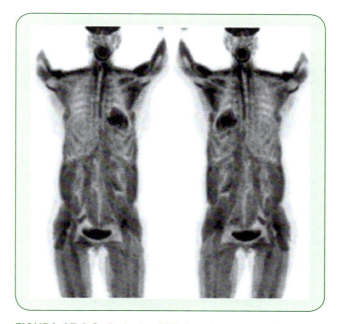

FIGURA 17.1.2. Projeções MIP (*maximum intensity projection*) anterior e posterior de um estudo PET-^{18}FDG de paciente diabética que apresentava glicemia capilar de 400 mg/dL. Administradas duas unidades de insulina regular intravenosa 2 horas antes da aquisição, porém as imagens demonstraram hiperconcentração muscular difusa com alteração da biodistribuição do radiofármaco.

Seção 2 – Diagnósticos

- Jejum mínimo de 4 horas; beber bastante água;
- Evitar exercício pesado e manter-se agasalhado por 24 horas antes do estudo;
- Outros exames: o estudo não deve ser realizado na semana seguinte à radiografia com bário (enema opaco, EED – esôfago estômago e duodeno, trânsito intestinal).

Antes da administração do radiofármaco, é necessária a checagem do preparo, incluindo dieta e uso de medicações com potencial de modificação da biodistribuição, registro de altura e peso do paciente, e medida de glicemia.

Em pacientes não diabéticos, considera-se ideal a glicemia < 120 mg/dL e em diabéticos a ideal é a glicemia < 150 mg/dL (máximo, respectivamente, de 150 e 200 mg/dL). Não recomendamos a realização do estudo quando a glicemia encontra-se acima de 180 mg/dL, podendo ser feita hidratação parenteral e nova checagem após 1 hora em casos limítrofes (até 200 mg/dL). O uso de insulina no dia do exame deve ser feito com cautela, pois a sua ação leva à ativação de sistemas de transporte e à modificação da biodistribuição, com alta captação em musculatura esquelética (Figura 17.1.2). A intervenção recomendada para casos de hiperglicemia (alvo de glicemia < 180 mg/dL com controle de glicemia capilar a cada 30 minutos) é feita com insulina humana regular (curta duração) via intravenosa: 180-215 mg/dL → 2 unidades; 216-250 mg/dL → 3 unidades; 251-285 mg/dL → 4 unidades; 286-320 mg/dL → 5 unidades; > 320 mg/dL → 6 unidades. Se glicemia < 180 mg/dL, a [18]FDG é administrada em intervalo superior a 90 minutos após insulina intravenosa, para minimizar desvio de captação muscular. A insulina de ação ultrarrápida pode ser uma opção, pois permitiria a redução e a estabilização da glicemia na primeira hora após a administração.

Para pacientes diabéticos em uso de hipoglicemiantes orais, a medicação pode ser continuada normalmente, inclusive na manhã do dia do exame, que deve ser agendado preferencialmente no final da manhã. A substituição da metformina deve ser considerada nos casos com objetivo primário de avaliação intestinal, pois causa aumento de captação intestinal, principalmente no cólon. A princípio, não é obrigatória a suspensão para pacientes com câncer de cólon (o objetivo primário não é avaliar categoria "T" ou lesões sincrônicas), mas pode-se recomendar a substituição/interrupção por dois dias em casos de linfoma intestinal e doença inflamatória intestinal. Também deve ser lembrado que, após o uso de contraste iodado endovenoso, a metformina deve ser suspensa por 48 horas. As orientações para pacientes que empregam insulina: insulina regular – utilizar no café da manhã (por exemplo: 6 horas), agendar exame para entre 12 e 13 horas; insulina NPH noturna – recomendar jejum noturno e agendar exame para às 7 horas; após o término do exame, o paciente deve tomar o café da manhã.

O radiofármaco é administrado por via intravenosa na atividade de 8 a 10 mCi (0,14 a 0,21 mCi/kg para crianças), o que resulta em dose equivalente para adulto de 0,07 rem/mCi e para criança de 0,18 rem/mCi. Em nosso serviço preferimos a injeção por jelco em sistema de três vias ou íntima, seguida da lavagem com solução salina. Durante a administração, não se deve aspirar sangue na seringa para evitar a formação de pequenos coágulos, que impactarão no pulmão. Também é crítico evitar o extravasamento no sítio de injeção, assim como manter um registro preciso dos horários, atividade inicial e resíduo pós-injeção na seringa, para cálculo da SUV (*standardized uptake value*).

Após a administração, o paciente é mantido em repouso, deitado ou reclinado em ambiente calmo e aquecido, com a orientação de evitar conversar para evitar o acúmulo em cordas vocais. Imediatamente antes de entrar na sala de exames, o paciente é orientado a urinar, para redução da atividade vesical. As imagens são feitas cerca de 1 hora após a injeção, mas em algumas situações poderão ser necessárias imagens mais tardias, bem como o uso de diuréticos ou a ingestão de contrastes por via oral.

O uso de contraste intestinal negativo é rotineiro em nosso serviço, orientando-se a ingestão de um copo de água a cada 10 minutos após a injeção no período de repouso e mais dois copos imediatamente antes de deitar-se na maca de exame. Ocasionalmente pode ser empregado contraste intestinal positivo, com contraste iodado diluído (cerca de 5%). Contraste intravenoso, apesar de empregado em vários serviços para agregar mais informações à CT, não é rotineiro em nosso serviço. Caso indicado, devem ser lembradas as contraindicações: insuficiência renal crônica ou aguda com creatinina > 1,5, asma grave ou doença pulmonar obstrutiva crônica em uso de broncodilatador, antecedente de reação grave (broncoespasmo, edema de glote, parada cardiorrespiratória). Caso o contraste intravenoso seja usado e o paciente apresente reação adversa grave, a principal medida adotada é a administração de uma ampola de adrenalina subcutânea (ou ½ ampola para crianças).

Técnica usual do estudo de ^{18}F-FDG PET/CT:

- Preparo: jejum de 6 a 8 horas e glicemia capilar < 180 mg/dL;
- Aquisição: 60 a 90 minutos após a injeção; esvaziar a bexiga antes de iniciar o estudo;
- Reconstrução iterativa *Ordered Subset Expectation Maximization* (OSEM);
- Tomografia computadorizada: 120 a 140 kV, 40 a 120 mA, espessura do corte de 3 a 5 mm.

Biodistribuição e Interpretação da Imagem

A biodistribuição normal do [18]FDG (Figura 17.1.3) mostra alta atividade cerebral e variável atividade miocárdica, maior em pacientes com maior insulinemia e menor nos pacientes com restrição de carboidratos na dieta. A captação hepática difusa e homogênea também é habitual e muitas vezes empregada para a análise compara-

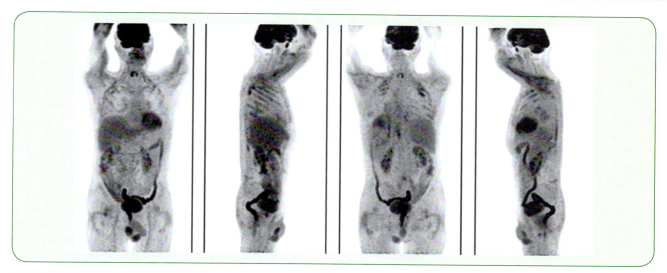

FIGURA 17.1.3. Imagens da reconstrução 3D (MIP) de PET-^{18}FDG. Observam-se alta captação do radiofármaco no cérebro e coração, captação difusa hepática e testicular, e atividade fisiológica no trato urinário e alças intestinais, além de captação em cordas vocais.

tiva de outras estruturas, como uma referência visual ou semiquantitativa.

O radiofármaco apresenta eliminação urinária, com atividade habitualmente elevada nos rins e bexiga, pois é filtrado, mas, ao contrário da glicose, não é reabsorvido de forma eficaz pelos túbulos. Pode haver atividade intestinal intraluminal, em geral de baixa intensidade e difusa (ou mais elevada nos pacientes em uso de hipoglicemiante oral).

A captação em medula óssea pode ser aumentada em situações de estímulo medular, principalmente nas primeiras semanas após o uso de fator estimulador de colônias. A musculatura esquelética apresenta maior captação caso o paciente se mantenha em atividade física, motivo pelo qual é orientado a repousar e a evitar conversação após a administração da ^{18}FDG.

Outra área de distribuição fisiológica do FDG é a gordura marrom, mais frequente em mulheres jovens e com baixo IMC, nas quais o frio ativa mais intensamente os mecanismos de termogênese.

A identificação anatômica do sítio de captação, seja no caso de gordura marrom ou de outras estruturas com atividade fisiológica, é uma das grandes vantagens que a associação das informações tomográficas trouxe ao estudo PET/CT, reduzindo resultados falso-positivos e aumentando a especificidade do método.

A análise semiquantitativa é feita por meio da SUV, parâmetro que caracteriza a concentração relativa do radiofármaco no volume de interesse e que é frequentemente usado como dado complementar à avaliação visual das imagens. Para sua obtenção, é necessária cuidadosa padronização do método e registro das atividades injetadas e peso do paciente, havendo limitada reprodutibilidade quando empregados diferentes protocolos de aquisição e processamento ou diferentes equipamentos.

O cálculo é simples e pode ser expresso como:

$$SUV = \frac{\text{Atividade no volume de interesse}}{\text{Atividade total administrada / peso do paciente}}$$

Portanto, um SUV de 1 significa que as contagens obtidas no volume de interesse ou *voxel* equivalem ao valor esperado caso a atividade esteja homogeneamente distribuída no paciente. Em geral, o SUV máximo do volume de interesse (SUVmax) é mais valorizado que o SUV médio, porque representa o *voxel* com maior captação e presumidamente a área com maior taxa metabólica no volume analisado.

Algumas fontes de erro na análise do estudo PET são: atividade urinária (contaminação, sobreposição vesical, alteração de vias urinárias), extravasamento no sítio de injeção (reduz o SUV, pois menos RF está disponível para captação), artefatos por correção de atenuação (por exemplo: supercorreção em estruturas metálicas ou com alta concentração de meios de contraste levam à elevação do SUV), movimentação do paciente (erro de posicionamento entre imagens de PET e correção de atenuação da tomografia mais intensa próxima ao diafragma).

As grandes áreas de utilização da PET-FDG em oncologia, abordadas de forma detalhada nos próximos capítulos, são:

- *Diagnóstico diferencial entre tumores malignos e lesões benignas:* a relação entre captação de FDG e celularidade/proliferação permite que o método seja empregado para esclarecer lesões de significado duvidoso constatadas por outros métodos de imagem, tais como a tomografia computadorizada e a ressonância magnética.
- *Estadiamento ou reestadiamento de tumores malignos*: a capacidade de detectar metástases em órgãos com

poucas alterações estruturais e de afastar infiltração em órgãos com modificações anatômicas é de grande importância no estadiamento de diversos tumores. A avaliação de recorrência e reestadiamento com PET-FDG também é feita em pacientes com sintomas ou sinais locais ou aumento de marcadores tumorais séricos.

- *Avaliação de resposta terapêutica à quimioterapia ou à radioterapia:* o seguimento e a avaliação de resposta terapêutica, de preferência medida de forma quantitativa ou semiquantitativa, são outras grandes áreas de utilização da PET-FDG. Apesar de a redução ou desaparecimento da captação ocorrer precocemente, após um a dois ciclos de quimioterapia, os controles são mais frequentemente realizados após o término do tratamento. Estudos conduzidos em pacientes com diferentes tumores mostram que a PET-FDG pode permitir melhor ajuste e mudanças precoces em esquemas de tratamento. A redução de captação após radioterapia de forma geral ocorre mais lentamente, devido à sobreposição com inflamação.

PET com Outros Radiofármacos

Apesar de a ^{18}FDG manter sua posição como o principal composto empregado em estudos PET, a lista de radiofármacos em desenvolvimento e com grande perspectiva de aplicação em oncologia é extensa, além dos diversos traçadores com aplicação em cardiologia ou neurologia (tais como o rubídio-81 e ^{11}C-PIB, abordados em outros capítulos). Seguem-se alguns destaques:

- *^{18}F-fluoreto de sódio:* a PET com ^{18}F-fluoreto está incorporada na rotina clínica de nosso serviço, sendo empregada de forma análoga à cintilografia óssea principalmente no estadiamento de neoplasias. A alta afinidade do traçador pelas áreas de remodelação óssea, determinada pela troca iônica do fluoreto nos cristais de hidroxiapatita, e as diferenças metodológicas no sistema de detecção por PET levam a uma superioridade deste em relação à cintilografia em termos de resolução e sensibilidade. Além das eventuais dificuldades de estudos comparativos, quando as técnicas são alternadas no mesmo paciente, ainda há a necessidade de um aprofundamento da análise de custo-benefício na substituição dos métodos.

- *^{68}Ga-DOTATATO:* radiofármaco análogo de somatostatina com crescente utilização em nosso meio na investigação de tumores neuroendócrinos. Mostra resultados superiores à cintilografia com octreotídeo marcado, em termos de sensibilidade e especificidade.

- *Colina marcada com carbono-11 ou flúor-18 e ^{11}C-acetato* são marcadores de síntese lipídica e de componentes da membrana plasmática, tais como tem sido descritos principalmente para a avaliação do câncer de próstata, por exemplo, nas situações de recorrência bioquímica da doença. Está em fase inicial, na instituição, protocolo de pesquisa com a colina marcada.

- *Aminoácidos:* estudos com metionina marcada com carbono-11 mostraram que alguns tumores com baixa atividade glicolítica e de difícil identificação pela PET-FDG podem ser caracterizados por outros componentes metabólicos. Devido às restrições de produção dos compostos com carbono-11, como a 11C-metionina, a PET com aminoácidos é representado principalmente por traçadores como a fluoroetiltirosina (^{18}FET), e mesmo por traçadores como a **fluoro-DOPA** em grande parte se baseiam nos mecanismos de transporte de aminoácidos. Além da melhor identificação de tumores com baixa atividade glicolítica ou em estruturas com alta atividade de fundo (por exemplo: tumores cerebrais), o método pode ser indicado para selecionar sítio de biópsia, detecção de recorrência ou resposta a terapia.

- *Marcadores de hipóxia*, tais com o ^{18}FMISO e o ^{18}FAZA, têm valor prognóstico e para otimização de terapia. Isso ocorre porque a hipóxia é associada a maior agressividade tumoral, além da radiorresistência e pior resposta a tratamento.

- *Outros marcadores*, tais como **traçadores de proliferação** (^{18}FLT- fluoro-timidina), capazes de marcar a síntese de ácidos nucleicos, e marcadores de glicoproteínas de membrana como o **PSMA** (*prostate specific membrane antigen*) ou marcadores hormonais como o ^{18}FES para câncer de mama ou ^{18}F-testosterona para o câncer de próstata também mostram resultados promissores.

A introdução clínica desses radiofármacos com grande potencial na avaliação diagnóstica e prognóstica de pacientes oncológicos depende de diferentes fatores, com destaque para: a) domínio técnico das técnicas de produção; b) validação clínica de novos compostos ou reconhecimento da experiência com produtos já em uso internacional; e c) aprovação pelas agências reguladoras nacionais. A produção e a experiência nacional com os emissores de pósitrons têm progredido de forma satisfatória nos últimos anos, com a expectativa de aprovação para uso clínico de diversos compostos no país.

Leitura Sugerida

Guideline de estudo PET/CT com FDG

- Delbeke D, Coleman RE, Guiberteau MJ, Brown ML, Royal HD, Siegel BA, et al. Procedure guideline for tumor imaging with 18F-FDG PET/CT 1.0. J Nucl Med. 2006;47(5):885-95.

Revisão geral de PET/CT com FDG, incluindo biodistribuição e aspectos técnicos

- Kwee TC, Basu S, Saboury B, Ambrosini V, Torigian DA, Alavi A. A new dimension of FDG-PET interpretation: assessment of tumor biology. Eur J Nucl Med Mol Imaging. 2011;38(6):1158-70.

- Vriens D, Visser EP, de Geus-Oei LF, Oyen WJ. Methodological considerations in quantification of oncological FDG PET studies. Eur J Nucl Med Mol Imaging. 2010;37(7):1408-25.

- Poeppel TD, Krause BJ, Heusner TA, Boy C, Bockisch A, Antoch G. PET/CT for the staging and follow-up of patients with malignancies. Eur J Radiol. 2009;70(3):382-92.

- Vallabhajosula S. (18)F-labeled positron emission tomographic radiopharmaceuticals in oncology: an overview of radiochemistry and mechanisms of tumor localization. Semin Nucl Med. 2007;37(6):400-19.

- Gorospe L, Raman S, Echeveste J, Avril N, Herrero Y, Herna Ndez S. Whole-body PET/CT: spectrum of physiological variants, artifacts and interpretative pitfalls in cancer patients. Nucl Med Commun. 2005;26(8):671-87.

Outros emissores de pósitron em oncologia

- Fluoreto – Mick CG, James T, Hill JD, Williams P, Perry M. Molecular imaging in oncology: (18)F-sodium fluoride PET imaging of osseous metastatic disease. AJR Am J Roentgenol. 2014;203(2):263-71.

- 68Ga-DOTATATO – Geijer H, Breimer LH. Somatostatin receptor PET/CT in neuroendocrine tumours: update on systematic review and meta-analysis. Eur J Nucl Med Mol Imaging. 2013;40(11):1770-80.

- Colina – Jadvar H. Molecular imaging of prostate cancer with PET. J Nucl Med. 2013;54(10):1685-8.

- Hipóxia – Lopci E, Grassi I, Chiti A, Nanni C, Cicoria G, Toschi L, et al. PET radiopharmaceuticals for imaging of tumor hypoxia: a review of the evidence. Am J Nucl Med Mol Imaging. 2014;4(4):365-84.

- Aminoácidos – Crippa F, Alessi A, Serafini GL. PET with radiolabeled aminoacid. Q J Nucl Med Mol Imaging. 2012;56(2):151-62.

- Outros RFs – Vallabhajosula S, Solnes L, Vallabhajosula B. A broad overview of positron emission tomography radiopharmaceuticals and clinical applications: what is new? Semin Nucl Med. 2011;41(4):246-64.

17.2 PET/RM – Princípios e Perspectivas

MARCELO ARAÚJO QUEIROZ

Conteúdo
Introdução
Aspectos Técnicos
Considerações sobre *Workflow*

Potenciais Aplicações Clínicas
Perspectivas Futuras

Introdução

Com o avanço da imagem híbrida após a introdução da PET/CT (tomografia por emissão de pósitrons/tomografia computadorizada) no ano 2000, a PET/RM (ressonância magnética) emerge como uma nova modalidade de imagem que combina a excelente informação molecular da PET com a exuberante capacidade diagnóstica da RM. O maior contraste de partes moles, a ausência de radiação ionizante e a possibilidade de avaliação funcional com sequências específicas, como a difusão, perfusão e espectroscopia, são alguns dos potenciais benefícios da integração da RM à PET em um único sistema.

Entretanto, a combinação da PET com a RM é bastante desafiadora, principalmente no aspecto técnico. A incompatibilidade dos detectores PET com o campo magnético da RM, a atenuação da correção da PET apenas com dados da RM e a interferência do material metálico das bobinas de superfície da RM com a PET (utilizadas para melhor qualidade de imagem) são alguns dos principais problemas que demandam resolução.

Outro desafio da PET/RM quando comparado à PET/CT refere-se à necessidade de padronização de um fluxo de trabalho (*workflow*) de modo a torná-lo um método viável, custo-efetivo e competitivo. Entre as limitações da PET/RM, podem-se citar o alto custo (uma máquina de PET/RM pode custar até o dobro de uma máquina de PET/CT e RM), o elevado tempo de aquisição (a TC leva cerca de 10% do tempo de aquisição da PET, enquanto a RM pode demorar até quatro vezes mais) e a necessidade de profissionais com formação complementar especializada em métodos híbridos.

Por outro lado, uma vez estabelecido como ferramenta diagnóstica e de pesquisa, a PET/RM apresenta inúmeras potenciais aplicações nos campos de oncologia, neurologia, cardiologia e pediatria, bem como proporciona a realização de pesquisas de alta qualidade e com significativo impacto clínico.

A PET/RM oferece uma excelente capacidade de combinação por imagem de aspectos morfológicos, funcionais e moleculares, principalmente com o desenvolvimento de radiofármacos não FDG e sequências específicas de RM. Novos estudos serão necessários para definir os protocolos de organização de *workflow*, as melhores indicações clínicas e a *performance* diagnóstica da PET/RM antes que o método possa ser utilizado na rotina clínica.

Aspectos Técnicos

Atualmente, há dois diferentes *designs* da PET/RM: o sequencial e o simultâneo.

A PET/RM sequencial é mais simples e envolve dois sistemas distintos (PET/CT e RM) conectados por uma mesa comum, que podem estar em uma mesma sala, ligados por longa mesa fixa, ou em salas separadas, comunicados por uma mesa móvel. Tal abordagem não requer grandes modificações no sistema da PET ou da RM, uma vez que as máquinas funcionam quase independentemente, havendo apenas uma blindagem nos detectores PET. Não há problemas quanto à atenuação da correção, pois a TC continua sendo realizada e a qualidade de imagem é semelhante à obtida pelos métodos isoladamente. Entretanto, vantagens como melhor corregistro das imagens e redução da exposição à radiação não estão disponíveis. Além disso, a PET/RM sequencial requer uma sala com maiores dimensões, o que pode dificultar a blindagem do campo magnético.

A PET/RM simultâneo representa uma abordagem mais sofisticada com os dois sistemas integrados em um único *gantry*, demandando algumas inovações técnicas. Inicialmente, novos detectores PET compatíveis com a RM tiveram que ser desenvolvidos usando válvulas fotomultiplicadoras de silício (*silicon photomultipliers* – SiPM) em vez de tubos fotomultiplicadores (PMT) como na PET/CT. Em seguida, as bobinas de superfície de RM tiveram que ser modificadas para "bobinas de arranjo" (*array coils*). Por fim, o mais desafiador dos problemas: a atenuação da correção. Uma medida direta dos coeficientes de atenuação linear não é possível como na PET/CT. Dessa forma, pelo menos três métodos vêm sendo utilizados. Primeiro, o método de segmentação que secciona os dados de RM em tipos de tecido, atribuindo um coeficiente de atenuação linear e uniforme para cada tecido. Segundo, um método que utiliza imagens corregistradas de RM e seus respectivos mapas de atenuação. E terceiro, um método que utiliza dados da PET e informação anatômica da RM para criar mapas de atenuação. Nenhum dos três métodos, entretanto, é adequadamente eficiente para correção da atenuação de estruturas ósseas. Para tal, sequências de ressonância com tempo de eco ultracurto (UTE) vêm sendo utilizadas com sucesso.

Considerações sobre *Workflow*

Embora ainda não haja diretrizes específicas para a PET/RM, o preparo do paciente para o exame é essencialmente o mesmo da PET/CT. Atenção maior deve ser dada às contraindicações específicas da RM, como o uso de dispositivos eletromagnéticos como marca-passo e implantes metálicos. Apesar de não haver exposição à radiação ionizante, pacientes grávidas não devem ser submetidas ao exame no primeiro trimestre de gestação, e o custo-benefício deve ser pesado para os outros períodos. O posicionamento do paciente é semelhante ao da RM, embora a abertura da PET/RM simultâneo seja menor (60 cm *vs.* 70 cm) devido à integração da PET no mesmo *gantry*.

Os protocolos de realização de exame diferem de acordo com o *design* da PET/RM. Para a PET/RM sequencial, a RM magnética é realizada durante a captação do radiofármaco, com um protocolo que pode durar de 30 a 45 minutos. Em seguida, o paciente é movido para a PET/CT para a realização do exame por aproximadamente 15 minutos. O tempo de transferência entre as máquinas é mínimo, levando de alguns segundos (se na mesma sala) a poucos minutos (se em salas distintas). Percebe-se, portanto, que para a PET/RM sequencial não é necessária uma otimização minuciosa do protocolo de RM, embora tal *design* não ofereça as vantagens do método simultâneo anteriormente especificadas.

A PET/RM simultâneo inicia-se com o período de captação do radiofármaco (60 minutos para o FDG), seguida pela aquisição da PET/RM. A duração do exame é bastante variável e depende das sequências de RM que serão realizadas, daí a necessidade de otimização de protocolos na tentativa de evitar informação redundante. A aquisição da RM deve ser adaptada à posição anatômica para facilitar a correção da atenuação. Inicialmente, realiza-se o pré-*scan* do corpo inteiro. Em seguida, realiza-se a sequência para correção da atenuação com um FOV de 25 cm (semelhante à PET) e com uma sobreposição de 23%, usando uma sequência Dixon (2D ou 3D isotrópico). Para a cabeça e pelve, pode-se utilizar uma sequência UTE para facilitar a correção da atenuação de estruturas ósseas. Por fim, realizam-se as sequências de RM direcionadas para o diagnóstico, com enorme variabilidade, a depender da indicação clínica. As sequências diagnósticas podem ser direcionadas para avaliação de um órgão específico, por exemplo, a realização de um sequência T2-PROPPELER com *gating* respiratório para avaliação do tórax (capacidade de detecção de nódulos pulmonares com até 0,4 cm) ou a aquisição de sequências após a injeção de contraste endovenoso para avaliação de neoplasias abdominais, particularmente contraste hepato-específico (Primovist®).

Potenciais Aplicações Clínicas

A fusão da imagem molecular com a anatomia de alta resolução viabiliza o uso da PET/RM para diversas indicações clínicas. A maioria das principais aplicações, entretanto, ainda necessita de comprovação antes de tornar-se disponível na prática clínica.

Na oncologia, a PET/RM vem sendo utilizado com sucesso no estadiamento e seguimento de neoplasias de cabeça e pescoço, abdominais, pélvicas (incluindo tumores ginecológicos e de próstata) e ósseas (principalmente secundárias). Na avaliação de metástases hepáticas, por exemplo, a PET/RM mostrou sensibilidade significativa superior à da PET/CT, especialmente para lesões menores que 1,0 cm. Mesmo para neoplasias pulmonares, nas quais a TC apresenta reconhecida superioridade em termos de resolução/qualidade de imagem, a PET/RM demonstrou acurácia diagnóstica equivalente à da PET/CT, acrescentando inclusive subsídios para identificação de linfonodos secundários (Figura 17.2.1). Outra potencial aplicação da PET/RM na oncologia é no monitoramento terapêutico por meio da utilização de sequências funcionais como a difusão, que podem fornecer informações precoces na avaliação de resposta ao tratamento. Além disso, espera-se que a PET/RM possa otimizar o desenvolvimento de drogas, oferecendo informações quanto a farmacocinéticas e farmacodinâmica de novos agentes terapêuticos.

Um dos campos de maior impacto clínico da PET/RM é a neurologia, especialmente na avaliação de tumores primários do SNC, de doenças neurodegenerativas e epilepsia. Tal evolução no diagnóstico e acompanha-

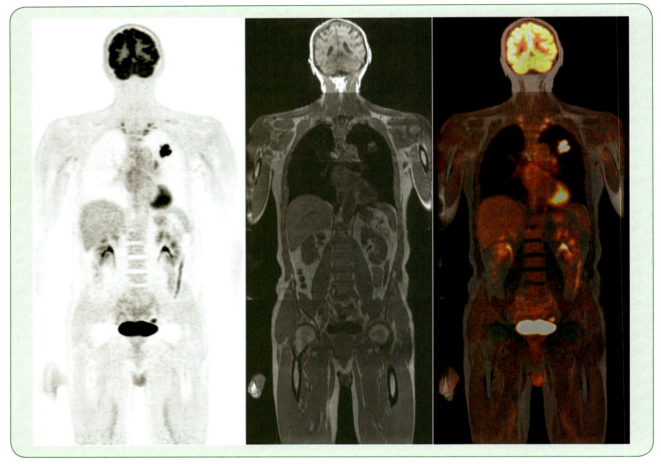

FIGURA 17.2.1. Imagens coronais do corpo inteiro de paciente em estadiamento de neoplasia de pulmão. PET (com correção da atenuação por RM), RM ponderada em T1, PET/RM. Caso gentilmente cedido por Patrick Veit-Haibach e Felipe Galiza, do Hospital Universitário de Zurich.

mento de tais patologias depende substancialmente do desenvolvimento de novos radiofármacos. Por exemplo, a PET/RM com ^{11}C-metionina e com ^{68}Ga-DOTATOC apresentou resultados promissores na avaliação de tumores gliais e meningiomas. A PET/RM também pode ser útil na identificação do foco epileptogênico antes da cirurgia, além de possibilitar a mensuração não invasiva da atividade metabólica, da concentração de neurotransmissores e da expressão enzimática em pequenas amostras do cérebro.

A aplicação da PET/RM na avaliação de doenças neurodegenerativas é bastante promissora. Atualmente, o diagnóstico definitivo de determinados tipos de demência é possível apenas *post-mortem*. A RM possibilita a avaliação estrutural do córtex encefálico, além de permitir o diagnóstico de doenças não degenerativas tratáveis que cursam com declínio cognitivo. A PET/RM com FDG representa um biomarcador por imagem das demências, fornecendo informações sobre o metabolismo glicolítico e, indiretamente, a função neuronal. Padrões específicos na PET com FDG podem corroborar o diagnóstico de algumas patologias, como a demência frontotemporal (hipometabolismo seletivo do córtex frontal e temporal bilateral) ou a demência semântica (atrofia e hipometabolismo importante dos polos temporais). Outros estudos demonstram ainda que alguns padrões de anormalidade do metabolismo cerebral do paciente com declínio cognitivo leve representam fatores preditivos de doença de Alzheimer (DA). Mais recentemente, a PET com *11C-Pittsburgh compound B* (PiB) mostrou eficácia na identificação de áreas de depósito de placas β-amiloides, marcador neuropatológico da DA, permitindo seu diagnóstico mais precoce e com maior segurança.

Na cardiologia, o uso de diversas sequências de RM capazes de avaliar a função e a estrutura cardiovascular, aliado a radiofármacos específicos, possibilita a caracterização de diversas patologias cardiovasculares, como a avaliação da viabilidade miocárdica e infarto, cardiomiopatias inflamatórias, função ventricular, neoplasias cardíacas, entre outras. Até o presente, a PET/RM mostrou-se factível, com boa resolução temporal e espacial. Estudos futuros com diferentes radiofármacos permitirão ampliar o espectro de indicações clínicas cardiológicas, como na avaliação de coronariopatias e da vulnerabilidade de placas ateroscleróticas e no acompanhamento de regeneração miocárdica após eventos isquêmicos agudos.

É válido ainda ressaltar o potencial benefício da PET/RM no diagnóstico e acompanhamento de algumas doenças musculoesqueléticas, como a osteomielite, neuropatia de Charcot e artropatias inflamatórias, uma vez que o componente da RM oferece excelente contraste para caracterização da medula óssea, ligamentos, cartilagens e estruturas musculotendíneas.

Por fim, a PET/RM apresenta importante implicação na avaliação de pacientes pediátricos, grávidas e aqueles submetidos a repetidos exames, principalmente devido à redução da exposição à radiação ionizante.

Perspectivas Futuras

A PET/RM representa uma nova modalidade de imagem, com um futuro bastante promissor. Novos radiofármacos não FDG vêm sendo desenvolvidos com importante aplicação na PET que aumentam a acurácia diagnóstica do exame, além de beneficiarem no desenvolvimento de terapias individualizadas.

A RM, por sua vez, apresenta um número cada vez maior de sequências funcionais que podem ser utilizadas em indicações clínicas específicas, como a espectroscopia, que fornece informação da composição tecidual, ou a sequência BOLD, que é capaz de detectar hipóxia intratumoral.

A combinação da PET com novos radiofármacos não FDG capazes de detectar alterações em nível molecular, com as sequências funcionais da RM direcionadas para avaliação morfoestrutural tecidual, representa o próximo passo na era da imagem molecular.

Leitura Sugerida

- von Schulthess GK, Veit-Haibach P. Workflow Considerations in PET/MR Imaging. J Nucl Med. 2014;55(Supplement 2):19S-24S.
- Quick HH. Integrated PET/MR. J Magn Reson Imaging. 2014;39(2):243-58.
- Torigian DA, Zaidi H, Kwee TC, Saboury B, Udupa JK, Cho ZH, et al. PET/MR imaging: technical aspects and potential clinical applications. Radiology. 2013;267(1):26-44.
- von Schulthess GK, Kuhn FP, Kaufmann P, Veit-Haibach P. Clinical positron emission tomography/magnetic resonance imaging applications. Semin Nucl Med. 2013;43(1):3-10.
- Disselhorst JA, Bezrukov I, Kolb A, Parl C, Pichler BJ. Principles of PET/MR Imaging. J Nucl Med. 2014;55(Supplement 2):2S-10S.
- Drzezga A, Barthel H, Minoshima S, Sabri O. Potential clinical applications of PET/MR imaging in neurodegenerative diseases. J Nucl Med. 2014;55(Supplement 2):47S-55S.

- Martinez-Möller A, Eiber M, Nekolla SG, Souvatzoglou M, Drzezga A, Ziegler S, et al. Workflow and scan protocol considerations for integrated whole-body PET/MRI in oncology. J Nucl Med. 2012;53(9):1415-26.
- Purz S, Sabri O, Viehweger A, Barthel H, Kluge R, Sorge I, et al. Potential pediatric applications of PET/MR. J Nucl Med. 2014;55(Suppl 2):32S-39S.
- Ratib O, Nkoulou R. Potential applications of PET/MR imaging in cardiology. J Nucl Med. 2014;55(Suppl 2):40S-46S.
- von Schulthess GK. Why buy a PET/MR for high end research? J Magn Reson Imaging. 2014;40(2):283-4.
- Weber WA. PET/MR imaging: a critical appraisal. J Nucl Med. 2014;55(Suppl 2):56S-58S.
- Partovi S, Kohan A, Rubbert C, Vercher-Conejero JL, Gaeta C, Yuh R, et al. Clinical oncologic applications of PET/MRI: a new horizon. Am J Nucl Med Mol Imaging. 2014;4(2):202-12.
- Yoo HJ, Lee JS, Lee JM. Integrated whole body MR/PET: where are we? Korean J Radiol. 2015;16(1):32-49.

17.3 Tumores do Sistema Nervoso Central

ARTUR MARTINS NOVAES COUTINHO
CARLA RACHEL ONO
CARLOS ALBERTO BUCHPIGUEL

Conteúdo

Introdução
Correlação de Metabolismo Glicolítico e Grau Histológico
PET-[18]FDG Auxiliando na Biópsia
PET-[18]FDG na Avaliação Prognóstica
PET-[18]FDG no Seguimento após Terapia

PET-[18]FDG na Diferenciação entre Recidiva e Radionecrose
PET-[18]FDG nas Infecções Oportunistas e Linfoma de SNC
Estadiamento – Detecção de Metástases Cerebrais
Tumores Cerebrais nas Crianças

Introdução

Os gliomas constituem aproximadamente 45% de todos os tumores cerebrais; outros tumores cerebrais incluem o meningioma (27%), tumores pituitários (10%), neurinomas (7%), linfoma do sistema nervoso central (SNC), que corresponde a 4%.

De acordo com a classificação da Organização Mundial da Saúde (OMS), há três tipos principais de gliomas: astrocitomas, oligodendrogliomas e oligoastrocitomas mistos. Esses tumores são tipicamente heterogêneos em sua natureza, e diferentes níveis de degeneração maligna podem ocorrer em diferentes regiões dentro do mesmo tumor. A análise da região mais maligna dos tumores estabelece o grau como baixo grau, ou grau I ou II, segundo a OMS, e os tumores de alto grau, ou graus III ou IV, segundo a OMS. O glioma grau I é raro e geralmente limitado à infância. O glioma grau II (subtipos astrocitoma e oligodendroglioma) ocorre em todas as idades, com pico na faixa etária adulta jovem e apresenta pouca atipia celular e proliferação, mas geralmente infiltra o tecido cerebral adjacente, dificultando a cura pela cirurgia ou radioterapia. Representa um problema médico crônico importante, causando muitas dificuldades no seu manejo, que necessitam de um balanço entre salvar o tecido cerebral intacto e a tentativa de prevenir a proliferação do tumor. O glioma grau III inclui o glioma anaplásico e o glioma grau IV apresenta muitas atipias celulares e necrose (gliobastoma).

A ressonância magnética (RM) e a tomografia computadorizada (CT) dependem da quebra da barreira hematoencefálica, frequente nos gliomas graus III e IV e ausente no grau II e nas alterações das características morfológicas (presença de necrose, vascularidade) para definir o grau. Apesar de esses achados anatômicos serem geralmente suficientes em gliomas intratáveis, tornam-se não confiáveis em tumores tratados, porque a quebra da barreira hematoencefálica e a necrose são também resultados da formação de tecido reativo após a terapia. Nessa situação, métodos de imagem que diferenciem tumor de tecido reacional não neoplásico contribuirão significantemente para a tomada de decisão. O realce pelo contraste também não promove informações adequadas sobre o grau tumoral em tumores que não apresentam constitucionalmente quebra da barreira hematoencefálica, como os meningiomas e linfomas. Geralmente, medidas funcionais relacionadas à proliferação celular apresentam maior expectativa de fornecer informações mais confiáveis quanto ao prognóstico em relação aos métodos de imagens estruturais.

A cirurgia permanece a primeira linha de tratamento para a maioria dos tumores cerebrais, geralmente com o objetivo curativo. A ressecção completa ou parcial dos astrocitomas de baixo grau pode ser complementada com o tratamento radioterápico que melhora a sobrevida livre de doença em cinco anos, apesar de não alterar a sobrevida global em cinco anos. Nos tumores gliais infiltrativos, o objetivo principal da cirurgia é obter tecido para diagnóstico e reduzir ao máximo o tamanho do tumor. Esses tumores infiltram o tecido cerebral normal profundamente e a ressecção cirúrgica completa é geralmente impossível. Pacientes com gliomas de alto grau têm se beneficiado com a terapia radioterápica associada ao tratamento quimioterápico. Porém, o glioblastoma multiforme é altamente resistente à radioterapia e apresenta prognóstico ruim, com eficácia limitada do tratamento quimioterápico.

Os glioblastomas são os tumores mais malignos e os gliomas mais comuns, sendo em torno de 45%-50% de todos os gliomas; e a evolução do glioblastoma é geralmente rápida e fatal, com uma mediana de sobrevida de cerca de um ano. A mediana de sobrevida do tumor anaplásico é de aproximadamente dois ou três anos.

Após o início do tratamento, esses tumores invariavelmente recorrem. Os pacientes são tratados com uma variedade de quimioterápicos. Está em investigação uma terapia-alvo específica. Os pacientes são seguidos clinicamente, por meio de avaliação dos sintomas neurológicos e de neuroimagem com RM, que é o atual padrão-ouro em termos de imagem, pois promove um excelente detalhamento anatômico. As imagens pesadas em T1 e T2 detectam os tumores cerebrais com alta sensibilidade, em relação às suas dimensões e localização, assim como efeito de massa, edema, hemorragia, necrose e sinais de aumento da pressão intracraniana.

Clinicamente é um desafio avaliar o *status* da doença com a RM em pacientes que já foram tratados, pois o tratamento induz alterações como radionecrose, que pode dificultar a avaliação na imagem da extensão da área de realce de contraste em gliomas malignos, pois há dificuldade em distinguir entre a extensão do tumor e as alterações induzidas pelo tratamento como a necrose por radiação. Essa situação está se tornando mais crítica devido ao corrente uso do tratamento com quimio e radioterapia e radiocirurgias estereotáxicas, que aumentam a prevalência da necrose. Outro ponto é a utilização de corticoides, como a dexametasona, que induz a redução das dimensões do tumor na RM.

Os gliomas de baixo grau são mais indolentes que os de alto grau, mas estão associados com maior comprometimento neurológico e são fatais. As células tumorais adquirem defeitos genéticos, os quais resultam em transformação anaplásica para lesões de alto grau. Os gliomas de baixo grau podem também progredir sem a transformação anaplásica, que é mais desafiante para o diagnóstico com a RM, porque não há realce de contraste. Há também a dificuldade de avaliação de resposta ao tratamento com a RM e a obtenção de informações prognósticas somente pode ser realizada depois de várias semanas após o início do tratamento.

Imagens metabólicas com a tomografia por emissão de pósitrons (PET) têm papel importante na avaliação desses tumores.

Correlação de Metabolismo Glicolítico e Grau Histológico

O cérebro, ao contrário de outros órgãos, utiliza quase exclusivamente a glicose em seu metabolismo energético e, como consequência, o cérebro normal tem alta captação de [18]FDG, principalmente em suas estruturas cinzentas, como o córtex cerebral e núcleos da base. Os tumores malignos dentro do cérebro também têm alto metabolismo de glicose e avidamente acumulam a [18]FDG. O alto metabolismo glicolítico dos tumores de alto grau é frequentemente semelhante ao das estruturas da substância cinzenta do cérebro, e os tumores primários ou tumores metastáticos próximos ou dentro do córtex podem não ser detectados somente com as imagens de PET. Por essa razão, uma localização anatômica precisa da lesão, identificada pela RM ou CT com contraste, é um componente essencial para a caracterização de lesões intracranianas utilizando PET-[18]FDG.

Geralmente os tumores de baixo grau apresentam pouca avidez pela [18]FDG, demonstrando nível de captação da glicose comparável ao abaixo do nível observado na substância branca normal, ao contrário dos tumores de alto grau, que apresentam acúmulo semelhante ou maior que a substância cinzenta. Talvez haja um papel da PET-[18]FDG na avaliação do tumor primário de SNC, correlacionando-se o grau de metabolismo glicolítico com o grau histológico.

PET-[18]FDG Auxiliando na Biópsia

Um achado característico dos tumores gliais é a sua natureza heterogênea, com variação geográfica intratumoral do grau histológico, sendo um potencial fator de erro, dependendo do local da biópsia. Áreas focais com maior grau de malignidade crescem mais rápido, resultando em contornos irregulares na massa tumoral. Tumores de alto grau, notadamente o glioblastoma multiforme, frequentemente se originam de degeneração maligna de tumores de baixo grau. Esses achados não podem ser diferenciados pelas técnicas de imagens convencionais como a RM. Devido a essa heterogeneidade celular, a avaliação dos tumores por biópsia esterotáxica guiada por RM ou CT com contraste pode ser sujeita a erro. Com o mapeamento do padrão metabólico desses tumores heterogêneos, a PET-[18]FDG pode auxiliar na escolha do local-alvo da biópsia estereotáxica, selecionando as regiões dentro do tumor com maior metabolismo glicolítico e que potencialmente apresentam maior grau de malignidade. Essas áreas-alvo de maior metabolismo glicolítico podem reduzir o número de amostra tecidual necessário e melhorar a acurácia da biópsia, determinando o real grau tumoral.

Estudos têm demonstrado que pacientes que foram submetidos à biópsia, guiados pelos achados da PET-[18]FDG, obtiveram sucesso na coleta de tecido para avaliação histológica, pois a PET-[18]FDG direciona o local de maior atividade glicolítica, sendo esse fator importante, porque os gliomas podem se apresentar de forma bem diferenciada em algumas regiões e manifestar células altamente atípicas em outras.

PET-[18]FDG na Avaliação Prognóstica

A habilidade da PET-[18]FDG em ser um preditor de sobrevida foi demonstrada há muito tempo e confirmada em uma larga população de pacientes estudados. Num estudo envolvendo 45 pacientes com glioma maligno tratados com várias combinações terapêuticas, como cirurgia, radioterapia e quimioterapia, todos com achados à CT sugestivos de recorrência/persistência do tumor, os pacientes com baixa captação de [18]FDG tiveram sobrevida média de 19 meses, comparada à sobrevida de cinco meses dos pacientes que apresentaram lesão cerebral altamente ávida por [18]FDG. Resultado semelhante foi observado em estudo mais recente avaliando 55 pacientes com glioma de alto grau, tratados com vários esquemas terapêuticos, incluindo a radioterapia, e com RM com achados consistentes de recidiva tumoral. A PET-[18]FDG foi um fator preditivo independente em análise multivariada de sobrevida. A sobrevida mediana foi de 10 meses em pacientes que apresentaram lesão com captação semelhante ou maior que o córtex adjacente, enquanto nos pacientes que apresentaram lesão com captação de [18]FDG menor a sobrevida mediana foi de 20 meses.

Pacientes com tumor de baixo grau que apresentam achados de aumento do metabolismo glicolítico correlacionam-se com degeneração maligna e pior prognóstico. Esses estudos sugerem uma relação entre a atividade metabólica identificada na PET-[18]FDG e a agressividade biológica dos tumores primários cerebrais de alto e baixo grau.

PET-[18]FDG no Seguimento após Terapia

Como nos tumores cerebrais recém-diagnosticados, a análise morfológica com método de imagem convencional como a RM é necessária na avaliação de recorrência tumoral. Áreas suspeitas de realce por contraste na RM devem ser correlacionadas com o exame de PET-[18]FDG

Tumores residuais e alterações pós-cirúrgicas podem causar realce anormal e serem indistinguíveis à RM. Alterações pós-cirúrgicas não apresentam aumento no metabolismo da glicose, e o exame de PET-[18]FDG avaliado conjuntamente com o exame de RM, que demonstra a área anatômica do realce anormal, pode definir se há a presença de tumor residual.

PET-[18]FDG na Diferenciação entre Recidiva e Radionecrose

Lesões por radiação ocorrem em 5% a 37% dos pacientes tratados e podem dificultar a diferenciação da lesão causada pela radiação de tecido residual maligno nos exames de imagens convencionais. Estudos de PET-[18]FDG têm demonstrado sensibilidade de 81% a 86% e especificidade de 40% a 94%. As imagens tardias após 3 a 4 horas da administração de [18]FDG podem melhorar a relação alvo-BG (lesão e tecido cerebral normal), aumentando a possibilidade de serem detectadas áreas de recidiva.

PET-[18]FDG nas Infecções Oportunistas e Linfoma de SNC

Estabelecer o diagnóstico de tumor cerebral pode ser difícil, pois muitas doenças neurológicas não neoplásicas podem mimetizar neoplasias cerebrais na neuroimagem ou na avaliação histológica, incluindo acidente vascular cerebral, abscesso piogênico, toxoplasmose, tubérculos, cisticercose, infecções fúngicas e sarcoidose.

A PET-[18]FDG tem mostrado algumas vantagens clínicas na avaliação de gliomas de alto e baixo grau *versus* linfoma ou outras infecções oportunistas, como a histoplasmose. A diferenciação entre linfoma e toxoplasmose é frequente em pacientes imunossuprimidos com a SIDA. A maioria dos linfomas cerebrais tem alta densidade celular e alto metabolismo glicolítico, em algumas situações até maior que os gliomas malignos e metástases cerebrais.

O uso de PET-[18]FDG na diferenciação de linfoma com alto grau de captação de [18]FDG da toxoplasmose com pouca captação foi descrito em alguns estudos que demonstraram que o valor da relação de SUV nos linfomas relativamente à região cerebral contralateral foi maior em comparação ao valor da relação de SUV das infecções cerebrais (toxoplasmose e tuberculose), sem sobreposição dos valores.

Às vezes a diferenciação entre linfoma primário de SNC e glioblastoma multiforme é difícil, pois eles podem apresentar as mesmas características à RM. Alguns estudos demonstraram com o SUV nos linfomas eram maiores em relação aos glioblastomas.

Estadiamento – Detecção de Metástases Cerebrais

A investigação para estadiamento é uma situação diferente da caracterização e diagnóstico diferencial de massas já conhecidas. O estudo com [18]FDG apresenta menor sensibilidade na detecção de metástases cerebrais por diferentes neoplasias, devido à elevada atividade metabólica do SNC. Havendo a suspeita clínica de acometimento central, apesar de o método poder demonstrar a presença de lesões metastáticas, é preferível complementar a avaliação com RM.

Tumores Cerebrais nas Crianças

Os tumores do SNC são os tumores sólidos mais comuns na infância, com cerca de 20% a 25% de todos os cânceres. Apesar de o prognóstico ter melhorado consideravelmente nas últimas duas décadas, a taxa de cura global ainda é de aproximadamente 60%, com melhor prognóstico para o astrocitoma benigno localizado no cerebelo e pior prognóstico para os gliomas.

A classificação histológica é crucial para a conduta apropriada, e nas crianças os tumores mais comuns são o meduloblastoma, astrocitoma pilocítico, astrocitoma difuso, ependimoma e craniofaringioma.

As aplicações de PET-[18]FDG em crianças seriam praticamente as mesmas descritas paras os adultos. Há poucos trabalhos na literatura envolvendo crianças. Um dos trabalhos, publicado em 2007, com maior casuística incluiu 126 crianças e demonstrou que a PET pode melhorar o manejo cirúrgico dos pacientes, podendo a introdução desse novo exame de imagem influenciar o processo de decisão terapêutica.

Capítulo 17 – Oncologia PET com FDG

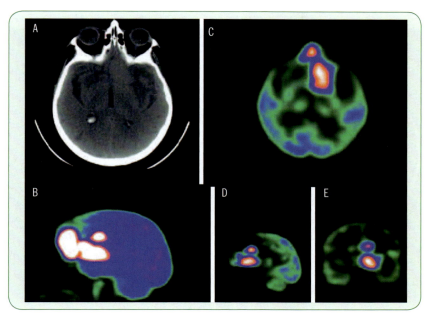

FIGURA 17.3.1. (**A**) Imagem de CT no corte axial do encéfalo. (**B**) Imagem reconstruída do encéfalo de PET-^{18}FDG (MIP – *maximum intensity projection*). (**C**) PET-^{18}FDG plano axial. (**D**) PET-^{18}FDG plano sagital. (**E**) PET-^{18}FDG plano coronal. A imagem de CT demonstra áreas isoatenuantes em substância branca na região frontal, que apresenta acentuado acúmulo anômalo da glicose marcada nas imagens de PET. As demais imagens de PET demonstram também extensão do acentuado acúmulo da glicose marcada no corpo caloso associado a acentuado déficit de concentração da glicose marcada no restante da região frontal, temporal e parietal bilateral (áreas de edema).

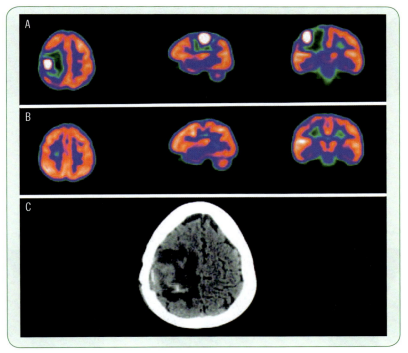

FIGURA 17.3.2. Imagens de PET realizadas com ^{18}FDG do encéfalo. (**A**) Imagens nos planos axial, sagital e coronal pré-ressecção cirúrgica. (**B**) Imagens nos planos axial, sagital e coronal pré-ressecção cirúrgica. (**C**) Imagem de CT no plano axial do encéfalo. As imagens demonstram em (**A**) acentuado acúmulo anômalo da glicose marcada em lesão nodular com densidade semelhante ao córtex cerebral, predominantemente subcortical com extensão para a substância branca da transição frontoparietal direita identificada na imagem (**C**). A imagem (**A**) demonstra ainda área de hipoconcentração de glicose marcada ao redor da área de acentuado acúmulo correspondente à zona de hipoatenuação identificada na imagem (**C**), relacionada ao edema adjacente. A imagem (**B**) demonstra desaparecimento da área focal de acentuado acúmulo da glicose marcada na região de transição frontoparietal direita (ressecção cirúrgica do LNH encefálico primário) e normalização do metabolismo cerebral da área adjacente.

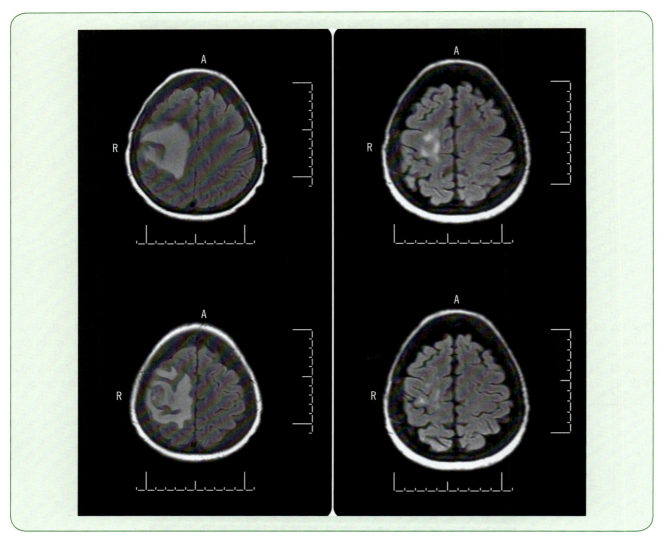

FIGURA 17.3.3. Mesmo paciente da Figura 17.3.2. Imagens axiais da RM do encéfalo. Coluna esquerda – pré-ressecção cirúrgica: lesão nodular corticossubcortical frontal direita com extenso edema da substância branca adjacente. Coluna direita: pós-ressecção cirúrgica – não se caracteriza mais a lesão nodular frontal direita, com significativa redução do edema vasogênico em substância branca adjacente.

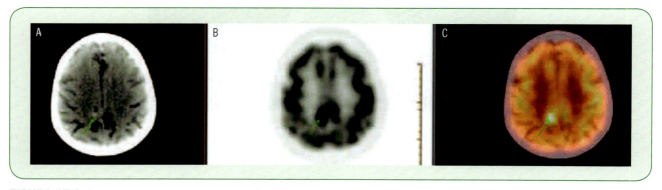

FIGURA 17.3.4. Imagens no plano axial do encéfalo. (**A**) Tomografia computadorizada. (**B**) Tomografia por emissão de pósitron com ^{18}FDG. (**C**) Fusão de imagens estruturais com as imagens metabólicas funcionais – PET/CT de um paciente com antecedente de melanoma demonstra acentuado acúmulo anômalo da glicose marcada em lesão nodular hiperatenuante na região parietal direita, de situação parassagital, indicativa de acometimento secundário ao melanoma.

- Protocolo de aquisição:
  - Dose: 05 mCi de ^{18}FDG;
  - Paciente em DDH, com braços para baixo;
  - Utilizar o suporte específico para aquisição de imagens do crânio;
  - Matriz: 256 × 256;
  - *Zoom*: 2,5;

- Aquisição durante 15 minutos após 60 e 240 minutos da administração;
- Processamento: protocolo iterativo com filtro gaussiano com FWHM de 3 mm com quatro iterações e 16 *subsets*, utilizando-se a tecnologia TOF (*time off light*).

Leitura Sugerida

- Barker FG 2nd, Chang SM, Valk PE, Pounds TR, Prados MD. 18-Fluorodeoxyglucose uptake and survival of patients with suspected recurrent malignant glioma. Cancer. 1997;79(1):115-26.

- Bénard F, Romsa J, Hustinx R. Imaging gliomas with positron emission tomography and single-photon emission computed tomography. Semin Nucl Med. 2003;33(2):148-62.

- Chen W, Silverman DH. Advances in evaluation of primary brain tumors. Semin Nucl Med. 2008;38(4):240-50.

- DeAngelis LM. Brain tumors. N Engl J Med. 2001;344(2):114-23.

- Delbeke D. Oncological applications of FDG PET imaging: brain tumors, colorectal cancer, lymphoma and melanoma. J Nucl Med. 1999;40(4):591-603.

- Delbeke D, Meyerowitz C, Lapidus RL, Maciunas RJ, Jennings MT, Moots PL, et al. Optimal cutoff levels of F-18 fluorodeoxyglucose uptake in the differentiation of low-grade from high-grade brain tumors with PET. Radiology. 1995;195(1):47-52.

- De Witte O, Levivier M, Violon P, Salmon I, Damhaut P, Wikler D Jr, et al. Prognostic value positron emission tomography with [18F]fluoro-2-deoxy-D-glucose in the low-grade glioma. Neurosurgery. 1996;39(3):470-6.

- Goldman S, Levivier M, Pirotte B, Brucher JM, Wikler D, Damhaut P, et al. Regional methionine and glucose uptake in high-grade gliomas: a comparative study on PET-guide stereotactic biopsy. J Nucl Med. 1997;38:1459-62.

- Hanson MW, Glantz MJ, Hoffman JM, Friedman AH, Burger PC, Schold SC, et al. FDG-PET in the selection of brain lesion for biopsy. J Comput Assist Tomogr. 1991;15:796-801.

- Hustinx R, Alavi A. SPECT and PET imaging of brain tumors. Neuroimaging Clin N Am. 1999;9:751-66.

- Kincaid PK, El-Saden SM, Park SH, Goy BW. Cerebral gangliogliomas: preoperative grading using FDG-PET and 201Tl-SPECT. AJNR Am J Neuroradiol. 1998;19(5):801-6.

- Langleben DD, Segall GM. PET in differentiation of recurrent brain tumor from radiation injury. J Nucl Med. 2000;41(11):1861-7.

- Levivier M, Becerra A, De Witte O, Brotchi J, Goldman S. Radiation necrosis or recurrence. J Nuerosurg. 1996;84(1):148-9.

- Olson JD, Riedel E, DeAngelis LM. Long-term outcome of low-grade oligodendroglioma and mixed glioma. Neurology. 2000;54(7):1442-8.

- Padma MV, Said S, Jacobs M, Hwang DR, Dunigan K, Satter M, et al. Prediction of pathology and survival by FDG PET in gliomas. J Neurooncol. 2003;64(3):227-37.

- Pirotte B, Acerbi F, Lubansu A, Goldman S, Brotchi J, Levivier M. PET imaging in the surgical management of pediatric brain tumors. Childs Nerv Syst. 2007;23(7):739-51.

- Patil S, Biassoni L, Borgwardt L. Nuclear medicine in pediatric neurology and neurosurgery: epilepsy and brain tumors. Semin Nucl Med. 2007;37(5):357-81.

- Herholz K, Langen KJ, Schiepers C, Mountz JM. Brain tumors. Semin Nucl Med. 2012;42(6):356-70.

17.4 Tumores da Cabeça e do Pescoço

HEITOR NAOKI SADO

Conteúdo

Introdução sobre a Doença
   Incidência, Mortalidade e Aspectos Relevantes
   Bases Gerais no Estadiamento
Técnica
   Parâmetros de Aquisição e Processamento Específicos

Pontos-chave na Análise
   Limitações
Indicações Clínicas da PET/CT
   Diagnóstico
   Estadiamento
   Seguimento

Introdução sobre a Doença

Incidência, Mortalidade e Aspectos Relevantes

Tumores da cabeça e do pescoço correspondem a grupo heterogêneo com variadas localizações anatômicas e tipos histológicos. Neste capítulo o foco será nas neoplasias malignas relacionadas à mucosa do trato aerodigestivo, sendo outros tipos como câncer da tireoide, linfomas, sarcomas e glândulas salivares abordados nos capítulos específicos.

No Brasil, dados do Instituto Nacional de Câncer (Inca) para o estado de São Paulo, dos anos 2001 a 2005, demonstraram as neoplasias dos lábios, língua, cavidade oral e orofaringe na sexta posição em ocorrência no sexo masculino, com as neoplasias de laringe ocupando a nona colocação nos homens e de tireoide, a quarta posição nas mulheres; para o ano de 2016 foram previstos 7.350 casos novos para câncer de laringe. Dados internacionais demonstram que 3% a 5% das neoplasias diagnosticadas anualmente correspondem a câncer da cabeça e pescoço, sendo na sua grande maioria (> 90%) carcinomas (CA) escamosos.

Os carcinomas de células escamosas da cabeça e pescoço (CACP) ocorrem tipicamente em homens entre 50 e 70 anos de idade, tendo como principais fatores de risco o tabagismo e o etilismo, por sua vez fatores independentes e sinérgicos. Outros fatores propostos (alguns sem comprovação de associação direta) para aumento do risco de CACP são a exposição solar (CA de lábio), a infecção pelos vírus HPV e EBV, a doença do refluxo gastroesofágico, o hábito de fumar maconha, o hábito de mascar noz de areca (*betel nut*), o uso prolongado e excessivo de enxaguantes bucais contendo álcool e a má higiene oral. Alguns desses fatores associados aos hábitos e vícios da sociedade atual explicam o aumento recente da incidência de CACP nas mulheres e nos jovens.

O prognóstico e o controle locorregional da maioria dos subtipos de CACP permaneceram inalterados nos últimos 40 anos. Avanços do tratamento continuam direcionados à redução da morbidade e preservação de órgãos, com a associação da quimioterapia (QT) e radioterapia (RT) sendo considerada a primeira linha de tratamento como alternativa à cirurgia, sobretudo do CA de laringe. As taxas de cura relacionam-se à localização e ao estágio da doença, e a presença de metástase em linfonodo reduz pela metade a sobrevida dentro da mesma categoria T (*vide* tópico *Bases Gerais no Estadiamento*). Em geral, as lesões T1-T2 apresentam 70% a 95% de chances de sobrevida em cinco anos, caindo para 20% a 30% nas lesões T3-T4. A frequente associação do tabagismo com etilismo nos pacientes com CACP aumenta o risco de desenvolvimento de um segundo tumor primário do trato aerodigestivo superior, além de causar outras comorbidades, impactando de forma negativa a evolução clínica. Com exceção do CA de nasofaringe e dos tumores de glândulas salivares, a maioria das recorrências do CACP acontece nos primeiros dois ou três anos de seguimento.

Bases Gerais no Estadiamento

O diagnóstico e o estadiamento inicial do CACP requerem adequada anamnese e exame físico completo, objetivando avaliar a extensão da doença primária e no pescoço (linfonodos). A nasofaringoscopia, a laringoscopia, a esofagoscopia e a broncoscopia, além de avaliarem o tumor primário, auxiliam a excluir a presença de tumor sincrônico, que pode ocorrer em cerca em 6% a 16%, com maior frequência na cabeça e pescoço, esôfago e pulmão. A avaliação locorregional inicial por métodos de imagem inclui a tomografia computadorizada (CT), de preferência com contraste iodado intravenoso e reconstrução nos planos coronal e sagital, e radiografia ou CT de tórax para afastar segundo primário ou metástase. As metástases no CACP costumam ocorrer na evolução da doença, sendo, juntamente com tumor sincrônico, a maior causa de falha terapêutica. O local mais frequente é para os pulmões (cerca de 2/3 dos casos), exceto no CA de nasofaringe, em que as metástases ósseas são mais frequentes e a cintilografia óssea pode agregar papel no estadiamento a distância. A ressonância magnética (RM) pode complementar a CT na avaliação locorregional da doença, com melhor delimitação de partes moles e identificação de lesões secundárias na medula óssea. O ultrassom cervical apresenta bons resultados na avaliação de linfonodos, aumentando inclusive o desempenho de estudos citológicos por meio de punção aspirativa por agulha fina (PAAF). O papel atual da PET/CT com uso do análogo da glicose, a ^{18}F-fluordesoxiglicose (^{18}FDG), será abordado nos tópicos adiante.

O estadiamento anatômico é fundamental para o adequado planejamento terapêutico e prognóstico do paciente com CACP, além de propiciar classificação padronizada e intercâmbio de informações clínicas e de estudos científicos. O sistema de estadiamento TNM (T: Tumor primário; N: Linfonodo; M: Metástase) representa classificação amplamente aceita. O estádio clínico (cTNM) é fundamental e não deve ser totalmente substituído pelo estádio patológico (pTNM), pois nem todos pacientes são tratados cirurgicamente. Especialmente para a categoria N, no CACP devemos considerar a localização do acometimento linfático baseado nos níveis cervicais e especificamente no CA de nasofaringe, a descrição do pescoço também deve contemplar a fossa triangular supraclavicular que inclui as regiões caudais dos níveis IV e V.

Técnica

Parâmetros de Aquisição e Processamento Específicos

A introdução dos aparelhos híbridos de PET/CT estabeleceu o conceito das imagens anatomofuncionais na prática clínica. Devido à complexa anatomia da cabeça e pescoço, a PET/CT apresenta nítida vantagem sobre a PET dedicada. Além das imagens-padrão de corpo inteiro, recomenda-se a aquisição adicional com os membros superiores abaixados (ao lado do tronco) do segmento abrangendo os seios maxilares até as clavículas (transição cervicotorácica), com o paciente orientado a evitar tossir ou deglutir e posicionamento em decúbito dorsal horizontal, evitando-se hiperextensão do pescoço (risco de obstrução de via aérea em pacientes com massas tumorais), e com protocolo de aquisição e processamento otimizados tanto da PET como da CT, esta última de preferência com contraste iodado intravenoso (dose de 1 a 2 mL/kg, máximo de 200 mL adulto; para CACP em geral, 70 ml + 50 ml SF, infusão em *bolus* com bomba injetora na velocidade de 2,5 a 3,0 mL/s, e *delay* de 35 a 45s para aquisição). O uso de protocolo otimizado em pacientes com CACP acarreta melhor delineamento do tumor primário e detecção de metástase em linfonodos pequenos, sobretudo menores que 1,5 cm.

O *protocolo Neck* adotado no Centro de Medicina Nuclear do Instituto de Radiologia (InRad) do Hospital das Clínicas da Faculdade de Medicina da Universidade de São Paulo (HCFMUSP) e no Serviço de Medicina Nuclear do Instituto do Câncer do Estado de São Paulo (Icesp) da FMUSP está ilustrado no Quadro 17.4.1.

Pontos-chave na Análise

Na análise do exame de PET/CT, em relação à técnica, verificar a presença de artefatos de movimento e erro

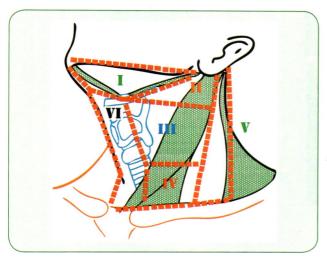

FIGURA 17.4.1. Diagrama esquemático dos níveis anatômicos de linfonodos cervicais.

QUADRO 17.4.1. Protocolo *Neck*	
Parâmetros de aquisição e processamento	
CT	120 kpV, 300 mA
Colimação CT	2,5 mm
Matriz CT	512 (FOV 50 cm)
Reconstrução CT	1,25 mm (FOV 25 cm)
Filtros CT	Osso/pulmão/partes moles
Tempo Bed PET	3 a 5 min
Matriz PET	256 (FOV 50 cm)
Reconstrução PET	Iterativa (FOV 25 cm)
Correção de atenuação PET	Com e sem correção

na fusão das imagens (*mismatch*), facilmente identificados na região nasal e contornos faciais. Utilizar as imagens sem correção de atenuação apenas para verificar artefatos, devendo as imagens corrigidas serem utilizadas para diagnóstico. Na fase de análise diagnóstica, recomenda-se iniciar pelas imagens volumétricas MIP, objetivando visão panorâmica e identificação e diferenciação de lesões focais de áreas de captação fisiológica ou artefatos, seguido de triangulação e melhor avaliação da área em foco nas imagens com ou sem fusão nos planos axial, sagital ou coronal, as duas últimas úteis na avaliação de tumores de seios da face e da laringe. Captação fisiológica da ^{18}FDG ocorre no tecido linfoide do anel de Waldeyer (tonsilas faríngea, palatina, lingual e ao longo da prega salpingofaríngea), sendo facilmente reconhecida nas imagens MIP e de fusão, devendo se valorizar as assimetrias. Também é comum captação simétrica nas pregas vocais, principalmente na região da inserção na cartilagem aritenoide; as assimetrias em geral ocorrem por paralisia de prega vocal unilateral ou em lesão anatômica identificada na CT, sendo recomendada aquisição adicional de CT em fonação e/ou com contraste. Devido ao predomínio mucoso da glândula sublingual, é comum maior captação em "V" no assoalho da boca em relação às glândulas parótidas (serosas) e submandibulares (mistas). Captação assimétrica na musculatura cervical frequentemente acontece após esvaziamento cervical com remoção do esternocleidomastoideo ou após RT. Já aumento simétrico do metabolismo da musculatura cervical pode estar associado a estado de tensão no momento da injeção. Captação em gordura marrom pode ocorrer de forma simétrica nas regiões cervical, supraclavicular, perivascular no mediastino, suboccipital e paravertebral do pescoço e tórax, em geral relacionada à sensação térmica de frio no momento da injeção e reconhecida com auxílio da CT. Ambiente adequadamente climatizado e paciente aquecido e relaxado no momento da injeção, assim como o uso de benzodiazepínicos, podem evitar a captação muscular e na gordura marrom. Captação tireoidiana difusa pode estar associada à tireoidite crônica. Já o achado incidental de hipercaptação da ^{18}FDG em nódulo tireoidiano está relacionado com malignidade em até 47%, devendo-se chamar atenção e recomendar prosseguir investigação no relatório médico.

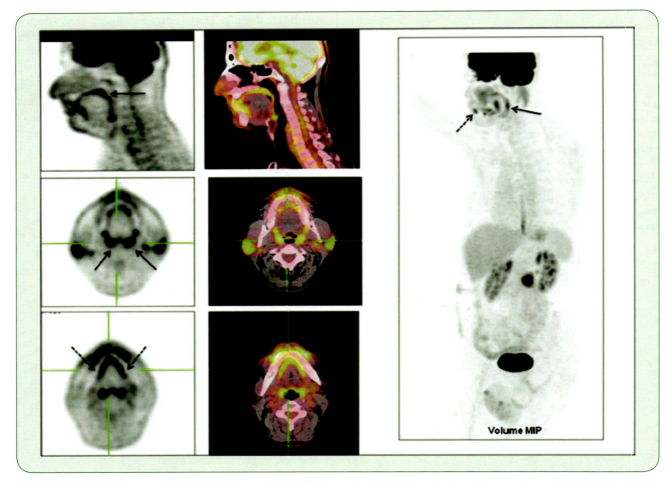

FIGURA 17.4.2A. Concentração da ^{18}FDG de padrão fisiológico na tonsila faríngea (seta contínua corte sagital) e tonsila palatina (seta contínua corte axial). Note também concentração habitual em forma de "V invertido" no assoalho da boca, correspondendo à glândula sublingual (seta tracejada). Importante sedimentar o padrão normal e alterado, tanto nas imagens tomográficas como no volume MIP (imagem à direita).

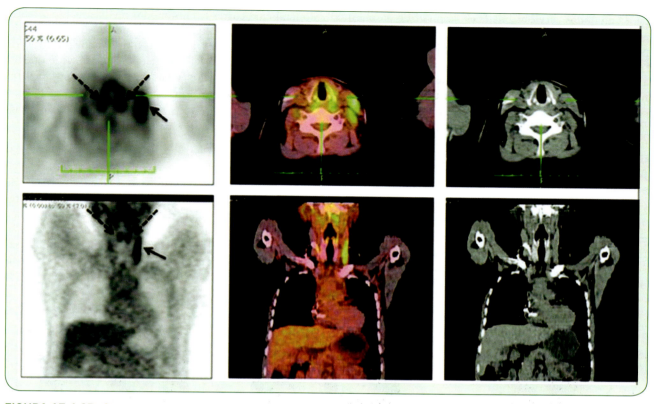

FIGURA 17.4.2B. Concentração simétrica da glicose marcada nas pregas vocais no plano da aritenoide (setas tracejadas), sem significado patológico. Note também captação no músculo esternocleidomastóideo esquerdo (setas contínuas), provavelmente tensional nesse paciente sem antecedente de cirurgia ou radioterapia cervical.

Quanto aos aspectos clínicos do CACP, é fundamental o conhecimento da anatomia e história natural da doença. O CACP pode ser dividido em quatro grupos principais, dependendo da sua localização anatômica:

1. Cavidade nasal e seios paranasais;
2. Lábios e cavidade oral, incluindo a língua anterior até papila circunvalada;
3. Faringe (nasofaringe, espaço parafaríngeo, orofaringe e hipofaringe);
4. Laringe (supraglótica, glótica e subglótica).

A disseminação local do CACP depende do sítio primário e costuma ser para estruturas contíguas. Na língua e base da língua, a infiltração costuma ser submucosa, com tumores grandes e ulcerados restritos à língua e com invasão da musculatura local. Carcinoma da nasofaringe costuma ser altamente agressivo, com extensa infiltração local. Lesões na faringe costumam infiltrar a submucosa e disseminar pela parede posterior no sentido cranial e caudal.

O acometimento de linfonodos no CACP costuma ser ordenado em relação aos níveis cervicais, entretanto, nos casos de lesões da cavidade oral anterior, em 15% pode ocorrer infiltração dos níveis III e IV sem ter ocorrido acometimento dos níveis cervicais superiores. Em geral, as lesões da região lateral da língua, das tonsilas ou do assoalho da boca tendem a se disseminar para estruturas e linfonodos homolaterais do pescoço, enquanto os tumores da linha média (nasofaringe, hipofaringe e laringe) podem se espalhar no pescoço de forma bilateral. Por exemplo, CA da laringe supraglótica apresenta grandes chances de metástase

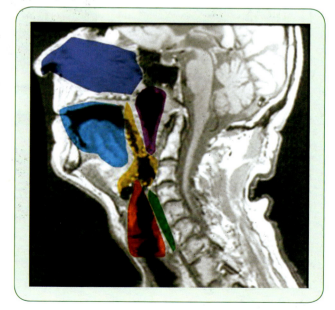

FIGURA 17.4.3. Localização anatômica e subsítios de cabeça e pescoço (azul-escuro: cavidade nasal; azul: cavidade oral; vinho: nasofaringe; laranja: orofaringe; verde: hipofaringe (laringofaringe) e vermelho: laringe).

para linfonodos cervicais bilaterais. Já o CA de nasofaringe, além de bilateral, costuma acometer o triângulo cervical posterior. Nos casos de tumores das cordas vocais verdadeiras (laringe), devido à sua escassa vascularização linfática, a disseminação para linfonodos costuma acontecer apenas na fase avançada e tardia da doença. Tendo em vista a crescente disponibilidade de equipamentos PET com CT de alta *performance* e a possibilidade de uso de contraste intravenoso, quando aplicável, devemos também avaliar características anatômicas dos linfonodos, tais como necrose central, perda de contorno, formação de conglomerados e extensão extracapsular, informações essas que aumentam a especificidade do exame, além de fornecer informação prognóstica.

Com exceção do CA de nasofaringe, as metástases a distância são pouco frequentes na ocasião do diagnóstico inicial do CACP (< 5%). A metástase hematogênica costuma ocorrer em 20% a 40% no curso do CACP, sendo os pulmões, fígado e ossos os locais mais comuns, podendo também ocorrer em linfonodos mediastinais e cérebro, com aumento da frequência atual provavelmente relacionada à tendência de tratamento conservador por meio da associação da QT e RT. Em geral, a presença de doença metastática está relacionada à presença de doença locorregional ativa (Figura 17.4.4).

Os pontos-chave para análise da PET/CT com FDG no CACP estão resumidos no Quadro 17.4.2.

Limitações

A PET/CT apresenta limitações como a presença de variadas regiões ou situações de captação fisiológica (previamente descritas), além da resolução espacial limitada a cerca de 6 a 8 mm. E como todo método de imagem, não diagnostica doença microscópica e pode ter como causas de falso-positivo processo inflamatório ativo, principalmente após tratamento (RT, cirurgia).

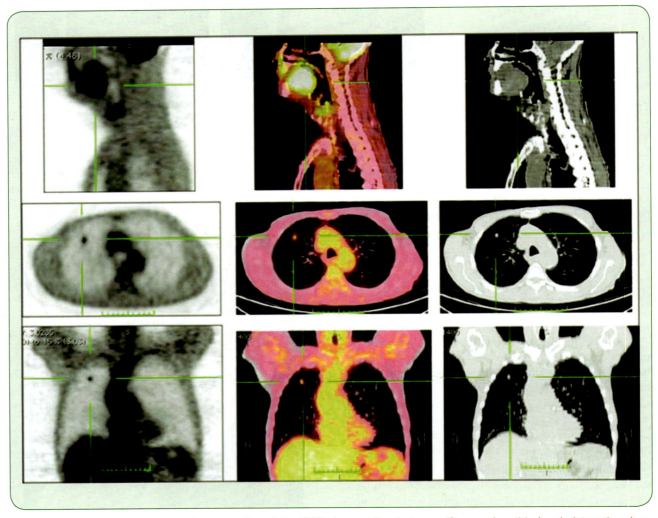

FIGURA 17.4.4. Paciente com carcinoma espinocelular (CEC) de assoalho de boca e língua submetido à quimioterapia e à radioterapia há nove meses. Exame de PET/CT com ^{18}FDG solicitado para avaliar recidiva e nódulo pulmonar indeterminado. Na fileira de cima observa-se acentuada captação na cavidade oral e língua. As imagens das fileiras do meio e de baixo demonstram captação em nódulo pulmonar no lobo superior direito. O paciente apresentou recidiva local (lesão ulcerada ao exame físico) e metástase pulmonar.

QUADRO 17.4.2.
Pontos-chave na Análise da PET/CT-[18]FDG no CACP

- Descartar artefatos de movimento ou *mismatch*
- Iniciar análise panorâmica pelo volume MIP
- Diferenciar captação fisiológica x patológica
- Atenção para captações focais e assimétricas
- Conhecer anatomia e caraterísticas clínicas
- Disseminação inicial costuma ser locorregional
- Câncer de nasofaringe é mais agressivo
- Câncer de cavidade oral pode "pular" linfonodo de nível cervical (15%)
- Câncer de linha mediana pode acometer linfonodos cervicais bilaterais
- Lesões laterais costumam acometer linfonodos cervicais homolaterais
- Câncer de nasofaringe costuma acometer linfonodos bilaterais, cervicais posteriores e região supraclavicular
- Metástase a distância é incomum na fase inicial, sendo mais frequente na evolução da doença
- Locais mais comuns de metástase: pulmão (2/3), seguido de fígado e osso
- Câncer de nasofaringe: metástase óssea é frequente
- Atenção para segundo primário (sincrônico): cabeça e pescoço, esôfago e pulmão
- Quando captação presente em metástase ou segundo primário, em geral devemos observar também atividade da lesão primária

Indicações Clínicas da PET/CT

Diagnóstico

O diagnóstico e a avaliação do tumor primário (T) por meio da PET ou PET/CT não demonstra vantagens adicionais significativas em relação aos métodos convencionais (CT com contraste, nasofibroscopia, laringoscopia, endoscopia e broncoscopia, em geral seguidas de biópsia). Alguns estudos sugerem que a informação metabólica da PET na ocasião do diagnóstico tem valor prognóstico e pode orientar o tratamento, com indicação de terapias multidisciplinares mais agressivas nos casos de tumores primários com alto metabolismo glicolítico, apesar de valores descritos de *cutoff* de SUVmax muito variáveis e heterogêneos (3,5 a 19,3) no sentido de definir tumores com alto metabolismo e consequentemente mais agressivos e de pior prognóstico.

Em cerca de 5% o CACP apresenta-se por meio de linfonodo cervical acometido, não sendo possível o diagnóstico do tumor primário por meio do uso dos métodos convencionais. Nessa situação a PET/CT com FDG pode ser indicado, diagnosticando o tumor primário em cerca de 20% a 50%, sendo os locais mais frequentes os seios piriformes, tonsilas palatinas, base da língua e nasofaringe. Como

dito anteriormente, o local da metástase linfática apresenta certa associação com o sítio do tumor primário, por exemplo, linfonodo jugulodigástrico acometido pode indicar tumor na orofaringe, assim como linfonodo metastático na região cervical posterior ou triângulo supraclavicular pode indicar CA na nasofaringe. Além do direcionamento pela localização da metástase linfática, devemos atentar para assimetrias, mesmo que discretas e principalmente na hipofaringe e tonsilas, na tentativa de melhorar o desempenho no diagnóstico do tumor primário.

Estadiamento

No estadiamento linfático a PET/CT com [18]FDG demonstra resultados equivalentes ou superiores em relação aos métodos convencionais, sendo especialmente útil na decisão de realizar ou não esvaziamento cervical em pacientes com estágio precoce e sem evidência clínica de acometimento de linfonodo cervical (N0), em que metástase oculta pode ocorrer em 10% a 50% dos casos dependendo do estágio T. Devido à maior sensibilidade em relação aos métodos convencionais por detectar alterações metabólicas em linfonodos menores que 1,0 a 1,5 cm, estudos demonstraram impacto da PET/CT com [18]FDG no manejo e conduta de 8% a 15% dos pacientes com CACP.

No estadiamento de metástase a distância, apesar da baixa prevalência no diagnóstico inicial do CACP, a PET/CT com [18]FDG está indicado, inclusive para avaliação de tumor sincrônico ou metacrônico, podendo alterar conduta tanto no aumento da extensão da cirurgia (pescoço e tórax, por exemplo), ou contraindicando cirurgias agressivas desnecessárias. Metanálise recente demonstrou valores de sensibilidade (S) e especificidade (E) de 88% e 95%, respectivamente, da PET/CT com FDG na avaliação de metástases e segundo primário no CACP, superiores à *performance* da CT isolada (S73%; E80%). Em relação à RM, estudos recentes demonstram que protocolos de varredura de corpo inteiro, com RM de 3.0T, apresentam S e E similares à PET/CT com [18]FDG na avaliação de metástases e no reestadiamento do CACP.

Seguimento

No seguimento após tratamento, a PET/CT com [18]FDG é comprovadamente superior aos métodos convencionais, com detecção mais precoce de recidiva ou recorrência quando comparada com o exame clínico, a CT e a RM (exceto com protocolo de varredura de corpo inteiro em equipamento de 3.0T, com o qual o desempenho da RM e da PET/CT é similar). A PET/CT com avaliação de corpo inteiro pode ser indicada também pela capacidade de identificar recorrência a distância (pulmão, fígado ou osso), evitando morbidade desnecessária de tentativas de tratamento agressivo de recidiva até então considerada apenas como locorregional.

A avaliação de resposta ao tratamento pela PET/CT com [18]FDG depende da modalidade terapêutica. Após RT, ocorre significativo processo inflamatório, podendo persistir aumento da captação por inflamação de um até 16 meses após o término da RT, dificultando a diferenciação entre processo reacional com tumor viável. Trabalhos científicos demonstram S e E em torno de 80% da PET/CT para detecção de tumor residual após RT; um trabalho demonstrou que todos os pacientes com valor de SUVmax < 3,0 apresentaram histologia sem sinais de doença ativa após término da RT, porém outras publicações descreveram valores de *cutoff* de SUVmax variando de 2,5 a 4,0 como indicadores de boa resposta ao tratamento. Devido à variabilidade de valores de *cutoff* descritos na literatura, devemos primariamente considerar na avaliação de boa resposta ao tratamento não o valor isolado do SUVmax, e sim sua queda (ou não) entre os exames antes e após tratamento, sendo descritos valores de queda entre 30% e 50% como significativos e com correlação com melhor evolução e prognóstico. Ao contrário da RT, nos casos de boa resposta à QT, a captação da [18]FDG costuma cair dias após o último ciclo, podendo normalizar em uma semana. A PET/CT apresenta também alta S (80% a 90%) e alto valor preditivo positivo na detecção de doença residual após QT e RT, concomitantes com a primeira linha de tratamento, inclusive indicando fortemente PAAF ou biópsia de área hipermetabólica suspeita, incluindo repetição do procedimento invasivo nos casos de primeiro resultado negativo.

Leitura Sugerida

- Lowe VJ, Stack Jr BC, Bogsrud TV. PET and PET/ct imaging in head and neck cancer. In: Valk PE, Delbeke D, Bailey DL, Townsend DW, Maisey MN. Positron emission tomography clinical practice. London: Springer-Verlag; 2006. p. 107-24.

- Shah NP, Workman Jr RB, Coleman RE. PET and PET/CT in head and neck cancer. In: Workman Jr RB, Coleman RE. PET/CT essentials for clinical practice. New York: Springer-Verlag; 2006. p. 104-29.

- Irish J, O'Sullivan B, Siu L, Lee A. Câncer de cabeça e pescoço. In: Pollock RE, Doroshow JH, Khayat D, Nakao A, O'Sullivan B. Manual de oncologia clínica da UICC. 8ª ed. New Jersey: John Wilwy and Sons Inc; 2006. p. 331-55.

- Rodrigues RS, Bozza FA, Christian PE, Hoffman JM, Butterfield RI, Christensen CR, et al. Comparison of whole-body PET/CT, dedicated high-resolution head and neck PET/CT, and contrast-enhanced CT in preoperative staging of clinically M0 squamous cell carcinoma of the head and neck. J Nucl Med. 2009;50(8):1205-13.

- Xu GZ, Guan DJ, He ZY. (18)FDG-PET/CT for detecting distant metastases and second primary cancers in patients with head and neck cancer. A meta-analysis. Oral Oncol. 2011;47(7):560-5.

- Xie P, Li M, Zhao H, Sun X, Fu Z, Yu J. 18F-FDG PET or PET-CT to evaluate prognosis for head and neck cancer: a meta-analysis. J Cancer Res Clin Oncol. 2011;137(7):1085-93.

17.5 Estudos Diagnósticos com Análogos da Somatostatina

MARCELO TATIT SAPIENZA
GEORGE BARBERIO COURA FILHO

Conteúdo

Bases dos Estudos com Análogos da Somatostatina
  Radiofármacos
    Análogos da Somatostatina
    Outros Peptídeos
    Radiofármacos para Cintilografia
  Radiofármacos PET
    Mecanismos de Captação dos Análogos da Somatostatina
  Aquisição, Processamento e Biodistribuição – Cintilografia
    Preparo
    Administração e Aquisição
    Biodistribuição Normal e Critérios Gerais de Interpretação
  Aquisição, Processamento e Biodistribuição – PET
    Biodistribuição Normal e Critérios Gerais de Interpretação
Aplicações Clínicas
  Tumores Neuroendócrinos (TNE)
  Tumores Neuroendócrinos (TNE) Gastroenteropancreáticos
  Carcinoma Medular de Tireoide
  Tumores do Sistema Simpático-Adrenal
  Outros Tumores

Bases dos Estudos com Análogos da Somatostatina

Radiofármacos

Análogos da Somatostatina

A somatostatina é um peptídeo regulatório com ação predominantemente inibitória sobre a secreção de diversos hormônios (GH, insulina, glucagon). Apresenta elevada expressão em diferentes células tumorais, com destaque para os tumores de origem neuroendócrina (Figura 17.5.1).

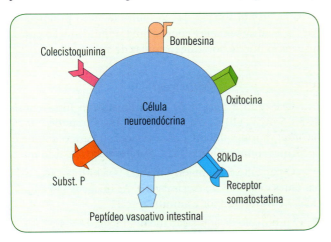

FIGURA 17.5.1. Dentre os receptores frequentemente expressos das células neuroendócrinas, destacam-se os receptores de somatostatina. Diferentes peptídeos podem ser radiomarcados com finalidade diagnóstica ou terapêutica, tendo esses receptores como alvo.

O octreotídeo é um octapeptídeo com estrutura similar à da somatostatina, porém com meia-vida plasmática mais longa. Além do octreotídeo, outros peptídeos análogos de somatostatina foram desenvolvidos com finalidade diagnóstica e terapêutica.

Os peptídeos apresentam variação de afinidade pelos subtipos de receptores e podem ser marcados com diferentes radionuclídeos. A massa de peptídeo radiomarcado administrada é extremamente reduzida (10-20 mcg) e sem efeitos farmacológicos.

Outros Peptídeos

Além da somatostatina, vários peptídeos são investigados para tumores neuroendócrinos ou outros tumores, com finalidade diagnóstica ou terapêutica. Alguns exemplos são os peptídeos dirigidos para receptor de bombesina ou GRP (*gastrin-releasing peptide*) presentes em câncer de próstata, mama, pâncreas e pulmonar de pequenas células. Peptídeos são também uma das áreas de investigação na imagem molecular, por exemplo, com desenvolvimento dos marcadores de angiogênese que se ligam à membrana endotelial. A marcação desses compostos tem sido buscada predominantemente com emissores de pósitron como o flúor-18, gálio-68 e cobre-64.

Radiofármacos para Cintilografia

O primeiro peptídeo radiomarcado aprovado para fins diagnósticos foi o **octreotídeo marcado com índio-111**. A ligação com o radiofármaco é formada a partir de um ligante intermediário (DTPA), que funciona como quelante bifuncional ao estabelecer uma "ponte" entre o peptídeo e o radionuclídeo. Após sua injeção, o ^{111}In-octreotídeo é rapidamente clareado do sangue: 35% da atividade injetada permanecem circulantes após 10 minutos e apenas 1%, 20 horas após a injeção. A excreção é renal, com apenas 2% de excreção hepatobiliar.

O composto marcado com tecnécio-99m (também conhecido pelo quelante bifuncional empregado na marcação: *HYNIC*) também é disponível no Brasil, sendo pouco empregado em nossa instituição.

Radiofármacos PET

Os análogos de somatostatina para PET também podem ser marcados com gálio-68. O gálio-68 é um radioisótopo com meia-vida de 68 minutos e emissor em 89% de pósitrons com energia média por desintegração de 0,74 MeV e máxima de 1,9 MeV, sendo os 11% restantes de emissões por captura eletrônica. A sua obtenção é por meio de gerador germânio-68/gálio-68, cuja primeira descrição data da década de 1960, porém sua maior atenção vem mais recentemente com a ampliação do acesso à tecnologia PET pelos centros diagnósticos ao redor do mundo.

A complexação do gálio-68 ao análogo de somatostatina é feita por um quelante bifuncional, que estabelece uma "ponte" entre o metal e o peptídeo (equivalente ao papel do DTPA na marcação com índio-111). O quelante usado é o DOTA, que compõe o nome do radiofármaco junto ao peptídeo: DOTA-TOC, DOTA-NOC, DOTA-TATE. Nossa experiência inicial é com o DOTA-TATE radiomarcado com gálio-68.

Mecanismos de Captação dos Análogos da Somatostatina

Os radiofármacos análogos da somatostatina se ligam aos receptores de somatostatina expressos na membrana celular, sendo descritos cinco subtipos principais de receptores (sstr-1 a sstr-5). No caso do octreotídeo, há maior afinidade pelos receptores do tipo 2, seguido pelo tipo 5 (sstr-2 e sstr-5). Após sua ligação, ocorre internalização do complexo receptor-octreotídeo. Diversos tumores apresentam aumento da expressão de receptores de somatostatina (Tabela 17.5.1). Além disso, há expressão de receptores em linfócitos, o que contribui para a captação em alguns tumores e também em outras doenças inflamatórias, tais como o infiltrado retro-ocular na doença de Graves.

A principal vantagem da PET sobre a cintilografia decorre da melhor resolução espacial e sensibilidade dos equipamentos. Com relação à afinidade aos subtipos de receptores, todos se ligam satisfatoriamente ao SSTr-2, porém o DOTA-TOC também apresenta boa afinidade ao SSTr5, o DOTA-NOC aos SSTr3 e SSTr5, enquanto a principal vantagem do DOTA-TATE é sua maior afinidade ao STTr2 quando em comparação aos DOTA-TOC e DOTA-NOC.

TABELA 17.5.1
Tumores com Expressão de Receptores de Somatostatina

- Tumores neuroendócrinos / gastroenteropancreáticos (carcinoides, gastrinoma, insulinoma, glucagonoma, VIPoma)
- Tumores neuroectodérmicos (feocromocitoma, paraganglioma, neuroblastoma, ganglioneuroma)
- Carcinoma medular de tireoide, carcinoma pulmonar de pequenas células e carcinoma de células de Merkel
- Adenoma de hipófise, meningioma, neuroblastoma e meduloblastoma
- Outros tumores com grau variável de expressão: melanoma, mama, linfoma, próstata, rim, pulmonar não pequenas células, sarcomas, tireoide, astrocitoma

---

Aquisição, Processamento e Biodistribuição – Cintilografia

Preparo

O paciente deve estar bem hidratado antes e após o exame, para reduzir a dose de radiação, sendo o procedimento contraindicado para gestantes e recomendada a suspensão de aleitamento após administração do radiofármaco.

O preparo intestinal com laxante leve é feito em alguns serviços, porém não é consensual. Devido à frequente associação dos tumores neuroendócrinos com manifestações sistêmicas, inclusive diarreia, o hábito intestinal deve ser questionado caso se pense em administrar laxantes antes das imagens tardias de 24 ou 48 horas. A constatação frequente de atividade intestinal nas imagens precoces (que muitas vezes é a área mais crítica da análise) levou nosso serviço a antecipar a imagem precoce de 4 para 3 horas e a solicitar jejum de 4 horas antes do estudo até o momento das imagens precoces, visando reduzir a progressão do radiofármaco da vesícula biliar para o intestino delgado.

O uso de análogos da somatostatina não radiomarcados pode reduzir a sensibilidade do método, sendo recomendada a realização do exame imediatamente antes da próxima administração das fórmulas de ação prolongada (três a quatro semanas após última administração) ou a suspensão por 24 horas de fórmulas de ação curta.

Administração e Aquisição

O estudo é feito após a administração intravenosa de 3 a 6 mCi (110 a 2200 MBq) do ^{111}In-octreotídeo (0,15 mCi/kg, mínimo 0,5 mCi para crianças). Para o emprego de técnica tomográfica SPECT, é preferível o uso de 6 mCi.

O paciente é orientado a manter boa hidratação e urinar antes da aquisição das imagens. As imagens são adquiridas 3 e 24 horas após a administração.

- ■ O protocolo de aquisição inclui (Tabela 17.5.2):
  - Imagens de 3 horas: em geral feitas por varredura nas projeções anterior e posterior de corpo inteiro;
  - Imagens de 24 horas: em geral feitas por varredura anterior e posterior de crânio até bacia + SPECT ou SPECT-CT;

- Imagens mais tardias: após 48 horas, com ou sem laxante, podem ser feitas se houver achado duvidoso no abdome.

O estudo pode ser complementado por imagens localizadas em diferentes projeções ou com administração de outros radiofármacos que permitam esclarecer dúvidas diagnósticas. Um exemplo é a imagem com duplo isótopo feita com ^{99m}Tc-coloide, para avaliar lesões hepáticas suspeitas, que podem ser de difícil detecção diante da captação fisiológica do órgão.

O emprego de SPECT associado à tomografia computadorizada (SPECT-CT) possivelmente aumenta a acurácia do método, ao permitir melhor identificação das estruturas captantes e dos sítios de concentração fisiológica, evitando resultados falso-positivos.

TABELA 17.5.2
Parâmetros de Aquisição de Cintilografia com ^{111}In-octreotídeo do Centro de Medicina Nuclear – Serviço de Medicina Nuclear do Inrad

Imagem	Parâmetros de aquisição
Colimador e energia	Média energia, 173 e 247 keV
Varredura precoce (3-4 horas)	Decúbito dorsal com braços p/baixo, matriz 1.024 × 256 × 16, velocidade 12 cm/min
SPECT	Decúbito dorsal com braços para cima, matriz 128 × 128 × 16, 128 passos de 15 s (60 a 120 intervalos de amostragem de 10 a 40 s)
Estáticas adicionais	500 kcontagens ou 10 min, matriz 128 × 128 × 16, zoom 1,45

Biodistribuição Normal e Critérios Gerais de Interpretação

A biodistribuição normal do ^{111}In-octreotídeo mostra concentração homogênea no baço, em maior intensidade que o fígado (Figura 17.5.2). Também há importante concentração nos rins (órgãos com dosimetria limitante nas aplicações terapêuticas) e captação na hipófise e tireoide. Pode haver atividade resultante da excreção fisiológica do radiofármaco nos sistemas coletores, ureter, bexiga, vesícula biliar e intestino. Variações normais frequentes incluem a redução da captação esplênica e hepática em pacientes em uso de somatostatina ou alterações pós-cirúrgicas (por exemplo: esplenectomia).

A captação tumoral em geral ocorre de forma lenta, com maior atividade nas imagens tardias. A eliminação intestinal também costuma ser pobre na fase precoce (4 horas), motivo pelo qual uma concentração abdominal tênue que se acentue nas imagens de 24 horas tende a ser valorizada como achado positivo do exame. Dados de história também devem ser considerados de forma cuidadosa na interpretação, por exemplo, considera-se alta a chance de doença hepática em pacientes com GEP-NET sintomático e deve ser dada maior atenção na região brônquica de paciente com secreção ectópica de ACTH. O estudo sempre deve ser analisado na tela do computador, com variação da janela da escala de cinzas para melhor identificação das estruturas.

Estudos falso-negativos podem ser decorrentes de uso recente de análogos da somatostatina, variação da expressão dos subtipos de receptores de somatostatina (por exemplo: menor expressão de sstr-2 em insulinomas), lesões hepáticas ou esplênicas isoconcentrantes em relação

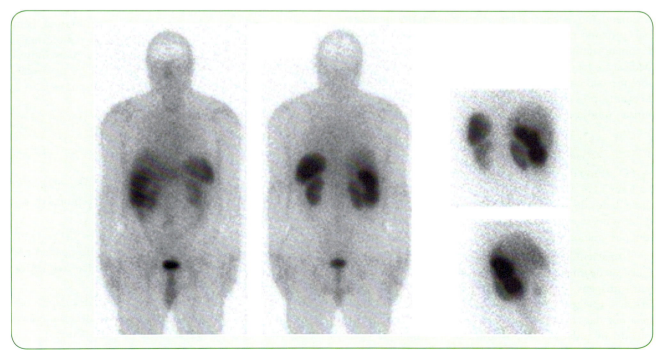

FIGURA 17.5.2. Cintilografia com ^{111}In-octreotídeo em paciente de 49 anos, sexo masculino, com massa captante no hipocôndrio e flanco direito, correspondendo a um tumor carcinoide.

Seção 2 – Diagnósticos

ao parênquima normal e lesões de pequenas dimensões. Estudos falso-positivos são, em sua maioria, decorrentes de variações da biodistribuição usual (por exemplo: baço acessório, atividade vesicular, atividade adrenal, fezes, contaminação urinária) e da captação em processos inflamatórios, particularmente nos granulomatosos (por exemplo: cicatriz cirúrgica, tuberculose, sarcoidose, granulomatose de Wegener, pneumonia bacteriana ou actínica, artrite reumatoide).

Aquisição, Processamento e Biodistribuição – PET

Preparo

Como condições para a realização do exame, é solicitado ao paciente que chegue 2 horas antes do horário previsto para o exame, pois, devido à meia-vida muito curta do gálio-68, é imprescindível agilidade para aproveitar bem a dose a ser administrada no paciente. Entre as contraindicações para o exame, está a gestação, com exceção de casos em que o benefício para a gestante exceda os riscos para o feto (situação muito rara), sendo recomendada suspensão do aleitamento materno pelo tempo necessário para reduzir a exposição do lactente a menos de 1 mSv.

Entre os itens a serem incluídos no preparo do paciente previamente ao procedimento diagnóstico, podemos citar a suspensão do uso de análogos de somatostatina não radioativos ("frios"). Nossa recomendação é de suspensão de 24 horas para análogos de meia-vida curta e de três semanas para análogos de meia-vida longa/depósito. Essa é uma questão controversa e ainda não há consenso em literatura médica. Na impossibilidade de suspensão da medicação, recomendamos agendar o procedimento anteriormente e o mais próximo possível de uma nova aplicação do análogo de somatostatina frio, ou até realizar, mesmo na vigência da medicação. Jejum não é obrigatório para o procedimento, porém recomendamos dieta leve e jejum de 2 horas antes do exame, pois alguns pacientes podem sentir náuseas por punção venosa e, assim, espera-se reduzir risco de vômitos.

Administração e Aquisição

O estudo é feito após a administração intravenosa de 2 a 5 mCi (74 a 185 MBq) do ^{68}Ga-DOTA-TATE. Não há ainda dados de melhor dose para pacientes com menos de 20 kg, e nossa experiência ainda é limitada para pacientes com peso maior que 40 kg.

O paciente é orientado a urinar antes de se iniciar a aquisição de imagens. Em nosso serviço, preconizamos adquirir imagens 60 minutos após a administração do radiofármaco. Imagens preconizadas são adquiridas do crânio até a raiz das coxas, padronizadas para a detecção dos fótons de aniquilação dos pósitrons, com campos de visão adquiridos por 3 minutos, além de se recomendar tomografia de maior dose para melhor identificação de estruturas pequenas que possam captar o radiofármaco.

Biodistribuição Normal e Critérios Gerais de Interpretação

Os peptídeos análogos de somatostatina radiomarcados com gálio-68 demonstram alta concentração no baço, rins e sistema coletor urinário, concentração moderada na hipófise, fígado e glândulas salivares, e concentração discreta no pâncreas e tireoide. A experiência local mostra concentração fisiológica do ^{68}Ga-DOTA-TATO também nas adrenais. A concentração nos órgão de distribuição normal costuma ser difusa e tende a apresentar-se homogênea. Já em alças intestinais, a concentração do radiofármaco é variável, com predomínio de atividades discretas e difusas, porém de padrão levemente heterogêneo, com alguns segmentos sem concentração do radiofármaco. As vias de eliminação do radiofármaco são principalmente urinária e, em menor proporção, intestinal. A captação do radiofármaco pode ser reduzida inclusive em órgão de concentração habitual, dependendo dos tratamentos aos quais o paciente foi submetido.

Em geral, devemos estar atentos para áreas focais de concentração, principalmente quando a intensidade for moderada a acentuada. A captação tumoral é variada e reflete basicamente a quantidade de receptores de somatostatina. Assim, sítios de captação anormal do radiofármaco devem ser interpretados cautelosamente, visto que a visualização é dos receptores de somatostatina, e não de células anormais propriamente ditas. Assim, devem ser analisados os critérios tendo em mente que tecidos normais como um baço acessório pode captar focalmente o radiofármaco, ou mesmo processos inflamatórios também podem captar o radiofármaco, podendo configurar como possíveis causas de falso-positivos. Como principal causa de falso-negativos, devemos considerar tumores com menor diferenciação e/ou expressão de receptores de somatostatina, bem como artefatos de menor concentração do radiofármaco por causa de tratamentos prévios. Assim, é imprescindível a interpretação dos achados em conjunto com os demais dados clínicos, laboratoriais e de imagem disponíveis.

Aplicações Clínicas

De modo geral, os estudos com análogos da somatostatina são indicados para (Tabela 17.5.3):

- Avaliação diagnóstica, estadiamento ou reestadiamento de tumores expressores de receptores de somatostatina;
- Localização de tumores expressores de receptores de somatostatina ocultos após diagnóstico por biópsia de metástase (indicação pouco frequente), ou na recidiva bioquímica;
- Seleção de pacientes para indicação de terapia com análogos da somatostatina fria (indicação pouco empregada; em geral é feito teste terapêutico);
- Seleção de pacientes para tratamento com análogos da somatostatina radiomarcados com ítrio-90 ou lutécio-177;

- O seguimento de resposta a terapia é mais controverso, pois uma negativação do estudo pode ser decorrente de perda de diferenciação do tumor, e não de melhora.

TABELA 17.5.3.
Tumores Candidatos à Investigação com Análogos da Somatostatina

Tumores com alta expressão de receptores de somatostatina	Tumores com baixa expressão de receptores de somatostatina
Tumores neuroendócrinos gastroenteropancreáticos	Carcinoma de mama
Tumores do sistema simpático-adrenal	Melanoma
Carcinoma medular de tireoide	Linfomas
Outros: carcinoma de células de Merkel, carcinoma pulmonar de pequenas células, meningioma	Carcinoma de tireoide desdiferenciado

Tumores Neuroendócrinos (TNE)

Os tumores neuroendócrinos são um grupo de tumores indolentes originários embrionariamente de células da crista neural, com baixa incidência (2,5 a 5/100.000), mas com prevalência significativa devido ao longo tempo de progressão observado em muitos casos, com sobrevida de cinco anos próxima a 60%. A apresentação é heterogênea, com localização mais frequente no pâncreas, trato gastrointestinal, pulmão e timo. Cerca de 70% dos casos têm origem gastrointestinal, 25% pulmonar e 5% em outros locais (timo, mama, trato geniturinário). O diagnóstico leva em conta os achados histopatológicos e imunoistoquímicos (positivo para cromogranina A e hormônios específicos), marcadores e hormônios circulantes e imagem.

A Organização Mundial da Saúde (OMS) e a *European Neuroendocrine Tumor Society* (ENETS) propõem um sistema de gradação para TNEs de estômago, duodeno e pâncreas (*foregut*) baseado na contagem mitótica e/ou avaliação do marcador de proliferação Ki-67.

- Tumor neuroendócrino bem diferenciado (tumor carcinoide): grau 1, contagem mitótica < 2, Ki67 ≤ 2%;
- Carcinoma neuroendócrino bem diferenciado: grau 2, contagem mitótica 2 a 20, Ki67 de 3% a 20%;
- Carcinoma neuroendócrino pouco diferenciado: grau 3, contagem mitótica > 20, Ki67 > 20%.

Tumores Neuroendócrinos (TNE) Gastroenteropancreáticos

Os TNEs gastroenteropancreáticos são aqueles localizados no trato digestivo e pâncreas, e cursam com sintomas relacionados à produção hormonal específica de cada tumor. Como exemplos, citam-se os carcinoides do tubo intestinal e os pancreáticos (insulinoma, gastrinoma, glucagonoma, VIPoma etc.). Além do efeito de massa, o tumor pode se manifestar pela secreção de peptídeos com ação hormonal. A hipersecreção hormonal é observada em cerca de metade dos pacientes e pode levar a manifestações clínicas variadas, de acordo com o hormônio secretado (por exemplo: tumor carcinoide-serotonina – *flushing*, diarreia, broncoespasmo; gastrinoma-gastrina – síndrome de Zollinger-Ellison, úlcera recorrente, diarreia; insulinoma-insulina – hipoglicemia). Os tumores não funcionantes podem se manifestar por efeito de massa, obstrução, icterícia e sangramento. Tipicamente apresentam diagnóstico tardio, devido à falta de sintomas em estádios precoces – mesmo os tumores gastroenteropancreáticos secretores frequentemente só manifestam sintomas quando já há acometimento hepático (os hormônios alcançam a circulação sem metabolização pelos hepatócitos).

A tomografia e a ressonância são empregadas na localização e estadiamento dos TNEs, apesar de limitada sensibilidade, principalmente para lesões de pequenas dimensões e baixa especificidade. A ultrassonografia endoscópica tem importante papel na identificação de lesões duodenais (sensibilidade moderada) e pancreáticas (sensibilidade alta), ressaltando-se que a localização precoce do tumor primário permite a abordagem cirúrgica com finalidade curativa, objetivo dificilmente alcançado em quadros de maior extensão.

Os TNEs mais bem diferenciados, com menor índice mitótico e baixo Ki67, expressam mais receptores de somatostatina, tendo maior indicação de realização de estudos com análogos da somatostatina. A perda de diferenciação celular nos tumores mais agressivos, além do aumento de proliferação celular identificada pelo índice de Ki-67, cursa com aumento da atividade glicolítica, que pode ser investigada pela PET com ^{18}F-FDG (Figura 17.5.3). Além do papel no estadiamento, é possível que um estudo PET com ^{18}F-FDG positivo indique menor chance de resposta à terapia com peptídeos radiomarcados, com maior indicação de quimioterapia ou outras abordagens.

A cintilografia com ^{111}In-octreotídeo apresenta sensibilidade de 60% a 80% para os TNEs gastroenteropancreáticos, devido à alta expressão de receptores de somatostatina (Figura 17.5.2). A sensibilidade varia para diferentes tumores: 90% para gastrinomas e tumor carcinoide, < 50% para insulinomas (os quais expressam pouco o subtipo de receptor sstr-2, com maior afinidade pelo radiofármaco). A cintilografia é o método com maior sensibilidade para metástases hepáticas (80% a 95%), representando importante etapa no estadiamento dos TNEs, além de ter um crescente papel na indicação de terapia com peptídeos radiomarcados. A detecção de metástases hepáticas traz um pior prognóstico, com sobrevida mediana de dois a quatro anos. A cintilografia também pode ser indicada para rastreamento de tumores neuroendócrinos associados a síndromes hereditárias como a neoplasia endócrina múltipla (NEM-1), na qual, apesar de a manifestação mais frequente ser o hiperparatireoidismo, os TNE gastroenteropancreáticos são a principal causa de mortalidade.

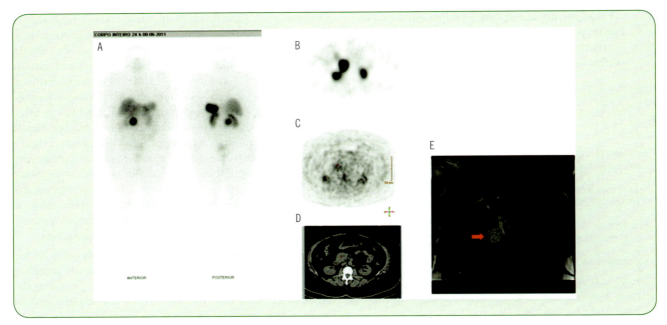

FIGURA 17.5.3. Cintilografia com ^{111}In-octreotídeo e corte axial do SPECT (**A** e **B**) em paciente de 59 anos com insulinoma maligno, evidenciando intensa captação na cabeça do pâncreas. PET/CT com ^{18}F-FDG (imagens **C** e **D**) evidencia discreto/moderado aumento do metabolismo glicolítico em lesão expansiva na cabeça/processo uncinado do pâncreas (SUVmax: 4,7). O achado corresponde à lesão expansiva sólida vista em corte coronal da ressonância magnética (**E** – seta).

A PET com análogos da somatostatina marcados com gálio-68 apresenta sensibilidade e especificidade superiores à cintilografia com ^{111}In-octreotídeo e aos exames de imagem convencional na detecção de tumores neuroendócrinos e carcinoides brônquicos típicos, com sensibilidade de 93% e especificidade de 91% em metanálise de 16 estudos com 567 pacientes. A comparação direta dos métodos nos mesmos pacientes mostra a superioridade da PET com ^{68}Ga, positivo em quase 90% dos casos com cintilografia negativa ou duvidosa, contribuindo não apenas para estadiamento, como também para indicação da terapia com peptídeos radiomarcados. Além disso, o estudo é realizado em intervalo mais curto, pois 1 hora após a injeção já existe a ligação ao receptor. Devido ao maior valor diagnóstico e à crescente disponibilidade dos traçadores PET, ocorre neste momento a progressiva substituição das indicações da cintilografia pela PET. As indicações básicas seriam as mesmas: localizar tumor primário e metástases, e reestadiamento, identificar *status* dos receptores de somatostatina para direcionar tratamento e, talvez, monitorar tratamento. Os principais sítios de metástases são linfonodos locorregionais e a distância para o fígado e ossos (Figura 17.5.4 e Figura 17.5.5).

Além dos peptídeos, outros radiofármacos empregados na investigação de tumores neuroendócrinos incluem precursores da síntese de aminas (por exemplo: PET com ^{18}F-DOPA para carcinoides). Marcadores da recaptação de aminas, como a metaiodomenzilguanidina (mIBG) marcada com iodo-123 ou iodo-131, são mais indicados para neuroblastoma, paraganglioma e feocromocitoma, com sensibilidade baixa a moderada para os demais tumores neuroendócrinos.

Carcinoma Medular de Tireoide

O carcinoma medular de tireoide (CMT) é um tumor neuroendócrino originário das células C (ou células parafoliculares) da tireoide. Representa cerca de 5% dos carcinomas de tireoide e é mais frequente na forma esporádica, apesar de poder ser associado à síndrome de neoplasia endócrina múltipla tipo 2 (em que o CMT é mais frequente, seguido do feocromocitoma e do hiperparatireoidismo primário). É um tumor de bom prognóstico, mesmo em casos com manutenção de níveis elevados de calcitonina na evolução.

A remissão bioquímica da doença é determinada por um valor de calcitonina indetectável no pós-operatório, mas 35% a 90% dos pacientes permanecem com níveis detectáveis de calcitonina após a intervenção cirúrgica, em muitos casos possivelmente decorrentes de doença microscópica em linfonodos cervicais e mediastinais ou no fígado e pulmões. A conduta para pacientes com CMT oculto aos exames de imagem é a observação clínica e a monitorização seriada de marcadores bioquímicos e de exames radiológicos até que a doença seja identificada e possa ser tratada. A recorrência após remissão pode ser caracterizada pelo aumento dos níveis séricos de calcitonina (com ou sem sensibilização pela pentagastrina) e/ou antígeno carcinogênico embrionário (CEA). O sucesso na ressecção do tumor recorrente ou das metástases linfonodais pode reduzir os sintomas e a probabilidade de metástases a distância.

Capítulo 17 – Oncologia PET com FDG

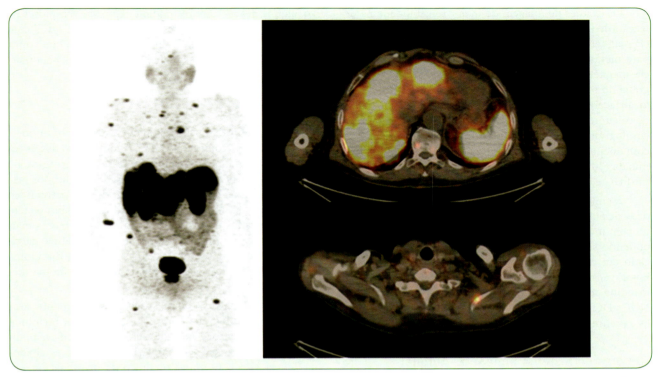

FIGURA 17.5.4. Paciente do sexo masculino, 66 anos, com tumor neuroendócrino de íleo já operado, evoluindo com lesões hepáticas. Estudo de PET/CT com ^{68}Ga-DOTA-TATE demonstrando captação em grau acentuado em múltiplas lesões de aspecto nodular no fígado, bem como em múltiplas áreas em projeção óssea, como exemplificado nos cortes axiais com as lesões em fígado no corte axial de abdome, e no corte axial de tórax com a lesão em escápula esquerda. Essas lesões representam prováveis metástases do tumor neuroendócrino. Antes do estudo PET, as lesões ósseas não eram conhecidas.

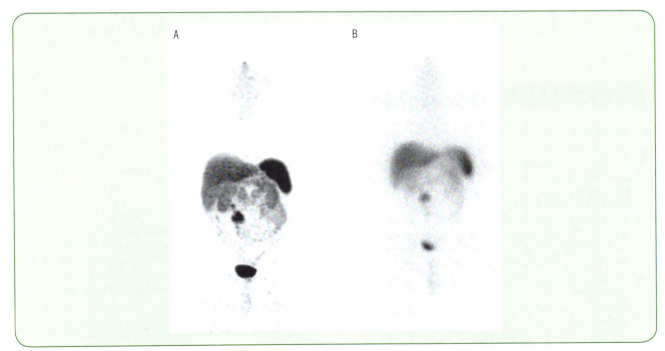

FIGURA 17.5.5. Paciente do sexo masculino, 51 anos, com lesão abdominal suspeita para tumor neuroendócrino. Estudo de PET/CT com ^{68}Ga-DOTA-TATE (**A**) demonstra captação em grau acentuado em área focal mesogástrica, enquanto o estudo com ^{111}In-octreotídeo (**B**) demonstra somente concentração moderada. Em A é possível também identificação de lesão adicional superiormente, não caracterizada de forma evidente em B. Esse exemplo ilustra a maior afinidade do peptídeo DOTA-TATE, bem como o resultado de detecção de lesão adicional possivelmente pela maior resolução espacial do equipamento PET.

Os exames de imagem de maior sensibilidade na detecção de CMT são a ultrassonografia cervical, ressonância magnética ou tomografia computadorizada do abdome para metástases hepáticas, cintilografia óssea e ressonância magnética da coluna para metástases ósseas e tomografia do tórax para metástases pulmonares. Entretanto, a localização por esses exames aumenta somente com níveis de calcitonina superiores a 400 pg/mL. Diversos métodos cintilográficos são propostos na investigação de pacientes com doença não localizada, em geral com sensibilidade limitada (30% a 40% para mIBG, 50% a 60% para PET com ^{18}F-FDG e 60% a 80% para o ^{99m}Tc-DMSA pentavalente).

A cintilografia com ^{111}In-octreotídeo mostra sensibilidade de 60% a 70% na detecção de recorrência em pacientes com investigação negativa por métodos convencionais, podendo ser associada a estudo com ^{99m}Tc-coloide do fígado em caso de suspeita de lesões isoconcentrantes. A investigação com radiofármacos PET análogos da somatostatina marcados com gálio-68 (DOTA-TOC, DOTA-NOC, DOTA-TATE) tem mostrado bons resultados em fase preliminar.

Tumores do Sistema Simpático-Adrenal

Podemos citar entre os tumores simpaticoadrenal o feocromocitoma, o paraganglioma e o neuroblastoma. Normalmente sua expressão de receptores de somatostatina é menor que a dos tumores neuroendócrinos do trato gastrointestinal, sendo mais habitual o uso do MIBG radiomarcado com iodo radioativo (iodo-131 ou iodo-123) para seu diagnóstico. No entanto, principalmente para os que não captam MIBG radiomarcado com iodo radioativo, alguns desses tumores podem expressar receptores de somatostatina, sendo interessante o uso da PET/CT com ^{68}Ga-DOTA-TATE, principalmente quando o objetivo for propor tratamento subsequente com emissores beta marcando o DOTA-TATE.

Outros Tumores

A síndrome de Cushing pode ser causada por tumores com produção ectópica de ACTH. A localização desses tumores é essencial para direcionar a ressecção cirúrgica, no entanto 10% a 40% dos tumores não são identificados pela tomografia ou ressonância magnética. O ^{111}In-octreotídeo e os análogos da somatostatina marcados com gálio-68 têm sido empregados nesses casos, visto que os tumores mais prevalentes expressam receptores de somatostatina: carcinoides brônquicos, tumor de células pequenas, carcinoma de pulmão, pâncreas, carcinoide de timo, carcinoma medular da tiroide.

Diversos outros tumores são ocasionalmente avaliados pela cintilografia com ^{111}In-octreotídeo, incluindo meningiomas, astrocitomas de baixo grau, carcinoma pulmonar de pequenas células e vários dos tumores citados na Tabela 17.5.1. O impacto clínico da investigação com análogos da somatostatina nesses casos ainda precisa ser determinado.

Para os tumores com baixa expressão de receptores de somatostatina, a principal indicação é na avaliação e quantificação de captação do radiofármaco para posterior tentativa de tratamento com emissores beta radiomarcando análogos de somatostatina, para pacientes em que todas as alternativas habituais de tratamento falharam.

Leitura Sugerida

Tumores neuroendócrinos e cintilografia com análogos da somatostatina

- Klöppel G, Couvelard A, Perren A, Komminoth P, McNicol AM, Nilsson O, et al.; Mallorca Consensus Conference participants; European Neuroendocrine Tumor Society. ENETS Consensus Guidelines for the Standards of Care in Neuroendocrine Tumors: towards a standardized approach to the diagnosis of gastroenteropancreatic neuroendocrine tumors and their prognostic stratification. Neuroendocrinology. 2009;90(2):162-6.

- Binderup T, Knigge U, Loft A, Mortensen J, Pfeifer A, Federspiel B, et al. Functional imaging of neuroendocrine tumors: a head-to-head comparison of somatostatin receptor scintigraphy, 123I-MIBG scintigraphy, and 18F-FDG PET. J Nucl Med. 2010;51(5):704-12.

- Bombardieri E, Coliva A, Maccauro M, Seregni E, Orunesu E, Chiti A, et al. Imaging of neuroendocrine tumours with gamma-emitting radiopharmaceuticals. Q J Nucl Med Mol Imaging. 2010;54(1):3-15.

- Kwekkeboom DJ, Kam BL, van Essen M, Teunissen JJ, van Eijck CH, Valkema R, et al. Somatostatin-receptor-based imaging and therapy of gastroenteropancreatic neuroendocrine tumors. Endocr Relat Cancer. 2010;17(1):R53-73.

PET com análogos da somatostatina

- Breeman WA, de Blois E, Sze Chan H, Konijnenberg M, Kwekkeboom DJ, Krenning EP. (68)Ga-labeled DOTA-peptides and (68)Ga-labeled radiopharmaceuticals for positron emission tomography: current status of research, clinical applications, and future perspectives. Semin Nucl Med. 2011;41(4):314-21.

- Jadvar H. Hepatocellular carcinoma and gastroenteropancreatic neuroendocrine tumors: potential role of other positron emission tomography radiotracers. Semin Nucl Med. 2012;42(4):247-54.

- Virgolini I, Ambrosini V, Bomanji JB, Baum RP, Fanti S, Gabriel M, et al. Procedure guidelines for PET/CT tumour imaging with 68Ga-DOTA-conjugated peptides: 68Ga-

DOTA-TOC, 68Ga-DOTA-NOC, 68Ga-DOTA-TATE. Eur J Nucl Med Mol Imaging. 2010;37(10):2004-10.

- Baum RP, Kulkarni HR, Carreras C. Peptides and receptors in image-guided therapy: theranostics for neuroendocrine neoplasms. Semin Nucl Med. 2012;42(3):190-207.

- Treglia G, Castaldi P, Rindi G, Giordano A, Rufini V. Diagnostic performance of Gallium-68 somatostatin receptor PET and PET/CT in patients with thoracic and gastroenteropancreatic neuroendocrine tumours: a meta-analysis. Endocrine. 2012;42(1):80-7.

17.6 Tumores do Sistema Endócrino

MARCELO TATIT SAPIENZA

Conteúdo

Carcinoma Medular de Tireoide
   Introdução
   Particularidades Técnicas
   Indicações Clínicas da PET/CT
   Câncer de Tireoide – Diagnóstico do Nódulo Tireoidiano
   Câncer de Tireoide – Estadiamento
   Câncer de Tireoide – Estadiamento

Carcinoma Medular da Tireoide
Tumores Neuroendócrinos
Outras Aplicações
   Adrenal
   Síndrome de Cushing
   Paratireoide

Carcinoma de Tireoide

Introdução

O câncer de tireoide é um tumor de baixa incidência, representado na maioria dos casos pelo carcinoma diferenciado tipo papilífero ou papilífero-folicular, que tem bom prognóstico e sobrevida de 10 anos superior a 90% (apesar de cerca de 20% de recorrência local e 10% de metástases a distância).

Após o diagnóstico e o tratamento inicial – tireoidectomia, hormonioterapia supressiva e eventual ablação de restos –, os pacientes são seguidos clinicamente e pela dosagem de tireoglobulina basal ou sob estímulo do hormônio estimulante da tireoide (TSH). A ultrassonografia (USG) cervical tem papel importante na detecção de acometimento linfonodal ou recidiva local, e a tomografia computadorizada (CT) é importante na avaliação pulmonar, sendo discutido em outro capítulo deste livro o papel da PCI com iodo-131.

Particularidades Técnicas

Em relação à técnica do estudo com PET/CT na investigação de pacientes com câncer de tireoide, cabem poucas modificações em relação ao protocolo usual. A possibilidade de disseminação e recorrência local aumenta a importância da avaliação do leito tireoidiano, linfonodos cervicais e mediastinais superiores, seguidos dos pulmões.

Por esse motivo, além da aquisição de corpo inteiro, da base do crânio até as coxas com membros superiores elevados, é frequente a indicação de imagem específica da região cervical com os membros para baixo. A utilização de meio de contraste iodado, mesmo nos serviços que o utilizem com maior liberalidade, deve ser considerada de forma criteriosa, por causa do impacto caso seja indicada a radioiodoterapia.

Outro fator técnico a ser considerado é a influência dos níveis de TSH nos resultados do método. Estudos apontam para a maior captação de FDG e maior sensibilidade da PET/CT em pacientes com elevação do TSH endógeno ou com administração de TSH recombinante, porém essa indicação ainda não é bem estabelecida.

As principais causas de estudos falso-positivos são as doenças inflamatórias, com possibilidade de resultados falso-negativos em tumores bem diferenciados e de pequenas dimensões (inferiores a 1 cm).

Indicações Clínicas da PET/CT

Câncer de Tireoide – Diagnóstico do Nódulo Tireoidiano

A investigação diagnóstica dos nódulos palpáveis da tireoide é conduzida por USG e punção aspirativa por agulha fina (PAAF). Porém, cerca de um quinto dos nódulos sólidos ou mistos de caráter duvidoso ao USG apresenta resultados inconclusivos pela PAAF.

A PET com [18]FDG mostra sensibilidade muito elevada para carcinoma de tireoide em nódulos com dimensões acima de 1 cm, podendo ser valorizada a captação por parâmetros visuais ou semiquantitativos (SUVmax). Porém, a sensibilidade é menor para microcarcinoma e a especificidade do método é baixa, devido aos resultados falso-positivos principalmente em adenomas foliculares e tireoidite.

Devido ao seu alto valor de predição negativa, é possível que o método reduza o número de tireoidectomias desnecessárias em nódulos com citologia indeterminada, entretanto o seu alto custo e a limitada experiência clínica ainda limitam seu uso com essa finalidade, não havendo um papel definido para a PET/CT com ^{18}FDG na investigação de nódulos tireoidianos.

Apesar de a PET não ser definida como ferramenta para investigação do nódulo tireoidiano, a detecção de área focal de captação de ^{18}FDG na tireoide pode ocorrer em 1% a 4% dos estudos feitos por outras indicações (Figura 17.6.1). A probabilidade de malignidade em lesão detectada incidentalmente pela PET/CT está entre 25% e 50%, o que justifica uma investigação citológica.

Outro achado incidental frequente é a presença de captação tireoidiana difusa. A captação difusa tireoidiana maior que a captação hepática em geral é patológica, decorrente de tireoidite crônica, hipotireoidismo ou doença de Graves.

Câncer de Tireoide – Estadiamento

Como já citado anteriormente, os métodos de imagem mais empregados no estadiamento do carcinoma da tireoide são a USG, para detecção de recorrência local ou linfonodal, e a tomografia, nos casos de suspeita de acometimento pulmonar. A abordagem cirúrgica de doença recorrente localizada é importante parte da estratégia terapêutica. Além de auxiliar no estadiamento, a cintilografia com iodo-123 ou iodo-131 é importante para definir se o paciente é candidato a radioiodoterapia; em torno de um terço dos casos de carcinoma recorrente não apresentam captação de radioiodo.

A presença de doença recorrente presumida laboratorialmente por uma elevação de tireoglobulina, mas sem identificação do sítio acometido pelos métodos de imagem convencionais ou pela PCI com radioiodo, torna difícil definir a possibilidade de intervenção terapêutica.

Nesse contexto, considera-se indicado a PET/CT com ^{18}FDG para detecção de recorrência ou metástases do carcinoma diferenciado da tireoide em pacientes com elevação de tireoglobulina e PCI com iodo-123 ou iodo-131 negativa.

A identificação de lesão pela PET, além de poder definir uma conduta cirúrgica, possivelmente indica tumor menos diferenciado e com pior resposta à radioiodoterapia.

É possível que a PET com ^{18}FDG seja indicada em pacientes com PCI negativa e tireoglobulina não analisável devido à presença de anticorpos antitireoglobulina (TgAb), mas essa situação ainda é pouco estudada. O valor mais aceito de elevação de Tg para indicação da PET com ^{18}FDG é acima de 10 ng/mL, descrevendo-se, porém, maior sensibilidade do método com níveis mais elevados de Tg (por exemplo: > 20 ng).

O estímulo com TSH endógeno ou exógeno leva a um aumento da atividade metabólica do tumor e da captação de ^{18}FDG e talvez tenha impacto na detecção de lesões em pacientes com elevação discreta de Tg. Porém, a indicação e o impacto clínico do estímulo com TSH em estudos com PET/CT com ^{18}FDG ainda precisam ser mais bem estabelecidos.

Observa-se uma relação inversa entre a captação do radioiodo, maior nos tumores bem diferenciados, e da ^{18}FDG, maior nos tumores indiferenciados. Incluído nesse conceito está a possibilidade de investigação por PET/CT dos tumores pouco diferenciados ou anaplásicos, em que a concentração de iodo é baixa e a de ^{18}FDG é elevada. O carcinoma anaplásico da tireoide é um tumor raro, de alta agressividade e mau prognóstico, com maior incidência em idosos. A combinação de tratamento cirúrgico, quimioterápico e radioterápico visa controlar localmente a

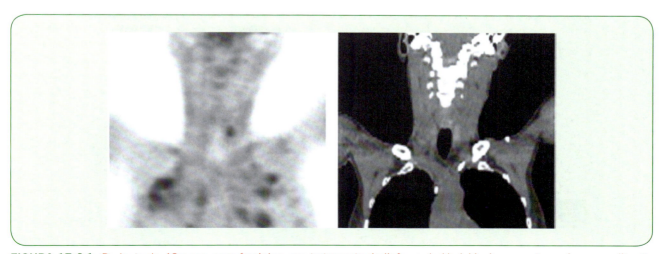

FIGURA 17.6.1. Paciente de 42 anos, sexo feminino, em tratamento de linfoma de Hodgkin (com neutropenia e complicação infecciosa nos pulmões, também vista no presente estudo). Apresenta como achado incidental uma área focal de hipercaptação no lobo tireoidiano esquerdo (SUVmax: 4,2), confirmado em USG e submetido à PAAF com padrão folicular.

doença, mas é frequente o óbito por doença metastática. A captação de ^{18}FDG em geral é muito elevada, com alta acurácia da PET/CT na detecção de lesões, com impacto na terapia em até 25% dos casos e possibilidade de monitoração de resposta ao tratamento.

Assim como na avaliação de outros tumores, a captação de ^{18}FDG é valorizada por parâmetros visuais (Figura 17.6.2), com apoio secundário em valores semiquantitativos de SUVmax ou relação da captação com outras estruturas. Ressalta-se que o estudo apresenta menor sensibilidade para lesões abaixo de 1 cm, incluindo as lesões pulmonares, devendo-se manter o fluxo de investigação dos métodos convencionais antes da indicação da PE/CT.

Além do valor diagnóstico, estudos preliminares mostram que os estudos com ^{18}F-FDG podem ter valor prognóstico em pacientes com CA diferenciado ou anaplásico da tireoide, com pior evolução de pacientes com captação mais intensa, definida pelo SUVmax, ou mais extensa.

- *Outros radiofármacos PET*: além da PET com ^{18}FDG, o carcinoma diferenciado pode ser estudado pela PET com o iodo-124, com as possíveis vantagens da maior resolução especial da PET e a associação com informações da tomografia em equipamentos híbridos. Análogos a somatostatina (^{68}Ga-DOTA-TOC) são também ocasionalmente descritos no estudo de carcinoma da tireoide.

Carcinoma Medular da Tireoide

O carcinoma medular de tireoide (CMT) é originário das células C (ou células parafoliculares) da tireoide. Representa aproximadamente 5% dos carcinomas de tireoide e é mais frequente na forma esporádica, apesar de poder ser associado à síndrome de neoplasia endócrina múltipla tipo 2. É um tumor de bom prognóstico, mesmo em casos com manutenção de níveis elevados de calcitonina na evolução. A recorrência pode ser caracterizada pelo aumento dos níveis séricos de calcitonina (com ou sem sensibilização pela pentagastrina) e/ou antígeno carcinogênico embrionário (CEA). O sucesso na ressecção do tumor recorrente ou das metástases linfonodais reduz os sintomas e a probabilidade de metástases a distância.

Os exames de imagem de maior sensibilidade na detecção de CMT são a USG cervical, ressonância magnética ou CT do abdome para metástases hepáticas, cintilografia

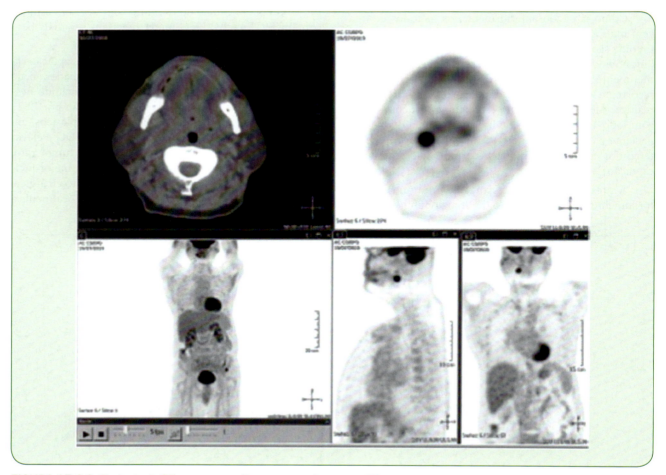

FIGURA 17.6.2. Paciente de 56 anos, masculino, com carcinoma papilífero de tireoide, submetido à tireoidectomia total e esvaziamento cervical bilateral há dois anos. PET-CT com ^{18}FDG evidencia acúmulo anômalo de glicose marcada em linfonodomegalia retrofaríngea (SUVmax: 14,1), associado à tireoglobulina estimulada de 121 ng/mL.

óssea e ressonância magnética da coluna para metástases ósseas e tomografia do tórax para metástases pulmonares. Entretanto, a capacidade desses exames em localizar lesões é reduzida quando os níveis de calcitonina são inferiores a 400 pg/mL. Diversos métodos cintilográficos são propostos na investigação de pacientes com doença não localizada, em geral com sensibilidade limitada (30% a 40% para mIBG, 60 a 70% para ^{111}In-octreotídeo e 60% a 80% para ^{99m}Tc-DMSA pentavalente).

Estudos recentes sugerem um papel da PET com [18]FDG na detecção de recorrência em pacientes com investigação negativa por métodos convencionais. A sensibilidade é apenas moderada, próxima a 60%, sendo menor em tumores mais diferenciados ou associados à neoplasia endócrina múltipla e maior em tumores mais agressivos ou com níveis mais elevados de calcitonina (acima de 1.000 pg/mL).

■ *Outro radiofármaco PET* com papel promissor na investigação de paciente com CMT e elevação da calcitonina é a fluoro-DOPA-[18]F (dihidroxifenilalanina), além da investigação com análogos da somatostatina (^{68}Ga-DOTA-TOC ou [68]Ga- DOTA-TATE).

Tumores Neuroendócrinos

Os tumores neuroendócrinos (NETs) são abordados mais profundamente em outro capítulo. A tomografia e a ressonância são métodos importantes de investigação, além da cintilografia com ^{111}In-octreotídeo e outros análogos da somatostatina. São tumores de apresentação clínica heterogênea, representados principalmente pelos tumores gastroenteropancreáticos, em geral mostrando crescimento lento e baixo consumo de glicose. A escola americana classifica os carcinomas neuroendócrinos em tumores bem diferenciados ou G1 (tumor carcinoide/tumor das ilhotas pancreáticas), moderadamente diferenciados ou G2 (carcinoide atípico) e mal diferenciados/anaplásicos ou G3 e G4; ao passo que a escola europeia emprega o índice de proliferação como principal parâmetro para classificação (grau 1: Ki67 < 2%; grau 2: 2% a 20%; grau 3: > 20%).

Devido à baixa atividade metabólica, a PET com [18]FDG não é habitualmente empregada para avaliação de NETs, exceto nos tumores mais agressivos ou com alto índice de proliferação (Ki67 > 10% a 15%). Assim como os tumores gastroenteropancreáticos, os carcinoides brônquicos típicos apresentam baixa captação de FDG, que é maior nos carcinoides brônquicos atípicos ou de alto grau. O feocromocitoma também não costuma ser uma indicação frequente da PET com [18]FDG, devido à captação variável do radiofármaco.

■ Outros traçadores PET estudados: destaque para análogos da somatostatina como o ^{68}Ga-DOTA-octreotate e precursores de síntese de aminas como a di-hidroxifenilalanina-[18]F. A captação de análogos de somatostatina é maior que a de [18]FDG em tumores neuroendócrinos de baixo grau.

Outras Aplicações

Adrenal

A PET/CT com [18]FDG é empregado na investigação de nódulos ou massas adrenais em pacientes com tumor primário conhecido, apresentando sensibilidade muito alta (97%) e especificidade também elevada (91%) para processo maligno, sem acréscimo da análise semiquantitativa (SUVmax acima de 2,5 a 3,5) em relação à análise visual. A PET/CT com [18]FDG é superior à análise da CT na detecção de metástases adrenais, excetuando-se casos com tumor primário sem avidez pela [18]FDG.

Outra situação é a investigação de um nódulo adrenal sem tumor maligno prévio conhecido, muitas vezes localizado de forma incidental em outros métodos de imagem. A captação adrenal nessas lesões é um achado menos específico para malignidade, mas pode ser um bom indicador para indicação cirúrgica. Apesar de menos intensa que a maioria das lesões malignas, os adenomas secretores em geral mostram captação de [18]FDG, diferençando-os de doenças não secretoras. Possivelmente um estudo negativo possa ser empregado para evitar cirurgias desnecessárias de doenças benignas não secretoras.

Síndrome de Cushing

A doença de Cushing, causada por adenoma de hipófise secretor de ACTH, pode ser confirmada e lateralizada por análise de amostras de seio petroso inferior bilateral e investigada por imagem com a ressonância magnética. Um uso ainda não bem estabelecido da PET é a localização de tumores responsáveis por Síndrome de Cushing decorrente da secreção ectópica de ACTH, após investigação de hipófise normal. Além da PET/CT com [18]FDG, são propostos radiofármacos análogos da somatostatina ou a ^{18}F-DOPA para localizar tumor neuroendócrino diferenciado (por exemplo: carcinoide brônquico).

Paratireoide

Alterações secundárias ao hiperparatireoidismo podem também ter manifestações no estudo com PET/CT com [18]FDG, destacando-se a captação focal em tumor marrom. Descreve-se também a possibilidade de localização de metástases de carcinoma de paratireoide por meio de PET/CT com [18]FDG.

Leitura Sugerida

Valor de PET e PET/CT com [18]FDG no estadiamento do carcinoma da tireoide, impacto da diferenciação e do TSH

- Lal G, Fairchild T, Howe JR, Weigel RJ, Sugg SL, Menda Y. PET-CT scans in recurrent or persistent differentiated thyroid cancer: is there added utility beyond conventional imaging? Surgery. 2010;148(6):1082-9

- Poisson T, Deandreis D, Leboulleux S, Bidault F, Bonniaud G, Baillot S, et al. 18F-fluorodeoxyglucose positron emission tomography and computed tomography in anaplastic thyroid cancer. Eur J Nucl Med Mol Imaging. 2010;37(12):2277-85.

- Ma C, Xie J, Lou Y, Gao Y, Zuo S, Wang X. The role of TSH for 18F-FDG-PET in the diagnosis of recurrence and metastases of differentiated thyroid carcinoma with elevated thyroglobulin and negative scan: a meta-analysis. Eur J Endocrinol. 2010;163(2):177-83.

PET e PET/CT com [18]FDG no nódulo tireoidiano: incidentaloma e uso diagnóstico

- Kim TY, Kim WB, Ryu JS, Gong G, Hong SJ, Shong YK. 18F-fluorodeoxyglucose uptake in thyroid from positron emission tomogram (PET) for evaluation in cancer patients: high prevalence of malignancy in thyroid PET incidentaloma. Laryngoscope. 2005;115(6):1074-8.

- Sebastianes FM, Cerci JJ, Zanoni PH, Soares J Jr, Chibana LK, Tomimori EK, et al. Role of 18F-fluorodeoxyglucose positron emission tomography in preoperative assessment of cytologically indeterminate thyroid nodules. J Clin Endocrinol Metab. 2007;92(11):4485-8.

PET com [18]FDG no carcinoma medular da tireoide

- Skoura E, Rondogianni P, Alevizaki M, Tzanela M, Tsagarakis S, Piaditis G, et al. Role of [(18)F]FDG-PET/CT in the detection of occult recurrent medullary thyroid cancer. Nucl Med Commun. 2010;31(6):567-75.

- Marzola MC, Pelizzo MR, Ferdeghini M, Toniato A, Massaro A, Ambrosini V, et al. Dual PET/CT with (18)F-DOPA and (18)F-FDG in metastatic medullary thyroid carcinoma and rapidly increasing calcitonin levels: Comparison with conventional imaging. Eur J Surg Oncol. 2010;36(4):414-21.

Captação adrenal em pacientes com e sem tumor de base

- Binderup T, Knigge U, Loft A, Mortensen J, Pfeifer A, Federspiel B, et al. Functional imaging of neuroendocrine tumors: a head-to-head comparison of somatostatin receptor scintigraphy, 123I-MIBG scintigraphy, and 18F-FDG PET. J Nucl Med. 2010;51(5):704-12.

- Boland GW, Dwamena BA, Jagtiani Sangwaiya M, Goehler AG, Blake MA, Hahn PF, et al. Characterization of adrenal masses by using FDG PET: a systematic review and meta-analysis of diagnostic test performance. Radiology. 2011;259(1):117-26.

- Ansquer C, Scigliano S, Mirallié E, Taïeb D, Brunaud L, Sebag F, et al. 18F-FDG PET/CT in the characterization and surgical decision concerning adrenal masses: a prospective multicentre evaluation. Eur J Nucl Med Mol Imaging. 2010;37(9):1669-78.

[18]FDG em tumor neuroendócrino

- Kayani I, Conry BG, Groves AM, Win T, Dickson J, Caplin M, et al. A comparison of 68Ga-DOTATATE and 18F-FDG PET/CT in pulmonary neuroendocrine tumors. J Nucl Med. 2009;50(12):1927-32.

17.7 Câncer de Pulmão

CARLA RACHEL ONO

Conteúdo

Introdução
Câncer de Pulmão Não Pequenas Células
Estádios
    Estadiamento Nodal
Avaliação de Metástases a Distância (Estadiamento M)
Papel no Tratamento Radioterápico
Avaliação de Resposta
Câncer de Pulmão Pequenas Células

Artefatos
Protocolo de Aquisição
Nódulo Pulmonar Solitário
    Racional para a Utilização de PET/CT com [18]FDG na Avaliação de NPSs
    Recomendações para a Avaliação e NPSs Utilizando PET/CT com [18]FDG

Introdução

O câncer de pulmão é o tipo de câncer mais comum, apresentando aumento de 2% por ano na sua incidência mundial. É o líder de causa de mortes por câncer nos Estados Unidos entre homens e mulheres. Segundo os dados do CDC (*Center of Disease Control and Prevention*), em 2012, 210.828 pessoas foram diagnosticadas com câncer de pulmão (111.395 homens e 99.433 mulheres) e 157.423 pessoas morreram em decorrência de câncer de pulmão (86.689 homens e 70.734 mulheres) nos Estados Unidos.

No Brasil, segundo os dados do Instituto Nacional de Câncer (Inca), o câncer de pulmão foi responsável por 24.490 mortes em 2013. Foram previstos 28.220 casos novos (17.330 homens e 10.890 mulheres) para o ano de 2016. Entre os casos diagnosticados, 90% estão associados ao consumo de derivados de tabaco. A taxa de sobrevida em um ano é de aproximadamente 40% e em cinco anos, em torno de 14% para todos os estadiamentos clínicos, sendo de 61% para o estádio IA, 38% para o estádio IB, 34% para o estádio IIA, 24% para o estádio IIB, 13% para o estádio IIIA, 5% para o estádio IIIB e 1% para o estádio IV.

O câncer de pulmão é classificado em dois tipos principais: o tipo pequenas células e o tipo não pequenas células, que corresponde à maioria dos casos (85%). Considerando os tipos histológicos, os adenocarcinomas apresentam-se com mais frequência, seguidos pelos carcinomas espinocelulares, tumores de pequenas células e tumores de grandes células.

Câncer de Pulmão Não Pequenas Células

Após o diagnóstico de câncer de pulmão não pequenas células, o estadiamento é realizado por meio do Sistema Internacional para Estadiamento de Câncer de Pulmão (*International System for Staging Lung Cancer* – ISSLC). Esse sistema descreve a extensão do tumor em termos de:

- Dimensões, localização e extensão do tumor primário (descritor T);
- Presença e localização dos linfonodos envolvidos (descritor N);
- Presença ou ausência de metástases a distância (descritor M).

Como a extensão da doença é que determina como o paciente será tratado, com cirurgia, radioterapia, quimioterapia ou a combinação dessas modalidades, os métodos de imagens apresentam papel fundamental no estadiamento do câncer de pulmão.

A ressecção cirúrgica do câncer de pulmão oferece a melhor chance de cura, e o estadiamento acurado é crucial na seleção do paciente para a cirurgia. De forma geral, pacientes com bom estado geral e em estádio clínico I ou II, assim como alguns pacientes em estádios clínicos IIIA, são considerados para a cirurgia. Já os pacientes em estádios IIIB ou IV não são considerados para o tratamento cirúrgico.

Apesar de a maioria dos cânceres de pulmão ser diagnosticada pela radiografia simples de tórax após o paciente apresentar sintomas (tosse e hemoptise), esse exame apresenta uso limitado para o estadiamento. A tomografia computadorizada (CT) do tórax é o método mais utilizado

Seção 2 – Diagnósticos

para avaliação do câncer de pulmão. A utilização de PET/CT com [18]FDG tem aumentado devido à maior acurácia na avaliação de metástases extratorácicas. É importante salientar que os carcinomas do tipo adenocarcinoma *in situ*, previamente conhecidos como bronquioloalveolares, apresentam baixa avidez pela [18]FDG e apresentam taxa de falso-negativo em torno de 40%.

A compreensão do sistema TNM de estadiamento é necessária para o estadiamento, assim como para o planejamento cirúrgico.

QUADRO 17.7.1

	Dimensões	Carina	Atelectasia	Invasão	Nódulos
T1	T1a ≤ 2 cm T1b > 2-3 cm	Sem invasão do brônquio principal			
T2	T2a > 3-5 cm T2b > 5-7 cm	Invade o brônquio principal a mais de 2 cm da carina	Atelectasia ou pneumonia obstrutiva que se estende até o hilo, mas não compromete o pulmão todo	Pleura visceral	
T3	> 7 cm	Invasão do brônquio principal a menos de 2 cm da carina	Atelectasia ou pneumonia obstrutiva de todo o pulmão	Parede torácica Diafragma Nervo frênico Pleura mediastinal Pericárdio parietal	No mesmo lobo
T4		Tumor na carina		Coração Grandes vasos Traqueia Esôfago Coluna	Em outro lobo ipsolateral

QUADRO 17.7.2

	Linfonodos regionais
N1	Peribrônquicos ipsolaterais e/ou hilares ipsolaterais
N2	Mediastinais ipsolaterais e/ou subcarinais
N3	Mediastinais contralaterais, hilar contralateral, escalenos ipso ou contralaterais ou supraclaviculares

QUADRO 17.7.3

M0		Sem metástases a distância
M1		Com metástases a distância
	M1a	Nódulos pulmonares em lobo contralateral ou tumor com nódulos pleurais ou derrame pleural ou pericárdico maligno
	M1b	Metástases a distância

QUADRO 17.7.4

	T1a	T1b	T2a	T2b	T3	T4
N0	IA		IB	IIA	IIB	IIIA
N1	IIA		IIA	IIB	IIIA	IIIA
N2	IIIA		IIIA		IIIA	IIIB
N3	IIIB		IIIB		IIIB	IIIB

Estádios

O exame de PET/CT é o método não invasivo de escolha para o estadiamento do câncer de pulmão não pequenas células. O estadiamento TNM tem papel importante na determinação da estratégia de tratamento.

A determinação da classe T do estadiamento TNM é baseada nas dimensões do tumor, envolvimento de estruturas contíguas e avaliação de presença ou não de nódulos satélites, sendo necessárias definições anatômicas que a CT pode fornecer; ocasionalmente a ressonância magnética (RM) pode fornecer informações adicionais, em situações nas quais a extensão do tumor ocorre para o sulco superior, parede torácica ou para avaliação da relação do tumor como o coração e os grandes vasos da base. A maior contribuição da PET/CT é a melhor delineação do tumor em relação ao parênquima pulmonar adjacente pós-obstrução que se encontra atelectasiado, o que pode ser um desafio nos tumores de localização central. Outra contribuição é na avaliação dos nódulos adicionais identificados e dos derrames pleural e/ou pericárdico. Uma metanálise demonstrou que o exame de PET/CT apresentou acurácia de 82% no estadiamento T de pacientes com câncer de pulmão, comparado com 55% na avaliação somente com PET e com 68% na avaliação somente com CT. O estudo funcional do metabolismo glicolítico também pode auxiliar na detecção de áreas de invasão que podem ficar ocultas na CT. Apesar de o método PET/CT fornecer informações importantes na determinação do grau de invasão tumoral, o estadiamento patológico por meio da intervenção cirúrgica permanece o padrão-ouro.

Estadiamento Nodal

No câncer de pulmão no qual metástases a distância não estão presentes, a disseminação linfonodal regional é que determina a conduta e o prognóstico do paciente. Pacientes sem envolvimento linfonodal mediastinal são tratados geralmente com cirurgia, enquanto pacientes com doença nodal são candidatos ao tratamento neoadjuvante quimioterápico, seguido de cirurgia e/ou radioterapia.

Na CT, as características morfológicas como as dimensões são utilizadas para predizer o estado patológico dos linfonodos. Um linfonodo com menor eixo maior que 1,0 cm é considerado aumentado e é um preditor de comprometimento metastático. Porém, tem-se mostrado que é um método não acurado. Um estudo demonstrou que 44% dos linfonodos comprometidos por carcinoma de pulmão mediam menos que 1,0 cm e que 77% dos pacientes sem doença linfonodal metastática apresentavam um linfonodo maior que 1,0 cm. A avaliação funcional do metabolismo glicolítico dos linfonodos é mais acurada na detecção de metástases linfonodais quando comparada à CT somente. Porém, a pior resolução espacial do método funcional produz redução da acurácia particularmente nas áreas com captação fisiológica da glicose marcada com ^{18}F. Num estudo realizado, foi demonstrada acurácia no estadiamento linfonodal de 78% por meio do método PET/CT e de 56% somente com PET, quando comparados com estadiamento cirúrgico ou por mediastinoscopia.

A biópsia de linfonodo mediastinal geralmente não é realizada quando os resultados de PET e CT são negativos, mas sempre é importante para confirmar achados positivos.

Avaliação de Metástases a Distância (Estadiamento M)

O câncer de pulmão não pequenas células pode produzir metástases para qualquer órgão, mas os mais comumente acometidos são: cérebro, fígado, adrenais, ossos e pulmões.

Nódulos pulmonares adicionais são achados comuns nos exames de PET/CT. A detecção de incremento do metabolismo glicolítico em nódulo no pulmão contralateral estreita os diagnósticos diferenciais e uma avaliação histológica pode ser necessária para diferenciar nódulo metastático, um segundo câncer primário de pulmão ou um nódulo inflamatório/infeccioso.

O exame de PET/CT diagnostica, pela avaliação de corpo inteiro, metástases a distância desconhecidas e altera o planejamento terapêutico em até 20% dos pacientes.

Aumento nas dimensões das adrenais pode ser encontrado em cerca de 10% dos pacientes que realizam a avaliação de CT do tórax para avaliação do câncer de pulmão, porém, em até 60% dos casos, os achados são benignos. Estudos têm demonstrado que o exame integrado de PET/CT melhora a especificidade de detecção de lesões metastáticas nas adrenais.

Papel no Tratamento Radioterápico

Estudos têm mostrado o papel do exame de PET/CT no auxílio do planejamento do tratamento radioterápico utilizando técnicas modernas do tipo tridimensional conformacional, sendo preferível em relação à CT na delineação do volume tumoral bruto (GTV – *gross tumor volume*), principalmente nos casos com atelectasia significativa.

Avaliação de Resposta

O exame de PET/CT pode ser utilizado na avaliação de resposta ao tratamento radioterápico e quimioterápico realizados com o propósito de neoadjuvância ou com intenção curativa. Um estudo demonstrou uma sobrevida de cinco anos de 60% em pacientes que demonstraram redução maior que 60% no grau de captação da ^{18}FDG após o tratamento quimioterápico neoadjuvante, mas somente de 15% quando a redução foi menor que 60%.

Câncer de Pulmão Pequenas Células

O câncer de pulmão do tipo pequenas células corresponde de 15% a 20% dos cânceres de pulmão, geralmente é de localização central e o seu diagnóstico pode ser realizado por exame citológico direto de escarro ou broncoscopia. O estadiamento correto é imprescindível para o planejamento terapêutico.

Em razão de sua agressividade, é normalmente classificado no estadiamento como doença limitada (tumor que se enquadra em um campo de radioterapia; geralmente se considera doença confinada ao hemitórax em que se localiza o tumor primário e se inclui também os linfonodos mediastinais e supraclaviculares) ou extensa. Mais de 60% dos pacientes apresentam doença extensa ao diagnóstico e apresentam sobrevida mediana em torno de 6 a 10 meses e quando não tratado em torno de três meses após o diagnóstico.

Pacientes com doença limitada são tratados de forma agressiva e com intenção curativa, e nos pacientes com doença extensa o tratamento é paliativo.

Há alguns estudos demonstrando que o exame de PET/CT com ^{18}FDG pode melhorar a acurácia do estadiamento convencional, porém, como a grande maioria já se apresenta com doença extensa, não há dados demonstrando custo-efetividade para a realização do exame de PET/CT. Há outros estudos preliminares demonstrando que o exame pode predizer melhor sobrevida em pacientes com redução volumétrica estrutural e metabólica. Porém, ainda são necessários mais dados.

Artefatos

A região do diafragma e coração é uma área que pode sofrer de uma fusão não correta das imagens funcionais e estruturais, principalmente relacionadas à respiração. Objetos metálicos como *stents* podem provocar aumento de concentração da glicose marcada com ^{18}F secundária a artefatos de correção e atenuação, sendo potenciais causas de falso-positivos, por isso a avaliação das imagens metabólicas sem correção de atenuação é importante. Também se deve prestar atenção aos processos inflamatórios/infecciosos pulmonares, que apresentam alta prevalência em nosso meio e que são causas de falso-positivos.

Protocolo de Aquisição

Em relação ao protocolo de aquisição, não há modificações significativas em relação ao protocolo-padrão de aquisição. Se for pertinente, no caso de pacientes sem CT do tórax de cortes finos recente, sugere-se a sua realização, além das aquisições normais de PET/CT.

Outro ponto interessante na avaliação de um nódulo pulmonar específico é a realização do exame em dois tempos (aquisição após 1 hora da administração da ^{18}FDG e outra da região torácica 2 ou 3 horas após – *dual point imaging*) para a verificação do ritmo de incorporação da glicose.

Principais pontos a serem observados na interpretação de exames de PET/CT

No estadiamento

- Tamanho do tumor primário, metabolismo e envolvimento de órgãos ou tecidos adjacentes: estadiamento T
- Distribuição de linfonodos alterados e associação com metabolismo: estadiamento N
- Metástases a distância: estadiamento M
- Achados incidentais de CT e de ^{18}FDG não relacionados à malignidade

Para o planejamento radioterápico

- Identificação de margens do tumor primário
- Dimensões dos linfonodos locorregionais, avaliação do aumento de número deles e metabolismo
- Metástases locais não esperadas e metástases a distância
- Verificação de áreas/regiões de base para comparação, se presentes

Achados essenciais que devem estar presentes no relatório de exame de PET/CT de pacientes com câncer de pulmão

- Tamanho do nódulo pulmonar primário ou da massa, achados morfológicos e metabolismo
- Envolvimento de fissuras, parede torácica, mediastino e hilo pelo tumor primário
- Presença ou ausência de nódulos pulmonares adicionais
- Localização dos linfonodos aumentados em dimensões ou com atividade metabólica glicolítica
- Presença ou ausência de metástases a distância
- Presença ou ausência de derrame pleural e seu metabolismo
- Alterações pulmonares não relacionadas a malignidade
- Achados não esperados relevantes (pneumotórax, embolia pulmonar)

Capítulo 17 – Oncologia PET com FDG

Algumas "armadilhas" em exame de PET/CT com ¹⁸FDG em câncer de pulmão

- Nódulos pulmonares falso-positivos causados por inflamação
- Pneumonia ou pneumonite por radiação
- Nódulos pulmonares menores que 5 mm negativos no exame de PET
- Neoplasias não ávidas por ¹⁸FDG (adenocarcinoma bem diferenciado, carcinoide)
- Linfonodos falso-positivos por inflamação
- Fraturas, osteoartroses, nódulo de Schmörl com captação de ¹⁸FDG
- Nódulo tireoidiano hipermetabólico (pode ser um câncer de tireoide adicional)
- Captação focal de ¹⁸FDG no cólon (pode ser um câncer primário de cólon)
- Tumores benignos ávidos por ¹⁸FDG (tumor de Warthin, macroadenoma de hipófise)
- Adenomas adrenais com captação discreta de ¹⁸FDG
- Pneumotórax, embolia pulmonar e trombose venosa central

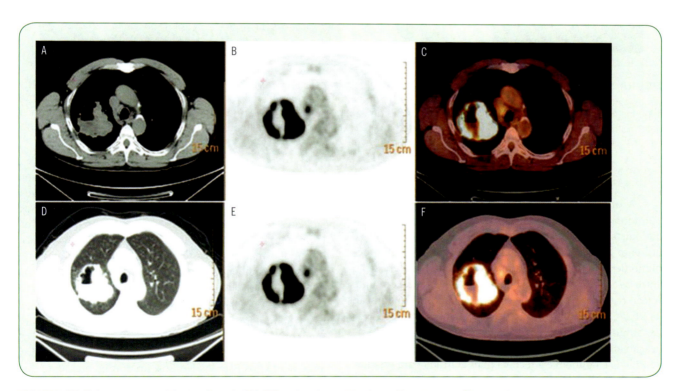

FIGURA 17.7.1. Imagens axiais do tórax de (**A**) CT na janela mediastinal, (**B**) PET com ¹⁸FDG, (**C**) fusão de imagens estruturais com as imagens metabólicas funcionais – PET/CT, (**D**) CT na janela pulmonar, (**E**) PET com ¹⁸FDG, (**F**) fusão de imagens estruturais com as imagens metabólicas funcionais – PET/CT. Extensa massa de contornos lobulados no lobo superior do pulmão direito, com acentuado acúmulo anômalo da glicose marcada de padrão heterogêneo, correspondendo ao carcinoma espinocelular primário de pulmão. Nota-se ainda acúmulo da glicose marcada em linfonodo paratraqueal direito, com aproximadamente 0,6 cm no menor eixo, correspondente a linfonodo reacional.

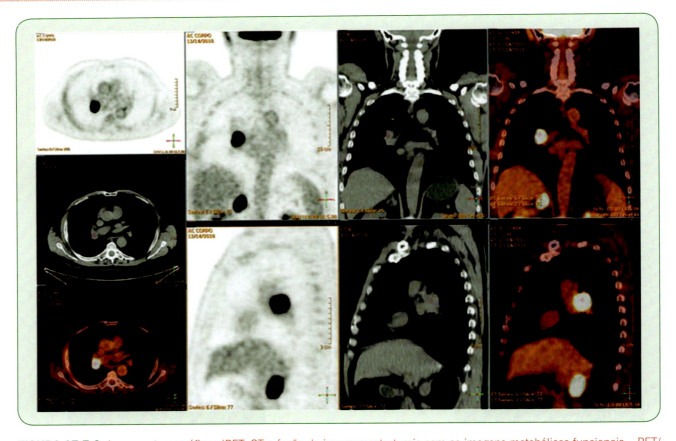

FIGURA 17.7.2. Imagens tomográficas (PET, CT e fusão de imagens estruturais com as imagens metabólicas funcionais – PET/CT, adquiridas 1 hora após a administração de ^{18}FDG) no plano axial do tórax e nos planos coronal e sagital do tórax e abdome superior. Exame de controle após tratamento cirúrgico de carcinoma espinocelular de pulmão demonstrando linfonodomegalia hilar pulmonar direita e lesão hipoatenuante na adrenal direita, com acentuado acúmulo anômalo da glicose marcada indicativa de atividade secundária ao carcinoma de células escamosas pulmonar.

Nódulo Pulmonar Solitário

A propedêutica diagnóstica não invasiva do nódulo pulmonar solitário continua a ser um desafio para os radiologistas e médicos nucleares. A avaliação morfológica é útil para diferenciar nódulo pulmonar solitário (NPS) benigno de maligno, mas há uma considerável sobreposição entre os achados benignos e malignos, resultando em uma fração considerável de NPSs indeterminados. A integração da PET/CT com a utilização da glicose marcada pode avaliar simultaneamente as características morfológicas, localização anatômica e estado metabólico dos NPSs. O exame de PET/CT também é a técnica mais acurada para estadiamento dos NPSs maligno. Por outro lado, há muitas causas de falso-positivos e falso-negativos com os estudos de PET/CT, os quais não substituem a avaliação histológica dos NPS, mas podem contribuir clinicamente em alguns subgrupos de pacientes com NPS.

A avaliação não invasiva acurada da diferenciação entre benignidade e malignidade dos nódulos pulmonares solitários (NPS) continua a ser um importante desafio clínico. O objetivo primário é identificar todos os pacientes com câncer pulmonar com condições de tratamento cirúrgico com segurança e não retardar a cirurgia potencialmente curativa. Ao mesmo tempo, os procedimentos invasivos devem ser evitados o quanto for possível nos pacientes com nódulos benignos. Idealmente os métodos de imagem devem detectar também doenças metastáticas: linfonodos, metástases sistêmicas de câncer pulmonar primário, mas também malignidades extratorácicas com nódulo pulmonar solitário metastático.

Um NPS é definido como uma opacidade pulmonar única, bem definida, com diâmetro menor que 3 cm, cercada por tecido pulmonar normal e não associada a atelectasia ou adenopatia. Mais de 150.000 NPSs são detectados anualmente nos Estados Unidos, predominantemente por achados incidentais utilizando tomografia computadorizada com multidetectores (MDCT) e CT de baixa dose do tórax para exames de rastreamento. Aproximadamente 30% a 50% desses nódulos são malignos e, de acordo com a Sociedade Americana de Câncer, em torno de 20% a 30% dos cânceres de pulmão podem ser diagnosticados como NPSs. Esses pacientes apresentam prognóstico mais favorável.

Devido ao fato de os NPSs serem tão comuns, um método de imagem ideal para diferenciar nódulos benignos de malignos não deveria ser tão caro e ao mesmo tempo deveria ser altamente sensível e específico para NPSs malignos. A alta sensibilidade é um pré-requisito, porque o câncer de pulmão progride rapidamente e a frequência de metástases apresenta boa correlação com o tamanho do tumor primário. Um retardo no diagnóstico do NPS maligno devido a um resultado falso-negativo de um método de imagem pode trazer graves consequências. Como os NPSs benignos também são frequentes, os métodos de imagem precisam ser altamente específicos, no intuito de serem custo-efetivos.

A avaliação não invasiva dos NPSs é realizada por meio da radiografia de tórax, CT, RM e PET. A avaliação morfológica é útil para diferenciar os nódulos pulmonares, mas há uma considerável sobreposição dos achados benignos e malignos e um grande percentual de nódulos que precisam ser classificados como indeterminados. A CT tem alta sensibilidade na detecção de nódulos pulmonares e localiza acuradamente os NPSs, mas a especificidade e a acurácia são muito variáveis. Estudos têm demonstrado resultados promissores na diferenciação dos nódulos por meio de sequências na RM, mas estas não são utilizadas na prática clínica para esse propósito. Muitos estudos têm demonstrado o valor potencial dos parâmetros funcionais na caracterização dos NPSs utilizando PET/CT com [18]FDG. A sinergia da imagem anatômica com a metabólica resulta numa melhor acurácia na avaliação de NPSs.

Racional para a Utilização de PET/CT com [18]FDG na Avaliação de NPSs

Glicólise acelerada é parte da reprogramação metabólica de células cancerígenas e é um requisito para a transformação e progressão neoplásica. A superexpressão dos transportadores de glicose, da hexoquinase e de outras enzimas envolvidas na captação e metabolismo da glicose é bem documentada no câncer de pulmão. As características biológicas das células do câncer de pulmão são a base para a utilização das imagens de PET com [18]FDG. NPSs malignos tipicamente demonstram intensa captação focal de [18]FDG, enquanto a captação de [18]FDG em nódulos benignos é semelhante ao tecido pulmonar normal. O grau de captação de [18]FDG pode ser avaliado de forma qualitativa e quantitativa, esta utilizando o valor de captação padronizado (*Standard Uptake Value* – SUV). O SUV representa a relação na imagem da concentração de [18]FDG no NPS com a concentração hipotética com distribuição homogênea de [18]FDG no organismo. Quanto maior o valor de SUV, maior é a taxa de metabolismo do nódulo.

Fletcher *et al.* compararam o exame de PET com a CT e encontraram sensibilidade semelhante na detecção de NPS maligno (91,7% *vs.* 95,6%), mas a especificidade do exame de PET foi superior ao da CT (82,3% *vs.* 40,6%). A média do tamanho do nódulo pulmonar foi de 16 mm, e muitos estudos com PET apontam que a PET com [18]FDG é mais específica que a CT no diagnóstico de lesões benig-

nas, mas que a PET se torna menos acurada com a redução das dimensões dos nódulos.

Visão Global da Literatura a Respeito de PET com [18]FDG na Avaliação de NPSs:				
Autor	Sensibilidade	Especificidade	VPP	VPN
Gould *et al.*	94,2%	83,3%		
Wahidi *et al.*	87%	83%		
Cronin *et al.*	95%	82%	91%	90%
Vansteenkiste *et al.*	96%	79%		

Com o advento da PET/CT, as imagens híbridas apresentam-se com informações com detalhamentos morfológicos e informações funcionais, melhorando a acurácia diagnóstica. Um estudo retrospectivo envolvendo 119 pacientes, 79 deles com NPS maligno, demonstrou sensibilidade de 97%, especificidade de 85% e acurácia de 93% utilizando imagens de PET/CT, e a acurácia foi maior quando foi utilizado contraste iodado intravenoso para a realização da CT. O tamanho do nódulo pulmonar variou entre 7 e 30 mm. A integração da PET/CT melhora a especificidade pela possibilidade de se descartarem os falso-positivos da captação de [18]FDG na PET com base nos achados morfológicos que demonstram padrões de benignidade na CT. As doenças granulomatosas têm impacto nos resultados positivos da PET quando os estudos são realizados em áreas endêmicas para a doença.

O exame de PET/CT com [18]FDG tem mostrado baixa sensibilidade para o diagnóstico de adenocarcinoma com o padrão bronquioloalveolar, atualmente classificado como adenocarcinoma *in situ*, particularmente para nódulos em "vidro fosco". Num estudo envolvendo 68 NPSs semissólidos, a sensibilidade da PET/CT para o diagnóstico de malignidade foi de 62% e a especificidade, de 80%. Nesse estudo os maiores valores de SUV foram para os nódulos inflamatórios, comparados aos nódulos malignos, e os autores concluíram que quando o exame de PET/CT com [18]FDG revela captação significativa em NPS com componente não sólido, a lesão tem potencial de características benignas e deve ser seguida com CTs seriadas. Quando a captação de [18]FDG não é observada em NPS com componente não sólido, os achados são mais sugestivos de malignidade e devem ser ressecados. Devido à baixa captação de [18]FDG nesses tumores e à baixa frequência de metástases nodais e a distância em nódulo representando câncer de pulmão, que se apresenta predominantemente como nódulo em "vidro fosco", a PET/CT com [18]FDG frequentemente não auxilia no estadiamento desse tumor.

Outra causa frequente de resultado falso-negativo no exame de PET/CT com [18]FDG são o tumor carcinoide e os adenocarcinomas mucinosos. Os resultados falso-positivos são geralmente relacionados a processos infecciosos ou inflamatórios, como as doenças granulomatosas.

Um dos subgrupos de pacientes que podem se beneficiar com o exame de PET/CT com [18]FDG na avaliação de NPS é o de pacientes com alto risco perioperatório e quando a avaliação diagnóstica invasiva não é considerada possível.

Recomendações para a Avaliação e NPSs Utilizando PET/CT com [18]FDG

O *American College of Chest Physicians* lançou recentemente um guia para avaliação de NPS. O tamanho da lesão é um fator importante para a utilização de PET/CT com [18]FDG. Nódulos pequenos são menos propensos à malignidade, mas nódulos malignos pequenos são também mais frequentes como resultados falso-negativos na PET/CT com [18]FDG devido à resolução espacial da PET, por isso dividiram os NPSs em menores ou iguais a 8 mm e os maiores que 8 mm. É também importante separar os NPSs sólidos dos semissólidos, que são categorizados em "puro vidro fosco" ou em parcialmente sólido na CT.

Antes de decidir se será realizado ou não o exame de PET/CT com [18]FDG para avaliação e NPS, é essencial estimar a probabilidade de o NPS ser maligno, porque a probabilidade pré-teste é crítica na interpretação nos exames diagnósticos. Vários modelos quantitativos têm sido desenvolvidos com esse propósito, que considera a idade do paciente, história de câncer, tabagismo, tamanho do nódulo, sua forma e localização.

Em nódulos menores que 8 mm de diâmetro, a sensibilidade da PET é baixa por causa de sua resolução espacial. Quando a PET consegue detectar lesões que estão próximas à resolução do método, a concentração verdadeira de [18]FDG nesses nódulos deve estar subestimada de forma significativa, e somente os nódulos com alto metabolismo glicolítico serão positivos nas imagens de PET. No entanto, um exame de PET negativo não pode excluir com segurança a malignidade de um nódulo menor que 8 mm. Um estudo positivo em paciente com NPS sólido indica que é necessário um exame histológico e, se a malignidade for diagnosticada no estudo histopatológico, a captação de [18]FDG no tumor primário tem demonstrado que é inversamente correlacionada com a sobrevida.

Nódulos sólidos com probabilidade pré-teste intermediária ou baixa (5% a 65%) para malignidade, com diâmetro de pelo menos 8 mm e resultado negativo de PET, podem ser seguidos com CT (3, 6, 12 e 24 meses), de acordo com o *American College of Chest Physicians*, para confirmar a benignidade do nódulo.

Se um nódulo sólido, indeterminado, com alta probabilidade pré-teste para malignidade (maior que 65%), é detectado, o exame de PET/CT não traz informações adicionais relevantes. Um estudo de PET/CT positivo não terá impacto na conduta do paciente e um estudo negativo não permite excluir malignidade com segurança. O exame de PET/CT com [18]FDG pode, porém, estar indicado para um estadiamento pré-tratamento entre aqueles pacientes com nódulos nos quais a malignidade é altamente suspeita.

Os nódulos semissólidos são classificados como parcialmente sólidos ou puramente em "vidro fosco" na CT. Um estudo de PET pode ser considerado se a lesão é parcialmente sólida e o diâmetro do componente sólido for de pelo menos 8 mm de diâmetro. Devido à alta taxa de resultado falso-negativo, o exame de PET/CT deve ser interpretado com cautela se o nódulo pulmonar solitário (NPS) for puramente em "vidro fosco" ou se o componente sólido for pequeno. Se a probabilidade pré-teste do nódulo semissólido é alta para malignidade, o paciente deve ser conduzido diretamente para a biópsia se clinicamente viável; nesses casos, a PET/CT com [18]FDG pode ser utilizado para direcionar a biópsia da lesão e para identificar qual parte do nódulo é metabolicamente ativa. Porém, a falta de captação de [18]FDG não deve ser a razão para retardar a biópsia nesses pacientes.

Concluindo, a imagem integrada de PET/CT com [18]FDG pode demonstrar simultaneamente características morfológicas, localização anatômica e estado metabólico do NPS, e tem demonstrado ser clinicamente útil em nódulos indeterminados com pelo menos 8 mm de diâmetro com probabilidade pequena a moderada de malignidade (5% a 65%). Em nódulos semissólidos, deve-se considerar que o componente sólido tenha pelo menos 8 mm de diâmetro.

Deve-se ter sempre em mente que a sensibilidade da PET diminui gradualmente com a redução do diâmetro do nódulo e que resultados falso-negativos podem ocorrem em grande número de nódulos com características histológicas específicas como carcinomas mucinosos.

Segue algoritmo de conduta para a utilização de PET/CT com [18]FDG na avaliação de NPS.

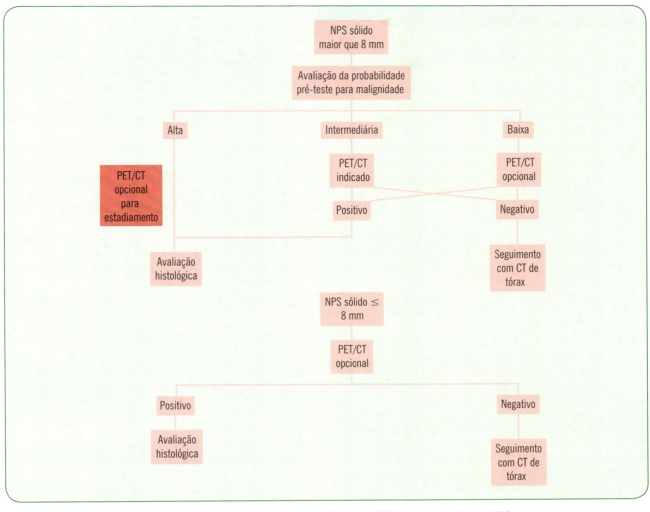

FIGURA 17.7.3. Algoritmo de conduta para a utilização de PET/CT com ^{18}FDG na avaliação de NPS.

Leitura Sugerida

- Kligerman S, Digumarthy S. Staging of non-small cell lung cancer using integrated PET/CT. AJR Am J Roentgenol. 2009;193(5):1203-11.

- De Wever W, Stroobants S, Coolen J, Verschakelen JA. Integrated PET/CT in the staging of nonsmall cell lung cancer: technical aspects and clinical integration. Eur Respir J. 2009;33(1):201-12.

- De Wever W, Ceyssens S, Mortelmans L, Stroobants S, Marchal G, Bogaert J, et al. Additional value of PET-CT in the staging of lung cancer: comparison with CT alone, PET alone and visual correlation of PET and CT. Eur Radiol. 2007;17(1):23-32.

- Halpern BS, Schiepers C, Weber WA, Crawford TL, Fueger BJ, Phelps ME, et al. Presurgical staging of non-small cell lung cancer: positron emission tomography, integrated positron emission tomography/CT, and software image fusion. Chest. 2005;128(4):2289-97.

- Munden RF, Swisher SS, Stevens CW, Stewart DJ. Imaging of the patient with non-small cell lung cancer. Radiology. 2005;237(3):803-18.

- Pauls S, Buck AK, Halter G, Mottaghy FM, Muche R, Bluemel C, et al. Performance of integrated FDG-PET/CT for differentiating benign and malignant lung lesions – results from a large prospective clinical trial. Mol Imaging Biol. 2008;10(2):121-8.

- Eschmann SM, Friedel G, Paulsen F, Reimold M, Hehr T, Budach W, et al. Repeat 18F-FDG PET for monitoring neoadjuvant chemotherapy in patients with stage III non-small cell lung cancer. Lung Cancer. 2007;55(2):165-71.

- van Loon J, Offermann C, Ollers M, van Elmpt W, Vegt E, Rahmy A, et al. Early CT and FDG-metabolic tumour volume changes show a significant correlation with survival in stage I-III small cell lung cancer: a hypothesis generating study. Radiother Oncol. 2011;99(2):172-5.

- Lohrmann C, Weber WA. What is the clinical value of PET/CT in the diagnosis of pulmonary nodules? Zentralbl Chir. 2014;139(1):108-13.

- Gould MK, Maclean CC, Kuschner WG, Rydzak CE, Owens DK. Accuracy of positron emission tomography for diagnosis of pulmonary nodules and mass lesions: a meta-analysis. JAMA. 2001;285(7):914-24.

- Vansteenkiste JF, Stroobants SS. PET scan in lung cancer: current recommendations and innovation. J Thorac Oncol. 2006;1(1):71-3.

- Wahidi MM, Govert JA, Goudar RK, Gould MK, McCrory DC; American College of Chest Physicians. Evidence for the treatment of patients with pulmonary nodules: when is it lung cancer?: ACCP evidence-based clinical practice guidelines (2nd edition). Chest. 2007;132(3 Suppl):94S-107S.

- Cronin P, Dwamena BA, Kelly AM, Carlos RC. Solitary pulmonary nodules: meta-analytic comparison of cross-sectional imaging modalities for diagnosis of malignancy. Radiology. 2008;246(3):772-82.

- Fletcher JW, Kymes SM, Gould M, Alazraki N, Coleman RE, Lowe VJ, et al.; VA SNAP Cooperative Studies Group. A comparison of the diagnostic accuracy of 18F-FDG PET and CT in the characterization of solitary pulmonary nodules. J Nucl Med. 2008;49(2):179-85.

- MacMahon H, Austin JHM, Gamsu G, Herold CJ, Jett JR, Naidich DP, et al. Guidelines for Management of Small Pulmonary Nodules Detected on CT Scans: A Statement from the Fleischner Society. Radiology. 2005;237(2):395-400.

- Shreve P, Faasse T. Role of positron emission tomography-computed tomography in pulmonary neoplasms. Radiol Clin North Am. 2013;51(5):767-79.

- Sahiner I, Vural GU. Positron emission tomography/computerized tomography in lung cancer. Quant Imaging Med Surg. 2014;4(3):195-206.

17.8 PET/CT no Câncer de Esôfago

RÔMULO HERMETO BUENO DO VALE

Conteúdo
Aspectos Clínicos
Bases do Estadiamento
  T
  N
  M

Pontos-chave na Análise e Limitações
Controle de Resposta Terapêutica
Planejamento de Radioterapia
Seguimento

Aspectos Clínicos

O câncer de esôfago é uma neoplasia de prognóstico reservado e alta mortalidade, estando entre as principais causas oncológicas de morte no mundo. A sobrevida em cinco anos é geralmente menor do que 20% em estimativas norte-americanas. Segundo dados do Ministério da Saúde e do Instituto Nacional de Câncer (Inca), foram previstos 7.950 novos casos entre os homens e 2.860 entre as mulheres para o ano de 2016.

Histologicamente o câncer de esôfago é dividido em carcinoma de células escamosas (SCC) e adenocarcinoma, sendo este com incidência crescente ao longo dos anos principalmente nos países desenvolvidos. O SCC se origina geralmente nos terços superior e médio do esôfago e tem como principais fatores de risco álcool e tabagismo, enquanto o adenocarcinoma acomete comumente o terço inferior e a junção esofagogástrica, e está associado ao esôfago de Barrett, uma metaplasia colunar do epitélio escamoso relacionada à doença do refluxo gastroesofágico. Esse tumor pode ser classificado segundo sua atividade biológica, sendo os tumores G1 bem diferenciados, G2 moderadamente diferenciados e G3 indiferenciados.

Tem-se empregado uma abordagem multimodal para o manejo clínico dessa neoplasia, e ao longo dos anos o papel da PET/CT realizado com 2-[18F]-fluoro-2-deoxiglicose (FDG) está cada vez mais solidificado, inclusive estando presente no *guideline* mais recente publicado pela *National Comprehensive Cancer Network* (NCCN). O tratamento envolve ressecção endoscópica e tratamentos ablativos nos estágios iniciais, cirurgia associada ou não a quimiorradioterapia neoadjuvante e tratamentos paliativos nos estágios avançados.

A PET/CT é indicado para o estadiamento pré-operatório dos tumores de esôfago, com acurácia em torno de 90%, e pode trazer informações importantes na avaliação da resposta terapêutica neoadjuvante, no planejamento de radioterapia e na avaliação de recidiva em pacientes clinicamente suspeitos.

Bases do Estadiamento

O estadiamento segue as recomendações da *American Joint Commission on Cancer* (AJCC)/*Union Internationale Contre le Cancer* (UICC) e se baseia na proposta TNM, sendo o T relacionado à profundidade da invasão pelo tumor primário, N a extensão do envolvimento nodal e M a presença ou ausência de metástases a distância. O estadiamento pré-operatório multimodal inclui tomografia computadorizada (CT), ultrassonografia endoscópica (USE) e PET/CT com FDG. A ressonância magnética (RM) ainda não tem um papel estabelecido nesse contexto, entretanto novas sequências de alta resolução ponderadas em T2, imagens de difusão e endoluminais podem trazer dados que auxiliem no estadiamento. A sétima edição da AJCC/UICC está em harmonia com o estadiamento do câncer da transição esofagogástrica e gástrico (Tabela 17.8.1).

T

O esôfago é dividido anatomicamente nas seguintes regiões: cervical (plano da musculatura cricofaríngea até o plano da fúrcula esternal), torácica alta (fúrcula esternal ao plano do arco da veia ázigos), torácica média (arco da veia ázigos até o plano da veia pulmonar inferior) e torácica baixa (veia pulmonar inferior até o esfíncter esofágico inferior/cárdia).

TABELA 17.8.1.
Estadiamento do Carcinoma de Esôfago

Categoria	Sétima edição AJCC/UICC
Tumor	Tis: displasia de alto grau
	T1: invasão da lâmina própria, *muscularis mucosae* ou submucosa
	T2: invasão da *muscularis propria*
	T3: invasão da adventícia
	T4: invasão de estruturas adjacentes T4a: ressecável (pleura, pericárdio ou diafragma) T4b: irressecável (aorta, corpo vertebral ou traqueia)
Nodal	N0: ausência de metástases linfonodais
	N1: 1-2 linfonodos regionais
	N2: 3-6 linfonodos regionais
	N3: ≥ 7 linfonodos regionais
Metástases	M0: ausência de metástases a distância
	M1: presença de metástases a distância

A classificação T se refere à invasão local na parede esofágica e avançada para estruturas adjacentes. Um elevado T está associado à alta probabilidade de acometimento nodal e é crucial para um correto planejamento cirúrgico. O Tis se refere à displasia de alto grau e inclui a denominação antiga de carcinoma *in situ*.

A acurácia da CT é menor do que a da USE, já que este método é capaz de identificar as camadas da parede esofágica alternando hiper e hipoecogenicidade (cinco camadas ao todo, mucosa superficial, lâmina própria, *muscularis mucosae*, *muscularis propria* e adventícia). A USE é um método operador dependente e possui frequentes variações interobservador. O achado de edema peritumoral pode levar a um sobreestadiamento, havendo também a limitação do método em tumores estenóticos, que podem não permitir a passagem do *probe*.

Qualquer espessamento maior do que 5 mm é considerado anormal à CT, sendo difícil identificar T1 e T2 nas imagens tomográficas. A CT é considerada o método de escolha na caracterização de invasão de estruturas adjacentes, invasão essa inferida pelos seguintes sinais: obliteração dos planos adiposos entre o tumor e estruturas adjacentes, abaulamento ou indentação de estruturas mediastinais. Invasão traqueobrônquica é suspeita se há abaulamento da parede posterior do brônquio ou deslocamento da traqueia ou brônquio pelo tumor. Invasão aórtica é suspeita se a área de contato entre o tumor e a aorta é maior do que 90° ou se há obliteração do plano adiposo entre o esôfago, a aorta e o corpo vertebral (Figura 17.8.1). Deve-se ter atenção em pacientes emagrecidos e com alterações pós-radioterapia.

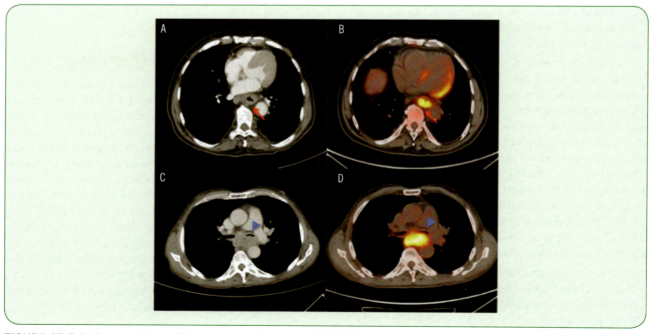

FIGURA 17.8.1. Cortes axiais da CT contrastada (**A**) e fusão PET/CT (**B**) evidenciando espessamento parietal concêntrico do esôfago torácico com preservação do plano adiposo entre o esôfago, a aorta e o corpo vertebral (seta vermelha). Cortes axiais da CT contrastada (**C**) e fusão PET/CT (**D**) evidenciando espessamento parietal circunferencial irregular do esôfago torácico, com sinais de compressão do brônquio fonte esquerdo (cabeça de seta azul), caracterizando doença T4 à PET/CT.

A sensibilidade da PET/CT varia de 78% a 95% na detecção do tumor primário, entretanto a PET/CT tem pouca utilidade na correta classificação do T, já que não traz dados referentes à profundidade da invasão tumoral. Os valores de falso-negativos podem ser elevados em tumores T1 ou T2 pequenos. Esofagite e refluxo gastroesofágico, especialmente nos tumores de transição esofagogástrica (TEG), são fontes frequentes de falso-positivos.

N

O estádio N é o fator prognóstico mais importante no tumor de esôfago, já que os pacientes N0 têm melhor sobrevida. A drenagem linfática do esôfago segue uma linha longitudinal, abrangendo superiormente linfonodos cervicais até a cadeia celíaca inferiormente.

A classificação N segundo a 7ª edição da AJCC segue modelo semelhante ao do câncer gástrico:

- N0: nenhum linfonodo acometido;
- N1: 1 ou 2 positivos;
- N2: 3 a 6;
- N3: sete ou mais.

Linfonodos menores do que 1 cm no menor eixo transverso, com bordas bem definidas, coeficiente de atenuação uniforme e hilo gorduroso são considerados normais à CT. Já os linfonodos considerados metastáticos são aqueles maiores do que 1 cm (torácicos e abdominais) e maiores do que 5 mm (supraclaviculares) no menor eixo. A USE tem sabidamente maior acurácia para detecção no N. A PET/CT é superior à CT na detecção de linfonodos metastáticos, já que é capaz de visualizar linfonodos positivos menores do que 1 cm. A sensibilidade reportada para a PET/CT gira em torno de 51%, muito pelo fato do efeito da captação aumentada de FDG pelo tumor primário, dificultando a visualização dos linfonodos peritumorais. A especificidade é de aproximadamente 84% (maior do que a CT).

M

A caracterização de metástases a distância é fundamental para o correto planejamento cirúrgico. Estão presentes em até 30% dos casos e o sítio mais comum é o fígado, seguido dos pulmões, ossos, adrenais, peritônio e sistema nervoso central. A PET/CT tem a vantagem da avaliação do corpo como um todo, tendo como papel primordial a definição do M, principalmente o acometimento ósseo e hepático, em que claramente se mostra superior à CT. Outra vantagem do método é a detecção de tumores sincrônicos, já que neoplasias da árvore aerodigestiva compartilham fatores de risco em comum, como tabagismo e consumo de álcool (Figura 17.8.2).

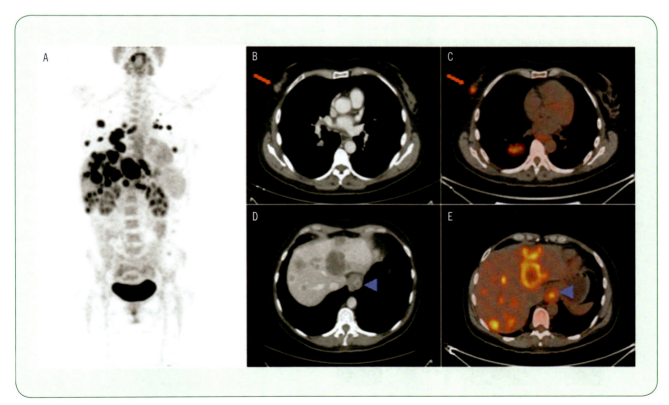

FIGURA 17.8.2. MIP (**A**), cortes axiais da CT contrastada (**B** e **D**) e fusão PET/CT (**C** e **E**). Estudo de PET/CT solicitado para paciente com neoplasia de esôfago (cabeça de seta azul) que demonstrou área focal ávida por FDG correspondendo a nódulo no quadrante inferolateral (QIL) da mama direita (seta vermelha). Posteriormente, o estudo anatomopatológico desse nódulo confirmou carcinoma ductal invasivo grau 2 (neoplasia sincrônica).

Pontos-chave na Análise e Limitações

1. O método altera o manejo em cerca de um terço dos pacientes, comparativamente com a USE e a CT.
2. É importante determinar a posição da borda superior do tumor no esôfago, podendo-se utilizar o limite metabólico ou anatômico superior, sendo o último preferencialmente em um estudo com dose diagnóstica para melhor caracterização da lesão.
3. O adenocarcinoma da TEG é estadiado como tumor de esôfago quando seu epicentro se encontra no esôfago torácico inferior ou nos 5 cm proximais do estômago e com extensão ao esôfago.
4. Tis, T1 e T2 podem apresentar mínima captação de FDG, o que pode ser atribuído ao seu menor tamanho, abaixo da resolução espacial do método, bem como na baixa proliferação celular.
5. A PET/CT pode auxiliar na caracterização do estádio T avançado (T4a e T4b).
6. Achados suspeitos de neoplasias sincrônicas em até 10% dos casos segundo algumas séries.
7. A PET/CT pode fornecer informações adicionais como SUV (*standardized uptake value*) máximo pré-tratamento, volume metabólico tumoral e glicólise total regional, apesar de ainda serem necessários estudos randomizados que validem o valor prognóstico desses dados.
8. Alterações inflamatórias induzidas pela radioterapia e esofagite são fontes comuns de falso-positivos e ocorrem principalmente após duas semanas do tratamento.
9. Áreas hipermetabólicas de natureza benigna são frequentemente lineares (sentido craniocaudal) e apresentam grau mais discreto de captação. As alterações malignas são áreas focais de captação acentuada do radiofármaco.

Controle de Resposta Terapêutica

A terapia neoadjuvante se tornou fundamental na abordagem do tumor de esôfago. Os pacientes que respondem de forma satisfatória podem se beneficiar de procedimentos cirúrgicos mais conservadores e maior intervalo até a cirurgia. Porém, nos pacientes com resposta insatisfatória o tratamento cirúrgico não pode ser postergado. A PET/CT pode ser utilizado nesse contexto, sendo proposto um *cut-off* de 50% de queda no valor do SUV máximo ou médio entre a pré e a pós-neoadjuvância (até duas semanas após a terapia). Entretanto, a PET/CT isoladamente ainda não é recomendado para alterar a terapia, pois, como o índice de recidiva é alto (podendo chegar até 40%), a cirurgia é indicada, a despeito de uma eventual resposta metabólica completa e não visualização da lesão pela USE. Sítios metastáticos surgidos no ínterim são identificados pela PET/CT em até 8% dos casos, contraindicando a cirurgia.

Planejamento de Radioterapia

O delineamento correto do volume tumoral é crucial para o correto planejamento radioterápico, visando otimizar a dose para o alvo e minimizar os efeitos nos tecidos adjacentes. CT e USE são usados, porém muitas vezes a CT não consegue identificar com precisão as extremidades da lesão. A PET/CT permite a caracterização do volume metabólico ativo tumoral, com boa correspondência histopatológica, permitindo melhor visualização do volume maligno (Figura 17.8.3).

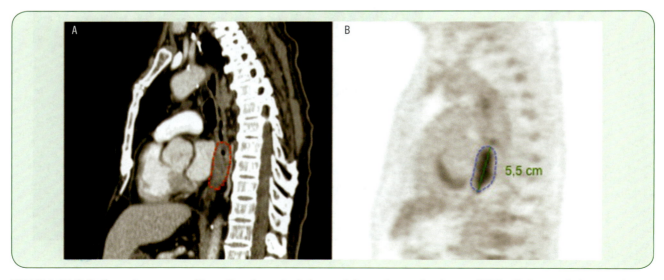

FIGURA 17.8.3. Desenhos esquemáticos do volume bruto tumoral (*gross tumoral volume* – GTV) – linha tracejada vermelha no corte sagital da CT contrastada em **A**, linha azul no sagital da PET em **B**. O GTV é usado para o planejamento da radioterapia, e a PET/CT pode ajudar na delimitação do volume biológico ativo do tumor e alterar o campo de dose radioterápica. Outro dado importante nesse contexto é determinar a extensão metabólica longitudinal pela PET (linha verde em **B**).

Seguimento

Os *trials* CROSS I e II demonstraram que em torno de 35% dos pacientes apresentaram recorrência da doença em um *follow-up* mínimo de 24 meses. Não há benefício comprovado no seguimento por imagem, porém PET/CT pode ser importante nos pacientes com suspeita clínica, principalmente por sua alta sensibilidade nesse contexto, podendo chegar a 100% como no estudo de Sun *et al*. Entretanto, é preciso ter em mente o elevado número de falso-positivos na região perianastomose, ocasionado pela elevada incidência de processos inflamatórios locais (Figura 17.8.4).

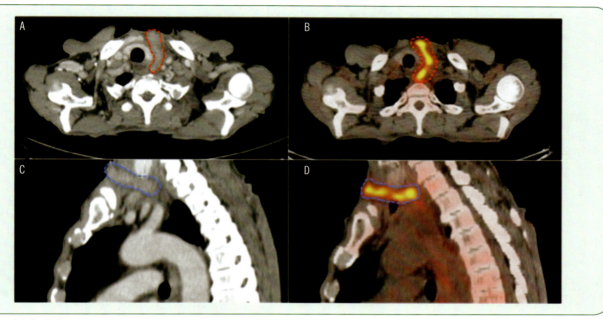

FIGURA 18.8.4. Cortes axiais e sagitais da CT contrastada (**A** e **C**, respectivamente) e fusão PET/CT (**B** e **D**, respectivamente) evidenciando área de hipercaptação de aspecto linear na topografia do tubo gástrico retroesternal com anastomose no coto esofágico proximal (linhas tracejadas vermelhas e azuis), sugestiva de processo inflamatório. É importante lembrar que trajetos lineares de hipercaptação favorecem a hipótese de processo inflamatório local, entretanto a elevada avidez pela glicose pode mascarar recidivas tumorais nesses locais. Dessa forma, em muitos casos sugere-se um controle evolutivo precoce (3 a 6 meses).

Leitura Sugerida

- Rice TW, Blackstone EH, Rusch VW. 7th edition of the AJCC Cancer Staging Manual: esophagus and esophagogastric junction. Ann Surg Oncol. 2010;17(7):1721-4.
- Kwee RM, Marcus C, Sheikhbahaei S, Subramaniam RM. PET with Fluorodeoxyglucose F 18/Computed Tomography in the Clinical Management and Patient Outcomes of Esophageal Cancer. PET Clin. 2015;10(2):197-205.
- Goense L, van Rossum PS, Reitsma JB, Lam MG, Meijer GJ, van Vulpen M, et al. Diagnostic Performance of ^{18}F-FDG PET and PET/CT for the Detection of Recurrent Esophageal Cancer After Treatment with Curative Intent: A Systematic Review and Meta-Analysis. J Nucl Med. 2015;56(7):995-1002.
- Erasmus JJ, Rohren EM, Roland Hustinx R. PET and PET/CT in the Diagnosis and Staging of Esophageal and Gastric Cancers. PET Clin. 2008;3:135-45.
- Donswijk ML, Hess S, Mulders T, Lam MG. [18F] Fluorodeoxyglucose PET/Computed Tomography in Gastrointestinal Malignancies. PET Clin. 2014;9(4):421-41.
- van Rossum PS, van Lier AL, Lips IM, Meijer GJ, Reerink O, van Vulpen M, et al. Imaging of oesophageal cancer with FDG-PET/CT and MRI. Clin Radiol. 2015;70(1):81-95.
- Ministério da Saúde, Secretaria de Atenção à Saúde. Portaria nº 1.439, de 16 de dezembro de 2014.
- Hong SJ, Kim TJ, Nam KB, Lee S, Yang HC, Cho S, et al. New TNM staging system for esophageal cancer: what chest radiologists need to know. RadioGraphics. 2014;34(6):1722-40.
- Zhu W, Xing L, Yue J, Sun X, Sun X, Zhao H, et al. Prognostic significance of SUV on PET/CT in patients with localised oesophagogastric junction cancer receiving neoadjuvant chemotherapy/chemoradiation: a systematic review and meta-analysis. Br J Radiol. 2012; 85(1017): e694-e701.
- Vilstrup MH, Torigian DA. [18F]Fluorodeoxyglucose PET in Thoracic Malignancies. PET Clin. 2014;9(4):391-420.
- Kim TJ, Lee KH, Kim YH, Sung SW, Jheon S, Cho S, et al. Postoperative imaging of esophageal cancer: what chest radiologists need to know. RadioGraphics. 2007;27(2):409-29.
- Wachsmann JW, Gerbaudo VH. Thorax: normal and benign pathologic patterns in FDG-PET/CT imaging. PET Clin. 2014;9(2):147-68.

17.9 PET/CT no Adenocarcinoma Colorretal

CARLOS ALBERTO BUCHPIGUEL

Conteúdo

Adenocarcinoma Colorretal
Introdução
    Tomografia por Emissão de Pósitrons

Adenocarcinoma Colorretal

Introdução

O carcinoma colorretal constitui a quarta causa mais comum de câncer no homem e na mulher nos Estados Unidos. No Brasil, a estimativa de novos casos em 2016, baseados em levantamentos estatísticos, é de 34.280 novos casos, sendo 16.660 em homens e 17.620 em mulheres. A taxa de óbito em 2013 foi de 7.387 no sexo masculino e de 8.024 no sexo feminino, totalizando um número de óbitos de 15.415 casos.

Embora, quando detectado na fase inicial, o carcinoma colorretal possa ser considerado curável na maioria das vezes, eventualmente se pode observar invasão de estruturas locorregionais ou mesmo de órgãos a distância, quando o prognóstico é mais reservado.

Não existe até o momento conhecimento das causas que promovem o aparecimento do carcinoma colorretal. Alguns fatores podem estar associados a maior risco de desenvolvimento desse tipo de tumor, dentre os quais se destacam:

- Idade acima de 50 anos;
- Presença de pólipos em exame de colonoscopia;
- História familiar de câncer colorretal;
- Alterações genéticas em certos genes podem propiciar o aparecimento de tumor de cólon e reto.

Alguns sintomas podem sugerir a necessidade de se indicarem métodos que afastem a presença de tumor colorretal. A presença de dor e sangramento digestivo baixo representa sintomas que podem estar associados a neoplasias colorretais. Fenômenos obstrutivos precedidos ou não a alterações do ritmo intestinal estão mais associados com neoplasias do cólon proximal ou cólon direito preferencialmente.

Contudo, muitos desses sintomas são inespecíficos, e por vezes apenas investigação com inspeção direta local permite confirmar ou afastar o diagnóstico de câncer colorretal.

A aplicação da colonoscopia é essencial para o diagnóstico do carcinoma colorretal. Ela permite a inspeção desde a borda anal até a transição da válvula ileocecal. Além de permitir a inspeção direta local, desde que o paciente tenha realizado um preparo adequado do cólon, a colonoscopia permite obter amostras de tecidos para confirmação anatomopatológica e até mesmo a retirada completa de pólipos que podem apresentar atipias ou apresentações intraepiteliais (*in situ*) do carcinoma colorretal. Avanços significativos na técnica de tomografia computadorizada *multislice* têm permitido realizar a colonoscopia virtual, o que certamente permite a visualização de lesões que se projetam na mucosa sob uma perspectiva de visualização intraluminal. Contudo, o preparo realizado para a colonoscopia é também necessário para a tomografia *multislice*, e a possibilidade de realizar retirada de amostra tecidual (biópsia) é muito complexa, em comparação com a colonoscopia, que é bem simples.

Embora não existem fatores de predição, com exceção dos fatores de risco anteriormente descritos, recomenda-se exame de colonoscopia de rotina para indivíduos com idade acima de 50 anos, repetido em intervalos de cinco anos, em programas de rastreamento do carcinoma colorretal, visto que a incidência desse tipo de tumor aumenta com o avançar da idade e que a detecção precoce pode propiciar a cura dele.

Confirmado o diagnóstico de carcinoma colorretal, é necessário realizar o estadiamento preciso para um melhor planejamento diagnóstico. Neste capítulo, vamos discutir com maior atenção e foco a avaliação na neoplasia colorretal, com especial ênfase ao reto, pois é onde observamos indicação mais adequada do uso da PET/CT.

Como na maioria dos tumores malignos, o estadiamento baseia-se na extensão local do tumor, considerando as camadas da parede retal e estruturas adjacentes (estadiamento T), na presença de envolvimento linfonodal (estadiamento N) e na presença de extensão sistêmica da doença (estadiamento M).

No estadiamento T é essencial saber se o tumor está restrito à mucosa (T1), se já envolveu a camada muscular própria (T2), se já invadiu a serosa e envolveu a gordura do mesorreto (T3) ou mesmo se já infiltrou a fáscia mesorretal com invasão ou não de órgãos adjacentes (T4). Não existem métodos clínicos precisos que permitam estadiar a extensão mural do tumor quando comparado ao estádio cirúrgico e anatomopatológico. Contudo, a endoscopia endorretal e a ressonância magnética mais recentemente são os métodos que podem estimar o estádio T com maior precisão em comparação aos demais métodos disponíveis.

O envolvimento de linfonodos perirretais caracteriza os estádios N1 e N2, conforme o número de linfonodos envolvidos. O diagnóstico de envolvimento linfonodal é bastante complexo, pois linfonodos aumentados de volume, uma característica essencial para considerá-los infiltrados pela tomografia e ultrassom, são pouco específicos e por vezes, linfonodos normais em volume e dimensões mostram-se infiltrados à cirurgia. Contudo, uma dificuldade é promover o estádio clínico correto do *status* linfonodal regional com os métodos de imagem atualmente disponíveis. A tomografia computadorizada possui limitações já comentadas nos parágrafos anteriores. O método que ainda melhor se aproxima dos resultados obtidos com o estádio patológico é o ultrassom endorretal, porém ainda com acurácia distante da ideal. A ressonância magnética tem buscado incrementar a sua eficácia com a introdução da técnica de difusão e com contrastes supramagnéticos. Contudo, ainda não existe evidência para comprovar uma eficácia comparável com o estádio cirúrgico.

Outro aspecto importante do estadiamento é a determinação da presença de progressão da doença a distância, com envolvimento de linfonodos retroperitoniais, implantes peritoniais ou envolvimento visceral. Para essa finalidade, emprega-se de rotina a tomografia computadorizada de tórax e abdome. Ela se destaca por apresentar boa sensibilidade para detectar envolvimento secundário hepático e pulmonar, com mais limitação para detecção do envolvimento nodal retroperitonial.

Portanto, considerando o estádio TNM, podemos dividir o estádio clínico em quatro classificações:

- Estádio I: tumor confinado à parede colorretal;
- Estádio II: tumor pode envolver parte do mesorreto, porém sem envolvimento de linfonodos perirretais;
- Estádio III: tumor infiltra linfonodos perirretais;
- Estádio IV: existem sinais de envolvimento sistêmico da doença.

O tratamento do adenocarcinoma de cólon e reto é muitas vezes multimodal, porém em quase todas as situações está indicado o tratamento cirúrgico. Pode-se utilizar quimioterapia combinada com radioterapia antes da cirurgia, com o objetivo de promover *downsizing* ou *downstaging* do tumor, e assim melhorar o prognóstico de sobrevida e facilitar o procedimento cirúrgico. O tratamento neoadjuvante com radioterapia e quimioterapia pode promover até o desaparecimento completo do tumor na peça cirúrgica em até 30% dos casos. O tratamento adjuvante quimioterápico, e por vezes radioterápico, está indicado nos casos de tumores localmente avançados, que tenham já apresentado sinais de envolvimento sistêmico ou quando o cirurgião está seguro de que a cirurgia não conseguiu retirar todo o tecido tumoral presente, neste caso sendo preferencialmente indicada a radioterapia da loja cirúrgica.

Em situações de doença mais extensa e avançada, principalmente quando os regimes de tratamento sistêmico falham em controlar a evolução da doença, pode-se empregar drogas citostáticas, como anticorpos monoclonais (por exemplo, anticorpos contra fatores de crescimento epidérmico).

Tomografia por Emissão de Pósitrons

O maior grau de evidência do uso da ^{18}F-FDG-PET no carcinoma colorretal (CCR) é na detecção da recidiva. Essa aplicação da PET/CT tem sido extensivamente avaliada na literatura, e algumas metanálises chegam a mostrar mudança no manejo clínico com as informações obtidas por meio da PET em aproximadamente 29% dos casos, principalmente pela capacidade de detectar envolvimento extra-hepático quando o paciente apresenta recidiva da doença no fígado (Figura 17.9.1).

Contudo, questiona-se uma série de outras aplicações da imagem molecular na avaliação do CCR. Uma das questões mais prevalentes é qual o real impacto da inserção dessa tecnologia na sobrevida global e sobrevida livre de recorrência. Contudo, outra forma de avaliar o impacto de novas tecnologias que agregam alto custo na avaliação inicial e acompanhamento de pacientes com diferentes tipos de neoplasia, é qual a efetiva modificação de conduta que a informação provida por esse novo método promove dentro de cenários clínicos muito bem estabelecidos.

Seja no estadiamento primário ou no seguimento pós-tratamento, a ^{18}F-FDG-PET permite a detecção de metástases hepáticas com alta sensibilidade, apresentando limitações em lesões com dimensões inferiores a 5 mm. Para o diagnóstico de metástases hepáticas, a PET/CT com FDG pode ser 20% a 40% superior à tomografia computadorizada em algumas situações clínicas específicas, principalmente quando associadas à presença de esteatose hepática (Figura 17.9.2).

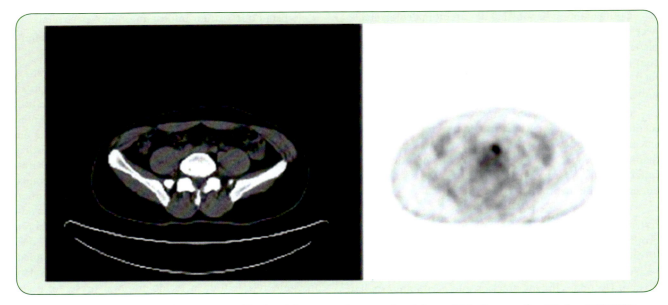

FIGURA 17.9.1. Paciente com doença metastática hepática por carcinoma colorretal, candidato à ressecção cirúrgica. A PET/CT mostra foco de intensa captação em pequeno linfonodo de cadeia ilíaca comum esquerda, logo abaixo do plano da bifurcação da aorta.

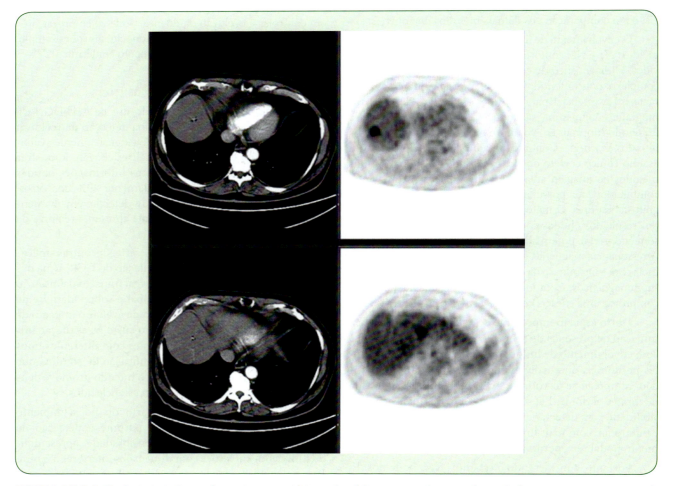

FIGURA 17.9.2. Paciente tratado previamente por metástases hepáticas por carcinoma colorretal. Com os marcadores sanguíneos em elevação, foi realizada tomografia computadorizada para avaliar surgimento de novas lesões hepáticas, que se mostrou negativa. Indicada PET/CT, que mostrou dois focos de intensa captação no fígado, um no segmento VII/VIII e outro em segmento IV. Paciente apresentava esteatose hepática.

A utilização da PET/CT melhora a acurácia na localização e indicação de ressecção cirúrgica das lesões, caracterizada pelo superior valor preditivo positivo, podendo aumentar a sobrevida dos pacientes em até 40%.

O uso de técnicas de imagem molecular, em especial da tomografia por emissão de pósitrons acoplada à tomografia computadorizada (PET/CT), tem aberto novas perspectivas no estadiamento primário oncológico. Contudo, vários fatores devem ser considerados quando da sua aplicação na avaliação do CCR, principalmente o grau de avidez do tumor pelo substrato metabólico empregado e a dimensão da lesão a ser detectada, visto que esse método possui maiores limitações de resolução espacial comparativamente ao ultrassom endorretal e à ressonância magnética, aliado ao fato de que todo o estadiamento TNM é baseado tradicionalmente em conceitos morfológicos mais do que conceitos moleculares. Uma das grandes aplicações da PET/CT é na detecção da recidiva da doença, local ou sistêmica, principalmente quando existe incongruência entre os achados clínicos, bioquímicos e de imagem convencional. Contudo, muito baixo nível de evidência é encontrado na literatura quanto ao valor da PET/CT no estadiamento primário do CCR, mais ainda quando se discute o estadiamento locorregional T e N (Figura 17.9.3).

Alguns aspectos constituem fatores limitantes para essa finalidade, tais como a dificuldade em identificar as diferentes camadas da parede retal (pobre contraste de partes moles) e a resolução espacial relativamente baixa comparativamente à ressonância na identificação de pequenos linfonodos perirretais. Outro fator limitante é que, por vezes, a intensa atividade metabólica na lesão primária limita a visualização de graus menores de incremento do metabolismo glicolítico em diminutos linfonodos satélites. Contudo, no estadiamento sistêmico, observam-se valores de eficácia por vezes superiores aos observados com o uso da imagem convencional. Talvez a área de maior limitação da PET/CT no estadiamento sistêmico em comparação aos métodos de imagem convencionais seja na detecção de pequenas metástases pulmonares, cuja resolução espacial da tomografia é superior a qualquer outro método de imagem atualmente disponível. Contudo, no estadiamento primário de pacientes com CCR ainda não existe grau de evidência suficiente para indicar a PET/CT na rotina de investigação. Discute-se o real impacto em termos de sobrevida ou sobrevida livre de recorrência quando da inserção da PET/CT no algoritmo de estadiamento primário.

Outro potencial benefício da imagem molecular é na avaliação do tratamento neoadjuvante ou adjuvante, visto que novos paradigmas têm sido avaliados, como critérios moleculares mais do que volumétricos ou anatômicos para caracterizar uma resposta terapêutica efetiva.

No controle do tratamento neoadjuvante, a PET/CT pode ter uma nova aplicação clínica em potencial, visto que 20% a 30% dos pacientes podem apresentar completa ausência de tumor pelo exame anatomopatológico da peça cirúrgica. Alguns autores discutem que nessas situações, em pacientes que apresentam tumores de reto distal, em que a amputação anorretal é a única alternativa de retirada cirúrgica do tumor, a resposta clínica completa associada a resultados negativos da PET/CT poderia reforçar a conduta conservadora de se proceder com a enucleação da lesão apenas quando possível, ou mesmo seguimento próximo e contínuo sem cirurgia de amputação do reto (Figura 17.9.4).

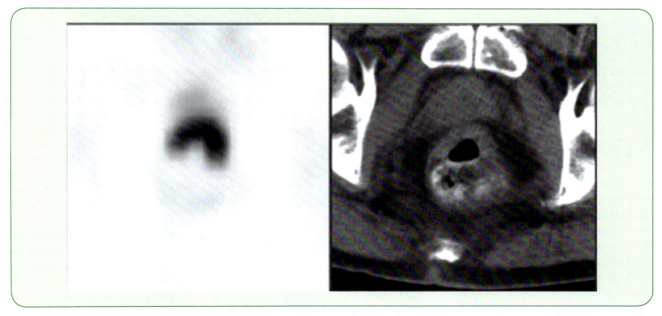

FIGURA 17.9.3. Limitações da PET/CT no estadiamento T em carcinoma colorretal. Note que a imagem de PET (à esquerda) e CT (à direita) mostra captação restrita à parede gástrica, sugerindo estádio T2, porém o anatomopatológico confirmou invasão da gordura do mesorreto, confirmando estádio T3.

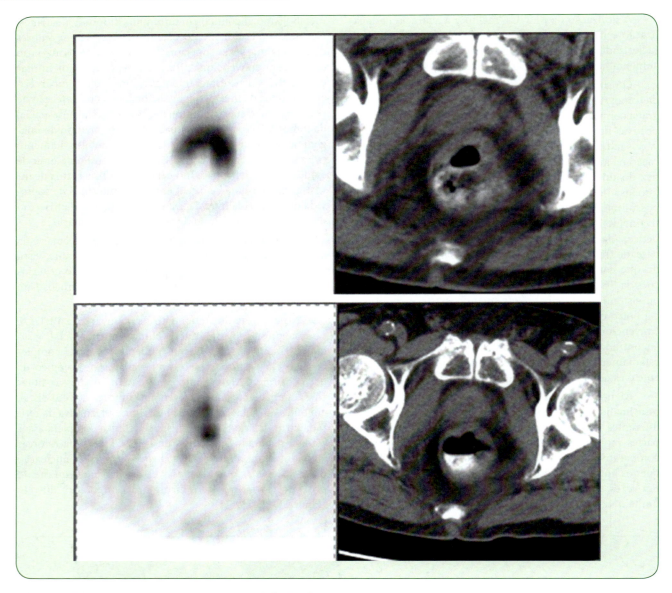

FIGURA 17.9.4. Mesmo paciente da Figura 17.9.3. PET/CT no controle de tratamento neoadjuvante em paciente com carcinoma colorretal. Série de imagens na linha superior corresponde a imagens no plano axial na fase pré-tratamento. As imagens na linha inferior correspondem à fase imediata pós-tratamento. Note intensa captação na parede anterior do reto, discretamente à esquerda da linha mediana. Após o tratamento, apesar de ter ocorrido um *downsizing* da lesão, nota-se ainda foco de intensa captação da glicose marcada. Apesar da inspeção local e da biópsia dirigida falharem em demonstrar lesão maligna residual, o paciente foi encaminhado para tratamento cirúrgico, que confirmou a presença de tumor residual com sinais de invasão da serosa.

O método tem sido empregado também no controle de tratamento de metástases hepáticas, seja com drogas citotóxicas ou citostáticas, por meio de procedimentos intervencionistas como o tratamento por radiofrequência e a quimioembolização. Contudo, o impacto clínico desse tipo de aplicação ainda necessita de maior investigação na literatura especializada. Sabe-se atualmente que, no controle de ablação por radiofrequência, é imperativo que a imagem de controle do tratamento seja realizada nas primeiras 24 a 48 horas após a ablação, pois em períodos mais tardios pode-se seguir uma resposta inflamatória ao redor e no interior da lesão tratada, que promove também incremento de captação da glicose marcada pelas células inflamatórias ativadas. Um resultado negativo da PET/CT é considerado altamente preditivo de boa resposta terapêutica, e vice e versa.

A técnica não difere muito da convencionalmente padronizada para realização de estudos de corpo inteiro. Um dos aspectos fundamentais é que, após a realização das imagens de corpo inteiro, se avalie as imagens pélvicas para verificar a necessidade de imagens complementares com administração de diurético ou contraste por via endorretal. Não é incomum verificar grandes atividades no interior da bexiga, sendo possível observar, mesmo com o esvaziamento ativo do conteúdo vesical por meio da micção, quantidades muito significativas de atividade da luz vesical. Essa atividade aumentada pode ocasionalmente dificultar a identificação de focos metabólicos anormais em estruturas adjacentes e em contiguidade com a bexiga. Nessa situação, recomenda-se formalmente a administração de diurético, na dose de 20 mg (uma ampola) de Lasix (furosemida), por via intravenosa. Depois de 30 minutos de intervalo após a administração do diurético, quando o paciente é orientado a se hidratar por via oral, orienta-se o paciente a esvaziar o conteúdo vesical antes de realizar a aquisição das imagens. Procede-se então à aquisição de imagens pélvicas após estímulo diurético, podendo-se utilizar a mesma matriz e demais parâmetros de aquisição empregados na série de corpo inteiro.

Outro detalhamento técnico muito importante é a administração de contraste endorretal, quando existe indicação para realização dessa técnica ou quando as imagens de corpo inteiro obtidas não permitem diferenciar entre atividade localizada na luz intestinal e atividade situada primariamente na parede do intestino. Com a administração de contraste iodado diluído a 3% ou mesmo com administração endorretal de contraste negativo (soro fisiológico), é possível fazer essa diferenciação na maioria das vezes. Usualmente o volume a ser administrado é de 500 mL, contudo, varia conforme a tolerância do paciente. É importante realizar a aquisição das imagens logo após a administração.

Leitura Sugerida

- Edge SB, Compton CC. The American Joint Committee on Cancer: the 7th edition of the AJCC cancer staging manual and the future of TNM. Ann Surg Oncol. 2010;17(6):1471-4.

- Chae S, Lee A, Lee JH. The effectiveness of the new (7th) UICC N classification in the prognosis evaluation of gastric cancer patients: a comparative study between the 5th/6th and 7th UICC N classification. Gastric Cancer. 2011;14(2):166-71.

- Park MJ, Lee WJ, Lim HK, Park KW, Choi JY, Kim BT. Detecting recurrence of gastric cancer: the value of FDG PET/CT. Abdom Imaging. 2009;34(4):441-7.

- Kwee RM, Kwee TC. Imaging in assessing lymph node status in gastric cancer. Gastric Cancer. 2009;12(1):6-22.

- Wang Z, Chen JQ. Imaging in assessing hepatic and peritoneal metastases of gastric cancer: a systematic review. BMC Gastroenterol. 2011;11:19.

- Lee JE, Hong SP, Ahn DH, Jeon TJ, Kang MK, Kwon CI, et al. The role of 18F-FDG PET/CT in the evaluation of gastric cancer recurrence after curative gastrectomy. Yonsei Med J. 2011;52(1):81-8.

- Bilici A, Ustaalioglu BB, Seker M, Kefeli U, Canpolat N, Tekinsoy B, et al. The role of ^{18}F-FDG PET/CT in the assessment of suspected recurrent gastric cancer after initial surgical resection: can the results of FDG PET/CT influence patients' treatment decision making? Eur J Nucl Med Mol Imaging. 2011;38(1):64-73.

- Patel S, McCall M, Ohinmaa A, Bigam D, Dryden DM. Positron emission tomography/computed tomographic scans compared to computed tomographic scans for detecting colorectal liver metastases: a systematic review. Ann Surg. 2011;253(4):666-71.

- Huebner RH, Park KC, Shepherd JE, Schwimmer J, Czernin J, Phelps ME, et al. A meta-analysis of the literature for whole-body FDG PET detection of recurrent colorectal cancer. J Nucl Med. 2000;41(7):1177-89.

- Rohren EM, Turkington TG, Coleman RE. Clinical applications of PET in oncology. Radiology. 2004;231(2):305-32.

- Zhuang H, Sinha P, Pourdehnad M, Duarte PS, Yamamoto AJ, Alavi A. The role of positron emission tomography with fluorine-18-deoxyglucose in identifying colorectal cancer metastases to liver. Nucl Med Commun. 2000;21(9):793-8.

- Mainenti PP, Iodice D, Segreto S, Storto G, Magliulo M, De Palma GD, et al. Colorectal cancer and 18FDG-PET/CT: What about adding the T to the N parameter in loco-regional staging? World J Gastroenterol. 2011;17(11):1427-33.

- Habr-Gama A, Gama-Rodrigues J, Perez RO, Proscurshim I, São Julião GP, Kruglensky D, et al. Late assessment of local control by PET in patients with distal rectal cancer managed non-operatively after complete tumor regression following neoadjuvant chemoradiation. Tech Coloproctol. 2008;12(1):74-6.

- Parnaby CN, Bailey W, Balasingam A, Beckert L, Eglinton T, Fife J, et al. Pulmonary staging in colorectal cancer: a review. Colorectal Dis. 2012;14(6):660-70.

17.10 PET/CT no Câncer de Estômago

RAFAEL FERNANDES NUNES

Conteúdo

PARTE I – ADENOCARCINOMA GÁSTRICO
Introdução
   Considerações Iniciais
   Epidemiologia
   Quadro Clínico
   Tratamento
Aspectos Morfológicos de Imagem
Papel da PET/CT com [18]FDG
   Estadiamento
   Avaliação de Resposta Terapêutica
Conclusão
Casos Ilustrativos

PARTE II – TUMORES ESTROMAIS GASTROINTESTINAIS (GIST)
Introdução
   Considerações Iniciais
   Epidemiologia
   Quadro Clínico
   Tratamento
Aspectos Morfológicos de Imagem
Papel da PET/CT com [18]FDG
   Estadiamento
   Avaliação de Resposta Terapêutica
Conclusão
Casos Ilustrativos

PARTE I – ADENOCARCINOMA GÁSTRICO

Introdução

Considerações Iniciais

As neoplasias gástricas se apresentam como três tipos histológicos mais frequentes: adenocarcinoma – responsável por aproximadamente 95% dos tumores; linfoma – cerca de 3%; e leiomiossarcoma – menos de 2% dos casos.

Epidemiologia

Cerca de dois terços dos pacientes diagnosticados com neoplasias malignas de estômago têm mais de 50 anos, com pico de incidência em homens com idade média de 70 anos. O maior número de casos ocorre no Japão, onde são encontrados cerca de 780 casos a cada 100.000 habitantes. No Brasil, representam a terceira causa de câncer entre homens e a quinta entre mulheres. É digno de nota o aumento relativo da incidência de adenocarcinomas acometendo cárdia e junção esofagogástrica.

Histórico familiar e consumo de álcool, tabaco e de alimentos defumados, enlatados, com corantes e conservados em sal são importantes fatores de risco. Conservantes que se transformam em nitrosaminas, encontrados em alimentos industrializados, estão relacionados à maior incidência de tumores gástricos. Também existe forte associação de câncer de estômago com anemia perniciosa, lesões pré-cancerosas como gastrite atrófica e metaplasia intestinal, e infecções por *H. pylori*, causadora de gastrite crônica, que pode evoluir para gastrite atrófica e atrofia gástrica.

Quadro Clínico

Cerca de um terço dos pacientes são diagnosticados com doença localizada, um terço com doença regional e um terço com doença metastática, uma vez que os estádios mais precoces são assintomáticos ou oligossintomáticos. Nos casos mais iniciais, é frequente que o diagnóstico tenha decorrido de achados incidentais de exames de imagem ou endoscópicos de rotina.

Quando sintomáticos, os pacientes apresentam queixas mais frequentes de disfagia, náusea e vômitos, pirose, plenitude pós-prandial, anorexia ou hiporexia, hematêmese, melena e perda ponderal. Em casos mais graves, podem ser detectados derrame pleural e ascite, obstruções do trato gastrointestinal, icterícia por obstrução das vias biliares intra ou extra-hepáticas, além de sintomas decorrentes de lesões metastáticas (cerebrais, pulmonares, renais, entre outras).

Tratamento

A principal alternativa terapêutica e única chance de cura definitiva é a ressecção cirúrgica parcial ou total do estômago com linfadenectomia. Caracterização precisa do estadiamento é de vital importância, pois a cirurgia é planejada pela descrição de localização e tamanho tumorais, e do padrão e extensão da disseminação. Radioterapia e quimioterapia podem ser empregadas para melhor resposta da cirurgia ou em casos inoperáveis.

Aspectos Morfológicos de Imagem

As topografias mais comuns do câncer gástrico são:

- Antro – 30%;
- Corpo – 30%;
- Fundo e região da cárdia – 30%;
- Lesões infiltrativas difusas pelas paredes do estômago – 10%.

Os carcinomas podem se apresentar à tomografia computadorizada (TC) como: lesões elevadas; polipoides; ulceradas; espessamento parietal focal, segmentar ou generalizado, com ou sem ulcerações e/ou lobulações, podendo obliterar as pregas gástricas. Detalhamento mais minucioso do estadiamento T pode ser obtido por TC dedicada com cortes finos e contraste intravenoso, habitualmente não empregada em estudos de PET/CT.

Densificação dos planos adiposos adjacentes ocorre de forma gradual e crescente a partir do estádio T2, que é caracterizado por suavização do aspecto externo da parede gástrica com espessamento transmural. Tumores T3 podem demonstrar espessamento reticular, irregular e mais grosseiro do aspecto externo da parede gástrica, e borramento discreto dos planos gordurosos adjacentes, indicando acometimento do tecido conjuntivo subseroso, ainda sem invasão do peritônio. No estádio T4, observa-se desde a obliteração dos planos adiposos entre o tumor e os órgãos adjacentes, até a invasão destes últimos pelo processo neoplásico.

A invasão tumoral de estruturas vizinhas pode ocorrer por diferentes mecanismos: (1) esôfago distal, por contiguidade, em carcinomas da cárdia; (2) duodeno, por contiguidade, em carcinomas de antro; (3) ao longo de ligamentos e reflexões peritoneais, como o acometimento hepático ao longo do ligamento hepatogástrico e o envolvimento pancreático pela bolsa omental (omento menor).

Papel da PET/CT com [18]FDG

É importante salientar que apenas cerca de 50% dos cânceres gástricos demonstram expressão significativa dos transportadores de glicose GLUT-1, ocorrendo mais frequentemente em carcinomas papilares, tubulares e adenocarcinomas pouco diferenciados sólidos, sobretudo em estágios mais tardios da carcinogênese, e relacionando-se a piores prognósticos. Adenocarcinomas de células em anel de sinete não demonstram habitualmente avidez significativa pela glicose marcada.

Há captação fisiológica do radiofármaco ao longo da mucosa gástrica normal e em condições benignas, como processos inflamatórios. Captação significativa de [18]FDG na junção esofagogástrica também é comum, de natureza benigna na maior parte dos casos: fisiológica, inflamatória ou decorrente da contração da musculatura lisa do esfíncter cárdico. Assim, deve-se sempre avaliar se há achados correspondentes nos respectivos cortes tomográficos para elevar ou não o grau de suspeição para processo neoplásico em atividade. Correlação com estudo endoscópico pode ser sugerida em casos de hipercaptação acentuada.

Para reduzir a taxa de falso-positivos, *é primordial a adequada distensão do estômago* com contraste intraluminal iodado ou negativo (água ou alimentos), com ou sem administração de antiespasmódicos como hioscina.

Atenção deve ser tomada em relação a eventuais artefatos de corregistro: contornos e volume gástricos à PET e à CT podem ser diferentes, gerando imagens à fusão que não são perfeitamente superponíveis. Peristaltismo, movimento de fluidos e gases no interior do estômago e esvaziamento do órgão ao longo da aquisição são os motivos desses artefatos. Em caso de incertezas, imagens adicionais localizadas da região podem dirimir eventuais dúvidas.

Estadiamento

Após serem estadiados por métodos de imagem, cerca de um terço dos pacientes submetidos à cirurgia são, durante o procedimento, flagrados como na verdade portadores de doenças avançadas que não teriam indicação cirúrgica. O dado demonstra a importância do estadiamento preciso, dirigindo o paciente para a modalidade terapêutica adequada e evitando indicação equivocada de procedimentos dispendiosos e bastante agressivos.

A acurácia da PET/CT com [18]FDG no estadiamento de câncer gástrico é de aproximadamente 85%. Os *guidelines* para estadiamento oncológico da NCCN (*The National Comprehensive Cancer Network*) incluem indicação de PET/CT para pacientes com câncer gástrico portadores de tumores acima de T1 sem evidências de doença metastática, uma vez que o método é o mais eficiente na detecção de metástases.

O método, quanto ao estadiamento TNM:

(T) Não proporciona muitas informações no que tange ao envolvimento das diferentes camadas da parede gástrica e carece de detalhes quanto ao acometimento de órgãos adjacentes. Para esse propósito, ultrassonografia endoscópica e TC diagnóstica com contraste são os métodos mais indicados.

(N) A Associação Japonesa de Câncer Gástrico classifica os linfonodos perigástricos em 20 cadeias, divididas em três grupos. Dependendo dos grupos acometidos, diferentes tipos de linfadenectomia (D1 a D3, em grau de agressividade) são realizados:

- A D1 engloba os cânceres com envolvimento das cadeias perigástricas (pericárdia, da pequena e grande curvatura, supra e infrapilóricas);

Seção 2 – Diagnósticos

- Na ressecção D2, além da cadeias descritas em D1, também há ressecção das cadeias relacionadas à artéria celíaca e seus ramos (gástrica esquerda, hepática comum e esplênica) e linfonodos do ligamento hepatoduodenal;
- A ressecção D3 abrange D1, D2 e, ainda, linfonodos do hiato, do hilo esplênico, peripancreáticos, pericólicos, mesentéricos superiores, nas regiões infradiafragmáticas e cadeias periaórticas.

Portanto, é necessária caracterização das estações nodais suspeitas de acometimento metastático, tanto por hipermetabolismo glicolítico quanto por linfonodomegalias, heterogeneidades e alterações morfológicas linfonodais.

A PET/CT com [18]FDG, apesar de demonstrar especificidade superior a 90% na detecção de metástases nodais, não demonstra grande sensibilidade, inferior a 40%. Em outras palavras, há alta taxa de verdadeiro-positivos, mas também altas taxas de falso-negativos. Por isso, o valor do método no estadiamento N ocorre ao identificar comprometimento linfonodal avançado, situação em reduz a quantidade de laparotomias desnecessárias em pacientes com metástases nodais irressecáveis. A PET/CT não traz informações confiáveis nos casos em que demonstra pouco ou nenhum comprometimento linfonodal.

(M) A principal virtude do método é a avaliação de metástases a distância, sendo o melhor método da imagem para esse escopo, demonstrando valores de sensibilidade de 74%, especificidade de 93%, acurácia de 88%, valor preditivo positivo de 81% e valor preditivo negativo de 79%.

Os cânceres gástricos apresentam disseminação hematogênica, sobretudo para o fígado, devido à sua drenagem portal. As adrenais e os rins também podem ser acometidos por via hematogênica, menos frequentemente. Por disseminação peritoneal, pode haver acometimento dos ovários (metástase de adenocarcinoma de células em anel de sinete para o ovário é chamada de tumor de Krukenberg) e do baço. Envolvimento linfático não regional é considerado M1, sendo a cadeia supraclavicular esquerda (linfonodo de Virchow) a mais habitual. Casos mais avançados podem demonstrar metástases pulmonares e cerebrais, e carcinomatose peritoneal. A sensibilidade da [18]FDG na identificação de metástases ósseas não é considerável, sendo para esse fim indicado complemento com PET/CT com ^{18}F-fluoreto, quando disponível, ou cintilografia óssea.

TABELA 17.10.1
Classificação TNM para Câncer Gástrico

Tumor primário (T)	
TX	Tumor primário não pode ser avaliado
T0	Sem evidências de tumor primário
Tis	Carcinoma *in situ*: tumor intraepitelial sem invasão da *lamina propria*
T1	**T1a:** Tumor restrito à mucosa **T1b:** Tumor invade a submucosa
T2	Tumor invade a *muscular propria*
T3	Tumor acomete a subserosa, sem invasão do peritônio visceral
T4	**T4a:** Tumor invade serosa e é exposto à cavidade peritoneal **T4b:** Tumor invade estruturas adjacentes
Linfonodos regionais (N)	
NX	Metástase para linfonodos regionais não pode ser avaliada
N0	Sem evidências de metástases para linfonodos regionais
N1	Presença de metástases para 1 ou 2 linfonodos regionais
N2	Presença de metástases para 3 a 6 linfonodos regionais
N3	**N3a:** Presença de metástases para 7ª 15 linfonodos regionais **N3b:** Presença de metástases para ≥ 16 linfonodos regionais
Metástases a distância (M)	
M0	Sem evidências de metástases a distância
M1	Presença de metástases a distância

TABELA 17.10.2
Classificação dos Estádios do Câncer Gástrico

Estádio	T	N	M
0	Tis	N0	M0
IA	T1	N0	M0
IB	T2	N0	M0
	T1	N1	M0
IIA	T3	N0	M0
	T2	N1	M0
	T1	N2	M0
IIB	T4a	N0	M0
	T3	N1	M0
	T2	N2	M0
	T1	N3	M0
IIIA	T4a	N1	M0
	T3	N2	M0
	T2	N3	M0
IIIB	T4b	N0	M0
	T4b	N1	M0
	T4a	N2	M0
	T3	N3	M0
IIIC	T4b	N2	M0
	T4b	N3	M0
	T4a	N3	M0
IV	Qualquer T	Qualquer N	M1

Detecção de Recorrência

Mais da metade dos pacientes com adenocarcinomas gástricos submetidos a terapia curativa apresentam recorrência de doença, e as recidivas sistêmicas são mais frequentes que as locorregionais, sobretudo hepáticas e peritoneais.

As paredes de um estômago metabólica e morfologicamente alterado por manipulação cirúrgica apresentam desafios para o imaginologista. A captação da glicose marcada, de natureza fisiológica ou inflamatória/reparativa pós-operatória, pode suscitar dúvidas. É primordial promover a distensão das paredes gástricas com meio de contraste positivo ou negativo para a correta análise da intensidade e do padrão da captação. O grau de suspeição deve ser aumentado em casos de hiperconcentração acentuada e heterogênea, com áreas focais mais evidentes. Correlação com os cortes tomográficos correspondentes é importante, ainda que nem sempre esclarecedora, pois plicaturas cirúrgicas, tecidos fibrocicatriciais e aderências a alças intestinais são comuns e representam dificuldades até em tomografias diagnósticas e com contraste oral e intravenoso.

Mais uma vez, a inespecificidade dos padrões de captação e o componente tomográfico realizado com TC não diagnóstica são os principais fatores limitantes da PET/CT na avaliação local. Portanto, a principal aplicabilidade do método seria a avaliação de metástases a distância.

Ainda são necessários mais dados de literatura que comprovem definitivamente a superioridade da PET/CT com ^{18}F-FDG em relação à TC diagnóstica com contraste na detecção de recorrência em pacientes com câncer gástrico previamente tratado.

Avaliação de Resposta Terapêutica

Evidências na literatura sugerem que a PET/CT com ^{18}F-FDG potencialmente identificaria a existência de resposta ou não após tratamentos quimioterápicos, sobretudo de resgate. Quimioterapia pode promover, em pacientes bons respondedores, diminuição de doença metabolicamente ativa à PET/CT, por redução da extensão e/ou da intensidade de hipermetabolismo glicolítico. Também foi verificado que os bons respondedores apresentam sobrevida significativamente maior que os maus respondedores, o que demonstra o papel prognóstico do método.

Apesar do potencial verificado, atualmente ainda não há critérios quantitativos validados de resposta à terapia. Estudos mais amplos e robustos são necessários para trazer dados concretos e definitivos para endossar o uso do método na avaliação de resposta terapêutica.

Conclusão

- Aspectos inerentes à biologia tumoral limitam o uso da PET/CT com ^{18}FFDG em certos grupos histopatológicos de câncer gástrico, que caracteristicamente demonstram baixa avidez pela glicose marcada.
- Presentemente o método tem seu uso estabelecido como modalidade auxiliar na avaliação pré-operatória de metástases a distância.
- *Guidelines* indicam PET/CT com ^{18}F-FDG para pacientes estadiados com tumores acima de T1 sem evidências de doença metastática.
- Estudos prospectivos mais sólidos são necessários para estabelecer o papel do método na detecção de recorrência e avaliação de resposta terapêutica.

Casos Ilustrativos

Caso 1

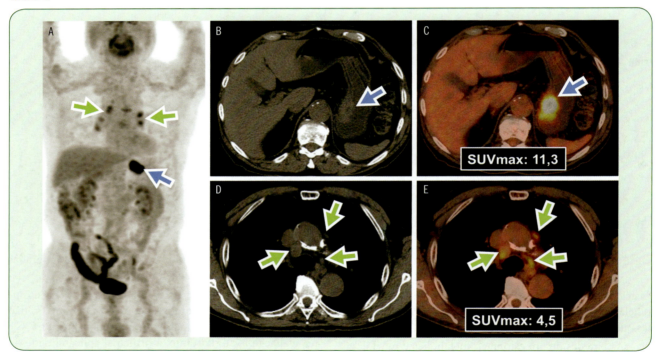

FIGURA 17.10.1. PET/CT com ^{18}F-FDG para estadiamento de paciente com adenocarcinoma gástrico evidenciando hipermetabolismo glicolítico em espessamento parietal lobulado no fundo gástrico, consistente com tumor primário (setas azuis em **A**, **B** e **C**), e em linfonodos e linfonodomegalias mediastinais (setas verdes em **A**, **D** e **E**), compatível com comprometimento secundário.

Caso 2

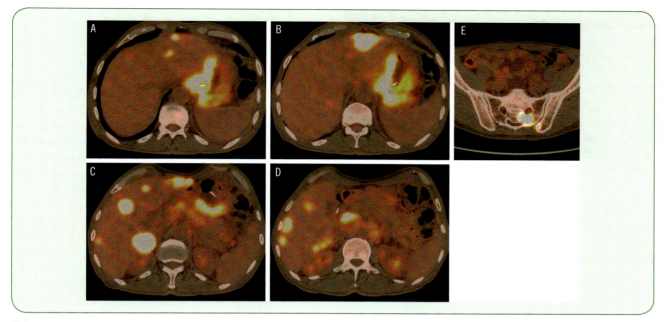

FIGURA 17.10.2. PET/CT com ^{18}F-FDG para estadiamento de paciente com adenocarcinoma gástrico evidenciando hipermetabolismo glicolítico em espessamento parietal difuso, circunferencial na transição esofagogástrica, pequena curvatura e parte da grande curvatura gástrica, consistente com tumor primário (**A** a **D**), em diversos linfonodos e linfonodomegalias abdominais (**C** e **D**), e em lesões predominantemente líticas esparsas pelo esqueleto (**E**), sugerindo envolvimento pela doença de base.

Caso 3

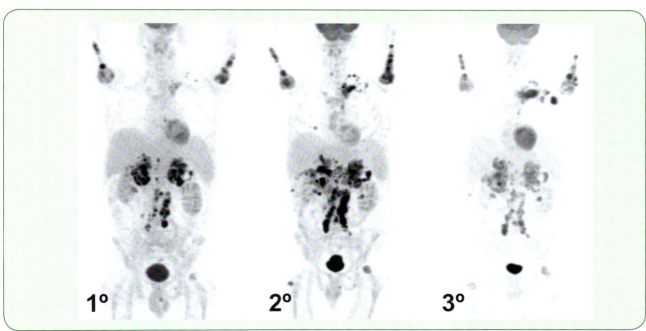

FIGURA 17.10.3. Paciente com adenocarcinoma gástrico submetido a estudos seriados de PET/CT com ^{18}F-FDG, para estadiamento e avaliação de resposta à quimioterapia. O primeiro estudo já indicava doença metastática, com hipermetabolismo glicolítico em diversos linfonodos e linfonodomegalias, e acometimento do esqueleto axial e apendicular. Os estudos subsequentes demonstraram resposta insatisfatória à terapia instituída, com sinais de progressão da doença.

PARTE II – TUMORES ESTROMAIS GASTROINTESTINAIS (GIST)

Introdução

Considerações Iniciais

Os tumores estromais gastrointestinais (GIST) são tumores de partes moles de origem mesenquimal. Representam menos de 3% das neoplasias do trato gastrointestinal, com prevalência inferior à dos adenocarcinomas e dos linfomas. Podem ser malignos ou benignos e acometer qualquer segmento do trato gastrointestinal, mais frequentemente o estômago (60%) e intestino delgado (20%), seguidos por cólon e reto (15%) e esôfago (5%). Geralmente, os tumores se desenvolvem na parede desses órgãos, a partir da camada muscular própria ou muscular da mucosa, ou entre ambas.

Acredita-se que os GISTs sejam provenientes das células intersticiais de Cajal, complexa rede celular que desempenha ação semelhante a um "marca-passo", proporcionando motilidade ao sistema gastrointestinal. Tanto as células de Cajal quanto os GISTs expressam um receptor tirosina quinase transmembrana chamado receptor c-Kit (CD117), responsável por proliferação, apoptose e diferenciação celular, e nos GISTs ocorre mutação no proto-oncogene responsável por esse receptor. Assim, foi possível desenvolver tratamento mais eficaz com inibidores seletivos da tirosina quinase expressa na proteína c-Kit, utilizados com sucesso em tumores inoperáveis. Atualmente o mesilato de imatinibe é o tratamento mais comum.

Epidemiologia

Anualmente, cerca de 5.000 novos casos são diagnosticados nos Estados Unidos. Na Europa, estudos mostram incidência anual variável entre 11 e 14 casos por milhão de habitantes. Não existem dados específicos do Brasil, embora relatos sugiram que os dados demográficos brasileiros sejam semelhantes aos internacionais. A média de idade dos pacientes com GIST é de cerca de 60 anos, e doença nos extremos de idade é infrequente. Não há predileção por sexo.

Quadro Clínico

A grande maioria dos GISTs é assintomática ou oligossintomática, com sintomatologia inespecífica. Cerca de 70% dos casos são descobertos incidentalmente por estudos radiológicos ou endoscópicos, geralmente medindo menos de 4 cm de diâmetro. Quando presentes, as manifestações clínicas variam em função do sítio primário. As mais frequentes são: dor ou desconforto abdominal, empachamento e massa abdominal palpável. Casos mais avançados podem conduzir à perfuração e/ou obstrução do trato digestório, peritonite e hemorragia digestiva.

Em geral, cerca de um terço dos GISTs é maligno, e eles apresentam tendência à recorrência e ao acometimento metastático. No estômago, os GISTs benignos são de três a cinco vezes mais frequentes que os malignos, enquanto as taxas de malignidade são mais altas no intestino.

A maioria das metástases é hepática e peritoneal, por disseminação hematogênica e propagação peritoneal. Pulmão, pleura, retroperitônio e esqueleto são outras sedes menos frequentes de lesões secundárias. É importante ressaltar que acometimento linfonodal é incomum.

Os principais fatores prognósticos são: tamanho tumoral > 5 cm, ressecabilidade, grau de diferenciação tumoral e localização anatômica do tumor. Encontra-se bem descrita na literatura a associação de GIST com outras neoplasias, principalmente o adenocarcinoma gástrico.

Tratamento

A base da terapia é a cirurgia. Nos casos em que é possível, ressecção completa e radical é a única opção documentada de cura definitiva. Para pacientes com doença localmente avançada ou metastática, indica-se cirurgia paliativa. Por sua vez, o imatinibe é empregado como terapia adjuvante após ressecção completa em pacientes com tumores de alto risco; ou como tratamento neoadjuvante, visando à redução de volume tumoral antes da ressecção. Outros inibidores da tirosina quinase, como sunitinibe, sorafenibe e dasatinibe, têm uso em casos específicos, porém a maioria deles ainda se encontra em fase de investigação. As taxas de mortalidade ainda são elevadas, e casos avançados apresentam sobrevida em dois anos de apenas 53%.

Aspectos Morfológicos de Imagem

A TC é essencial no diagnóstico e estadiamento dos GISTs. Como componente da PET/CT, fornece dados relevantes que devem ser descritos, como existência de tumores únicos ou múltiplos, local e tamanho tumoral, relação anatômica com estruturas adjacentes e detalhamento morfológico da lesão. A análise cuidadosa da TC tem ainda mais valor nos casos de pouca avidez pela glicose marcada. Tipicamente, observa-se:

- Formação expansiva com densidade de partes moles na parede dos órgãos, seja intramural ou transmural;
- Áreas centrais hipodensas, inferindo áreas de necrose e liquefação, são encontradas mais habitualmente em tumores maiores;
- O padrão de crescimento pode ser exofítico, intraluminal ou ambos, e o emprego de contraste por via oral permite avaliar a extensão do componente intraluminal;
- Quando utilizado contraste iodado intravenoso, o padrão de realce é predominantemente periférico;
- Áreas de calcificações são incomuns, presentes em menos de 5% dos casos.

Algumas características morfológicas estão correlacionadas com o tamanho e o grau de agressividade tumoral:

- Tumores pequenos (< 5 cm) geralmente apresentam boa delimitação, densidade homogênea, sendo predominantemente intramurais com crescimento intraluminal;

- Tumores intermediários (5 a 10 cm) apresentam contornos irregulares, densidade heterogênea e padrão de crescimento intra ou extraluminal. Sinais de agressividade podem estar presentes, inclusive infiltração de órgãos adjacentes;

- Tumores volumosos (> 10 cm) demonstram tendência a contornos irregulares, margens indistintas, densidade heterogênea, comprometimento peritoneal e metástases a distância (mais comumente hepáticas). Tumores maiores que 11,1 cm apresentam pior prognóstico.

Papel da PET/CT com ^{18}F-FDG

Estadiamento

A sensibilidade (cerca de 90%) e o valor preditivo positivo (em torno de 98%) da PET/CT com ^{18}F-FDG são semelhantes aos da TC contrastada. No estudo pré-tratamento, a análise visual e a de SUV (*standard value uptake*) são fundamentais, permitindo a avaliação comparativa nos estudos subsequentes de reestadiamento e avaliação de resposta terapêutica.

Habitualmente os GISTs demonstram alta avidez pela glicose marcada, o que facilita a localização tumoral e de eventuais sítios metastáticos. Entretanto, há casos com pouca avidez pela FDG, e lesões não captantes podem ser encontradas inclusive em pacientes que apresentam outras lesões ávidas pelo radiofármaco. Nesses casos, é comum a correlação com necrose e hemorragia central.

Quanto ao estadiamento TNM, a PET/CT com ^{18}F-FDG demonstra as seguintes características:

(**T**) Em geral, a PET/CT tem papel limitado, quando habitualmente utilizando TC não diagnóstica e sem contraste intravenoso e oral. A possibilidade de artefatos por movimentação respiratória e efeito de volume parcial merece atenção na análise do abdome superior;

(**N**) Apesar de incomum o acometimento linfonodal, os métodos de imagem mostram-se pouco acu-

rados no estadiamento N. A PET/CT com ^{18}F-FDG demonstra baixo desempenho, similar ao da TC e da ressonância magnética;

(**M**) É a principal vantagem do estadiamento com PET/CT com ^{18}F-FDG, que tem boa capacidade de detecção de metástases a distância. Nos pacientes cujas características morfológicas do tumor são de alto risco, deve-se aumentar a vigilância na busca por lesões metastáticas.

Avaliação de Resposta Terapêutica

O principal uso da PET/CT com ^{18}F-FDG nos GISTs é a avaliação de resposta terapêutica e seu papel prognóstico, notadamente em pacientes tratados com imatinibe, nos quais a resposta metabólica avaliada pela PET/CT com ^{18}F-FDG pode antecipar em semanas a detecção de resposta por métodos anatômicos. A intensidade de captação de ^{18}F-FDG após a terapia deve ser avaliada em relação ao estudo basal.

- Resposta metabólica completa é caracterizada quando o grau de captação tumoral do radiofármaco é aproximadamente o mesmo dos tecidos normais adjacentes;

- Resposta metabólica parcial é verificada quando há reduções do SUVmax a partir de 25% em relação ao estadiamento;

- Progressão metabólica de doença é caracterizada por aumento de 25% ou mais do metabolismo glicolítico tumoral e/ou surgimento de novas lesões metabolicamente ativas.

Ressalte-se que, nos cerca de 20% dos casos em que os tumores não demonstram avidez pela glicose marcada no estudo de estadiamento, a PET/CT com ^{18}F-FDG não deve ser o método de escolha para acompanhamento.

Conclusão

– Os estudos disponíveis até o momento mostram que TC e PET/CT com ^{18}F-FDG têm sensibilidade e valor preditivo positivo comparáveis no estadiamento.

– PET/CT com ^{18}F-FDG é capaz de predizer mais precocemente resposta à terapia com imatinibe, sendo o método de escolha na avaliação de resposta terapêutica e seu papel prognóstico.

Casos Ilustrativos

Caso 1

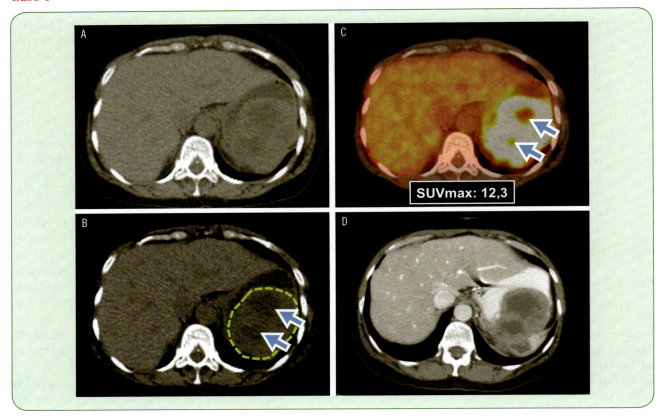

FIGURA 17.10.4. PET/CT com ¹⁸F-FDG para estadiamento de paciente com GIST gástrico (**A** a **C**) evidencia hipermetabolismo glicolítico em formação expansiva com densidade de partes moles na parede do fundo gástrico, medindo até 7,9 x 8,8 cm (área pontilhada em verde em **B**). O padrão de crescimento é tanto intraluminal quanto exofítico, e apresenta heterogeneidade nos coeficientes de atenuação e na captação da 18F-FDG, com áreas hipodensas e hipocaptantes sugestivas de necrose e/ou liquefação (setas em azul em **B** e **C**). TC de abdome (**D**) demonstra como o emprego de contraste oral permite melhor visualização da lesão e avaliação do componente intraluminal, enquanto o contraste intravenoso possibilita melhor análise das áreas de necrose e liquefação.

Caso 2

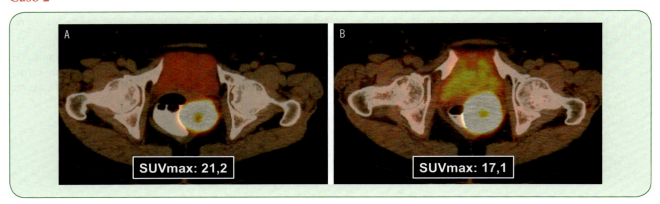

FIGURA 17.10.5. Paciente com GIST retal é submetida a estudos de PET/CT com ¹⁸F-FDG para estadiamento (**A**) e avaliação de resposta à terapia com imatinibe (**B**). Nota-se em **A**, hipermetabolismo glicolítico em lesão expansiva com densidade de partes moles na parede lateral esquerda do reto, reduzindo a sua luz, com limites bem definidos e medindo 4,6 x 5,8 nos eixo axial. Apresenta área central hipodensa e hipocaptante, podendo corresponder à necrose central. O estudo subsequente (**B**), realizado após dois meses da terapia com imatinibe, demonstra padrão similar, sugestivo de resposta insatisfatória à terapia.

Caso 3

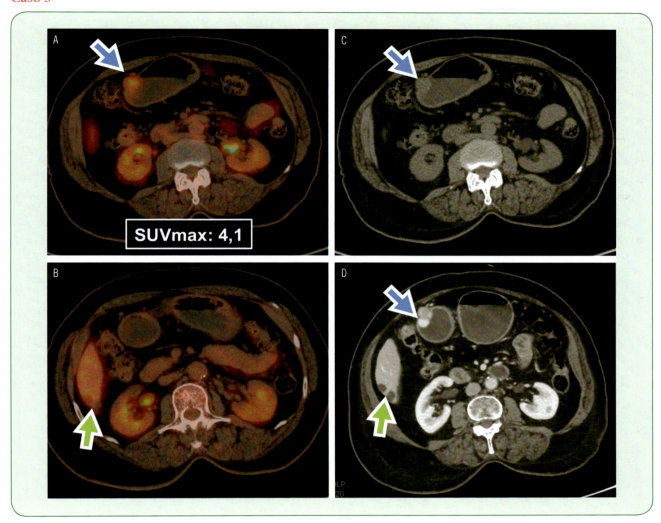

FIGURA 17.10.6. PET/CT com ^{18}F-FDG para estadiamento de paciente com GIST gástrico (**A** a **C**) evidencia hipermetabolismo glicolítico em lesão sólida bem delimitada de aspecto lobulado na parede gástrica anterior do antro gástrico, predominantemente intraluminal, medindo cerca de 3,0 x 2,5 cm no eixo axial (setas azuis).TC de abdome (**D**) permite melhor avaliação morfológica da lesão e demonstra hipervascularização periférica. Merece destaque a presença de lesões hipodensas hepáticas que não demonstram hipermetabolismo glicolítico, de visualização muito mais nítida na TC contrastada, representando cistos simples hepáticos (setas verdes em **B** e **D**).

Leitura Sugerida

- Japanese Gastric Cancer Association. Japanese classification of gastric carcinoma: 3rd English edition. Gastric Cancer. 2011;14(2):101-12.

- Roukos DH. Current status and future perspectives in gastric cancer management. Cancer Treat Rev. 2000;26(4):243-55.

- Wahl RL, Jacene H, Kasamon Y, Lodge MA. From RECIST to PERCIST: Evolving Considerations for PET response criteria in solid tumors. J Nucl Med. 2009;50 Suppl 1:122S-50S.

- Donswijk ML, Hess S, Mulders T, Lam MG. [18F] Fluorodeoxyglucose PET/Computed Tomography in Gastrointestinal Malignancies. PET Clin. 2014;9(4):421-41, v-vi.

- Le Roux PY, Duong CP, Cabalag CS, Parameswaran BK, Callahan J, Hicks RJ. Incremental diagnostic utility of gastric distension FDG PET/CT. Eur J Nucl Med Mol Imaging. 2016;43(4):644-53.

- Ba-Ssalamah A, Prokop M, Uffmann M, Pokieser P, Teleky B, Lechner G. Dedicated multidetector CT of the stomach: spectrum of diseases. Radiographics. 2003;23(3):625-44.

- American Cancer Society. Gastrointestinal stromal tumors (GIST) – Early detection, diagnosis, and staging. February 26, 2013. American Cancer Society.

- Van den Abbeele AD. The lessons of GIST – PET and PET/CT: a new paradigm for imaging. Oncologist. 2008;13 Suppl 2:8-13.

- Choi H, Charnsangavej C, de Castro Faria S, Tamm EP, Benjamin RS, Johnson MM, et al. CT evaluation of the response of gastrointestinal stromal tumors after imatinib mesylate treatment: a quantitative analysis correlated with FDG PET findings. AJR Am J Roentgenol. 2004;183(6):1619-28.

- Choi H, Charnsangavej C, Faria SC, Macapinlac HA, Burgess MA, Patel SR, et al. Correlation of computed tomography and positron emission tomography in patients with metastatic gastrointestinal stromal tumor treated at a single institution with imatinib mesylate: proposal of new computed tomography response criteria. J Clin Oncol. 2007;25(13):1753-9.

- Wahl RL, Jacene H, Kasamon Y, Lodge MA. From RECIST to PERCIST: Evolving Considerations for PET response criteria in solid tumors. J Nucl Med. 2009;50 Suppl 1:122S-50S.

17.11 PET/CT no Câncer de Pâncreas

RÔMULO HERMETO BUENO DO VALE

Conteúdo

Introdução
   Aspectos Clínicos
   Bases do Estadiamento
   Técnica
Pontos-chave na Análise e Limitações
   Indicações Clínicas
   Diagnóstico
   Estadiamento

   Estádio T
   Estádio N
   Estádio M
Controle de Resposta Terapêutica
Seguimento
Metástases Pancreáticas
Perspectivas Futuras
Leitura Sugerida

Introdução

Aspectos Clínicos

O câncer de pâncreas é uma neoplasia com prognóstico reservado e alta taxa de mortalidade, sendo responsável por cerca de 4% do total de mortes relacionadas ao câncer no Brasil. É mais comum em homens e tem como possíveis fatores de risco o tabagismo, a obesidade e a dieta ocidental rica em gorduras. Cerca de 10% dos pacientes apresentam história familiar positiva. O câncer de pâncreas está mais comumente associado ao oncogene *KRAS* ativado.

O adenocarcinoma ductal pancreático é a forma mais agressiva das neoplasias pancreáticas e corresponde a 95% dos casos. A maioria dos pacientes é assintomática, mas, quando presentes, os sintomas são geralmente inespecíficos e associados aos estágios mais avançados. Os sintomas mais comuns são dor abdominal, perda de peso, anorexia e icterícia. Por conseguinte, menos de 30% dos casos são ressecáveis quando do diagnóstico. Na doença localmente avançada, a sobrevida é de 13 a 15 meses e menor do que seis meses na doença metastática. Entretanto, nos últimos anos houve um pequeno aumento na sobrevida com o advento de quimioterápicos como gencitabina e S-1.

O presente capítulo abordará o papel da PET/CT com ^{18}F-FDG na propedêutica do adenocarcinoma ductal pancreático, dando ênfase aos achados metabólicos e anatômicos. As neoplasias neuroendócrinas serão tratadas em outro capítulo deste livro.

Bases do Estadiamento

Os métodos de imagem são parte importante do diagnóstico e estadiamento das lesões sólidas pancreáticas, cujo principal objetivo é determinar a ressecabilidade da lesão, já que a única possível chance de cura é a ressecção completa (denominada R0). A tomografia computadorizada com múltiplos detectores (TCMD), as ultrassonografias transabdominal (US) e endoscópica (USE), a ressonância magnética (RM) e a PET/CT com ^{18}F-FDG são utilizados nesse contexto.

No pré-operatório é importante determinar em qual dos seguintes quadros o paciente se encontra: doença ressecável, parcialmente ressecável, localmente avançada (irressecável) e metastática (irressecável). Os critérios de ressecabilidade variam entre os serviços, e os modelos adotados são adaptados segundo a *expertise* da localidade. No entanto, de maneira geral, é imperativo caracterizar a presença ou ausência de doença metastática, assim como o grau de envolvimento com a veia mesentérica superior e a relação da lesão com as artérias celíaca, mesentérica superior e hepática comum.

A seguir, de forma reduzida, será abordado o papel dos principais exames de imagem utilizados na propedêutica do câncer de pâncreas.

- US: geralmente o primeiro exame solicitado, em razão de sintomas como dor abdominal, icterícia, entre outros. Possui sensibilidade baixa, principalmente em pacientes obesos e por causa de artefatos de sombra acústica das alças intestinais, além de ser um método dependente de operador. As lesões são geralmente hipoecoicas e hipovasculares, com margens irregulares. Alguns sinais secundários também podem estar presentes como dilatação do ducto pancreático (maior que 2 ou 3 mm);

- USE: método ultrassonográfico de escolha na avaliação de lesões pancreáticas, com altos valores de sensibilidade e valor preditivo negativo. Possui utilidade nos pacientes sem massa identificável em outros métodos, alérgicos ao contraste iodado e nefropatas. Outra vantagem da USE é a possibilidade de se realizar punção aspirativa por agulha fina (PAAF). Entretanto, o método auxilia apenas nas informações do tumor (T);

- TCMD: é o estudo mais utilizado na avaliação das massas pancreáticas. Possui sensibilidade alta (maior que 90%), porém pode chegar a menos de 70% em lesões menores que 1,5 cm. O achado tomográfico é de lesões focais hipoatenuantes com bordas irregulares, com hiporrealce em relação ao parênquima saudável. Lesões pequenas tendem a ser isoatenuantes em relação ao parênquima normal, geralmente associadas a um corte abrupto do ducto principal e dilatação a montante Cerca de 10% não são lesões focais, mas sim aumento difuso da glândula. O uso de contraste iodado é fundamental para a avaliação do comprometimento vascular. São comumente utilizadas as fases: arterial, pancreática e portal, sendo esta última crítica na detecção de metástases hepáticas e comprometimento das veias mesentérica superior, porta e esplênica;

- RM: pode ser superior à MDCT para lesões pequenas, devido ao melhor contraste para partes moles. Aparência típica: lesão irregular com hipossinal em T1 e T2, com baixo realce pós-contraste paramagnético, podendo apresentar restrição à difusão;

- PET/CT com ^{18}F-FDG: as células tumorais do carcinoma pancreático possuem aumento da expressão de GLUT-1 em superfície de membrana, dessa forma permitindo sua avaliação metabólica pela glicose marcada. Classicamente são evidenciadas áreas focais hipermetabólicas, porém hipercaptações difusas também podem ser encontradas. O método hoje tem papel complementar à TCMD na propedêutica desses pacientes. A PET/CT é também de utilidade para guiar sítio de biópsia, já que muitas vezes lesões benignas e malignas podem coexistir e essas estão associadas a maior grau de avidez por FDG.

Técnica

A aquisição e processamento de imagens de corpo inteiro são feitos de acordo com a rotina do serviço. A administração de contraste iodado endovenoso é importante para avaliação vascular, caracterização da lesão e planeja-

mento cirúrgico, motivo pelo qual alguns serviços realizam um estudo de PET/CT associado a uma TC contrastada, no conceito denominado *one-stop-shot*. A fase arterial é obtida entre 30 e 40 segundos após a injeção do meio de contraste. Aproximadamente 45 segundos depois, pode-se adquirir a fase pancreática, o que, segundo alguns autores, fornece maior realce do parênquima normal. A fase venosa é obtida de 60 a 70 segundos após e é fundamental na avaliação do comprometimento das veias adjacentes e de lesões hepáticas metastáticas.

Pontos-chave na Análise e Limitações

1. Atenção com elevados níveis glicêmicos, já que esses pacientes podem apresentar diabetes concomitante pelo comprometimento pancreático. A injeção do radiofármaco em vigência de hiperglicemia pode reduzir a sensibilidade do método em até 30%.

2. Pancreatite ativa possui avidez por FDG (checar dados clínicos e laboratoriais previamente ao exame).

3. Adenocarcinoma mucinoso: baixa avidez por FDG.

4. Carcinoma ampular comumente se apresenta como lesão pequena abaixo do limite de resolução (atenção aos sinais indiretos à tomografia como dilatação ductal e interrupção abrupta dele).

5. Possíveis sítios de captação benigna de FDG: processo inflamatório pós-instrumentação biliar, pseudocisto hemorrágico, trombose de veia porta e fibrose retroperitoneal.

6. Estados de hipercoagulabilidade são comuns nesse contexto. Dessa forma, áreas focais hipermetabólicas pulmonares correspondendo a tromboembolismo podem ser confundidas com implantes metastáticos.

Indicações Clínicas

Diagnóstico

A PET/CT atualmente não faz parte do diagnóstico inicial do câncer de pâncreas, porém pode ter um papel complementar em casos duvidosos. Alguns estudos relatam especificidade e sensibilidade superiores a 90%. Em lesões menores do que 2 cm pode ter acurácia superior à TCMD (atenção ao limite de resolução do método, cerca de 5 a 7 mm). É importante ressaltar que lesões benignas e malignas podem apresentar graus variados de avidez por FDG, e os valores de SUV (*standard value uptake*) não são de valia nessa diferenciação.

Estadiamento

Os *guidelines* da *National Comprehensive Cancer Network* (NCCN) reconhecem a utilidade da PET/CT no estadiamento do adenocarcinoma de pâncreas, mas ressaltam que esse método não substitui a TCMD, mas podem ser usados em conjunto. Segundo alguns autores, a PET/CT muda o manejo dos pacientes em até 40% dos casos, principalmente evitando procedimentos cirúrgicos de alta morbimortalidade. As Tabelas 17.11.1 e 17.11.2 apresentam o estadiamento no modelo TNM recomendado pela *American Joint Committee on Cancer* (AJCC).

A imagem pré-operatória é utilizada para definir os seguintes critérios quanto à ressecabilidade do tumor: doença ressecável, parcialmente ressecável, localmente avançada (irressecável sem metástases a distância) e metastática (irressecável). Tais critérios, notadamente o parcialmente ressecável ou ressecável *borderline*, variam entre os diferentes serviços, *expertise* local e técnicas cirúrgicas

TABELA 17.11.1
Classificação TNM do Câncer de Pâncreas

Categoria	Sétima edição AJCC
Tumor	TX: tumor primário não pode ser caracterizado
	T0: sem evidência do tumor primário
	Tis: carcinoma *in situ*
	T1: limitado ao pâncreas, menor ou igual a 2 cm no maior diâmetro
	T2: limitado ao pâncreas, maior do que 2 cm no maior diâmetro
	T3: extensão extrapancreática, mas sem envolvimento do tronco celíaco ou artéria mesentérica superior
	T4: envolve tronco celíaco ou artéria mesentérica superior (tumor primário irressecável)
Nodal	NX: linfonodos regionais não podem ser caracterizados
	N0: ausência de doença nodal regional
	N1: presença de doença nodal
Metástases	M0: ausência de doença metastática
	M1: presença de doença metastática

TABELA 17.11.2
Estadiamento TNM do Câncer de Pâncreas

Estádios anatômicos / Grupos prognósticos			
Estádio 0	Tis	N0	M0
Estádio IA	T1	N0	M0
Estádio IB	T2	N0	M0
Estádio IIA	T3	N0	M0
Estádio IIB	T1	N1	M0
	T2	N1	M0
	T3	N1	M0
Estádio III	T4	QUALQUER N	M0
Estádio IV	QUALQUER T	QUALQUER N	M1

empregadas. A Tabela 17.11.3 mostra os critérios adotados pela NCCN e publicados em 2014.

TABELA 17.11.3
Definições de Câncer de Pâncreas Parcialmente Ressecável

Veia mesentérica superior/veia porta	Distorção/estreitamento e/ou oclusão com viabilidade de reconstrução vascular
Artéria mesentérica superior	Contato $\leq 180^0$
Artéria hepática comum	Contato ou envolvimento circunferencial de um curto segmento
Artéria celíaca	Ausência de contato ou envolvimento circunferencial

É fundamental relatar a localização do tumor primário e sua relação com estruturas adjacentes (vasos, vísceras e plexo celíaco), assim como presença ou ausência de doença nodal e/ou metastática, esta mais comum no fígado e peritônio.

Estádio T

Anatomicamente o pâncreas é dividido em cabeça (situada à direita da confluência das veias mesentérica superior e porta), processo uncinado (parte da cabeça, situado entre a artéria e veia mesentérica superior), corpo e cauda, sendo a distinção entre esses pouco precisa e usualmente a borda lateral esquerda da aorta é usada como referência (corpo: medial, cauda: lateral). Cerca de 70% dos tumores de pâncreas estão situados na cabeça.

A TCMD ou RM com uso de contraste endovenoso é fundamental para o estadiamento T, e a PET/CT até o presente momento não é indicada para esse fim. O uso do contraste é fundamental para melhor definição das dimensões da lesão (menor ou maior do que 2 cm) e sua relação com as vasos adjacentes visando a uma possível abordagem cirúrgica (Figura 17.11.1).

A doença claramente ressecável é aquela sem envolvimento vascular (veia mesentérica superior ou porta), com plano gorduroso bem definido entre as artérias celíaca, hepática comum e mesentérica superior e sem metástase a distância. Como critério, um envolvimento vascular maior do que 180^0 sugere invasão. Cabe ressaltar que o envolvimento da artéria pancreatoduodenal ainda é considerado como doença ressecável, pois esse vaso já é ressecado na cirurgia de Whipple.

Além do acometimento vascular, deve-se ter atenção à extensão perineural desses tumores pelos feixes neurovasculares gastroduodenal e *plexus pancreaticus capitalis 1* (PPC1), notadamente nas lesões da cabeça e processo uncinado.

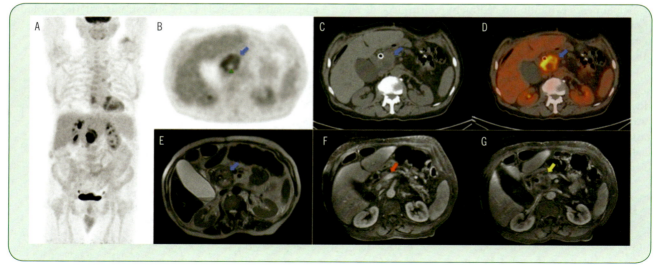

FIGURA 17.11.1. PET MIP (**A**), cortes axiais da PET (**B**), TC sem contraste (**C**), fusão PET/CT (**D**), RM do abdome superior nas sequências ponderadas em T2 (**E**) e T1 pós-contraste paramagnético (**F** e **G**). Estudo solicitado para estadiamento de paciente com adenocarcinoma de pâncreas, evidenciando lesão expansiva na cabeça pancreática com áreas centrais císticas/necróticas (setas azuis e cabeça de seta verde). Cranialmente a lesão apresenta contato com o tronco da veia porta (seta vermelha) e medialmente com a veia mesentérica superior (seta amarela), que se apresentam pérvias e sem sinais definitivos de invasão.

Estádio N

A TCMD é a modalidade de escolha. Os linfonodos considerados suspeitos são aqueles maiores que 1 cm no menor eixo, redondos e com aparência cística. A cirurgia não é contraindicada quando locorregionais positivos, porém esses pacientes necessitam de quimioterapia adjuvante. Aqueles linfonodos situados fora do leito cirúrgico são considerados doença metastática e contraindicam a cirurgia.

A PET/CT hoje tem pouco papel no estadiamento N, com sensibilidade de 46% a 71% e especificidade de 63% a 100%. Os linfonodos peripancreáticos muito próximos ao tumor podem ter sua captação mascarada pelo efeito penumbra da lesão primária, enquanto os linfonodos positivos devem ser confirmados histologicamente quando possível, já que o índice de falso-positivo é alto (por exemplo: inflamatórios após instrumentação biliar).

Estádio M

É o principal campo de atuação da PET/CT no estadiamento do adenocarcinoma de pâncreas. Os sítios mais frequentes são: fígado, peritônio, pulmões e ossos (Figura 17.11.2). A PET/CT apresenta resultados superiores à TCMD, notadamente na detecção de implantes peritoneais. Porém, deve-se ter atenção às lesões hepáticas menores do que 1 cm, fonte comum de falso-negativo pelos limites de resolução espacial do método (Figura 17.11.3). Caso haja suspeita, recomenda-se estudo de RM com protocolo específico.

Controle de resposta terapêutica

A doença irressecável é tratada com quimioterapia associada ou não à radioterapia, e a efetividade do tratamento é comumente feita pelos critérios do RECIST (maior diâmetro da lesão mensurável) e dosagem do marcador tumoral CA 19-9. Alguns estudos têm mostrado que a análise semiquantitativa trazida pelo SUV máximo pode ser considerada como preditora de boa resposta, bem como pode se relacionar diretamente com os níveis séricos de CA 19-9. Muitas vezes a avaliação por imagem dos pacientes submetidos à ressecção cirúrgica é prejudicada por causa de diversas alterações inerentes ao tratamento e anatomia complexa por órgãos em posições alteradas. Dessa forma, a identificação de áreas ávidas por FDG suspeitas pode direcionar o manejo desse paciente (Figura 17.11.4).

Seguimento

Marcadores tumorais como CA 19-9 são sensíveis para detecção da recorrência tumoral. Porém, nas imagens seccionais, muitas vezes é difícil diferenciar recorrência de alterações induzidas pela terapia (cirurgia ou radioterapia). A literatura traz poucos trabalhos mostrando o papel da PET/CT nesse contexto, mas os resultados são promissores. Provavelmente a principal indicação para a PET/CT será o paciente com marcadores tumorais positivos e achados inconclusivos na TCMD (Figura 17.11.5).

Capítulo 17 – Oncologia PET com FDG

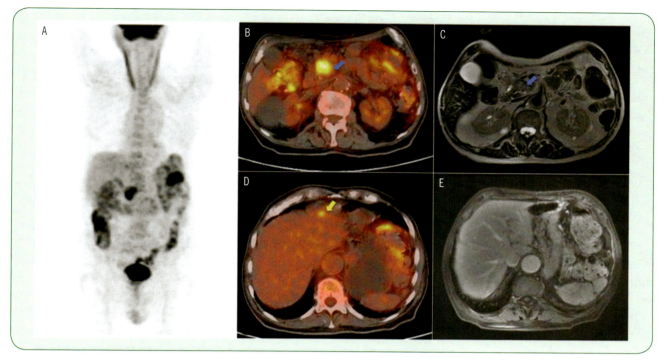

FIGURA 17.11.2. PET MIP (**A**), cortes axiais da fusão PET/CT (**B** e **D**), RM do abdome superior nas sequências ponderadas em T2 (**C**) e T1 pós-contraste paramagnético (**E**). Estudo solicitado para estadiamento de paciente com adenocarcinoma de pâncreas, evidenciando formação nodular sólida no processo uncinado do pâncreas (setas azuis). Nota-se pequena área focal hipermertabólica no segmento II do fígado (seta amarela) sem correspondente anatômico, suspeita para acometimento secundário.

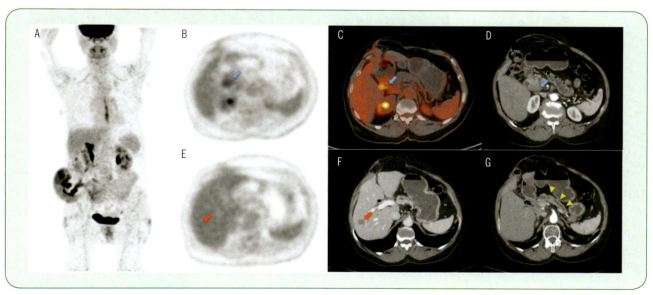

FIGURA 17.11.3. PET MIP (**A**), cortes axiais da PET (**B** e **E**), fusão PET/CT (**C**), TCMD contrastada do abdome superior nas fases arterial (**D** e **G**) e portal (**F**). Paciente em reestadiamento de adenocarcinoma de pâncreas, previamente tratada com quimioterapia, apresentando massa sólida ávida por FDG na cabeça do pâncreas, sem plano de clivagem com a segunda e a terceira porção do duodeno (setas azuis). Nota-se dilatação do ducto de Wirsung à montante da lesão (cabeças de seta amarelas). Nódulo hepático no segmento VII/VIII medindo 1,0 cm e sem incremento significativo do metabolismo glicolítico (setas vermelhas), *pore*, suspeito para acometimento secundário.

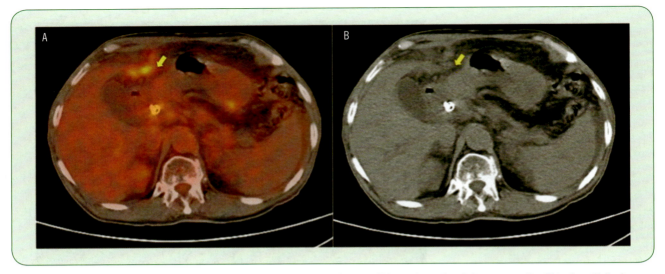

FIGURA 17.11.4. Cortes axiais da fusão PET/CT (**A**) e TC sem contraste (**B**) no plano do abdome superior. Estudo solicitado para paciente com antecedente de adenocarcinoma de pâncreas e com níveis séricos de CA 19-9 em elevação. Hipermetabolismo glicolítico em densificação nodular da gordura intraperitoneal do omento maior (seta amarela) compatível com recidiva neoplásica.

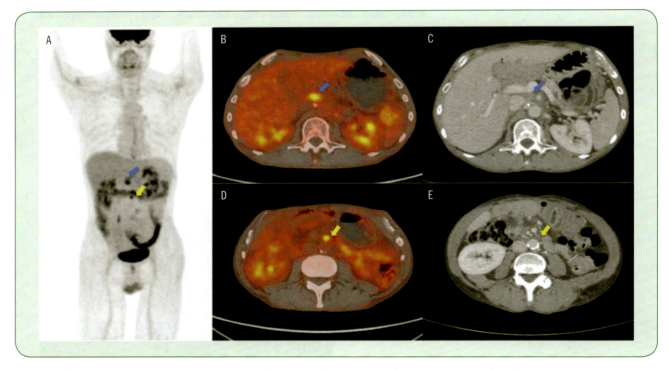

FIGURA 17.11.5. PET MIP (**A**), cortes axiais da fusão PET/CT (**B** e **D**) e TCMD contrastada (**C** e **E**). Estudo solicitado para paciente com antecedente de adenocarcinoma de pâncreas, submetido à ressecção cirúrgica e com níveis séricos elevados de CA 19-9, evidenciando avidez por FDG em tecido retroperitoneal que circunda o tronco celíaco (setas azuis) e pequeno linfonodo aórtico lateral (setas amarelas). O aspecto do tecido retroperitoneal é inespecífico à TCMD (inflamação/fibrose pós-operatória ou recidiva), porém o elevado hipermetabolismo glicolítico e o padrão focal de captação favorecem a hipótese de processo neoplásico em atividade.

Metástases Pancreáticas

O câncer de pulmão é o que mais frequentemente envia metástases ao pâncreas, principalmente o de pequenas células. Podem se apresentar como lesão/massa única, aumento difuso do órgão e múltiplas lesões. As metástases afetam o parênquima pancreático e a neoplasia primária, o epitélio ductal, dessa forma, as lesões secundárias geralmente não causam dilatação ductal.

Perspectivas Futuras

Novos traçadores como o ^{18}F-FLT podem exercer futuramente um papel importante na diferenciação entre recidiva tumoral e fibrose pós-operatória/inflamação. A fluortimidina, análoga da timidina, é captada por células tumorais com alta taxa de proliferação, e novos estudos têm mostrado maior especificidade desse traçador em relação à FDG.

Leitura Sugerida

■ Blake MA, Rcsi FFR, Singh FA, Bindu N. Pearls and pitfalls in interpretation of abdominal and pelvic PET-CT. Radiographics. 2006:1335-54.

■ Delbeke D, Martin WH. PET and PET/CT for pancreatic malignancies. Surg Oncol Clin N Am. 2010;19(2):235-54.

■ Asagi A, Ohta K, Nasu J, Tanada M, Nadano S, Nishimura R, et al. Utility of contrast-enhanced FDG-PET/CT in the clinical management of pancreatic cancer: impact on diagnosis, staging, evaluation of treatment response, and detection of recurrence. Pancreas. 2013;42(1):11-9.

■ Epelbaum R, Frenkel A, Haddad R, Sikorski N, Strauss LG, Israel O, et al. Tumor aggressiveness and patient outcome in cancer of the pancreas assessed by dynamic 18F-FDG PET/CT. J Nucl Med. 2013;54(1):12-8.

■ Ergul N, Gundogan C, Tozlu M, Toprak H, Kadıoglu H, Aydin M, et al. Role of (18)F-fluorodeoxyglucose positron emission tomography/computed tomography in diagnosis and management of pancreatic cancer; comparison with multidetector row computed tomography, magnetic resonance imaging and endoscopic ultrasonography. Rev Esp Med Nucl Imagen Mol. 2014;33(3):159-64.

■ Lee JW, Kang CM, Choi HJ, Lee WJ, Song SY, Lee JH, et al. Prognostic Value of Metabolic Tumor Volume and Total Lesion Glycolysis on Preoperative ^{18}F-FDG PET/CT in Patients with Pancreatic Cancer. J Nucl Med. 2014;55(6):898-904.

■ Low G, Panu A, Millo N, Leen E. Multimodality imaging of neoplastic and nonneoplastic solid lesions of the pancreas. Radiographics. 2011;31(4):993-1015.

■ Pakzad F, Groves AM, Ell PJ. The role of positron emission tomography in the management of pancreatic cancer. Semin Nucl Med. 2006;36(3):248-56.

■ Parikh U, Marcus C, Sarangi R, Taghipour M, Subramaniam RM. FDG PET/CT in Pancreatic and Hepatobiliary Carcinomas: Value to Patient Management and Patient Outcomes. PET Clin. 2015;10(3):327-43.

■ Pietryga JA, Morgan DE. Imaging preoperatively for pancreatic adenocarcinoma. J Gastrointest Oncol. 2015; 6(4): 343-57.

■ Sahani DV, Bonaffini PA, Catalano OA, Guimaraes AR, Blake MA. State-of-the-art PET/CT of the pancreas: current role and emerging indications. Radiographics. 2012;32(4):1133-58

■ Nguyen VX, Nguyen CC, Nguyen BD. ^{18}F-FDG PET/CT imaging of the pancreas: spectrum of diseases. JOP. 2011;12(6):557-66.

17.12 PET/CT no Câncer de Fígado e Vias Biliares

RAFAEL FERNANDES NUNES

Conteúdo

PARTE I – HEPATOCARCINOMA
Introdução
   Epidemiologia
   Quadro Clínico
   Tratamento
Aspectos Morfológicos de Imagem
Papel da PET/CT com [18]FDG
   Estadiamento
   Detecção de Recorrência e Avaliação Prognóstica
Conclusão
Casos Ilustrativos
   Caso 1

Caso 2
PARTE II – COLANGIOCARCINOMA
Introdução
   Epidemiologia
   Quadro Clínico
   Tratamento
Aspectos Morfológicos de Imagem
Papel da PET/CT com [18]FDG
   Estadiamento
   Detecção de Recorrência
Conclusão
Caso Ilustrativo

PARTE I – HEPATOCARCINOMA

Introdução

Lesões malignas primárias hepáticas constituem uma das principais causas de morte oncológicas no mundo. Hepatocarcinomas (HCC) representam quase 90% dos casos. Frequentemente associados à hepatopatia crônica, apresentam taxas de sobrevida em cinco anos entre 5% e 20% e sobrevida média de 6 a 20 meses.

Epidemiologia

O HCC acomete mais homens que mulheres, sobretudo entre 60 e 70 anos de idade. Pelo menos metade dos pacientes apresenta cirrose hepática, principalmente por etilismo ou hepatite crônica pelos vírus B e C. Outras causas de cirrose são doença hepática gordurosa não alcoólica (DHGNA), cirrose biliar primária, colangite esclerosante, uso de esteroides androgênicos, hemocromatose, doença de Wilson e outras doenças de depósito. A esquistossomose também é fator de risco para HCC, tendo mais impacto em regiões endêmicas para o *Schistosoma mansoni*, no Brasil representadas, sobretudo, por Pernambuco, Alagoas, Sergipe, Bahia e Minas Gerais.

Quadro Clínico

Em geral, o quadro clínico é o mesmo da cirrose avançada: caquexia, tremor de extremidades, encefalopatia hepática, dor no hipocôndrio direito, sintomas colestáticos (prurido, icterícia e acolia fecal) e de hipertensão portal (esplenomegalia, hemorragia digestiva por sangramento de varizes, aumento do volume abdominal, ascite, circulação colateral na parede abdominal etc.). Elevação de bilirrubinas, transaminases, fosfatase alcalina e albumina, bem como alargamento do tempo de protrombina, são comuns. Elevação de alfafetoproteína ocorre em 50% a 75% dos casos. A apresentação ocorre com tumores multifocais em 75% dos casos. Doença metastática usualmente acomete pulmões, veia porta e linfonodos periportais, esqueleto e cérebro.

Tratamento

Ressecção cirúrgica é a base da terapia curativa, sendo necessário diagnóstico precoce e preciso para permitir intervenção em tempo hábil. Devido ao estágio avançado do câncer e da hepatopatia ao diagnóstico, muitos pacientes não são candidatos à cirurgia curativa, e apenas pequena parcela é elegível ao transplante. Com a disfunção hepática limitando as opções terapêuticas, óbito por falência hepática com o decorrer da doença é uma realidade comum.

Modalidades terapêuticas locais incluem quimioembolização e/ou radioembolização, ablação com etanol, ablação por radiofrequência, crioablação e radioterapia. Quimioterapia pode ser opção em casos avançados sem indicação cirúrgica. Outros tratamentos disponíveis são drogas antiangiogênicas e inibidores da tirosina quinase.

Aspectos Morfológicos de Imagem

Há espectro variado de apresentações morfológicas. Alterações decorrentes da hepatopatia crônica avançada são habituais – os incontáveis ciclos repetidos de necrose seguida de regeneração promovem as alterações tomográficas, com destruição parenquimatosa difusa, fibrose e alteração da arquitetura normal do órgão, com diversos nódulos regenerativos substituindo o parênquima normal.

Quanto às dimensões, são comuns hepatomegalia, atrofia ou hipertrofia de segmentos hepáticos, ou hipertrofia do lobo caudado com redução do lobo direito. Irregularidade das bordas do fígado, de aspecto nodular, é habitual.

Quanto ao aspecto do parênquima, pode ser encontrada alteração textural, em virtude da nodularidade do parênquima, com áreas de hipo e hiperdensidade grosseiramente intercaladas. Os nódulos regenerativos são constituídos por ilhas de hepatócitos circundados por grosseiras septações fibrosas, consequência das tentativas de reparo ao insulto hepatocitário. Podem ser hipo ou isodensos, por vezes indistinguíveis do parênquima adjacente em estudos sem contraste.

Sinais de hipertensão portal são representados por aumento do diâmetro da veia porta (> 13 mm) e esplênica (> 10 mm), visualização de colaterais portossistêmicas, esplenomegalia, ascite, edema no retroperitônio, calcificações nas veias porta e mesentéricas etc.

Quanto aos tumores, os HCCs podem ter apresentação focal, multifocal (ou nodular) ou infiltrativa (ou difusa). Apresentações focais podem ser constituídas por massa volumosa, por vezes com necrose, conteúdo gorduroso ou calcificações. As apresentações multifocais demonstram múltiplas massas de atenuação variável, que também podem ter conteúdo necrótico central. Padrões infiltrativos são difusos e de aspecto heterogêneo, tornando difícil distinguir áreas neoplásicas em meio ao fígado cirrótico.

A vascularização predominante dos HCCs é feita pela artéria hepática comum, com característico realce pelo meio de contraste na fase arterial, com *washout* e tendência a se tornarem hipo ou isoatenuantes ao parênquima na fase portal. A identificação tumoral pode ser dificultada sem administração de contraste, uma vez que até mesmo TC com contraste trifásico apresenta redução de sensibilidade em lesões menores que 2,0 cm em pacientes cirróticos.

As lesões têm tendência à invasão de estruturas vasculares, como veia porta, veias hepáticas, cava inferior e átrio direito. Trombose portal pode ser encontrada devido aos distúrbios de coagulação promovidos pela hepatopatia.

É importante relatar: número e dimensões tumorais, se há tumor único maior que 5 cm; se há mais de três tumores e se as lesões são maiores que 3 cm; e se há acometimento extra-hepático ou vascular. Esses dados correspondem aos Critérios de Milão, fundamentais para a inclusão do paciente em filas de transplante.

Papel da PET/CT com [18]FDG

A PET/CT com [18]FDG apresenta baixa capacidade de detecção tumoral, que pode ser explicada da seguinte forma:

- HCCs de alto grau e pouco diferenciados exibem hipermetabolismo glicolítico evidente;

- HCCs bem diferenciados têm captação da glicose marcada minimamente aumentada ou idêntica à dos hepatócitos do parênquima adjacente;

- Nesses tumores, há baixa expressão de receptores GLUT-1, causando baixo influxo do análogo da glicose para o interior das células, e alta atividade da enzima glicose-6-fosfatase, que desfosforila a molécula de [18]FDG-6-fosfato, permitindo sua saída da célula de volta à circulação;

- Por esse mecanismo celular, em conjunto com a concentração fisiológica do radiofármaco no parênquima adjacente, há dificuldade de detecção tumoral e taxas de até 50% de falso-negativos.

Estudos sugerem o valor potencial da PET/CT com ^{11}C-acetato, com hiperconcentração significativa do radiofármaco nas variantes bem diferenciadas de HCCs, que acumulam pobremente a glicose marcada. O acetato é utilizado na síntese de acetilcoenzima A, composto intermediário chave no metabolismo celular (envolvido na produção de ATP na mitocôndria, por meio do ciclo de Krebs, e na síntese de ácidos graxos). Lesões captando tanto o ^{11}C-acetato quanto a [18]FDG são sugestivas de HCC. Lesões captando apenas a [18]FDG são pouco sugestivas de carcinoma hepatocelular. São necessários mais estudos para atestar o valor, o custo/efetividade e a aplicabilidade do método na prática clínica.

Estadiamento

Conforme explicado, a PET/CT com [18]FDG tem menor aplicação nos HCCs que a TC trifásica e a ultrassonografia, e os *guidelines* da NCCN (*The National Comprehensive Cancer Network*) não recomendam seu uso de rotina. Sua principal aplicação é na detecção de doença extra-hepática. Estudos sugerem que o método oferece valor incremental à TC na identificação de metástases, tendo impacto no manejo dos pacientes. Teria valor na exclusão de doença extra-hepática nos casos equívocos por TC e RM. Os principais sítios metastáticos são linfonodos, pulmão, esqueleto e cérebro.

Detecção de Recorrência e Avaliação Prognóstica

Estudos sugerem aplicação da PET/CT com [18]FDG em suspeitas de recorrência após ressecção cirúrgica e terapias ablativas e de embolização, ou em pacientes com elevação dos níveis de alfafetoproteína sem alterações nos outros métodos de imagem. Sabe-se que pode haver hipermetabolismo glicolítico em forma de halo ao redor do local da manipulação até seis meses após os procedimentos. Nesses casos, áreas de acúmulo da glicose marcada de aspecto focal levantariam as suspeitas para recidiva local. Mais estudos necessitam validar essa aplicação, e atualmente o uso de rotina do método na detecção de doença recorrente não é indicado pelos principais *guidelines*.

Acentuada avidez pela glicose marcada indicaria pior prognóstico, o que é plausível considerando-se a biologia molecular dos tumores, uma vez que HCCs indiferenciados e de alto grau demonstram maior expressão de receptores GLUT-1.

Conclusão

– PET/CT com [18]FDG apresenta altas taxas de falso-negativos e acurácia limitada na avaliação do HCC.

– Atualmente, a avaliação por imagem para diagnóstico e estadiamento do HCC inclui TC de tórax e abdome, ressonância e cintilografia óssea, se clinicamente indicada.

– PET/CT com [18]FDG tem valor incremental na exclusão de doença extra-hepática em casos duvidosos por TC e RM.

Casos Ilustrativos

Caso 1

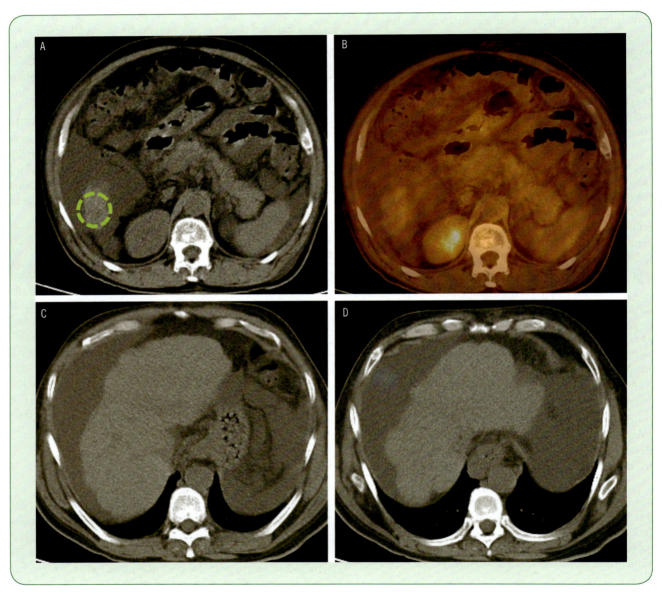

FIGURA 17.12.1. PET/CT com [18]FDG para estadiamento de paciente com hepatocarcinoma no segmento VI hepático (círculo pontilhado verde em **A**), de difícil caracterização no estudo sem contraste iodado intravenoso. As imagens de fusão (**B**) demonstram a típica baixa avidez da neoplasia pela glicose marcada. Demais cortes tomográficos (**C** e **D**) exibem características de hepatopatia crônica: ascite volumosa, bordas hepáticas irregulares e proeminência do lobo hepático esquerdo/caudado.

Caso 2

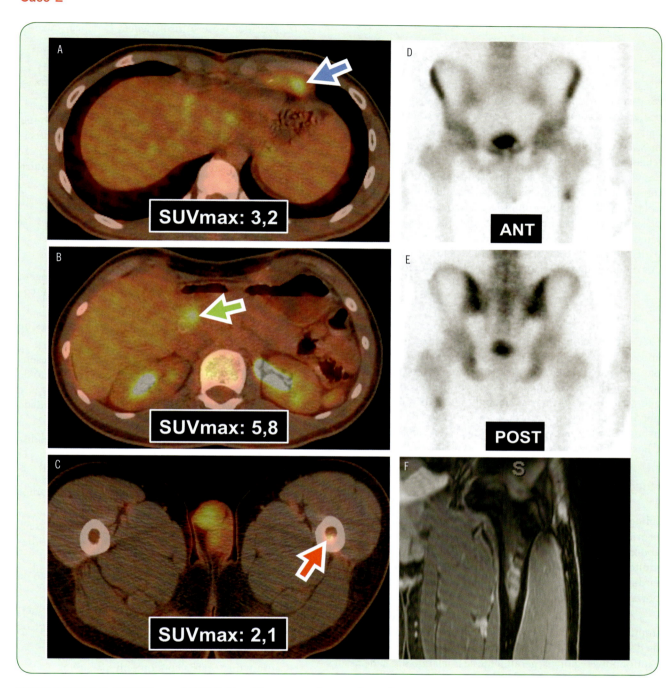

FIGURA 17.12.2. PET/CT com ¹⁸F-FDG (**A** a **C**) para seguimento de paciente com hepatocarcinoma previamente tratado com hepatectomia parcial. O estudo demonstra hipermetabolismo glicolítico em linfonodomegalias pericardiofrênica esquerda (seta azul em **A**) e hepatogástricas (seta verde em **B**), compatíveis com envolvimento pela doença de base. Também foi evidenciada área focal de hipermetabolismo glicolítico, sem correspondência tomográfica, na medula óssea da diáfise proximal do fêmur esquerdo (seta vermelha em **C**), suspeita para lesão secundária e posteriormente confirmada por cintilografia óssea com ⁹⁹ᵐTc-MDP e ressonância magnética (**F**, realce pós-contraste).

PARTE II – COLANGIOCARCINOMA

Introdução

Cânceres das vias biliares, ou colangiocarcinomas (CCCs), são raros, representando menos de 5% dos tumores gastrointestinais. O subtipo histológico mais comum é o adenocarcinoma (> 90% dos casos), que é o segundo tipo mais comum de câncer do fígado, após os hepatocarcinomas. Os CCCs originam-se nos colangiócitos, células epiteliais da árvore biliar, em qualquer localização ao longo das vias biliares. Podem ser topograficamente divididos em intra-hepáticos, extra-hepáticos, da vesícula biliar e da ampola de Vater. Este item abordará essencialmente as neoplasias intra e extra-hepáticas. Os tumores mais incidentes são os de colédoco (33% a 40% dos casos) e do ducto hepático comum (30% a 32%), seguidos pelos da confluência dos ductos biliares hepáticos e, por fim, do ducto cístico.

Epidemiologia

Cerca de 20% dos cânceres primários hepáticos são CCCs, com acometimento, sobretudo, entre os 60 e 70 anos de idade. As maiores incidências anuais são registradas no Japão e em Israel. Associam-se a diversos processos inflamatórios e infecciosos das vias biliares, como colangite esclerosante primária, colangite piogênica recorrente por hepatolitíase, doença de Caroli e cistos de colédoco, exposição a toxinas e infecções virais (HIV, hepatite B e C e Epstein-Barr).

Quadro Clínico

A manifestação clínica mais comum é icterícia, geralmente indolor. Outros sintomas colestáticos, como prurido, acolia fecal e colúria podem estar presentes. Dor abdominal ocorre apenas em estágios avançados, levando muitos pacientes a atendimento médico apenas em fases tardias. Ascite e esplenomegalia significam acometimento portal, indicando mau prognóstico.

Os CCCs apresentam tendência a crescimento lento e infiltrativo pelas paredes das vias biliares. Com o avançar da doença, pode haver acometimento de fígado, veia porta e linfonodos regionais, geralmente se iniciando nas cadeias celíaca e pancreatoduodenal. Colangite é frequente e configura emergência médica.

Tratamento

Ressecção cirúrgica completa é a única modalidade com potencial de cura, apesar de apenas a minoria dos cânceres ser ressecável após o estadiamento pré-operatório inicial. Mesmo com a ressecção, a sobrevida em cinco anos varia entre 10% e 44%, segundo a literatura.

Tratamento paliativo envolve cirurgia, uso de *stents*, terapia fotodinâmica, radioterapia e quimioterapia. Essas duas últimas modalidades também podem ser empregadas em um esforço para reduzir massas tumorais e torná-las operáveis. O tratamento básico objetiva controle de icterícia, prurido, sepse e insuficiência hepática, quando presentes.

Aspectos Morfológicos de Imagem

Diversas entidades patológicas apresentam características radiológicas semelhantes aos CCCs, dificultando seu diagnóstico. A colangiorressonância é o exame mais preciso na sua avaliação. Sobre os aspectos tomográficos, as características variam conforme a divisão entre tumores intra e extra-hepáticos.

Os intra-hepáticos são subdivididos em:

a) Formadores de massa:
- Costumam ser hipoatenuantes;
- Podem ser exofíticos ou nodulares;
- Geralmente são diagnosticados quando já atingem dimensões maiores, por não causarem sintomas colestáticos evidentes;
- Pelo tamanho, não é raro haver graus variados de necrose e/ou fibrose centrais;
- Em estudos com contraste intravenoso, apresentam primeiramente realce periférico, em aspecto de halo, havendo realce gradual centrípeto, de grau e extensão inversamente proporcionais à intensidade da fibrose;
- Pode haver retração capsular e dilatação ductal distal à lesão.

b) Periductais infiltrativos:
- Mais comuns no hilo, onde são chamados de tumor de Klatskin;
- Demonstram crescimento pelas paredes ductais, geralmente como regiões de espessamento do parênquima periductal;
- Causam estenose do ducto envolvido e dilatação da árvore biliar à montante;
- Podem estar associados aos formadores de massa.

c) Intraductais:
- Geralmente inoperáveis;
- Causam ductectasia com ou sem massa;
- Quando há massa, pode ser mural ou polipoide, geralmente em aspecto papilar hipoatenuante com realce pós-contraste;
- Pode produzir bastante mucina, tomando aspecto de massa cística com margens definidas.

Os extra-hepáticos geralmente apresentam-se como espessamento parietal do ducto biliar acometido, com realce acentuado na fase arterial. O Grupo Japonês de Estudo do Câncer de Fígado (*The Liver Cancer Study Group of Japan*) propôs para os extra-hepáticos uma subdivisão análoga à dos intra-hepáticos, com os subtipos nodular (análogo aos formadores de massa), esclerosante (análogo aos periductais infiltrativos) e papilar (análogo aos intra-ductais), tendo seus correspondentes morfológicos análogos intra-hepáticos.

Portanto, na descrição morfológica das lesões, é fundamental relatar o número, dimensão, localização e extensão das lesões, presença de estenose ou ectasia ductal, padrão de realce pós-contraste (quando utilizado) e se há acometimento de estruturas adjacentes.

Papel da PET/CT com ^{18}FDG

Quanto aos diferentes tipos de CCCs e suas características em relação ao metabolismo glicolítico, pode-se resumir da seguinte forma:

a) Formadores de massa:

- Usualmente exibem bastante expressão de receptores GLUT-1, demonstrando acentuada avidez pela glicose marcada;
- Em geral demonstram maiores dimensões e áreas centrais de necrose e fibrose, acarretando padrões heterogêneos de distribuição do radiofármaco;
- Possível presença de áreas necróticas e fibróticas fotopênicas centrais à semelhança do padrão de realce pelo meio de contraste à TC.

b) Periductais infiltrativos:

- Proporcionalmente às células tumorais, há bastante tecido fibroso, o que pode reduzir o hipermetabolismo glicolítico e a sensibilidade do método nesse subtipo de CCC;
- Devido ao seu crescimento longitudinal ao longo dos ductos biliares, promove sintomas de colestase mais precoces, fazendo com que as lesões sejam diagnosticadas como espessamentos das vias biliares, não como massas tumorais;
- A hipercaptação habitual da ^{18}FDG ocorre em áreas de espessamento parietal de aspecto anular na árvore biliar, obstruindo parcial ou completamente a luz, com possível extensão tanto intra quanto extra-hepática;
- Pode haver padrão focal de hipercaptação, quando mais limitada, ou linear com ramificações, quando acometendo mais segmentos da árvore biliar;
- Processos inflamatórios (colangite), manipulação cirúrgica e inserção de *stents* podem causar aumento do metabolismo glicolítico e gerar confusão com neoplasia. Nesses casos, é importante a identificação desses antecedentes à anamnese, eventualmente indicando a realização de estudo *dual-time*;
- As imagens tardias, obtidas após mais de 90 minutos da injeção do radiofármaco, podem ajudar a diferenciar os processos inflamatórios dos neoplásicos, já que estes últimos demonstram aumento da intensidade de captação nas imagens tardias em relação às precoces.

c) Intraductais:

- Tumores de baixo grau, de dimensões reduzidas e com alto conteúdo de mucina;
- Não apresentam elevada avidez pela glicose marcada;
- PET/CT com ^{18}F-FDG apresenta menor aplicabilidade.

Estadiamento

O objetivo do estadiamento é avaliar a ressecabilidade e a presença ou não de metástases a distância. Os estudos sugerem que a PET/CT com ^{18}FDG pode alterar drasticamente a conduta terapêutica. Dados do NOPR (*The National Oncologic PET Registry*) e Medicare indicam que em 41,9% dos casos o exame modifica a conduta previamente planejada.

A PET/CT com ^{18}FDG tem importante papel no estadiamento linfonodal e na detecção de metástases a distância. Para o estadiamento N, aparentemente demonstra valores de especificidade e de acurácia maiores que os da TC com contraste, com menores taxas de sensibilidade – ainda que esta última também seja uma limitação da tomografia. Metástases linfonodais são frequentes, sobretudo para as cadeias portocaval, pancreatoduodenal superior e inferior e, mais tardiamente, para as cadeias retroperitoneais.

Para o estadiamento M, apresenta a vantagem de avaliar o corpo inteiro, sendo capaz de detectar os principais sítios de metástases: hepáticas, pulmonares, peritoneais, ósseas e adrenais.

Detecção de Recorrência

Há indícios de que a PET/CT com ^{18}F-FDG tenha utilidade no acompanhamento após tratamento cirúrgico, radioterápico ou sistêmico, ainda sendo necessária confirmação dos dados por estudos mais robustos.

Conclusão

- A PET/CT com ^{18}F-FDG tem maior aplicação nos subtipos intra-hepáticos formadores de massa e extra-hepático nodular.
- O método tem importante papel no estadiamento linfonodal e na detecção de metástases a distância.
- Estudos prospectivos mais robustos são necessários para estabelecer o papel do método na detecção de recorrência e avaliação de resposta terapêutica.

Caso Ilustrativo

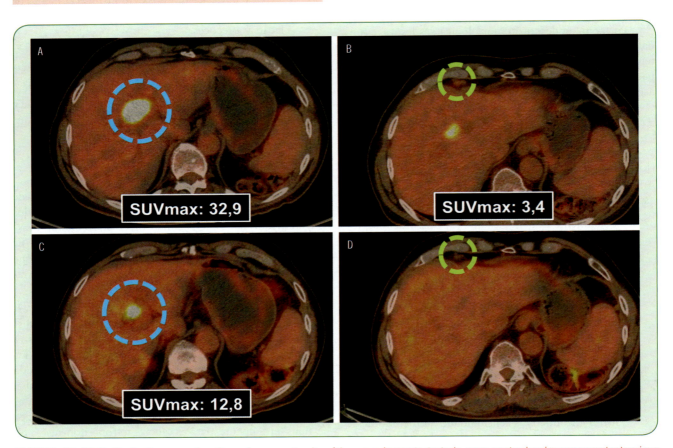

FIGURA 17.12.3. Paciente com colangiocarcinoma extra-hepático, previamente tratado com gastroduodenopancreatectomia e quimio/radioterapia, submetido à PET/CT com ^{18}FDG para avaliação de seguimento e pesquisa de recidiva (**A** e **B**). O estudo demonstra hipermetabolismo glicolítico na topografia da anastomose biliodigestiva, sem nítidos planos de clivagem com o segmento IVb hepático, sugestivo de recidiva de doença (círculo pontilhado azul em **A**). Também há hipermetabolismo glicolítico discreto em linfonodo subdiafragmático direito (círculo pontilhado verde em **B**), suspeito para comprometimento secundário. O paciente é, então, submetido a tratamento quimio/radioterápico, sendo, após dois meses, realizado novo estudo (**C** e **D**) para avaliação de resposta terapêutica. O estudo demonstra redução das dimensões e do hipermetabolismo glicolítico na lesão hepática e resolução do hipermetabolismo glicolítico no linfonodo subdiafragmático direito. Além disso, sugere resposta parcial ao tratamento e presença de doença residual na região hilar hepática.

Leitura Sugerida

- Parikh U, Marcus C, Sarangi R, Taghipour M, Subramaniam RM. FDG PET/CT in pancreatic and hepatobiliary carcinomas: value to patient management and patient outcomes. PET Clin. 2015;10(3):327-43.

- Donswijk ML, Hess S, Mulders T, Lam MG. [18F] Fluorodeoxyglucose PET/computed tomography in gastrointestinal malignancies. PET Clin. 2014;9(4):421-41, v-vi.

- Lee JD, Kang WJ, Yun M. Primary cancer of the liver and biliary duct. PET Clin. 2008;3(2):169-86.

- Clark HP, Carson WF, Kavanagh PV, Ho CP, Shen P, Zagoria RJ. Staging and current treatment of hepatocellular carcinoma. Radiographics. 2005;25 Suppl 1:S3-23.

- McEvoy SH, McCarthy CJ, Lavelle LP, Moran DE, Cantwell CP, Skehan SJ, et al. Hepatocellular carcinoma: illustrated guide to systematic radiologic diagnosis and staging according to guidelines of the American Association for the Study of Liver Diseases. Radiographics. 2013;33(6):1653-68.

- Hillner BE, Siegel BA, Shields AF, Liu D, Gareen IF, Hunt E, et al. Relationship between cancer type and impact of PET and PET/CT on intended management: findings of the national oncologic PET registry. J Nucl Med. 2008;49(12):1928-35.

- Esteves FP, Schuster DM, Halkar RK. Gastrointestinal tract malignancies and positron emission tomography: an overview. Semin Nucl Med. 2006;36(2):169-81.

- Gupta N, Bradfield H. Role of positron emission tomography scanning in evaluating gastrointestinal neoplasms. Semin Nucl Med. 1996;26(1):65-73.

17.13 Câncer de Mama

GEORGE BARBERIO COURA FILHO
JOSÉ FLÁVIO GOMES MARIN

Conteúdo

Introdução
    Incidência, Mortalidade e Principais Apresentações
Bases Gerais do Estadiamento
Técnica
    Parâmetros de Aquisição e Processamento Específicos
    Pontos-chave na Análise
    Distribuição Fisiológica
    O que Procurar

Limitações do Método
Indicações Clínicas
    Diagnóstico Inicial
    Estadiamento
    Reestadiamento/Detecção de Recorrência Locorregional ou a Distância
    Monitoração de Resposta Terapêutica
Perspectivas

Introdução

Incidência, Mortalidade e Principais Apresentações

O câncer de mama é a neoplasia mais importante no sexo feminino. No Brasil, é o segundo tipo de câncer mais incidente na população geral e o primeiro na população feminina (excluindo-se o câncer de pele não melanoma). Segundo o Instituto Nacional de Câncer (Inca), foram previstos 57.960 novos casos para o ano de 2016. É a maior causa de morte por câncer nas mulheres do mundo todo, liderando as mortes por câncer em mulheres também no Brasil, com 16% no período de 2008 a 2012, conforme dados do Inca. Sua incidência tem aumentado de acordo com mudanças nos hábitos de vida da mulher moderna, destacando-se o uso de anticoncepcionais orais, a primeira gestação tardia ou nuliparidade e a menarca precoce, além de mutações dos genes BRCA1 e BRCA2. A idade também é um importante fator de risco. Entre os fatores protetores são citados a amamentação, a prática de exercícios físicos e hábitos alimentares saudáveis. A apresentação no sexo masculino é rara e geralmente agressiva.

A importância epidemiológica e a dificuldade de prevenção dessa neoplasia tornam importante o seu rastreamento e detecção precoce. Em nosso meio são recomendados o exame de palpação das mamas em pacientes acima de 40 anos e a mamografia bienal em mulheres de 50 a 69 anos. Em pacientes com histórico familiar de câncer de mama, inicia-se o rastreamento mamográfico a partir dos 35 anos, devido ao maior risco de relação com mutação genética e incidência precoce da doença.

As formas de apresentação são variadas, porém sua classificação é feita principalmente de acordo com características histológicas e moleculares. A origem principal é de células ductais e lobulares de natureza epitelial (carcinomas), em que a principal diferenciação é baseada na invasão (carcinomas invasivos) ou não (carcinomas *in situ*) do tecido conectivo adjacente por meio da ruptura da membrana basal. As demais variantes histológicas incluem o carcinoma tubular e o carcinoma inflamatório. Tumores de outras linhagens, como os sarcomas, são raros.

Outra importante característica a ser considerada nas apresentações do câncer de mama é o grau tumoral, que varia de 1 a 3, sendo o grau 1 para tumores com características celulares bem diferenciadas e o grau 3 para os tumores com características pouco diferenciadas. Finalmente, a classificação molecular é baseada na expressão tecidual de receptores de estrógeno, progesterona e do oncogene HER2/neu.

Bases Gerais do Estadiamento

O estadiamento do câncer de mama tem por objetivo facilitar a decisão pela melhor opção terapêutica e traçar prognóstico clínico da paciente. Atualmente, devido às diversificadas estratégias de tratamento localizado (como cirurgia e radioterapia) e sistêmico (como quimioterapia e hormonioterapia), é essencial o estadiamento acurado. Assim, é possível optar por terapias neoadjuvantes ou adjuvantes, bem como determinar a extensão da cirurgia, evitando-se morbidade desnecessária.

O estadiamento é baseado na classificação TNM. A extensão tumoral T é acessada diferenciando os carcinomas *in situ* (que são classificados como Tis) dos demais, que então são classificados em T1 (I) a T4 (III) (existindo subdivisões) com base no tamanho tumoral no maior eixo (valores de corte de 2,0 e 5,0 cm) e na extensão para a parede torácica e/ou pele.

Já a categorização locorregional N é feita pela avaliação de linfonodos. Variam em N0, quando não há linfonodos acometidos, N1 (pelo menos II), quando há acometimento de cadeias axilares nos níveis I ou II do mesmo lado do tumor, e N2 (pelo menos III), quando esses linfonodos estão fixos ou endurecidos ou quando há acometimento de cadeia torácica interna do mesmo lado do tumor, sem evidência de acometimento de cadeia axilar. Por fim, N3 (pelo menos III) é quando há acometimento de nível III axilar ou supraclavicular do mesmo lado do tumor, ou acometimento de cadeia torácica interna do mesmo lado do tumor adicionalmente ao acometimento axilar. A extensão metastática M é classificada em M0, quando não há evidência de acometimento a distância, e M1 (IV), quando há acometimento de linfonodos não inclusos na classificação N ou órgãos a distância. Deve ser citada a existência de subcategorias de estadiamento patológico (pN e pM), baseado no conceito de células tumorais isoladas (pequenos grupamentos celulares menores do que 0,2 mm), cujo maior detalhamento pode ser obtido em leitura específica.

Com a importância de se determinar o estadiamento TNM, fica evidente o valor do uso de métodos de imagem para complementar o exame físico e a história clínica. Assim, inserem-se metodologias como a mamografia, a ultrassonografia, a ressonância magnética e os métodos de medicina nuclear. O uso da medicina nuclear convencional por cintilografias e pesquisa de linfonodo sentinela, bem como o uso de radiofármacos alternativos são abordados em outras seções, não sendo o escopo deste capítulo, que será focado no uso de PET/CT com fluordeoxiglicose marcada com flúor-18 (PET/CT-[18]FDG).

Técnica

Parâmetros de Aquisição e Processamento Específicos

Os parâmetros de aquisição e processamento na avaliação do câncer de mama com [18]FDG são, em geral, os mesmos das demais avaliações oncológicas. Preconiza-se jejum de 4 a 6 horas previamente à administração do radiofármaco. Hidratação do paciente é recomendável a fim de evitar retenção do radiofármaco nos sistemas coletores renais, dificultando a interpretação do exame, além de reduzir a exposição da bexiga.

Recomenda-se injeção do radiofármaco no membro superior contralateral à lesão ou em membros inferiores, visando evitar que eventual material extravasado para o subcutâneo durante a infusão seja drenado por via linfática até os linfonodos axilares, gerando potenciais falso-positivos para acometimento linfonodal. O posicionamento

dos membros superiores em equipamentos de PET/CT deve ser para cima, minimizando-se, assim, artefatos de reconstrução da tomografia computadorizada. Esses artefatos causam prejuízo no mapa de correção de atenuação e geram artefatos nas imagens reconstruídas de PET, além de impedirem uma análise semiquantitativa por SUV (*standardized uptake value*) confiável.

Uma possível solução para melhor avaliar as mamas é a aquisição com o paciente em posição prona, com as mamas pendentes. A distribuição espacial do tecido mamário nessa posição facilitaria a identificação de lesões, aumentando a sensibilidade do método. No entanto, é necessária uma maca especial com espaços próprios para acomodar as mamas em posição pendente, a qual não é amplamente disponível. Existem diversos estudos encorajando o uso de imagens tardias (*dual point image*), associadas ou não à aquisição em prona, para melhorar a acurácia da caracterização de lesões mamárias, especialmente as de pequenas dimensões.

Pontos-chave na Análise

A base da análise das imagens de PET/CT-[18]FDG em câncer de mama é qualitativa e feita visualmente por um médico nuclear experiente. O papel da avaliação semiquantitativa por SUV ganha importância em estudos seriados e comparativos de um mesmo paciente.

Distribuição Fisiológica

Na avaliação da mama há uma dificuldade interpretativa adicional, já que o parênquima mamário normal pode concentrar [18]FDG. Os principais fatores relacionados à variação de concentração de [18]FDG em mamas normais são idade da paciente e densidade do parênquima glandular mamário, que muitas vezes estão correlacionadas. Muitas vezes ocorre assimetria de distribuição fisiológica entre mamas da mesma paciente. A região dos mamilos/complexo aréolo-papilar frequentemente exibe grau discreto de concentração. Em mulheres que estão amamentando, o parênquima costuma apresentar aumento difuso da concentração do radiofármaco.

O que Procurar

Se for caracterizada lesão primária na mama (geralmente não é o objetivo do exame), devem ser observadas, além das características estruturais básicas (quando for possível a individualização tomográfica), alterações do tecido adjacente e eventuais extensões da captação para a pele, parede torácica ou mamilo. Lesões satélites também devem ser notadas. A mama e a axila contralaterais devem ser inspecionadas, especialmente em casos de carcinoma lobular. Na axila, devem ser percorridos todos os níveis linfonodais (I a III). Atenção especial deve ser dada à cadeia torácica interna, que pode apresentar pequenos linfonodos acometidos, com tênue metabolismo glicolítico, dificultando sua detecção. Na avaliação das demais estruturas corpóreas, a caracterização de metástases ósseas pode ser desafiadora, pois podem apresentar baixo grau metabólico glicolítico, aumentando a importância da correlação com os achados do componente da tomografia computadorizada. Sítios-alvo de mutações genéticas correlatas (como os ovários nas mutações BRCA) devem ser ativamente examinados.

Limitações do Método

Muitas das dificuldades encontradas na avaliação do câncer de mama com PET/CT-^{18}FDG são comuns às demais avaliações oncológicas. As principais causas de falso-positivos são os processos inflamatórios (mastite, coleções pós-operatórias, reações de corpo estranho a próteses, esteatonecrose em retalhos musculares) e infecciosos não relacionados à neoplasia primária, que podem ser encontrados nas diversas regiões do corpo (incluindo-se alterações decorrentes de cirurgia e radioterapia). Entre as lesões benignas que podem concentrar ^{18}FDG, podemos citar a alteração fibrocística da mama, a hiperplasia ductal com atipia, a ectasia ductal e o tumor *phyllodes*.

Os principais falso-negativos encontrados se relacionam principalmente às características histopatológicas dos tumores de mama. É conhecido que os carcinomas lobulares e/ou produtores de mucina concentram menos ^{18}FDG do que os carcinomas ductais, sendo responsáveis por uma parcela dos falso-negativos. Outros falso-negativos são as lesões menores do que 1,0 cm e as lesões *in situ*, devido à resolução espacial dos equipamentos de PET, bem como as metástases ósseas de natureza osteoblástica, que podem apresentar baixo metabolismo glicolítico. Devemos comentar também que tumores negativos para receptores de estrógeno tendem a apresentar maior concentração de ^{18}FDG, bem como os tumores negativos para receptores de estrógeno, progesterona e HER2/neu (triplo negativos), que geralmente apresentam maior metabolismo glicolítico, fato usualmente associado à maior agressividade.

Indicações Clínicas

Diagnóstico Inicial

O rastreamento do câncer de mama é realizado por mamografia, um exame de baixo custo, sensibilidade satisfatória e ampla disponibilidade. A PET/CT-^{18}FDG de corpo inteiro não tem papel no rastreamento do câncer de mama. No entanto, seu uso no diagnóstico de lesões suspeitas é estudado, apesar de até o presente momento não ter papel bem definido.

A sensibilidade e a especificidade variaram, nas maiores séries de estudos, entre 80% e 100% e 75% e 100%, respectivamente, porém com alguns vieses de seleção, como pacientes com tumores maiores, já que diversos estudos demonstraram sensibilidade muito reduzida para tumores menores que 1,0 cm, e menor ainda na detecção do carcinoma *in situ* (que chega a apenas 25%). Outra situação é a seleção de histologias mais agressivas, excluindo tumores mais diferenciados, que podem apresentar menores concentrações do radiofármaco, tais como os carcinomas tubular e lobular.

Alguns estudos correlacionaram a histologia com a captação de ^{18}FDG, sugerindo que tumores mais agressivos concentrem mais o radiofármaco. Há correlação positiva com a variante ductal, com o maior grau histológico tumoral e com o índice de proliferação celular Ki67, e há ausên-

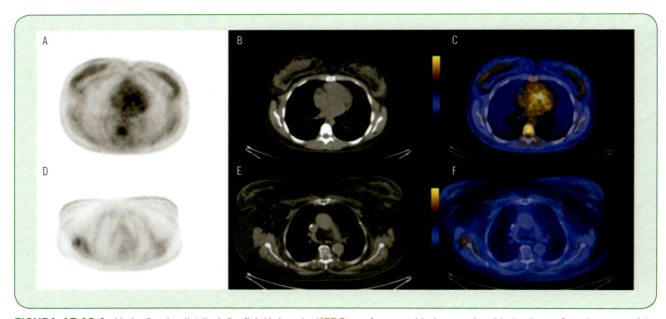

FIGURA 17.13.1. Variação da distribuição fisiológica do ^{18}FDG conforme a idade e a densidade do parênquima mamário. Imagens de PET (**A**), CT (**B**) e PET/CT (**C**) de paciente com 29 anos. Notar captação no parênquima fibroglandular bilateral. **D** a **F**: imagens de PET (**D**), CT (**E**) e PET/CT (**F**) de paciente com 65 anos, com lipossubstituição mamária. Notar o menor grau de captação do radiofármaco nessa situação.

cia de relação com o tamanho tumoral e o acometimento linfonodal. Porém, essas correlações ainda não são bem estabelecidas e a quantidade de fatores influenciando o metabolismo glicolítico tumoral dificulta uma associação capaz de tornar o SUV do tumor primário um índice prognóstico adicional ao estadiamento TNM. A maior crítica ao uso da ^{18}FDG no diagnóstico do tumor primário é sua menor acurácia quando comparada à prática atual de mamografia e/ou ultrassonografia associada a biópsia e avaliação histológica, deixando seu uso restrito aos casos em que os procedimentos clássicos ainda deixam dúvidas.

Há um esforço em relação ao desenvolvimento de aparelhos dedicados à avaliação exclusiva das mamas por emissão de pósitrons. Têm sido denominados de mamografia por emissão de pósitrons (PEM), com configuração ainda bastante variada. O principal objetivo é melhorar a resolução espacial do modo de aquisição por emissão de pósitrons, facilitando, portanto, a visualização de lesões de menores dimensões, desde que elas apresentem aumento da concentração do radiofármaco. Existem publicações referindo resolução espacial inferior a 5 mm, com potencial uso em cenários clínicos específicos, como na avaliação de mamas densas, embora ainda com implantação clínica e impacto no manejo indeterminados, apesar dos resultados preliminares promissores.

Estadiamento

Com relação ao valor da PET/CT-^{18}FDG no estadiamento do câncer de mama, podemos subdividir em duas situações distintas, que serão discutidas em separado: a avaliação linfonodal regional e a avaliação de lesões a distância.

A avaliação linfonodal locorregional tem sensibilidade e especificidade relatadas de 33% a 100% e de 66% a 100%, respectivamente. Os valores mais baixos encontrados em literatura estão relacionados muitas vezes a menores diâmetros do tumor primário. Também é conhecida a limitação do método em determinar com precisão o número de linfonodos acometidos ou em evidenciar doença microscópica. Para a caracterização da doença microscópica, continua sendo preconizada a pesquisa de linfonodo sentinela intraoperatória. O número de linfonodos acometidos é mais bem avaliado pelo esvaziamento linfonodal axilar. Dessa forma, a PET/CT-^{18}FDG pode ter utilidade apenas em casos selecionados, como em pacientes com tumores maiores e/ou palpação axilar duvidosa (estádios II-III). O valor específico do método na avaliação de linfonodos da cadeia torácica interna ainda é controverso, apesar da utilidade comprovada do exame na caracterização de linfonodos extra-axilares.

No caso da avaliação de lesões a distância, habitualmente são utilizados métodos convencionais como radiografia de tórax, ultrassonografia de abdome, cintilografia óssea e tomografia computadorizada. Geralmente, em estádios precoces não é recomendado o estadiamento sistêmico, com exceção de pacientes com sintomas ou suspeita clínica de doença metastática. Em relação ao estadiamento convencional, a maior vantagem da PET/CT-^{18}FDG é avaliar o corpo inteiro em um único estudo, incluindo os principais sítios de acometimento metastático, exemplificados por pulmão, fígado e ossos. Seu uso pode ser recomendado mais efetivamente nos casos com alta probabilidade pré-teste e sem resultados conclusivos na investigação convencional. Uma exceção importante é o carcinoma inflamatório, geralmente muito agressivo (até 30% de metástases a distância na apresentação inicial), com relatos robustos de utilidade da PET/CT-^{18}FDG no estadiamento inicial.

Em relação ao acometimento ósseo, foi demonstrado que a PET/CT-^{18}FDG tem maior capacidade de diagnosticar lesões osteolíticas ou com comprometimento predominantemente medular, conferindo aos seus portadores um pior prognóstico. Alguns autores advogam que há complementaridade de avaliação da extensão da doença óssea entre os achados de ^{18}FDG e da cintilografia óssea. O uso de marcadores de metabolismo ósseo em PET como o ^{18}F-fluoreto vem sendo crescentemente estudado, já encontrando amplo respaldo para sua utilização.

Reestadiamento/Detecção de Recorrência Locorregional ou a Distância

Apesar da recorrência ou de a doença avançada no câncer de mama geralmente apresentar prognóstico ruim (no entanto, com recente aumento nas opções de trata-

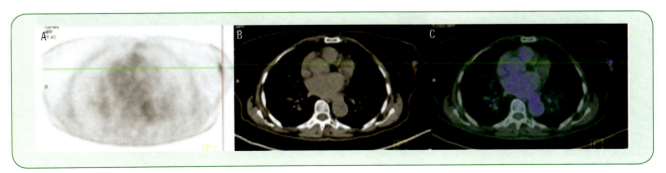

FIGURA 17.13.2. Triangulação de imagens de PET com ^{18}FDG (**A**), CT (**B**) e PET/CT (**C**) demonstrando hipermetabolismo glicolítico focal discreto em lesão nodular no quadrante superolateral da mama esquerda. A biópsia revelou carcinoma ductal invasivo.

mento), existem evidências na literatura apontando custo-efetividade no uso de métodos de imagem para avaliar a extensão da doença. Essa avaliação visa determinar a quantidade de recursos capazes de beneficiar a paciente, como aumento da sobrevida e/ou promoção de qualidade de vida. Entre os métodos utilizados, novamente citamos a radiografia de tórax, tomografia computadorizada, ressonância magnética e cintilografia óssea. Em relação às modalidades terapêuticas possíveis, temos a hormonioterapia, radioterapia, quimioterapia, imunoterapia, cirurgia em casos reservados e os cuidados paliativos.

Os métodos de avaliação de recorrência comumente baseiam-se em critérios anatômicos. Como a PET/CT-^{18}FDG detecta alterações do metabolismo glicolítico, é possível evidenciar eventualmente lesões antes da alteração anatômica (especialmente em linfonodos e na medula óssea), tornando o cenário de avaliação de recorrência uma das melhores e mais bem estudadas indicações da modalidade no câncer de mama, principalmente nas pacientes em que há suspeita de recidiva (como sintomas e elevação de marcadores séricos) não detectada ou confirmada pelos métodos convencionais. O método também apresenta vantagem na avaliação de áreas com estrutura anatômica deformada por um procedimento prévio, por exemplo, nas fibroses após cirurgia e radioterapia, situações em que pode ser difícil a diferenciação entre doença ativa e sequela do tratamento. Atualmente essa indicação é a que apresenta maior evidência de benefício e maior grau de recomendação nos principais *guidelines* internacionais.

Monitoração de Resposta Terapêutica

No câncer de mama, é possível realizar terapias neoadjuvantes ou adjuvantes ao tratamento cirúrgico convencional, além do tratamento da doença recorrente e/ou metastática. A avaliação após terapia adjuvante é desnecessária, já que se presume a ressecção total da doença macroscópica e a efetividade do tratamento complementar na erradicação da doença microscópica.

A terapia neoadjuvante visa reduzir o volume da doença locorregional antes do tratamento cirúrgico definitivo. Em geral, as opções são sistêmicas como a quimioterapia, hormonioterapia ou imunoterapia. A avaliação de redução da doença após o tratamento neoadjuvante é importante, porque a resposta não só é preditora de sobrevida livre de doença, como também serve para a decisão da melhor abordagem terapêutica seguinte. A avaliação de resposta à terapia neoadjuvante inclui o sítio primário e os linfonodos axilares. Estudos demonstram que a PET/CT-^{18}FDG é capaz de diferenciar respondedores de não respondedores, inclusive precocemente, nos primeiros ciclos de quimioterapia. A avaliação precoce pode sugerir mudanças de abordagem terapêutica.

A maior desvantagem da avaliação de resposta à terapia neoadjuvante é a necessidade da realização de mais estudos de PET/CT-^{18}FDG (antes e após o tratamento neoadjuvante), com potencial elevação de custos. A inclusão desses estudos adicionais ainda não tem estabelecido seu caráter custo-efetivo. Outra importante dificuldade é padronizar os critérios de resposta, que ainda são muito variados na literatura médica.

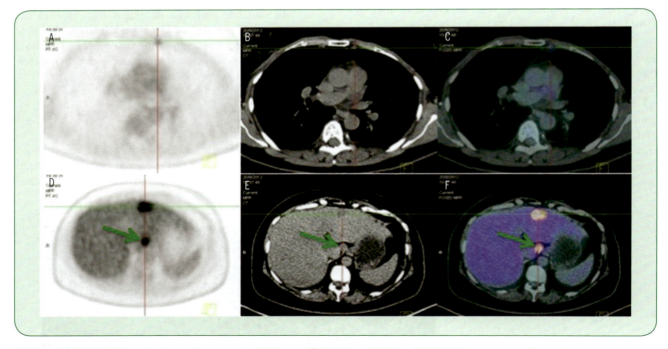

FIGURA 17.13.3. Triangulação de imagens de PET com ^{18}FDG (**A**), CT (**B**) e PET/CT (**C**) em reestadiamento de paciente com carcinoma ductal invasivo da mama, demonstrando recidiva locorregional na cadeia torácica interna esquerda (notar captação discreta). Triangulação de imagens de PET com ^{18}FDG (**D**), CT (**E**) e PET/CT (**F**) da mesma paciente, demonstrando recidiva a distância no lobo hepático esquerdo. Notar metástase linfonodal no recesso hepatogástrico (seta).

A avaliação de resposta na doença avançada é um contexto clínico diferente. Já é bem conhecida a capacidade da PET/CT-^{18}FDG em avaliar a resposta após tratamentos localizados e sistêmicos. Apesar de bom discriminador do grau de resposta aos tratamentos, o maior problema encontrado na aplicação mais abrangente do método no câncer de mama é a escassez de alternativas terapêuticas. Recentemente essa limitação vem sendo reduzida em virtude do crescente número de tratamentos disponíveis; além disso, existe a possibilidade de reduzir custos e morbidade associados a tratamentos que não estão sendo efetivos, o que pode ser demonstrado de maneira consistente pela PET/CT-^{18}FDG.

A avaliação de resposta por meio da PET/CT-^{18}FDG não é isenta de artefatos e falso-positivos e negativos. No contexto específico de hormonioterapia recém-iniciada (ou seja, nas primeiras duas semanas de tratamento em pacientes com tumores positivos para receptores hormonais), pode ser observado fenômeno paradoxal de aumento de concentração lesional da ^{18}FDG (isto é, relacionado à melhora da doença, provavelmente por alterações inflamatórias), chamado de *flare*. Esse fenômeno geralmente é confirmado em exame subsequente, mas, se não suspeitado, pode ser erroneamente interpretado como falsa progressão da doença. O processo inflamatório após radioterapia também pode dificultar a interpretação, sendo importante realizar o estudo após algumas semanas do fim do tratamento para minimizar essa interferência.

Perspectivas

Para a avaliação do câncer de mama com PET/CT deposita-se grande esperança no uso de novos radiofármacos. Os de maior importância no momento são: o ^{18}F-fluoreto (marcador de metabolismo ósseo), o ^{18}F-fluoroestradiol (marcador de receptores de estrogênio) e os marcadores de receptor HER2/neu, o primeiro já tem utilização clínica recente e os outros ainda são objeto de pesquisa, com aplicação clínica restrita.

Leitura Sugerida

- Instituto Nacional do Câncer. Estimativa 2014: Incidência de câncer no Brasil. INCA; 2010. Disponível em: http://www1.inca.gov.br/vigilancia/.
- American Joint Committee on Cancer – AJCC. Cancer Staging Manual 7th ed. New York: Springer; 2010.
- National Comprehensive Cancer Network – NCCN. Clinical Practice Guidelines in Oncology. Breast Cancer Version 1; 2014. Disponível em: http://www.nccn.org/professionals/physician_gls/pdf/breast.pdf.
- Hildebrandt MG, Kodahl AR, Teilmann-Jørgensen D, Mogensen O, Jensen PT. [^{18}F]fluorodeoxyglucose PET/computed tomography in breast cancer and gynecologic cancers: a literature review. PET Clin. 2015;10(1):89-104.
- Garami Z, Hascsi Z, Varga J, Dinya T, Tanyi M, Garai I, et al. The value of 18-FDG PET/CT in early-stage breast cancer compared to traditional diagnostic modalities with an emphasis on changes in disease stage designation and treatment plan. Eur J Surg Oncol. 2012;38(1):31-7.
- Kumar R, Rani N, Patel C, Basu S, Alavi A. False-negative and false-positive results in FDG-PET and PET/CT in breast cancer. PET Clin. 2009;4(3):289-98.
- Lee JH, Rosen EL, Mankoff DA. The role of radiotracer imaging in the diagnosis and management of patients with breast cancer: part 1 – overview, detection, and staging. J Nucl Med. 2009;50(4):569-81.
- Lee JH, Rosen EL, Mankoff DA. The role of radiotracer imaging in the diagnosis and management of patients with breast cancer: part 2 – response to therapy, other indications, and future directions. J Nucl Med. 2009;50(5):738-48.
- Hoh CK, Schiepers C. 18-FDG imaging in breast cancer. Semin Nucl Med. 1999;29(1):49-56.
- Eubank WB, Mankoff DA. Current and future uses of positron emission tomography in breast cancer imaging. Semin Nucl Med. 2004;34(3):224-40.
- Flanagan FL, Dehdashti F, Siegel BA. PET in breast cancer. Semin Nucl Med. 1998;28(4):290-302.
- Mavi A, Cermik TF, Urhan M, Puskulcu H, Basu S, Cucchiara AJ, et al. The effect of age, menopausal state, and breast density on (18)F-FDG uptake in normal glandular breast tissue. J Nucl Med. 2010;51(3):347-52.

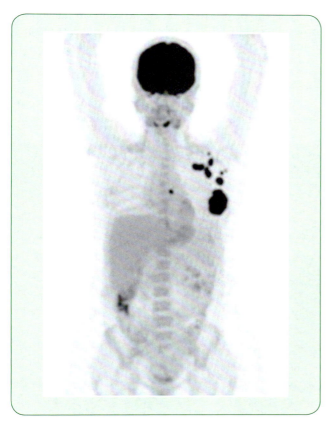

FIGURA 17.13.4. Imagem reconstruída de corpo inteiro (MIP – *maximum intensity projection*) após a administração de ^{18}FDG, demonstrando incremento do metabolismo glicolítico em lesão mamária esquerda, em linfonodos axilares e na cadeia torácica interna desse lado.

17.14 Tumores Ginecológicos

GEORGE BARBERIO COURA FILHO
JOSÉ FLÁVIO GOMES MARIN

Conteúdo

Introdução
Epidemiologia e Principais Apresentações
    Bases Gerais do Estadiamento
Técnica
    Parâmetros de Aquisição e Processamento Específicos
Pontos-chave na Análise
    Distribuição Fisiológica
    O que Procurar

Limitações: Causas de Falso-Positivo e Falso-Negativo
Indicações Clínicas
Câncer do Colo Uterino
Câncer de Endométrio
Câncer de Ovário
Câncer de Vulva e Vagina
Perspectivas

Introdução

Epidemiologia e Principais Apresentações

Os tumores ginecológicos representam os diversos tipos de neoplasias do aparelho genitorreprodutor feminino originadas no útero, ovários (corpo e colo), vulva, vagina e tubas uterinas. De acordo com as estimativas publicadas pelo Instituto Nacional de Câncer (Inca), foram previstos, para 2016, 16.340 casos novos para câncer de colo de útero e de 6.150 casos novos para câncer de ovário.

O câncer de colo de útero é o terceiro câncer mais frequente na população feminina (primeira causa é o câncer de mama e a segunda, o câncer colorretal) e a quarta causa de morte de mulheres por câncer no Brasil.

Os fatores de risco (comportamentais, socioambientais e biológicos) para essas neoplasias são variados, refletindo a diversidade de vias oncogênicas possíveis no aparelho genitorreprodutor feminino. Alguns dos principais são a infecção pelo papilomavírus humano (HPV) no câncer de colo uterino, a idade e alterações genéticas (BRCA 1 e 2; síndrome de Lynch), para o câncer de ovário, e a exposição ao estrógeno (endógeno ou exógeno), para o câncer de corpo uterino (endométrio).

Conforme já dito, a diversidade celular/tecidual do aparelho reprodutor feminino propicia diferentes vias oncogênicas, ampliando o número de variáveis histológicas possíveis. O conhecimento dos aspectos biológicos e da história natural dos diferentes tipos histológicos é de suma importância para a avaliação imagenológica adequada desses tumores, especialmente no contexto metabólico fornecido pela PET/CT. A Tabela 17.14.1 sintetiza os tipos histológicos mais frequentes e seu fenótipo glicolítico.

Bases Gerais do Estadiamento

O estadiamento das neoplasias ginecológicas é complexo e diferenciado para cada topografia anatômica de in-

TABELA 17.14.1
Principais Tipos Histológicos das Neoplasias Ginecológicas e Sua Avidez pela ^{18}FDG

Sítio	Tipos histológicos		Avidez por ^{18}FDG
Colo uterino	Adenocarcinoma		Alta
	Carcinoma espinocelular		Alta
Ovário	Linhagem epitelial	Seroso-papilífero	Alta
		Mucinoso	Baixa
	Linhagem estromal		Variável
	Linhagem germinativa		Alta/variável
Endométrio	Carcinoma endometrioide		Alta
	Adenocarcinoma		Alta
	Carcinossarcoma		Alta
Vulva/vagina	Adenocarcinoma		Alta
	Carcinoma espinocelular		Alta

cidência. Leva em conta a análise dos acometimentos local, linfático/locorregional e a distância. É baseado no sistema TNM apenas para a definição de categorias (TNM), que se correlacionam aos estágios (I a IV) da classificação clínica da FIGO (*International Federation of Gynecology and Obstetrics*), a mais utilizada atualmente.

Para o câncer de colo uterino, a classificação é feita por Tis para o carcinoma *in situ* (não prevista pela FIGO), T1 (I) para a neoplasia confinada ao útero, T2 (II) quando invade além do útero, porém sem acometer a parede pélvica e o terço inferior da vagina, e caso haja acometimento dessas estruturas ou hidronefrose/rim não funcionante passa a se classificar como T3 (III), enquanto a classificação T4 (IV) diz respeito aos tumores que invadem o reto e a bexiga ou com extensão extrapélvica. O acometimento linfonodal locorregional é categorizado em N0, quando não há linfonodos acometidos, e N1 (III), quando ocorre o acometimento de linfonodos regionais (parametriais, obturatórios, ilíacos, sacrais e pré-sacrais). As metástases se categorizam em M0, quando não há metástases, e M1 (IV), quando há metástases a distância.

Os tumores de ovário são classificados em T1 (I), quando limitados ao(s) ovário(s), T2 (II), quando há extensão pélvica, e T3, (III) quando há extensão metastática peritoneal extrapélvica. O acometimento de linfonodos locorregionais (ilíacos, obturatórios, para-aórticos, inguinais, pélvicos e retroperitoneais) é classificado em N0, quando eles estão livres de acometimento, e N1 (IIIC), quando há acometimento deles; enquanto a avaliação de metástases é representada por M0, quando não há evidência de doença metastática, e M1 (IV), quando se caracteriza doença extraperitoneal.

Nas neoplasias do corpo do útero, a classificação varia conforme a histologia. Para o tipo mais frequente, isto é, os carcinomas, a avaliação T classifica como Tis os carcinomas *in situ*, T1 (I) os carcinomas confinados ao corpo do útero, T2 (II) os que invadem tecido conectivo do colo, porém restritos ao útero, e T3 (III) e T4 (IV) conforme a extensão da invasão de estruturas pélvicas adjacentes. Para os linfonodos locorregionais, temos: N0, quando não há linfonodos acometidos; N1 (III), quando ocorre o acometimento de linfonodos pélvicos; e N2 (III), quando há linfonodos para-aórticos acometidos. Em relação às metástases a distância, temos: M0, quando ausentes, e M1, quando presentes (incluindo acometimento de linfonodos inguinais).

Em câncer de vulva, temos para os carcinomas *in situ* a classificação Tis, T1 (I) para lesões confinadas à vulva ou períneo, T2 (II) para tumores de qualquer tamanho com extensão para estruturas perineais adjacentes e T3 (IV) caso haja extensão para os terços proximais da uretra, vagina, acometimento de mucosa de bexiga/reto ou invasão de estrutura óssea pélvica. Na avaliação linfonodal locorregional (inguinais e femorais), a classificação é feita de N1 a N3 (III a IV) com base no número e tamanho de linfonodos acometidos, e sua fixação a estruturas profundas e/ou ulceração. Para a classificação de metástases a distância, M0 diz respeito à ausência de metástases e M1 (IV), à presença (incluindo-se linfonodos a distância).

Nas neoplasias de vagina, também há classificação do carcinoma *in situ* como Tis, e as demais de T1 a T4 (I a IV) levam em conta, respectivamente, o confinamento à vagina, extensão paravaginal, extensão para o assoalho e parede da pelve e, finalmente, invasão da bexiga, reto ou mesmo extensão extrapélvica. O acometimento linfonodal locorregional é categorizado em N0, quando não há linfonodos acometidos, e N1 (III), quando ocorre acometimento de linfonodos pélvicos ou inguinais; as metástases também se definem em M0, quando não há metástases, e M1 (IV), quando há metástases a distância.

Técnica

Parâmetros de Aquisição e Processamento Específicos

Os parâmetros de aquisição da PET/CT com [18]FDG para avaliação de neoplasias ginecológicas não apresentam grandes variações em relação às demais indicações oncológicas. Preconiza-se jejum de 4 a 6 horas previamente à administração do radiofármaco. Recomenda-se a hidratação da paciente para diminuir a retenção do radiofármaco excretado em sistemas coletores renais e ureteres, evitando potenciais prejuízos à análise, especialmente na região pélvica, além de minimizar a exposição na bexiga. Geralmente a avaliação local dos tumores ginecológicos não é a finalidade principal do exame de PET/CT, no entanto a análise detalhada da pelve é fundamental em cenários como suspeita de recidiva local e avaliação de resposta terapêutica. Dessa forma, algumas intervenções podem melhorar a visualização de estruturas pélvicas (como a bexiga e o reto), tornando o exame mais completo em termos de informações oncológicas. As medidas mais simples incluem micção imediatamente antes do início da aquisição e varredura no sentido caudocranial, visando reduzir a interferência da [18]FDG urinária presente na bexiga. Se a análise de estruturas perivesicais ou periureterais estiver prejudicada, a realização de imagens tardias da pelve após diurético (furosemida 20 mg por via intravenosa) e hidratação intravenosa (solução fisiológica 250 a 500 mL, caso não haja contraindicação clínica) produz bons resultados. Outras medidas possíveis, porém de caráter mais invasivo, são a sondagem vesical, o uso de contraste iodado por via retal e a distensão vaginal com gel à base de água, devendo ser utilizadas em casos selecionados e após análise crítica de seu impacto no bem-estar do paciente, diagnóstico e na rotina do setor. Com relação ao protocolo da tomografia computadorizada, a utilização de contraste iodado intravenoso (com possibilidades de aquisição do corpo inteiro em fase portal, ou em imagem tardia complementar) contribui para melhor caracterização de estruturas e lesões abdominopélvicas (inclusive dos sítios de captação da [18]FDG).

No entanto, apesar da esperada melhora na acurácia do exame, essa abordagem é fonte de controvérsia na literatura e sua adoção, além do impacto diagnóstico, também deve levar em conta aspectos como segurança do paciente, custos e viabilidade logística.

Pontos-chave na Análise

Distribuição Fisiológica

Nas avaliações ginecológicas, é crítico o conhecimento da distribuição normal de ^{18}FDG nas estruturas do sistema reprodutor feminino para se evitarem interpretações errôneas. Os ovários podem apresentar concentração fisiológica de ^{18}FDG na fase folicular tardia e na fase lútea precoce do ciclo menstrual. Frequentemente isso não traz problemas para a interpretação do exame em mulheres na menacme, ainda mais quando não se observam alterações à tomografia computadorizada. Em casos muito específicos, no entanto, o estudo pode ser agendado para uma semana antes ou para alguns dias após a menstruação para minimizar essa interferência. Outra situação que pode levar a aumento fisiológico da concentração de ^{18}FDG nos ovários é a pré-menopausa. Já o endométrio apresenta elevação da concentração fisiológica de ^{18}FDG na fase ovulatória e durante a menstruação, especialmente na pré-menopausa.

O que Procurar

Para uma correta análise do exame, é necessário associar o conhecimento do comportamento biológico, vias de disseminação e história natural dos tumores ginecológicos com o contexto anatomofuncional da PET/CT. As alterações metabólicas observadas devem ser correlacionadas (ou mesmo reanalisadas) com aspectos estruturais da tomografia computadorizada, obedecendo a uma sequência lógica e interdependente. A análise da parede dos órgãos como bexiga, útero, reto e vagina pode fornecer sinais diretos ou indiretos (por exemplo: densificação do tecido adiposo regional) sobre a extensão tumoral. Sempre que possível, devem-se observar as relações lesionais com vasos, nervos/raízes nervosas, planos musculares, ligamentos e estruturas ósseas adjacentes. A relação com os ureteres e eventual repercussão ureteropielocalicinal também deve ser avaliada. As cadeias linfonodais de drenagem direta (pélvicas/retroperitoneais) e a distância (abdominais superiores, mediastinais, axilares e, principalmente, supraclavicular esquerda) são de inspeção obrigatória, levando-se em conta, além do metabolismo, aspectos como dimensões, sinais de necrose (hipodensidade central) e rotura capsular (densificação adiposa adjacente). A cavidade peritoneal (incluindo-se seus recessos, mesentério e grande omento) deve sofrer inspeção minuciosa, por ser sítio frequente de implantação neoplásica.

Limitações: Causas de Falso-Positivo e Falso-Negativo

Além das concentrações fisiológicas citadas, outras potenciais causas de falso-positivo são atividades fisiológicas em alças intestinais, divertículos vesicais, presença de artefatos de movimentação levando a um corregistro inadequado entre as imagens de PET e CT, captação em processos inflamatórios (sítios de manipulação cirúrgica intra e extracavitários, campo de radioterapia), captação em lesões benignas como leiomiomas uterinos e cistos paravaginais infectados (como Bartholin e Gartner). Em pacientes jovens (principalmente com neoplasia de colo uterino) com indicação de radioterapia, a cirurgia de preservação ovariana (pexia) é responsável por deslocar os ovários de sua posição habitual, potencialmente os levando a serem confundidos com implantes peritoneais.

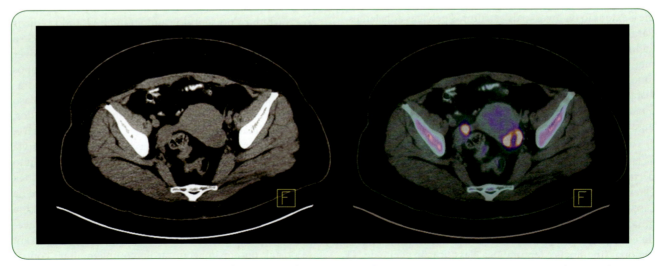

FIGURA 17.14.1. Captação fisiológica de ^{18}FDG nos ovários em decorrência do ciclo menstrual. Essa característica pode limitar a avaliação inicial de lesões ovarianas.

Já como principais causas de falso-negativo há os tumores com baixa avidez pela ^{18}FDG, pequenas lesões, com dimensões abaixo da resolução espacial do equipamento (por exemplo: implantes peritoneais). Artefatos metálicos regionais (por exemplo: próteses nos quadris) também podem limitar a detecção de lesões pélvicas, por meio de degradação das imagens.

Indicações Clínicas

De maneira geral, há pouca evidência de benefício da PET/CT com ^{18}FDG na avaliação da extensão local/estadiamento inicial da doença, papel geralmente desempenhado pela inspeção direta, abordagem cirúrgica ou métodos de imagem anatômicos. Ressalta-se, no entanto, certa tendência da literatura, com base em dados incipientes, em tornar precoce a indicação da PET/CT com ^{18}FDG, baseada principalmente em informações prognósticas e na avaliação de resposta de novas abordagens terapêuticas neoadjuvantes.

Câncer do Colo Uterino

As principais aplicações são o estadiamento linfonodal regional, reestadiamento na suspeita de recorrência, determinação prognóstica, planejamento radioterápico e monitorização terapêutica.

A sensibilidade no estadiamento linfonodal locorregional é reportada entre 75% e 100%, com especificidade de 92% a 100%, superior à de outros métodos na discriminação de linfonodos acometidos. No entanto, ao se indicar um estudo de PET/CT com ^{18}FDG, deve-se levar em conta que em estádios iniciais (I e II) a probabilidade de doença metastática locorregional e/ou a distância é baixa, devendo-se indicar o estudo principalmente em pacientes com doença localmente avançada.

Em relação ao estudo para detecção de recorrência e/ou acompanhamento, a PET/CT com ^{18}FDG se mostrou mais acurado do que as demais modalidades de imagem, mas o intervalo com melhor custo-efetividade de avaliação das pacientes ainda não é bem determinado.

O principal ganho teórico no planejamento radioterápico é a melhor delimitação do campo de irradiação nos sítios de acometimento pela doença, com maior efetividade neles e preservação de tecidos sadios. Contudo, ainda se fazem necessários mais estudos para comprovar o benefício dessa aplicação.

Câncer de Endométrio

Estadiamento, reestadiamento na suspeita de recorrência, monitorização terapêutica e planejamento radioterápico são as possíveis aplicações clínicas no câncer de endométrio.

Ao contrário de praticamente todas as outras indicações oncológicas da PET/CT com ^{18}FDG, alguns autores sugerem seu uso no acompanhamento pós-tratamento, com resultados superiores aos comparados com modalidades de imagem convencionais e marcadores tumorais, com sensibilidade e especificidade de 96% e 78% respectivamente, sugerindo o método como ferramenta de primeira linha.

Câncer de Ovário

No câncer de ovário, a principal aplicação é a detecção de recorrência, principalmente porque cerca de 80%

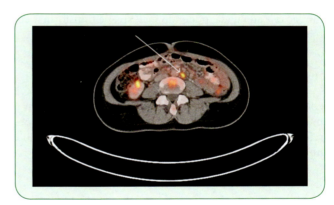

FIGURA 17.14.3. Paciente em reestadiamento por neoplasia do endométrio apresentando elevação de marcador tumoral. PET/CT-^{18}FDG demonstrou recorrência em linfonodo retroperitoneal para-aórtico esquerdo (seta).

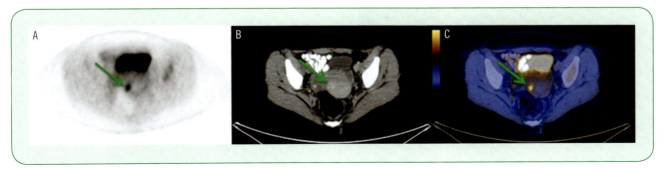

FIGURA 17.14.2. Achado falso-positivo no exame de PET/CT pélvico. Imagens de PET com ^{18}FDG (**A**), CT (**B**) e PET/CT (**C**), demonstrando lesão nodular hiperdensa e hipermetabólica (seta) no útero, cuja investigação subsequente revelou tratar-se de leiomioma.

das pacientes apresentam elevação do marcador tumoral CA-125. A sensibilidade e a especificidade reportadas em estudos variam de 45% a 100% e 40% a 100%, respectivamente, sendo mais baixas na avaliação peritoneal (acometimento miliar) e em lesões primárias císticas. Seu uso também auxilia a determinação do melhor sítio de abordagem de biópsia ou decisão terapêutica.

O estadiamento inicial do câncer de ovário é cirúrgico/histopatológico. Apesar disso, publicações demonstram potencial benefício do método na diferenciação entre os estádios IIIC e IV dos estádios I-IIIB, identificando pacientes candidatos à quimioterapia neoadjuvante.

Outra possível aplicação da PET/CT com ^{18}FDG é a estratificação de pacientes que necessitarão de laparotomia de reavaliação. Alguns estudos demonstram a eficiência em reduzir as laparotomias desnecessárias de 70% para 5%, em muitos casos também indicando somente uma laparoscopia, com redução de custos demonstrada.

Na avaliação de resposta terapêutica, o uso do método tem sido questionado devido ao seu baixo valor preditivo negativo, não sendo habitualmente capaz de diagnosticar lesões subcentimétricas. Levando-se em conta que alguns estudos demonstram que a terapia mais agressiva é indicada em doença macroscópica e que a terapia de consolidação é indicada em doença com lesões menores do que 1 cm, essa limitação é atenuada, podendo inclusive se transformar em modalidade útil para diferenciar essas duas situações.

Câncer de Vulva e Vagina

Existem poucos estudos sobre a aplicação da PET/CT com ^{18}FDG no câncer de vulva e vagina. Pode-se indicar o método na avaliação linfonodal inguinal (com publicações referindo sensibilidade de 80% e especificidade de 90%) e no planejamento radioterápico.

No entanto, linfonodos sem acúmulo de ^{18}FDG não excluem doença, tendo em vista a limitação do método na identificação de micrometástases, não evitando, portanto, a linfadenectomia. A detecção de metástases a distância é limitada pela baixa incidência dessas lesões nessas neoplasias. Sendo assim, ainda é mal estabelecida a indicação do método na avaliação do câncer de vulva e vagina, sendo necessários estudos adicionais para determinar esse papel.

Perspectivas

Novos radiofármacos têm surgido com potencial de uso clínico para PET/CT em oncologia, alguns deles aplicáveis à avaliação de tumores ginecológicos, seja por acessarem novos parâmetros funcionais ou por servirem como alternativas a limitações da ^{18}FDG (como excreção urinária, captação em processos inflamatórios, dependência da via metabólica glicolítica etc.). Os mais estudados são: ^{11}C-colina (tumores de colo uterino e endométrio), ^{11}C-metionina (tumores de colo uterino, ovário e endométrio) ^{18}F-fluoro-17-beta-estradiol (^{18}FES – tumores de endométrio) e ^{60}Cu-ATSM e ^{64}Cu-ATSM (avaliação de hipóxia, sendo útil para predizer resposta à radioterapia, especialmente no câncer de colo uterino). Embora haja resultados iniciais animadores, esses novos traçadores necessitam de estudos mais abrangentes para sua implantação na prática clínica.

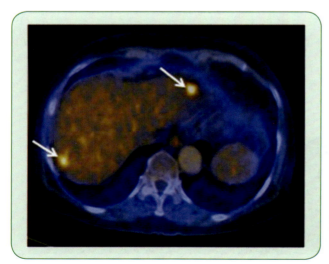

FIGURA 17.14.4. Imagem de fusão PET/CT-^{18}FDG demonstrando implantes peritoneais junto à superfície hepática (setas) detectados em reestadiamento de paciente com neoplasia de ovário.

Leitura Sugerida

- Instituto Nacional do Câncer. Estimativa 2014: Incidência de câncer no Brasil. Inca; 2010. Disponível em: http://www1.inca.gov.br/vigilancia/.
- American Joint Committee on Cancer – AJCC. Cancer Staging Manual 7th ed. New York: Springer; 2010.
- Kohan A, Avril NE. Pelvis normal variants and benign findings in FDG-PET/CT imaging. PET Clin. 2014;9:185-93.
- Amit A, Schink J, Reiss A, Lowenstein L. PET/CT in gynecologic cancer: present applications and future prospects – a clinician's perspective. Obstet Gynecol Clin North Am. 2011;38(1):1-21.
- Grant P, Sakellis C, Jacene HA. Gynecologic oncologic imaging with PET/CT. Semin Nucl Med. 2014;44(6):461-78.
- De Gaetano AM, Calcagni ML, Rufini V, Valentini AL, Gui B, Giordano A, et al. Imaging of gynecologic malignancies with FDG PET-CT: case examples, physiologic activity, and pitfalls. Abdom Imaging. 2009;34(6):696-711.
- Prakash P, Cronin CG, Blake MA. Role of PET/CT in ovarian cancer. AJR Am J Roentgenol. 2010;194(6):W464-70.
- Pandit-Taskar N. Oncologic imaging in gynecologic malignancies. J Nucl Med. 2005;46(11):1842-50.

17.15 Tumores Urogenitais

CARLA RACHEL ONO

Conteúdo

Câncer de Próstata
  Papel da PET-[18]FDG no Estadiamento Primário
  Doença Metastática
  Recorrência de Doença
  Monitoração de Resposta Terapêutica
    Perspectivas
Câncer de Testículo
  Diagnóstico e Estadiamento
  Doença Residual e Recorrência de Doença
  Resposta ao Tratamento
  Predição de Resposta

Câncer de Bexiga
  Avaliação do Tumor Primário
  PET/CT na Avaliação Nodal
  PET/CT na Avaliação de Metástases a Distância
  PET/CT na Avaliação de Recorrência
Câncer Renal
  Técnica
    Parâmetros de Aquisição e Processamento
    Específicos
    Pontos-chave na Análise

Câncer de Próstata

O câncer de próstata no Brasil é o segundo mais comum entre os homens, ficando atrás apenas do câncer de pele não melanoma, segundo dados do Instituto Nacional de Câncer (Inca). Em valores absolutos, é o sexto tipo mais comum no mundo e o mais prevalente em homens, representando cerca de 10% do total dos cânceres. A incidência é cerca de seis vezes maior nos países desenvolvidos em comparação aos países em desenvolvimento. É considerado um câncer da terceira idade e foram previstos pelo Inca, para o ano de 2016, 61.200 casos novos. O número de mortes em 2013 por câncer de próstata foi de 13.772.

Nos dias atuais, o câncer de próstata é diagnosticado por meio do rastreamento pela dosagem do antígeno prostático específico (PSA).

Aproximadamente 95% dos cânceres de próstata são classificados como adenocarcinoma histologicamente pelo escore de Gleason. Os outros 5% são classificados como carcinoma de pequenas células, carcinoma mucinoso, escamoso, ductal, sarcomatoso, de células transicionais, de células basais e mesenquimais malignos.

O tumor tem biologia variável, apresentando-se desde cânceres de baixo grau, indolentes, até tumores agressivos, com inexorável potencial metastático, promovendo a morte do paciente pelo envolvimento da medula óssea e dos ossos. O câncer de próstata também tem variedade na taxa de crescimento, desde aquele com pouca agressividade até os tipos com tendência a produzir metástases. A biologia da doença envolve desde carcinomas pequenos, com crescimento lento, carcinoma indolente dependente de hormônio androgê-

nico até os mais agressivos, não dependentes de hormônio. Foi criado um conceito de estados clínicos que auxiliam na estratificação dos pacientes para o seu manejo. Os modelos para o estadiamento do paciente baseiam-se no seu *status* individual, como o tumor primário, o nível de PSA e a presença de metástases. Essa estratificação dos pacientes é importante também para o algoritmo de recomendações para a investigação imaginológica, por exemplo, a utilização de tomografia por emissão de pósitrons (PET) somente em pacientes com tumores mais agressivos com alto risco de extensão local e envolvimento metastático. Como para todo tumor, o estadiamento primário é importante, especialmente nos tumores mais agressivos localmente. A extensão do tumor deve ser determinada acuradamente para direcionar o tratamento, ele é baseado no estadiamento clínico e na avaliação prognóstica. Tanto o estádio clínico como a probabilidade de doença não localizada (extensão extracapsular, invasão da vesícula seminal e doença linfonodal) determinarão a escolha da terapia. Nos Estados Unidos, cerca de 75% dos cânceres de próstata recém-diagnosticados apresentam-se localizados clinicamente.

O escore de Gleason é uma classificação histológica do adenocarcinoma da próstata, o qual, em conjunto com o nível de PSA e o toque retal, aumenta a acurácia de predição de resposta ao tratamento.

O escore de Gleason é baseado:

1. No padrão de diferenciação tumoral predominante no tumor:

   • Grau 1 (bem diferenciado): a próstata cancerosa se parece muito com o tecido normal. As glândulas são pequenas, bem formadas e muito próximas;

Seção 2 – Diagnósticos

- Grau 2: o tecido prostático ainda possui glândulas bem formadas, mas elas são maiores e possuem mais tecido entre cada uma;
- Grau 3: o tecido prostático ainda possui glândulas reconhecíveis, mas as células são mais escuras. Algumas dessas células deixam as glândulas e estão começando a invadir o tecido circundante.
- Grau 4: o tecido prostático possui poucas glândulas reconhecíveis. Muitas células invadem o tecido circundante;
- Grau 5 (indiferenciado): o tecido não possui glândulas reconhecíveis.

2. No segundo padrão de diferenciação mais comum no tumor.

- O escore é formado por dois números, por exemplo, 3 + 4, obtendo-se um escore de 7, porém o tumor classificado como 4 + 3, que também tem escore de Gleason 7, apresenta agressividade maior, pois tem o predomínio histológico de grau 4;
- O câncer de próstata com Gleason menor que 6 é considerado bem diferenciado e de bom prognóstico. O câncer com Gleason entre 8 e 10 tem pior prognóstico, com alta taxa de recidiva, e o com Gleason 7 apresenta prognóstico variável com risco intermediário de recidiva;
- O estadiamento baseia-se no sistema TNM.

Papel da PET-[18]FDG no Estadiamento Primário

Trabalhos demonstraram que o câncer de próstata expressa a proteína transportadora de glicose (GLUT-1), e o nível de expressão aumenta com o grau de malignidade.

Muitos trabalhos avaliaram o papel da [18]FDG no câncer de próstata localizado e demonstraram resultados conflitantes. Em um estudo avaliando 48 pacientes com câncer de próstata não tratado e 16 pacientes com hiperplasia prostática, a [18]FDG apresentou baixa captação em 81% dos tumores e não houve correlação entre o nível de captação da [18]FDG e o grau histológico do tumor ou estadiamento da doença, havendo sobreposição grande entre o nível de captação no câncer e na hiperplasia benigna.

Logo, a PET-[18]FDG para o diagnóstico de câncer de próstata é ineficaz, primariamente porque a maioria dos cânceres de próstata apresenta baixa taxa de metabolismo glicolítico e, portanto, baixa avidez pela [18]FDG. Há também muita sobreposição de captação entre câncer e doença benigna prostática e excreção urinária, dificultando a avaliação do leito prostático e de linfonodos locorregionais. Os equipamentos antigos com métodos de processamento que causam artefatos nas imagens reconstruídas colaboraram para os resultados frustrantes em relação à [18]FDG na detecção do tumor primário prostático.

Doença Metastática

Tanto metástases nodais como ósseas são relativamente raras no atual contexto de tumores diagnosticados precocemente nos Estados Unidos. Antes da implantação do rastreamento com PSA, mais de 20% dos casos clinicamente localizados submetidos à prostatectomia radical apresentavam metástases linfonodais, atualmente caindo para 2% a 10%. A prevalência de linfonodos pélvicos metastáticos correlaciona-se diretamente com o estágio T, níveis séricos de PSA e grau histológico. Deve-se considerar a possibilidade de acometimento linfonodal quando o nível de PSA é maior que 20 ng/mL pré-biópsia, nos tumores pobremente diferenciados na biópsia (escore de Gleason 8 a 10) e nos tumores localmente avançados palpáveis. Nesses pacientes a probabilidade de acometimento linfonodal é de 30% ou mais. A detecção e a localização das metástases são importantes questões nesse grupo de pacientes, podendo afetar o manejo deles. Um tratamento com intenção curativa não é justificável em pacientes com acometimento linfonodal e metástases a distância.

O tratamento do câncer de próstata depende da acurácia do estadiamento da doença. Tumor localizado ou recorrente pode ser tratado com prostatectomia radical. Quimioterapia, imunoterapia ou terapia hormonal são as escolhas mais frequentes de tratamento para tumores metastáticos, com sucesso variado. O PSA tem sido mais utilizado para a detecção precoce do câncer de próstata do que somente o exame retal, mas apresenta baixa especificidade. Imagens convencionais como tomografia computadorizada (CT), ultrassom transretal e ressonância magnética demonstram excelentes detalhes anatômicos e sensibilidade em detectar o câncer, mas apresentam certas limitações na distinção entre tecido benigno e maligno e na identificação de doenças metastáticas em pequenos linfonodos. A CT não consegue diferenciar alterações pós-cirúrgicas ou alterações pós-radioterapia de doença recorrente. A PET/CT, como modalidade funcional, tem sido avaliada quanto a melhora da sensibilidade e da especificidade de detecção, ajudando o manejo dos pacientes.

A PET-[18]FDG pode ser promissora na avaliação linfonodal e de metástases a distância numa avaliação pré-operatória. A captação de [18]FDG foi observada em linfonodos pélvicos em pacientes com estudos primários de PET-[18]FDG negativos, e uma possibilidade para essa não congruência de achados é que há atividade proliferativa aumentada nos sítios metastáticos. Um estudo avaliando 24 pacientes com elevação do nível de PSA demonstrou sensibilidade de 75%, especificidade de 100%, acurácia de 83% e valor preditivo positivo de 100% e negativo de 68%.

A PET-[18]FDG apresenta melhor sensibilidade para detecção de metástases em medula óssea, mas tem resultados muito variados em relação à cintilografia óssea.

Devido à baixa sensibilidade da [18]FDG na detecção de câncer de próstata, outros traçadores como metionina, colina e acetato têm sido investigados para o câncer de próstata.

Recorrência de Doença

A PET-[18]FDG pode diferenciar fibrose de tumores recorrentes após o tratamento em pacientes com linfoma, câncer testicular e outros tipos de cânceres. Porém, no câncer de próstata, os resultados são variados.

Monitoração de Resposta Terapêutica

A PET-[18]FDG tem papel bem estabelecido na avaliação de resposta terapêutica, especialmente nos pacientes com linfoma. Devido à baixa sensibilidade da PET-[18]FDG na detecção do tumor primário ou metastático e de recorrência local, poucos trabalhos têm sido desenhados para a avaliação de resposta terapêutica, porém um estudo seriado com PET-[18]FDG foi realizado para predizer a resposta à quimioterapia em pacientes com doença metastática não hormonal (metástases resistentes após a castração), e a PET-[18]FDG corretamente identificou o *status* clínico em 91% dos pacientes após quatro semanas e em 94% após 12 semanas.

Perspectivas

Colina marcada com ^{11}C ou ^{18}F representa uma alternativa à [18]FDG no estadiamento ou reestadiamento do câncer de próstata. A colina é uma precursora-chave na biossíntese da fosfatidilcolina, o maior componente da membrana celular. Apesar de os exames de PET/CT baseados em colina poderem ser utilizados em câncer de próstata, na avaliação de pacientes de alto risco com níveis elevados de PSA e do escore de Gleason, esse método tem sensibilidade limitada para estágios iniciais, na detecção de linfonodos, assim como no reestadiamento de pacientes com recorrência bioquímica com nível de PSA < 2 ng/mL.

O antígeno de membrana prostático específico (PSMA) é um tipo de glicoproteína de membrana integral do tipo II, que no tecido maligno os estudos têm sugerido que está envolvido com a angiogênese; um aumento na expressão de PSMA foi encontrado no estroma adjacente à neovasculatura dos tumores sólidos. Por sua seletividade de superexpressão em 90% a 100% em locais de lesões do câncer de próstata, assim como nos linfonodos comprometidos e lesões ósseas, o PSMA é um marcador tecidual real para o câncer de próstata, sendo considerado um alvo ideal para as aplicações teranósticas.

O aumento da expressão de PSMA correlaciona-se com o aumento no grau tumoral, estágio patológico, aneuploidia e recorrência bioquímica. Mais importante é que a expressão do PSMA sofre *upregulation* quando o tumor se torna independente de androgênio, mostrando *upregulation* da expressão de PSMA após a terapia com antiandrogênicos em praticamente 100% dos casos. Essa característica torna o PSMA particularmente útil, sendo um potencial marcador como indicador precoce de progressão tumoral após a terapia com antiandrogênicos. A expressão de PSMA também foi comprovada como um fator prognóstico para a recorrência de doença.

Durante poucos anos atrás a aplicação de peptídeos marcados com ^{68}Ga foi considerada interessante para estudos de imagem por causa de suas características físicas (T1/2 = 68 min, β^+ = 1.899 keV) e da possibilidade de geradores GMP [68]Ge/[68]Ga. Atualmente há vários estudos utilizando ^{68}Ga-PSMA na avaliação do câncer de próstata. Os resultados preliminares têm mostrado resultados encorajadores particularmente na avaliação de recorrência tumoral; a possibilidade de marcação do PSMA com lutécio-177 com objetivo terapêutico tem aumentado o interesse na avaliação e papel desse antígeno.

Câncer de Testículo

O tumor de testículo corresponde a 5% do total de casos de câncer entre os homens. Na maioria das vezes (em torno de 95%), a sua apresentação é unilateral e o prognóstico é bom, com taxa de cura superior a 95%. A sua cura é facilmente alcançada quando diagnosticado precocemente, com baixo índice de mortalidade. O ponto mais preocupante, apesar de raro, é que a maior incidência ocorre em homens em idade reprodutiva (entre 15 e 50 anos), apresentando outras doenças que podem ser confundidas com o câncer, por exemplo, a orquiepididimite. A estimativa em 2009 de casos novos foi de 11.593 segundo o Inca, e o número de mortes em 2013 foi de 343.

O tumor testicular mais comum (90%) é o tumor de células germinativas. Geralmente o câncer de testículo é dividido em tumores germinativos dos tipos seminoma (S) e não seminoma (NS) e apresenta comportamentos biológicos diferentes. Tanto o câncer de células germinativas do tipo seminoma quanto os do tipo não seminoma apresentam aumento do metabolismo glicolítico e, portanto, concentram a [18]FDG. A maioria dos pacientes com doença metastática mínima pode ser curada com tratamento quimioterápico. Os tumores não seminomatosos no estádio I não necessitam de quimioterapia e podem ser somente seguidos clinicamente em protocolos de vigilância para a avaliação de progressão.

O estadiamento inicial acurado nas fases precoces da doença é muito importante para classificar os pacientes em grupos de alto e baixo risco. Nos estádios II e III, o prognóstico depende da extensão da doença, dos marcadores tumorais e dos achados na CT.

A CT com contraste é o procedimento por imagem de escolha no estadiamento de paciente com diagnóstico recente de câncer de testículo, com o objetivo de identificar a presença e a extensão de metástase a distância, particularmente para linfonodos retroperitoneais. Porém, para distinguir doença em estádio I do II em doença metastática de pequeno volume por meio da CT que depende de critérios de dimensões é muito difícil. A identificação de comprometimento linfonodal de retroperitônio é importante, porque no estádio I da doença o paciente pode ser seguido clinicamente após a cirurgia, enquanto os pacientes em estádio II geralmente recebem quimioterapia. Em torno de 25% a 30% dos pacientes sem linfonodomegalia apresentam doença metastática. A informação metabólica pode potencialmente aumentar a acurácia diagnóstica.

Diagnóstico e Estadiamento

A maioria dos tumores testiculares apresenta-se somente como um tumor indolor, sem outros sintomas associados, e a orquiectomia é realizada como tratamento primário. Os tumores disseminam-se para os linfonodos da região para-aórtica inicialmente. A disseminação hematogênica é mais comum no tipo NS, e metástases nos pulmões, cérebro, fígado e ossos podem ser vistas. Ao diagnóstico, os pacientes devem ser estadiados com CT do tórax, abdome e pelve. Os marcadores tumorais (alfafetoproteína e fração beta da gonadotrofina coriônica – βHCG –, no tipo não seminoma e DHL-desidrogenase láctica nos dois tipos) devem ser analisados, pois fornecem informações prognósticas, permitindo o monitoramento do tratamento, avaliação de resposta e recorrência.

Fatores histológicos, como presença de invasão vascular sanguínea pelo tumor e porcentagem de câncer embrionário, são importantes na avaliação prognóstica.

Com base no estadiamento, os pacientes com tumores NS são classificados como com baixo ou alto risco para doença metastática.

A literatura é variável em relação ao uso de PET-[18]FDG no estadiamento de tumores de células germinativas. A sensibilidade da PET-[18]FDG na detecção de metástases linfonodais retroperitoneais em câncer testicular germinativo seminomatoso e não seminomatoso varia entre 67% e 91%.

Em um estudo prospectivo multicêntrico envolvendo 72 pacientes em estádio clínico I/II com câncer testicular germinativo não seminomatoso, os paciente foram todos submetidos à linfadenectomia retroperitoneal e a acurácia da PET-[18]FDG foi de 83% na detecção de comprometimento nodal, comparada com a CT com contraste, que apresentou acurácia de 71%. A sensibilidade da PET-[18]FDG foi de 66% e a especificidade foi de 98%; a CT apresentou sensibilidade de 41% e especificidade de 95%. Quando se utilizou a técnica PET/CT, a sensibilidade foi de 72% e a especificidade foi de 93%.

Aproximadamente 30% dos pacientes no estádio I do tipo não seminomatoso apresentam recorrência. Para se evitar a toxicidade desnecessária da quimioterapia (QT) e/ou radioterapia (RT), protocolos de vigilância são frequentemente adotados e geralmente incluem no seguimento avaliação por CT e marcadores tumorais. Em mais de 80% dos pacientes em que há recorrência, esta é apresentada no primeiro ano após a orquiectomia e entre a segunda e a sexta CT realizada durante o período crítico. Um estudo recente avaliou se a PET-[18]FDG pode ser útil na estratificação de tratamento de pacientes com doença metastática oculta. Pacientes

com alto risco no estádio I dos tumores não seminomatosos com invasão vascular linfática na avaliação histológica foram submetidos à PET-FDG após oito semanas da orquiectomia ou no momento da normalização dos marcadores tumorais. Com base nos resultados da PET-[18]FDG, os pacientes com PET negativa foram seguidos no protocolo de vigilância, porém 33 de 87 pacientes apresentaram recorrência num período mediano de seguimento de 12 meses. A PET-[18]FDG, portanto, não pode substituir a linfadenectomia retroperitoneal para distinguir o estádio I do estádio II da doença.

Os pacientes com recorrência ainda podem obter cura com o tratamento de QT, portanto o custo adicional da PET-[18]FDG não traz benefício clínico. Porém, o maior uso da PET-[18]FDG é nos pacientes com suspeita de metástases a distância na apresentação inicial com identificação mais acurada das metástases a distância.

Dos pacientes em estádio I, cerca de 20% a 30% apresentam envolvimento linfonodal retroperitonial e mais de 50% são subestadiados e aproximadamente 25% são supraestadiados. A CT é comumente realizada para o estadiamento, mas tem uma taxa de falso-negativo de mais de 59% e de falso-positivo de 40%.

Doença Residual e Recorrência de Doença

Geralmente a CT com contraste e os marcadores tumorais são os exames utilizados no seguimento dos pacientes com câncer de testículo. É estudado se a PET-[18]FDG tem utilidade na avaliação de pacientes com suspeita de recorrência que evoluem com elevação dos marcadores tumorais e sem evidência de doença na CT. Estudos têm demonstrado valor preditivo positivo (VPP) de 100%, porém valor preditivo negativo (VPN) de 92%, sensibilidade de 70%, especificidade de 100% e acurácia de 93%, parecendo ser superior à CT.

Resposta ao Tratamento

A avaliação da doença após o término do tratamento é essencial para verificar a resposta dele e determinar se é necessária terapia adicional. O seminoma é sensível à QT e à RT, e a massa residual pós-tratamento geralmente representa fibrose e necrose. As modalidades convencionais de avaliação frequentemente revelam massa residual, mas não conseguem distinguir entre tumor viável residual e tecido fibrótico cicatricial. A detecção de doença residual é de crucial importância, pois o tratamento pode implicar remoção cirúrgica da massa. É estimado que cerca de 50% dos pacientes com massa residual fazem cirurgia desnecessariamente. Após o tratamento, a redução do metabolismo glicolítico correlaciona-se com a redução das células viáveis do tumor, portanto a PET-[18]FDG permite a determinação da viabilidade da massa residual após o término do tratamento. Um resultado positivo da PET-[18]FDG é um indicador específico para a viabilidade tumoral, independentemente do tamanho. Num estudo prospectivo multicêntrico utilizando

PET-¹⁸FDG em pacientes com câncer do tipo seminoma e massa residual na CT pós-QT, a PET corretamente caracterizou todos os pacientes com massa residual com mais de 3 cm e identificou 95% das massas menores que 3 cm. A especificidade foi de 100% e a sensibilidade foi de 80% para a PET e de 74% e 70% para a CT, respectivamente. Resultados semelhantes foram demonstrados também para tumores não seminomatosos, porém foi encontrado resultado falso-negativo no caso de teratoma. Os estudos mostram resultados com VPP de 96% e VPN de 90%.

Predição de Resposta

Recentemente está ocorrendo um entendimento na alteração do metabolismo glicolítico tumoral durante o curso de vários tipos de tratamento.

O conceito de uso da PET-¹⁸FDG na monitoração terapêutica é baseado nas alterações da utilização da glicose pelo tumor e na correlação da alteração de captação da ¹⁸FDG com a eficácia do tratamento. A PET-¹⁸FDG pode predizer a resposta à quimioterapia em muitos tumores. A avaliação de resposta ao tratamento com alta dose de QT de resgate em pacientes com recidiva do tumor por meio da PET-¹⁸FDG demonstrou que a ¹⁸FDG apresentou resultados de predição de resposta de 91% comparados a 59% da CT e de 48% com marcadores de tumores. Outro estudo demonstrou que a PET-¹⁸FDG teve sensibilidade de 100% e especificidade de 67% na avaliação de predição de resposta ao tratamento, podendo ser mais uma ferramenta na identificação de pacientes com evolução desfavorável.

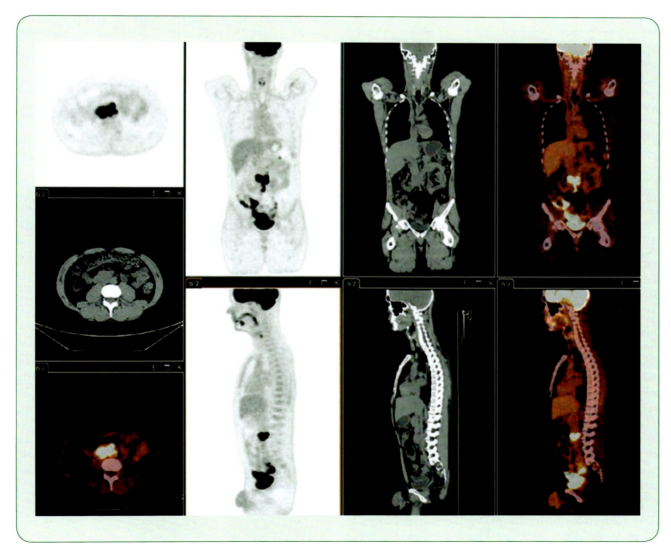

FIGURA 17.15.1. Imagens tomográficas (PET, CT e fusão de imagens estruturais com as imagens metabólicas funcionais – PET/CT –, adquiridas 1 hora após a administração de ¹⁸FDG) no plano axial do abdome e nos planos coronal e sagital de cabeça e pescoço, tórax e abdome e pelve de paciente com antecedente de seminoma operado, submetido ao exame com o objetivo de reestadiamento. As imagens demonstram incremento do metabolismo glicolítico em conglomerado linfonodal retroperitoneal, em linfonodos ilíacos bilaterais, em tecido sólido supravesical sugestivo de implante, em baço e na superfície hepática, indicando atividade secundária ao seminoma.

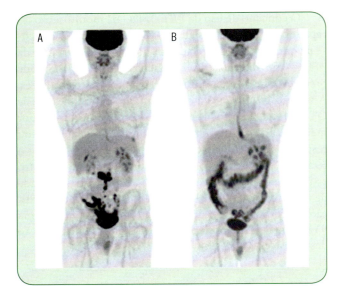

FIGURA 17.15.2. Imagens reconstruídas de corpo inteiro (MIP – *maximum intensity projection*) após a administração de ^{18}FDG antes e após três ciclos de QT em paciente com seminoma operado por estadiamento patológico – PT3N3Mx –, demonstrando incremento do metabolismo glicolítico em conglomerados linfonodais em região abdominal e pélvica e em baço pré-QT, com acentuada redução do metabolismo glicolítico no exame pós-QT.

Câncer de Bexiga

O carcinoma urotelial de bexiga é a quinta doença maligna nos Estados Unidos. No Brasil, foram previstos 9.670 novos casos para o ano de 2016 pelo Inca. Em 2013, o número de mortes foi de 2.542 para homens e de 1.099 para mulheres.

A conduta é dependente do estadiamento, necessitando os tumores mais avançados de terapias mais agressivas. Por mais de 15 anos o tratamento-padrão para a doença avançada sem metástases era a cistectomia radical, e na presença de metástases o tratamento era a quimioterapia com base na cisplatina, com remoção cirúrgica reservada para cuidados paliativos. Apesar de os pacientes com metástases regionais para linfonodos pélvicos poderem ser curados com a cistectomia somente, eles normalmente são submetidos ao tratamento neoadjuvante no esforço de melhorar a relativa pobre taxa de cura.

A avaliação acurada do estadiamento pré-tratamento é necessária para selecionar melhor os pacientes que serão submetidos ao tratamento cirúrgico e sistêmico. A CT pode não diagnosticar até 40% dos linfonodos comprometidos. A acurácia da CT é de 55% e a da ressonância magnética é de 60%. Por isso, a busca de métodos mais acurados para a detecção de doença metastática oculta é necessária. A PET/CT com ^{18}FDG pode apresentar boa sensibilidade (70%) e especificidade (94%) na detecção de doença metastática oculta.

Avaliação do Tumor Primário

Apesar de o câncer invasivo de bexiga apresentar aumento de concentração de ^{18}FDG, os tumores primários são geralmente difíceis de ser identificados por causa da excreção de ^{18}FDG via trato urinário. Os estudos iniciais demonstraram a dificuldade de avaliação de metástases na pelve devido à dificuldade de caracterização anatômica de aumento de concentração de ^{18}FDG, havendo frequentemente artefatos relacionados ao grande acúmulo de radioatividade na bexiga. Porém, avanços na reconstrução das imagens de corregistro PET/CT têm resolvido esse problema, apesar de linfonodos na vizinhança da bexiga sem alterações anatômicas poderem ser difíceis de ser identificados.

A inspeção da CT pode permitir também a detecção da extensão da doença extravesical. Apesar de a PET-^{18}FDG ser raramente útil na avaliação extravesical, a presença de atividade de ^{18}FDG pode confirmar o envolvimento de órgãos adjacentes como próstata, vagina, reto e útero.

PET/CT na Avaliação Nodal

A PET/CT permite uma avaliação combinada anatômica e metabólica da doença nodal regional e a distância. A sensibilidade em pacientes virgens de tratamento é de aproximadamente 77%, caindo para 50% nos pacientes tratados com quimioterapia, e a especificidade é de 97%.

PET/CT na Avaliação de Metástases a Distância

A PET/CT é muito útil principalmente quando não se pode administrar contraste iodado intravenoso para a avaliação tomográfica por causa de insuficiência renal. Os sítios de metástases mais comuns são fígado, pulmões, ossos, adrenais e intestino, podendo apresentar sensibilidade de até 100% na detecção das metástases a distância.

PET/CT na Avaliação de Recorrência

A PET/CT é útil na avaliação de pacientes tratados cirurgicamente e com radioterapia em que há dificuldade de interpretação das imagens tomográficas. O carcinoma de células transicionais tem predileção para recorrência nos sítios de intervenção e pode recorrer nos pontos de entrada de agulhas, nos pontos da laparoscopia e ao longo do trajeto dos tubos de drenagem, com frequência relatada de 0,1% a 4%. A parede pélvica também é um sítio comum de recorrência.

Câncer Renal

O câncer renal é responsável por cerca de 3% das neoplasias malignas. Não há dados nacionais no Inca em relação ao câncer renal. Geralmente no momento do diagnóstico, o tumor está restrito ao rim em 70% dos pacientes. Em 30% dos pacientes, na apresentação e diagnóstico do tumor, o quadro já é metastático.

Apesar da significante excreção de ¹⁸FDG pelos rins, a PET-¹⁸FDG pode ser utilizada no diagnóstico e manejo do carcinoma de células renais. Alguns estudos demonstraram positividade na detecção de lesão sólida renal (sensibilidade de 77%).

A acurácia diagnóstica parece depender do grau de diferenciação tumoral, apresentando maior captação de ¹⁸FDG nos tumores mais indiferenciados.

Um estudo avaliando 35 pacientes com lesões sólidas renais a esclarecer e 18 pacientes após nefrectomia para estadiamento de doença metastática demonstrou, em relação à caracterização da lesão renal para tumor renal, sensibilidade de 47%, especificidade de 80% e acurácia de 51% para a PET e sensibilidade de 97%, especificidade de 95% e acurácia de 83% para a CT. Em contrapartida, a PET identificou todos os sítios de metástases a distância demonstrados pela CT e identificou mais oito sítios adicionais, com acurácia de 94% *versus* 89% da CT em pacientes com tumores de alto grau. Porém, outro estudo não demonstrou resultados tão promissores assim, com sensibilidade de 63,6% e especificidade de 100; nesse estudo a média do tamanho das metástases corretamente identificadas pela PET foi de 2,2 cm e a média do tamanho das metástases não identificadas foi de 1,0 cm.

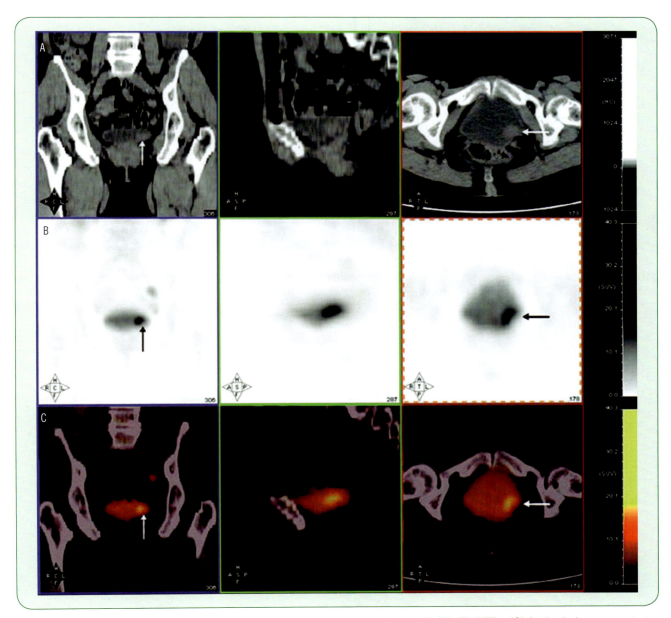

FIGURA 17.15.3. Imagens tomográficas nos planos coronal, sagital e axial de (**A**) CT, (**B**) PET e (**C**) fusão de imagens estruturais com as imagens metabólicas funcionais (PET/CT), adquiridas em tempo tardio de 3 horas da administração de ¹⁸FDG e de diurético (furosemida). Nota-se presença de área focal de maior concentração da glicose marcada no interior da bexiga, na qual se identifica área focal de atenuação de partes moles, de situação posterior e à esquerda.

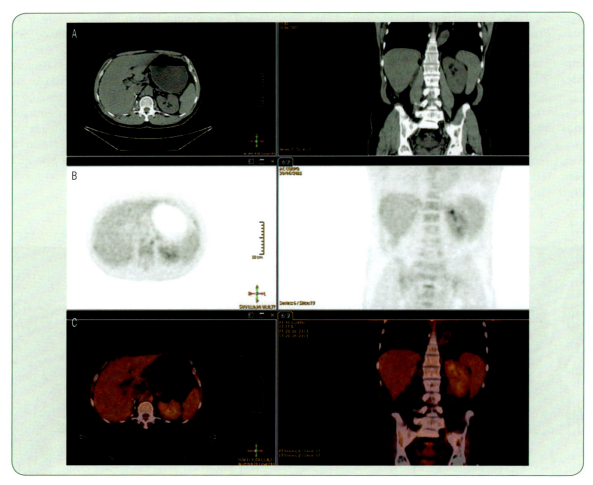

FIGURA 17.15.4. Imagens tomográficas nos planos axial e coronal do abdome de (**A**) CT, (**B**) PET e (**C**) fusão de imagens estruturais com as imagens metabólicas funcionais (PET/CT), adquiridas 1 hora após a administração de [18]FDG. Nota-se distribuição fisiológica da glicose marcada nas estruturas analisadas no campo de visão das imagens. Nota-se ausência do rim direito (nefrectomia prévia por carcinoma de células claras).

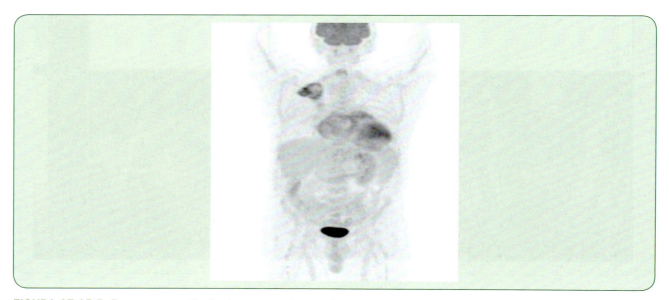

FIGURA 17.15.5. Exame para avaliação de massa pulmonar do mesmo paciente da Figura 17.15.4. Imagem reconstruída de corpo inteiro (MIP) após a administração de [18]FDG, demonstrando extensa área de captação anômala da glicose marcada no ápice pulmonar direito, correspondendo à metástase pulmonar do carcinoma de células claras do rim. Sinais de cardiomegalia.

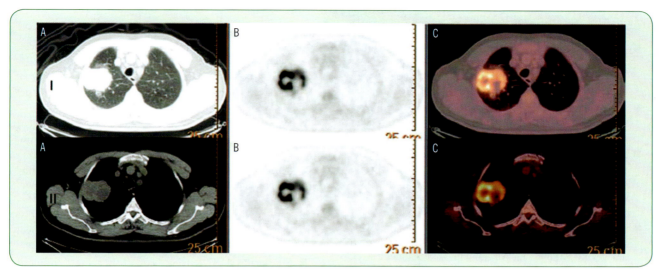

FIGURA 17.15.6. Mesmo paciente da Figura 17.15.5. Imagens axiais do tórax na janela pulmonar (I) e mediastinal (II) de (**A**) CT, (**B**) PET e (**C**) fusão de imagens estruturais com as imagens metabólicas funcionais (PET/CT), adquiridas uma hora após a administração de [18]FDG. Massa pulmonar sólida com áreas hipoatenuantes centrais e contornos lobulados no ápice pulmonar direito com acúmulo anômalo heterogêneo da glicose marcada, correspondendo à metástase do carcinoma de células claras renais.

Um estudo maior, envolvendo 66 pacientes com suspeita ou confirmação de tumor renal, demonstrou sensibilidade de 60% na identificação do tumor primário, sendo a sensibilidade da CT de 91,7%. A especificidade foi de 100% tanto para a PET quanto para a CT. Em relação às metástases linfonodais retroperitoneais e/ou à recorrência no leito renal, a PET demonstrou sensibilidade de 75% e a CT, de 92,6%. A CT demonstrou resultados melhores também para metástases pulmonares (sensibilidade de 91,1%) e a PET, de 75%, porém a especificidade foi maior na PET: 97,1% contra 73,1% da CT. Para metástases ósseas, a PET teve sensibilidade de 77,3% e especificidade de 100% e a CT combinada com a cintilografia óssea apresentou sensibilidade e especificidade de 93,8% e 87,2%, respectivamente. Outro estudo demonstrou que a PET-[18]FDG, na avaliação de doença recorrente e a distância, demonstrou acurácia de 100% na detecção de recorrência local e de metástases, comparada com a acurácia de 88% da CT, apresentando também boa acurácia (100%) na identificação de lesões ósseas comparada a 60% da cintilografia óssea. A sensibilidade é de 64%, o VPP é de 100% e VPN é de 100% para a detecção de metástases a distância.

Técnica

Parâmetros de Aquisição e Processamento Específicos

Na situação do câncer de rim, bexiga ou próstata, além das imagens-padrão de corpo inteiro, recomenda-se a aquisição adicional tardia do abdome e pelve após hidratação oral e administração de furosemida por via intravenosa para diluição da atividade de [18]FDG no sistema urinário, permitindo identificação melhor do tumor primário e dos linfonodos regionais. Cuidados na hidratação devem ser tomados em pacientes anúricos, mas a administração de furosemida deve ser realizada sempre que possível e nos pacientes com insuficiência renal a dose deve ser elevada. Em pacientes sem insuficiência renal, a dose é de 20 mg, chegando a 80 mg em pacientes com insuficiência renal.

Pontos-chave na Análise

Na análise do exame PET/CT, em relação à técnica, deve-se verificar a presença de artefatos de movimento, que causam erros de fusão assim, como de correção de atenuação. Após a avaliação inicial da primeira aquisição de corpo inteiro, é sempre importante realizar e analisar as imagens tardias após a administração de diurético e hidratação para melhor caracterização e identificação da lesão primária (rim, bexiga ou próstata), por causa da redução da atividade radioativa na bexiga pela diluição da glicose marcada na bexiga, com redução da radiação de fundo.

Leitura Sugerida

- Avril N, Dambha F, Murray I, Shamash J, Powles T, Sahdev A. The clinical advances of fluorine-2-D-deoxyglucose – positron emission tomography/computed tomography in urological cancers. Int J Urol. 2010;17(6):501-11.

- Sohaib SA, Koh DM, Husband JE. The role of imaging in the diagnosis, staging, and management of testicular cancer. AJR Am J Roentgenol. 2008;191(2):387-95.

- Akbulut Z, Canda AE, Atmaca AF, Caglayan A, Asil E, Balbay MD. Is positron emission tomography reliable to predict post-chemotherapy retroperitoneal lymph node involvement in advanced germ cell tumors of the testis? Urol J. 2011;8(2):120-6.

- Anjos DA, Etchebehere EC, Ramos CD, Santos AO, Albertotti C, Camargo EE. 18F-FDG PET/CT delayed images after diuretic for restaging invasive bladder cancer. J Nucl Med. 2007;48(5):764-70.

- Bouchelouche K, Oehr P. Recent developments in urologic oncology: positron emission tomography molecular imaging. Curr Opin Oncol. 2008;20:321-6.

- Patil VV, Wang ZJ, Sollitto RA, Chuang KW, Konety BR, Hawkins RA, et al. 18F-FDG PET/CT of transitional cell carcinoma. AJR Am J Roentgenol. 2009;193(6):W497-504.

- Powles T, Murray I, Brock C, Oliver T, Avril N. Molecular positron emission tomography and PET/CT imaging in urological malignancies. Eur Urol. 2007;51:1511-21.

- Rioja J, Rodríguez-Fraile M, Lima-Favaretto R, Rincón-Mayans A, Peñuelas-Sánchez I, Zudaire-Bergera JJ, et al. Role of positron emission tomography in urological oncology. BJU Int. 2010;106(11):1578-93.

- Jadvar H, Quan V, Henderson RW, Conti PS. [F-18]-Fluorodeoxyglucose PET and PET-CT in diagnostic imaging evaluation of locally recurrent and metastatic bladder transitional cell carcinoma. Int J Clin Oncol. 2008;13(1):42-7.

- Fanti S, Nanni C, Ambrosini V, Gross MD, Rubello D, Farsad M. PET in genitourinary tract cancers. Q J Nucl Med Mol Imaging. 2007;51(3):260-71.

- Kumar R, Zhuang H, Alavi A. PET in the management of urologic malignancies Radiol Clin North Am. 2004;42(6):1141-53.

- Schöder H, Larson SM. Positron emission tomography for prostate, bladder, and renal cancer. Semin Nucl Med. 2004;34(4):274-92.

- Jana S, Blaufox MD. Nuclear medicine studies of the prostate, testes, and bladder. Semin Nucl Med. 2006;36(1):51-72.

- Mueller-Lisse UG, Mueller-Lisse UL. Imaging of advanced renal cell carcinoma. World J Urol. 2010;28(3):253-61.

- Apolo AB, Riches J, Schöder H, Akin O, Trout A, Milowsky MI, et al. Clinical value of fluorine-18 2-fluoro-2-deoxy-D-glucose positron emission tomography/computed tomography in bladder cancer. J Clin Oncol. 2010;28(25):3973-8.

- Lütje S, Heskamp S, Cornelissen AS, Poeppel TD, van den Broek SAMW, Rosenbaum-Krumme S, et al. PSMA ligands for radionuclide imaging and therapy of prostate cancer: clinical status. Theranostics. 2015;5(12):1388-1401.

- Rai BP, Baum RP, Patel A, Hughes R, Alonzi R, Lane T, et al. The role of positron emission tomography with (68)gallium (Ga)-labeled prostate-specific membrane antigen (PSMA) in the management of patients with organ-confined and locally advanced prostate cancer prior to radical treatment and after radical prostatectomy. Urology. 2016;95:11-5.

17.16 Linfoma

MARCOS SANTOS LIMA

Conteúdo

Aspectos Clínicos dos Linfomas
Princípio do Estudo Metabólico
Biologia Tumoral
Classificação dos Linfomas não Hodgkin
   Altamente Agressivo
   Agressivo
Indolente
Estadiamento
   Linfoma de Hodgkin
   Linfoma não Hodgkin
   Fatores Prognósticos Adversos
   Fatores Prognósticos Favoráveis
Critério de Positividade da PET/CT-[18]FDG para Acometimento Linfonodal
Principais Indicações do Exame PET/CT-[18]FDG

Principais Indicações Clínicas
Causas de Falso-Positivos e Negativos na Interpretação
   Falso-Positivos
   Falso-Negativos
Indicação do Exame PET/CT-[18]FDG para Estadiamento Inicial
Indicação do Exame PET/CT-[18]FDG no Linfoma Extranodal
Indicação do Exame PET/CT-[18]FDG para Reestadiamento, Monitoramento da Resposta Terapêutica e Avaliação de Massa Residual
Avaliação da Resposta à Terapia – Estudo Ínterim
Critérios de Resposta da PET de Deauville
Comparação do Exame PET-[18]FDG com a Cintilografia com Gálio-67
Limitações do Exame PET/CT-[18]FDG
Conclusão

Aspectos Clínicos dos Linfomas

Linfoma de Hodgkin (LH) e linfoma não Hodgkin (LNH) são as neoplasias hematológicas mais comuns. Os Estados Unidos contam com 4% a 5% dos novos casos, que são a quinta causa de morte por câncer. Há cerca de 7.500 novos casos diagnosticados anualmente nos Estados Unidos. O LH é mais comum na terceira ou sétima década de vida e conta com 7% das mortes. Os linfonodos cervicais são os mais comumente envolvidos no LH (60% a 80%), e em dois terços dos casos se apresentam com envolvimento mediastinal. Menos de 10% dos pacientes se apresentam com linfadenopatia infradiafragmática isolada. O LH se dissemina contiguamente para os linfonodos adjacentes. Envolvimento extranodal é incomum no LH e é causado principalmente pela extensão direta dos linfonodos acometidos. Disseminação hematogênica, relatada em 10% a 15% dos pacientes, está associada com evolução menos favorável.

O prognóstico está diretamente relacionado com o estadiamento inicial da doença e na presença dos sintomas sistêmicos. Na apresentação, 85% dos pacientes estão nos estádios I ou II, com linfonodopatia confinada a uns poucos locais e localizada no mesmo lado do diafragma. Em pacientes nos estádios III e IV, a linfonodopatia está pre-sente em ambos os lados do diafragma, com ou sem envolvimento de órgãos extranodais, tais como: fígado, baço, pulmão e medula óssea. O objetivo do diagnóstico de um paciente com linfoma inclui estabelecer o subtipo histológico preciso, a localização e a extensão da doença, complementado com a avaliação para sintomas B, tomografia computadorizada (CT), biópsia de medula óssea, linfonodos com histologia e perfil imunológico e molecular.

Nos casos de LH, esclerose nodular é o subtipo mais comum nos Estados Unidos e na Europa Ocidental, seguida pelos subtipos: celularidade mista, predominância linfocitária e depleção linfocitária. O índice internacional de prognóstico (IPI – *International Prognostic Index*) é usado para estratificação de risco. A decisão para escolha do tratamento do LH clássico é baseada no estadiamento inicial e nos sintomas. Todos os pacientes recebem quimioterapia combinada, enquanto a radioterapia é reservada para pacientes com doença *bulky*.

A taxa de resposta e prognóstico (melhor no subtipo com predominância linfocitária; pior no subtipo com depleção linfocitária) varia com a histologia do tumor e o estadiamento clínico. A taxa de sobrevida livre de doença em cinco anos para estádio I não *bulky* a estádio IIIA atinge aproximadamente 85% dos pacientes e no estádio IV em torno de 65% dos pacientes.

Seção 2 – Diagnósticos

O LNH pode ser dividido nos subtipos: indolente, agressivo e altamente agressivo. O índice de prognóstico internacional (IPI) é usado para estratificação de risco. Os pacientes com linfomas agressivos são classificados segundo o IPI em grupos: baixo, baixo intermediário, intermediário alto e alto risco.

Os casos de LNH são mais frequentes em pacientes com idade acima de 50 anos, com incidência similar em homens e mulheres. A proporção entre os casos de LNH e LH é de aproximadamente 4:1 em adultos. Há cerca de 50.000 casos novos diagnosticados e aproximadamente 23.000 mortes anualmente. Os linfonodos envolvidos no LNH são geralmente maiores do que os do LH. O LNH surge comumente em linfonodos, entretanto a doença extranodal é mais comum do que o LH e pode acometer tecidos linfáticos extranodais, tais como o anel de Waldeyer, o timo, o baço e órgãos não linfáticos, como o fígado, pulmão e pleura, esqueleto, medula óssea, pele, mama, testículo, tireoide e sistema geniturinário. O LNH apresenta maior probabilidade de envolvimento de cadeias não contíguas e de acometimento extranodal, com infiltração óssea na apresentação em 25% a 40% nos casos de alto grau e em 50% a 80% nos casos de baixo grau.

Muitos pacientes têm doença localizada ao diagnóstico inicial. LNH de baixo grau é um tipo indolente de doença, com velocidade lenta de progressão, mas frequentemente associada com grandes massas linfonodais no estádio III e IV na apresentação. LNH de grau agressivo do tipo de grandes células B está frequentemente associado com crescimento rápido linfonodal e acometimento extranodal.

O tratamento do LNH tem menos sucesso quando comparado com o do LH. No LNH difuso de alto grau, 50% a 70% dos pacientes alcançam a resposta completa com o tratamento quimioterápico de primeira linha; a cura é obtida em um terço dos casos e a taxa de recidiva anual é em torno de 7%. O diagnóstico precoce de falha no tratamento e a detecção rápida da recorrência determinam os melhores resultados com a terapia de resgate.

A avaliação de resposta com equipamento PET/CT é principalmente realizada na forma agressiva do LNH, sendo o linfoma difuso de grandes células B a forma mais comum, contando com 31% de todos os casos de LNH. Nos linfomas difusos de grandes células B, a taxa de sobrevida livre de doença em cinco anos varia entre 65% e 75%. O prognóstico é pior nas formas disseminadas, com falha na resposta ao tratamento em cerca de 40%.

O tratamento para a forma agressiva do LNH tem evoluído nas últimas décadas. Por mais de 25 anos, o regime **CHOP** (oito ciclos de ciclofosfamida, doxorrubicina, vincristina e prednisona com três semanas de parada) tem sido o tratamento-padrão para as formas agressivas do LNH (Figuras 17.16.1 e 17.6.2). Modificações recentes adicionam o anticorpo monoclonal anti-CD20 rituximabe (R-CHOP-21), levando a aumento na taxa de resposta e melhor evolução dos pacientes no caso dos linfomas difusos de grandes células B. Alguns grupos têm focalizado na redução do número de ciclos de quimioterapia de oito para seis e o encurtamento dos intervalos entre os ciclos de tratamento de três semanas para duas (CHOP-14).

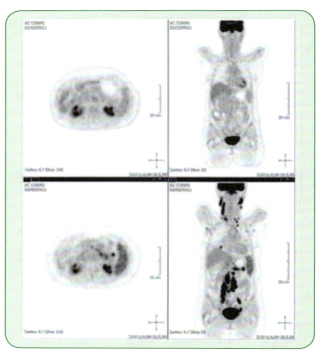

FIGURA 17.16.1. Estudo metabólico PET/CT com ^{18}FDG. Cortes axial e coronal. [Superior]: linfoma não Hodgkin pós-tratamento; [inferior]: pré-tratamento.

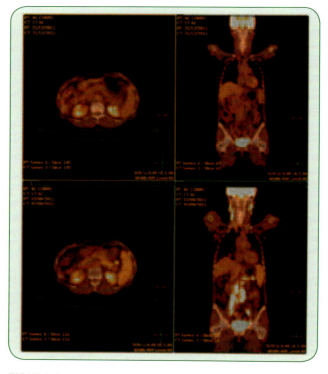

FIGURA 17.16.2. Estudo metabólico de PET/CT com ^{18}FDG. Cortes axial e coronal. [Superior]: LNH pós-tratamento; [inferior]: LNH pré-tratamento.

Muitos pacientes com LH e uma fração significativa dos pacientes com a forma agressiva do LNH podem ser curados com os regimes atuais de tratamento. Os efeitos potencialmente tóxicos do tratamento quimioterápico incluem: mielossupressão, neuropatia, fibrose pulmonar e miocardiopatia; já para o tratamento com radioterapia, incluem: mucosite e aumento do risco de segunda neoplasia. É esperado que a toxicidade possa ser evitada ou minimizada com a terapia reduzida (poucos ciclos de quimioterapia) ou a eliminação da radioterapia em certos grupos de pacientes.

É importante identificar pacientes com as formas resistentes da doença que apresentam insucesso com a terapia convencional, tal que possam ser submetidos a tratamento de resgate, incluindo quimioterapia com alta dose e/ou transplante de medula óssea.

No estadiamento são realizadas CT com contraste da região cervical, do tórax, do abdome e da pelve, e biópsia de medula óssea bilateral e de outros locais suspeitos; as informações prognósticas complementares são fornecidas pela dosagem de níveis séricos de desidrogenase láctica (DHL), beta-2-microglobulina e teste da função hepática. Em casos de predomínio linfocitário, solicita-se a fenotipagem para CD20+. Nos casos do estadiamento realizado por métodos de imagem anatômicos, principalmente a CT, a doença é caracterizada pelo aumento do tamanho dos linfonodos ou infiltração da doença em órgãos parenquimatosos (acometimento extranodal). A possibilidade, portanto, de acometimento de linfonodos com tamanho normal é um fator limitante no estadiamento realizado pela CT.

Princípio do Estudo Metabólico

O uso da PET/CT-^{18}FDG em linfomas e outros tumores está baseado na captação e concentração do análogo de glicose marcada nas células malignas. A atividade metabólica glicolítica das células malignas é mais alta do que a dos tecidos normais. Essa modalidade de imagem metabólica detecta mudanças na biologia tumoral, permitindo a detecção precoce da doença comparada com as modalidades anatômicas convencionais de imagem, que podem somente detectar mudanças morfológicas (forma e dimensão). Na última década o exame PET-^{18}FDG tem se tornado a mais importante técnica de medicina nuclear na avaliação dos linfomas. Nos anos mais recentes, o uso da tecnologia híbrida de PET/CT tem melhorado ainda mais a resolução para aproximadamente 3,5 mm, o corregistro dos exames de PET e CT, a redução do tempo de exame e a relação sinal-ruído. Com a correção de atenuação das imagens da PET, é também possível quantificar o grau da captação da ^{18}FDG nos casos tratados e ainda não tratados do linfoma pelo uso do SUV (*standardized uptake value*: razão da atividade por unidade de volume sobre atividade injetada por unidade de peso).

Biologia Tumoral

Estudos mostraram que linfomas de alto grau (agressivos e altamente agressivos) tendem a captar mais ^{18}FDG do que aqueles de baixo grau (indolentes).

A maioria dos linfomas difusos de grandes células B, linfoblásticos T e linfoma de Hodgkin é ávida pela ^{18}FDG, e somente 6% desses tumores não são ávidos pela ^{18}FDG. Entretanto, a sensibilidade da PET-^{18}FDG é menor para linfoma de zona marginal, principalmente em local extranodal, sendo somente de 50% em linfomas de pequenos linfócitos.

Há dados contraditórios sobre a relação entre a captação de ^{18}FDG nos tumores, o valor da medida do SUV e o grau de malignidade. Alguns autores relatam que pacientes com linfomas com alta atividade glicolítica têm mais alta taxa de mitose, tumor de alto grau e pobre prognóstico, enquanto outros não encontraram diferença significativa entre os linfomas de baixo e alto grau e relataram um bom desempenho da PET-^{18}FDG nos linfomas de baixo grau.

Classificação dos Linfomas não Hodgkin

Altamente Agressivo

- Tipos: linfoma de Burkitt, linfoma linfoblástico T.
- Mais frequente em crianças e adultos jovens.
- Crescimento tumoral muito rápido, com alta taxa de metabolismo glicolítico.
- Linfoblástico: massa mediastinal e derrame pleural.
- Comum envolvimento da medula óssea.
- Pode ocorrer envolvimento do sistema nervoso central.
- Fração de proliferação muito alta: mais responsivo ao tratamento.

Agressivo

- Tipos: linfoma difuso de grandes células B, síndrome de Sézary, linfoma de células T periféricas, linfoma associado à SIDA, linfoma de grandes células anaplásicas.
- Mais frequente em adultos.
- Massa de rápido crescimento.
- Todos os estádios podem ser encontrados.
- Incomum envolvimento da medula óssea.
- Sobrevida baixa se não tratados.
- Alta fração de proliferação, com alta taxa de metabolismo glicolítico.
- Estádio avançado responde à quimioterapia agressiva em 80%, com resposta completa; cerca de dois terços não recidivam.

Indolente

- Tipos: linfoma de pequenos linfócitos, linfoma folicular, linfoma das células do manto, linfoma de zona marginal linfonodal e extranodal tipo MALT, micose fungoide.

- Mais frequente em adultos idosos.
- Crescimento tumoral lento.
- Pode regredir espontaneamente.
- Estádio avançado na apresentação.
- Sobrevida de vários anos ainda se não tratado.
- Baixa fração de proliferação, portanto baixa taxa de metabolismo glicolítico.
- É comum recidiva após o tratamento.

Estadiamento

Linfoma de Hodgkin

- **Estádio I:** envolvimento de uma cadeia ganglionar ou estrutura linfoide (baço, timo, anel de Waldeyer) ou envolvimento de local extranodal (IE).
- **Estádio II:** envolvimento de duas ou mais cadeias ganglionares localizadas no mesmo lado do diafragma, que pode ter contiguidade com um local extranodal (IIE).
- **Estádio III:** envolvimento de gânglios linfáticos em ambos os lados do diafragma, que pode estar associado a um local extranodal (IIIE) ou envolvimento do baço (IIIS), ou ambos (IIIES).
- **Estádio IV:** envolvimento disseminado de um ou mais órgãos extranodais, com ou sem envolvimento ganglionar, ou ainda envolvimento de um local extranodal com envolvimento ganglionar a distância.

    Cada categoria pode ser subdividida em:

- **A:** sem sintomas sistêmicos;
- **B:** com sintomas sistêmicos (febre, sudorese profusa noturna, perda de peso de mais de 10%);
- **X:** quando a massa ganglionar for superior a 10 cm ou ocupar um diâmetro superior a um terço de caixa torácica.

Linfoma não Hodgkin

- **Estádio I:** envolvimento de uma única região linfática, ou estrutura linfoide, ou um único local extralinfático.
- **Estádio II:** envolvimento de duas ou mais regiões linfáticas do mesmo lado do diafragma.
- **Estádio III:** envolvimento de regiões linfáticas em ambos os lados do diafragma.
- **Estádio IV:** envolvimento de um ou mais órgãos extranodais (fígado, medula óssea, pulmões) associado ou não a envolvimento linfonodal.

Fatores Prognósticos Adversos

- **Linfoma Hodgkin:** idade maior ou igual a 60 anos; estádios III e IV (avançado); nível de hemoglobina menor ou igual a 12 g/dL; número de sítios linfonodais maior ou igual a 5; DHL sérico elevado.

- **Linfoma não Hodgkin:** idade maior que 60 anos; estádios III e IV (avançado); número de locais extranodais maior que 1; DHL sérico elevado.

Fatores Prognósticos Favoráveis

- Linfoma Hodgkin:
    - Ausência de grande massa mediastinal;
    - VHS < 50 sem sintomas B;
    - VHS < 30 com sintomas B;
    - Idade inferior a 50 anos;
    - No máximo três áreas ganglionares atingidas.

Critério de Positividade da PET/CT-^{18}FDG para Acometimento Linfonodal

- Aumento do metabolismo glicolítico em linfonodo/linfonodomegalia maior que 2,0 cm com captação maior que o *pool* mediastinal.
- Qualquer atividade acima da intensidade do *background* em linfonodos menores que 1,0 a 1,5 cm.

Principais Indicações do Exame PET/CT-^{18}FDG

A tomografia por emissão de pósitrons com ^{18}FDG-fluoro-desoxiglicose (PET/CT-^{18}FDG) tem conseguido um papel de destaque há vários anos no cenário do estadiamento e avaliação de recidiva dos LH e LNH. As células acometidas pela doença apresentam atividade glicolítica superior às células normais. Nos equipamentos híbridos de PET/CT, há aumento da sensibilidade e melhor localização das áreas acometidas pela doença, além de maior especificidade, por definir melhor as áreas com captação fisiológica e reduzir resultados falso-positivos.

Principais Indicações Clínicas

- Diferenciação de lesões benignas de malignas.
- Estadiamento (avaliação da extensão da doença).
- Diferenciação entre doença recorrente ou residual de mudanças ocorridas após terapia.
- Monitoramento da resposta à terapia adotada.
- Determinação de linfonodos suspeitos mais prováveis de doença para guiar o local da realização de biópsia.
- Planejamento de radioterapia com intenção paliativa ou terapêutica.

Causas de Falso-Positivos e Negativos na Interpretação

Falso-Positivos

- Resposta ou infiltrado inflamatório pós-tratamento.

- Infecção pulmonar por tuberculose e processos granulomatosos em geral.
- Locais de fraturas anteriores em consolidação.
- Toxicidade pelas drogas quimioterápicas principalmente acometendo o mediastino e pulmões.
- Atividade residual no intestino e/ou sistema coletor urinário.
- Captação fisiológica na gordura marrom pode ser observada em várias localizações: pescoço, mediastino, paravertebral e axilar.
- Quimioterapia e radioterapia podem diminuir a captação do radiotraçador, porém um processo inflamatório causado por radioterapia recente pode conduzir a um falso-positivo.
- Captação fisiológica pode ser vista no timo em pacientes jovens.
- Aumento da captação do radiofármaco no parênquima pulmonar pode ser visto na pneumonite por radiação e na pleura pós-radioterapia.
- Feridas cirúrgicas em cicatrização podem ter aumento da captação do radiotraçador até aproximadamente oito semanas a seis meses após a cirurgia.
- Estimulação da captação do radiofármaco pela medula óssea pode ocorrer em pacientes que estão sendo submetidos à terapia com agentes que estimulam a resposta da medula óssea.

Falso-Negativos
- Lesões de dimensões reduzidas menores que a resolução do sistema de aquisição de imagem.
- Neoplasias de baixo grau de captação de glicose (baixa avidez).
- Quimioterapia e radioterapia podem diminuir a captação do radiotraçador.

Indicação do Exame PET/CT-¹⁸FDG para Estadiamento Inicial

O estadiamento correto é um fator importante para a seleção adequada do tratamento. Vários estudos têm mostrado a maior sensibilidade da PET/CT-¹⁸FDG comparada com a CT para o estadiamento do linfoma.

Alguns pesquisadores mostraram que a PET/CT é superior à CT no estadiamento inicial. O exame PET/CT-¹⁸FDG identificou corretamente todas as anormalidades vistas na CT, detectou adicionalmente novas lesões que eram negativas na CT (*upstaging*) e excluiu doença em um exame que a lesão era falso-positiva na CT confirmada por biópsia (*downstaging*). Relato na literatura médica mostra que a PET/CT tem acurácia de 96% no estadiamento inicial do LH comparado com 56% para as modalidades anatômicas convencionais, incluindo CT e em alguns casos ressonância magnética (RM) e ultrassonografia (USG). O

exame PET/CT-¹⁸FDG resultou em mudança no estadiamento em 40% dos pacientes.

Globalmente, tem sido mostrado que a PET/CT-¹⁸FDG tem melhor sensibilidade para detecção da doença comparada com os métodos convencionais. Mudanças no estadiamento de 10% a 14% dos pacientes podem levar a modificações no tratamento. Deveria ser observado, entretanto, que grande parte da literatura disponível analisada no momento mostra estudos que usaram a primeira geração dos equipamentos PET, sem correção de atenuação pela CT e que mostravam a localização anatômica imprecisa das lesões. O equipamento híbrido PET/CT teve impacto ainda maior no estadiamento do linfoma, superando as limitações intrínsecas ao método metabólico isolado, que mostrava, muitas vezes, captação fisiológica de ¹⁸FDG em certas áreas/órgãos que precisava de correlação anatômica mais fidedigna.

Indicação do Exame PET/CT-¹⁸FDG no Linfoma Extranodal

1. A PET-¹⁸FDG mostrou-se superior à CT também na detecção do envolvimento extranodal do linfoma. Em pacientes com LH e LNH, foi encontrado que a PET modificou o estadiamento pela detecção do envolvimento do baço, fígado e osso ou excluindo outros sítios falsamente indicados pela CT como doença.

2. Mostrou-se que nos pacientes com linfoma é maior a sensibilidade da PET/CT comparada com a CT para detecção do envolvimento extranodal (88% *vs.* 50%). A especificidade da PET/CT também foi maior (100% *vs.* 90%).

3. Em pacientes com LH e LNH, a PET/CT modificou o estadiamento dos pacientes considerados no estádio I e II, detectando envolvimento em pequeno linfonodo com tamanho normal pela CT, em sítios extranodais, incluindo o baço, fígado, timo, cortical óssea, medula óssea, pulmão e pleura, que não foram identificados pela CT.

4. O trato gastrointestinal é o local mais comum de envolvimento extranodal no LNH. O linfoma gastrointestinal ocorre em 10% a 15% dos LNH, e 30% a 40% dos LNH têm acometimento extranodal no trato gastrointestinal. A captação fisiológica da ¹⁸FDG pode dar resultados falso-positivos e falso-negativos. O uso da PET/CT e do contraste oral positivo ou negativo, entretanto, melhora o desempenho do estudo.

5. O envolvimento da medula óssea ocorre em 10% a 25% dos LH e LNH, respectivamente. Tem sido demonstrado que a PET/CT-¹⁸FDG tem a capacidade de mostrar a infiltração da medula óssea pela doença. Mostrou-se acurácia de 93% da PET/CT na detecção do envolvimento da medula óssea, enquanto outros autores relataram acurácia até 95%

superior à biópsia da medula e à CT. Entretanto, outros pesquisadores encontraram que a PET/CT-[18]FDG não é inteiramente confiável para a exclusão do envolvimento medular nos linfomas de baixo grau, provavelmente devido a menor sensibilidade da PET-[18]FDG no LNH de baixo grau, ou ao padrão de envolvimento mais difuso do que focal, e portanto mais difícil de diagnosticar. Tratamento prévio com fatores estimuladores da colônia de granulócitos pode aumentar a captação de [18]FDG pela medula óssea, o que pode ser difícil de diferenciar da doença em atividade na região intramedular.

Indicação do Exame PET/CT-[18]FDG para Reestadiamento, Monitoramento da Resposta Terapêutica e Avaliação de Massa Residual

1. O papel da PET-[18]FDG em monitorar a resposta ao tratamento tem sido avaliado em uma população heterogênea de pacientes, incluindo LH e LNH.

2. Um pesquisador relatou melhor especificidade e valor preditivo positivo para PET/CT-[18]FDG comparada à CT (92% e 94% para a PET *vs.* 17% e 60% para a CT, respectivamente). Em 44 pacientes com massa residual no abdome, nenhum dos sete pacientes que tinham PET e CT negativos recidivou. Nos 37 pacientes restantes com achados positivos à CT, 13 pacientes com PET positivo recidivou, quando comparado a somente 1 de 24 pacientes com PET negativo. A maioria das recorrências aconteceu em locais que mostravam captação persistente da [18]FDG no exame PET/CT-[18]FDG realizado no tempo em que a terapia havia se completado. O período de sobrevida de dois anos livre de doença foi de 95% para o grupo PET-negativo e de 0% para o grupo PET-positivo. Em 848 pacientes com LNH e LH, há relato de relação de verdadeiro-positivos para PET de 100% e de falso-positivos de apenas 5%, principalmente devido a processos inflamatórios.

3. Resultados discrepantes foram relatados considerando o desempenho preditivo da PET/CT-[18]FDG depois do tratamento. Muitos autores relatam um elevado valor preditivo negativo de 90% a 100%. Entretanto, há grande variabilidade nos valores preditivos positivos para a PET/CT-[18]FDG para poder determinar a evolução clínica, variando de 25% a 100%, devido à alta taxa de falso-positivos, relativamente. Os achados falso-positivos são devidos a processo inflamatório pós-radioterapia, principalmente pneumonite, hiperplasia tímica e captação muscular.

4. Resultados falso-negativos acontecem como resultado de mínima atividade residual. Geralmente, em pacientes com LNH, um estudo persistentemente anormal nos locais envolvidos na doença inicial é preditivo de doença residual ou recidiva. A captação de [18]FDG em outros sítios pode sugerir presença de infecção, inflamação ou hiperplasia tímica. Um estudo negativo não pode excluir a presença de doença residual mínima, portanto recidiva depois de um exame PET negativo, embora rara, pode ocorrer.

5. O LH normalmente tem alta taxa de resposta, portanto, principalmente nos estádios iniciais da doença, um exame PET/CT-[18]FDG negativo correlaciona-se com prolongado tempo livre de doença. Isso é devido principalmente ao excelente prognóstico desses pacientes, assim como ao elevado valor preditivo negativo do exame. O valor clínico da realização da PET-[18]FDG no LH no final do tratamento, portanto, ainda é algo controverso.

6. Têm sido sugeridos diferentes algoritmos na realização do exame com PET/CT-[18]FDG a ser aplicados no pós-tratamento nos diferentes tipos de linfomas. Em pacientes com LNH de alto grau, um exame PET positivo é altamente sugestivo de doença ativa e requer investigação para confirmação. Um exame PET negativo não exclui a presença de doença residual mínima ou futura recidiva e requer acompanhamento próximo do paciente.

7. Por outro lado, nos estádios iniciais do LH, um exame PET negativo pode ser usado como critério para definir boa resposta ao tratamento, a despeito da presença de massa residual/fibrose vista na CT. Um exame PET positivo, especialmente se em local diferente do local do tumor original ou da massa residual, pode ser devido à etiologia inflamatória (benigna). O exame PET-[18]FDG tem sido usado para predizer a evolução dos pacientes submetidos a transplante de medula autólogo e radioimunoterapia para linfomas recorrentes. Alguns autores estudaram pacientes que recidivaram e tinham um exame PET-[18]FDG antes do transplante autólogo. Um ano livre de doença e sobrevida global foi de 100% para os pacientes com exame PET negativo e somente 18% e 55%, respectivamente, para os pacientes com exame PET positivo.

Avaliação da Resposta à Terapia – Estudo Ínterim

O prognóstico a longo prazo dos linfomas depende não somente dos fatores de risco pré-terapia clínica, mas também da sensibilidade do tumor ao regime particular de quimioterapia. Como quanto mais agressivo o tratamento, mais tóxico ele é, o monitoramento da resposta à terapia dos pacientes com linfoma é de grande importância clínica. Monitorar a resposta levaria a uma mudança no esquema terapêutico, o que poderia melhorar a evolução e a sobrevida.

A resposta durante o tratamento parece ser um bom preditor, com a regressão do tumor indicando alta taxa de cura. Uma avaliação precoce da resposta ao tratamento permite a instituição de um protocolo de segunda linha mais agressivo na presença de menor resistência do tumor e a capacidade de evitar a toxicidade relacionada com o tratamento prévio (Figura 17.16.3).

Depois de dois ciclos de quimioterapia, o estudo com PET/CT-^{18}FDG realizado precocemente durante o tratamento permite a avaliação da resposta e prognóstico a longo prazo. Dados iniciais em pequenos grupos de pacientes mostrou redução significativa da atividade da ^{18}FDG mesmo depois de um ciclo de quimioterapia. Os valores de SUV diminuem por cerca de 60% em sete dias e 76% depois de 42 dias. Um valor limite de SUV de 2,5 separava os respondedores dos não respondedores. Foi encontrado que na avaliação visual da PET/CT-^{18}FDG o exame foi preditivo da resposta à terapia em 29 pacientes com LNH avaliados depois de dois a cinco ciclos de quimioterapia.

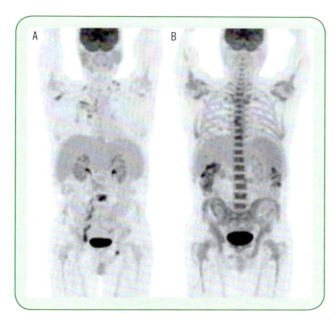

FIGURA 17.16.3. Imagens reconstruídas de corpo inteiro (MIP – *maximum intensity projection*) após a administração de ^{18}FDG de um paciente com Linfoma de Hodgkin (a) pré e (b) pós-terapia. A imagem (a) demonstra áreas de incremento do metabolismo glicolítico em linfonodos cervicais à esquerda, supraclaviculares bilaterais, mediastinais, retroperitoneais, escápulas, corpo da vértebra L4, ilíaco direito, colo femoral direito e ísquio esquerdo, indicativo de atividade do linfoma. A imagem (b) demonstra desaparecimento do incremento do metabolismo glicolítico nos sítios identificados na imagem (a) com aparecimento de incremento difuso e heterogêneo do metabolismo glicolítico no esqueleto axial e apendicular proximal, por provável expansão medular pós-quimioterapia e/ou uso de fator estimulador de colônias de granulócitos.

Detecção Precoce da Recidiva

A detecção precoce da recidiva e a administração rápida da terapia de resgate podem melhorar a evolução do paciente. O estudo de PET/CT-^{18}FDG pode detectar a recidiva precoce, e foi encontrado que é superior às modalidades convencionais no diagnóstico e mais bem reestadia após a recidiva de LH ou LNH (83% *vs.* 56%). Pesquisadores mostraram o valor incremental do exame híbrido PET/CT, com significativa melhora na sensibilidade e especificidade para o reestadiamento do linfoma comparado com a CT sozinha (96% e 99% *vs.* 61% e 89%, respectivamente).

Em 36 pacientes com LH, o seguimento de rotina com PET/CT-^{18}FDG foi positivo em todos os cinco pacientes com recidiva, e as alterações precederam as outras modalidades de imagem em um a nove meses. Exame PET/CT-FDG negativo excluía a recidiva. Entretanto, seis de 11 achados positivos eram falso-positivos, devido à hiperplasia tímica, atividade gastrointestinal e lesão inflamatória pulmonar nos casos em que não se dispunha da tecnologia híbrida PET/CT.

Critérios de Resposta da PET de Deauville

Em 2009, os critérios de Deauville foram definidos para a interpretação dos exames de PET intermediários e de final de tratamento com base na avaliação visual de captação de FDG nos sítios envolvidos. Esses critérios usam uma escala de cinco pontos para determinar a absorção de FDG nos sítios envolvidos em relação ao mediastino e ao fígado. Os exames PET com pontuação 1, 2 ou 3 são considerados "negativos" (resposta metabólica completa – CR) e os exames PET com pontuação 4 e 5 são considerados "positivos", assim interpretados:

- **Resposta parcial (RP):** captação está reduzida comparada ao estudo de base e ausência de alteração morfológica significativa à tomografia;
- **Doença estável (SD):** sem mudança significativa na captação de FDG comparado ao estudo de base;
- **Doença em progressão (PD):** aumento da intensidade da captação em comparação ao estudo de base ou ínterim e/ou qualquer novo foco com avidez pelo FDG consistente com o diagnóstico de linfoma.
  - ESCORE 1: sem captação acima do fundo.
  - ESCORE 2: captação menor ou igual ao mediastino.
  - ESCORE 3: captação maior que o mediastino, mas menor ou igual ao fígado.
  - ESCORE 4: captação moderadamente aumentada em comparação com o fígado, em qualquer local.
  - ESCORE 5: aumento acentuado significativo maior que no fígado e/ou novas lesões relativas ao linfoma.
  - ESCORE X: novas áreas de captação sem relação com o linfoma.

Seção 2 – Diagnósticos

Os critérios de cinco pontos de Deauville estão sendo validados em estudos multicêntricos internacionais para avaliação de resposta provisória guiada por PET e terapia adaptada a risco em pacientes com LH. Nos critérios de Deauville, as pontuações 1 a 4 se referem a locais inicialmente envolvidos e a pontuação 5 se refere a um local inicialmente envolvido e/ou novas lesões relacionadas ao linfoma (Tabela 17.16.1).

Comparação do Exame PET-[18]FDG com a Cintilografia com Gálio-67

Foram avaliados 25 pacientes com LH e LNH após diagnóstico inicial e após recidiva. A sensibilidade da PET/CT-[18]FDG foi superior quando comparada ao [67]Ga (96% vs. 73%), principalmente devido aos resultados falso-negativos do ^{67}Ga nos linfomas de baixo grau, no envolvimento ósseo e da medula óssea, nas pequenas lesões, menores que 12 mm de diâmetro. PET foi falso-negativo em somente um paciente com LNH de baixo grau que estava com linfoma no estômago.

Em 32 pacientes com LH com envolvimento esplênico, PET-[18]FDG foi superior ao ^{67}Ga, com sensibilidade, especificidade e acurácia de 92%, 100% e 97% vs. 50%, 95% e 78%, respectivamente. PET-[18]FDG foi também superior ao gálio para avaliação precoce de resposta ao tratamento em 26 pacientes com LNH estudados depois de dois ciclos de quimioterapia.

Limitações do Exame PET/CT-[18]FDG

PET-[18]FDG não é tumor-específico e pode ser captado por células inflamatórias, como macrófagos, leucócitos ou tecido de granulação. Causas comuns de estudos falso-positivos em pacientes com linfoma incluem pneumonite ou reação inflamatória em linfonodos não específicos pós-radioterapia e lesões inflamatórias pleurais e pulmonares. Adicionalmente, temos captação fisiológica em hiperplasia tímica, trato urinário e intestinal, captação muscular após atividade intensa, captação não específica em gordura marrom tanto acima como abaixo do diafragma. O resultado falso-positivo tem reduzido bastante após a utilização de equipamento híbrido.

A experiência do médico nuclear com o padrão de biodistribuição fisiológica, artefatos e achados benignos de captação da [18]FDG não relacionados ao linfoma, sua cor-

TABELA 17.16.1
Critérios de Resposta da PET/CT para os Linfomas

LH e LNH de grandes células B	Descrição
Resposta completa	Ausência de evidência de captação anormal[1] em quaisquer linfonodos e/ou órgãos (baço, fígado, pulmão, trato gastrointestinal, esqueleto etc.)
Resposta parcial	Redução do número e/ou da intensidade[2] da captação, com persistência em no mínimo um linfonodo e/ou órgão (baço, fígado, pulmão, trato gastrointestinal, esqueleto etc.)
Doença estável	Mantidas as condições da intensidade de captação e número de áreas ou órgãos acometidos em estudo prévio
Doença em progressão	Ao menos uma área nova não referenciada em estudo anterior e/ou aumento do nível de captação em linfonodos e/ou órgãos (baço, fígado, pulmão, trato gastrointestinal, esqueleto etc.)

[1] Anormal: Descartando-se processos infecciosos/inflamatórios e/ou respostas fisiológicas ao tratamento instituído (p. ex.: expansão medular, rebote tímico, períodos mínimos entre final da quimioterapia e radioterapia etc.).
[2] PET é considerado positivo em uma lesão se o nível de captação for maior que aquele dos vasos da base (mediastino) em lesões com dimensões maiores que 2 cm em qualquer eixo ou maior que a captação ao seu redor para lesões menores que 2 cm.

Fonte: Wahl, R. L. et al. From RECIST to PERCIST: Evolving Considerations for PET Response Criteria Solid Tumors. JNM 2009; 50:122S-150S

Critérios da International Working Group para avaliação de resposta – RECIST

Critério	Descrição
Resposta completa	Desaparecimento completo de todas as lesões detectadas à TC dos linfonodos anteriormente envolvidos que estavam com dimensões maiores que 1,5 cm em seu maior diâmetro axial regredindo a menos de 1,5 cm, e nos linfonodos entre 1 e 1,5 cm regredindo a menos de 1 cm. Além disso, a resolução dos sintomas relacionados à doença, a normalização dos parâmetros bioquímicos e biópsia de medula óssea normal
Resposta completa não confirmada	Corresponde aos critérios de resposta completa, mas com uma massa residual maior no maior diâmetro axial que tenha regredido mais de 75% na soma dos produtos dos maiores diâmetros
Resposta parcial	Redução de pelo menos 50% da soma do produto dos maiores diâmetros das seis maiores lesões, sem qualquer aumento no tamanho dos outros e sem novas lesões detectadas. Nódulos hepáticos e esplênicos também devem ter apresentado redução em pelo menos 50% na soma dos produtos dos maiores diâmetros
Doença estável	Com resposta inferior a uma resposta parcial, mas sem doença progressiva
Doença progressiva	Mais de 50% de aumento na soma dos produtos dos maiores diâmetros de qualquer lesão previamente conhecida, ou o surgimento de qualquer nova lesão durante ou ao término da terapia

Fonte: Cheson, B. D. et al. Report of an International Workshop to Standardize Response Criteria for Non-Hodgkin's Lymphoma J Clin Oncol. 1999; 17:1244-53

relação e comparação com os estudos pré e pós-terapia, e o conhecimento de dados clínicos e resultados de outras modalidades de exames podem reduzir a incidência de resultados falso-positivos. O exame híbrido PET/CT permite a identificação de captação não específica e a redução do número de estudos com resultados falso-positivos.

A limitada resolução espacial do equipamento de PET/CT pode reduzir a sensibilidade dessa modalidade, principalmente para a detecção de lesão residual muito pequena ou recidiva com pequeno volume tumoral. O desempenho do exame PET/CT-[18]FDG em alguns pacientes com LNH de baixo grau é provavelmente limitado. Dados considerando o monitoramento da resposta são principalmente disponíveis para LNH de alto grau, e isso pode não se aplicar necessariamente aos linfomas de baixo grau.

Conclusão

A PET/CT-[18]FDG é considerado mais sensível do que os métodos convencionais de imagem para estadiamento dos pacientes com linfoma, levando principalmente a *upstaging* e, em número menor de casos, até a *downstaging* da doença. A PET/CT representa ainda um importante papel na avaliação da resposta ao tratamento e no reestadiamento da doença, sendo, portanto, rotineiramente usado para avaliação pós-terapia dos pacientes com linfoma e doença extranodal. Captação persistente de [18]FDG durante e depois da quimioterapia indica pior prognóstico e alta correlação com recidiva, enquanto um estudo negativo indica bom prognóstico.

Portanto, a PET/CT-[18]FDG pode ser usada para guiar e seguir a terapia e melhorar o seguimento desses pacientes. O uso da tecnologia híbrida PET/CT e o planejamento da radioterapia para melhorar a definição do campo de irradiação e minimizar a exposição à radiação pode melhorar a condução dos pacientes com linfoma.

Os equipamentos híbridos de PET/CT possuem técnicas complementares e, portanto, sua integração no mesmo equipamento tem contribuído sobremaneira com a qualidade no estadiamento destas duas entidades: LH e LNH.

Leitura Sugerida

- Bombardieri E, Aktolun C, Baum RP, Reske SN. FDG-PET Procedure Guidelines for Tumour Imaging. Eur J Nucl Med Mol Imaging. 2004;30(12):BP115-24.

- Bombardieri E, Buscombe J, Lucignani G, Schober O. Advances in nuclear oncology: diagnosis and therapy. United Kingdom: Informa Healthcare. 2007:203-22.

- PET PROS – PET Professional Resources and Outreach Source. Disponível em: http://www.snm.org/index.cfm?PagelD=8761. Acesso em: 27 jun. 2010.

- Meignan M, Gallamini A, Itti E, Barrington S, Haioun C, Polliack A. Report on the Third International Workshop on Interim Positron Emission Tomography in Lymphoma held in Menton, France, 26-27 September 2011 and Menton 2011 consensus. Leuk Lymphoma. 2012;53(10):1876-81.

Seção 2 – Diagnósticos

17.17 Aplicações da PET e PET/CT com ¹⁸FDG nos Tumores do Sistema Musculoesquelético

GIOVANNA CARVALHO

Conteúdo

Protocolos de Aquisição e Processamento de Imagem
Biodistribuição Normal e Critérios Gerais de Interpretação das Imagens
Aplicações Clínicas

Metástases
Diferenciação entre Tumores Benignos e Malignos
Avaliação da Resposta Terapêutica e Recidiva Tumoral
Guiar Sítio de Biópsia

A utilização da ¹⁸FDG na avaliação de tumores do sistema musculoesquelético tem sido foco de estudo, porém a baixa incidência de tumores primários se mostra um fator limitante.

Os radiofármacos mais comumente utilizados em PET e PET/CT na avaliação do sistema musculoesquelético são a flúor-deoxiglicose marcada com flúor-18 (¹⁸FDG) e ¹⁸F-fluoreto (ver Capítulo 14.2). Outros radiofármacos ainda não disponíveis no Brasil são ¹⁸F-fluorodeoxitimidina (¹⁸F-FLT) e ¹¹C-colina.

A ¹⁸FDG é um análogo da glicose que atravessa a membrana citoplasmática e é fosforilado pela hexoquinase para ¹⁸FDG-6-fosfato, de forma similar à glicose. A fosforilação não pode ser desfeita e a ¹⁸FDG permanece no interior da célula, traduzindo a taxa de glicólise do tecido em imagens estáticas. Células malignas apresentam aumento do acúmulo de ¹⁸FDG por apresentarem aumento dos transportadores de membrana e de hexoquinase intracelular e baixa taxa de glicose-6-fosfatase.

Protocolos de Aquisição e Processamento de Imagem

A principal diferença do protocolo de aquisição na investigação de tumores do sistema musculoesquelético em relação ao protocolo convencional é que a leitura deve incluir os membros. Pode-se realizar a leitura inicial com os braços para cima, para evitar o artefato provocado pelos ombros na tomografia, ou somente com os braços para baixo, o que reduz a dose de radiação, porque é realizada uma única leitura do tórax.

As imagens são iniciadas cerca de 60 minutos após a injeção.

Biodistribuição Normal e Critérios Gerais de Interpretação das Imagens

O sistema musculoesquelético não apresenta captação significativa de ¹⁸FDG em repouso, porém a musculatura utilizada entre o momento da administração do radiofármaco e a realização das imagens pode apresentar aumento da captação. Isso pode ocorrer em pacientes ansiosos, por contratura da musculatura, e em pacientes com insuficiência respiratória, por utilização da musculatura acessória da parede torácica. O mesmo pode ser observado em pacientes que fazem exercícios intensos antes do exame. A utilização de insulina ou a alimentação muito próxima da injeção de ¹⁸FDG aumentam a captação muscular, e surge o padrão "*scan* muscular".

Características que ajudam a distinguir captações musculares benignas e malignas (Figura 17.17.1) são o padrão simétrico de distribuição, o correspondente anatômico em um grupo muscular e a ausência de um correspondente anatômico na tomografia acoplada. Apesar disso, a captação muscular de ¹⁸FDG pode ser um dilema diagnóstico. Na ausência de um correspondente anatômico na tomografia e na ressonância, a lesão provavelmente será de natureza benigna, decorrente de um processo inflamatório ou traumático.

Metástases musculares são incomuns, mas já foram descritas em alguns tipos histológicos, sendo os mais comuns os tumores primários de pulmão e dos tratos urinário, digestivo e genital.

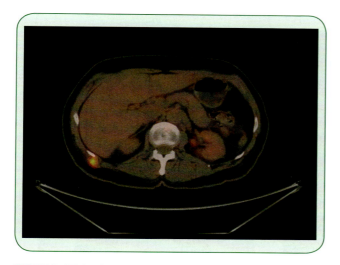

FIGURA 17.17.1. Metástase muscular para o grande dorsal direito em paciente com mesotelioma pleural.

A medula óssea apresenta em geral captação homogênea, com valores de SUVmax (*maximum standardized uptake value*) em torno de 1.3 a 1.6. A captação em medula óssea maior que a captação do fígado é considerada patológica. A captação homogênea e difusa geralmente reflete hiperplasia da medula óssea, que pode estar relacionada à terapia por fator estimulante de colônia durante ou após quimioterapia (retornando ao normal cerca de um mês após a descontinuação), uso de eritropoietina e processos patológicos como anemia, inflamação e distúrbios hematopoiéticos. Distúrbios metabólicos como hiperparatireoidismo e insuficiência renal também podem aumentar a captação de ¹⁸FDG na medula óssea. Captações focais já foram descritas em osteonecrose. Quando a captação se faz de forma segmentar, às vezes é difícil o diagnóstico diferencial com metástases.

Aplicações Clínicas

A utilização da ¹⁸FDG no diagnóstico de metástases ósseas e de tumores primários ósseos e de partes moles tem sido foco de várias publicações. As suas principais propostas de utilização são na detecção de metástases, diferenciação entre tumores benignos e malignos, avaliação da resposta terapêutica, avaliação de recidiva tumoral e como guia para sítio de biópsia.

A radiografia convencional é o primeiro método diagnóstico a ser realizado, e muitas vezes é o exame que consegue chegar mais próximo da natureza etiológica do tumor ósseo primário. A ressonância magnética é o método de eleição na avaliação da extensão local e intramedular de tumores ósseos primários e de partes moles. Em crianças, ela pode apresentar dificuldades de interpretação devido à distribuição normal de medula vermelha em ossos longos, dificultando a detecção de metástases na ressonância magnética.

Metástases

As metástases ósseas são os tumores ósseos mais frequentes. A captação de ¹⁸FDG depende das altas taxas de utilização de glicose da maioria dos tumores, comparados com o tecido normal. Isso reduz a sensibilidade do método em tumores de crescimento lento. Por outro lado, não depende da atividade osteoblástica, tendo um papel mais útil do que a cintilografia óssea com ⁹⁹ᵐTc-MDP (CO) em alguns tumores com baixa atividade osteoblástica. As lesões líticas apresentam metabolismo glicolítico maior que as lesões blásticas. Por isso, o estudo de PET com ¹⁸FDG apresenta menor sensibilidade do que a CO em lesões blásticas e mistas (blásticas e líticas) e maior sensibilidade em lesões líticas.

- *Mama*: a PET com ¹⁸FDG se mostra mais sensível em metástases líticas de câncer de mama do que a CO. Quando há predomínio de lesões blásticas ou mistas, a sensibilidade da ¹⁸FDG é menor que a CO.
- *Próstata*: em relação ao câncer de próstata, a sensibilidade da ¹⁸FDG é menor que a da CO e do fluoreto. Isso pode ser decorrente da baixa taxa de captação do tumor primário e do predomínio de lesões blásticas entre as metástases.
- *Pulmão*: as metástases de neoplasias pulmonares são, em sua maioria, líticas. O estudo de PET com ¹⁸FDG tem maior sensibilidade que os outros métodos para metástases de tumores pulmonares. Lesões positivas na tomografia e negativas no estudo PET são frequentemente observadas após terapia. Essas lesões blásticas podem ser um reflexo da reparação após tratamento e não relacionadas à doença ativa.
- *Rins*: as metástases renais são altamente vascularizadas, expansivas e líticas, muitas vezes com componente de massa de partes moles associado, apresentando o estudo com ¹⁸FDG boa sensibilidade.

Apesar da alta sensibilidade e acurácia da ¹⁸FDG para detecção de metástases de alguns tumores, sua indicação tem sido feita apenas em casos específicos.

A sensibilidade da ¹⁸FDG para detectar infiltração de medula óssea pelos linfomas é estudada em capítulo específico. A maioria dos trabalhos demonstra sensibilidade menor que a biópsia de medula óssea. A sensibilidade é maior em linfomas Hodgkin (LH). Linfomas não Hodgkin apresentam menor sensibilidade que os LHs, variando com o tipo histológico. O método desempenha papel importante quando é positivo na presença de biópsia negativa, auxiliando, assim, a guiar nova biópsia.

O estudo com ¹⁸FDG tem alta sensibilidade na detecção de metástases de osteossarcoma, assim como no tumor primário, perdendo em sensibilidade somente para a ressonância de corpo inteiro.

A ¹⁸FDG tem maior sensibilidade que a ressonância e a tomografia na detecção de metástases de tumores ósseos (Figura 17.17.2), porém a tomografia apresenta maior sensibilidade para detecção de metástases pulmonares.

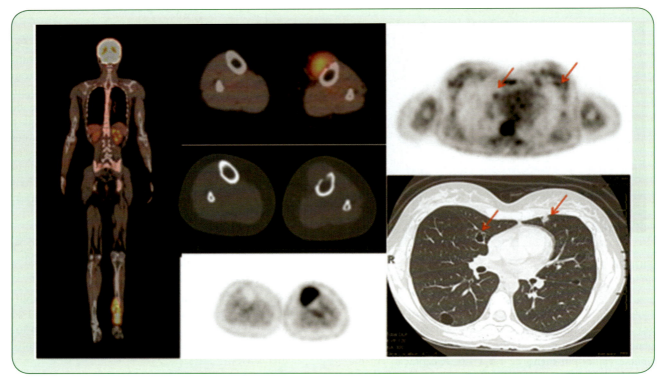

FIGURA 17.17.2. PET/CT-^{18}FDG em paciente do sexo masculino de 22 anos com adamantinoma da tíbia esquerda demonstrando metástases pulmonares.

Diferenciação entre Tumores Benignos e Malignos

Tumores primários ósseos podem ser divididos em benignos e malignos. Os sarcomas são um grupo heterogêneo originado de tecido mesenquimal. Incluem sarcomas que se originam do osso propriamente dito, como o sarcoma osteogênico e o sarcoma de Ewing, e sarcomas que se originam de partes moles, como o condrossarcoma, fibrossarcoma, histiocitoma fibroso maligno, entre outros. Os tumores benignos são um grupo variado e estão entre eles o encondroma, osteocondroma, osteoma osteoide, displasia fibrosa, cisto ósseo e tumor de células gigantes.

A avaliação pelos métodos morfológicos muitas vezes evidencia um aspecto indeterminado dos tumores ósseos, e o diagnóstico só pode ser feito por biópsia e avaliação histopatológica.

Não há um padrão de captação característico de ^{18}FDG nesses tumores. Algumas considerações podem ser feitas, como se segue.

O grau de captação dos tumores depende de sua taxa de metabolismo glicolítico. Devido ao fato de os tumores malignos apresentarem maior metabolismo glicolítico, estudos foram feitos para predizer a natureza benigna ou maligna da lesão, levando-se em conta o grau de captação de ^{18}FDG. A utilização de métodos não invasivos nessa diferenciação evitaria problemas decorrentes das biópsias, como hemorragia, infecção e disseminação do tumor.

Os parâmetros mais utilizados para quantificar a ^{18}FDG em tumores são o SUVmax e a relação tumor/captação de fundo.

Há uma diferença estatística significativa entre o SUVmax de tumores ósseos benignos e malignos, porém com grande sobreposição dos valores de SUVmax, ou seja, um grande número de falso-positivos e falso-negativos. Costelloe et al., num estudo de tumores ósseos primários, demonstraram que o SUVmax em pacientes com sarcoma de Ewing variou de 2,2 a 15,1 e em pacientes com tumor de células gigantes variou de 17.7 a 21.1. Esses valores exemplificam bem o fato de que valores baixos de SUVmax não representam benignidade e valores altos não representam malignidade em muitos dos casos de tumores ósseos primários.

Tumores com comportamento benigno como tumor de células gigantes têm alta captação de ^{18}FDG e displasia fibrosa e fibroma condromixoide têm, em geral, moderada captação. Já os encondromas, osteomas osteoides e osteocondromas apresentam baixa captação, na sua maioria.

O mecanismo de captação ainda precisa ser mais bem estudado, porém em alguns desses tumores predominam células categorizadas como células gigantes ou histiócitos da linhagem monócito-macrófago, que utilizam como fonte de energia predominante a glicose intracelular. A predominância dessas células explicaria também a alta captação em osteomielite, que apresenta captação maior que alguns sarcomas de baixo grau. Em contrapartida, alguns tumores malignos como o cordoma apresentam baixa captação da ^{18}FDG.

O mesmo aspecto é observado em tumores de tecidos moles. Alterações benignas como a sarcoidose, sinovite vilonodular pigmentada e schwanoma apresentam alta captação. Já tumores malignos como os lipossarcomas de baixo grau apresentam baixa captação. O tecido adiposo apresenta menor captação que o muscular, observando-se que linhagens de tumores de células adiposas apresentam menor captação.

O osteossarcoma apresenta caracteristicamente alta captação de ^{18}FDG, assim como suas metástases. Já o condrossarcoma apresenta taxas menores.

Dentro de um tipo histológico, tumores mais indiferenciados apresentam maior captação do radiotraçador. Isso é bem demonstrado com o osteossarcoma. O mesmo padrão quantitativo é observado quanto se utiliza a relação tumor/captação de fundo como parâmetro.

A relação tumor/captação de fundo tem como desvantagem uma maior variação interobservador.

- *Mieloma múltiplo:* inicia-se de um único clone de células plasmáticas diferenciadas que usualmente produz imunoglobulina monoclonal. Essas células plasmáticas malignas se proliferam na medula óssea e produzem lesões ósseas frequentemente. A CO mostra-se pouco eficiente na avaliação do mieloma múltiplo. O estudo com ^{18}FDG tem se mostrado mais sensível. Durie *et al.* demonstraram que captação positiva é sugestiva de mieloma múltiplo ativo e captação negativa é sugestiva de gamopatia monoclonal de significância indeterminada. A proposta de estadiamento "Durie e Salmon Plus" integra os achados da PET com ^{18}FDG aos achados da radiografia de corpo inteiro e da ressonância. O diagnóstico final só pode ser firmado com a realização de biópsia e avaliação histopatológica.

Avaliação da Resposta Terapêutica e Recidiva Tumoral

Apesar dos avanços no tratamento de tumores ósseos, cerca de 40% vão apresentar recidiva nos três primeiros anos. Devido às limitações dos critérios morfológicos, a PET/CT-^{18}FDG tem sido estudada na tentativa de predizer resposta terapêutica. A redução do tamanho de tumores sólidos pode levar muito tempo, além do edema e da

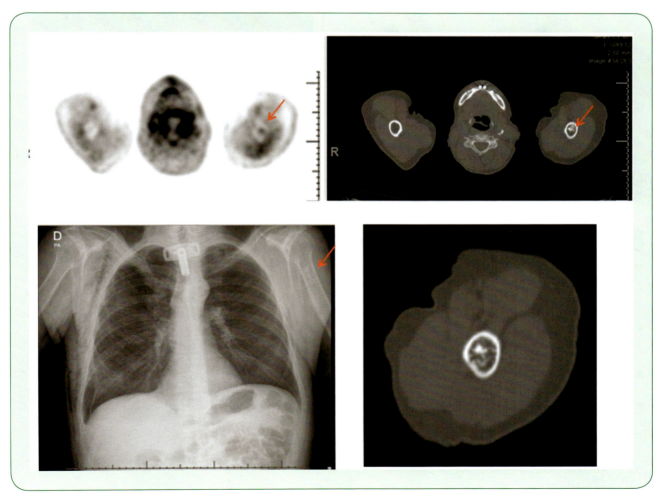

FIGURA 17.17.3. PET/CT-^{18}FDG em paciente do sexo masculino com tumor primário de laringe apresentando imagem de tumor de origem cartilaginosa, provável encondroma, no úmero esquerdo (SUVmax: 1.4).

fibrose, que podem mascarar a resposta terapêutica, mais frequentemente vistas após radioterapia. Isso pode ocasionar custo adicional com terapia ineficiente em tumores não respondíveis e prorrogar a terapêutica adequada. A captação de ^{18}FDG pós-terapia em tumores malignos tem se relacionado a tumor viável e a pior prognóstico. O SUVmax é o critério mais utilizado, porém vários fatores, como efeito de volume parcial, resolução espacial, heterogeneidade do tumor, processamento, tamanho da região de interesse, tempo de leitura e níveis elevados de glicose plasmática, podem influenciar a reprodutividade desse parâmetro. Os trabalhos atuais sugerem que a redução do SUVmax em osteossarcoma e tumores de partes moles após quimioterapia esteja associada com resposta terapêutica. A relação tumor/fundo tem demonstrado resultados semelhantes.

A PET/CT-^{18}FDG parece ser útil quando comparada com métodos convencionais, porém apresenta falso-positivos na presença de infecção e trauma. O edema local no tumor e nos tecidos adjacentes pós-terapia é descrito e é uma causa de falso-positivo.

Captação na pseudocápsula fibrosa do tumor tratado é outra causa de falso-positivo.

Guiar Sítio de Biópsia

Outro papel da PET/CT-^{18}FDG é guiar o sítio de biópsia em locais mais metabolicamente ativos. Isso tem maior importância em tumores de alto grau, heterogêneos, com grande área de necrose, em que a área de tumor viável pode se localizar em fino segmento na periferia, e zonas de menor captação podem representar áreas com menor indiferenciação celular intercalada. O uso do método reduziria o número de biópsias falso-negativas. O ideal é que as imagens sejam feitas antes da realização da biópsia para evitar falso-positivos no sítio da biópsia.

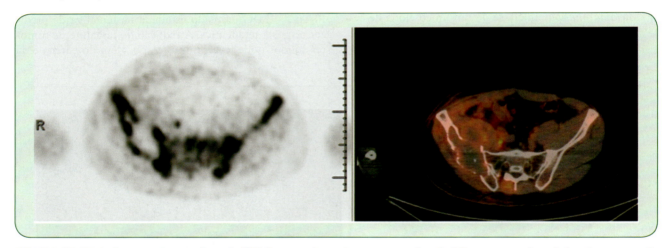

FIGURA 17.17.4. Captação heterogênea da ^{18}FDG em paciente do sexo masculino de 33 anos, com diagnóstico de sarcoma de Ewing no ílio direito pós-tratamento quimioterápico.

Leitura Sugerida

- Chua S, Gnanasegaran G, Cook GJ. Miscellaneous cancers (lung, thyroid, renal cancer, myeloma, and neuroendocrine tumors): role of SPECT and PET in imaging bone metastases. Semin Nucl Med. 2009;39(6):416-30.
- Even-Sapir E. Imaging of malignant bone involvement by morphologic, scintigraphic, and hybrid modalities. J Nucl Med. 2005;46(8):1356-67.
- Brenner W, Bohuslavizki KH, Eary JF. PET imaging of osteosarcoma. J Nucl Med. 2003;44(6):930-42.
- Costelloe CM, Chuang HH, Chasen BA, Pan T, Fox PS, Bassett RL, et al. Bone Windows for Distinguishing Malignant from Benign Primary Bone Tumors on FDG PET/CT. J Cancer. 2013;4(7):524-30.
- Mittra E, Iagaru A. (18)F-FDG-PET and PET/CT for Evaluating Primary Bone Tumors. PET Clin. 2010;5(3):327-39.
- Durie BG, Waxman AD, D'Agnolo A, Williams CM. Whole-body (18)F-FDG PET identifies high-risk myeloma. J Nucl Med. 2002;43(11):1457-63.
- Costelloe CM, Chuang HH, Madewell JE. FDG PET/CT of primary bone tumors. AJR Am J Roentgenol. 2014;202(6):W521-31.

17.18 Melanoma

PAULO SCHIAVOM DUARTE

Conteúdo
Introdução
Sobre a Doença
   Incidência, Mortalidade e Principais Apresentações
   Bases Gerais do Estadiamento
Técnica
   Parâmetros de Aquisição e Processamento Específicos
      Protocolo de Aquisição
   Pontos-chave na Análise (Locais de Maior Atenção,
Padrão Visual, SUV)

Limitações: Causas de Estudos Falso-Positivo e
Falso-Negativo
Indicações Clínicas da PET/CT-[18]FDG em Melanoma
Diagnóstico
Estadiamento
   Doença Precoce – AJCC Estádios I e II
Seguimento e Reestadiamento
Monitoramento de Resposta à Terapia

Introdução

Sobre a Doença

Incidência, Mortalidade e Principais Apresentações

O melanoma representa aproximadamente 4% dos tumores malignos cutâneos, mas é responsável por 79% da mortalidade desse grupo de tumores.

Nos Estados Unidos, a incidência dessa patologia tem crescido, e a taxa de mortalidade relacionada ao tumor aumentou 50% desde 1973.

Apesar de a sobrevida em cinco anos ser boa para os casos de doença localizada, ela cai para 47% e 10%, respectivamente, para pacientes com comprometimento de linfonodo regional e a distância. Dessa maneira, o diagnóstico precoce e o estadiamento acurado da doença são essenciais para a realização de tratamento apropriado e definição de sobrevida.

As duas principais apresentações do melanoma são: cutâneo e ocular.

Neste capítulo, nos ateremos à apresentação cutânea.

Bases Gerais do Estadiamento

Para definir a história natural do melanoma vários critérios, têm que ser estudados:

- Espessura de Breslow;
- Nível de Clark;
- Presença de ulceração;
- Localização do tumor;
- Padrão de crescimento;
- Subtipos histológicos e presença de mitoses;
- Idade do paciente;
- Sexo;
- Comprometimento do linfonodo regional;
- Níveis de desidrogenase láctica (DHL).

A base atual do estadiamento é aquela definida pelo *American Joint Committee on Cancer* (AJCC – 2009):

- Estádio I: T1-T2aN0M0;
- Estádio II: T2b-T4bN0M0;
- Estádio III: qqTN1-3M0;
- Estádio IV: qqTqqNM1:
  - Sem ulceração;
  - Com ulceração.

As metástases do melanoma ocorrem predominantemente por disseminação linfática para o linfonodo regional. Essas metástases podem ser localizadas utilizando mapeamento linfático e biópsia do linfonodo sentinela. Dessa forma, o comprometimento do linfonodo sentinela parece ser o fator prognóstico mais importante. No entanto, metástases a distância via hematogênica podem estar presentes mesmo sem o comprometimento do linfonodo sentinela.

Os protocolos de rotina utilizados no estadiamento inicial englobam desde o exame físico e exames laboratoriais, como a DHL, até os métodos de imagem, como radiografia de tórax, ultrassom, tomografia computadorizada e ressonância nuclear magnética. No entanto, esses métodos são de valor limitado na identificação de metástases sistêmicas, especialmente em pacientes assintomáticos.

A PET/CT utilizando ^{18}FDG tem se mostrado um método acurado para detectar melanomas metastáticos, em decorrência do elevado metabolismo glicolítico desses tumores.

Alguns trabalhos têm mostrado que a PET/CT utilizando como radiofármaco a ^{18}FDG é o método de corpo todo mais acurado para a detecção de metástases em pacientes com melanoma. No entanto, pode perder lesões pequenas nos pulmões, no sistema nervoso central e no fígado, em decorrência da captação fisiológica nesses órgãos.

Atualmente, a utilização da PET/CT-^{18}FDG é recomendada em melanomas classificados como estádios III e IV pela classificação da AJCC, pois nessa situação pode modificar o estadiamento em muitos pacientes e, dessa forma, mudar a conduta terapêutica a ser instituída. Nesses casos, deve-se também realizar ressonância nuclear magnética do cérebro como parte do estadiamento, principalmente em pacientes com estádio IV.

Técnica

Parâmetros de Aquisição e Processamento Específicos

Protocolo de Aquisição

A PET/CT é a técnica de escolha e preferível à PET isoladamente. Nos serviços de medicina nuclear ligados à Universidade de São Paulo (USP), as imagens de corpo todo (cabeça aos pés) são realizadas 60 minutos após a administração de 370 MBq (10 mCi) de ^{18}FDG. Não se utiliza rotineiramente meio de contraste intravenoso, a não ser em situações especiais definidas pelo médico nuclear no momento da liberação do exame.

No entanto, alguns trabalhos preconizam que o protocolo para a realização das imagens depende da localização do melanoma. Se a lesão primária estiver localizada nos membros ou na cabeça, é importante a realização de imagens desses segmentos, além da imagem-padrão, que vai da raiz da coxa à base do crânio. Contudo, se a lesão primária não estiver nos membros ou na cabeça, a realização da imagem desses segmentos acrescenta pouca informação.

Com relação à utilização de contrastes, parece não haver trabalhos específicos sobre o valor deles em pacientes com melanoma. No entanto, para tumores em geral, a utilização de contrastes intravenosos parece acrescentar valor adicional em casos especiais.

Com relação à atividade administrada, a dose preconizada descrita na literatura tem variado de 370 a 400 MBq, porém, com a utilização de equipamentos com *time of flight* (TOF), essa atividade pode ser reduzida para 250 a 270 MBq.

No que diz respeito à tomografia computadorizada como parte do estudo de PET/CT, no nosso serviço temos utilizado imagens com amperagem de 120 mAs, no entanto a literatura refere que a utilização de 20 mAs pode ser suficiente para a realização das imagens, sem perda de acurácia diagnóstica, desde que imagens com maior amperagem e utilizando meios de contraste sejam realizadas em áreas duvidosas, evidenciadas durante a liberação do exame.

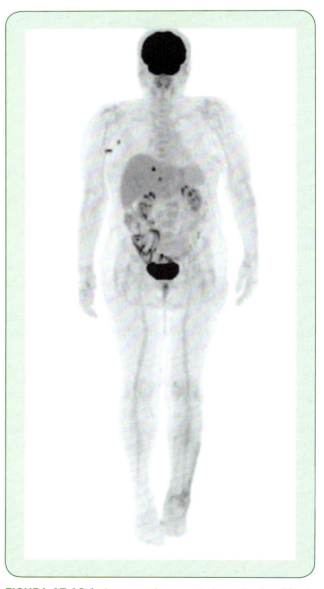

FIGURA 17.18.1. Imagens de corpo todo realizadas 60 minutos após a administração de 370 MBq de ^{18}FDG. As imagens mostram áreas hipercaptantes em braço direito, região axilar direita e fígado.

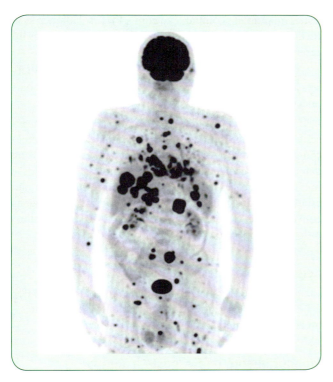

FIGURA 17.18.2. Imagens de crânio até raiz da coxa realizadas 60 minutos após a administração de 370 MBq de ^{18}FDG. As imagens mostram múltiplas áreas hipercaptantes sugestivas de comprometimento difuso pela doença de base.

Pontos-chave na Análise (Locais de Maior Atenção, Padrão Visual, SUV)

No que concerne à forma de análise, apesar da utilização do SUV (*standardized uptake value*) parecer ser promissora, não existe definição de que sua utilização acrescente acurácia na análise realizada.

Limitações: Causas de Estudos Falso-Positivo e Falso-Negativo

Assim como na utilização da ^{18}FDG em outras indicações oncológicas, a captação em processos inflamatórios pode levar a resultados falso-positivos.

Os falso-negativos são comuns em lesões de pequenas dimensões (menores do que 5 mm ou 78 mm³), principalmente se localizadas no pulmão, fígado e cérebro.

Indicações Clínicas da PET/CT-^{18}FDG em Melanoma

Desde 1991, a PET com ^{18}FDG tem sido progressivamente aplicada em oncologia.

Como referido anteriormente, estudos têm demonstrado sensibilidade e especificidade elevada desse método quando em comparação com os procedimentos de imagem convencionais, no estadiamento do melanoma maligno.

A ^{18}FDG PET é superior na detecção das metástases dos melanomas para o tecido cutâneo e subcutâneo, linfonodos, ossos e medula óssea. No entanto, em casos de metástases pequenas, a PET com ^{18}FDG é inferior à TC e à RNM e não é suficiente para o estadiamento.

A introdução da primeira PET/CT permitiu a aquisição de imagens morfológicas e funcionais em um exame único. Os primeiros estudos sugeriram uma acurácia diagnóstica superior da PET/CT comparada com a TC e com a PET isoladamente no estadiamento do melanoma.

Apesar dessa alta sensibilidade da PET/CT-^{18}FDG em relação aos outros métodos diagnósticos de imagem, devido à sensibilidade limitada do método para lesões subcentimétricas e, principalmente, submilimétricas, a técnica de escolha para a detecção de acometimento linfonodal regional em melanomas nos estádios iniciais, ainda é a pesquisa do linfonodo sentinela.

No entanto, apesar dessa sensibilidade limitada para a detecção de pequenas metástases linfonodais, alguns pacientes em estágios iniciais podem se beneficiar da utilização da PET-^{18}FDG, uma vez que algumas metástases podem ocorrer sem comprometimento do linfonodo sentinela.

Para tumores classificados como estádios III e IV pela AJCC, a sensibilidade e a especificidade do método têm sido relatadas, respectivamente, em 83% e 85%, e alguns trabalhos relatam modificação da conduta em 15% a 64% dos pacientes.

Diagnóstico

Não existe papel estabelecido da PET/CT-^{18}FDG na fase diagnóstica do melanoma cutâneo.

Estadiamento

No comprometimento a distância pela doença, a PET/CT-^{18}FDG pode detectar as metástases com acurácia considerável.

Doença Precoce – AJCC Estádios I e II

Baixa sensibilidade (17%) para a detecção de metástases no linfonodo sentinela é esperada, visto que o comprometimento metastático costuma ser microscópico e a resolução espacial do método PET costuma ser de 4 a 6 mm. Tem sido demonstrado que a sensibilidade do método aumenta com o aumento das dimensões do tumor, atingindo 100% para tumores com mais de 10 mm, em alguns relatos.

Além da baixa sensibilidade para melanomas em estádios I e II, a PET apresenta, também, um número significativo de resultados falso-positivos nessa situação. Nesses estádios, a porção de resultados verdadeiro-positivos é inferior a 1% e a de falso-positivos é entre 10% e 20%.

De forma geral, a PET/CT-^{18}FDG não fornece informação adicional nos estádios I e II do melanoma e é inferior à pesquisa do linfonodo sentinela na detecção do envolvimento regional.

Atualmente o mapeamento linfático com a biópsia do linfonodo sentinela utilizando SPECT/CT é o procedimento de escolha em pacientes com melanoma cutâneo precoce.

Nos pacientes com melanoma classificado como estádios III e IV pela AJCC, o método é ideal para determinar a utilidade de uma cirurgia curativa ou indicar se a radioterapia ou terapia adjuvante são aplicáveis, uma vez que a sensibilidade e a especificidade do método são superiores àquelas dos métodos de imagem convencionais. A PET/CT é mais acurada e pode detectar o comprometimento metastático mais precocemente que os métodos de imagens convencionais.

A sensibilidade do método para a detecção do comprometimento metastático varia nas diferentes partes do corpo devido à biodistribuição normal da ^{18}FDG, com captação intensa no cérebro e moderada no fígado. O melhor resultado é observado nos linfonodos regionais (lesões macroscópicas), mediastino, tecidos moles, intra-abdominais e esqueleto.

Os piores resultados são observados no cérebro, fígado e lesões pequenas na pele e pulmões. A ^{18}FDG-PET modifica o estádio da doença em 12% a 34% dos pacientes e leva a uma mudança no manejo em 8% a 61% dos pacientes. Tais alterações incluem: alteração ou abandono do procedimento cirúrgico planejado e modificação da terapia sistêmica.

Os resultados têm melhorado com a utilização da PET/CT, que apresenta maior acurácia na localização das lesões quando em comparação com a PET isoladamente. A PET/CT é mais acurada que a RNM, exceto para lesões no cérebro e fígado.

Vários estudos recomendam que a PET/CT-^{18}FDG seja realizada antes da ressecção de metástases regionais ou a distância.

Em múltiplos estudos e metanálises, ^{18}FDG tem apresentado alta sensibilidade e especificidade para a detecção de melanoma. A PET-FDG é particularmente útil na detecção de recorrência em tecidos moles, linfonodos e metástases que são inacessíveis pelo exame clínico ou não estão associadas com alterações morfológicas nas imagens convencionais. A tomografia associada à PET tem melhorado o desempenho diagnóstico do método.

Seguimento e Reestadiamento

Devido à elevada sensibilidade do método, a PET/CT-^{18}FDG pode ser útil no reestadiamento dos pacientes e no acompanhamento da evolução da doença.

Monitoramento de Resposta à Terapia

O papel da PET/CT-FDG no seguimento pós-terapia ainda não está bem definido.

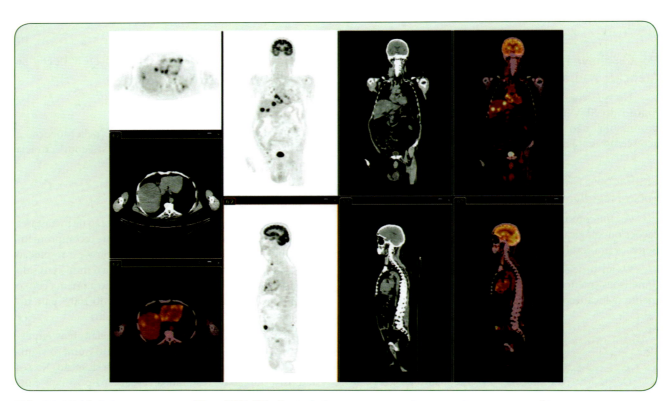

FIGURA 17.18.3. Imagens tomográficas (PET, CT e fusão de imagens estruturais com as imagens metabólicas funcionais – PET/CT, adquiridas 1 hora após a administração de ^{18}FDG) no plano axial da transição toracoabdominal e nos planos coronal e sagital de cabeça e pescoço, tórax e abdome e pelve de paciente com antecedente de melanoma. As imagens demonstram múltiplas áreas focais de acúmulo anômalo da glicose marcada em fígado, coração, pulmões, úmero esquerdo e partes moles da coxa esquerda, indicativas de atividade secundária ao melanoma.

Leitura Sugerida

- Belhocine TZ, Scott AM, Even-Sapir E, Urbain JL, Essner R. Role of nuclear medicine in the management of cutaneous malignant melanoma. J Nucl Med. 2006;47(6):957-67.

- Hofman MS, Constantinidou A, Acland K, Healy C, Harries M, O'Doherty M; Melanoma Group. Assessing response to chemotherapy in metastatic melanoma with FDG PET: Early experience. Nucl Med Commun. 2007;28(12):902-6.

- Krug B, Crott R, Lonneux M, Baurain JF, Pirson AS, Vander Borght T. Role of PET in the initial staging of cutaneous malignant melanoma: systematic review. Radiology. 2008;249(3):836-44.

- Pfluger T, Melzer HI, Schneider V, La Fougere C, Coppenrath E, Berking C, et al. PET/CT in malignant melanoma: contrast-enhanced CT versus plain low-dose CT. Eur J Nucl Med Mol Imaging. 2011;38(5):822-31.

- Querellou S, Keromnes N, Abgral R, Sassolas B, Le Roux PY, Cavarec MB, et al. Clinical and therapeutic impact of 18F-FDG PET/CT whole-body acquisition including lower limbs in patients with malignant melanoma. Nucl Med Commun. 2010;31(9):766-72.

17.19 Tumores de Sítio Primário Desconhecido

HEITOR NAOKI SADO

Conteúdo

Introdução sobre a Doença
  Incidência, Mortalidade e Aspectos Relevantes
Indicações Clínicas
  Tumor de Sítio Primário Desconhecido

Técnica
  Parâmetros de Aquisição e Processamento Específicos
  Limitações

Introdução sobre a Doença

Incidência, Mortalidade e Aspectos Relevantes

Tumor de sítio primário desconhecido (TSPD) é definido como presença de câncer metastático comprovado histologicamente, porém com localização desconhecida do tumor primário mesmo após avaliação inicial por anamnese, exame físico, provas laboratoriais (considerar que nem todos os marcadores tumorais são específicos), radiografia, tomografia computadorizada (CT) do tórax, abdome e pelve, e pela mamografia nas mulheres. Em geral, nos casos de TSPD, são excluídos já na avaliação inicial os linfomas, leucemias, melanomas, tumores germinativos e sarcomas. Assim sendo, os TSPDs, na sua grande maioria, são representados por carcinomas metastáticos de origem desconhecida; desses cerca de 90% são adenocarcinomas ou carcinomas indiferenciados, 5% são carcinomas escamosos e 5% são carcinomas neuroendócrinos. A pesquisa clínica, laboratorial e por métodos de imagem padronizada para definir TSDP está resumida no Quadro 17.19.1.

O TSPD ocorre com maior frequência por volta da sexta década de vida, com incidência variando de 0,5% a 9,0% das neoplasias. Dependendo da literatura, ocupa a sétima ou oitava posição em ocorrência mundial de câncer, representando a quarta causa de morte por neoplasia entre homens e mulheres. O prognóstico do TSPD é reservado, com sobrevida média de 4 a 12 meses independentemente do tratamento instituído; menos de 50% dos pacientes sobrevivem após um ano e menos de 10% após cinco anos. A identificação do tumor primário é realizada antes da morte do paciente em apenas 20% a 30% dos casos, sendo identificado na autópsia em cerca de 50% a 75%, comumente (25%) na forma de pequenos depósitos no pulmão ou pâncreas. A falha de detecção do TSPD, mesmo após investigação intensa e autópsia, pode ser explicada pela regressão

QUADRO 17.19.1
Padronização da Avaliação para Definir TSPD

Avaliação padronizada

Anamnese detalhada

Exame físico completo (reto, mama e pelve nas mulheres; testículo e próstata nos homens)

Revisão da histologia (imunoistoquímica)

Hemograma completo e bioquímica

Exame de urina e sangue oculto nas fezes

Sorologia para hepatite B e C

Alfafetoproteína (hepatocarcinoma e tumores germinativos)

Beta-HCG (tumores germinativos)

PSA (próstata)

CT de corpo inteiro ou ultrassom

Mamografia nas mulheres

Ressonância magnética (RM) em achado suspeito

Endoscopia ou colonoscopia em achado suspeito

e pelo desaparecimento da lesão primária por incompetência de angiogênese, causando apoptose do tumor primário após envio de metástases.

O esforço para identificar o tumor primário baseia-se na possibilidade de alterar o prognóstico por meio de terapias direcionadas, por exemplo, tratamentos moleculares e hormonais, ou até mesmo cirúrgicos ou radioterapia (RT), dependendo do estágio, justificando o uso de imagens funcionais da medicina nuclear, quer seja por meio do uso de SPECT/CT com análogo da somatostatina para neoplasia neuroendócrina (5% dos TSPDs), quer seja pela PET/CT com uso do análogo da glicose, a ^{18}F-fluordesoxiglicose (^{18}FDG), nos carcinomas (> 90% dos TSPDs).

Indicações Clínicas

Tumor de Sítio Primário Desconhecido

Atualmente a PET/CT com ^{18}FDG é indicada na investigação de TSPD após avaliação padronizada inicial negativa (Quadro 17.19.1), sendo recomendada pela *European Association of Nuclear Medicine* (EANM) no diagnóstico do TSPD. A taxa de identificação do tumor primário varia de 24,5% a 41% para a PET dedicada e de 22% a 73% para a PET/CT, com sensibilidade (S) variando de 88% a 100% e especificidade (E) variando de 67% a 95%, podendo, segundo alguns autores, substituir o ultrassom e a CT de corpo inteiro já na avaliação inicial do TSPD. Outra vantagem empírica da PET/CT sobre a CT de corpo inteiro, ou mesmo a ressonância magnética (RM) de corpo inteiro, seria a interpretação direcionada pelo indicador metabólico (^{18}FDG), permitindo melhor avaliação de lesões pequenas ou sutis em grande volume de informações e imagens adquiridas, ou seja, assim como na CT ou RM de corpo inteiro, procuramos uma "agulha no palheiro", só que com a possibilidade de a agulha estar acesa ou brilhando na PET/CT.

É importante considerar que mais de 90% dos TSPDs são carcinomas, sendo a maioria adenocarcinomas e carcinomas escamosos, este último frequentemente na cabeça e pescoço ou trato aerodigestivo superior. Dados da literatura demonstram maior taxa de falha na localização do tumor primário nos casos de metástase em linfonodo cervical (3% a 10%), sendo mais favorável para metástase hepática e axilar. Como descrito anteriormente, uma das causas de insucesso de localização do sítio primário pode estar relacionada a características biológicas e regressão total do tumor primário, ou então à presença de carcinoma indiferenciado metastático. Exemplo de investigação com PET/CT com ^{18}FDG de paciente com metástase de carci-

noma epidermoide pouco diferenciado na axila esquerda e TSPD está ilustrado na Figura 17.19.1.

Técnica

Parâmetros de Aquisição e Processamento Específicos

Por tratar-se de investigação de TSPD, recomenda-se, além da aquisição do estudo-padrão de corpo inteiro com os braços elevados, realizar aquisição adicional do segmento cefálico e pescoço com os braços abaixados (protocolo "*neck*" descrito no Capítulo 17.4 – Tumores da Cabeça e Pescoço, principalmente nos casos de metástase para linfonodos cervicais. Dependendo dos achados ou direcionados pelo sítio metastático, podem ser necessárias imagens adicionais do abdome e pelve com contraste via oral ou retal, assim como protocolo para melanoma (membros e cabeça) nos casos de metástase isolada para linfonodo axilar ou inguinofemoral. A literatura atual não demonstra vantagem significativa do uso de contraste iodado intravenoso (IV) na detecção de TSPD pela PET/CT, porém, quando a suspeita do sítio primário reside na região cervical, devido à complexa e compacta anatomia local, caso não existam contraindicações e o serviço tenha experiência, recomenda-se o uso do contraste como forma de aperfeiçoar a detecção de lesões sutis. O uso de contraste IV permite também melhor avaliação de lesões pancreáticas, por sua vez sítio frequente de TPSD. Apesar de o pâncreas ser sítio comum do tumor primário, sabe-se que o pulmão é o local mais frequente, portanto recomenda-se protocolo de CT com colimação < 2 mm e reconstrução com filtro para pulmão. Em geral, a lesão primária é pequena, sendo recomendados protocolos de aquisição da PET que priorizem o contraste e a relação lesão/fundo. A otimização do contraste pode ser obtida, caso disponível, com aquisição em modo *time of flight*, assim como a melhora no contraste lesão/fundo poder ser obtida por meio de imagens tardias, cerca de 90 a 180 minutos após injeção de ^{18}FDG.

Os principais aspectos na aquisição e processamento da PET/CT no TSPD estão resumidos a seguir:

- Aquisição-padrão de corpo inteiro;
- Complementação com aquisição da cabeça e pescoço;
- Preferência por imagens tardias (90 a 180 minutos após a injeção de FDG);
- Se disponível, aquisição em modo *time of flight*;
- Colimação da CT < 2 mm;
- Uso de contraste iodado IV opcional;
- Pontos-chave para análise.

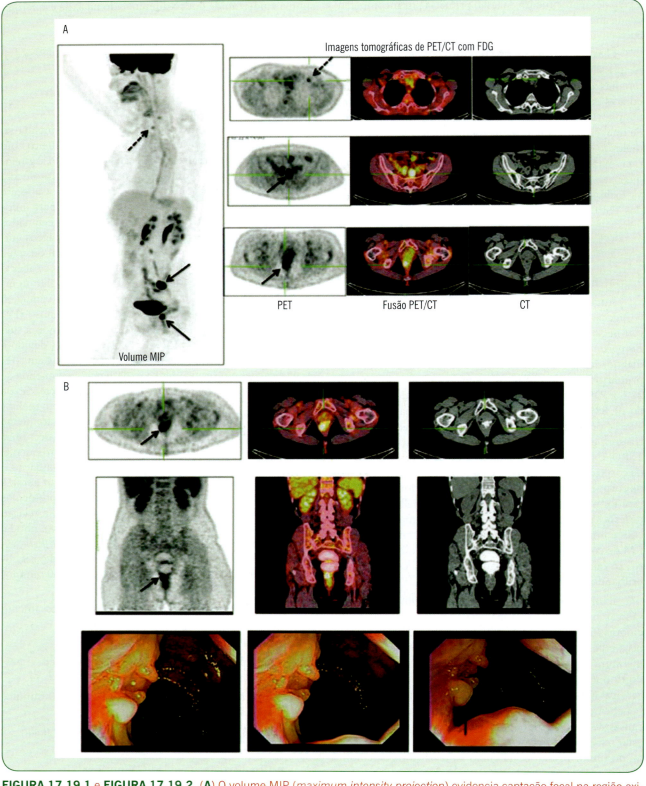

FIGURA 17.19.1 e **FIGURA 17.19.2.** (**A**) O volume MIP (*maximum intensity projection*) evidencia captação focal na região axilar esquerda (seta tracejada), além da região sacral e reto baixo (setas contínuas), discriminadas nas imagens tomográficas como captações em linfonodo retropeitoral esquerdo, linfonodomegalia pré-sacral e projeção da parede lateral direita do reto baixo. (**B**) Exame complementado com imagens após contraste retal, confirmando captação focal em aparente espessamento na parede direita do reto baixo. Realizada investigação direcionada com retossigmoidoscopia, que evidenciou lesão ulcerada e infiltrativa, com limites imprecisos na parede lateral direita junto à linha pectínea do reto distal (setas contínuas). A lesão foi considerada altamente suspeita para tumor primário.

Como em toda interpretação de exame geral, recomendamos primeiramente avaliar a qualidade técnica do exame (ruído, artefatos de reconstrução ou movimento, *mismatch*, número de segmentos corpóreos ou complementos). Estando o exame tecnicamente adequado, a análise diagnóstica deve diferenciar inicialmente as captações fisiológicas e decorrentes de processos benignos de eventual captação patológica. A análise específica do TSPD dependerá do sítio metastático e do contexto clínico, no sentido de direcionar os segmentos para maior atenção e valorização de alterações sutis, principalmente para pulmões, pâncreas e orofaringe, por sua vez locais mais frequentes do tumor primário. Por exemplo, no caso de metástase em linfonodo cervical, correlacionar a cadeia e lateralidade com provável sítio primário na cabeça e pescoço, procurando alterações e valorizando assimetrias. Nos casos de metástase hepática, deve-se dar especial atenção para o pulmão e o trato gastrointestinal; já na metástase de carcinoma indiferenciado para linfonodo supraclavicular esquerdo, deve-se atentar para o estômago; na metástase axilar isolada, é preciso ter especial atenção às mamas nas mulheres.

Os pontos-chave para análise da PET/CT com [18]FDG no TSPD estão resumidos no Quadro 17.19.2.

QUADRO 17.19.2
Pontos-chave na Análise da PET/CT com [18]FDG no TSPD

Descartar artefatos de movimento ou *mismatch*

Iniciar análise panorâmica pelo volume MIP

Diferenciar captação fisiológica × patológica

Conhecer anatomia e características clínicas

Atenção para captações focais e assimétricas

Especial atenção para pulmão, pâncreas e orofaringe

Linfonodo cervical: atenção para orofaringe

Linfonodo supraclavicular: atenção para nasofaringe e trato gastrointestinal

Linfonodo axilar isolado: atenção para mama nas mulheres e pulmão

Metástase hepática: atenção para trato gastrointestinal, pâncreas e pulmão

Captação focal no pulmão sem alteração evidente na CT: descartar microembolização por aspiração de sangue na seringa antes da injeção de [18]FDG

Limitações

A resolução espacial de 6 a 8 mm da maioria dos equipamentos atuais de PET/CT pode representar uma limitação na detecção do TSPD, principalmente nas neoplasias pequenas e com baixa avidez pela glicose. Aproximadamente 5% dos TSPD são de linhagem neuroendócrina, caracteristicamente com baixo metabolismo glicolítico e maior probabilidade de falso-negativo na PET com [18]FDG, sendo mais bem indicado nessa situação o análogo da somatostatina, atualmente disponível na prática clínica por meio da cintilografia com octreotídeo. Outra causa de falso-negativo na PET com [18]FDG seria o câncer de mama de baixo grau e baixa atividade proliferativa; nesses casos alguns autores sugerem técnica de aquisição tardia (*dual time*), com aquisição de imagem precoce, cerca de 1 hora após injeção de [18]FDG, e outra tardia, cerca de 3 horas após a injeção. Lesões tumorais tenderiam a aumentar a concentração da glicose na imagem tardia. Outra aplicação da técnica *dual time* seria justamente para tentar minimizar a principal causa de falso-positivo da PET/CT com [18]FDG no TSPD, no caso processos inflamatórios ou infecciosos em atividade nos pulmões, que, ao contrário de lesões neoplásicas, tenderiam a diminuir o grau de captação de [18]FDG na imagem tardia. Concentração fisiológica na orofaringe e laringe, seja nas tonsilas ou musculatura intrínseca da laringe, representa outra causa frequente de falso-positivo na avaliação de TSPD.

Leitura Sugerida

- Kwee TC, Basu S, Cheng G, Alavi A. FDG PET/CT in carcinoma of unknown primary. Eur J Nucl Med Mol Imaging. 2010;37(3):635-44.
- Park JS, Yim JJ, Kang WJ, Chung JK, Yoo CG, Kim YW, et al. Detection of primary sites in unknown primary tumors using FDG-PET or FDG-PET/CT. BMC Res Notes. 2011;4:56.
- Natoli C, Ramazzotti V, Nappi O, Giacomini P, Palmeri S, Salvatore M, et al. Unknown primary tumors. Biochim Biophys Acta. 2011;1816(1):13-24.

Cintilografia Pulmonar

18

ARTUR MARTINS NOVAES COUTINHO

Conteúdo

Introdução
Aspectos Anatômicos e Fisiológicos
Bases do Estudo de Inalação/Ventilação
    Radiofármacos/Farmacocinética
    Mecanismos de Localização
    Protocolos de Aquisição e Processamento de Imagem
    Biodistribuição Normal e Fatores Fisiopatológicos
Bases do Estudo de Perfusão
    Radiofármacos/Farmacocinética
    Mecanismos de Localização
    Protocolos de Aquisição e Processamento de Imagem
    Biodistribuição Normal e Fatores Fisiopatológicos
Interpretações de Imagens e Aplicações Clínicas dos
Estudos de Inalação e Perfusão Pulmonar (V/Q)
    Tromboembolismo Pulmonar (TEP)

Padrões de Imagem Auxiliares na Interpretação dos
Estudos V/Q
Discussão: Critérios PIOPED (*Prospective Investigation
of Pulmonary Embolism Diagnosis*)
Ultrassom com Doppler de Membros Inferiores
Discussão: Arteriografia × Cintilografia V/Q ×
Angiotomografia
SPECT e SPECT/CT na Investigação de TEP
Investigação de Hipertensão Pulmonar por TEP Crônico
Bases da Pesquisa de *Shunt* Direita-Esquerda
    Radiofármacos/Farmacocinética/Mecanismo de
    Localização e Biodistribuição Normal
    Fatores Fisiopatológicos e de Interpretação do Estudo
    Protocolos de Aquisição e Processamento de Imagem
Quantificação Pulmonar

Introdução

O presente capítulo tratará dos assuntos relativos à avaliação da função pulmonar pela medicina nuclear (cintilografias de ventilação ou inalação e de perfusão pulmonar). Aspectos relacionados ao acometimento pulmonar por doenças inflamatórias, infecciosas e neoplásicas serão discutidos em outros capítulos.

Aspectos Anatômicos e Fisiológicos

Iniciaremos o capítulo com curtas considerações acerca da segmentação anatômica e função pulmonar. O pulmão direito divide-se em três lobos (superior, médio e inferior), e o esquerdo em dois lobos (superior e inferior), a língula pertence ao lobo superior esquerdo, e cada qual recebe seus respectivos brônquios e artérias lobares. Após essa primeira divisão, os lobos pulmonares sofrem segmentação broncovascular, onde cada segmento recebe vascularização e ramo brônquico próprio.

Essa segmentação macroscópica deve ser memorizada por qualquer médico atuante em diagnóstico por imagem e constitui a base para a interpretação de exames de inalação-ventilação/perfusão, com função primordial na localização de alterações pulmonares em cortes tomográficos e em projeções planas.

As artérias se subdividem juntamente com os brônquios, até o nível alveolar (cada alvéolo é suprido por uma arteríola), onde as arteríolas se subdividem em capilares alveolares com cerca de 7 a 10 µm de diâmetro. Além das artérias pulmonares, os pulmões recebem também vascularização das artérias brônquicas (5% do seu fluxo), que se anastomosam a nível capilar com a circulação pulmonar, e boa parte do seu sangue retorna para o coração esquerdo pelas veias pulmonares. Nos alvéolos o sangue é oxigenado e elimina gás carbônico, função vital para os seres humanos.

Em geral, há um grau crescente na perfusão (Q) e ventilação (V) pulmonares dos ápices para as bases no paciente em pé (maior nas bases). Essa gradiente é maior na perfusão em relação à ventilação. As diferenças diminuem um pouco no paciente em posição supina.

Importante ter em mente que defeitos segmentares na ventilação alveolar, ao induzir hipóxia, geralmente levam à diminuição da vascularização local reativa (o sangue se desloca para onde possa haver troca gasosa). Quando o inverso acontece (diminuição na perfusão), raramente acontece broncoconstrição reativa. Na maioria das vezes a ventilação se mantém, causando o que se chama de distúrbio V/Q, que leva à hipóxia progressiva. Esse é o mecanismo fisiopatológico básico do tromboembolismo pulmonar.

Bases do Estudo de Inalação/Ventilação

Radiofármacos/Farmacocinética

A cintilografia de inalação ou ventilação pulmonar baseia-se na localização de radiotraçadores na árvore respiratória após a sua inalação. Estes podem ser de três tipos, de acordo com sua natureza física: aerossóis, gases ou pseudogases.

Os aerossóis são representados em nosso meio pelo ácido dietilenotriaminopentacético marcado com tecnécio-99m (^{99m}Tc-DTPA), que é nebulizado em aparelhos adaptados para material radioativo e posteriormente inalado pelo paciente. É o radiofármaco mais utilizado no Brasil para esse fim. É depositado na árvore brônquica e permite estudos apenas de inalação, não fornecendo informações dinâmicas em várias fases como os gases radioativos.

O ^{99m}Tc-DTPA distribui-se nas vias aéreas por sedimentação gravitacional e retenção na árvore brônquica, com posterior clareamento pelos cílios do epitélio respiratório (menos importante), e predominante difusão pela membrana alvéolo-capilar para a corrente sanguínea, com eliminação na urina por filtração glomerular. O T½ de clareamento pulmonar é em torno de 53 minutos (45-60) e encontra-se acelerado em pacientes fumantes e portadores de infecções (maior permeabilidade da membrana alvéolo-capilar).

Os gases têm o ^{133}Xe, ^{127}Xe e ^{81m}Kr como principais representantes. São todos gases nobres lipossolúveis. Localizam-se nos pulmões por simples difusão, com uma pequena parte da dose inalada ultrapassando a circulação sanguínea, e são rapidamente clareados dos pulmões. O estudo com esses isótopos é chamado de estudo de ventilação, pois permite imagens em três fases: inspiração, equilíbrio e clareamento (*washout*). Gases e aerossóis não serão tratados em detalhes no presente capítulo, por não terem uso comercial estabelecido em nosso meio.

Outro agente, ainda pouco disponível e de alto custo no Brasil, é o Technegas®. Esse radiofármaco é formado por microesferas de carbono marcadas em um gerador especial com tecnécio-99m e por isso fornece a melhor estatística de contagem e energia mais adequada para imagens de inalação. As partículas têm tamanho menor que os aerossóis de ^{99m}Tc-DTPA, produzindo imagem também mais homogênea que este e mais duradoura. Estudos europeus e australianos indicam que seria o radiofármaco ideal para aquisições tomográficas (SPECT).

Mecanismos de Localização

Os aerossóis se localizam de maneira fixa por sedimentação em toda a árvore brônquica, proporcionalmente à aeração dos diferentes segmentos pulmonares. Pelo tamanho das partículas transformadas em aerossol e pelo fluxo turbulento de ar, há significativo grau de deposição de ^{99m}Tc-DTPA na boca, nas vias aéreas superiores, traqueia e brônquios-fonte, e a qualidade do estudo é bastante dependente da qualidade da inalação, para que haja maior atividade na periferia pulmonar. Quanto maiores as partículas, mais centralmente elas se depositam.

As partículas têm diâmetro médio de 0,5 μm e assim podem chegar até os bronquíolos alveolares e alvéolos, em uma inalação bem feita. O sistema de nebulização do radiofármaco é relativamente ineficiente. Apenas 2% a 10% da atividade administrada realmente se deposita nos pulmões, representando um grande gasto de eluato de tecnécio-99m na marcação do radiofármaco (RF) para tal estudo.

Essa desvantagem de rendimento, entretanto, permite que o estudo de perfusão seja feito logo em seguida à inalação na maioria dos serviços, ocorrendo sobreposição satisfatória da atividade da perfusão em relação à inalação.

Protocolos de Aquisição e Processamento de Imagem

A nebulização do radiofármaco pode acontecer em qualquer sala comum, desde que o paciente fique sozinho durante a sua realização (não há necessidade de adaptações especiais nem isolamento). O tecnólogo ou médico pode entrar intermitentemente na sala, sem restrições dosimétricas. A única requisição é que a sala tenha pressão negativa, que pode ser obtida por pequenos exaustores para o ar externo ou sistemas de ar condicionado com função de exaustão (Tabela 18.1).

TABELA 18.1	
Protocolo de Aquisição do Estudo de Inalação Pulmonar	
Imagem	*Aquisição*
Projeções anterior, posterior, laterais, oblíquas anteriores e posteriores de tórax *Obs.: em câmaras com 1 detector, pode-se suprimir as oblíquas anteriores*	• 300.000 contagens nas laterais, seguidas pelo mesmo tempo nas demais (respeitar um máximo de 7 minutos por projeção) • Alternativa: 500.000 contagens em todas as projeções. • Matriz 128 × 128, *zoom* 1,45 • Colimador LEAP ou alta resolução, janela de 15% em 140 keV • Posicionamento em decúbito dorsal horizontal, com braços para cima

A atividade usual do radiofármaco para adultos está entre 20 e 30 mCi (740-1110 MBq), diluída em 5 ml de solução salina ou água destilada. A inalação é realizada por 5 minutos e em seguida o paciente é levado para a sala de exames.

- *Ponto-chave:* durante a inalação, o paciente deve ser constantemente e insistentemente incentivado a inalar o mais forte que conseguir, para evitar impactação do material na boca, vias aéreas superiores e inferiores. A tática mais prudente consiste em visitas frequentes de um tecnólogo ou médico à sala de nebulização, com incentivos enfáticos em relação à inalação profunda. A maioria dos aparelhos adaptados para a nebulização permite inalação apenas bucal (por tubo maleável), e deve-se evitar inalação com máscaras para evitar contaminação da face e nariz.

As condições clínicas dos pacientes são também muito importantes de serem verificadas antes do início do estudo. O paciente deve ser capaz de inalar o material com vigor e permanecer em ar ambiente em decúbito dorsal por, pelo menos, 20 minutos (duração mínima do estudo de inalação e perfusão, realizado em seguida).

Biodistribuição Normal e Fatores Fisiopatológicos

A distribuição do ^{99m}Tc-DTPA na árvore pulmonar acontece de forma proporcional à inalação, com deposição simétrica e relativamente homogênea do aerossol. Dependendo da qualidade da inalação, como já enfatizado, pode ser visibilizada atividade na traqueia e nos brônquios (mesmo nos estudos de boa qualidade), boca e vias aéreas superiores. Percebe-se também a presença de material no esôfago e estômago, se houver ingestão do material pelo paciente (Figura 18.1).

Nota-se o mediastino, coluna vertebral e área cardíaca como regiões fotopênicas na projeção posterior, e área cardíaca e mediastino (destaque para o arco aórtico) na anterior. Na projeção lateral esquerda e nas oblíquas deve-se sempre considerar o local da área cardíaca como região fotopênica.

Em pacientes com doença pulmonar obstrutiva crônica (DPOC), o fluxo turbulento leva à maior deposição central das partículas, assim como nas inalações mal feitas. Áreas com redução da atividade representam regiões não ventiladas, que podem representar doenças parenquimatosas com colabamento dos alvéolos, regiões de atelectasia, ou ocupação do parênquima por processos expansivos. Nos casos de doenças vasculares, como obstrução por êmbolos pulmonares ou vasculites, a inalação geralmente não é afetada, levando à dissociação perfusão-oxigenação típica dessa entidade.

As indicações clínicas do estudo serão explicitadas ao longo do capítulo, após a introdução dos estudos de perfusão.

Bases do Estudo de Perfusão

Radiofármacos/Farmacocinética

A cintilografia de perfusão pulmonar baseia-se na microembolização da microvasculatura pulmonar por partículas radiomarcadas. O traçador mais comumente usado em nosso meio é o macroagregado de albumina humana marcado com tecnécio-99m (^{99m}Tc-MAA).

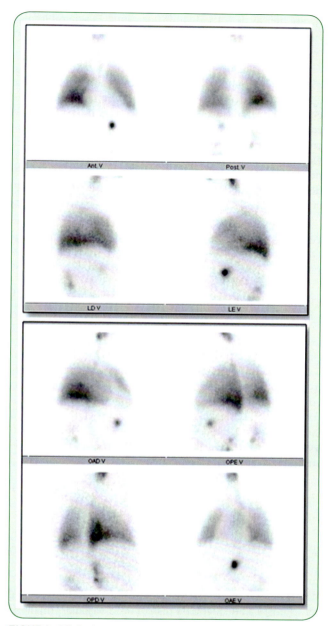

FIGURA 18.1. Imagens planas estáticas dos pulmões nas projeções anterior, posterior, lateral direita e esquerda, oblíqua anterior direita, posterior esquerda, posterior direita e anterior esquerda (ordem: de cima para baixo, da esquerda para a direita), após nebulização e inalação de ^{99m}Tc-DTPA. Observa-se padrão habitual de distribuição do radiofármaco. Notar atividade na boca e no estômago (deglutição) e nos rins e na pelve renal (eliminação normal).

As partículas de MAA utilizadas têm tamanho entre 10 e 90 μm após o seu preparo para injeção, enquanto o diâmetro máximo dos leitos das arteríolas pré-capilares e dos capilares pulmonares é de cerca de 20-25 μm e 7-10 μm, o que garante a obstrução mecânica da maioria dos vasos que recebe as partículas, e uma alta taxa de retenção pulmonar do RF na sua primeira passagem. Raras pequenas partículas ultrapassam o sistema capilar e são extraídas pelo sistema retículo endotelial (em tese, cerca de 5%). Estima-se que menos de 0,1% de todos os capilares sejam bloqueados no estudo. Assim, o risco de embolia pela injeção do radiofármaco é teórico e desprezível clinicamente.

Após a sua localização, as partículas são degradadas e o clareamento pulmonar se dá com meia-vida efetiva entre 2 e 11 horas, dependendo do estudo de referência empregado. Sua degradação se dá por erosão mecânica no sangue com simples fragmentação. Alguns autores citam ação macrofágica pulmonar no processo. Após a diminuição da atividade pulmonar, há localização de radiação no estômago, nos rins e na bexiga ^{99m}Tc-pertecnetato liberado após perda de marcação do ^{99m}Tc-MAA) e nos órgãos do sistema retículo endotelial, sobretudo fígado.

Há excreção do radiofármaco no leite materno, devendo-se evitar amamentação por 24 horas após a injeção. Os pulmões são os órgãos críticos em termos de dose de radiação.

Mecanismos de Localização

As micropartículas de albumina são injetadas no sistema venoso, percorrendo átrio e ventrículo direito e artérias pulmonares, de onde se distribuem de forma proporcional à circulação pulmonar. Nos leitos dos capilares pulmonares as partículas se depositam por bloqueio capilar mecânico (diâmetro maior que o da microvasculatura). Dessa forma, forma-se uma imagem dos campos pulmonares relativa à sua perfusão. Como dito antes, graças à quantidade muito pequena de partículas injetadas, as microembolias são clinicamente insignificantes.

Protocolos de Aquisição e Processamento de Imagem

As imagens iniciam-se imediatamente após a injeção, pela alta taxa de extração na primeira passagem do radiofármaco (RF). O número de partículas usadas comumente varia entre 200.000 e 600.000 (em média 500.000), devendo a dose mínima ser de 100.000 partículas para se ter estatística adequada da distribuição vascular. Injeta-se atividade entre 3 a 5 mCi (111 a 185 MBq) de ^{99m}Tc-MAA em adultos (Tabela 18.2).

Na preparação deve-se agitar o frasco e, antes da injeção do radiofármaco, homogeneizar a seringa, que deve conter pelo menos 1 a 2 ml, para evitar a sedimentação do material. De preferência deve-se usar uma veia periférica, com o cuidado de, ao aspirar o sangue, não deixá-lo entrar em contato com o radiofármaco, o que pode formar pequenos "emaranhados" (do inglês *clots*) e degradar a imagem (pequenas áreas de acúmulo focal do radiofármaco sem significado fisiopatológico).

- ■ *Ponto-chave:* ainda que o risco de microembolias sistêmicas e pulmonares seja clinicamente insignificante, a dose mínima de 100.000 deve ser sempre usada em crianças, pacientes com hipertensão pulmonar e com suspeita de *shunt* direita-esquerda, pelo risco teórico de embolização, principalmente cerebral.

A injeção se dá com o paciente já deitado na mesa de exame da câmara à cintilação. Quando solicitado para pesquisa de tromboembolismo pulmonar (TEP), é feito imediatamente após a realização do estudo inalatório, pois a atividade injetada de ^{99m}Tc-MAA sobrepõe-se à atividade inalada (pela menor estatística do estudo com partículas inaladas, a sequência contrária não é aconselhável).

- ■ *Ponto-chave:* a injeção do radiofármaco deve ser feita lentamente durante vários ciclos pulmonares (no mínimo duas ou três). O paciente deve realizar inspirações profundas, em decúbito dorsal, para que a imagem de perfusão fique o mais homogênea possível.
- ■ *Ponto-chave:* é imprescindível salientar que, em estudos para pesquisa de tromboembolismo, é a comparação entre as imagens de inalação e perfusão que fornece com mais precisão indícios da presença ou não de trombos pulmonares, com base nos mecanismos fisiopatológicos anteriormente expostos. A comparação feita apenas com radiografias de tórax leva a interpretações incompletas da situação clínica, embora ainda seja melhor do que o estudo isolado da perfusão.

Biodistribuição Normal e Fatores Fisiopatológicos

No caso de pacientes injetados na posição supina, a distribuição nos pulmões deve ser homogênea e simétrica, com uma discreta maior perfusão nas regiões inferiores (maior perfusão relativa). A imagem geralmente é mais homogênea e tem melhor qualidade que as de inalação (Figura 18.2).

As imagens do mediastino e área cardíaca aparecem como regiões fotopênicas, de forma similar ao descrito para o estudo de inalação.

Nas imagens laterais alguns defeitos podem ser minimizados, pela contribuição da atividade do pulmão contralateral. As imagens oblíquas ajudam a minimizar dúvidas em relação a esses defeitos e devem sempre ser realizadas, pelo menos nas projeções posteriores. Em câmaras de dois detectores, simultaneamente à aquisição das oblíquas pos-

TABELA 18.2	
Protocolo de Aquisição do Estudo de Perfusão Pulmonar	
Imagem	*Aquisição*
Projeções anterior, posterior, laterais, oblíquas anteriores e posteriores de tórax *Obs.: em câmaras com um detector, pode-se suprimir as oblíquas anteriores*	• 500.000 contagens nas laterais, seguidas pelo mesmo tempo nas demais (respeitar um máximo de 7 minutos por projeção) • Alternativa: 700.000 contagens em todas as projeções • Matriz 128 × 128, *zoom* 1,45 • Colimador LEAP ou alta resolução, janela de 15% em 140 keV • Posicionamento em decúbito dorsal horizontal, com braços para cima

teriores, aconselha-se ativar ambos os detectores para adquirir projeções oblíquas anteriores, que enriquecem ainda mais a localização dos defeitos.

Se houver alguma obstrução ou redução na quantidade de fluxo sanguíneo, haverá área com hipocaptação do material na região distal à área de obstrução, seguindo padrão vascular de distribuição, o que forma típicas áreas de hipocaptação triangulares ou "em cunha", com a base na região pleural. O princípio é simples: a artéria obstruída ou semiobstruída não permite a passagem do macroagregado de albumina, e as áreas distais à obstrução não recebem o radiofármaco e não emitem fótons. Tais defeitos perfusionais, se não acompanhados de defeitos inalatórios, falam a favor de tromboembolia pulmonar (TEP), mas também podem acontecer em outras doenças arteriais, como as vasculites.

Esses defeitos isoladamente, sem a associação do estudo inalatório, são totalmente inespecíficos, principalmente quando pequenos. Podem também aparecer em indivíduos assintomáticos sem história clínica de embolia, sobretudo em fumantes. Entre os diagnósticos diferenciais de defeitos pulmonares estão cistos, bolhas, cirurgias prévias, processos expansivos (adenopatias, metástases, tumores), infecções, fibroses, atelectasias e vasculites. Áreas que apareçam em ambos os estudos são geralmente doenças parenquimatosas e na maioria das vezes não representam TEP.

Derrames pleurais podem ser identificados às imagens de perfusão e deve-se sempre evitar confundi-los com defeitos segmentares. Pode ser observado o chamado "sinal da fissura", com imagens hipocaptantes lineares ao longo das fissuras nas imagens laterais e oblíquas (também pode acontecer por espessamentos pleurais ou DPOC). Nas imagens em posição supina pode-se ver redução difusa da atividade dos pulmões nas projeções posteriores em relação às anteriores, por mobilização do líquido para as regiões posteriores da pleura graças ao decúbito.

Interpretações de Imagens e Aplicações Clínicas dos Estudos de Inalação e Perfusão Pulmonar (V/Q)

Como anteriormente exposto, na maioria das vezes, os estudos de inalação e perfusão pulmonar são solicitados em conjunto pelos clínicos. Por esse motivo, essa seção os tratará como duas partes complementares e obrigatórias de um mesmo estudo, a cintilografia de inalação e perfusão pulmonar, ou cintilografia V/Q.

Tromboembolismo Pulmonar (TEP)

A pesquisa de TEP agudo é a principal aplicação da cintilografia V/Q. A interpretação conjunta das imagens deve incluir sempre que possível uma radiografia de tórax (RX) recente (feita nas últimas 12-24 horas) nas projeções posteroanterior e lateral, para guiar na interpretação de alterações anatômicas e aumentar a especificidade caso haja alguma alteração do parênquima pulmonar. Alterações sugestivas de TEP na cintilografia são geralmente acompanhadas de achados pobres na radiografia, que pode estar normal ou apresentar achados como oligoemia focal.

A interpretação é baseada na comparação entre os dois exames cintilográficos. Defeitos vistos à perfusão e não à inalação, ou relativamente maiores à perfusão, são

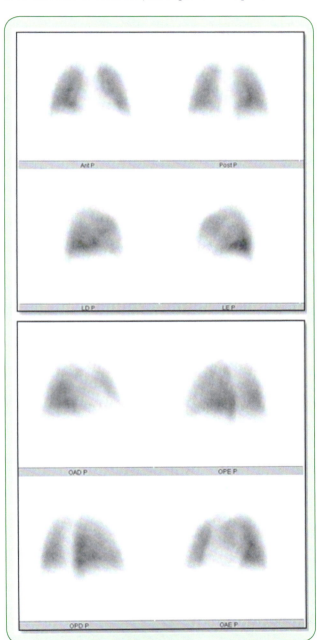

FIGURA 18.2. Imagens planas estáticas dos pulmões nas projeções anterior, posterior, lateral direita e esquerda, oblíquas anterior direita, posterior esquerda, posterior direita e anterior esquerda (ordem: de cima para baixo, da esquerda para a direita), após injeção intravenosa de ^{99m}Tc-MAA. Observa-se padrão habitual de distribuição do radiofármaco. Notar atividade homogênea restrita aos pulmões e maior grau de perfusão nas bases pulmonares.

chamados de *mismatch*. Ou seja, há uma incompatibilidade entre os exames, com padrão pior à perfusão, o que sugere acometimento vascular com preservação do parênquima (TEP ou vasculites). Para efeitos de padronização, o termo não pode ser usado em casos de defeitos inalatórios com pouca repercussão vascular (casos raros). Em caso de compatibilidade dos estudos (*match*), considera-se doença de etiologia parenquimatosa, devendo-se considerar os diagnósticos diferenciais citados previamente.

O TEP agudo é uma condição potencialmente fatal e ocorre após a oclusão total ou parcial de ramos das artérias pulmonares por êmbolos. Em sua maioria são múltiplos e bilaterais. A causa mais comum é a soltura de trombos derivados de trombose venosa profunda (TVP), mais comum nos membros inferiores após imobilizações prolongadas ou por predisposição individual.

Entre as demais causas de TEP, estão incluídas: embolia gasosa, gordurosa (geralmente pós-traumas com fratura de grandes ossos como os fêmures), tumoral, por líquido amniótico e por corpos estranhos injetados em usuários de drogas. Trombos de origem tumoral, gordurosa e amniótica são geralmente pequenos e múltiplos, afetando artérias mais periféricas (e como será visto adiante, mais bem detectados à cintilografia do que pela tomografia). Essas etiologias não podem ser esquecidas e devem ser consideradas no momento de avaliação clínica do paciente com suspeita de TEP.

Como os achados clínicos e achados radiológicos podem ser bastante pobres e inespecíficos, mediante a solicitação de cintilografia V/Q para pesquisa de TEP, o médico nuclear deve sempre investigar a probabilidade de TVP, como edema, calor e dor nos membros inferiores, histórico de decúbito ou imobilidade prolongada (internações, viagens longas etc.), análise de marcadores séricos sensíveis para a detecção da doença, como a pesquisa de dímero-D, e questionamento de distúrbios de coagulação, traumas, tumores etc. Eventuais outros exames devem ser consultados se disponíveis (como o ultrassom Doppler de membros inferiores).

Após a análise clínica e da radiografia, parte-se para a interpretação do estudo de perfusão, verificando a biodistribuição do RF. Estudos normais na perfusão praticamente excluem a possibilidade de TEP. Em casos de radiografia de tórax normal (RX), a V/Q tem ainda maior acurácia.

- *Ponto-chave*: exame de perfusão com ^{99m}Tc-MAA normal praticamente exclui a possibilidade de TEP, em qualquer paciente e independente das alterações na radiografia de tórax.

Ao se encontrar defeitos perfusionais, deve-se localizá-los de acordo com sua forma (com ou sem padrão vascular), com sua segmentação e tamanho. Defeitos sem padrão perfusional dificilmente se relacionam à etiologia vascular. Os defeitos com padrão vascular podem ser segmentares ou subsegmentares (partes de um segmento, ainda com base na pleura e mantendo padrão vascular), ou não seguirem padrões vasculares.

Após a análise do estudo perfusional, inicia-se a comparação com estudo inalatório. Como dito anteriormente, defeitos no estudo perfusional acompanhados de defeitos inalatórios não sugerem acometimento de origem vascular, principalmente quando não seguem o padrão segmentar (Figura 18.3). Defeitos vistos à perfusão, inalação e RX (chamado *triple match*) têm ainda menos chance de serem devido a TEP, sobretudo se menores à perfusão em relação aos outros.

- *Ponto-chave*: áreas pouco ou não perfundidas e com inalação preservada ou com defeito menor que na perfusão – *mismatch* – são sugestivas de embolia. Defeitos totalmente concordantes nos dois estudos – *match* – e concordantes também na radiografia – *triple match* – têm pouca chance de ser TEP agudo.

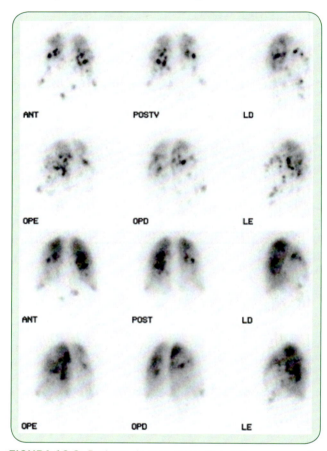

FIGURA 18.3. Paciente do sexo masculino, 35 anos, com deficiência de alfa-1-antitripsina, apresentando padrão de inalação e perfusão concordantes, com redução da concentração nas bases pulmonares devido a enfisema.

Os defeitos segmentados são classificados segundo o seu tamanho (Tabela 18.3).

TABELA 18.3 Classificação dos Defeitos Segmentares	
Tamanho	**Acometimento de um Segmento Pulmonar (%)**
Grandes	Mais de 75%
Moderados	Entre 25% e 75%
Pequenos	Menos de 25%

A probabilidade de doença vascular aumenta com a quantidade ou extensão dos defeitos segmentares, com exceção dos defeitos pequenos, que são pouco associados com embolia pulmonar (Figura 18.4).

Da mesma forma, defeitos concordantes (inclusive com infiltrado ao RX) não são totalmente isentos de riscos, podendo representar doença embólica com infarto associado, e deve-se considerar o tamanho dos defeitos em cada estudo (quanto maior na perfusão em relação aos outros, maior a chance de embolia). Se houver suspeita de alta probabilidade clínica de TEP, outros métodos como a tomografia computadorizada podem ajudar a esclarecer a dúvida, lembrando sempre da necessidade do uso de contraste iodado, desde que o paciente não tenha contraindicação, para um diagnóstico efetivo nessa modalidade.

Em casos de hipoperfusão de um lobo inteiro, deve-se pensar em obstrução arterial mediastinal por diferentes causas: fibroses, tumores, dissecção aórtica, êmbolos, pneumotórax importante ou mesmo agenesia ou estenose de uma artéria pulmonar. Isso ressalta mais uma vez a importância da história clínica e exame radiográfico.

Padrões de Imagem Auxiliares na Interpretação dos Estudos V/Q

- *Sinal da faixa* (*stripe sign*): pequena faixa com aumento da atividade do radiofármaco na periferia de um defeito de perfusão, adjacente à linha pleural. Dificilmente esses defeitos são TEP, pois indicam que a base da lesão não é pleural e assim não deve ter origem vascular.
- *Sinal da fissura*: descrito anteriormente, tem maior chance de representar derrame ou outras lesões pleurais.
- *Derrame pleural*: pode estar associado ao TEP, sobretudo se acompanhado de defeitos perfusionais.
- *Doença pulmonar obstrutiva crônica*: a presença de DPOC torna a interpretação da cintilografia V/Q bastante trabalhosa, pois frequentemente há riqueza de achados nos estudos inalatórios, tanto com lesões hipocaptantes quanto com maior impactação do material em vias aéreas. Essas áreas podem gerar muitos defeitos concordantes.
- *Localização dos defeitos* triple match *(triplamente concordantes entre V/Q e RX)*: tem maior poder de exclusão de TEP quando nos terços superior e médio, não consegue excluir TEP quando nos lobos inferiores.

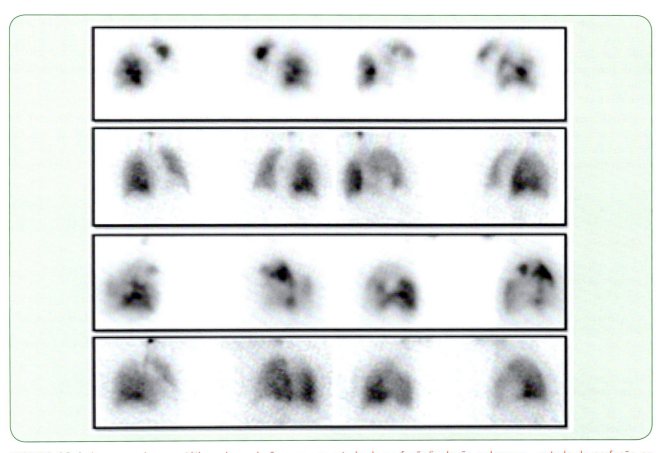

FIGURA 18.4. Imagens planas estáticas dos pulmões em um estudo de perfusão/inalação pulmonar – estudo de perfusão na primeira e terceira linhas após injeção intravenosa de ^{99m}Tc-MAA, e na segunda e quarta colunas após inalação com ^{99m}Tc-DTPA. Observam-se múltiplas áreas de hipoperfusão segmentares e subsegmentares no estudo de perfusão, sem correspondência no estudo de inalação, que se apresenta normal. Este é um clássico exemplo de *mismatch* V/Q, sugestivo de TEP maciço bilateral.

Seção 2 – Diagnóstico

■ *Lesões solitárias lobares ou em um pulmão inteiro*: são apresentações pouco comuns de TEP, devendo-se sempre considerar a possibilidade de outras doenças.

Discussão: Critérios PIOPED (Prospective Investigation of Pulmonary Embolism Diagnosis)

O PIOPED é um estudo prospectivo multicêntrico para avaliar a eficácia de vários métodos de análise cintilográfica para o diagnóstico de TEP. Não é fixo e sofre atualizações constantes. Divide os diferentes resultados de exames em graus de probabilidade (alta, intermediária, baixa, muito baixa e estudo normal) com o intuito de proporcionar uma padronização nos relatórios médicos. Os últimos critérios modificados do PIOPED introduziram o conceito de muito baixa probabilidade, diminuindo o número de resultados indeterminados, que muitas vezes confundem os médicos solicitantes quanto ao seu significado.

Os critérios PIOPED não são universalmente aceitos para uso em relatórios (laudos), e muitos médicos nucleares preferem emitir opiniões com base na probabilidade clínica pré-teste e na análise individual das imagens com base nos fatores fisiopatológicos anteriormente descritos, resultando, portanto, em um relatório multifatorial. O PIOPED seria um fator auxiliar (Tabela 18.4).

A ausência de perfusão de um pulmão inteiro, por exemplo, se acompanhada de alta probabilidade pré-teste e história clínica muito sugestiva, pode representar a oclusão de um ramo da artéria pulmonar com hipoperfusão de todo um pulmão e, assim, jamais seria considerada baixa probabilidade. O mesmo vale para os outros critérios.

Recomenda-se, então, que os critérios sejam utilizados como base para a confecção do laudo, principalmente para médicos iniciantes, mas, no momento da conclusão ou transmissão de informação para o médico solicitante, o ideal é ser bastante claro com relação às probabilidades aferidas, considerando a clínica e demais exames complementares, como ultrassonografia com Doppler de membros inferiores atestando TVP, ecocardiograma etc. Assim, evitam-se frases vagas como "probabilidade intermediária de TEP agudo". Deve-se, ao máximo possível, tentar atribuir um significado clínico à conclusão do relatório ou deixar claro o caráter probabilístico da afirmação.

Para mais detalhes, o leitor deve consultar a publicação original do PIOPED.

Ultrassom com Doppler de Membros Inferiores

Este é outro método complementar na investigação da probabilidade de TEP. Pode atestar TVP, promovendo início de terapia de anticoagulação, e muitas vezes modifica relatórios com probabilidade intermediária, indicando alta ou baixa chance de TEP. Igual utilidade tem a pesquisa sanguínea do dímero-D, altamente sensível para a pesquisa de trombose, mas com pouca especificidade.

Discussão: Arteriografia × Cintilografia V/Q × Angiotomografia

O estudo considerado padrão-ouro no diagnóstico de TEP é a arteriografia, que, por ser invasiva e utilizar contraste iodado, nem sempre é utilizada para consolidar o diagnóstico. Como método não invasivo, cresce o uso da tomografia computadorizada, que tem muitas vezes substituído o uso da cintilografia.

Há constante discussão acerca do papel da cintilografia V/Q na pesquisa do TEP agudo após o crescimento da disponibilidade do estudo angiográfico realizado por tomografia computadorizada multidetectores (TCMD) – angioTC, que utiliza contrastes iodados e detecta diretamente

TABELA 18.4	
Resumo dos Critérios do PIOPED Modificado para Interpretação da Cintilografia de Perfusão e Inalação Pulmonar	
Probabilidade Atribuída	*Características da Imagem*
Normal – VPN >90% (praticamente exclui TEP clinicamente significativo)	Sem defeitos de perfusão, imagem da cintilografia concordante com as formas pulmonares no raios X.
Muito baixa probabilidade (probabilidade menor que 10% de TEP)	Lesões não segmentares, sem outros defeitos de perfusão; defeito perfusional menor que lesão ao RX; dois ou mais defeitos concordantes V/Q com RX normal; defeito *triple match* em segmento único nos campos médio ou superior; um a três pequenos defeitos perfusionais; sinal da faixa ao redor de defeito perfusional; derrame pleural de um terço ou mais da cavidade pleural sem outro defeito de perfusão.
Baixa probabilidade (probabilidade menor que 20% de TEP)	Defeito único ou moderado V/Q concordante; mais de três pequenos defeitos segmentares pequenos; *mismatch* em um lobo inteiro, único; ausência de perfusão em um pulmão inteiro; perfusão heterogênea; derrame pleural de tamanho moderado.
Probabilidade intermediária (entre 20% e 80% de chance de TEP)	Defeitos *mismatch* maiores que um segmento moderado e menor que dois segmentos grandes; dificuldade de caracterizar como alta ou baixa probabilidade; defeito solitário moderado ou grande com *triple match* nos lobos inferiores.
Alta probabilidade (probabilidade maior que 80% de TEP)	Dois ou mais defeitos segmentares *mismatch* grandes, sem alterações radiográficas ou o equivalente a esses defeitos em segmentos moderados (2 moderados = 1 grande).

a falha de enchimento nos ramos das artérias pulmonares. Devido ao uso do contraste, que é nefrotóxico, a cintilografia permanece de primeira escolha em casos de insuficiência renal e alergia ao contraste. Ainda assim, o crescimento do uso método coincide com a redução no número de cintilografias realizadas.

A evolução contínua da tomografia, com existência atual de máquinas com até 320 fileiras de detectores, permite maior rapidez no diagnóstico do que no estudo cintilográfico (demora de segundos) e grande vantagem em pacientes hemodinamicamente instáveis. A maior disponibilidade da tomografia em setores de urgência e o fato de esse estudo permitir a realização de diagnósticos diferenciais anatômicos (como dissecção de aorta, aneurismas, doenças pulmonares parenquimatosas, doenças cardíacas) advogam a favor do método. O método parece ainda ter potencial para inovações, como os mais recentes aparelhos de dupla energia, que fazem estudos de anatomia e de perfusão (função).

Por outro lado, a cintilografia mantém seu papel pela detecção de êmbolos pequenos e periféricos, no nível subsegmentar, limitação flagrante da TCMD. As limitações do estudo PIOPED original, que fornecia quase 44% de estudos indeterminados em média, foi reduzida com a inclusão dos novos critérios modificados, além da análise da probabilidade pré-teste de trombose, reduzindo o número de estudos indeterminados.

A cintilografia V/Q possui também menor custo e expõe o paciente a menos radiação (dose em torno de 0,28-0,9 mSv, contra 20-60 mSv da TCMD).

Após o exposto, podemos então responder à pergunta a seguir:
- *Ponto-chave:* quando a cintilografia V/Q deve ser o método preferencial em relação à tomografia?

Se desejada baixa dose de radiação; baixa probabilidade clínica de TEP e RX normal; anafilaxia prévia a contrastes ou história consistente de alergia; insuficiência renal; mieloma e paraproteinemia; mulher jovem com RX normal ou em grávidas; acompanhamento pós-TEP agudo (método funcional) e investigação de etiologia de hipertensão pulmonar.

Em grávidas propõe-se iniciar apenas com o estudo perfusional. Caso esteja normal, omite-se o estudo inalatório. Em caso de defeitos suspeitos, repete-se o estudo inalatório no dia seguinte. Com essa sequência, tenta-se evitar expor o feto ao à radiação do ^{99m}Tc-DTPA inalado, que será absorvido pela circulação sanguínea e excretado por via renal.

Interessante reforçar que a superioridade em termos de acurácia diagnóstica (sensibilidade e especificidade) da angiotomografia em relação à cintilografia não é inconteste. Alguns autores relatam valores muito similares, com as demais vantagens dosimétricas da cintilografia. Levanta-se ainda a hipótese de um "viés de uso" – a tomografia é mais usada por ser mais disponível e torna-se mais solicitada e mais disponível por ser mais solicitada. Cabe aos médicos nucleares divulgar o método e torná-lo mais disponível.

SPECT e SPECT/CT na Investigação de TEP

Uma evolução na tecnologia cintilográfica, a aquisição tomográfica (SPECT) apresenta maior sensibilidade e especificidade na investigação de TEP do que as imagens planas e deve ser usada quando disponível. O SPECT representa um ganho de acurácia e mantém a menor exposição torácica à radiação em relação à angioTC (Figura 18.5). A sua mais atual inovação, com incorporação de imagens anatômicas da tomografia computadorizada (SPECT-CT), é ainda mais promissora, com maior concordância entre observadores, maior especificidade por agregar os diagnósticos diferenciais da TC e facilitar a segmentação pulmonar, sobretudo em aparelhos multidetectores, mesmo sem o uso de contraste iodado. O SPECT/CT, contudo,

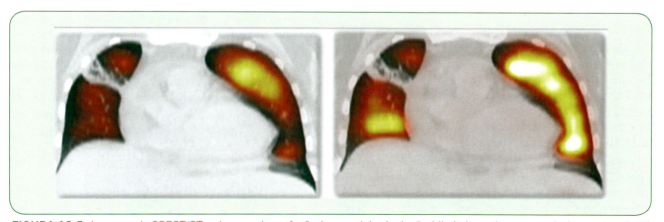

FIGURA 18.5. Imagens de SPECT/CT pulmonar de perfusão (esquerda) e inalação (direita) no plano coronal, demonstrando déficit perfusional e inalatório no lobo superior do pulmão direito correspondendo à opacidade na tomografia (origem parenquimatosa). À esquerda, contudo, nota-se déficit perfusional na língula, sem alterações à tomografia e ao estudo inalatório; esta região provavelmente corresponde a uma área de hipoperfusão de origem vascular (sugestivo de TEP).

apresenta maiores taxas de exposição à radiação ionizante do que o SPECT sem CT. Ambos apresentam maior detecção de defeitos subsegmentares que as imagens planas e mesmo que a angioTC, além de menor taxa de exames inconclusivos. Os valores de sensibilidade e especificidade variam na literatura para estudos SPECT entre 80% e 100% para sensibilidade e 93% e 100% para especificidade. O SPECT/CT apresenta sensibilidade semelhante e maior acurácia que o SPECT.

Entre as limitações para a realização de SPECT estão: a) estudos inalatórios de baixa qualidade, pela reduzida estatística de contagem de alguns radiofármacos como o 99m^{Tc}-DTPA nebulizado, dificultando a comparação dos dois estudos; b) o tempo total de realização do estudo, principalmente em câmaras antigas, que pode chegar a mais de 45 minutos. Entre as vantagens, o SPECT facilita a detecção de lesões subsegmentares e nas bases pulmonares, sendo mais fácil de interpretar após familiarização com a anatomia segmentar nos eixos axiais e com reconstruções em três dimensões.

A baixa qualidade do estudo inalatório tem sido ultrapassada principalmente em países europeus e na Austrália, com a ampla disponibilidade do radiofármaco Technegas®, que, como explicado anteriormente, fornece imagens superiores de inalação. Alguns centros nacionais têm relatado experiência com a inalação de coloides (99m^{Tc}-fitato) no lugar do DTPA, porém esses relatos carecem de estudos randomizados para comprovação de sua eficácia.

Com relação ao tempo de aquisição, sabe-se que os aparelhos mais atualizados conseguem realizar estudos completos de SPECT/CT em tempos próximos a 30-40 minutos, ou menos. Sugere-se, contudo, que toda clínica que deseje "migrar" para o sistema SPECT passe por um tempo de transição em que as imagens planas são feitas em conjunto com o SPECT, para treinamento adequado dos médicos nucleares.

Investigação de Hipertensão Pulmonar por TEP Crônico

Uma das grandes causas de hipertensão pulmonar em adultos é o tromboembolismo pulmonar crônico, definido como a observação, após três meses de anticoagulação por TEP agudo, de pressão arterial pulmonar média ≥ 25 mmHg e um ou mais defeitos segmentares perfusionais com *mismatch* cintilográfico ou com defeito de perfusão na TCMD ou angiografia pulmonar.

Acontece na minoria dos pacientes que sobrevivem a um TEP agudo, mas ainda assim há alta chance de novos eventos. Entretanto, um terço dos pacientes não relata eventos tromboembólicos prévios. É reconhecida hoje como uma doença vascular dupla tanto por remodelamento "equivocado" do trombo em vasos maiores quanto por remodelamento da rede capilar, mesmo em áreas livres de trombose, por fatores inflamatórios.

Assim, o estudo cintilográfico pode sugerir hipertensão pulmonar por TEP crônico ao demonstrar defeitos de padrão perfusional. Além do fator diagnóstico, é muito importante que esses pacientes tenham uma cintilografia V/Q de base para análise em futuros possíveis episódios.

Pelas características funcionais da imagem, estudos posteriores podem indicar evolução da doença, seja para resolução parcial da perfusão, evolução para infartos pulmonares (defeito em ambos os estudos), ou aparecimento de novas lesões. Estudos sequenciais oferecem, também, bem menos radiação ao paciente do que seguidas angiografias tomográficas.

O estudo de base serve assim, principalmente, para comparação com novos estudos em casos de agudização de sintomas, com suspeita de novos eventos de embolia. A constatação de novas áreas de *mismatch* não vistos em estudos antigos fala a favor de novo evento de TEP agudo.

Uma sequência racional após a constatação de um episódio de TEP agudo seria um estudo após uma semana, um mês e três meses (variação: 3, 6 e 12 meses). Se houver resolução completa ou estabilidade, há poucas chances de modificações após três meses, devendo-se solicitar o estudo em suspeita de novos eventos. Pacientes idosos e/ ou com defeitos grandes de perfusão têm menor chance de resolução completa das áreas acometidas.

Bases da Pesquisa de *Shunt* Direita-Esquerda

Radiofármacos/Farmacocinética/Mecanismo de Localização e Biodistribuição Normal

Para a realização da cintilografia para pesquisa de *shunt* direita-esquerda, utiliza-se o mesmo radiofármaco e técnica de injeção descritos para o estudo de perfusão pulmonar (99m^{Tc}-MAA intravenoso). Em situações normais, a maior parte da atividade administrada do radiofármaco na circulação venosa deve ser aprisionada nos pulmões (bloqueio capilar), sem passar para a circulação sistêmica. Denomina-se *shunt* direita-esquerda a situação na qual há passagem direta de sangue da circulação venosa para a sistêmica, sem oxigenação adequada na passagem pelos pulmões. Em estudos normais espera-se distribuição pulmonar homogênea do radiofármaco, sem atividade na circulação sistêmica.

Fatores Fisiopatológicos e de Interpretação do Estudo

Shunt direita-esquerda pode acontecer por anormalidades anatômicas (defeito dos septos atrial ou ventricular, microanastomoses pulmonares em malformações arteriovenosas e secundárias à disfunção hepática – síndrome hepatopulmonar) ou funcionais (como nos *shunts* intrapulmonares) (Figuras 18.6 e 18.7).

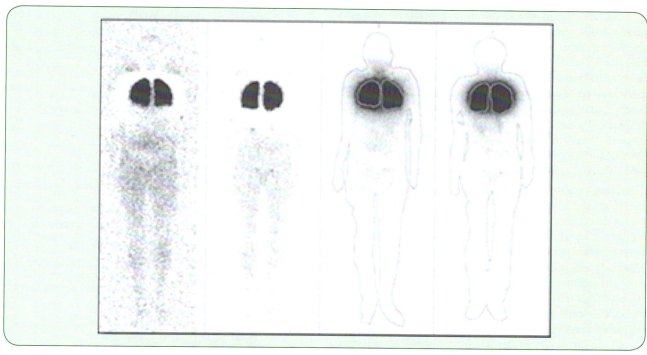

FIGURA 18.6. Imagens de varredura nas projeções anterior e posterior do corpo inteiro imediatamente após a injeção de 99mTc-MAA para pesquisa de *shunt* direita-esquerda. As imagens não demonstram áreas evidentes de atividade extrapulmonar na circulação sistêmica (pulmão: 93%, circulação sistêmica: 7%). Estudo negativo para *shunt* sistêmico direita-esquerda.

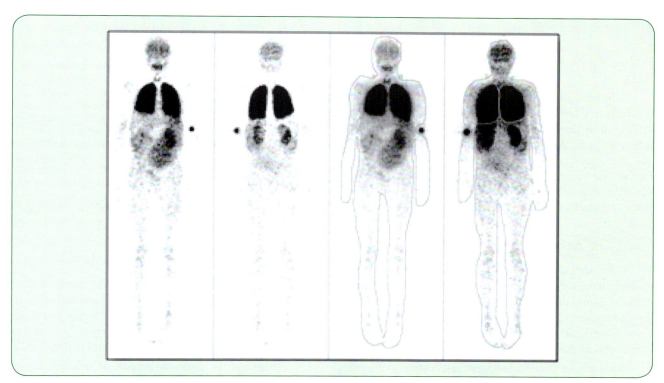

FIGURA 18.7. Imagens de varredura nas projeções anterior e posterior do corpo inteiro imediatamente após a injeção de 99mTc-MAA para pesquisa de *shunt* direita-esquerda em paciente hepatopata crônico. Imagens à esquerda com correção de espalhamento e à direita sem a correção. Nota-se presença de atividade extrapulmonar em circulação sistêmica (pulmão direito: 35%, esquerdo: 41%, e na circulação sistêmica: 24%), marcadamente no cérebro, rins, baço (esplenomegalia importante) e o padrão granulado no corpo inteiro. Há também provável pertecnetato livre (atividade em tireoide). Estudo positivo para *shunt* direita-esquerda.

Em anormalidades anatômicas, sobretudo cardíacas (defeitos dos septos), a pressão nas câmaras direitas deve ser similar ou superior a das câmaras esquerdas, para que haja passagem do radiofármaco para a circulação sistêmica. Na síndrome hepatopulmonar, mediadores químicos existentes em excesso devido à insuficiência hepática levam à formação de microanastomoses, e passagem das micropartículas de albumina antes de chegar ao coração. Nos casos de *shunt* funcional, há perfusão normal em áreas de ventilação/inalação prejudicada (o oposto do padrão visto no TEP), o que pode causar hipóxia severa.

Deve-se suspeitar de *shunt* em caso de atividade do radiofármaco na circulação sistêmica, sobretudo nas projeções do cérebro e dos rins (córtex renal). Deve-se tomar cuidado com contaminação por tecnécio-99m livre, que também pode gerar atividade em rins, tireoide e estômago. Atividade em projeção hepática fala a favor de marcação ruim do radiofármaco, com formação de coloides. Por esses possíveis falso-positivos, a atividade cerebral (microembolia de capilares cerebrais, simulando uma imagem de perfusão) é mais específica para *shunt* do que renal. Padrão granulado em partes moles nas imagens de corpo inteiro também pode servir de indicativo para *shunt*, e por isso a imagem de corpo inteiro é muito usada em vários centros.

Em geral se considera atividade sistêmica acima de 10% como anormal, embora uma cuidadosa revisão visual qualitativa das imagens seja sempre imprescindível, sobretudo em casos limítrofes.

Protocolos de Aquisição e Processamento de Imagem

Administra-se 3 mCi (111 MBq) de atividade, ou o equivalente a cerca de 100 mil partículas, via intravenosa. O MAA deve ser recém-preparado, para diminuir a quantidade de pertecnetato de sódio livre, e a injeção deve seguir os mesmos cuidados do estudo de perfusão pulmonar. Em caso de suspeita de *shunt* por síndrome hepatopulmonar, deve-se procurar injetar o paciente em posição ortostática (Tabela 18.5).

Quantificação Pulmonar

O estudo para quantificação da função pulmonar é, a exemplo da pesquisa de *shunt*, uma técnica particular derivada do estudo de perfusão. Nele, realiza-se um estudo de perfusão pulmonar com ^{99m}Tc-MAA nas projeções anterior e posterior do tórax, com a intenção de se visibilizar inteiramente os campos pulmonares (Tabela 18.6).

Após a aquisição das imagens, cada campo pulmonar é dividido manualmente no computador em metade superior e inferior, nas projeções anterior e posterior, com o intuito de se obter o número de contagens de cada região em relação ao total de contagens dos pulmões. É então realizada a média geométrica das contagens em cada região e se obtém a sua relação com a média do total de contagens nas

das projeções, para se obter o valor em percentual de cada região. Assim, temos indiretamente uma medida da função de cada metade pulmonar. O número de segmentos desenhados depende do protocolo de cada serviço, podendo os pulmões ser divididos em três terços ou duas metades cada.

A principal indicação do estudo de quantificação é a avaliação da função pulmonar relativa e dos segmentos com maior contribuição para a função global pulmonar, parâmetros úteis no planejamento de pneumectomias totais ou parciais, sobretudo em casos de tuberculose pulmonar avançada ou doenças intersticiais. Nessas doenças, algumas regiões pulmonares podem servir de focos de in-

TABELA 18.5 Protocolo de Aquisição e Processamento do Estudo para Pesquisa de *Shunt* Direita-Esquerda	
Imagem	***Aquisição***

Varredura anterior e posterior de corpo inteiro, com velocidade de 20 cm/min	• Matriz 128 × 128, *zoom* 1,45
	• Colimador LEAP ou alta resolução, janela de 15% em 140 keV
	• Posicionamento em decúbito dorsal horizontal, com braços para baixo
	
	Processamento:
	• Quantificação da perfusão pulmonar × sistêmica:
	  – Desenhar regiões de interesse (ROIs) nas metades superior e inferior dos pulmões direito e esquerdo e ROI no corpo inteiro (excluindo bexiga e extravasamento em sítio de injeção)
	  – Definir contagens e calcular % dos campos pulmonares pela média geométrica da projeção posterior e anterior do corpo inteiro

TABELA 18.6 Protocolo de Aquisição e Processamento do Estudo para Quantificação da Perfusão Pulmonar	
Imagem	***Aquisição***

Idêntica às de perfusão pulmonar, nas projeções anterior/posterior	• Matriz 128 × 128, *zoom* 1,45
	• Colimador LEAP ou alta resolução, janela de 15% em 140 keV
	• Posicionamento em decúbito dorsal horizontal, com braços para cima
	
	Processamento
	• Quantificação da perfusão pulmonar:
	  – Desenhar regiões de interesse (ROIs) nas metades superior e inferior dos pulmões direito e esquerdo
	  – Definir contagens totais nos quatro campos e calcular porcentagem dos quatro campos por média geométrica, em relação à média geométrica das contagens total anterior e posterior dos campos pulmonares inteiros
	  – Se indicado no serviço, pode-se dividir cada campo pulmonar em três campos menores

fecção de repetição, e se demonstrado que não tem mais função, podem ser ressecadas pelo cirurgião. Essa é uma das principais indicações em nosso meio, em conjunto com a avaliação pré-transplante, para decidir qual pulmão será excluído, e no acompanhamento tardio pós-transplante (acompanhamento da função do enxerto).

Outras indicações seriam: previamente à radioterapia para tumores pulmonares, para predizer a função pulmonar pós-terapia, avaliação e seguimento de pacientes com cardiopatias congênitas, como atresias pulmonares, previamente e após a cirurgia, para avaliar sucesso terapêutico após revascularizações pulmonares (cirurgias de Blalock-Taussig, Glenn etc.). No caso de cirurgias congênitas é importante identificar o tipo de cirurgia realizada, pois injeções nos membros superiores ou inferiores podem alterar a distribuição do RF nos pulmões.

Leitura Sugerida

- Freeman LM. Don't bury the V/Q scan: it's as good as multidetector CT angiograms with a lot less radiation exposure. J Nucl Med. 2008;49(1):5-8.

- Bajc M, Neilly JB, Miniati M, Schuemichen C, Meignan M, Jonson B; EANM Committee. EANM guidelines for ventilation/perfusion scintigraphy: Part 1. Pulmonary imaging with ventilation/perfusion single photon emission tomography. Eur J Nucl Med Mol Imaging. 2009;36(8):1356-70.

- Reid JH, Coche EE, Inoue T; International Atomic Energy Agency Consultants' Group. Is the lung scan alive and well? Facts and controversies in defining the role of lung scintigraphy for the diagnosis of pulmonary embolism in the era of MDCT. Eur J Nucl Med Mol Imaging. 2009;36(3):505-21.

- Freeman LM, Haramati LB. V/Q scintigraphy: alive, well and equal to the challenge of CT angiography. Eur J Nucl Med Mol Imaging. 2009;36(3):499-504.

- Lang I. Advances in understanding the pathogenesis of chronic thromboembolic pulmonary hypertension. Br J Haematol. 2010;149(4):478-83.

- Hoey ET, Gopalan D, Ganesh V. Dual-energy CT pulmonary angiography: a novel technique for assessing acute and chronic pulmonary thromboembolism. Clin Radiol. 2009;64(4):414-9.

Sistema Nervoso Central

19

19.1 Estudo de Perfusão Cerebral e Metabolismo Glicolítico Cerebral, 516

19.2 Cisternocintilografia, Cintilografia Cardíaca com ^{123}I-mIBG em Neurologia, Cintilografia para Avaliação de Quebra da Barreira Hematoencefálica (Cintilografia Cerebral Convencional e Cintilografia Cerebral para Avaliação do Sistema Dopaminérgico), 533

19.3 Imagem Cerebral com Traçadores Amiloide, 539

Seção 2 – Diagnósticos

19.1 Estudo de Perfusão Cerebral e Metabolismo Glicolítico Cerebral

Artur Martins Novaes Coutinho
Carla Rachel Ono
Carlos Alberto Buchpiguel

Conteúdo
CINTILOGRAFIA DE PERFUSÃO CEREBRAL
(Estudo Cintilográfico Tomográfico de Perfusão Cerebral)
Bases
    Radiofármacos, Mecanismos de Captação e
    Farmacocinética (^{99m}Tc-ECD/^{99m}Tc HMPAO)
    Biodistribuição
    Protocolos de Aquisição e Processamento
    Interpretação da Imagem
TOMOGRAFIA POR EMISSÃO DE PÓSITRONS (PET)
Bases
    Radiofármaco/Farmacocinética
    Biodistribuição

Protocolos de Aquisição e Processamento
Interpretação de Imagens
Aplicações Clínicas (SPECT e PET)
    Doenças Cerebrovasculares
    Demências
    Epilepsia
    Teste de Wada
    Trauma
    Tumores
    Distúrbios do Movimento
    Doenças Psiquiátricas
    Morte Encefálica
    Infecção
Leitura Sugerida

CINTILOGRAFIA DE PERFUSÃO CEREBRAL
(Estudo Cintilográfico Tomográfico de Perfusão Cerebral)
Bases

Radiofármacos, Mecanismos de Captação e Farmacocinética (^{99m}Tc-ECD/^{99m}Tc HMPAO)

Os fármacos utilizados para a realização do estudo de perfusão cerebral como HMPAO (hexametilpropilenoaminooxima) e ECD (dicloridrato de etilenocisteinadietiléster) são lipofílicos. Eles são marcados com o ^{99m}Tc-pertecnetato e distribuem-se de acordo com o fluxo sanguíneo cerebral regional, atravessando a barreira hematoencefálica intacta, permanecendo dentro dos neurônios do córtex encefálico por um tempo suficiente que permite a aquisição das imagens.

A distribuição do radiofármaco (^{99m}Tc-ECD/^{99m}Tc-HMPAO) promove um registro da perfusão cerebral regional durante o período imediatamente após a administração destes. Esse comportamento cinético é útil na avaliação de diferentes estados de ativação cerebral.

O fármaco HMPAO é um complexo lipofílico que é clareado do sangue após a injeção intravenosa. Ele funciona basicamente como uma microesfera química, e, após a sua administração intravenosa, 95% dele é extraído em uma primeira passagem, não apresenta redistribuição e fica retido no cérebro por período de tempo prolongado. Portanto, mesmo que as imagens sejam adquiridas 1 a 2 horas após a administração intravenosa do radiofármaco, elas representam o estado funcional cerebral do paciente no momento da administração deste.

O HMPAO é uma amina lipofílica que entra e sai livremente da célula nervosa. Contudo, em uma primeira interação, ocorre uma reação com a glutationa intraneuronal e possivelmente com outras substâncias promovendo uma transformação do HMPAO em complexo hidrofílico secundário, não permitindo que ele entre e saia mais livremente da célula nervosa. Portanto, embora o mecanismo de concentração seja passivo e mediado por carreador, deve existir um grau de integridade de membrana para que ocorra concentração e fixação a nível neuronal.

A captação cerebral é de 3,5% a 7% da dose injetada no primeiro minuto após a sua administração. A captação extracerebral é distribuída pelo corpo, particularmente para músculos e partes moles. Aproximadamente 30% da dose é encontrada no trato gastrointestinal em poucos minutos após a injeção e aproximadamente 50% são eliminados por este em 24 horas e 40% pela urina em 48 horas.

O ECD é um agente lipofílico que se concentra rapidamente no cérebro após a sua administração intravenosa (cerca de 6% da dose administrada). A retenção no cérebro é em função da estero-hidrólise *in vivo*, alterando o componente numa espécie que não se difunde para fora do cérebro. Os órgãos de maior retenção são: cérebro, rins e fígado. A via primária de excreção é a urinária e aproximadamente 50% é clareada pelos rins nas duas primeiras horas. Aproximadamente 11% são eliminados pelo trato gastrointestinal em 48 horas.

■ *Pontos-chave:*

- Alta extração de primeira passagem dos radiofármacos.
- Demonstram o *status* de perfusão cortical do encéfalo no momento da administração do radiofármaco.

Biodistribuição

Habitualmente, os radiofármacos apresentam uma proporção de concentração em região cortical do encéfalo de 3:1 em relação à concentração em região subcortical/substância branca. Apresentam também um padrão relativamente simétrico de concentração entre os dois hemisférios cerebrais e cerebelares, com um predomínio de concentração na região cortical do lobo occipital, e seguido da região frontal e um padrão praticamente constante de concentração nos lobos parietais, núcleos da base, tálamos e regiões médio/posteriores dos lobos temporais. A região polar anterior e mesial dos lobos temporais são as regiões que apresentam uma concentração relativa menor em relação às demais regiões.

Não se identifica diretamente o sistema ventricular. Nota-se um aumento indireto relativo deste quando os núcleos da base e os tálamos apresentam-se mais afastados, assim como se notam indiretamente os alargamentos de sulcos e fissuras quando a região cortical dos lobos frontais (alargamento da fissura longitudinal anterior) e parietais (alargamento da fissura longitudinal posterior) em sua porção medial apresenta-se mais afastada e há maior separação dos lobos temporais dos lobos frontais (sinal indireto de alargamento da Fissura Sylviana).

É importante também saber que esse padrão de distribuição dos radiofármacos é observado após o primeiro ano de vida, havendo seis padrões descritos relacionados à maturação do sistema nervoso central:

■ *Padrão 1*: antes de 40 semanas de gestação. Proeminente fluxo sanguíneo cerebral regional (FSCr) em tálamos. Pequena atividade em regiões parietal e occipital. Visualização bem pobre da região frontal.

■ *Padrão 2*: em torno de 40 semanas de gestação. Proeminente atividade em tálamo. Importante atividade em córtex parietal. Pequena atividade em córtex occipital. Pobre visualização dos lobos frontais.

■ *Padrão 3*: em torno de 1 mês de vida. Proeminente atividade em tálamos e córtex parietal. Importante atividade em córtex occipital. Pobre visualização do frontal.

■ *Padrão 4*: em torno de 2 meses de vida. Presença FSCr com pequeno predomínio em córtex parietal e occipital. A atividade frontal ainda é pequena.

■ *Padrão 5*: em torno de 6 meses de vida. Predomínio marcante de FSCr em córtex. Aumento da atividade frontal que se mantém menor que o parietal e occipital.

■ *Padrão 6*: em torno de 1 ano de vida. Importante atividade em todas as áreas corticais, com a distribuição anteriormente descrita.

Na maioria das situações patológicas, nota-se na área comprometida um déficit de concentração do radiofármaco em relação à distribuição/concentração normal nas demais regiões corticais do encéfalo.

Exceções nas quais se observam maior concentração relativa estão relacionadas aos exames relacionados ao período crítico na epilepsia (administração do radiofármaco durante a crise epiléptica), na encefalite herpética quando utilizado o ^{99m}Tc-HMPAO, assim como no período de 2 a 20 dias após um acidente vascular cerebral isquêmico, quando também utilizado o ^{99m}Tc-HMPAO identificando-se o que se denomina perfusão de luxo.

■ *Pontos-chave:*

- Proporção de concentração em substância cinzenta: branca de 3:1.
- Distribuição relativamente simétrica entre as estruturas dos dois hemisférios cerebrais.
- Padrões perfusionais evolutivos de acordo com a idade.

Protocolos de Aquisição e Processamento

Os estudos de perfusão cerebral são sempre tomográficos (SPECT). Como é necessário um mínimo de resolução espacial para identificação de estruturas pequenas como núcleos da base e tálamos e uma distinção das regiões cerebrais, utiliza-se uma matriz de 128 x 128, com aquisição com 128 projeções e uma estatística de contagens de pelo menos 75.000 contagens por projeção, com fotopico centrado em 140 keV, com uma janela de 15%. Sempre que disponível, o colimador de escolha é o *fan beam*, caso contrário, o colimador de escolha é o de baixa energia e alta resolução. Para uma melhor relação entre a radiação de fundo e a concentração na região cortical do encéfalo, espera-se um intervalo mínimo de 30 minutos entre a administração do radiofármaco e o início da aquisição das imagens.

O posicionamento do paciente é extremamente importante, sendo necessária a maior proximidade da cabeça em relação aos detectores, para não haver comprometimento da resolução. Outro ponto importante no posicionamento do paciente é tentar manter a maior simetria no posicionamento.

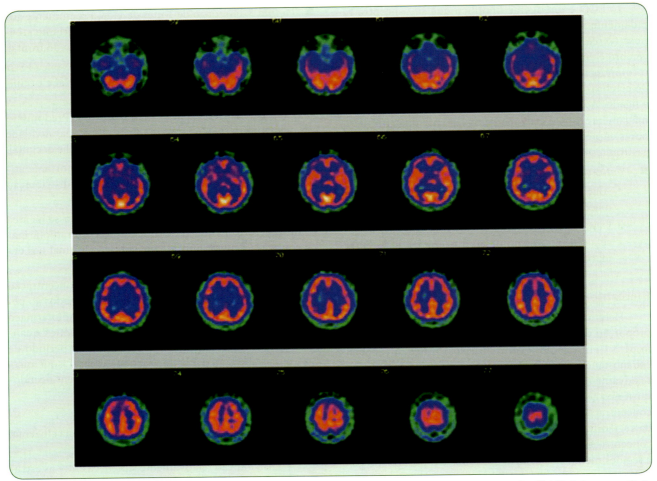

FIGURA 19.1.1. Estudo perfusional tomográfico (SPECT) realizado com ^{99m}Tc-ECD demonstrando distribuição normal do radiofármaco.

A administração do radiofármaco, na dose de 740 MBq (20mCi), e o repouso do paciente nesse intervalo mínimo de 30 minutos devem ser em um ambiente tranquilo, com pouco estímulo visual e auditivo.

Utiliza-se para o processamento das imagens a retroprojeção filtrada, com o filtro Butterworth, sendo a frequência de corte e número de ordem ajustada para os parâmetros de cada equipamento.

Correções de espalhamento e de atenuação podem ser utilizadas.

- *Pontos-chave:*
  - Matriz 128 × 128.
  - 128 projeções.
  - Colimadores de alta resolução.
  - Verificar artefatos de movimentação antes do processamento das imagens.

Interpretação da Imagem

Para a interpretação das imagens são necessários conhecimentos mínimos de anatomia do encéfalo, primeiro para realizar a reorientação do encéfalo. Mesmo que o posicionamento da cabeça durante a aquisição das imagens tenha sido o mais simétrico possível, normalmente é necessário realizar a reorientação do encéfalo, para que a comissura anterior e a comissura posterior permaneçam numa mesma linha horizontal.

Para a avaliação da região temporal, geralmente quando se trata de exames em pacientes com epilepsia do lobo temporal, pode-se utilizar outra orientação do encéfalo, na qual se orienta o lobo temporal para que ele fique posicionado como uma reta horizontal.

É necessário reconhecer os limites dos lobos frontais, lobos parietais, occipitais, temporais, região insular, núcleos da base, tálamos, tronco e cerebelo.

A análise das imagens pode ser realizada visualmente e a distribuição normal ocorre como a anteriormente descrita, quanto da forma semiquantitativa por regiões de interesse (ROIs) comparando as contagens das ROIs de uma dada região ou lobo de um lado do hemisfério com a do outro hemisfério, ou comparando as contagens das regiões com um denominador comum (por exemplo, o cerebelo ou o tronco), ou por meio da avaliação voxel a voxel utilizando-se programas com quantificação paramétrica, que normalmente necessitam de um banco de dados de voluntários normais para que seja realizada a comparação do estudo perfusional do paciente com os estudos do banco de normais.

TOMOGRAFIA POR EMISSÃO DE PÓSITRONS (PET)

Bases

Radiofármaco/Farmacocinética

A PET caracteriza-se por empregar isótopos de meia-vida (T½) ultracurta. A PET fornece imagens de melhor resolução temporal e anatômica, importante nos estudos de ativação e na avaliação de pequenas estruturas cerebrais, ao mesmo tempo que permite, com o uso de determinados tipos de radiofármacos, uma avaliação quantitativa em mg/100 ml de tecido/min.

Os exames de PET baseiam-se na utilização de isótopos de meia-vida física ultracurta, produzidos em aceleradores de partículas (ciclotron), que se caracterizam pela emissão de partículas positivas denominadas pósitrons. Dentre os mais importantes, destacam-se o oxigênio-15 (T½: 2 min.), carbono-11 (T½: 20 min.), nitrogênio-13 (T½: 10 min.) e flúor-18 (T½: 110 min.). Com esses isótopos, podem-se utilizar marcadores de fluxo sanguíneo com H_2O marcada com oxigênio-15, CO_2 marcado com carbono-11, amônia (NH_3) marcada com nitrogênio-13, marcadores de metabolismo da glicose (flúor-deoxiglicose), do oxigênio ($^{15}O_2$), metabolismo oxidativo (acetato marcado com carbono-11), e atividade de neurotransmissores através da quantificação de receptores dopaminérgicos, muscarínicos, opiáceos e serotoninérgicos. A glicose marcada com ^{18}F (^{18}FDG fluoro-2-desoxiglucose) constitui-se no marcador metabólico mais utilizado em estudos funcionais de PET do cérebro. Uma vez administrado por via intravenosa, a flúor-deoxiglicose é transportada para o meio intracelular de forma análoga à glicose propriamente dita.

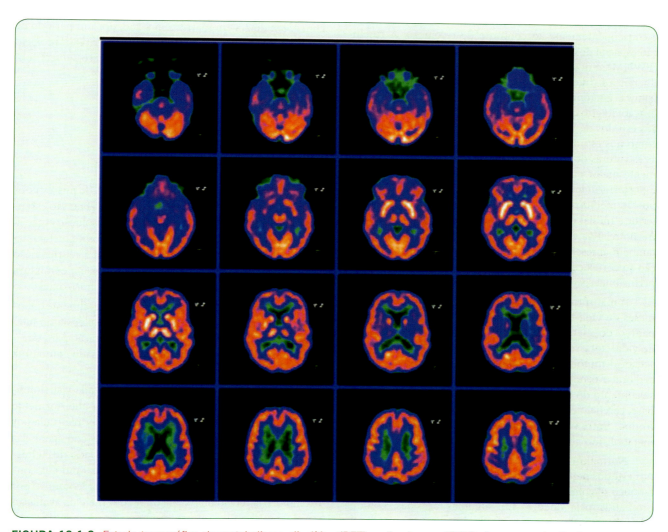

FIGURA 19.1.2. Estudo tomográfico do metabolismo glicolítico (PET) realizado com ^{18}FDG demonstrando distribuição normal do radiofármaco.

Contudo, após a fosforilação, a sequência metabólica é interrompida e a flúor-deoxiglicose-6-fosfato permanece no meio intracelular em tempo suficiente para que sejam adquiridas imagens tomográficas. Há, porém, a necessidade de se aguardar de 30 a 40 minutos após a administração da glicose marcada para que a atividade intracerebral entre em equilíbrio, tempo este que limita de forma substancial estudos de ativação cerebral.

- **Pontos-chave:**
  - Meia-vida ultracurta do radionuclídeo.
  - Maior tempo de equilíbrio após a administração do radiofármaco.

Biodistribuição

Apesar de ocorrer um paralelismo entre o padrão de distribuição entre o fluxo cerebral e o metabolismo glicolítico cerebral, a distribuição da [18]FDG difere dos traçadores perfusionais cerebrais, como ^{99m}Tc-ECD e ^{99m}Tc-HMPAO dos métodos cintilográficos convencionais (SPECT). Há grandes diferenças técnicas entre os dois métodos, PET e SPECT, e as principais são relacionadas à resolução espacial e consequentemente ao contraste de resolução. A resolução espacial dos estudos de SPECT é em torno de 6 a 7 mm (FWHM), e nos estudos de PET é em torno de 4 mm. Essa diferença se traduz na melhor habilidade de distinção de estruturas anatômicas como os núcleos da base e a individualização do giro cortical nos estudos de PET em comparação aos estudos de SPECT. A distribuição da [18]FDG é também como nos estudos de SPECT relativamente simétrica entre as estruturas dos dois hemisférios cerebrais, sendo relativamente maior em núcleos da base, seguidos pelos tálamos e posteriormente pelos córtex frontal, parietal, occipital e porção médio/posterior dos lobos temporais. A porção anterior e mesial do lobo temporal apresenta menor concentração relativa em relação às demais estruturas. O cerebelo também apresenta menor metabolismo glicolítico em relação ao córtex cerebral, o que não é identificado nos estudos perfusionais cerebrais convencionais com SPECT.

A maturação do encéfalo ao longo dos primeiros nove meses de vida também é acompanhada pela alteração do padrão do metabolismo cerebral. Nos primeiros 30 dias de vida, nota-se maior metabolismo glicolítico em córtex sensório-motor, regiões subcorticais, mesencéfalo, tronco cerebral e cerebelo. Entre o 2º e 3º mês de vida, observa-se aumento do metabolismo glicolítico para os núcleos da base, cerebelo e região cortical do cérebro, exceto a região frontal. Entre o 8º e 9º mês de vida, nota-se aumento do metabolismo glicolítico em córtex frontal e de associação.

Normalmente nas doenças neurológicas, assim como nos estudos perfusionais convencionais, nota-se déficit metabólico glicolítico regional de acordo com a região comprometida pela doença. Em algumas ocasiões, como a administração da glicose marcada durante um episódio de crise epiléptica, pode-se identificar uma área com incremento do metabolismo glicolítico, uma vez que o metabolismo glicolítico encefálico necessita de 30 a 40 minutos para entrar em equilíbrio após a administração da [18]FDG ou no caso de um processo oncológico primário ou secundário, no qual a lesão apresenta-se ativa com alto consumo glicolítico.

- **Pontos-chave:**
  - Melhor resolução espacial da PET em relação à SPECT.
  - Diferença no padrão de distribuição do metabolismo glicolítico em exame PET quando comparada à distribuição perfusional em estudo SPECT.

Protocolos de Aquisição e Processamento

A dose habitual administrada de [18]FDG é de 185 MBq (5 mCi), por via intravenosa, em um ambiente calmo, com pouco estímulo visual e auditivo. O paciente é orientado a comparecer com um período de jejum de 6 horas, tem a glicemia capilar mensurada antes da administração do radiofármaco e a aquisição das imagens é realizada após um período mínimo de 30 minutos.

As imagens de PET são adquiridas com protocolo 3D, com *zoom* de 2,5 em matriz 256 x 256, por um período de 15 minutos. O processamento das imagens é realizado pelo método iterativo (OSEM), empregando-se 16 *subsets* com quatro iterações.

- **Pontos-chave:**
  - Maior matriz.
  - Reconstrução iterativa.

Interpretação de Imagens

Assim como para os estudos de SPECT, nos estudos de PET os conhecimentos anatomia do encéfalo são essenciais, visto que o método apresenta maior resolução espacial em relação ao exame de SPECT. Nos estudos de metabolismo glicolítico com PET também se realiza a reorientação do encéfalo, para que a comissura anterior e a comissura posterior permaneçam numa mesma linha horizontal.

Para a avaliação da região temporal, geralmente quando se trata de exames em pacientes com epilepsia do lobo temporal, pode-se também utilizar a orientação para que o lobo temporal para o mesmo fique posicionado como uma reta horizontal.

A análise das imagens pode ser realizada visualmente e a distribuição normal ocorre como a anteriormente descrita. A análise semiquantitativa pode ser realizada por regiões de interesse (ROIs) comparando as contagens das ROIs de uma dada região ou lobo de um lado do hemisfério com a do outro hemisfério, ou comparando as contagens das regiões com um denominador comum (por exemplo, o cerebelo ou o tronco), ou por meio da avaliação voxel a voxel, utilizando-se programas com quantificação paramétrica, que normalmente necessitam de um banco de dados de voluntários normais para que seja realizada a comparação do estudo do metabolismo glicolítico do paciente com os estudos do banco de normais.

- **Pontos-chave:**
  - Necessidade do conhecimento do padrão normal de distribuição do metabolismo glicolítico.
  - Para análises semiquantitativas por meio da análise voxel a voxel é necessário um banco de cérebros normais.

Aplicações Clínicas (SPECT e PET)

Doenças Cerebrovasculares

Os radiofármacos utilizados no estudo perfusional são indicadores sensíveis na alteração de fluxo sanguíneo cerebral regional e podem detectar uma redução imediata do fluxo sanguíneo após um evento agudo. O estudo perfusional pode ser utilizado na avaliação de ataque isquêmico transitório, no evento agudo de acidente vascular encefálico, na avaliação tardia das sequelas isquêmicas, na monitoração de terapias, farmacológicas ou cirúrgicas, na avaliação de reserva de fluxo sanguíneo cerebral, na avaliação prognóstica.

O estudo perfusional é uma ferramenta interessante para um rápido diagnóstico de isquemia para prevenir danos cerebrais irreversíveis, para identificar tecido viável em risco e para *screening* de pacientes que se beneficiariam das intervenções cirúrgicas e farmacológicas. No entanto é um paradoxo ver que os estudos de perfusão cerebral não assumiram um grande papel na aplicação clínica na avaliação de doença cerebrovascular. Isso ocorre porque, em muitos casos, a identificação do déficit perfusional pós-evento não fornece informação clínica inequívoca em relação ao exame neurológico combinado com os achados da tomografia computadorizada ou ressonância magnética do encéfalo.

Os achados mais consistentes na doença cerebrovascular são áreas de hipoperfusão focal ou difusa que diretamente são consequência do quadro isquêmico local.

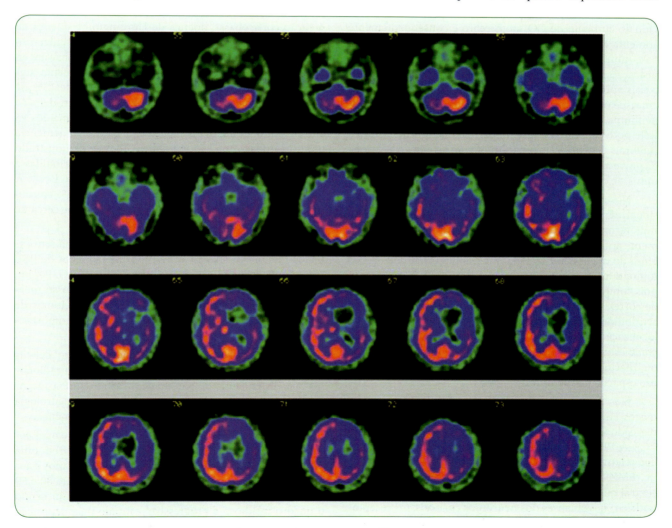

FIGURA 19.1.3. Estudo perfusional tomográfico (SPECT) realizado com ^{99m}Tc-ECD de um paciente com acidente vascular encefálico acometendo território de artéria cerebral média esquerda: hipoperfusão em região frontotemporoparietal esquerda associada à ausência de fluxo em núcleos da base à esquerda, e redução acentuada do fluxo em tálamo esquerdo e sinais de diásquise cerebelar cruzada à direita (menor fluxo em hemisfério cerebelar direito).

Quando as áreas são extensas, englobando a região frontal, é comum observar déficit perfusional no hemisfério cerebelar contralateral denominado de diáquise cerebelar cruzada (devido à conectividade cortical cerebral, ponte e região cortical cerebelar contralateral).

Perfusão de luxo, ou seja, aumento de concentração do ^{99m}Tc-HMPAO pode ser identificada entre o 2º e 20º dia após o evento isquêmico, diminuindo a sensibilidade do método nesse período, pois não se identificam déficits perfusionais no território acometido.

Nos ataques isquêmicos transitórios (AIT), caso a administração do radiofármaco seja realizada no momento do evento, uma área focal ou difusa de hipoperfusão pode ser encontrada. Após o evento, a alteração perfusional deve regredir. Caso o defeito perfusional persista após alguns dias do AIT, o risco de um acidente vascular encefálico precoce é alto. A sensibilidade de detecção do AIT é de 60% nas primeiras 24 horas e diminui para cerca de 40% na primeira semana.

O teste da acetazolamida induz a vasodilatação devido ao aumento de CO_2 no cérebro e consequentemente aumenta o FSCr em cerca de 30% em relação ao FSCr de base num período entre 20 e 30 minutos após a sua administração por via intravenosa, retornando o FSCr em níveis basais após 2 a 3 horas da administração. Áreas cerebrais em risco ou com perfusão alterada demonstrarão pouca ou nenhuma resposta ao fármaco (acetazolamida). Com esse teste pode-se avaliar a reserva perfusional dos hemisférios cerebrais e identificar os pacientes com estenose de carótida grave assintomáticos que se beneficiarão da endarterectomia de carótida.

Nos acidentes vasculares encefálicos, o estudo perfusional demonstrará área com déficit de concentração do radiofármaco, em diferentes graus e extensões imediatamente após o evento. Essa área de hipoperfusão é mais extensa do que a demonstrada nos exames estruturais como tomografia computadorizada e ressonância magnética, pois compreende área de infarto e área de penumbra (área de córtex cerebral viável). O estudo perfusional apresenta sensibilidade em torno de 86% e especificidade de 98% na localização do acidente vascular encefálico. Apresenta-se como estudo falso-negativo nos casos de infartos lacunares ou infartos corticais de pequena extensão devido à resolução espacial do método.

Nos estudos envolvendo a técnica de PET, os fármacos em avaliação são: ^{18}F-FMISO (fluoromisonidazole marcado com ^{18}F) e ^{11}C-FMZ (flumazenil marcado com ^{11}C). A ^{18}FMISO é um componente nitroimidazol que se liga seletivamente nas células vivas, porém em hipóxia e o ^{11}C-FMZ é um radioligante de receptor benzodiazepínico central que se liga ao receptor GABA (ácido gama aminobutírico) nas sinapses dos neurônios corticais. Os receptores GABA são sensíveis à isquemia, e a redução de captação de ^{11}C-FMZ tem sido utilizada para promover a identificação precoce de dano neuronal. O maior limitante é a pouca densidade de receptores benzodiazepínicos centras na região subcortical e substância branca, restringindo sua habilidade de detectar a destruição tecidual dessas regiões.

■ *Pontos-chave*:

- Estudo de perfusão cerebral é um método sensível na detecção precoce de evento agudo isquêmico.
- Padrão perfusional distinto nas diferentes fases (agudo e subagudo) em relação ao ^{99m}Tc-ECD e ^{99m}Tc-HMPAO.
- Alternativas de radiofármacos em estudos PET para avaliação de tecido isquêmico e viável.

Demências

Aproximadamente 3% a 4% da população adulta dos Estados Unidos demonstram déficit cognitivo significativo. Em geral, as causas de demência incluem as doenças neurodegenerativas primárias e a mais prevalente é a doença de Alzheimer, seguida da demência frontotemporal, demências de Corpos de Levy, demência de Parkinson, paralisia supranuclear progressiva, doença de Pick, degeneração corticobasal, doença de Huntington e doença de Wilson. As principais causas de demência vascular são as demências multi-infarto e a demência de Binswanger. A prevalência de demência na população aumenta significativamente com a idade e aproximadamente 13% da população na faixa etária entre 77 e 84 anos têm demência e quase 50% da população na faixa etária acima dos 95 anos. Com o aumento da expectativa de vida, a demência terá um impacto na saúde pública. Tem-se demonstrado que cerca de 80% de todas as demências são atribuídas a doença de Alzheimer ou demência de corpos de Lewy. A demência vascular é responsável por cerca de 18% das demências e as demais causas são responsáveis por cerca de 5,5% das demências.

O estudo de perfusão cerebral apresenta uma sensibilidade menor em relação aos estudos metabólicos de PET (tomografia por emissão de pósitrons) com ^{18}FDG. Porém, enquanto essa metodologia ainda for cara no nosso meio e não tão difundida como os estudos convencionais de SPECT, o estudo perfusional pode ter um papel importante na diferenciação dos quadros demenciais.

Os quadros demenciais apresentam-se com déficits perfusionais, ou seja, déficits de concentração do radiofármaco e, dependendo do padrão de distribuição de concentração do radiofármaco, pode-se auxiliar o colega neurologia e/ou psiquiatra no diagnóstico diferencial das demências.

A doença de Alzheimer é o mais importante e mais comum quadro de doença degenerativa encefálica. Tem uma prevalência de 0,3% na faixa etária entre 60 e 69 anos e aumenta para praticamente 11% na faixa etária entre 80 e 89 anos. A perda de memória é o sintoma mais comum, sendo o quadro insidioso e progressivo, causado pela deposição de placas de beta-amiloide e neurofibrilas. O diagnóstico de demência de Alzheimer é realizado pelos critérios de NINCDS/ADRDA, sendo estabelecido pelo exame clínico, Teste do Minimental e escala de demência e confirmado por testes neuropsicológicos. Para o diagnóstico de demência, são necessários déficits cognitivos em duas ou mais áreas com piora progressiva da memória e outra função cognitiva. Não há perda da consciência e a idade de início geralmente está entre 40 e 90 anos, sendo a maioria após os 65 anos. Há dois tipos básicos de demência de Alzheimer, o tipo familiar e o esporádico. O tipo familiar é uma forma rara, acometendo menos que 10% dos pacientes com doença de Alzheimer. Nesse tipo o início é precoce, normalmente antes dos 65 anos e a presença do alelo épsilon 4 do genótipo da apolipoproteína E (APOE) é associada com alto risco de desenvolver a doença de Alzheimer numa idade precoce.

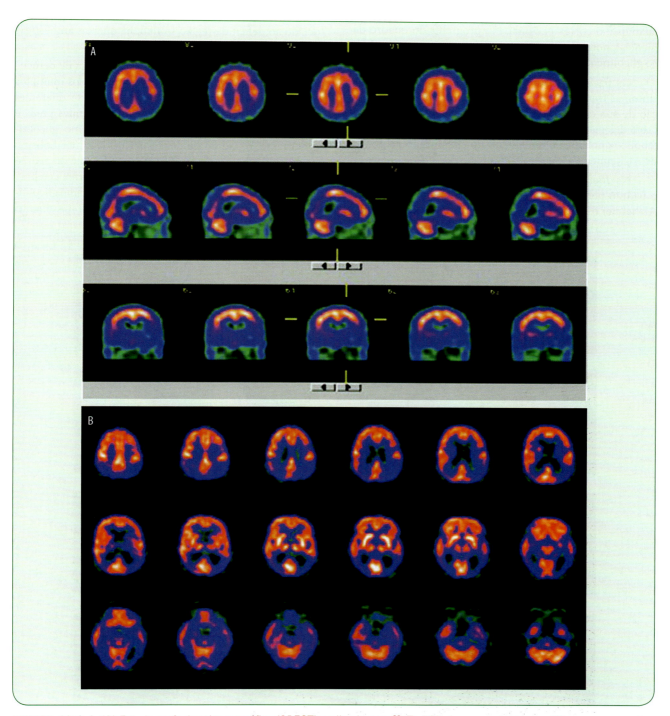

FIGURA 19.1.4. (**A**) Estudo perfusional tomográfico (SPECT) realizado com ^{99m}Tc-ECD de um paciente com 60 anos, com queixa de déficit de memória progressiva demonstrando hipoperfusão em córtex de associação bilateral, com preservação de perfusão do córtex sensório-motor. (**B**) Estudo tomográfico do metabolismo glicolítico (PET) realizado com ^{18}FDG de um paciente com 60 anos, com queixa de déficit de memória progressiva demonstrando hipometabolismo glicolítico em córtex de associação bilateral.

Nos quadros de demência de Alzheimer geralmente identifica-se déficit de concentração do radiofármaco (tanto traçadores perfusionais como o de metabolismo glicolítico) em projeção do cíngulo posterior, córtex de associação (região temporoparietal posterior), habitualmente bilateral, mas não necessariamente de forma simétrica.

O córtex sensório-motor tem sua perfusão/metabolismo preservados, assim como os núcleos da base, os tálamos e o córtex occipital. No progredir do quadro demencial, nota-se extensão do déficit perfusional/metabólico glicolítico para a região cortical dos lobos frontais.

Os pacientes com Parkinson que apresentam como sintomas tremores, hipocinesia e rigidez podem na evolução de sua doença apresentar também déficits cognitivos (10% dos pacientes), e o padrão de déficit perfusional/metabólico glicolítico é semelhante ao encontrado na doença de Alzheimer.

Na doença de corpúsculos de Lewy, o diferencial com o padrão perfusional/metabólico glicolítico na doença de Alzheimer é que, na demência por corpúsculos de Lewy, o córtex occipital também apresenta déficit de concentração dos radiofármacos traçadores de fluxo cerebral e de glicose marcada com ^{18}F.

Nos quadros de demência frontal/frontotemporal, o déficit perfusional/metabolismo glicolítico observado restringe-se aos lobos frontais e/ou temporais (principalmente em suas porções anteriores). Normalmente quando há déficit perfusional/metabolismo glicolítico temporal associado ao déficit da região frontal, há queixas amnésticas pelos pacientes.

Na demência multi-infarto, segunda causa de demência nos idosos, o déficit cognitivo é causado pelos múltiplos infartos, sendo observadas múltiplas áreas, de diferentes territórios de irrigação sanguínea, com diferentes graus e extensão com déficits de perfusão/metabolismo glicolítico. Portanto, o padrão de déficit perfusional/metabolismo glicolítico pode ser uni- ou bilateral, geralmente de padrão assimétrico, envolvendo qualquer parte do córtex cerebral. Então as áreas de déficits perfusionais/metabolismo glicolítico são múltiplas áreas focais, distribuídas randomicamente,

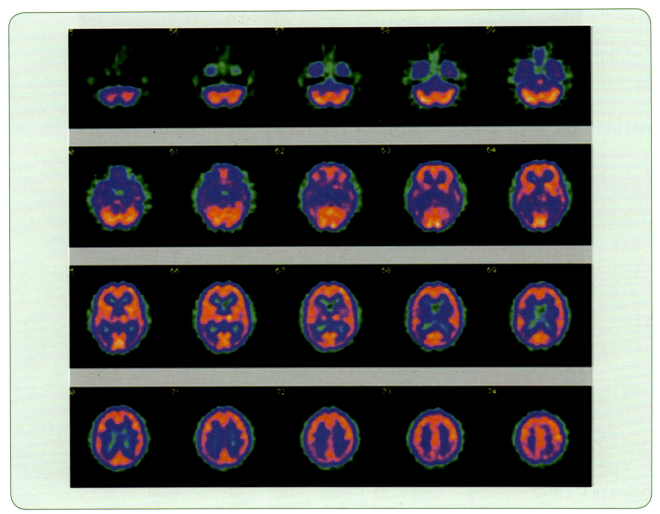

FIGURA 19.1.5. Estudo perfusional tomográfico (SPECT) realizado com ^{99m}Tc-ECD de um paciente com 62 anos, com queixa de déficit de memória, demonstrando áreas de hipoperfusão em córtex temporoparietal posterior bilateral e cíngulo posterior.

e o córtex sensório-motor pode estar envolvido. Geralmente apresentam boa correlação com os achados anatômicos na ressonância magnética. É importante correlacionar com os dados clínicos que demonstrarão uma concordância temporal dos sintomas com cada evento isquêmico.

Na encefalopatia de Creutzfeldt-Jakob há uma rápida deterioração do quadro cognitivo, possivelmente em associação a um agente priônico. Os estudos perfusionais/metabolismo glicolítico mostram vários graus de hipoperfusão/hipometabolismo glicolítico focal ou difuso de acordo com a gravidade da doença.

Na demência pela AIDS, o estudo perfusional/metabolismo glicolítico demonstra áreas randômicas de hipoperfusão/hipometabolismo que podem se apresentam antes das manifestações clínicas de déficit cognitivos.

Na doença de Huntington, uma doença autossômica dominante, degenerativa com distúrbios dos movimentos, caracterizada por quadro de coreia, demência e sintomas psiquiátricos, os pacientes que se apresentam com sintomas demenciais têm nos estudos de perfusão cerebral/metabolismo glicolítico déficit de concentração do radiofármaco em núcleos da base.

- *Pontos-chave:*
    - Diferentes quadros demenciais apresentam padrões distintos de perfusão/metabolismo glicolítico cerebral, podendo colaborar no diagnóstico diferencial.
    - Importância na correlação dos achados perfusionais/metabolismo glicolítico com os dados clínicos.

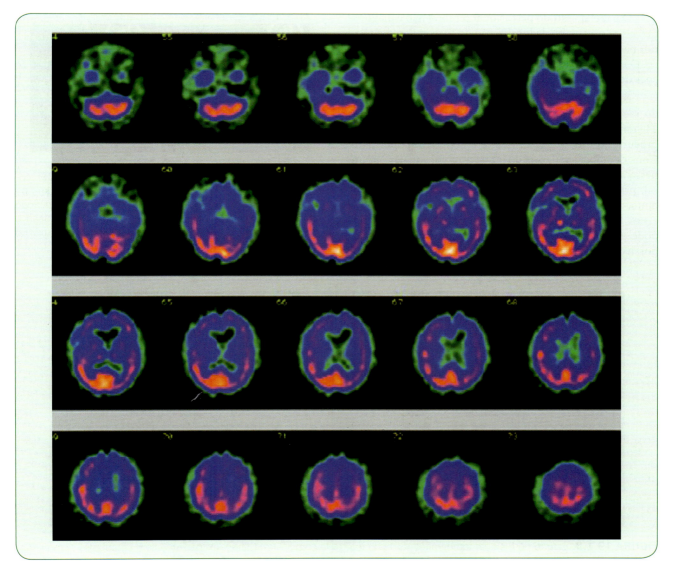

FIGURA 19.1.6. Estudo perfusional tomográfico (SPECT) realizado com ^{99m}Tc-ECD de um paciente com 67 anos, com queixa de déficit de memória e distúrbio de comportamento demonstrando áreas de hipoperfusão em córtex frontotemporal bilateral.

Epilepsia

A epilepsia é uma das doenças neurológicas mais prevalentes e acomete aproximadamente 1% da população em geral, com grande impacto socioeconômico. A epilepsia do lobo temporal é a mais comum, e cerca de 10% a 20% dos pacientes não apresentam bom controle terapêutico, apesar da terapia multimedicamentosa com drogas antiepilépticas, sendo potenciais candidatos ao tratamento cirúrgico para melhor controle das crises epilépticas.

Em relação aos pacientes com epilepsia extratemporal, cerca de 40% a 50% são candidatos ao tratamento cirúrgico.

A base fisiopatológica para a utilização de traçadores perfusionais na epilepsia foi de uma observação clínica relatada pela primeira vez pelo Sir Victor Horsley há mais de 100 anos. Ele descreveu um aumento do fluxo sanguíneo cortical numa área de descarga epiléptica durante sua observação direta em uma cirurgia cerebral.

O papel do estudo perfusional cerebral não é diagnóstico e sim no auxílio da localização do foco epileptogênico, nos pacientes potenciais candidatos ao tratamento cirúrgico. O estudo perfusional pode ser realizado em três situações descritas a seguir.

No *período intercrítico*, no qual a administração do radiofármaco é realizada com o paciente pelo menos 24 horas sem crises epilépticas. Nessa situação o que se procura no estudo perfusional é a área de hipoperfusão. Considerando a epilepsia do lobo temporal a mais comum, nessa situação identifica-se hipoperfusão no lobo temporal, principalmente em sua porção anteromedial. No entanto, a sensibilidade para esse achado é de cerca de 50%, e, em 10% dos exames, pode-se encontrar hiperfluxo que pode alterar para hipofluxo em estudos subsequentes. A possível explicação para esse evento é de que a administração do radiofármaco pode ter sido realizada numa crise epiléptica subclínica (alterações no traçado eletroencefalográfico compatíveis com uma crise epiléptica, porém sem manifestação clínica), por isso o ideal seria mesmo, no período intercrítico, que a administração do radiofármaco fosse realizada com a monitoração eletroencefalográfica.

O estudo perfusional realizado no *período crítico* consiste na injeção administrada durante a crise epiléptica. O

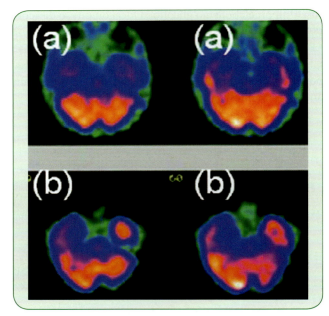

FIGURA 19.1.7. Estudo perfusional tomográfico (SPECT) realizado com ^{99m}Tc-ECD de um paciente com 20 anos com epilepsia do lobo temporal esquerdo. Estudo realizado no período intercrítico (**A**) demonstrando padrão normal de perfusão e realizado no período crítico (**B**) demonstrando hiperfluxo no lobo temporal esquerdo.

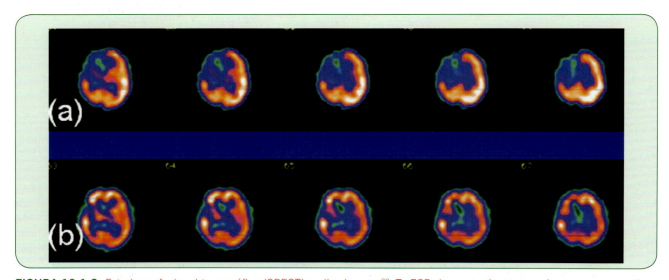

FIGURA 19.1.8. Estudo perfusional tomográfico (SPECT) realizado com ^{99m}Tc-ECD de um paciente com cinco anos com epilepsia extratemporal (síndrome de Rasmussen). Estudo realizado no período intercrítico (**A**) demonstrando hipofluxo acentuado em região frontal e núcleos da base e tálamo à direita e realizado no período crítico (**B**) demonstrando inversão no padrão de fluxo na região anteriormente descrita, com "normalização" na perfusão.

ideal é que ela seja aplicada o mais precocemente possível. Para que isso ocorra, é necessária uma unidade de monitoração videoeletroencefálica (vídeo-EEG) e uma integração dos trabalhos dos neurologistas e suas equipes com a equipe de medicina nuclear. O paciente fica monitorado nessa unidade e o setor de medicina nuclear é o responsável pelo fornecimento do radiofármaco a ser administrado.

A precocidade da administração do radiofármaco é muito importante porque o que se espera no estudo perfusional é identificar a área de hiperperfusão correspondente ao local do foco epileptogênico. Porém, com a evolução da crise epiléptica, vista clínica e no eletroencefalograma, outras áreas que não as do foco epiléptico podem ser envolvidas (áreas de propagação da crise) e a alteração perfusional pode acompanhar essa propagação clínica e eletroencefalográfica, sendo identificada mais de uma área ou área mais extensa de hiperperfusão no estudo perfusional.

Na epilepsia do lobo temporal, espera-se que haja um hiperfluxo no lobo temporal comprometido, podendo ocorrer extensão para os núcleos da base, tálamos e até para o córtex sensório-motor ipsilateral. Diásquise cerebelar cruzada, ou seja, aumento de fluxo no hemisfério cerebelar contralateral, pode ser observada também. A alteração do padrão de fluxo sanguíneo entre hipofluxo no lobo temporal no exame realizado no período intercrítico para hiperfluxo no exame realizado no período crítico apresenta uma acurácia de localização de foco epileptogênico em torno de 97% nas epilepsias do lobo temporal.

É considerado um estudo *pós-crítico* quando a administração do radiofármaco é realizada num intervalo entre 1 a 10 minutos após o término da crise. No caso da epilepsia do lobo temporal, observa-se nos primeiros 5 minutos um hiperfluxo somente na região polar anterior do lobo temporal e, no restante dele, um hipofluxo, que, após o sexto minuto, é mais intenso, englobando inclusive a região polar anterior com extensão para o restante da região do hemisfério ipsilateral, podendo até atingir o lobo temporal contralateral.

Nas epilepsias extratemporais há áreas de hipofluxo no local do foco epileptogênico.

Por essa razão, para a interpretação de estudos perfusionais realizados no período crítico e pós-crítico, são necessários os dados clínicos do tipo de crise epiléptica, a duração da crise, como foi sua evolução e as áreas de propagação e o momento da administração do radiofármaco. O trabalho em conjunto com a equipe de neurologia é fundamental, desde o envio do radiofármaco, o treinamento dos cuidados de radioproteção da equipe da unidade de monitoração videoeletroencefalográfica, até a interpretação das imagens.

A avaliação do metabolismo glicolítico com ^{18}FDG normalmente é realizada no período intercrítico devido ao tempo necessário de a célula neuronal concentrar a glicose marcada (em torno de 30 e 40 minutos), não apresentando a mesma capacidade dos traçadores perfusionais de demonstrar o *status* de metabolismo glicolítico no momento de uma crise epiléptica. Há uma mistura no padrão do metabolismo glicolítico no momento da aquisição das imagens do *status ictal* e *pós-ictal* caso a administração da glicose marcada faz-se no momento de uma crise epiléptica. Devido à dificuldade de um padrão metabólico "puro" crítico, os estudos metabólicos são feitos normalmente no período intercrítico, ou seja, a administração da glicose é realizada com o paciente sem crise epiléptica, e o que se espera é que áreas epileptogênicas apresentem-se hipometabólicas. Estudos demonstram uma maior sensibilidade de detecção de áreas hipometabólicas nos estudos PET em relação aos estudos perfusionais SPECT.

Em função de menor disponibilidade e alto custo da tecnologia PET para avaliação de metabolismo glicolítico, em geral os exames de PET com ^{18}FDG são destinados a pacientes epilépticos sem controle medicamentoso adequando, com incongruência dos achados eletrofisiológicos e de imagens (estruturais e/ou funcionais perfusionais) ou quando apresentam achados não localizatórios ou quando não apresentam alterações em exames de neuroimagem estrutural (ressonância magnética). Os estudos metabólicos

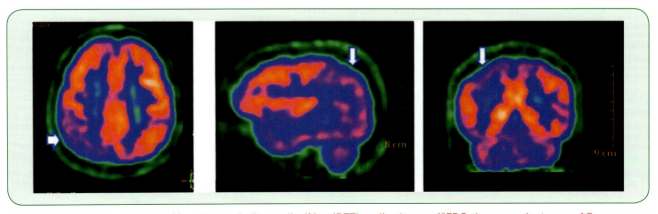

FIGURA 19.1.9. Estudo tomográfico do metabolismo glicolítico (PET) realizado com ^{18}FDG de um paciente com 15 anos, com epilepsia de difícil controle, ressonância magnética do encéfalo sem alterações, estudos perfusionais (SPECT com ^{99m}Tc-ECD) não localizatórios demonstrando área focal de hipometabolismo glicolítico em região parietal direita.

da glicose podem auxiliar na confirmação da localização do foco epileptogênico, por meio da congruência de achados clínicos e eletrofisiológicos, sendo confirmados geralmente com monitoração invasiva.

Teste de Wada

O teste de Wada, realizado pela primeira vez por Wada em 1949, é um exame realizado para avaliação da função de linguagem e memória. É realizado em pacientes que serão submetidos à lobectomia temporal para o tratamento cirúrgico de epilepsia.

O teste de Wada consiste na administração intra-arterial (artéria carótida interna) de amital sódico para induzir um estado temporário de hemianestesia durante a avaliação da função de linguagem e memória do hemisfério que não está sendo anestesiado.

A presença de falha na manutenção da função de memória quando o lobo temporal proposto a ser ressecado é anestesiado é uma contraindicação para a cirurgia. O teste também é uma ferramenta indireta de localização do foco epileptogênico, indicando a disfunção do lobo temporal a ser ressecado: a função de memória do lobo temporal a ser ressecado é testada com a anestesia do hemisfério contralateral e a falha na memória indica uma disfunção do lobo temporal. No entanto, há pacientes que apresentam parte do hipocampo suprida pela circulação cerebral posterior e não fica claro se estruturas temporais mediais estão adequadamente anestesiadas pela injeção intracarotídea de amital sódico. Cruzamento de fluxo para o hemisfério contralateral pode também complicar a interpretação do teste de Wada. A injeção de ^{99m}Tc-ECD pelo cateter arterial claramente define a distribuição do amital e tem revelado cruzamento de fluxo não visto na arteriografia.

Uma alternativa é administrar o ^{99m}Tc-ECD por via intravenosa após a administração intra-arterial de amital sódico para definir a extensão da supressão cerebral. A injeção intravenosa de ^{99m}Tc-ECD deve ser após pelo menos 30 segundos após os efeitos clínicos do amital tornarem-se aparentes. Uma redução de 25% ou mais na atividade cerebral regional é vista, e o teste de Wada pode ser interpretado com o conhecimento da localização e extensão do efeito do amital.

Estudo recente demonstrou que o hipocampo não é inativado em mais de 60% dos pacientes, revelando uma falta de acurácia do teste de Wada (realizado somente com a administração do amital sódico) em predizer o risco de amnésia. Esse fato possivelmente esteja relacionado à insuficiente inativação de todo o hipocampo durante o teste.

- ■ *Pontos-chave:*
  - • Possibilidade devido à característica dos radiofármacos de se realizar os estudos em três períodos diferentes: intercrítico, crítico e pós-crítico, que apresentam diferentes padrões perfusionais.
  - • Importância da correlação com os dados clínicos, principalmente nos estudos realizados nos períodos crítico e pós-crítico.
  - • Importância de comparar os estudos perfusionais realizados nos diferentes períodos para avaliar alterações no padrão perfusional.

Trauma

O estudo perfusional apresenta boa sensibilidade de detecção de alterações perfusionais decorrentes de injúrias cerebrais, mesmo que precocemente na fase aguda (< 24 horas). A performance dos estudos perfusionais na fase subaguda (entre o 2º dia e menos de seis meses) e após seis meses (fase tardia) é menos documentada.

Independente do tipo de injúria (hematoma subdural, contusão cerebral ou hemorragia subaracnoide), as imagens perfusionais demonstram áreas focais ou multifocais de hipoperfusão que se correlacionam bem com *status* clínico do paciente. Em pacientes com traumatismo cranioencefálico leve e achados tomográficos normais, o estudo perfusional é útil e sensível o suficiente para demonstrar alterações perfusionais que se correlacionam com os achados neurológicos na ausência de alterações estruturais nos exames de imagem convencionais. Um exame de perfusão cerebral normal pode ser uma ferramenta útil na exclusão de sequela decorrente do trauma leve.

Tumores

Os estudos perfusionais não são utilizados como ferramenta de avaliação nos tumores cerebrais primários. Há estudos controversos demonstrando padrões distintos de concentração dos radiofármacos nos tumores cerebrais primários. Há estudos demonstrando aumento de concentração do ^{99m}Tc-HMPAO no tumor e captação normal de ^{99m}Tc-ECD. Já as lesões metastáticas secundárias apresentam diminuição de concentração pelos dois radiofármacos.

Outros radiofármacos como o cloreto de tálio-201 e o ^{99m}Tc-sestamibi têm sido utilizados na diferenciação entre efeitos da radioterapia (radionecrose) e tumor recorrente, quando não é possível pela ressonância magnética, assim como os traçadores utilizados em PET (^{18}FDG, ^{18}F-FMISO, ^{18}F-FLT). Essa abordagem será realizada com mais detalhe no capítulo de oncologia.

Distúrbios do Movimento

A doença de Parkinson apresenta como principais manifestações clínicas acinesia, bradicinesia, tremores, rigidez, distúrbios nos reflexos posturais e os sintomas são causados pela perda dos neurônios dopaminérgicos da substância negra e no lócus ceruleus, levando a uma redução da dopamina no estriato. Com isso, o sistema colinérgico excitatório no estriato não pode ser contrabalanceado pelo sistema dopaminérgico. Os estudos perfusionais não demonstram um padrão específico para essa doença e já foram relatados vários graus de déficits perfusionais corticais em vários graus, hipoperfusão cerebelar e achados perfusionais normais. A perfusão estriatal é normal.

A doença de Huntington é caracterizada por movimentos coreicos na face, membros superiores e inferiores. Sintomas demenciais e psiquiátricos podem também ocorrer. Histologicamente há disfunção neuronal nos núcleos da base com morte prematura das células neuronais e gliose, principalmente dos núcleos caudados. Os estudos perfusionais demonstram diminuição ou ausência de concentração do radiofármaco nos caudados nos pacientes sintomáticos. Os déficits perfusionais são geralmente bilaterais, mas não necessariamente simétricos.

Doenças Psiquiátricas

O estudo perfusional em doenças psiquiátricas ainda está em investigação. Apesar dos vários trabalhos na área, padrões perfusionais específicos para as várias doenças psiquiátricas ainda não foram definitivamente reconhecidos.

Os estudos perfusionais cerebrais têm demonstrado na doença obsessiva-compulsiva um hiperfluxo na porção anterior do giro do cíngulo, em região orbitofrontal bilateral e em alguns pacientes nos núcleos da base, que podem retornar ao normal após o tratamento com fluoxetina. No entanto, há outros trabalhos demonstrando hipoperfusão nos lobos frontais, caudado e tálamo à direita, podendo esta estar correlacionada à presença de traço de esquizofrenia juntamente com o quadro de obsessão e compulsão.

Na síndrome de Gilles de La Tourette, a qual é uma entidade rara e a síndrome de tique mais grave, está relacionada à desordem obsessiva-compulsiva. Apresenta no estudo perfusional hiperfluxo nos lobos frontais, giros do cíngulo, núcleos da base e tálamos em diferentes combinações.

Na esquizofrenia, o estudo perfusional pode demonstrar hipofluxo na região frontal, alterações nos núcleos da base, que podem estar relacionadas ao uso de drogas neurolépticas e hipoperfusão no lobo temporal, mais frequente do lado esquerdo, podendo estar associado ao hipofluxo frontal ipsolateral. Pacientes com sintomas positivos (alucinações visuais ou auditivas), quando realizam o estudo perfusional apresentando os sintomas, podem apresentar hiperfluxo no córtex visual primário ou no córtex auditivo, respectivamente.

Na depressão os estudos perfusionais realizados nos pacientes sem medicação específica podem demonstrar hipoperfusão nos lobos temporais, na região pré-frontal, giro do cíngulo e no caudado esquerdo.

Na síndrome do pânico, o estudo perfusional pode demonstrar hipofluxo nos lobos frontais.

Nos usuários de substâncias psicoativas, o estudo perfusional tem demonstrado defeitos perfusionais disseminados que podem melhorar ou desaparecer após um período de abstinência, sugerindo que espasmos arteriais podem estar causando esses defeitos perfusionais.

Morte Encefálica

A morte encefálica foi descrita pela primeira vez em 1959 por Mollaret e Goulon. É definida como a perda total e irreversível das funções hemisféricas cerebrais e do tronco cerebral. Um paciente com perda irreversível das funções cerebrais pode ser mantido por meio de ventilação artificial, alimentação por via intravenosa e outros tipos de tratamento intensivo que necessitar. Essa nova situação trouxe novas atitudes médicas e questões éticas, como, por exemplo, a questão da manutenção do tratamento nos pacientes com perda irreversível das funções cerebrais. Outra importante questão envolvida é a respeito das doações de órgãos para transplante. Desde então, critérios diagnósticos específicos têm sido desenvolvidos e a medicina nuclear pode contribuir na confirmação da morte encefálica.

Quando ocorre a morte encefálica, o cérebro como um todo apresenta-se necrótico e liquefeito, decorrente da interrupção da circulação cerebral devido ao aumento da pressão intracraniana e alterações na circulação microvascular do cérebro, portanto os traçadores de perfusão cerebral não conseguem perfundir o encéfalo.

A confirmação da morte encefálica era antes realizada por meio da fase angiográfica (angiografia radioisotópica) com a administração de radiofármacos que não ultrapassavam livremente a barreira hematoencefálica intacta. A relativa baixa resolução espacial que pode causar certos problemas na interpretação da angiografia radioisotópica não é problema quando se utilizam traçadores específicos de perfusão cerebral, como o ^{99m}Tc-HMPAO e ^{99m}Tc-ECD, devido ao extremo alto contraste do cérebro normalmente perfundido com as demais regiões da cabeça, como o couro cabeludo. A imagem do crânio vazio (*hollow skull* ou *empty skull*) é observada tanto na imagem plana quanto na imagem tomográfica nos estudos de perfusão cerebral em pacientes em morte encefálica. Normalmente, realizam-se imagens nas projeções anterior, posterior e laterais da cabeça para avaliação de todo o encéfalo, incluindo fossa posterior e tronco cerebral.

Aquisições tomográficas (SPECT) também podem ser realizadas para confirmar o diagnóstico de morte encefálica. Esse tipo de aquisição de imagens tomográficas permite informação regional mais precisa, incluindo a análise da preservação ou não do fluxo sanguíneo na fossa posterior e no tronco cerebral. Em algumas situações, mesmo com as imagens laterais da cabeça, as partes moles da região dorsal do pescoço podem se tornar indistinguíveis do cerebelo e do tronco cerebral, situação em que as imagens tomográficas (SPECT) podem auxiliar na interpretação.

No entanto, com a utilização de radiotraçadores específicos para perfusão cerebral, é necessário antes da administração intravenosa do radiotraçador que um controle radioquímico seja realizado mediante análise cromatográfica, e a eficiência de marcação deve ser maior que 90%, pois a interpretação do estudo pode ser prejudicada caso esse índice não seja atingido. Deve-se ressaltar que o tecnécio-99m na forma livre (pertecnetato) é hidrofílico e não ultrapassa a barreira hematoencefálica. Numa situação em que não haja adequada marcação do HMPAO ou ECD pelo tecnécio-99m, o paciente pode apresentar o sinal do crânio vazio (*empty skull* ou *hollow skull*), sem que se apresente em morte encefálica, e nessas situações as imagens da fase angiográfica ajudam na interpretação do estudo, pela avaliação do fluxo sanguíneo pelos vasos arteriais principais. Portanto, é muito importante a garantia da eficiência de marcação do fármaco. Ressalta-se a importância do momento correto para se indicar o estudo cintilográfico.

Larar e Nagel descreveram, em 1992, o caso de um paciente apresentando sinais clínicos de morte encefálica e possível doador de órgão, que foi submetido ao estudo cintilográfico com ^{99m}Tc-HMPAO para confirmação diagnóstica de morte encefálica, mas que, para surpresa dos médicos, apresentava fluxo sanguíneo cerebral presente, apesar de reduzido em grau acentuado. Em uma situação como essa, a repetição do estudo fica impossibilitada pelo período de 24 horas após a primeira administração do radiotraçador, uma vez que significativa quantidade do material permanece no tecido cerebral. Essa espera para a repetição do estudo pode ser crucial na situação de doação de órgãos, e outro método para confirmação diagnóstica de morte encefálica pode ser necessário. Portanto, é muito importante que os critérios clínicos de morte encefálica estejam bem estabelecidos no paciente, para que seja realizado o estudo cintilográfico para confirmação de morte encefálica, evitando situações como a descrita anteriormente.

Concluindo, na avaliação de confirmação de morte encefálica, a determinação cintilográfica da interrupção da perfusão cerebral é um método seguro sem efeitos colaterais. Resultados de perfusão pela cintilografia não são obscurecidos por condições que complicam a avaliação clínica como hipotermia ou presença de utilização de narcóticos. Comparativamente a outros métodos, a cintilografia oferece uma boa combinação entre a certeza e a facilidade de ser realizada aliada a um potencial de ausência de efeitos colaterais. Naturalmente, ela não é substituta do exame clínico. Para se evitar o diagnóstico errôneo de morte encefálica, todo o procedimento deve ser realizado dentro dos princípios técnicos recomendados, incluindo a escolha e controle de qualidade do fármaco a ser utilizado, a aquisição das imagens e as interpretações bem padronizadas. Além disso, apenas a completa ausência de qualquer captação encefálica pode ser utilizada como um critério para o diagnóstico de interrupção da perfusão cerebral e, portanto, perda irreversível das funções cerebrais.

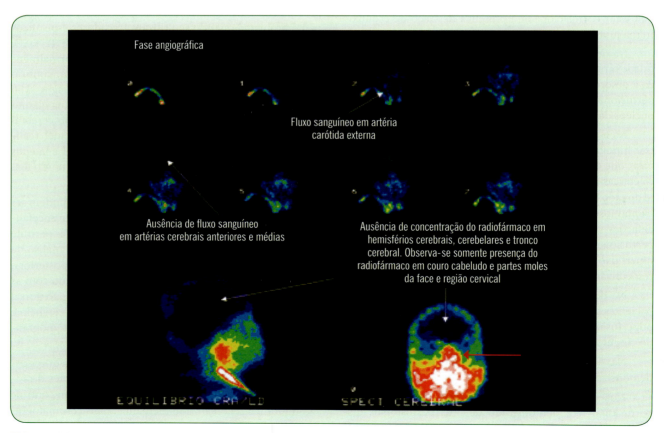

FIGURA 19.1.10. Estudo de perfusão cerebral com ^{99m}Tc-ECD demonstrando ausência de fluxo sanguíneo cerebral. Estudo positivo 285 para confirmação de morte encefálica. Seta vermelha: sinal do nariz quente (*hot nose*).

- *Pontos-chave:*
  - Facilidade de detecção de presença de fluxo sanguíneo cerebral regional em qualquer área do encéfalo no estudo tomográfico.
  - Importância do controle de qualidade do radiofármaco para se evitar resultado falso-positivo para morte encefálica.
  - Importância do momento correto de se realizar o estudo para confirmação da morte encefálica.

Infecção

A encefalite aguda está frequentemente relacionada ao herpes simplex e afeta o lobo temporal. Os métodos estruturais de imagem não costumam apresentar alterações e o estudo perfusional pode demonstrar um incremento de fluxo sanguíneo cerebral no lobo temporal devido ao quadro inflamatório cerebral, mesmo na fase precoce do processo, utilizando-se ^{99m}Tc-HMPAO e, paradoxalmente, hipofluxo com ^{99m}Tc-ECD.

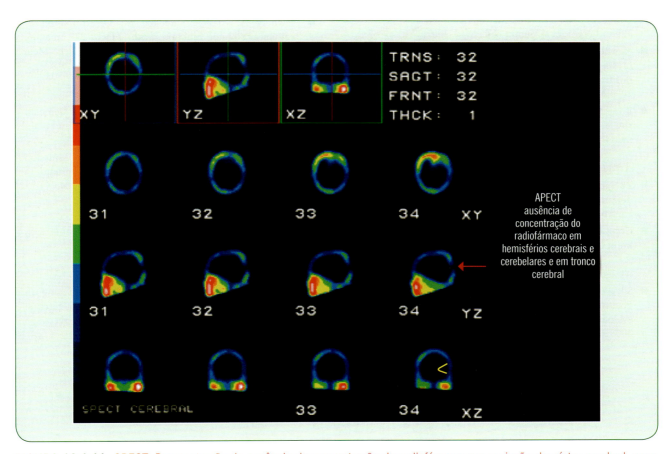

FIGURA 19.1.11. SPECT: Demonstração de ausência de concentração do radiofármaco em projeção de córtex cerebral, cerebelar bilateralmente e em tronco cerebral. Radiofármaco: ^{99m}Tc-ECD. Seta vermelha: área fotopênica, com menor concentração do radiofármaco em couro cabeludo na região de apoio da cabeça no suporte da mesa do equipamento da câmara de cintilação (compressão de couro cabeludo com redução de fluxo sanguíneo para essa região). Ponta de seta amarela: sinal do crânio vazio (*empty skull* ou *hollow skull*).

Leitura Sugerida

Artigos referentes à instrumentação da imagem funcional do sistema nervoso central, radiofármacos, quantificação, padrões normais e evolução dos padrões de acordo com a idade

- Abraham T, Feng J. Evolution of Brain Imaging Instrumentation. Semin Nucl Med. 2011;41(3):202-19.

- Basus S, Zaidi H, Houseni M, Bural G, Udupa J, Acton P, et al. Novel quantitative techniques for assessing regional and global function and structure based on modern imaging modalities: implications for normal variation, aging and diseases states. Semin Nucl Med. 2007;37(3):223-39.

- Tumeh PC, Alavi A, Houseni M, Greenfield A, Chryssikos T, Newberg A, et al. Semin Nucl Med. 2007;37(2):69-87.

- Newberg AB, Alavi A. Normal patterns and variants in single-photon emission computed tomography and positron tomography brain imaging. Semin Nucl Med. 2003;33(1):42-55.

- Kung HF, Kung MP, Choi SR. Radiopharmaceuticals for single-photon emission computed tomography brain imaging. Semin Nucl Med. 2003;33(1):2-13.

Artigos referentes à morte encefálica

- Zuckier LS, Kolano J. Radionuclide studies in the determination of brain death: criteria, concepts and controversies. Semin Nucl Med. 2008;38(4):262-73.

- Conrad GR, Sinha P. Scintigraphy as a confirmatory test of brain death. Semin Nucl Med. 2003;33(4):312-23.

Artigos referentes às demências

- Silverman DH, Mosconi L, Ercoli L, Chen W, Small GW. Positron emission tomography scans obtained for the evaluation of cognitive dysfunction. Semin Nucl Med. 2008;38(4):251-61.

- Van Heertum RL, Greenstein EA, Tikofsky RS. 2-deoxyfluorglucose-positron emission tomography imaging of the brain: current clinical applications with emphasis on the dementias. Semin Nucl Med. 2004;34(4):300-12.

- Artigos referentes ao estudo funcional das doenças do sistema nervoso central.

- Silverman DH. Evaluating pathology in the brain with nuclear medicine. Semin Nucl Med. 2008;38(4):225-6.

- Camargo EE. Brain SPECT in neurology and psychiatry. J Nucl Med. 2001;42(4):611-23.

- Newberg A, Alavi A, Reivich M. Determination of regional cerebral function with FDG-PET imaging in neuropsychiatric disorders. Semin Nucl Med. 2002;32(1):13-34.

Artigos referentes à epilepsia

- Patil S, Biassoni L, Borgwardt L. Nuclear medicine in pediatric neurology and neurosurgery: epilepsy and brain tumors. Semin Nucl Med. 2007;37(5):357-81.

- Henry TR, Van Heertum RL. Positron emission tomography and single photon emission tomography in epilepsy care. Semin Nucl Med. 2003;33(2):88-104.

Artigo referente a trauma

- Newberg AB, Alavi A. Neuroimaging in patients with head injury. Semin Nucl Med. 2003;33(2):136-47.

Artigo referente à doença cerebrovascular

- Mountz JM, Liu HG, Deutsch G. Neuroimaging in cerebrovascular disorders: measurement of cerebral physiology after stroke and assessment of stroke recovery. Semin Nucl Med. 2003;33(1):56-76.

19.2 Cisternocintilografia, Cintilografia Cardíaca com 123I-mIBG em Neurologia, Cintilografia para Avaliação de Quebra da Barreira Hematoencefálica (Cintilografia Cerebral Convencional e Cintilografia Cerebral para Avaliação do Sistema Dopaminérgico)

Artur Martins Novaes Coutinho
Carla Rachel Ono
Carlos Alberto Buchpiguel

Conteúdo

CISTERNOCINTILOGRAFIA
Bases
   Radiofármacos/Farmacocinética
   Fluxo Normal do Liquor
   Biodistribuição Normal
   Protocolo de Aquisição das Imagens
Aplicações Clínicas
   Hidrocefalia
   Estudo da Perviedade da Derivação
   Avaliação de Fístula Liquórica
CINTILOGRAFIA CARDÍACA COM 123I-mIBG EM NEUROLOGIA

Bases
   Radiofármaco/Farmacocinética
   Biodistribuição Normal e Fatores Fisiopatológicos
   Protocolos de Aquisição e Processamento de Imagem
CINTILOGRAFIA CEREBRAL PARA AVALIAÇÃO DO SISTEMA DOPAMINÉRGICO
Introdução
Exames de Medicina Nuclear
99mTc-TRODAT-1
CINTILOGRAFIA PARA AVALIAÇÃO DE QUEBRA DA BARREIRA HEMATOENCEFÁLICA (CINTILOGRAFIA CEREBRAL CONVENCIONAL)
Leitura Sugerida

CISTERNOCINTILOGRAFIA

Bases

A cisternocintilografia é o estudo da dinâmica do fluxo liquórico. O radiofármaco é administrado por via intratecal através da punção lombar ou suboccipital.

Radiofármacos/Farmacocinética

Os radiofármacos utilizados na cisternocintilografia devem apresentar propriedades importantes, como, por exemplo, não devem ser metabolizados pelo líquido cefalorraquiano, não podem ser lipossolúveis, devem apresentar rápido clearance sanguíneo e alta taxa de difusão molecular, a principal via de eliminação deve ser as vilosidades aracnóideas, devem ser apirogênicos, não devem ser irritativos, devem ser antigênicos, devem ser facilmente esterilizáveis. Os radiofármacos que podem ser utilizados são: 131I-albumina sérica, 99mTc-HSA soroalbumina humana, 99mTc-DTPA ou 111In-DTPA. O 111In-DTPA é o radiofármaco de escolha pela baixa dosimetria, meia-vida curta e melhor característica de imagem. No entanto, no Brasil, o radiofármaco disponível mais utilizado é o 99mTc-DTPA.

Fluxo Normal do Liquor

O liquor é produzido no plexo coroide dos ventrículos laterais, passa pelo forâmen de Moro atingido o terceiro ventrículo, passa pelo arqueduto de Sylvius, chegando ao quarto ventrículo, atravessa o forâmen mediano de Magendie e os laterais de Lushka se direcionando ao espaço subaracnóideo atingido a cisterna basal, se estende na superfície do cérebro, atingindo a convexidade cerebral, sendo absorvido no seio sagital superior pelas granulações de Pacchioni, que se projetam no interior dos seios da dura-máter. O espaço subaracnóideo se estende na superfície do cérebro.

Biodistribuição Normal

O radiofármaco, injetado no espaço subaracnóideo por punção suboccipital ou lombar, não afeta a dinâmica liquórica, chegando às cisternas basais na fossa posterior e média em 1 a 3 horas após a sua administração. Progride enchendo as cisternas da base do crânio e da região média do cérebro, aparecendo subsequentemente na fissura Sylviana e polos frontais em 2 a 6 horas produzindo o sinal do "Tridente de Netuno". Após 12 horas já deve haver presença de atividade nas convexidades cerebrais e nas vilosidades aracnóideas no seio sagital em 24 horas, sendo a maior parte do material já absorvida.

Normalmente não deve ocorrer a entrada do material no sistema ventricular porque o fluxo fisiológico é no sentido oposto. No entanto, pode-se observar um refluxo transitório para os ventrículos laterais sem significado patológico, nas imagens de 12 horas, principalmente nos pacientes idosos, que apresentam dilatação do sistema ventricular.

A dispersão é mais rápida em crianças (30 minutos já se identifica atividade do radiofármaco nas cisternas da base, 2 a 4 horas na região Sylviana, e absorção em 24 horas com acúmulo sagital superior).

Protocolo de Aquisição das Imagens

O radiofármaco habitualmente utilizado é o ^{99m}Tc-DTPA, na dose de 5 a 10 mCi (185 a 370 MBq). A administração é no espaço subaracnoide, por punção suboccipital ou lombar. As imagens são adquiridas nos tempos 1, 3, 6 e 24 horas após administração do radiofármaco. O posicionamento é realizado em decúbito dorsal horizontal, cabeça pouco fletida. As projeções das imagens adquiridas são anterior, posterior e laterais de crânio, posterior de abdome e tórax para avaliar medula espinhal. São adquiridas imagens por estatística de contagem com 50 a 100 mil contagens por imagem. O colimador utilizado é o LEAP, com fotopico centrado em 140 keV e janela de 15%.

Aplicações Clínicas

Hidrocefalia

Na hidrocefalia há excesso de liquor, um aumento patológico do volume do líquido cefalorraquidiano, que pode ser em decorrência de hipersecreção deste como ocorre em tumores do plexo coroide (são raros). As hidrocefalias podem ser classificadas como:

- Obstrutiva:
  - não comunicante;
  - comunicante.
- Não obstrutiva:
  - generalizada
  - localizada.

■ *Hidrocefalia obstrutiva não comunicante*: há obstrução intraventricular (entre os ventrículos laterais e a cisterna basal). As principais causas são: cisto coloide, estenose de aqueduto, má formação de Arnold-Chiari, cisto de Dandy Walker, neoplasias próximas ao ventrículo levando à obstrução (gliomas, ependimomas), cisto coloide do III ventrículo e alterações inflamatórias. O padrão da cisternocintilografia é normal.

■ *Hidrocefalia obstrutiva comunicante*: a obstrução é extraventricular (nas cisternas basais, convexidades cerebrais ou vilosidades aracnóideas). As principais causas são: hemorragia subaracnóidea, hematoma subdural crônico, leptomeningite, carcinomatose meníngea, hidrocefalia de pressão normal (Figura 19.2.1).

Os principais achados na cisternocintilografia são refluxo para os ventrículos com persistência da atividade até 72 horas e atraso ou ausência de imagem nas convexidades cerebrais.

Hidrocefalia não obstrutiva generalizada apresenta como principal causa a atrofia cerebral isolada. Os achados cintilográficos são: retardo da chegada do radiofármaco no espaço subaracnóideo que se encontra alargado. Pode ocorrer refluxo para os ventrículos, mas não é persistente e o clareamento nos hemisférios cerebrais é normal. É importante diferenciar da Hidrocefalia de Pressão Normal (HPN), que se caracteriza pela tríade: demência, ataxia cerebelar e incontinência urinária. Esta apresenta refluxo persistente para os ventrículos com retardo no clareamento nos hemisférios cerebrais. Atividade intracerebral mais tardia pode ser vista e é secundária à captação transependimal.

Hidrocefalia não obstrutiva localizada apresenta como principais causas a porencefalia, divertículos ventriculares, alargamento do espaço subaracnóideo.

Estudo da Perviedade da Derivação

■ Ventrículo-peritonial.
■ Ventrículo atrial.
■ Lomboperitonial.

As principais complicações da derivação são: obstrução, infecção, tromboembolismo (com *shunt* atrial cardíaco), hematoma sub- ou epidural, perfuração intestinal, craniossinostose, estenose de aqueduto provavelmente devido à inflamação, resultando em hidrocefalia não comunicante.

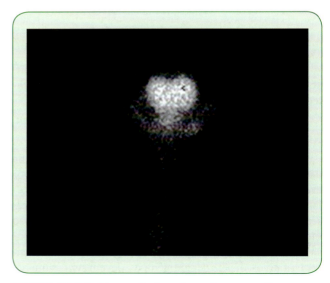

FIGURA 19.2.1. Cisternocintilografia realizada com ^{99m}Tc-DTPA, projeção anterior de crânio. Imagem de 6 horas após a administração intratecal do radiofármaco demonstrando presença de atividade do radiofármaco em projeção dos ventrículos laterais em paciente de 70 anos, com diagnóstico de hidrocefalia de pressão normal.

Na derivação ventrículo-peritonial é importante realizar as imagens de abdome. Outra alternativa é a injeção direta no reservatório de 0,5 a 1 mCi de ^{99m}Tc-DTPA em 0,1 mL, sendo adquiridas imagens dinâmicas a cada 10 segundos por 20 a 30 minutos, seguidas de imagens estáticas de tórax e abdome com 1 minuto.

A perviedade da derivação não significa que o fluxo liquórico está adequado.

Avaliação de Fístula Liquórica

As fístulas são geralmente decorrentes de traumas ou cirurgias (nasal ou transesfenoidal). Como etiologia não traumática há os defeitos congênitos, que podem ocorrer no seio frontal, etmoidal ou esfenoidal.

A placa cribiforme é o local mais suscetível para fraturas com decorrente quadro de rinorreia.

As projeções das imagens adquiridas são importantes para a investigação da fístula. As projeções lateral e anterior de cabeça na investigação de rinorreia e posterior para quadros de otorreia são indispensáveis (Figura 19.2.2). É interessante também manter o paciente em posição que aumente a drenagem (inclinado para o lado da fístula). Pode-se realizar uma avaliação quantitativa da fístula, colocando-se tampão de algodão nas narinas (região anterior e posterior de cada narina) ou canal auditivo por, no mínimo, 6 horas. Após as imagens, retirar e contar tampão em um contador de poço e comparar a contagens obtidas em 0,5 mL de plasma colhidos na mesma ocasião (o valor normal é de uma relação contagens do tampão de algodão/contagens do plasma ser menor que 1,3).

Para crianças que não suportem ficar com o algodão, pode ser colocado 30 minutos após a injeção e ser retirado após 4 horas.

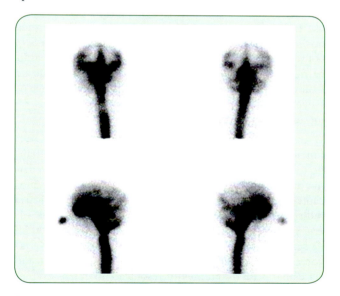

FIGURA 19.2.2. Cisternocintilografia realizada com ^{99m}Tc-DTPA. Imagens de 6 horas na projeção anterior, posterior e laterais de cabeça, demonstrando fístula nasal em paciente de 13 anos, com quadro de meningite de repetição (3 episódios) após trauma cranioencefálico há dois anos.

CINTILOGRAFIA CARDÍACA COM ^{123}I-MIBG EM NEUROLOGIA

Bases

Radiofármaco/Farmacocinética

A metaiodobenzilguanidina (mIBG) é uma molécula que se assemelha estruturalmente à molécula de guanidina, que é análoga à noradrenalina, porém sem atividade farmacológica. A cintilografia realizada com mIBG marcada com o iodo-131 ou iodo-123 demonstra áreas de concentração de células e neurônios catecolaminérgicos e é bem estabelecida como ferramenta para o diagnóstico de feocromocitoma, neuroblastoma, tumores carcinoides e carcinoma medular da tireoide. O acúmulo da mIBG representa não somente a localização das células e neurônios noradrenérgicos, mas também a sua integridade funcional, pois essa molécula é ativamente captada pela membrana das células adrenérgicas, através de um mecanismo de transporte de norepinefrina com sistema dependente de sódio e energia. Posteriormente as moléculas de mIBG são ativamente estocadas em vesículas intracelulares através de bomba de próton ATPase dependente, via um transporte vesicular de monoaminas. A sua secreção é estimulada pelos neurônios relacionados à acetilcolina. Portanto, a molécula de mIBG é um traçador da captação de catecolaminas e da capacidade de estocagem controlados pelo sistema neuronal simpático e pelas células adrenais.

Em estudos experimentais com animais, foi observada uma captação miocárdica reduzida após a destruição do gânglio estrelado ou do sistema eferente simpático cardíaco eferente do epicárdio, demonstrando a especificidade dessa técnica na detecção de lesões ganglionares pós-sinápticas dos neurônios simpáticos.

Devido a uma pequena fração da mIBG entrar no espaço intracelular por difusão passiva durante a primeira hora, somente as medidas da fase denominada tardia de 4 horas representam a atividade de captação ativa da mIBG.

Biodistribuição Normal e Fatores Fisiopatológicos

Normalmente, observa-se concentração do ^{123}I-mIBG no coração, pulmões, glândulas salivares, tireoide, fígado, musculatura. Distúrbios neurológicos que acometem o sistema nervoso periférico como diabetes e amiloidose, assim como o infarto agudo do miocárdio, cardiomiopatias e insuficiência cardíaca, diminuem a captação de mIBG.

A molécula de mIBG também interage com algumas medicações, ocorrendo redução na concentração desta por mecanismos de competição. Tais medicações são geralmente agentes simpatomiméticos, antidepressivos tricíclicos, bloqueadores de canal de cálcio.

A doença de Parkinson idiopática resulta na degeneração da rede celular neuronal autonômica central,

Seção 2 – Diagnósticos

apresentando déficit funcional do sistema simpático pós-ganglionar e, assim, provocando diminuição de captação da mIBG no coração, observada na fase precoce da doença, mesmo em pacientes sem desordens autonômicas detectadas utilizando métodos convencionais.

Protocolos de Aquisição e Processamento de Imagem

- Dose: 3 mCi (111 MBq) de ^{123}I-mIBG.
- Administração via intravenosa.
- Imagem plana da região torácica anterior por 5 minutos.
- Matriz: 256 × 256.
- Fotopico: 159 keV janela de 15%.
- Colimador de alta resolução, de baixa energia, com furos paralelos.
- Aquisição de imagens precoces (15 minutos após a administração) e tardias (4 horas após).
- Processamento: regiões de interesse com 7 × 7 pixels no coração (C) e no mediastino superior (M).
- Avaliar relação coração/mediastino (C/M) da imagem tardia.
- Valores de referência de meta-análise (Clinical Autonomic Research 2001, 11: 351-5):
  - Grupo normal com n = 69 C/M: 2,24 (DP 0,14).
  - Grupo de pacientes com Parkinson idiopático com n = 246 C/M: 1,31 (DP 0,15).
    - Sensibilidade: 89,7%.
    - Especificidade: 94,6%.

CINTILOGRAFIA CEREBRAL PARA AVALIAÇÃO DO SISTEMA DOPAMINÉRGICO

Introdução

A doença de Parkinson idiopática (DP) é a segunda doença neurodegenerativa mais prevalente, estando atrás apenas da doença de Alzheimer, sendo também a causa mais comum de distúrbios do movimento. Os sintomas clínicos dessa entidade estão ligados principalmente a distúrbios motores (os principais são bradicinesia, tremores e rigidez). A DP idiopática possui duas formas principais de apresentação, uma precoce, acometendo adultos jovens (entre 40 e 50 anos), na qual predominam os tremores, e outra em idade mais avançada, em que predominam alterações de postura, marcha e também cognitivos (demência), apresentando também uma progressão mais rápida da doença.

Os sintomas da DP estão ligados à degeneração (perda de neurônios) de uma estrutura mesencefálica denominada substância nigra, particularmente em sua *pars compacta* (SN$_c$). É comum, porém, a presença também de distúrbios cognitivos na DP e em outras doenças correlatas, as chamadas síndromes parkinsonianas, conhecidas também como parkinsonismos atípicos. Em sua maioria os casos de DP têm origem idiopática, porém em alguns destes se detecta clara influência genética. Entre as síndromes parkinsonianas ou parkinsonismos atípicos, cita-se a doença ou demência com corpúsculos de Lewy (DCL), uma variante da DP com marcada alteração cognitiva, a atrofia de múltiplos sistemas (AMS) e a paralisia supranuclear progressiva (PSP).

A SN$_c$ é particularmente vulnerável a danos de origem genética, ambientais e celular, sendo muito suscetível a disfunção mitocondrial com estresse oxidativo e degradação proteica. Essa estrutura tem papel em estimular, por terminais dopaminérgicos, os núcleos da base, ou corpos estriados. Assim, a sua degeneração leva a uma perda da estimulação dopaminérgica dos núcleos estriados, estruturas que compreendem o núcleo caudado e o corpo lentiforme, este formado pelo núcleo putâmen e pelo globo pálido. A DP clássica se inicia de forma assimétrica e, portanto, com redução da inervação dopaminérgica dos núcleos do lado oposto ao do início dos sintomas motores.

Cerca de 10% dos casos de DP podem ser diagnosticados erroneamente, mesmo em centros especializados em distúrbios do movimento. A principal dificuldade está em diferenciar tremor essencial e de uma síndrome parkinsoniana real. Por vezes, a DCL também é difícil de diferenciar da doença de Alzheimer (DA). É nesse contexto que, por vezes, se fazem necessários exames complementares para reduzir a taxa de diagnósticos incertos.

Exames de Medicina Nuclear

Os exames de medicina nuclear se baseiam na análise indireta da diminuição do estímulo dopaminérgico nos núcleos estriados, consequente à degeneração da SN$_c$. Ou seja, uma degeneração da SN$_c$ levaria a menos dopamina nesses núcleos e consequente redução da captação da maioria dos traçadores dopaminérgicos. Os radiofármacos são, em geral, traçadores pré-sinápticos, pós-sinápticos, ou mesmo análogos da própria dopamina.

A 6-fluorodopa marcada com flúor-18 ([^{18}F]FDOPA) funciona como um traçador da própria dopamina, avaliando o sistema pré-sináptico ao rastrear a atividade da enzima aromática do ácido aminodecarboxilase. Uma menor captação do radiofármaco nos corpos estriados indicaria indiretamente, portanto, degeneração da substância nigra, por menor aporte de dopamina nos estriados. Além de ser um traçador da própria dopamina, o traçador é favorecido por ser um emissor de pósitrons, sendo realizado em câmaras PET com melhor resolução do que os exames SPECT. O preço proibitivo da sintetização do radiofármaco, contudo, limita o seu uso em nosso meio.

São também particularmente úteis os radiofármacos emissores de fóton único para câmaras SPECT. Dentre estes, destacam-se o ^{123}I-FP-CIT ou [^{123}I]ioflupano (comercializado nos Estados Unidos e na Europa com o nome comercial de DaTScan) e o ^{99m}Tc-TRODAT-1, usado no Brasil e em alguns países asiáticos. Ambos os radiofármacos têm afinidade pelo receptor pré-sináptico de dopamina (os chamados DATs), localizados nos terminais dopaminérgicos pré-sinápticos na interface dos axônios aferentes da substância nigra com os núcleos estriados. Assim, a exemplo do exame com ([^{18}F]FDOPA, uma degeneração da SNc levará a menor captação desse radiofármaco nos núcleos estriados, porém, nesse caso, graças a uma menor disponibilidade de terminais sinápticos e, consequentemente, dos transportadores DAT.

Os exames de medicina nuclear têm utilidade principalmente na diferenciação de parkinsonismos (DP e atípicos) de tremor essencial, com sensibilidade e especificidade variáveis que podem, porém, ser superiores a 95% e 91%. O nível de atividade dos núcleos da base também tem relação inversa com o estágio da doença e se correlaciona bem com escalas clínicas de parkinsonismo.

O padrão normal de imagem é captação intensa nos núcleos da base (referidos como "padrão em vírgula"), de forma simétrica e em intensidade marcadamente maior que a atividade inespecífica de fundo.

- *Pontos-chave*: os exames de medicina nuclear com traçadores do sistema dopaminérgico são úteis para diferenciar transtornos parkinsonianos de tremor essencial e outras condições confundidoras (indução por drogas, parkinsonismo psicogênico etc.); servem também para graduar o estágio da doença, porém não diferenciam os transtornos parkinsonianos entre si (DP clássica, MSA, PSP e mesmo DCL).

Interessante notar também que, uma vez que a atividade dopaminérgica e a concentração de DATs estão reduzidas na DCL, esses exames podem ser usados também para auxiliar no diagnóstico diferencial de DCL com doença de Alzheimer, quando o diagnóstico é duvidoso e estudos como o SPECT de perfusão cerebral e o PET-^{18}FDG não foram capazes de auxiliar o diagnóstico diferencial.

Em geral na DP clássica a redução da captação do radiofármaco se inicia de forma assimétrica e do lado contralateral ao membro mais acometido. É também uma tendência que a doença comece o acometimento inicialmente pelas regiões posteriores do lentiforme (putâmen) e posteriormente progrida para os núcleos caudados.

Os traçadores DAT não possuem resolução para diferenciar putâmen e globo pálido no corpo lentiforme e, uma vez que os putâmens possuem maior inervação dopaminérgica, em geral se refere ao lentiforme simplesmente como putâmen.

^{99m}Tc-TRODAT-1

É atualmente o único exame de medicina nuclear que avalia o sistema dopaminérgico em uso corrente no Brasil. O TRODAT-1 possui uma menor afinidade alvo/atividade de fundo nos núcleos da base em comparação aos exames com [^{18}F]FDOPA e [^{123}I]ioflupano. Isso significa que os médicos devem acostumar-se a uma alta taxa inespecífica de captação cortical do radiofármaco, principalmente em pacientes com parkinsonismo. A maior taxa de radiação de fundo em parkinsonismos é uma das bases da interpretação dos estudos (menor relação alvo/radiação de fundo indica degeneração dos núcleos).

Entre as vantagens do radiofármaco, cita-se principalmente o fato de ser marcado com tecnécio-99m, tornando-o disponível em larga escala, a despeito do alto custo de fabricação. Os exames são realizados 4 horas após a injeção do radiofármaco, devendo sempre ser feitas aquisições tomográficas (SPECT). A análise visual (corpos estriados em relação ao córtex de fundo) deve sempre ser complementada por uma análise semiquantitativa do potencial de ligação do radiofármaco (calculada pela fórmula: área de interesse – atividade inespecífica no lobo occipital/atividade inespecífica no lobo occipital).

Em alguns casos, além da análise global dos estriados em relação à atividade de fundo nos lobos occipitais, quantifica-se também, de forma individualizada, os putâmens e caudados. A forma ideal de se quantificar o potencial de ligação é corregistrar as imagens SPECT com imagens anatômicas, idealmente ressonâncias magnéticas do próprio paciente, porém também pode ser usada a tomografia computadorizada, especialmente em aparelhos SPECT/CT (Figuras 19.2.3 e 19.2.4). Além do registro com exames anatômicos para melhor o delineamento dos núcleos da base, o ideal é que a quantificação seja feita em mais de um plano (seja ela volumétrica ou condensando no mínimo três cortes consecutivos). O mais importante entre todos os fatores, todavia, é que o exame seja sempre quantificado da mesma forma em um mesmo serviço, para que a equipe técnica e os médicos adquiram sua própria experiência e noções da normalidade.

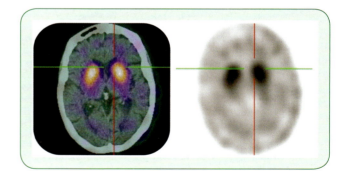

FIGURA 19.2.3. Imagem de ^{99m}Tc-TRODAT com atividade normal nos núcleos estriados. Imagem à esquerda demonstra fusão com tomografia (SPECT/CT) para melhor delimitação anatômica e à direita imagem cintilográfica em escala de cinza, com atividade nos estriados em grau significativamente maior do que o da atividade inespecífica de fundo no córtex cerebral, com os núcleos caudados representando os focos de maior atividade (em destaque na foto o núcleo caudado esquerdo).

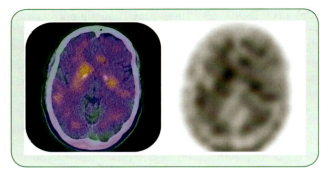

FIGURA 19.2.4. Imagem de ^{99m}Tc-TRODAT em indivíduo com doença de Parkinson em estágio avançado. Imagem à esquerda ilustra fusão com tomografia (SPECT/CT) para melhor delimitação anatômica e à direita imagem cintilográfica em escala de cinza, demonstrando redução significativa da atividade nos núcleos estriados e aumento relativo da atividade inespecífica de fundo no restante do córtex cerebral. As alterações são assimétricas, mais evidentes no estriado esquerdo. Há discreta preservação da atividade no núcleo caudado direito, com menor atividade no putâmen deste lado.

O ^{99m}Tc-TRODAT-1 possui, porém, algumas particularidades no momento de sua aquisição, interpretação e quantificação. Apesar de o fabricante fornecer os valores de referência do potencial de ligação nos corpos estriados, esses valores variam com a idade e de acordo com as especificações de cada máquina. O ideal seria que cada serviço apresentasse a sua própria referência para normalidade, colhida em controles saudáveis das diversas faixas etárias. Contudo, devido às dificuldades logísticas e financeiras, a quase totalidade das clínicas não realiza tal padronização. Dessa forma, deve-se sempre levar em consideração a idade dos pacientes no momento de realizar o estudo.

CINTILOGRAFIA PARA AVALIAÇÃO DE QUEBRA DA BARREIRA HEMATOENCEFÁLICA (CINTILOGRAFIA CEREBRAL CONVENCIONAL)

A avaliação *in vivo* de lesões cerebrais foi inicialmente realizada há mais de 40 anos com radiofármacos não específicos. A partir de então há uma importante evolução nas técnicas de neuroimagem para avaliação de doenças neuropsiquiátricas. A tradicional cintilografia cerebral (cintilografia cerebral convencional) baseada nos agentes sensíveis à quebra da barreira hematoencefálica foi substituída por técnicas superiores do ponto de vista anatômico, como a tomografia computadorizada e ressonância magnética para a maioria das lesões encefálicas focais.

A cintilografia cerebral convencional utilizava como radiofármacos o ^{99m}Tc-DTPA (ácido dietilenotriamino pentacético marcado com ^{99m}Tc), o ^{99m}Tc-GH (gluco-heptonato marcado com ^{99m}Tc) e o próprio ^{99m}Tc na sua forma de pertecnetato. As imagens realizadas eram imagens planas e demonstravam um acúmulo anômalo do radiofármaco no local da lesão que provocava a quebra da barreira hematoencefálica, como, por exemplo, uma lesão tumoral, um abscesso cerebral, área de extravasamento sanguíneo num acidente vascular hemorrágico, ou numa área de tecido infartado no acidente vascular isquêmico etc.). Apesar de ser uma técnica sensível na detecção de quebra da barreira hematoencefálica, não apresenta especificidade, não diferenciando as causas da quebra da barreira. Por se tratar de uma técnica sem resolução espacial, foi substituída pelos métodos anatômicos convencionais, como tomografia computadorizada e ressonância magnética.

Leitura Sugerida

Artigos referentes à cisternocintilografia
- Vento JA, Moskowitz H, Spencer RP, Ye W. Migration of Tc-99mDTPA from the cerebral ventricle to the subarachnoid space. Clin Nucl Med. 2002;27(12):883-4
- Staab EV, Shirkhoda A. Cerebrospinal fluid scaning. Clin Nucl Med. 1981;6(10S):103-9.
- Hayashi M, Kobayashi H, Kawano H, Danda Y, Kabuto M, Noguchi Y, et al. Isotope cisternography in patients with intracranial hypertension. J Nucl Med. 1986;27(4):471-7.
- Grantham VV, Blakley B, Win J. Technical review and considerations for a cerebrospinal fluid leakage study. J Nucl Med Technol. 2006;34(1):48-51.
- Revisão sucinta sobre fisiopatologia da DP. Obeso JA, et al. Missing pieces in the Parkinson's disease puzzle. Nature Medicine 2010. doi:10.1038/nm.2165
- DATs e DATScan: Park E. A New Era of Clinical Dopamine Transporter Imaging Using 123I-FP-CIT. J Nucl Med Technol. 2012;40(4):222-8.
- Wang J, Jiang YP, Liu XD, Chen ZP, Yang LQ, Liu CJ, et al. 99mTc-TRODAT-1 SPECT study in early Parkinson's disease and essential tremor. Acta Neurol Scand. 2005;112(6):380-5.
- Schapira AH, Tolosa E. Molecular and clinical prodrome of Parkinson disease: implications for treatment. Nat Rev Neurol. 2010;6(6):309-17.
- Huang WS, Chiang YH, Lin JC, Chou YH, Cheng CY, Liu RS. Crossover study of (99m)Tc-TRODAT-1 SPECT and (18)F-FDOPA PET in Parkinson's disease patients. J Nucl Med. 2003;44(7):999-1005.

Artigo referente à cintilografia cardíaca com mIBG
- Braune S. The role of cardiac metaiodobenzylguanidine uptake in the differential diagnosis of parkinsonian syndromes. Clin Auton Res. 2001;11(6):351-5.

Capítulo 19 – Sistema Nervoso Central

19.3 Imagem Cerebral com Traçadores Amiloide

Artur Martins Novaes Coutinho
Carla Rachel Ono
Carlos Alberto Buchpiguel

Conteúdo
Bases
Patologia da Doença de Alzheimer
Alterando o Acesso ao Diagnóstico da Doença de Alzheimer
Pródromo da Doença de Alzheimer
Patologia da Doença de Alzheimer em Indivíduos Idosos Saudáveis
Imagem Amiloide

Composto B de Pittsburg (^{11}C-PIB)
[11]C-PIB na Doença de Alzheimer
[11]C-PIB em Indivíduos Idosos Saudáveis
[11]C-PIB no Comprometimento Cognitivo Leve
[11]C-PIB em Outras Condições
Interpretando os Estudos com ^{11}C-PIB
Acurácia da Imagem Amiloide
Guideline para o uso apropriado de imagens PET com traçadores amiloides desenvolvido pela *Society of Nuclear Medicine and Molecular Imaging e Alzheimer's Association*

Bases

As placas beta-amiloides estão presentes em frequência moderada a alta na substância cinzenta de pacientes com doença de Alzheimer (DA) e depositam-se muitos anos antes do início dos sintomas da demência. Em contraste, as placas beta-amiloides não são encontradas na demência frontotemporal ou na demência vascular pura. Portanto, as aplicações de imagens com traçadores amiloides incluirão confirmação ou exclusão de DA, diagnóstico diferencial de demência, particularmente para a distinção da DA da demência frontotemporal e no diagnóstico precoce de DA. Apesar de não haver tratamento efetivo para a DA, somente medicação sintomática com efeitos modestos, a demanda para o diagnóstico mais precoce e acurado está crescendo. Os clínicos, pacientes e familiares estão buscando cada vez mais o diagnóstico acurado e informações prognósticas. Pesquisadores buscam potenciais terapias que possam ser empregadas antes de os pacientes desenvolverem a demência. O diagnóstico clínico somente tem uma acurácia moderada e requer a presença da demência, mas marcadores biológicos específicos, como as imagens com traçadores amiloides, para alterações patológicas relacionadas à DA permitirão o diagnóstico mais acurado e precoce quando os pacientes apresentam somente sintomas leves.

O primeiro traçador PET específico para as placas beta-amiloides foi desenvolvido por Chet Mathis e William Klunk na universidade de Pittsburgh por meio da modificação da tioflavina T, um corante fluorescente utilizado por patologistas para identificar placas em tecidos cerebrais.

O radiofármaco foi marcado com carbono-11 e os primeiros estudos em seres humanos foram iniciados em 2002.

Doença de Alzheimer e Demência

Demência é definida por deficiência cognitiva suficientemente grave que não permite funções cotidianas independentes dos pacientes. Há muitas causas para o declínio cognitivo, mas a causa mais comum nos idosos é a doença neurodegenerativa. Problemas metabólicos como hipotireoidismo, deficiência grave de vitamina B12, hipóxia crônica, falência de órgão principal, encefalopatia autoimune, acidente vascular cerebral, hidrocefalia de pressão normal e hematomas subdurais devem ser excluídos, mas são responsáveis por menos de 5% das apresentações de declínio cognitivo progressivo. A causa mais comum de doença neurodegenerativa na população idosa é a DA, contribuindo com cerca de 70% das demências. Outras causas menos comuns são demência por corpúsculo de Lewy (cerca de 15%), demência frontotemporal (mais comum na meia-idade e idosos mais jovens) e demência vascular. Condições infrequentes incluem esclerose mesial temporal, taupatia não específica e doença do grão argurofílica. As doenças vasculares frequentemente acompanham as condições neurodegenerativas, e casos de múltiplos tipos de neuropatologia não são incomuns.

A DA é uma desordem neurodegenerativa irreversível, progressiva clinicamente e caracterizada por perda de memória e outro declínio cognitivo e funcional. Leva à morte invariavelmente em 7 a 10 anos após o diagnóstico. Os sintomas geralmente precedem o diagnóstico por muitos anos e estudos longitudinais com populações idosas têm achado um declínio subclínico de cognição de 10 anos de duração antes da demência. A DA não tem apenas um efeito devastador nos pacientes e seus familiares, mas também um impacto socioeconômico para a família e sistema de saúde. Um problema que só irá aumentar nos próximos anos com o aumento da idade da população na maioria dos países. A prevalência da DA é idade dependente, afeta 1% da população com 60 anos e então dobra a cada 5 anos, com um resultado de incidência de 25% das pessoas com idade de 85 anos.

Neste momento não há cura para a DA, nem há provas de meios que retardem o ritmo da neurodegeneração. Tratamento sintomático com inibidor da acetilcolinesterase (donepezila, galantamina, rivastigmina) ou o moderador glutamatérgico (memantina) promove um benefício modesto em alguns pacientes, geralmente mais por estabilização temporária do que por melhora da memória. As imagens com traçadores amiloides com PET estão contribuindo para o desenvolvimento de terapias mais efetivas, permitindo uma melhor seleção de pacientes para estudos com terapia antiamiloide e promovendo meios de medida do impacto dessas terapias na carga de amiloide cerebral.

Patologia da Doença de Alzheimer

A figura típica macroscópica do estágio final da DA é uma atrofia cortical difusa, enquanto a microscopia demonstra degeneração celular disseminada e a presença de marcadores patológicos da doença: emaranhados neurofibrilares intracelulares e placas extracelulares de amiloide.

Nos estágios iniciais, a atrofia é predominantemente observada na ressonância magnética (RM) no hipocampo e regiões temporais mesiais adjacentes, com as técnicas de avaliação volumétrica da RM, baseada em voxel. A atrofia é também encontrada no lobo parietal posteromedial (pré-cuneus e giro do cíngulo posterior) e no córtex temporal lateral. As placas de amiloide são mais abundantes no córtex frontal (particularmente nas áreas frontais mediais e orbitárias) e no giro do cíngulo, pré-cuneus e região parietal e temporal lateral. Há relativamente poucas placas no córtex sensório-motor primário e córtex occipital e nas áreas temporais mesiais. Em contraste, os emaranhados neurofibrilares estão presentes em alta densidade nas áreas temporais mesiais, incluindo o hipocampo.

As placas beta-amiloides podem ser tanto difusas ou densas. Assume-se que as placas difusas ocorrem na fase inicial da formação da placa. As placas densas podem ser descritas como compactas, densas ou centrais e são chamadas de neurítica quando associadas com dano neuronal e inflamação local. As placas densas são características da DA.

Os traçadores amiloides PET desenvolvidos têm pouca afinidade pelas placas difusas e os estudos podem ser negativos quando somente a placa difusa está presente.

A distribuição e a densidade das placas beta-amiloides, avaliadas *post mortem*, não demonstraram correlação com o grau de déficit cognitivo na DA. A melhor correlação observada foi com os emaranhados neurofibrilares e com os níveis solúveis de placas beta-amiloides. Essas formas solúveis de placas beta-amiloides, em equilíbrio com as placas beta-amiloides insolúveis, são neurotóxicas por meio de vários mecanismos, incluindo estresse oxidativo, excitotoxicidade, depleção energética, interação tóxica oxidativa com vários metais, resposta inflamatória e apoptose. Porém, o exato mecanismo pelo qual as placas beta-amiloides produzem perda sináptica e morte neuronal ainda é controverso.

Atualmente, as evidências demonstram que a quebra do manejo normal das placas beta-amiloides é a patogênese central da DA. Avaliações genéticas apoiam essa teoria. Três mutações gênicas têm sido ligadas ao desenvolvimento familiar da DA precoce, de forma autossômica dominante. Esses são genes para proteína precursora de amiloide, presenilin 1 e presenilin 2. O alelo ε4 da apolipoproteína E está fortemente implicado na DA esporádica tardia. Todos esses genes influenciam no manejo das placas beta-amiloides, tanto para o aumento de produção quanto para a redução do seu clareamento.

Alterando o Acesso ao Diagnóstico da Doença de Alzheimer

Os critérios para o diagnóstico clínico da DA foram descritos em 1984 e baseiam-se no estabelecimento da presença de perda progressiva de memória e de pelo menos uma outra área de cognição, como linguagem ou função visoespacial, excluindo outras causas. Para a obtenção desses critérios de DA, o déficit cognitivo deve ser suficientemente grave para causar demência, impossibilitando os pacientes de exercerem suas atividades habituais do dia a dia, como dirigir, cozinhar, fazer compras. As imagens estruturais de CT ou RM e testes sanguíneos são realizados para excluir causas alternativas de demência, como hidrocefalia de pressão normal, hipotireoidismo e acidente vascular cerebral. Porém, comparando-se os resultados histopatológicos *post mortem* com o diagnóstico clínico, a sensibilidade do diagnóstico clínico é de somente 80% a 85% e a especificidade de 70% para DA. Outras causas de demência, como a demência frontotemporal e a demência por corpúsculos de Lewy, apresentam muitos achados em comum com a DA e são com frequência erroneamente diagnosticadas como DA. Recentemente, os critérios diagnósticos para DA foram reavaliados, e a nova categoria de provável demência por DA com evidência de processo fisiopatológico de DA foi criada em 2011 pelo grupo de trabalho do *National Institute on Aging and Alzheimer Association*. O grupo recomenda que os biomarcadores, como as imagens com traçadores amiloides, devem ser úteis em três situações: em estudos investigacionais, em *trials* clínicos e como uma ferramenta clínica opcional quando disponível e solicitado de forma correta pelo clínico.

Os biomarcadores mais validados para DA são classificados em duas categorias: aqueles que refletem a patologia específica da DA (biomarcadores da amiloidose cerebral pelas proteínas beta-amiloides) e aqueles que refletem o dano ou a disfunção neuronal (biomarcadores da neurodegeneração). Os biomarcadores patológicos da DA são as imagens com traçadores amiloides e a avaliação do peptídeo amiloide no liquor ($A\beta_{42}$). Este peptídeo está reduzido em sujeitos com depósito de placas beta-amiloides no cérebro por motivos ainda não totalmente entendidos, mas provavelmente porque ocorra a ligação do peptídeo nas placas. Especula-se que os biomarcadores patológicos estão presentes antes dos biomarcadores que refletem o dano ou a disfunção neuronal que são a atrofia na RM, hipometabolismo na PET com [18]FDG e elevação da proteína tau no liquor. Na RM, a localização da atrofia adiciona especificidade à DA e é mais proeminente no hipocampo e no córtex entorrinal adjacente. Na PET com [18]FDG é encontrado um padrão de hipometabolismo que dá especificidade à DA, na região medial e lateral do córtex parietal (pré-cuneus), córtex temporal lateral e giro do cíngulo posterior. Apesar de presentes na maioria dos casos de DA, as proteínas tau e fosfo-tau podem estar presentes por outras razões, incluindo o acidente vascular cerebral agudo (são liberados para o liquor através da destruição neuronal). A imagem com traçadores amiloides mostra um aumento da concentração do traçador nas áreas corticais, que apresentam alta concentração de placas beta-amiloides.

Pródromo da Doença de Alzheimer

Sintomas e graus leves de comprometimento cognitivo precedem a DA por muitos anos. Essa fase tem sido descrita como comprometimento cognitivo leve (CCL), mas avanços nos biomarcadores de DA têm recentemente levado a propostas para diagnósticos mais definitivos como *prodomal DA* pelo *International Working Party for New Research Criteria for the Diagnosis of Alzheimer's disease* ou CCL devido à DA pelo *National Institute on Aging and Alzheimer's Association*. As recomendações do *National Institute on Aging and Alzheimer's Association* definem CCL devido à DA como alta probabilidade quando ambos os biomarcadores, para amiloide e neurodegeneração, são positivos para DA e como probabilidade intermediária se somente um dos biomarcadores é testado e é positivo, ou como CCL por DA improvável se os biomarcadores, para amiloide e para neurodegeneração, são negativos. Esses diagnósticos não podem ser realizados somente com a clínica, pois pacientes com CCL podem evoluir para outros tipos de demência em 20% dos casos ou não progredir para demência em 30% e 40% dos casos. Atraso no diagnóstico em indivíduo sintomático até a demência ser aparente resulta em frustração e incerteza para o paciente e familiares, custo para investigações seriadas e atraso na potencial terapia sintomática. De forma alternativa, instituir terapias em pacientes com CCL sem outra evidência para apoiar a presença de pródromo da DA pode levar à medicação inapropriada em 50% dos casos. Uma razão emergente para o diagnóstico mais precoce e acurado da DA é a modificação da doença por terapia em desenvolvimento, que são mais efetivas em retardar a progressão da doença se administrados precocemente, antes de a demência estar instalada e a extensa morte neuronal ter sido desenvolvida.

Patologia da Doença de Alzheimer em Indivíduos Idosos Saudáveis

A neuropatologia relacionada à DA é também encontrada em 30% da população idosa assintomática e estudos longitudinais recentes têm demonstrado que essa neuropatologia está associada a taxas rápidas de declínio cognitivo e atrofia cerebral em relação aos indivíduos idosos pareados para idade com imagens com traçadores amiloides negativos. Recentemente está sendo proposto que, para fins de pesquisa como estudos de intervenção precoce, os biomarcadores podem ser utilizados para identificar pessoas idosas assintomáticas em risco para DA. Três estágios pré-clínicos de DA têm sido propostos: indivíduos somente com o biomarcador patológico positivo, indivíduos que, além do biomarcador patológico positivo, tem biomarcador para dano neuronal, e indivíduos que apresentam os dois tipos de biomarcadores positivos mais evidência de declínio cognitivo precoce, mas sem critérios para ser considerado CCL. No entanto, o diagnóstico pré-clínico para DA deve ser restrito à pesquisa e *trials* de terapia neste momento, pois os dados para risco de progressão para DA para esses indivíduos são insuficientes para se determinar um guia na prática clínica. Muitas pessoas morrem com uma quantidade significativa de amiloide no cérebro, mas sem déficit cognitivo significativo. Dados sugerem que a amiloide é essencial no papel da DA, mas somente ela não determina o déficit cognitivo. Outros fatores, ainda não totalmente definidos, têm um papel importante no desenvolvimento da demência na DA. Alguns fatores que alteram a expressão clínica da patologia da DA incluem a coexistência de doença cerebrovascular e a coexistência da patologia neurodegenerativa relacionada a alfa-sinucleína, enquanto a reserva cognitiva devido às maiores dimensões do cérebro e o alto nível de educação têm efeitos protetores.

Imagem Amiloide
Composto B de Pittsburg (^{11}C-PIB)

O ^{11}C-PIB permitiu o caminho para as imagens das placas beta-amiloides. O ^{11}C-PIB é um derivado do corante amiloide fluorescente, tioflavina T, e tem demonstrado possuir alta afinidade e alta especificidade pelas fibrilas das placas beta-amiloides. Os estudos de PET com ^{11}C-PIB têm demonstrado não somente uma robusta diferença na retenção do ^{11}C-PIB entre os pacientes com DA e os indivíduos controles pareados para idade, mas também uma correlação inversa com o hipometabolismo glicolítico em algumas regiões cerebrais, assim como a redução no liquor do Aβ42. Apesar de as placas beta-amiloides serem o alvo para ser avaliadas pelas imagens de PET com ^{11}C-PIB, não apresentam correlação com as medidas de perda de memória na DA e apresentam correlação com o déficit de memória e a taxa de declínio de memória em pacientes com CCL e sujeitos idosos saudáveis.

[11]C-PIB na Doença de Alzheimer

Na avaliação visual, a retenção cortical de ^{11}C-PIB é elevada na DA, mas o grau de ligação é altamente variável e não se correlaciona com a intensidade da demência. A ligação cerebral regional de ^{11}C-PIB é maior no córtex frontal, giro do cíngulo, pré-cuneus, estriado, córtex parietal e córtex temporal lateral. O córtex occipital, córtex sensório-motor e córtex mesial temporal são geralmente menos afetados. A região de retenção de ^{11}C-PIB reflete a densidade regional de placas β-amiloides, como relatadas na autópsia e medidas por quantificação através da imuno-histoquímica, com uma densidade maior de placas no córtex frontal em relação ao hipocampo, consistente com os relatórios prévios de neuropatologia de imagens de PET com ^{11}C-PIB. Em indivíduos normais, um grau moderado de captação não específica é observado na substância branca.

[11]C-PIB em Indivíduos Idosos Saudáveis

A prevalência de indivíduos ^{11}C-PIB positivo em pessoas idosas saudáveis aumenta a cada década, no mesmo ritmo relatado nos estudos de autópsia. Um estudo positivo com ^{11}C-PIB em indivíduos aparentemente saudáveis é encontrado em 12% dos indivíduos na faixa dos 60 anos, 30% nos indivíduos na faixa dos 70 anos e pelo menos em 50% dos indivíduos com mais de 80 anos. A prevalência de estudos positivos com ^{11}C-PIB em população idosa assintomática está fortemente relacionada à presença do alelo ApoE-ε4, encontrado em cerca de 27% da população geral. Essas pessoas têm pelo menos três vezes maior risco de estudo positivo com ^{11}C-PIB se apresentarem a cognição normal e um aumento de risco similar de desenvolver DA. A retenção de ^{11}C-PIB em indivíduos saudáveis está associada com o maior risco de declínio cognitivo e uma taxa mais rápida de atrofia cerebral e parece representar um estágio pré-clínico de DA.

Estudos longitudinais com ^{11}C-PIB têm confirmado que a taxa de acúmulo de placas amiloides no cérebro é lenta. Em indivíduos com a cognição normal com estudo positivo, o aumento é de cerca de 2% a 3% em média ao ano e parece ser semelhante nos pacientes com CCL, mas então ocorre um platô de acúmulo após a demência da DA ter sido desenvolvida. Essas taxas de acúmulo são consistentes com 10 a 20 anos de período de acúmulo da placa amiloide antes do desenvolvimento da demência.

[11]C-PIB no Comprometimento Cognitivo Leve

As imagens com ^{11}C-PIB são positivas em 50% a 60% dos indivíduos com CCL, consistente com a porcentagem esperada para progressão para demência devido à DA após 3 a 5 anos de seguimento. Ao contrário do que ocorre na DA, há uma correlação entre a ligação de ^{11}C-PIB e o grau de déficit de memória. Estudos longitudinais têm demonstrado que 70% dos estudos positivos com ^{11}C-PIB em pacientes com CCL progredirão para demência por DA em 3 anos. Menos que 10% dos pacientes com CCL e com estudos negativos com ^{11}C-PIB progridem para o diagnóstico clínico de DA, enquanto cerca de 20% dos pacientes com CCL e ^{11}C-PIB negativo evoluem para outro tipo de demência, como o de corpúsculo de Lewy ou demência frontotemporal.

[11]C-PIB em Outras Condições

Amiloide é também encontrada em 50% a 70% dos pacientes com demência de corpúsculo de Lewy, mas não em pacientes com demência frontotemporal. Um grau variável da patologia da DA é encontrado em muitos casos com diagnóstico clínico de demência vascular e parece que ambos os processos patológicos contribuem para a apresentação clínica.

[11]C-PIB está elevado em indivíduos com angiopatia amiloide cerebral, demonstrando uma distribuição semelhante ao da DA, exceto por uma maior ligação no córtex occipital.

Estudos com ^{11}C-PIB em indivíduos assintomáticos e sintomáticos que têm a mutação gênica que causa o início precoce da DA, a forma autossômica dominante familiar da DA, têm demonstrado ligação cortical e subcortical do ^{11}C-PIB. Em contraste com o padrão de retenção observado na DA esporádica, os indivíduos com a mutação gênica da proteína precursora amiloide ou presenilin 1 associada à DA familiar apresentam alta retenção de ^{11}C-PIB no estriado, precedendo o acúmulo de placas amiloides e a ligação de ^{11}C-PIB nas áreas corticais afetadas na DA esporádica típica.

Interpretando os Estudos com ^{11}C-PIB

A maioria dos estudos que quantificaram a ligação de ^{11}C-PIB utilizou a substância cinzenta cerebelar como região de referência. Há geralmente, mas não sempre, menos placas amiloides densas no cerebelo, tornando-o uma região de referência adequada para a ligação cortical não específica. Em circunstâncias nas quais há placas de amiloide no cerebelo, a ponte é utilizada como região de referência. Tais circunstâncias podem incluir a DA familiar e casos de DA avançada. Na maioria das vezes, a relação da ligação cortical com o cerebelo fornece uma medida confiável da retenção de amiloide cerebral. A relação é medida após a ligação no córtex e a região de referência é adquirida 40 a 50 minutos após a injeção. A relação é geralmente descrita como a relação do valor de captação padrão (SUV) para o neocórtex ou uma região particular. As regiões para a relação do SUV neocortical geralmente incluem somente as áreas corticais que acumulam a placa amiloide (fron-

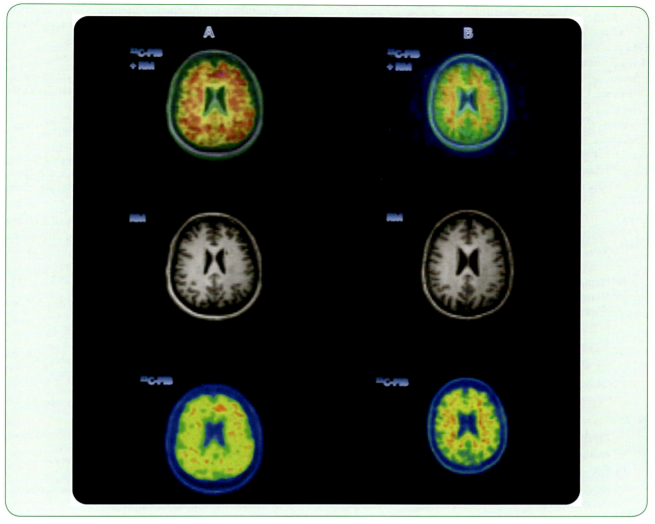

FIGURA 19.3.1. Coluna **A** demonstrando presença de concentração de ¹¹C-PIB no cortex cerebral, sendo considerado estudo positivo. Coluna **B** demonstrando concentração de ¹¹C-PIB na substância branca, sendo considerado estudo negativo.

tal, parietal mesial e lateral, córtex temporal lateral, cíngulo anterior e posterior). O tempo de imagem de PET é geralmente de 20 a 30 minutos. Alguns centros preferem a aquisição dinâmica de 60 a 90 minutos a partir da administração do ¹¹C-PIB, no intuito de calcular a ligação utilizando o método gráfico de Logan, para fornecer uma relação da distribuição volumétrica. Apesar de apresentar algumas vantagens, a maioria dos grupos tem relatado uma excelente correlação entre a relação de SUV e a relação de distribuição volumétrica; e a aquisição dinâmica nem sempre é praticável ou necessária para a prática clínica, porém é apropriada para pesquisas longitudinais. Como um teste e reteste, a variabilidade é discretamente mais baixa e a relação de distribuição volumétrica é menos influenciada por alterações no fluxo cerebral ao longo do tempo.

O limite superior de normalidade de ligação varia de acordo com o tamanho e local do córtex e região de referência, mas está entre 1,3 x 1,6 para a relação de SUV neocortical e discretamente menor para a relação de distribuição volumétrica.

Os exames com ¹¹C-PIB podem ser interpretados de forma visual e confiável, quando se considera a captação cortical pelo menos igual à captação em substância branca e geralmente essa captação é maior que a observada na substância branca. Uma técnica comumente utilizada é ajustar uma escala de cores para a substância branca do cerebelo e, então, inspecionar no corte sagital mediano, pela captação do ¹¹C-PIB no córtex orbitofrontal e na região parietal medial posterior (pré-cuneus e giro do cíngulo posterior). Os cortes axiais então são avaliados para a presença de captação em região cortical temporal lateral, parietal lateral e regiões estriatais. A interpretação como positiva na inspeção visual correlaciona-se bem com o nível de *cutoff* para a relação de SUV para um estudo positivo determinado no mesmo laboratório, apesar de que, em alguns casos nos quais há uma captação cortical focal, a inspeção visual pode ser mais sensível.

Acurácia da Imagem Amiloide

O aumento da prevalência para os estudos positivos com traçadores amiloides com o avançar da idade em indivíduos assintomáticos tem implicação na acurácia diagnóstica nesses exames para pacientes com suspeita de demência. Quase todos os pacientes com DA têm estudos com traçadores amiloides positivo, portanto um estudo negativo em paciente masculino com 91 anos com achados clínicos e marcadores de liquor para DA, mas somente placas difusas no *post mortem* têm sido relatadas. Porém, 12% dos indivíduos saudáveis em seus 60 anos, 30% em seus 70 anos e 50% nos seus 80 anos que têm estudos de PET com ^{11}C-PIB são positivos. A acurácia da imagem amiloide para DA deve ser maior que 90% para pacientes com menos de 70 anos, cerca de 85% para pacientes com 70 anos e de 75% a 80% para pacientes com mais de 80 anos.

Placas amiloides não estão presentes na demência frontotemporal. Vários estudos têm demonstrado que a imagem com traçador amiloide diferencia as demências frontotemporal da DA diagnosticada clinicamente.

Guideline *para o Uso Apropriado de Imagens PET com Traçadores Amiloides Desenvolvido pela* Society of Nuclear Medicine and Molecular Imaging e Alzheimer's Association

- Preâmbulo
  - Queixa cognitiva objetivamente confirmada que está presente.
  - DA como possível diagnóstico, mas o diagnóstico é incerto após uma avaliação global por especialista em demência.
  - Quando o conhecimento da presença ou ausência da placa beta-amiloide é esperada para aumentar a certeza diagnóstica e alterar a conduta.

- A imagem com traçador amiloide é apropriada em situações nas quais os indivíduos apresentam todas as seguintes características:
  - Pacientes com CCL persistente ou progressivo inexplicável.
  - Pacientes com critérios clínicos básicos para possível DA devido a uma apresentação clínica não clara, ou por curso clínico atípico ou apresentação mista do ponto de vista etiológico.
  - Pacientes com demência progressiva e início precoce atípico (geralmente definido como 65 anos ou menos).

- A imagem com traçador amiloide é inapropriada nas seguintes situações:
  - Pacientes com critérios clínicos básicos de provável DA com idade de início típico.
  - Para determinar gravidade da demência.
  - Baseada somente na história positiva familiar de demência ou pela presença de alelo da apolipoproteína E (APOE)ε4.
  - Pacientes com queixas cognitivas que não foram confirmadas em exame clínico.
  - Em vez de se realizar a genotipagem por suspeita de mutação genética autossômica.
  - Em indivíduos assintomáticos.
- Não uso médico: do ponto de vista legal, para cobertura de seguro ou seleção de emprego.

Leitura Sugerida

- Kepe V. Amyloid PET imaging: MCI and AD. PET Clin. 2013;8:431-45.
- Rowe C, Villemagne VL. Brain amyloid imaging. J Nucl Med Technol. 2013;41:11-8.
- Johnson KA, Minoshima S, Bohnen NI, Donohoe K, Foster NL, Herscovitch P, et al. Appropriate use criteria for amyloid PET: A report of the Amyloid Imaging Task Force, the Society of Nuclear Medicine and Molecular Imaging, and the Alzheimer's Association. Alzheimers Dement. 2013;9(1):e-1-16.

Vários

20

20.1 Dacriocintilografia, 546

20.2 Linfocintilografia de Membros, 549

Seção 2 – Diagnósticos

20.1 Dacriocintilografia

ARTUR MARTINS NOVAES COUTINHO

Conteúdo

Bases
  Protocolos de Aquisição e Processamento
  Bases Fisiopatológicas, Biodistribuição Normal e
    Critérios Gerais de Interpretação
Indicações Clínicas

Bases

A cintilografia dos dutos lacrimais, ou dacriocintilografia, é um estudo de medicina nuclear não invasivo, que oferece baixa dose de radiação ao paciente e que tem o intuito de avaliar funcionalmente o sistema de drenagem lacrimal. É realizado com instilação ocular de tecnécio-99m na forma de pertecnetato, diluído em solução salina e instilado de forma individual em cada olho, para verificar a existência de obstrução (anatômica ou funcional) dos dutos lacrimais. Os olhos são os órgãos críticos em termos de dose de radiação recebida, que pode variar muito, desde drenagem adequada (0,14 mSv) até totalmente obstruída (até 4 mSv).

Protocolos de Aquisição e Processamento

Orienta-se o paciente a retirar os óculos, as lentes de contato e os outros acessórios oculares, a massagear o saco lacrimal e a fungar ambas as narinas antes de se administrar o radiotraçador. Dilui-se então [^{99m}Tc]-pertecnetato em soro fisiológico a 0,9% na proporção de 5 mCi/ml e posiciona-se o paciente na sala de exames (decúbito dorsal elevado, com cabeça a 45°, ou paciente sentado em 90°), com o colimador angulado de frente para a face do paciente. Em adultos, instila-se de 0,1 a 0,4 mCi em cada olho (pingam-se 3 microgotas, ou cerca de 20 µl na porção ínfero-lateral de cada saco conjuntival), sem fechar os olhos. A seguir, orienta-se o paciente a fungar novamente com ambas as narinas, manter os olhos abertos e se movimentar o mínimo possível durante a aquisição, que é iniciada a seguir (Tabela 20.1.1).

Cuidado especial deve ser tomado no momento da administração ocular do radiofármaco, pois a contaminação na face pode interferir na interpretação das imagens. Deve-se evitar limpar as lágrimas com as mãos; manobra interessante consiste em colar algodões ou gaze com esparadrapos inferiormente às pálpebras como uma forma de "aparar" o líquido extravasado (deve-se usar luva e agir com cuidado para não contaminar a mão ao colar o algodão). A forma de instilação também varia de acordo com o serviço. Pode-se utilizar conta-gotas ou frascos pequenos de SF 0,9% com 10 ml. Tática interessante para evitar excesso de extravasamento consiste em desgastar a ponta de uma agulha *butterfly* (*scalp*) e utilizá-la para o gotejamento, após aspiração do radiotraçador com uma seringa.

Para a aquisição, utiliza-se colimador de alta resolução, com imagens dinâmicas e estáticas ao final dessa fase. Em caso de não drenagem em algum dos lados, fazem-se imagens estáticas aos 15, 20 e, excepcionalmente, aos 25 minutos.

TABELA 20.1.1	
Imagem	**Aquisição**
Dinâmica	Anterior de cabeça (incluir órbitas e região nasal) 1 imagem / 30 segundos por 10 minutos, matriz 128 × 128, *zoom* 1,78
Estáticas tardias (15, 20 e 25 minutos)	Manter o paciente sentado (com proteção de gaze sob os olhos para reduzir extravasamento). A seguir: imagem anterior de cabeça em matriz 128 × 128, *zoom* 1,78, por 2 minutos

Bases Fisiopatológicas, Biodistribuição Normal e Critérios Gerais de Interpretação

Em pacientes normais, a lágrima é produzida nas glândulas lacrimais e transita pela superfície do olho até o aparelho nasolacrimal, localizado medialmente aos olhos.

O aparelho é formado por dois canalículos (superior e inferior) que convergem para um canalículo comum e formam o saco lacrimal A partir desse, o líquido é drenado pelo duto nasolacrimal para a cavidade nasal.

O padrão normal inclui visibilização do saco nasolacrimal após 1 minuto da instilação, com drenagem para a cavidade nasal em 5 minutos (Figura 20.1.1). Os valores de normalidade, entretanto, são bem variáveis, e o limite superior deve ser considerado em torno de 15 minutos para se constatar obstrução. A análise deve também sempre ser feita de forma comparativa entre os dois olhos (desde que pelo menos um deles esteja livre de sintomas, para se excluir obstrução bilateral), e sempre que possível identificar o ponto de obstrução (previamente ao saco lacrimal, no saco lacrimal, ou no duto nasolacrimal) (Figuras 20.1.2 a 20.1.4).

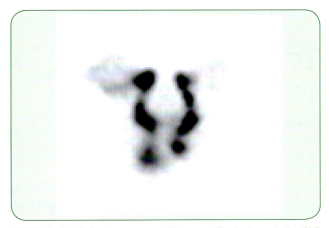

FIGURA 20.1.1. Imagem estática ao final do estudo (10 minutos), preservada bilateralmente e com atividade na cavidade nasal. Observa-se discreta tortuosidade dos dutos nasolacrimais.

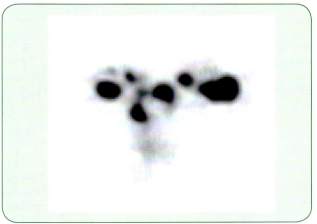

FIGURA 20.1.3. Mesmo paciente da figura anterior, demonstrando visibilização do saco lacrimal aos 20 minutos e duto nasolacrimal nas imagens de 25 minutos à esquerda, ambos medianizados e com trajeto tortuoso (drenagem prejudicada). Notar atividade normal em cavidade nasal à direita (seta preta). O paciente havia sido submetido à desobstrução cirúrgica, aparentemente sem sucesso, à esquerda.

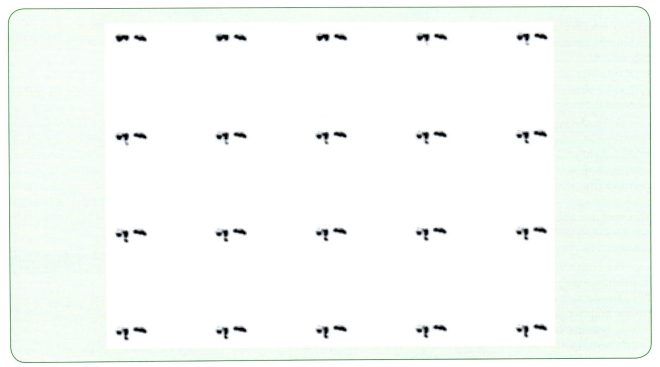

FIGURA 20.1.2. Imagens dinâmicas com progressão normal do radiofármaco para saco lacrimal e duto nasolacrimal à direita nos três minutos iniciais do estudo, caracterizando drenagem lacrimal preservada à direita. Não se observa drenagem à esquerda.

Seção 2 – Diagnósticos

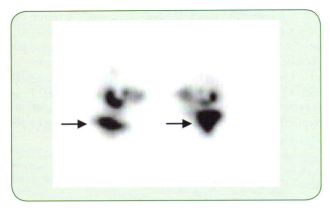

FIGURA 20.1.4. Imagem estática aos 15 minutos com atividade em ambos os sacos lacrimais, sem progressão adequada. Drenagem lacrimal prejudicada bilateralmente. Notar atividade nas gazes (inferiormente aos olhos – extravasamento lacrimal).

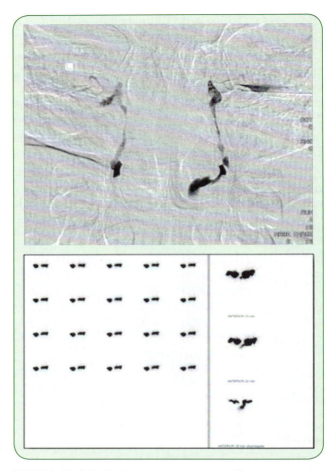

FIGURA 20.1.5. Paciente com queixa de epífora, com dacriocistografia radiológica digital indicando drenagem adequada bilateral (imagens superiores). As imagens cintilográficas indicam drenagem prejudicada à direita e drenagem tardia para o duto nasolacrimal à esquerda. O estudo cintilográfico indica obstrução funcional.

Indicações Clínicas

Epífora (lacrimejamento) sem causa determinada é a principal situação clínica na qual o método é indicado (Figura 20.1.5). Pode ocorrer por excesso de produção (alergia, irritação, emocional etc.) ou por deficiência de drenagem. A obstrução pode ser anatômica (placas mucosas, dacriolitíase, processos inflamatórios, trauma, anormalidades congênitas, pós-radioterapia), na qual algum segmento do sistema de drenagem está visivelmente obstruído, ou funcional (por paralisia facial, exoftalmia), onde não há motivo obstrutivo físico óbvio.

O estudo é solicitado para demonstrar a drenagem do sistema em condições fisiológicas (sem a pressão positiva do estudo radiológico), para ajudar a localizar possível local de obstrução (importante para planejamento pré-cirúrgico) e para acompanhamento pós-operatório para verificação de sucesso terapêutico após intervenção.

Na maioria das vezes, um estudo radiológico contrastado (dacriocistografia) é também utilizado para o diagnóstico de obstrução anatômica, pelo maior detalhamento estrutural oferecido. Esse estudo tem, entretanto, algumas desvantagens: maior dose de radiação aos olhos, dificuldade de realização em pacientes após cirurgia local (distorção anatômica), e injeção do contraste sob pressão (condições não fisiológicas), o que não simula a situação real diária de drenagem lacrimal espontânea.

Por essas razões, alguns autores sugerem que o estudo de medicina nuclear deveria ser o primeiro a ser realizado. Em caso de anormalidade, realiza-se o estudo radiológico, que pode ter inclusive intenção terapêutica e, posteriormente, acompanha-se pelo método da medicina nuclear. Outros autores argumentam que a cintilografia não trata nem identifica o local da obstrução e deveria ser o último estudo a ser realizado, devendo apenas ser usado para constatar obstrução funcional.

A última abordagem tem maior aceitação na prática pelos oftalmologistas. Dessa forma, embora a cintilografia seja útil no diagnóstico e seguimento de obstrução anatômica e funcional, a maior parte das solicitações é feita após a exclusão de alterações anatômicas pelo estudo radiológico inicial. Assim, limita-se a utilização do estudo da medicina nuclear para diagnóstico e acompanhamento de obstruções funcionais do sistema de drenagem lacrimal (sem causas anatômicas definidas).

Leitura Sugerida

Artigo com vários estudos de medicina nuclear pouco utilizados na prática, com dicas técnicas e de interpretação

- MacDonald A, Burrel S. Infrequently Performed Studies in Nuclear Medicine: Part 1. J Nucl Med Technol. 2008;36(3):132-43.

20.2 Linfocintilografia de Membros

MARCELO TATIT SAPIENZA

Conteúdo

Bases
    Radiofármacos
    Mecanismos de Captação – Fisiologia da Drenagem
        Linfática
    Protocolos de Aquisição e Processamento

Biodistribuição Normal e Critérios Gerais de
    Interpretação
Aplicações Clínicas
    Linfedema Primário
    Linfedema Secundário
    Outros Quadros

Bases

Radiofármacos

Diferentes radiofármacos podem ser empregados para a avaliação funcional da drenagem linfática nos membros. Ao contrário da pesquisa de linfonodo sentinela, é desejável que o radiofármaco não seja retido pelo primeiro linfonodo no trajeto linfático e possa progredir pela via linfática. Com esse propósito, usamos em nosso serviço a soroalbumina humana marcada com tecnécio-99m (^{99m}Tc-SAH), sendo também empregados em muitos serviços o dextran-70 e o dextran-500. Outras proteínas com diâmetro de 4 a 10 nm ou coloides com diâmetro de 40 a 100 nm podem ser usados, desde que adequadamente validados na instituição.

Características da molécula (peso, tamanho, forma e carga) influenciam sua absorção e retenção linfonodal. Compostos com diâmetro superior a 100-200 nm não são empregados por ter migração muito lenta. Por outro lado, pequenas moléculas não são empregadas por apresentar reabsorção pelos vasos sanguíneos. A drenagem do dextran-70 é mais rápida que a do dextran-500 devido ao seu menor peso molecular (70 kDa vs. 500 kDa), mas a sua carga ou outras características são necessárias para explicar por que sua drenagem também é mais rápida que a da SAH, que tem peso molecular similar. A preferência de nosso serviço pela soroalbumina decorre de acreditarmos que reproduza mais diretamente a situação fisiológica e da experiência prática de uma rápida drenagem desse composto.

Mecanismos de Captação – Fisiologia da Drenagem Linfática

Os radiofármacos permitem avaliar a dinâmica de reabsorção de macromoléculas do interstício e a sua progressão pelas vias linfáticas.

A reabsorção das macromoléculas se dá nos linfáticos iniciais (ou "capilares" linfáticos), estruturas em fundo cego onde se forma a linfa. As células endoteliais dos linfáticos iniciais não são completamente interligadas, apresentando *gaps*, e sua membrana basal encontra-se ligada a filamentos de ancoragem. Quando esses filamentos são estirados, por movimentação mecânica ou aumento de volume intersticial, o linfático inicial se abre e os líquidos e proteínas entram no sistema linfático. A linfa é impulsionada nos pequenos vasos por forças de compressão extrínsecas, assim como ocorre na circulação venosa. A seguir a linfa drena para os linfáticos pré-coletores e coletores, passando pelos linfonodos por meio dos ductos aferentes e eferentes. Os vasos de maior calibre apresentam válvulas que, além de impedir o refluxo linfático, interrompem a transmissão da pressão hidrostática gerada pela coluna de líquido nas extremidades. Apresentam também uma camada muscular lisa que auxilia na propulsão centrípeta da linfa.

Nos membros inferiores, identificam-se linfáticos dos sistemas superficial e profundo (ou sistema subfascial, responsável pela drenagem dos músculos, ossos, articulações e nervos). Os sistemas superficial e profundo são conectados por anastomoses, sendo possível que existam comunicações linfovenosas. A drenagem superficial dos membros inferiores dirige-se quase totalmente para os linfonodos inguinais superficiais e, destes, para os linfonodos inguinais profundos, pélvicos, vasos abdominais e ducto torácico, até alcançar a drenagem final próxima à junção das veias subclávia e jugular esquerdas. A cadeia poplítea recebe a maior parte de sua drenagem do sistema profundo, continuando-se diretamente para os linfonodos inguinais profundos. Apenas uma pequena área superficial na face lateral e posterior do pé e da perna drena para os linfonodos poplíteos, o que explica por que essa cadeia é pouco identificada em um estudo normal.

Protocolos de Aquisição e Processamento

O estudo é realizado após a administração subdérmica de 0,2 ml de solução contendo 1 mCi (370 MBq) do ^{99m}Tc-SAH em cada membro. Mesmo quando a suspeita é unilateral, o outro membro é estudado para detecção de alterações subclínicas e para servir como controle. Deve-se seguir boa padronização de volume e atividade injetada, pois são fatores que podem interferir na drenagem (mais lenta com grandes volumes). No momento da injeção, deve-se tracionar o êmbolo e checar se não houve punção venosa acidental.

A administração superficial é utilizada pela maioria dos serviços, sendo a administração subfascial usada apenas no estudo da drenagem pelo sistema linfático profundo. A administração subcutânea é preferencialmente feita próxima à derme (chamada, portanto, de subdérmica), por ser este o local com maior riqueza de circulação linfática. Apesar de a migração ser um pouco mais lenta, a injeção subcutânea apresenta resultados mais reprodutíveis que a via intradérmica. Em nosso serviço, a injeção é usualmente subdérmica no 2º espaço interdigital.

As imagens são adquiridas com colimador de baixa energia, em uma sequência dinâmica por 15 minutos, com o detector posicionado sobre a bacia e orientação cuidadosa de movimentação dos pés a cada 3 minutos (rotação e flexo-extensão). A atividade física acelera a progressão linfática, sendo importante a padronização da movimentação ou outras atividades (por exemplo, caminhada, massagem) na linfocintilografia. O tempo de aparecimento da atividade em cadeias inguinais (ou axila no caso dos membros superiores) deve ser registrado.

Ao término da fase dinâmica, realiza-se uma primeira varredura de corpo inteiro nas projeções anterior e posterior, para avaliação da atividade em todo sistema linfático. Nova varredura de corpo inteiro é realizada 1 hora após a injeção.

■ A linfocintilografia inclui:

- Fase dinâmica. Posiciona-se a região de interesse sob o detector (cadeias inguinais no estudo de membros inferiores ou axilares, no estudo de membros superiores), realiza-se a injeção subdérmica da ^{99m}Tc-SAH e adquirem-se imagens sequenciais com duração de 30 a 60 segundos durante 15 minutos, com a orientação de o paciente movimentar a extremidade a cada 3 minutos.

- Varredura imediatamente após a fase dinâmica e 1 hora após a injeção, com imagens nas projeções anterior e posterior de corpo inteiro.

O estudo pode ser complementado por imagens mais tardias após quatro ou até mesmo 24 horas (varredura 12 cm/min), por exemplo, para confirmar a ausência de drenagem em um membro, confirmar refluxo dérmico duvidoso ou avaliar progressão para áreas de retenção (por exemplo, linfocele, quilotórax). No caso de pesquisa de quilotórax, sugere-se acrescentar imagem localizada de tórax anterior e posterior com o paciente em decúbito lateral do lado do derrame, com matriz 128 e *zoom* 1,5 e duração de 3 minutos nos tempos de 1 hora e 4 horas (24 horas se necessário). Imagens SPECT/CT também podem auxiliar a localização de sítios de extravasamento ou áreas de retenção. O impacto das imagens tardias de 4 e 24 horas no diagnóstico de linfedema em geral é limitado.

TABELA 20.2.1
Parâmetros de Aquisição de Linfocintilografia do Centro de Medicina Nuclear – Serviço de Medicina Nuclear do Inrad

Imagem	*Parâmetros de Aquisição*
Fase dinâmica	$128 \times 128 \times 16$, 1 imagem/min., por 15 minutos
Varredura precoce (imediatamente após dinâmica)	Decúbito dorsal com braços p/baixo, matriz $1.024 \times 256 \times 16$, velocidade 14 cm/min
Varredura 1 hora após a injeção	Idem a varredura precoce

Biodistribuição Normal e Critérios Gerais de Interpretação

A análise visual da linfocintilografia é empregada para a caracterização dos padrões de drenagem e dos quadros de linfedema. Quanto ao tempo de progressão, em pacientes com função linfática normal é esperada a progressão bilateral simétrica com identificação da cadeia de drenagem inguinal (ou axilar nos membros superiores) durante a fase dinâmica, nos 15 minutos iniciais do estudo. O tempo de progressão sofre influência direta de uma aquisição cuidadosa e padronizada do estudo, incluindo a movimentação dos pés a cada 3 minutos. A não identificação de linfonodos na cadeia de drenagem por 15 minutos sugere déficit de drenagem linfática, considerado como de grau moderado caso apenas seja identificado nas imagens de 1 hora ou acentuado quando identificados apenas em 4 horas ou mais.

Nas pernas são identificados habitualmente de 3 a 5 vasos linfáticos, que se juntam, muitas vezes de forma abrupta, na altura do joelho e dão lugar a 1 a 2 vasos na face medial da coxa. A identificação de linfonodos poplíteos pode ocorrer como achado normal, mas em geral está associada à dificuldade de progressão no sistema linfático superficial (epifascial), com drenagem compensatória pelos vasos profundos. A presença de linfonodos epitrocleares, por outro lado, é um achado usual e normal no estudo de membros superiores.

Além do tempo de progressão (suscetível a erros por variação da aquisição), os principais critérios adotados para caracterizar alterações de drenagem linfática são: presença de refluxo dérmico, redução ou ausência de vasos linfáticos, identificação de < 2 linfonodos em cadeia ilioinguinal ou acentuada assimetria na captação (< 50% em relação a contralateral).

São achados auxiliares na interpretação do estudo: presença de colaterais ($\geq$ 3 vasos acima do joelho), áreas de extravasamento ou "lagos" linfáticos, assimetrias discretas de captação (> 50% do contralateral), drenagem acelerada do membro edemaciado que pode ser compensatória a edema não linfático, linfonodos em topografia não usual.

Além da análise visual, diferentes protocolos de análise semiquantitativa ou quantitativa são descritos, com objetivo de aumentar a reprodutibilidade e a acurácia diagnóstica da linfocintilografia. A análise semiquantitativa pelos critérios velocidade de fluxo linfático, presença de difusão intersticial, aspecto dos vasos coletores, tempo de aparecimento e aspecto dos linfonodos pode ser útil, mas acrescenta pouca informação a uma análise visual cuidadosa.

Os parâmetros mais analisados em análises quantitativas são:

- *Absorção do radiofármaco do sítio de injeção pelos linfáticos terminais*. Avaliação da curva monoexponencial de atividade na região de interesse definida no sítio de injeção, calculando-se a constante de clareamento. Permite boa quantificação, porém é mais descrito na avaliação de membros superiores em pacientes com câncer de mama. Preferencialmente é feito com moléculas de baixo peso e clareamento rápido.

- *Retenção da atividade nos linfonodos de drenagem*. Preferencialmente é feita com radiofármacos de maior peso molecular e retidos no linfonodo por fagocitose (similar ao linfonodo sentinela), portanto, com progressão mais lenta. Porém, além da variável identificação dos linfonodos, devido a características do paciente ou intervenções prévias, também sofre maior influência da atividade física, de difícil padronização em estudos prolongados.

Aplicações Clínicas

O linfedema de extremidades resulta de uma drenagem linfática comprometida por diferentes etiologias. A drenagem reduzida leva ao acúmulo de fluido e proteínas plasmáticas no interstício, com edema compressível na fase inicial. Posteriormente, há espessamento e fibrose na pele e subcutâneo, com aumento de volume não compressível,

hiperqueratose e hiperpigmentação cutânea. Infecções recorrentes podem prejudicar ainda mais a circulação linfática na extremidade.

O tratamento do linfedema de extremidade visa aliviar sintomas, prevenir a progressão da doença e reduzir o volume do membro. Elevação do membro, meias compressivas, massagens e exercícios são usados para estimular a drenagem linfática, com eventuais intervenções farmacológicas associadas e raras indicações cirúrgicas. Recentemente tem sido descrita a terapia de linfedema crônico refratário com o transplante de linfonodo do próprio paciente para a área acometida, possivelmente com efeitos tróficos e não apenas mecânicos na recuperação da drenagem.

A linfocintilografia é o método preferido para complementar a investigação diagnóstica do linfedema, permitindo o diferencial com outras causas de aumento do volume de extremidades, tais como insuficiência venosa, outros tipos de edema, obesidade. O diagnóstico e o tratamento precoces podem reduzir o risco de progressão e complicações, incluindo o edema crônico com alterações cutâneas, limitação funcional e infecções recorrentes.

Diferentes padrões cintilográficos são reconhecidos, com destaque para os quadros de linfedema primário e secundário (Figuras 20.2.1 a 20.2.3).

Uma limitação para a utilização mais ampla da linfocintilografia é a variabilidade de métodos empregados nos serviços de medicina nuclear, incluindo uso de diferentes radiofármacos, protocolos de aquisição, atividade física.

Linfedema Primário

Causado por hipoplasia ou aplasia linfática, relacionado ou não a causas genéticas.

Tipicamente se apresenta sem desencadeante, em diferentes fases da vida:

- *Congênito*: primeiro ano de vida, com frequência bilateral.

- *Precoce*: apresentação mais comum, entre 1 e 35 anos de idade, com frequência unilateral. É mais frequente na adolescência, quando ocorre o aumento da pressão hidrostática nos membros inferiores.

- *Tardio*: após os 35 anos.

Eventualmente a forma tardia pode ter desencadeante traumático ou inflamatório, havendo, portanto, alguma sobreposição de predisposição individual com fatores secundários.

■ Linfocintilografia no linfedema primário:

- Atraso ou ausência de progressão linfática.

- Identificação de poucos vasos linfáticos.

- Linfonodos regionais reduzidos em número e captação ou ausentes.

Seção 2 – Diagnósticos

FIGURA 20.2.1. Linfocintilografia de paciente com linfedema primário bilateral, 31 anos, sexo feminino. Imagem anterior dos membros inferiores realizada uma hora após a administração de ^{99m}Tc-SAH nos pés.

- Refluxo dérmico precoce ou com frequência ausente (pois o "refluxo" decorre da progressão por pequenos vasos linfáticos subdérmicos, que também podem ser malformados).

Obs.: pode haver padrão misto, com achados simultâneos dos quadros primário e secundário.

Linfedema Secundário

Resultante de lesões ao sistema linfático, pode ter desenvolvimento insidioso após o insulto (meses a anos):

- Câncer e seus tratamentos (cirurgia, radioterapia) são causas mais frequentes.
- Lesões traumáticas, doença venosa crônica, celulite ou outras infecções inespecíficas.
- Filariose é causa importante de linfedema em parte da região Nordeste do país.

■ Linfocintilografia no linfedema secundário:
- Retardo na progressão linfática.
- Vasos proeminentes ou linfangiectasia.
- Presença de circulação linfática colateral.
- Refluxo dérmico nas imagens tardias.
- Pode haver ruptura e extravasamento linfático.

Obs.: pode haver padrão misto, com achados simultâneos dos quadros primário e secundário.

A atividade difusa na projeção cutânea é mais bem denominada de refluxo dérmico que "difusão intersticial", pois reflete um redirecionamento do fluxo linfático para pequenos vasos colaterais na pele e não uma difusão pelo interstício.

A ruptura de vasos linfáticos é muitas vezes caracterizada pelo extravasamento e acúmulo de linfa no sítio lesado, seguido de refluxo dérmico que se inicia a partir deste ponto e não do ponto de injeção.

Outros Quadros

A *filariose*, causa de linfedema secundário, é causada em nosso país pela *Wuchereria bancrofti*. O verme vive nos linfáticos periféricos (com liberação vespertina de microfilárias no sangue periférico) e provoca extensas lesões de vasos linfáticos e linfonodos. Cursa com febre recorrente, linfadenite axilar ou inguinal, linfedema agudo ou crônico, hidrocele, quilúria e quiloperitônio. A linfocintilografia pode mostrar o grau de lesão linfática, com retardo ou ausência da progressão, dilatação de vasos, refluxo dérmico, vasos colaterais tortuosos, redução da atividade nos linfonodos.

Uma causa de linfedema em pacientes transplantados é a utilização de esquemas imunossupressores com inibidores da mTOR (sirolimo, everolimo), drogas que podem apresentar um efeito antilinfangiogênico. A linfocintilografia pode mostrar padrão similar ao linfedema primário, com redução de vasos linfáticos e ausência de refluxo dérmico.

A linfocintilografia de membros pode ser empregada para a avaliação de quadros de quiloperitônio ou de quilotórax (e mesmo de quilopericárdio). Esses quadros em geral são decorrentes de modificações da drenagem na base do mesentério, na *cisterna chyli* ou no ducto torácico, causadas por displasias linfáticas, infecção (filariose, tuberculose), lesão por tumores sólidos ou linfomas, cirurgia ou radioterapia. O aumento de pressão nos vasos linfáticos causa dilatação, fluxo retrógrado e abertura de colaterais, podendo chegar a haver extravasamento em vasos linfáticos lesados. A linfocintilografia pode mostrar aceleração ou retardo na progressão linfática, a depender do mecanismo envolvido e ponto da obstrução linfática ou venosa. O quilotórax pode ser decorrente da passagem transdiafragmática do quiloperitônio. Recentemente tem sido descrita a possibilidade de localização do sítio de extravasamento linfático com imagens SPECT/CT da linfocintilografia.

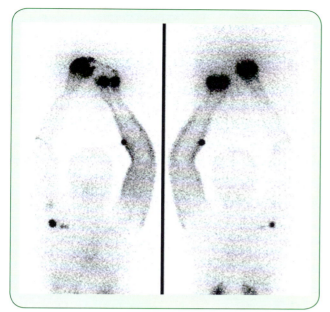

FIGURA 20.2.2. Paciente com linfedema após mastectomia esquerda. Linfocintilografia de membros superiores mostra acentuado retardo na progressão uma hora após a administração de ^{99m}Tc-SAH, com refluxo dérmico no membro superior esquerdo.

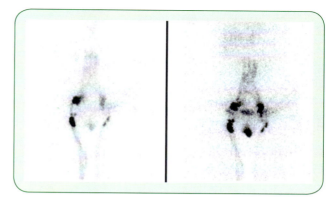

FIGURA 20.2.3. Linfocintilografia com ^{99m}Tc-SAH em paciente sexo feminino de 28 anos de idade. Imagem anterior da bacia após 15 e 60 minutos mostra, além do retardo e redução de intensidade na ascensão linfática até a cadeia inguinal esquerda, atividade acumulada na região vulvar, correspondendo a linfocele.

As coleções linfáticas das linfoceles ou outras malformações linfáticas podem ser caracterizadas pela linfocintilografia. Para detecção de refluxo linfático, com incompetência das válvulas nos vasos de grande calibre, a injeção eventualmente pode ser feita em apenas um membro (por exemplo, para investigar refluxo de vasos pélvicos para o membro inferior direito é feita a injeção no membro contralateral). Causas de edema não linfático podem cursar com aumento compensatório da drenagem linfática. É o caso, por exemplo, da *trombose venosa aguda*, que cursa com aumento da pressão hidrostática e do extravasamento linfático no membro, levando a uma drenagem linfática compensatória (membro edemaciado apresenta aumento da drenagem linfática).

Leitura Sugerida

Revisão sobre fisiopatologia do linfedema e linfocintilografia
- Jensen MR, Simonsen L, Karlsmark T, Bülow J. Lymphoedema of the lower extremities--background, pathophysiology and diagnostic considerations. Clin Physiol Funct Imaging. 2010;30:389-98.

Ensaio pictórico com os principais padrões de linfedema
- Scarsbrook AF, Ganeshan A, Bradley KM. Pearls and pitfalls of radionuclide imaging of the lymphatic system. Part 2: valuation of extremity lymphoedema. Br J Radiol. 2007;80:219-26.

Linfocintilografia em quilopericárdio, quiloperitônio e quilotórax
- Pui MH, Yueh TC. Lympho scintigraphy in Chyluria, Chyloperitoneum and Chylothorax. J Nucl Med. 1998;39:1292-6.

Estudo sobre linfocintilografia em filariose
- Freedman DO, de Almeida Filho PJ, Besh S, Maia e Silva MC, Braga C, Maciel A. Lymphoscintigraphic analysis of lymphatic abnormalities in symptomatic and asymptomatic human filariasis. J Infect Dis. 1994;170(4):927-33.

Achados mais significativos na análise visual e semiquantitativa
- Infante JR, García L, Laguna P, Durán C, Rayo JI, Serrano J, et al. Lymphoscintigraphy for differential diagnosis of peripheral edema: diagnostic yield of different scintigraphic patterns. Rev Esp Med Nucl Imagen Mol. 2012;31(5):237-42.
- Sapienza MT, Endo IS, Ferraro GC, Tavares MGM, Campos Neto GC, Guedes Neto HJ, et al. Critérios semiquantitativos de análise da linfocintilografia em linfedema dos membros inferiores. J Vasc Bras. 2006;5(4):288-94.

Artigo sobre quantificação da drenagem linfática pela cintilografia (nas páginas iniciais apresenta revisão geral e traz uma extensa revisão bibliográfica)
- Modi S, Stanton AWB, Mortimer PS, Levick JR. Clinical assessment of human lymph flow using removal rate constants of interstitial macromolecules: a critical review of lymphoscintigraphy. Lymphat Res Biol. 2007;5(3):183-202.

Seção 3 – Terapia

Princípios Básicos da Terapia com Radionuclídeos

21

JOSÉ WILLEGAIGNON AMORIM CARVALHO

Conteúdo

Introdução
Dose Absorvida de Radiação (Gy)
Atividade Acumulada ($\tilde{A}$), Energia Emitida por Desintegração (Δ), Fração de Energia Absorvida (φ)
Método de Dosimetria MIRD

Radiobiologia da Terapia com Radionuclídeos
Eficácia Relativa Biológica (RBE), Dose Biológica Efetiva (BED), Dose Efetiva Uniforme (EUD)
Planejamento Terapêutico em Medicina Nuclear
Protocolo de Dose Máxima Segura

Introdução

Desde a descoberta da radioatividade natural por Antoine Henri Becquerel em 1896, seguida pela identificação e separação química do rádio-226 pela Madame Curie em 1898, substâncias radioativas têm sido amplamente utilizadas em estudos envolvendo seres vivos tanto para o conhecimento da biodistribuição e cinética de elementos estáveis (tais como fósforo, cálcio e iodo) em plantas e animais quanto para a diagnose e terapia de doenças em seres humanos.

A utilização de substâncias radioativas em seres humanos tem sido fortemente amplificada ao longo dos tempos, marcada principalmente pela possibilidade da geração de elementos radioativos artificiais em Cíclotron, equipamento inicialmente desenvolvido pelo químico Ernest Orlando Lawrence em 1931, e pela produção de iodo radioativo por Enrico Fermi em 1934 (Figura 21.1). Os primeiros elementos radioativos utilizados em terapias de pacientes foram o fósforo-32 (^{32}P), ouro-198 (^{198}Au), estrôncio-89 (^{89}Sr) e iodo-131 (^{131}I), empregados respectivamente para policitemia vera, câncer de pele, paliação de dores ósseas originadas por câncer metastático e tratamento de disfunções tireoidianas. O primeiro relato da utilização do ^{131}I para o tratamento terapêutico do hipertireoidismo foi registrado em 1942 seguido pelo tratamento do câncer de tireoide, função ablativa, registrado em 1944.

A partir de 1946, com o anúncio feito pela Comissão de Energia Atômica dos Estados Unidos indicando a disponibilidade de materiais radioativos provenientes de reatores nucleares para a utilização em medicina, os elementos radioativos, geralmente em forma de radiofármacos, passaram a ser disponibilizados comercialmente para serem empregados em rotinas clínicas. Atualmente, o tecnécio-99m (^{99m}Tc) é o radioisótopo mais difundido, o qual é utilizado em cerca de 90% de todos os procedimentos diagnósticos, enquanto o ^{131}I está presente em aproximadamente 97% de todos os procedimentos terapêuticos ocorrem em medicina nuclear.

Ao contrário dos radioisótopos utilizados com finalidades diagnósticas, é desejável que aqueles empregados em terapias sejam primordialmente emissores de radiação corpuscular (exemplo: partículas beta (β), alfa (α) e elétrons Auger), uma vez que esse tipo de radiação, ao ser emitido por átomos em processo de desintegração, possui uma grande capacidade de interagir e ceder energia ao meio em que ele se localiza, cujo processo é a base das terapias com substâncias radioativas.

Geralmente, as terapias com radioisótopos são administradas por via oral ou injetadas diretamente na circulação sanguínea, sendo, por isso consideradas terapias sistêmicas. Após a administração, as substâncias radioativas se difundem por todo o organismo do paciente, sendo observada uma maior concentração em órgãos e tecidos que possuem maior afinidade pela substância administrada. É comum os átomos radioativos serem ligados a moléculas que possuem maiores afinidades por órgãos ou tecidos, o que eleva a capacidade de captação desse órgão pela substância administrada, permitindo, assim, um melhor efeito terapêutico. A Tabela 21.1 apresenta as características físicas dos principais radioisótopos do ponto de vista clínica utilizados em terapias ou daqueles que estão

Seção 3 – Terapia

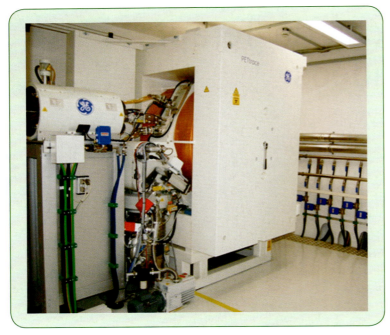

FIGURA 21.1. Cíclotron InRad.

em fase de estudo para serem viabilizados clinicamente como elementos terapêuticos.

Até o presente momento, procedimentos terapêuticos que utilizam emissores de partículas alfa e elétrons Auger ainda não fazem parte da rotina clínica, embora sejam entusiasticamente aguardados, uma vez que a capacidade terapêutica desses emissores é superior à de elementos emissores de partículas beta devido ao efeito biológico nocivo produzido ao volume irradiado.

Dose Absorvida de Radiação (Gy)

A quantificação da dose absorvida de radiação por um determinado órgão ou tecido do corpo humano é de grande interesse na medicina nuclear, pois serve para correlacionar os efeitos biológicos e clínicos induzidos para uma dada dose absorvida de radiação, sendo essa relação de fundamental importância em procedimentos terapêuticos com radionuclídeos.

TABELA 21.1
Características Físicas dos Principais Radionuclídeos Utilizados em Terapias

Radioisótopo	Meia-vida Física	Partícula Emitida na Desintegração	Energia Máxima (keV)	Alcance Máximo
^{177}Lu	6,7 dias	Beta	497	1,8 mm
^{131}I	8,0 dias	Beta	606	2,3 mm
^{153}Sm	1,9 dias	Beta	810	3,4 mm
^{186}Re	3,8 dias	Beta	1077	4,8 mm
^{165}Dy	2,3 horas	Beta	1285	5,9 mm
^{89}Sr	50,5 dias	Beta	1491	7,0 mm
^{32}P	14,3 dias	Beta	1710	8,2 mm
^{166}Ho	28,8 horas	Beta	1854	9,0 mm
^{188}Re	17,0 horas	Beta	2120	10,4 mm
^{90}Y	64,1 horas	Beta	2284	11,3 mm
^{211}At	7,2 horas	Alfa	6790	60 μm
^{213}Bi	46 minutos	Alfa	8320	84 μm
^{223}Ra	11,43 dias	Alfa	5640	45 μm
^{225}Ac	10,0 dias	Alfa	6830	61 μm
^{123}I	13,0 horas	Elétron Auger	7,4 keV*	< 1 μm
^{124}I	59,4 dias	Elétron Auger	12,2 keV*	< 1 μm
^{201}Tl	73 horas	Elétron Auger	15,3 keV*	< 1 μm

*Energia média dos elétrons Auger emitidos no processo de desintegração.

Por definição, a dose de radiação absorvida pela matéria é definida como "o quociente de dm, de onde é a energia média cedida pela radiação ionizante para a matéria de massa dm", em outras palavras, é a unidade absorvida de energia por unidade de massa. Conceitualmente a dose absorvida de radiação poderia ser compreendida a partir da Figura 21.2, supondo uma esfera cheia de átomos radioativos em processo de desintegração, portanto, eliminando alguma espécie de radiação de seus núcleos; essa radiação emitida tanto pode interagir quanto não interagir com a esfera. Dá-se o nome de dose absorvida (D) à quantidade de energia (E) proveniente da radiação que foi retida pela esfera dividida pela massa da esfera (M) [$D = E/M$]. A quantidade de energia retida pela esfera irá depender em termos práticos do tipo de radiação emitida no processo de desintegração, se radiação eletromagnética ou corpuscular, da energia da radiação emitida (keV) e do tipo de material que a esfera é formada, ou seja, da sua densidade. A grandeza de dose absorvida é o Gray (Gy), a da energia é o Joule (J) e o da massa é o quilograma (kg); 1 Gy = 1 J/kg, em unidades antigas 1 Gy é igual a 100 rad.

Atividade Acumulada (Ã), Energia Emitida por Desintegração (Δ), Fração de Energia Absorvida (φ)

O total de energia absorvida pela matéria, tecido ou órgão que contém radioisótopos está diretamente relacionado com a quantidade de átomos em processo de desintegração existente nesses meios. Utilizando a estimativa de atividade existente em um dado órgão ou tecido em função do tempo, é possível levantar o gráfico "atividade *versus* tempo" e estimar a atividade acumulada no órgão (Ã), a qual é obtida por intermédio da integral da curva sob o gráfico. Essa atividade acumulada representa, em termos práticos, a quantidade de átomos que sofreram desintegração no meio e, portanto, participaram no processo de liberação de energia para o meio. Muitas vezes, por conveniência, a atividade acumulada também pode ser estimada considerando a fração da atividade administrada que foi para o tecido ou órgão de interesse e também levando em consideração o seu *clearance* (Figura 21.3), chamado de meia-vida efetiva; a equação que melhor descreve esse processo pode ser dada por: Ã = 1,44 x f x A_o x $T_{1/2}$, sendo f a fração de atividade administrada que foi captada pelo órgão, A_o a atividade administrada, $T_{1/2}$ a meia-vida efetiva do radiofármaco no órgão e 1,44 uma constante. A atividade acumulada dividida pelo total de atividade administrada é chamada de tempo de residência (τ), unidade cuja dimensão é a de tempo, geralmente horas ou segundos.

A energia total emitida durante a desintegração radioativa (Δ) é uma propriedade física de cada radionuclídeo, portanto, é independente de qualquer fator envolvido em cálculos de dose absorvida e pode ser obtida em tabelas de física nuclear ou dosimetria. Geralmente o total de energia emitida por desintegração é tabulada de acordo com o tipo de emissão e sua unidade é o [Gy.kg/μCi.h].

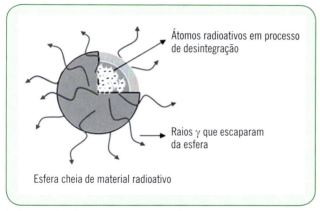

FIGURA 21.2. Desenho esquemático representando a dose absorvida de radiação.

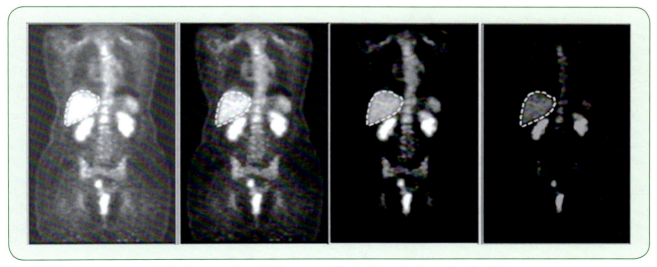

FIGURA 21.3. Representação do *clearance* de radiofármaco em fígado de paciente em função do tempo.

Como mencionado anteriormente, nem toda a radiação emitida durante o processo de desintegração radioativa é absorvida localmente. Isso irá depender de alguns fatores, tais como o tipo de radiação e sua energia, bem como a densidade e geometria do meio onde ele se encontra. Assume-se que a radiação corpuscular (partículas α, β e elétrons Auger) deposita toda a sua energia localmente, enquanto apenas uma fração da energia dos raios gama é absorvida, sendo o restante recebido por órgãos adjacentes ou não adjacentes ao órgão emissor de radiação (Figura 21.4). A fração total (φ) de energia absorvida por um dado órgão-alvo proveniente de um órgão fonte contendo radionuclídeos em processo de desintegração radioativa irá depender do espectro da radiação emitida do radionuclídeo e geralmente é calculada utilizando *softwares* específicos de simulação da radiação com a matéria.

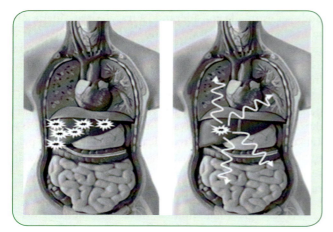

FIGURA 21.4. Representação esquemática da desintegração radioativa e absorção de energia pelos órgãos internos.

Método de Dosimetria MIRD

Na medicina nuclear, a dosimetria interna em órgãos e tumores é uma área de estudo que tem apresentado grandes desafios e, embora a utilização de radiofármacos remonte aos anos de 1930, as metodologias de dosimetria interna continuam em fase de desenvolvimento e validação. Diferentes fatores contribuem para as incertezas nas doses absorvidas por um dado órgão, entre eles, podemos citar: a estimativa de atividade, concentração, biocinética e dispersão heterogênea do radiofármaco dentro do volume estudado e o tipo de radiação emitida no processo de desintegração do radionuclídeo. Fatores geométricos de cada paciente, tais como peso, altura e volume de órgãos, tumores e tecidos, também imprimem incertezas em cálculos de dose.

Com o avanço da medicina nuclear no ramo de terapias com radiofármacos, a Sociedade Americana de Medicina Nuclear em 1968 criou o comitê MIRD (*Medical Internal Radiation Dose*), cuja finalidade inicial era a de investigar e criar métodos padronizados de dosimetria interna no campo da medicina nuclear. O sistema MIRD de dosimetria é mais bem representado pela equação abaixo, sendo também similar àquele adotado pela Comissão Internacional de Proteção Radiológica – ICRP, e ambos levam em consideração o conceito de fração de energia absorvida por desintegração radioativa, considerações sobre a biocinética e dispersão homogênea do radionuclídeo, simuladores computacionais como modelo de corpo humano (incluindo peso de órgãos) para diferentes idades.

$$D_{Alvo \leftarrow fonte} = \left(\frac{\tilde{A}_{Fonte} \times \Delta \times \varphi_{Alvo \leftarrow fonte}}{M_{Alvo}} \right)$$

Considerando que a energia total emitida durante a desintegração radioativa (Δ), a fração total (φ) de energia absorvida por um dado órgão-alvo proveniente de um órgão-fonte contendo radionuclídeos em processo de desintegração radioativa e que a massa (M) dos órgãos para um simulador computacional de corpo humano de referência (homem-referência, 70 kg) são consideradas fixas, esses fatores poderiam ser agrupados criando um único fator chamado de "fator S", que pode ser compreendido como a dose absorvida média recebida por um dado órgão-alvo por unidade de atividade acumulada no órgão-fonte [Gy/μCi.h], cujos valores são tabelados. Dessa forma, a equação acima pode ser redefinida da seguinte forma:

$$D_{Alvo \leftarrow fonte}(G\gamma) = \tilde{A}_{Fonte}(\mu Ci.h) \times S_{Alvo \leftarrow fonte}(G\gamma/\mu Ci.h)$$

Colaborando com a praticidade e facilidade em cálculos de dose e na necessidade de ferramentas práticas de dosimetria interna na rotina clínica, o departamento americano FDA (*Food and Drug Administration*), após uma série de testes, validou o *software* OLINDA/EXM® em 2004 como um sistema computacional adequado para calcular doses absorvidas de radiação recebidas por pacientes após a incorporação de radiofármacos (Figura 21.5). A estimativa de dose absorvida fornecida por esse *software* é baseada na variação da concentração de atividade de um dado radioisótopo em um ou mais órgãos de interesse e na energia absorvida pelos diferentes órgãos provenientes do processo de desintegração radioativa existente nesses órgãos com maior afinidade pelo radiofármaco. O *software* OLINDA/EXM® também permite ajustar parâmetros geométricos e radiométricos de acordo com as características reais dos pacientes, tais como: idade e sexo dos pacientes, massa corporal e de órgãos internos, tempo de retenção do radioisótopo em órgãos de maior interesse etc.; assim, esse *software* poderia ser utilizado na rotina clínica de um departamento de medicina nuclear para auxiliar na estimativa de dose de pacientes e no planejamento terapêutico das terapias com radionuclídeos.

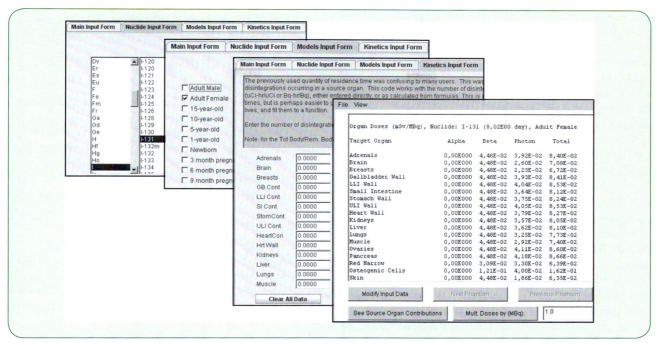

FIGURA 21.5. *Software* OLINDA/EXM®.

Radiobiologia da Terapia com Radionuclídeos

A dose absorvida de radiação por um dado órgão ou tecido do corpo humano está fisicamente na forma de ionizações e excitações atômicas, bem como no aumento de temperatura em decorrência da interação da radiação com o tecido biológico. A quantidade de ionizações e excitações produzidas está relacionada com a capacidade de os fótons e partículas liberarem energia para o meio, ou seja, sua transferência linear de energia (LET), geralmente indicada em termos de energia cedida para o meio por unidade de caminho percorrido (keV/μm). Fótons e partículas β apresentam baixo LET (~0,1-1,0 keV/μm), implicando em baixa densidade de ionizações, enquanto as partículas α apresentam alto LET (~80-100 keV/μm), chegando a valores próximos a 400 keV/μm no final de sua trajetória e podendo produzir densidades de ionizações de até 1000 vezes maior que aquela obtida com fótons e partículas β (Figura 21.6). As ionizações produzidas por fótons e partículas β ocorrem geralmente em pontos distantes uma das outras, enquanto aquelas produzidas por partículas α e elétrons Auger são consideradas focais, aumentando, assim, o efeito nocivo no ponto irradiado. Radioisótopos emissores de elétrons Auger, tais como o ^{123}I e o ^{125}I, são bastante interessantes em terapias com radionuclídeos, uma vez que no processo de desintegração desses elementos é emitido não apenas um elétron, mas um grupo de elétrons, em média 15 elétrons, com LET entre 4 e 26 keV/μm, o que propicia uma densidade de ionizações também bastante elevada. Considerando que a base das terapias utilizando radionuclídeos está relacionada com o dano citotóxico causado pela radiação, a eficiência terapêutica obtida com radionuclídeos emissores de partículas β é geralmente inferior àquela apresentada por partículas α ou elétrons Auger, implicando, muitas vezes, na necessidade da utilização de grandes concentrações de radionuclídeos em tumores ou tecidos indesejados para provocar o mesmo efeito terapêutico obtido quando da utilização de radionuclídeos emissores de partículas α ou elétrons Auger.

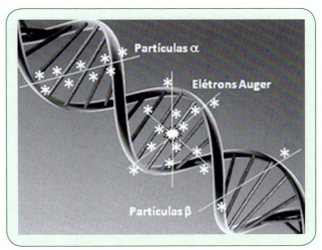

FIGURA 21.6. Densidade de ionizações criadas por diferentes tipos de radiação.

A absorção de energia pelas células pode provocar alterações de moléculas existentes no citoplasma ou núcleo celular, levando ao falecimento das células irradiadas. A morte celular por dose absorvida de radiação (Gy) é um processo probabilístico, mas sabe-se que quanto maior a dose absorvida maior será o potencial para a morte celular. A molécula de DNA (ácido desoxirribonucleico) existente no núcleo das células é o principal alvo quando se quer causar dano a um tecido biológico, pois afetando essa molécula é possível afetar todo o sistema celular e, em larga escala, induzir o efeito biológico pretendido no tecido irradiado. Os danos à molécula de DNA tanto podem ser em decorrência de quebras de ligações da cadeia de átomos que formam a molécula (ação direta da radiação) quanto pela interação de radicais livres – criados principalmente a partir da radiólise da água – com essa molécula (ação indireta da radiação). A maioria das lesões provocadas pela radiação na molécula de DNA pode ser eficientemente reparada por mecanismos celulares; por outro lado, essa capacidade de reparo é menos eficiente quanto maior a densidade de ionizações provocada pela radiação. A Figura 21.7 permite visualizarmos a fração de células sobreviventes em um tecido biológico após ser irradiado com partículas de baixo e alto LET. Nessa figura, a forma da curva do gráfico é proporcional à densidade de ionizações; para partículas α e elétrons Auger, a resposta logarítmica é linear ($-\ln[FCS] = \alpha D$), enquanto para partículas β e fótons a resposta tem um componente linear e outra quadrática ($-\ln[FCS] = \alpha D + \beta D^2$), sendo FCS a fração de células sobreviventes, D a dose absorvida de radiação (Gy) e α e β as constantes que indicam a sensibilidade do tecido biológico para a indução de morte celular ocasionada, respectivamente, pela componente linear (dano letal) e quadrática (dano subletal). A taxa com a qual a dose é liberada para um dado tecido biológico também tem uma importância fundamental na fração de células sobreviventes, uma vez que, para doses liberadas a uma taxa baixa, favorece o reparo e a repopulação celular do tecido irradiado.

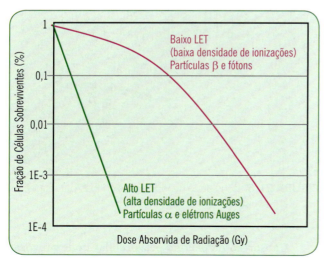

FIGURA 21.7. Estimativa da fração de células sobreviventes de um dado tecido biológico após ser irradiado.

Eficácia Relativa Biológica (RBE), Dose Biológica Efetiva (BED), Dose Efetiva Uniforme (EUD)

O modelo de resposta biológica de um determinado tecido frente a uma dada dose absorvida de radiação está relacionado diretamente com a densidade de ionizações criada no meio, portanto com o LET da radiação incidente, mas também existem outros fatores que podem contribuir significativamente para a indução de diferentes respostas, tais como a energia da radiação, a taxa com a qual a dose é liberada para o tecido irradiado, regime de fracionamento da dose total absorvida, intervalo entre as frações de dose, distribuição homogênea ou não da dose absorvida e radiossensibilidade do tecido.

Dá-se o nome de Eficácia Relativa Biológica (RBE) a razão entre a dose absorvida de raios-X, geralmente de 250 keV, necessária para produzir um dado efeito biológico e a dose absorvida de radiação teste necessária para produzir o mesmo tipo de efeito [$RBE = D(Gy)_{250 kV} / D(Gy)_{rad.teste}$]. O valor de dose absorvida total necessária para produzir um determinado tipo de efeito biológico levando em consideração o regime de fracionamento é chamado de Dose Biológica Efetiva (BED). A dose biológica efetiva leva em consideração uma irradiação uniforme, portanto todas as células recebendo o mesmo valor de dose, cada fracionamento de dose liberando sempre a mesma taxa de dose e o período de irradiação é sempre o mesmo, o que pode ser realidade na área da radioterapia externa. Por outro lado, em terapias envolvendo a administração de radionuclídeos, a concentração desses elementos em um dado tecido ou volume de interesse raramente se encontra dispersa de forma homogênea, o que pode alterar a resposta biológica no volume irradiado. Assim, a Dose Efetiva Uniforme (EUD) é definida como sendo a dose que, uniformemente distribuída, produz o mesmo efeito biológico que aquele observado em uma distribuição heterogênea. A principal utilidade da EUD é permitir uma estimativa da probabilidade de se obter a resposta biológica pretendida de acordo com a magnitude e a distribuição espacial da dose absorvida, portanto do radionuclídeo, dentro do volume irradiado.

Tanto a precisão na estimativa das doses absorvidas quanto o estudo das variáveis envolvidas na resposta biológica produzida nas terapias com radionuclídeos estão cada vez mais sendo objetos de interesse de pesquisadores, permitindo que novas considerações científicas sejam agregadas visando aumentar a eficiência nas terapias com radionuclídeos.

Planejamento Terapêutico em Medicina Nuclear

Em terapias com radionuclídeos é importante estabelecer protocolos de dosimetria de órgãos internos do corpo humano e tumores visando criar padrões nos montantes de atividades de radioisótopos a serem administrados aos pacientes, uma vez que o benefício terapêutico dessa técnica está relacionado com a erradicação de tumores ou tecidos indesejados devido à dose absorvida de radiação. O estabelecimento e a implantação de protocolos dosimétricos na rotina clínica, conhecido como "planejamento terapêutico em medicina nuclear", também permitem ajustar o montante de atividade de radioisótopo a ser administrado de acordo com as necessidades específicas de cada paciente, evitando o sub(super)tratamento, manter o controle das exposições em órgãos sadios, além de propiciar uma redução nos custos e possibilitar o aumento na eficiência terapêutica.

Em radioterapia com fontes externas de radiação (incluindo braquiterapia), o planejamento da dose absorvida de radiação a ser depositada no volume alvo é um pré-requisito necessário durante o processo terapêutico de cada paciente, algo que não ocorre rotineiramente na área da medicina nuclear como bem indica a Figura 21.8. Nesta figura, apresenta-se a evolução nas últimas décadas, espaçadas de cinco em cinco anos, do número de publicações científicas indexadas no PubMed® sobre terapias com radiofármacos e quantos desses trabalhos apresentam alguma espécie de preocupação com as doses absorvidas de radiação nos volumes alvo. Estima-se que, atualmente, apenas 18% de todas as terapias que ocorrem em medicina nuclear sejam individualmente planejadas, enquanto 82% não o sejam, demonstrando, assim, a pouca preocupação com o nível de dose absorvida de radiação envolvida neste processo, o que favorece o questionamento se a dose absorvida pelo tumor ou tecido indesejado é suficiente ou mais que suficiente para propiciar a sua erradicação.

Em procedimentos terapêuticos com radionuclídeos é comum a administração de quantidades semelhantes de radioisótopos para diferentes tipos de pacientes, diferindo, muitas vezes, apenas se paciente pediátrico ou adulto. Também é comum a administração de atividades de radioisótopos com base em parâmetros fixos de radiotoxicidade estimada para o organismo humano, tais como o peso e superfície corpórea do paciente, respectivamente [GBq (mCi)/kg] e [GBq (mCi)/m^2], o que seria equivalente em radioterapia a aplicação do mesmo tipo de protocolo de tratamento para todos os pacientes independentemente das dimensões do tumor, sua radiossensibilidade ou localização anatômica.

A maioria das justificativas para o número reduzido de planejamentos terapêuticos em medicina nuclear encontra-se vinculada aos fatores históricos da própria terapia com radiofármacos, bem como às dificuldades de implantação de protocolos dosimétricos na rotina clínica, dentre os quais podemos citar: (1) o estabelecimento da terapia com radiofármacos deu-se de forma empírica, (2) a eficiência terapêutica obtida sem um planejamento terapêutico prévio é satisfatória (~85% dos casos), (3) o planejamento terapêutico requer tempo para a sua realização (de 4 a 5 dias) e pode envolver custos adicionais no processo e (4) a inexistência de métodos padronizados e pessoal capacitado em dosimetria de órgãos internos e tumores utilizando radiofármacos. Apesar de as justificativas indicadas serem ainda válidas nos dias atuais, é possível avançarmos

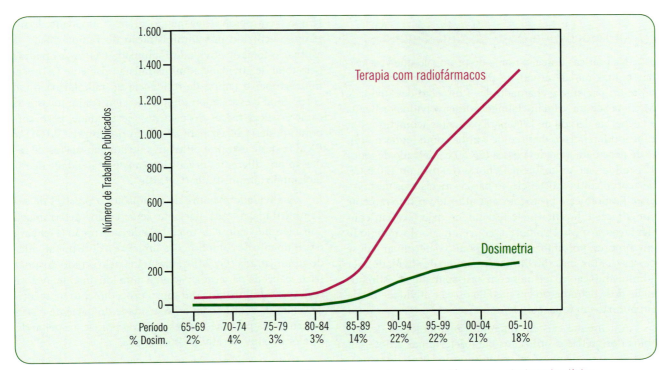

FIGURA 21.8. Evolução do número de publicações científicas sobre terapia com radiofármacos e dosimetria clínica.

em prol de uma abordagem terapêutica mais individualizada de pacientes devido aos avanços científicos e disponibilidade de ferramentas dosimétricas conseguidas nas últimas décadas, o que permite uma otimização de todo o processo terapêutico.

Visando evitar exposições desnecessárias, bem como ajustar as doses de radiofármacos de acordo com as necessidades de cada paciente, a Agência Internacional de Energia Atômica (IAEA) tem incentivado mundialmente a implantação do planejamento terapêutico em medicina nuclear. Seguindo essa recomendação, a comunidade europeia, por intermédio do seu conselho diretivo (97/43/EURATOM), tem solicitado a todos os seus países-membros que sigam a diretriz de que qualquer terapia com radiação deveria ser individualmente planejada, o que permite resgatar as bases da terapia com radioisótopos, incentivar a difusão da técnica e primar pela evolução dessa modalidade terapêutica.

No Brasil, seja pela inexistência de protocolos terapêuticos otimizados ou pela pouca difusão da técnica, a terapia individualizada de pacientes apresenta uma expressão ainda bastante tímida, existindo pouca consonância com a tendência mundial e, portanto, necessitando de uma atenção especial. A implantação da terapia individualizada poderia propiciar um melhor atendimento de pacientes, qual poderia efetivamente se traduzir em redução de custos terapêuticos (seja pela diminuição das atividades administradas ou número de retratamentos), melhora no prognóstico da doença e qualidade de vida dos pacientes, especialmente para aqueles pacientes acometidos por estágios mais avançados da doença e necessitando, assim, uma terapia mais ajustada às suas necessidades, o que muitas vezes requer o emprego de altas atividades de radioisótopos.

Protocolo de Dose Máxima Segura

Na prática clínica, o nome do protocolo que visa avaliar o máximo de atividade passível de ser administrado a um paciente é chamado de "Protocolo de Atividade Máxima Segura" e foi inicialmente desenvolvido por Benua e Leeper na década de 1960 para pacientes acometidos por câncer diferenciado de tireoide e tinha como regras o limite de dose para a medula óssea (2 Gy) e atividade de iodo-131 retida pelo pulmão em 48 horas (80 mCi ou 120 mCi) de acordo com a existência ou não de metástases nesta região. Embora esse protocolo seja utilizado rotineiramente em clínicas e hospitais, ele usualmente não leva em consideração a massa, volume e concentração do radioiodo em tumores, portanto, não se propondo determinar a dose nesses tecidos, mas sim limitar o máximo de atividade a ser administrada aos pacientes com base somente na estimativa de dose de radiação em medula óssea e atividade retida em pulmão em função do tempo.

Atualmente existem diferentes metodologias de cálculos dosimétricos utilizados para determinar a dose em medula óssea, demais órgãos internos do corpo humano e tumores por atividade administrada (mGy/MBq) e quase todos requerendo o monitoramento sequencial do índice de captação e retenção do radioisótopo administrado em corpo total, sangue e demais órgãos internos que apresentam maior afinidade pelo composto em função do tempo decorrido após a sua administração. A Figura 21.9 apresenta uma das metodologias utilizadas para avaliar o decréscimo da atividade retida em corpo inteiro e pulmão em função do tempo, o qual consiste no posicionamento de um detector de radiação a aproximadamente 3 metros do paciente e traçar um gráfico da atividade estimada no organismo tendo por base o fluxo de radiação captada pelo detector proveniente do organismo do paciente em função do tempo.

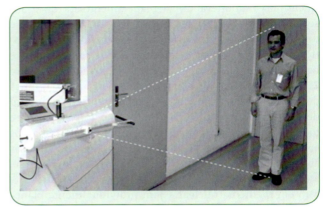

FIGURA 21.9. Metodologia de análise do decréscimo de atividade de radioisótopos retida em corpo inteiro em função do tempo.

Utilizando a atividade remanescente em função do tempo, será possível levantar o gráfico "atividade *versus* tempo decorrido pós-administração do radiofármaco" e estimar o total de atividade acumulada ($\tilde{A}$). A $\tilde{A}$ dividida pelo total de atividade administrada ao paciente (A_o) permite estimar o tempo de residência do radiofármaco em corpo total e esse dado radiométrico em conjunto com as características físicas do paciente (sexo, idade, peso corporal) poderia servir para alimentar o *software* OLINDA/EXM® e deste extrair a estimativa de dose absorvida de radiação nos diferentes órgãos internos por atividade de radioisótopo administrada (Gy/MBq).

A atividade máxima de radioisótopo passível de ser administrada a cada paciente será, então, determinada considerando a dose de tolerância de cada órgão (Gy) para o surgimento de complicações clínicas e a dose por atividade administrada (Gy/MBq) levantada pelo estudo dosimétrico realizada para cada paciente individualmente. A dose real a ser administrada durante o procedimento terapêutico estará de acordo com a necessidade do paciente e será determinada pelo médico responsável por ele, respeitando o valor máximo de atividade estimada.

Com o advento de novas tecnologias em medicina nuclear, a dosimetria interna vem passando por uma nova fase de desenvolvimento e aplicação, apresentando inúmeras possibilidades de se estabelecerem protocolos na rotina clínica. Essa nova fase foi possível, especialmente, pela aplicação de novas técnicas de detecção da radiação, criação e aplicação de novos radioisótopos na medicina, assim como também a inclusão de novos exames diagnósticos bastante precisos, tais como a tomografia por emissão de pósitrons (*positron emission tomograph* – PET), o qual permite estudar variáveis até então difíceis de serem estimadas por intermédio de imagens em medicina nuclear, tais como a massa, volume e concentração do radiofármaco no órgão ou volume de interesse em função do tempo após sua administração. Avaliar a estimativa de atividade remanescente em cada órgão por intermédio da quantificação de imagens em medicina nuclear consiste em uma metodologia mais apurada para finalidades dosimétricas, ao passo que poderia evitar qualquer tipo de método invasivo, como, por exemplo, a coleta de sangue de pacientes. A quantificação de imagens combinando tanto a anatomia quanto o grau de funcionalidade de cada órgão, seja utilizando imagens de SPECT/CT e PET/CT, permite trazer uma maior precisão na definição anatômica e também na quantificação da atividade residente no órgão estudado, o que pode se traduzir em uma dosimetria mais apurada, e

com isso providenciar uma melhor correlação entre dose absorvida de radiação e resposta biológica do volume irradiado.

Apesar da existência de ferramentas dosimétricas mais precisas, permitindo estabelecer padrões nas atividades de radioisótopos administrados aos pacientes com base na dose absorvida *versus* resposta biológica pretendida, muitos esforços ainda são necessários para tornar essa técnica mais popular. Entre os pontos que ainda precisam ser bem estabelecidos, podemos citar a comprovação clínica da importância do planejamento terapêutico na terapia de pacientes por intermédio de estudos retro(pro)spectivos, otimização dos métodos dosimétricos já existentes na literatura, incluindo a quantificação de imagens, desenvolvimento de protocolos de dosimetria clínica que sejam simples, de baixo custo, de fácil implantação na rotina clínica, que se traduza em melhor efeito terapêutico para paciente, bem como difundir a técnica e incentivar a formação de pessoal na área. A evolução da terapia com radiofármacos certamente implica dar atenção aos pontos mencionados, os quais são de fundamental importância para promover uma abordagem terapêutica mais individualizada e de melhor qualidade para os pacientes atendidos na medicina nuclear no futuro, os quais poderiam ser nós mesmos ou nossos familiares.

Leitura Sugerida

- Thomas SR. Options for radionuclide therapy: from fixed activity to patient-specific treatment planning. Cancer Biother Radiopharm. 2002 Feb;17(1):71-82.

- Kassis AL. Therapeutic radionuclides: biophysical and radiobioloc principles. Semin Nucl Med. 2008 Sep;38(5):358-66.

- Stabin MG. Update: the case for patient-specific dosimetry in radionuclide therapy. Cancer Biother Radiopharm. 2008 Jun;23(3):273-84.

- Kassis AI, Adelstein SJ. Radiobiologic principles in radionuclide therapy. J Nucl Med. 2005 Jan;46 Suppl 1:4S-12S.

- Sgouros G. Dosimetry of internal emitters. J Nucl Med. 2005 Jan;46 Suppl 1:18S-27S.

- Siantar CH, Vetter K, DeNardo GL, DeNardo SJ. Treatment planning for molecular targeted radionuclide therapy. Cancer Biother Radiopharm. 2002 Jun;17(3):267-80.

- Flux G, Bardies M, Monsieurs M, Savolainen S, Strands SE, Lassmann M; EANM Dosimetry Committee. The impact of PET and SPECT on dosimetry for targeted radionuclide therapy. Z Med Phys. 2006;16(1):47-59.

- Druce MR, Lewington V, Grossman AB. Targeted radionuclide therapy for neuroendocrine tumours: principles and application. Neuroendocrinology. 2010;91(1):1-15. Epub 2009 Jul 7.

- Bolch WE, Eckerman KF, Sgouros G, Thomas SR. MIRD pamphlet No. 21: a generalized schema for radiopharmaceutical dosimetry--standardization of nomenclature. J Nucl Med. 2009 Mar;50(3):477-84.

- Chiesa C, Castellani MR, Vellani C, Orunesu E, Negri A, Azzeroni R et al. Individualized dosimetry in the management of metastatic differentiated thyroid cancer. Q J Nucl Med Mol Imaging. 2009 Oct;53(5):546-61.

- Cremonesi M, Botta F, Di Dia A, Ferrari M, Bodei L, De Cicco C et al. Dosimetry for treatment with radiolabelled somatostatin analogues. A review. Q J Nucl Med Mol Imaging. 2010 Feb;54(1):37-51.

- Dale R, Carabe-Fernandez A. The radiobiology of conventional radiotherapy and its application to radionuclide therapy. Cancer Biother Radiopharm. 2005 Feb;20(1):47-51.

- Kalogianni E, Flux GD, Malaroda A. The use of BED and EUD concepts in heterogeneous radioactivity distributions on a multicellular scale for targeted radionuclide therapy. Cancer Biother Radiopharm. 2007 Feb;22(1):143-50.

- Murray D, McEwan AJ. Radiobiology of systemic radiation therapy. Cancer Biother Radiopharm. 2007 Feb;22(1):1-23.

- Sgouros G. Update: molecular radiotherapy: survey and current status. Cancer Biother Radiopharm. 2008 Oct;23(5):531-40.

- Sgouros G. Alpha-particles for targeted therapy. Adv Drug Deliv Rev. 2008 Sep;60(12):1402-6. Epub 2008 Apr 23.

- Willegaignon J, Sapienza MT, Buchpiguel CA. Comparison of different dosimetric methods for red marrow absorbed dose calculation in thyroid cancer therapy. Radiat Prot Dosimetry. 2012 Apr;149(2):138-46.

- Milano MT, Constine LS, Okunieff P. Normal tissue tolerance dose metrics for radiation therapy of major organs. Semin Radiat Oncol. 2007 Apr;17(2):131-40.

- Stabin MG. Fundamentals of nuclear medicine dosimetry. Springer. 1ª edição. 2008.
- Buchegger F, Perillo-Adamer F, Dupertuis YM, Delaloye AB. Auger radiation targeted into DNA: a therapy perspective. Eur J Nucl Med Mol Imaging. 2006 Nov;33(11):1352-63.

Hipertireoidismo

22

TOMOCO WATANABE

Conteúdo
Radiofármacos
Indicações
Contraindicações
Atividade Administrada
   Doença de Graves
   Adenomas Solitários ou Múltiplos Autônomos

Bócios Multinodulares Tóxicos e Atóxicos
Resposta
Efeitos Adversos
Cuidados após Tratamento

Radiofármacos

O tratamento é realizado com iodo-131 (^{131}I) em razão da emissão de radiação beta (606 keV), que tem penetração média de 0,45 mm e máxima de 1,8 mm no tecido tireoidiano. O iodo-131 é captado e incorporado na célula folicular e participa dos mesmos passos do iodo ingerido normalmente pela dieta, transformando-se em hormônio tireoidiano e liberado como ele na circulação.

Indicações

Embora o tratamento com iodo-131 possa ser o tratamento de primeira escolha em casos de hipertireoidismo por doença de Graves, está mais indicado nos casos em que houve dificuldade em se controlar a doença após um ou dois anos com o uso de drogas antitireoidianas (propiltiouracil e metimazol), desenvolvimento de intolerância a essas drogas (sinais e sintomas relacionados a alergia, com o aparecimento de lesões cutâneas, leucopenia, aumento de enzimas hepáticas etc.), presença de comorbidades que impeçam o uso dessas drogas ou a necessidade de controle mais rápido da doença (como arritmia ou insuficiência cardíaca) e recidiva após tratamento cirúrgico.

O tratamento com iodo-131 também pode ser realizado nos nódulos autônomos tóxicos uni ou multinodulares, com alto índice de sucesso nos casos em que o parênquima extranodular apresenta-se suprimido à cintilografia.

Indica-se o tratamento nos casos de bócio multinodular com nódulos "frios" e baixa captação de iodo-131 em pacientes idosos com hipertireoidismo subclínico, espe-

cialmente com bócio mergulhante e sintomas compressivos sem indicação cirúrgica.

Contraindicações

A gravidez é uma contraindicação absoluta, principalmente a partir da 12ª semana, pois a tireoide fetal começa a captar iodo. Antes da 12ª semana, testes também devem ser evitados (radiação para o feto de 1 mrad/mCi de iodo-131). Na dúvida de gravidez, deve-se fazer teste de gravidez antes do tratamento.

Segundo orientações do *International Commission on Radiological Protection* (ICRP), a amamentação deve ser interrompida em definitivo após terapia com iodo-131, pois este é secretado pelo leite materno.

Atividade Administrada

Doença de Graves

Várias estratégias para a determinação da dose a ser empregada para o tratamento estão disponíveis, porém existem controvérsias sobre qual o método ideal. São elas:

- Dose fixa: neste método, alguns especialistas preconizam o uso de dose fixa sem cálculo específico, determinando-se apenas baixa dose de 5 mCi, independentemente do volume glandular, captação de iodo-131 ou gravidade da doença, com a desvantagem de se necessitarem de múltiplas doses até atingir o eutireoidismo, ou doses fixas altas principalmente para grandes bócios que promovem evolução rápida para hipotireoidismo e facilidade de controle da doença, apesar de maior exposição do paciente à radiação. Podem-se determinar 10 mCi como atividade mínima para crianças ou para adultos com massa glandular pequena, 15 mCi como atividade média para adultos e 20 a 30 mCi para pacientes com grande massa glandular, associada ou não à heterogeneidade cintilográfica (decorrente dos efeitos do medicamento ou tempo de doença) e em casos de retratamento com iodo-131;

- Dose calculada em microcuries por grama de tecido tireoidiano (μCi/g), em que se fixa a atividade desejada em microcuries por grama de tecido tireoidiano, e a atividade total pode variar geralmente de 5 a 15 mCi, podendo-se administrar ambulatorialmente até 50 mCi. A dose administrada baseia-se na massa efetiva (massa glandular obtida por meio da cintilografia ou ultrassonografia dividida pela captação de iodo-131 às 24 horas). Assim, quanto maior a captação, menor poderá ser a dose a ser administrada, e quanto maior a massa da glândula, maior será a atividade total de iodo-131. Muitos especialistas têm determinado atividades variando de 80 a 120 mCi/g de tecido glandular, porém podem-se administrar atividades maiores dependendo de caso a caso, devido a vários fatores clínicos, como a presença de nódulos, hipertireoidismo grave com pouca retenção de iodo-131 pela glândula, fibrilação atrial ou qualquer outra condição clínica que necessite de rápido controle da doença. Pode-se, ainda, administrar dose escalonada dependendo do volume da glândula. A dose média geralmente usada em nosso serviço é em torno de 150 a 250 μCi/g;

- Dose absorvida calculada em rad/Gy: da mesma forma que no método anterior, pode-se determinar a atividade de total de iodo-131, fixando-se a quantidade desejada de dose absorvida pelo tecido tireoidiano, que pode variar de 100 a 300 Gy. Esse método permite atingir maiores taxas de sucesso com o uso de menor atividade de iodo-131, mas com maior taxa de eutireoidismo e menor de hipotireoidismo. Para isso, é necessário, no entanto, obter medidas de captação em vários tempos, para determinar a dosimetria da glândula (comportamento do iodo-131 na glândula, determinando o grau de permanência dele no tempo estudado).

Adenomas Solitários ou Múltiplos Autônomos

Geralmente é necessária maior atividade de iodo-131 do que aquela administrada no bócio difuso tóxico por causa de sua maior radiorresistência. Nesses casos, o nódulo captará grande parte do iodo-131 administrado e o tecido extranodular estará protegido da radiação (porque está suprimido em virtude dos baixos níveis de hormônio tireoestimulante – TSH), e essa condição favorece a resposta ao tratamento. A dose recomendada é fixa, de 30 mCi, e é a dose máxima permitida ambulatorialmente, sendo adequada e suficiente para um tratamento eficaz. Existem controvérsias em relação a realizar o tratamento em situações em que o parênquima extranodular não esteja suprimido completamente, uma vez que não se garante o sucesso terapêutico.

Bócios Multinodulares Tóxicos e Atóxicos

As fórmulas-padrão designadas para se administrarem 80 a 120 microCi/g de tecido tireoidiano subestimam a quantidade de iodo-131 necessária para essa condição. A dose de 50 mCi, máxima permitida para ser administrada ambulatorialmente, geralmente é insuficiente para promover grande alteração morfofuncional na tireoide, sendo, portanto, recomendável dose superior a 50 mCi. No entanto, devido às normas brasileiras de radioproteção vigentes na atualidade, essas doses devem ser realizadas com internação em quarto hospitalar especialmente dedicado a esse fim, o que é limitante em nosso meio, em virtude dos vários dias (uma ou duas semanas, geralmente) de internação com necessidade de isolar o paciente do convívio com os seus familiares. Eventualmente, o tratamento pode ser otimizado com o uso prévio de pequena quantidade de TSH recombinante humano (em geral, menor ou igual a 0,1 mg), que permite aumento de captação do parênquima extranodular e aumenta o potencial destruidor do iodo-131. Esse método, cujo objetivo principal é a diminuição volumétrica da glândula, ainda está em estudo, mas vários trabalhos demonstram especial utilidade nos pacientes sem possibilidade de realizar cirurgia por bócio volumoso mergulhante e que apresentam sintomas compressivos (Figura 22.1).

Resposta

A resposta depende de quanto a tireoide aproveitou o iodo radioativo que é ingerido e de quanto é sensível à radiação emitida.

Recomenda-se ao paciente que liste os principais sintomas e acompanhe também a resolução deles para informar ao médico assistente.

O paciente deverá ser acompanhado clínica e laboratorialmente em nosso serviço após 3 e 12 meses para avaliação do sucesso terapêutico e na sua clínica de origem.

Na doença de Graves, espera-se melhora de alguns sintomas apenas após um mês do tratamento, mas os exames de sangue ainda estarão bem alterados devido à liberação de hormônios estocados dentro da célula tireoidiana em fase de destruição e inflamação.

O efeito máximo ocorre geralmente após três meses, com a melhora da maioria dos sintomas e normalização dos exames de sangue (T3 total, T4 livre e TSH). O nível de TSH é o último que melhora, podendo continuar baixo até por um ano após o tratamento.

O hipotireoidismo transitório ocorre com prevalência de 15%, não é relacionado à atividade administrada e geralmente é diagnosticado laboratorialmente, pois é pouco sintomático. Ocorre de dois a cinco meses após o tratamento, com regressão à normalidade em um a quatro meses.

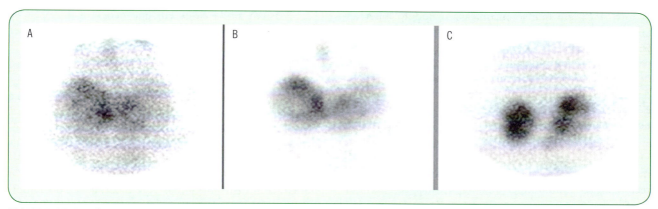

FIGURA 22.1. Bócio multinodular com nódulos "frios". (**A**) Estudo basal. (**B**) Estudo precedido de 0,1 mg de TSH recombinante humano realizado imediatamente antes da dose terapêutica de iodo-131 (30 mCi) revela melhor delimitação glandular e aumento da captação no tecido funcionante extranodular. (**C**) Controle após um ano do tratamento revela resposta satisfatória, com diminuição volumétrica e das áreas hipocaptantes.

É recomendável, portanto, aguardar pelo menos seis meses para avaliar o resultado final do tratamento, pois em alguns casos a melhora é observada somente entre três e seis meses.

Após seis meses do tratamento, espera-se uma das três possibilidades de evolução:

1. Normalização dos hormônios tireoidianos T3 e T4: o hipertireoidismo foi controlado, o paciente apresenta-se eutireoidiano laboratorialmente e não há necessidade de tomar nenhuma medicação. A fase de eutireoidismo pode ser variável (alguns dias, meses ou até anos) e a evolução para hipotireoidismo no futuro é esperada;
2. Hipotireoidismo: ocorre diminuição da produção dos hormônios T3 e T4 e deve-se aguardar aumento do TSH acima do normal, para, então, iniciar-se a reposição de levotiroxina exógena;
3. Persistência do hipertireoidismo: geralmente ocorre quando a glândula é muito grande ou é mais resistente ao iodo radioativo. A dose não foi suficiente para diminuir a massa da glândula ao normal, porém ela diminui pelo menos 50% e produz menos quantidade de hormônios em comparação aos níveis anteriores ao tratamento, melhorando parte dos sintomas. Necessitará de nova dose de iodo radioativo, que deve ser novamente calculada com base nos exames.

Após 12 meses do tratamento, a evolução para hipotireoidismo é mais frequente (em torno de 60%), eutireoidismo ocorre em uma pequena parcela dos pacientes e persistência do hipertireoidismo ocorre mais frequentemente (em torno de 15% dos pacientes) nos casos em que o bócio é muito volumoso e o *turnover* é acelerado (velocidade de captação do iodo, síntese e liberação hormonal rápida com consequente menor retenção de iodo-131 no interior da glândula) (Figura 22.2).

Em relação aos nódulos autônomos tóxicos uni ou multinodulares, o índice de sucesso é alto nos casos em que o parênquima extranodular se apresenta totalmente suprimido na cintilografia, com risco muito baixo de evoluir para hipotireoidismo em curto prazo.

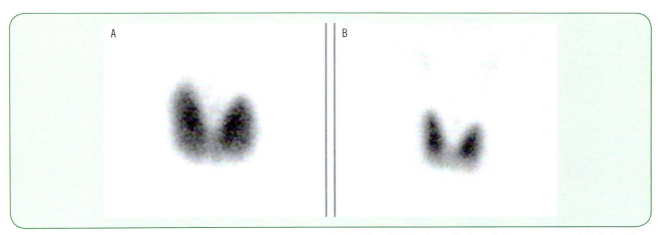

FIGURA 22.2. Doença de Graves: resultado de tratamento com iodo-131. (**A**) Cintilografia basal demonstra grande bócio difuso homogêneo. (**B**) Controle cintilográfico após um ano: dimensões reduzidas e captação normal.

No local em que se encontrava o nódulo hipercaptante, o controle cintilográfico, após quatro meses do tratamento, demonstra área normo ou hipocaptante e o parênquima extranodular, anteriormente não visibilizado, passa a ser visível em toda a sua totalidade. Os valores de captação de iodo-131 ou de hormônios tireoidianos T4 e T3 não se modificam significativamente, porém o TSH pode se elevar a valores normais (Figuras 22.3 a 22.5).

Nos casos em que não ocorre supressão total do parênquima extranodular, é questionável a realização do tratamento, uma vez que o efeito do iodo pode não ser direcionado ao nódulo hiperfuncionante, mas ao parênquima adjacente.

O bócio nodular tóxico raramente evolui para hipotireoidismo e não promove piora dos sintomas de hipertireoidismo em curto prazo como nos casos de bócio difuso tóxico.

Existem ainda casos em que ocorre a presença de nódulos "quentes" e "frios", e o tratamento pode não ser efetivo.

Nos casos de bócio multinodular com nódulos "frios" e baixa captação de iodo-131, em pacientes idosos com hipertireoidismo subclínico, a taxa de sucesso terapêutico é baixa, apesar de a literatura demonstrar redução de 50% no volume glandular e o paciente evoluir para hipotireoidismo após um ou dois anos do tratamento. É a causa mais frequente de insucesso do tratamento com o iodo-131, pois a captação costuma ser baixa (em torno de 10% às 24 horas), com distribuição bastante heterogênea do radioisótopo no parênquima, geralmente com nódulos "frios" e poucas áreas de tecido funcionante e com maior radiorresistência ao iodo-131. É questionável essa modalidade terapêutica nesses casos (Figura 22.6).

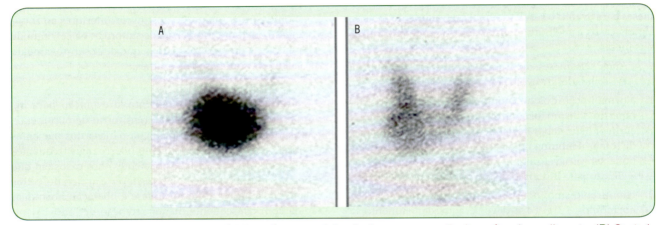

FIGURA 22.3. Doença de Plummer. (**A**) Nódulo autônomo no lobo direito com supressão do parênquima adjacente. (**B**) Controle cintilográfico após quatro meses do tratamento com iodo-131 (30 mCi) revela importante diminuição da atividade no nódulo e aparecimento do parênquima anteriormente suprimido do restante do lobo direito e lobo esquerdo.

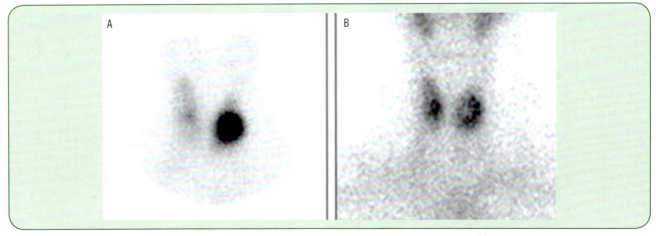

FIGURA 22.4. (**A**) Bócio nodular com nódulo "quente" no lobo esquerdo sem supressão do parênquima extranodular. (**B**) Controle após seis meses revela área hipocaptante na projeção do nódulo anteriormente "quente". TSH de 0,23 passou para 4,33 μUI/mL.

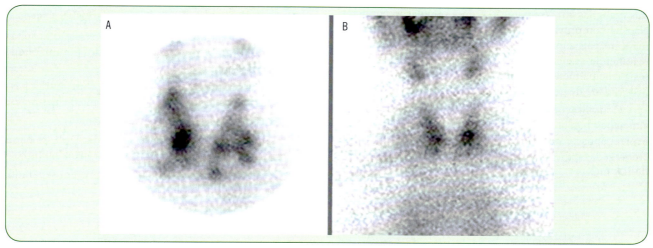

FIGURA 22.5. Bócio multinodular, com nódulos "quentes" e "frios": maior taxa de sucesso terapêutico na presença de maior número de nódulos hipercaptantes. (**A**) Cintilografia basal. (**B**) Controle após um ano: diminuição significativa da heterogeneidade parenquimatosa. TSH basal de < 0,03 passou para 0,46 μUI/mL. Não houve diferença em relação à captação cervical de iodo-131.

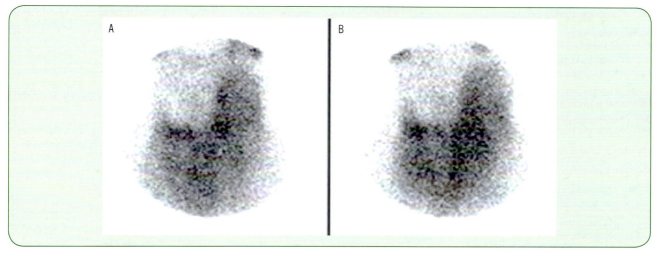

FIGURA 22.6. Resposta insatisfatória a tratamento com iodo-131. (**A**) Cintilografia basal de bócio multinodular bastante volumoso e mergulhante, com nódulos "frios". (**B**) Controle após um ano não revela modificações significativas na distribuição do Na^{99m}TcO$_4$, com persistência de TSH < 0,03 μUI/mL.

Efeitos Adversos

Na fase precoce pós-tratamento, pode ocorrer piora do hipertireoidismo, embora não seja frequente, entre a primeira e a segunda semana após o tratamento. Os sintomas mais comuns são palpitação e aumento do nervosismo, que podem ser controlados com propranolol ou medicamento similar, ou pode-se aguardar um período de uma ou duas semanas, pois o quadro clínico é transitório, até acabar o efeito dos hormônios que estavam estocados dentro da tireoide e foram lançados no sangue.

Pode ocorrer discreta dor na região cervical por causa da inflamação da tireoide. Essa complicação é de curta duração e resolve-se espontaneamente, sem tratamento específico. Podem-se usar drogas anti-inflamatórias para aliviar os sintomas (por exemplo, Scaflam®, Cataflam®).

Reações alérgicas são muito raras e em geral facilmente controladas com medicação antialérgica ou, em casos mais duradouros, com corticoides.

Para os pacientes que apresentam a exoftalmia secundária ao hipertireoidismo, o tratamento pode, talvez, piorar o quadro oftalmológico após a dose, devendo ser discutido com o médico o uso de corticoide antes da administração da dose terapêutica para evitar ou atenuar os sintomas decorrentes. Outro fator associado ao agravamento do exoftalmo é o tabagismo.

Com relação aos efeitos tardios, existe baixo risco de desenvolver câncer de tireoide, leucemia ou outras neoplasias malignas em comparação com a população em geral. Não há comprovação de alterações genéticas na prole de mães ou pais submetidos à radioiodoterapia. No entanto, recomenda-se evitar a gravidez por um período de seis meses, principalmente para que a doença esteja controlada e a necessidade de novo tratamento seja descartada.

Complicações como sialadenite aguda ou crônica ou alterações hematológicas por depressão medular podem ocorrer após administração de altas atividades de iodo-131 empregadas para tratamento de câncer de tireoide (acima de 100 mCi).

Cuidados após o Tratamento

Esse tratamento não necessita de internação hospitalar, mas é importante tomar alguns cuidados por um período de dois dias após a sua realização:

- Evitar contatos físicos próximos com outras pessoas, em especial crianças (até 18 anos) e gestantes;
- Dormir sozinho(a), em quarto separado;
- Se possível, usar banheiro separado. Deve-se dar a descarga três vezes e não respingar urina no piso;
- Lavar suas roupas e a roupa de cama em separado, após deixar de molho por um dia.

Leitura Sugerida

Sobre tratamento de hipertireoidismo em geral

- Sarkar SD. Benign thyroid disease: what is the role of nuclear medicine? Semin Nucl Med. 2006;36(3):185-93.
- Boelaert K, Syed AA, Manji N, Sheppard MC, Holder RL, Gough SC, et al. Prediction of cure and risk of hypothyroidism in patients receiving 131I for hyperthyroidism. Clin Endocrinol (Oxf). 2009;70(1):129-38.
- Stokkel MP, Handkiewicz Junak D, Lassmann M, Dietlein M, Luster M. EANM procedure guidelines for therapy of benign thyroid disease. Eur J Nucl Med Mol Imaging. 2010;37(11):2218-28.

Sobre tratamento de hipertireoidismo por doença de Graves

- Monte O, Calliari LEP, Longui CA. Utilização do 131I no tratamento da doença de Basedow-Graves na infância e adolescência. Arq Bras Endocrinol Metab. 2004;48(1):166-70.
- Read CH Jr, Tansey MJ, Menda Y. A 36-year retrospective analysis of the efficacy and safety of radioactive iodine in treating young Graves' patients. J Clin Endocrinol Metab. 2004;89(9):4229-33.
- Grosso M, Traino A, Boni G, Banti E, Della Porta M, Manca G, et al. Comparison of different thyroid committed doses in radioiodine therapy for Graves' hyperthyroidism. Cancer Biother Radiopharm. 2005;20(2):218-23.
- de Rooij A, Vandenbroucke JP, Smit JW, Stokkel MP, Dekkers OM. Clinical outcomes after estimated versus calculated activity of radioiodine for the treatment of hyperthyroidism: systematic review and meta-analysis. Eur J Endocrinol. 2009;161(5):771-7.
- Gupta SK, McGrath S, Rogers K, Attia J, Lewis G, Viswanathan S, et al. Fixed dose (555 MBq; 15 mCi) radioiodine for the treatment of hyperthyroidism: outcome and its predictors. Intern Med J. 2010;40(12):854-7.

- Hautzel H, Pisar E, Yazdan-Doust N, Schott M, Beu M, Müller HW. Qualitative and quantitative impact of protective glucocorticoid therapy on the effective 131I half-life in radioiodine therapy for Graves disease. J Nucl Med. 2010;51(12):1917-22.
- Lai A, Sassi L, Compri E, Marino F, Sivelli P, Piantanida E, et al. Lower dose prednisone prevents radioiodine-associated exacerbation of initially mild or absent Graves' orbitopathy: a retrospective cohort study. J Clin Endocrinol Metab. 2010;95(3):1333-7.
- Liu CJ, Dong YY, Wang YW, Wang KH, Zeng QY. Efficiency analysis of using tailored individual doses of radioiodine and fine tuning using a low-dose antithyroid drug in the treatment of Graves' disease. Nucl Med Commun. 2011;32(3):227-32.

Sobre tratamento de hipertireoidismo por bócio nodular

- Reiners C, Schneider P. Radioiodine therapy of thyroid autonomy. Eur J Nucl Med Mol Imaging. 2002;29 Suppl 2:S471-8.
- Hegedüs L, Bonnema SJ, Bennedbaek FN. Management of simple nodular goiter: current status and future perspectives. Endocr Rev. 2003;24(1):102-32.
- Nieuwlaat WA, Hermus AR, Ross HA, Buijs WC, Edelbroek MA, Bus JW, et al. Dosimetry of radioiodine therapy in patients with nodular goiter after pretreatment with a single, low dose of recombinant human thyroid-stimulating hormone. J Nucl Med. 2004;45(4):626-33.
- Ceccarelli C, Bencivelli W, Vitti P, Grasso L, Pinchera A. Outcome of radioiodine-131 therapy in hyperfunctioning thyroid nodules: a 20 years' retrospective study. Clin Endocrinol (Oxf). 2005;62(3):331-5.
- Zingrillo M, Urbano N, Suriano V, Modoni S. Radioiodine treatment of Plummer and multinodular toxic and nontoxic goiter disease by the first approximation dosimetry method. Cancer Biother Radiopharm. 2007;22(2):256-60.

Câncer de Tireoide

23

GEORGE BARBERIO COURA FILHO

Conteúdo

Radiofármacos
  Mecanismos de Captação do Iodo-131: Fatores
    Fisiopatológicos e Biodistribuição Normal
Indicações Clínicas

Atividade Administrada
Resposta Terapêutica
Contraindicações, Efeitos Adversos e Cuidados

Radiofármacos

Mecanismos de Captação do Iodo-131: Fatores Fisiopatológicos e Biodistribuição Normal

A fisiologia tireoidiana compreende a síntese hormonal tireoidiana, que é dependente de iodo e do estímulo hipofisário do hormônio estimulante da tireoide, o TSH. A estrutura celular tireoidiana, composta por células de origem epitelial chamadas de células foliculares, expressa uma proteína de membrana chamada de transportador de sódio-iodo (NIS: *Na-I symporter*) que internaliza na célula o iodo via mecanismo de transporte ativo, estimulado pelo TSH. O iodo, após ser organificado na síntese hormonal tireoidiana, é secretado para os folículos tireoidianos, compondo o coloide encontrado no centro dos folículos. O coloide funciona como uma forma de a tireoide guardar parte da quantidade de hormônio produzida e que será liberado conforme a necessidade do organismo.

Valendo-se da propriedade da célula tireoidiana de internalizar iodo e sabendo que no câncer bem diferenciado da tireoide a expressão do NIS é mantida em parte, inclusive nas metástases, utiliza-se o iodo radioativo para o tratamento do câncer de tireoide em aplicações clínicas que serão discutidas posteriormente. No entanto, a expressão do NIS não é homogênea na tireoide, inclusive estando habitualmente reduzida no carcinoma de tireoide a um centésimo ou a um milésimo do observado em células tireoidianas normais. Assim, aproveita-se que é conhecido que o TSH estimula a expressão do gene e das proteínas NIS e realiza-se estímulo endógeno (suspensão da reposição hormonal tireoidiana) ou exógeno (uso do TSH recombinante humano) para otimizar a concentração ce-

lular do iodo. Em geral, níveis séricos acima de 30 mU/L de TSH são considerados satisfatórios para a realização do tratamento.

Outra medida necessária para a efetividade de concentração do iodo radioativo é reduzir a competição orgânica dele com o iodo não radioativo, reduzindo a concentração corporal desse último. Como medidas habituais, deve-se incluir dieta pobre em iodo por 15 dias, evitar contaminantes iodados por período de uma semana até um mês e não utilizar contraste iodado ou amiodarona pelo período de três meses antes da iodoterapia com iodo-131. Seguem a seguir sugestões de tempo e preparo para a iodoterapia no câncer de tireoide.

A escolha do iodo radioativo ^{131}I é baseada nas características de suas emissões radioativas, entre as quais se incluem emissões de partículas beta negativas (similares a elétrons), capazes de causar grande ionização ao perderem energia sofrendo desaceleração no meio que atravessam, porém com baixa penetração, pois são facilmente desaceleradas. O iodo-131 gera como efeitos processo inflamatório, redução da replicação celular e um alto e muito concentrado dano à fita dupla de DNA, com possível morte e destruição das células que o internalizam, já que suas propriedades químicas são idênticas às do iodo não radioativo (iodo estável). Assim, as células foliculares ou as células cancerígenas que mantêm expressão do NIS por concentrarem o iodo-131 ficam suscetíveis à sua radiação e, portanto, morrem. Resta lembrar que, como o iodo-131 ainda apresenta emissões de ondas eletromagnéticas do tipo gama, também permite a realização de imagens médicas por meio de aquisições de medicina nuclear convencional em câmara gama, permitindo realizar pesquisas de corpo inteiro (PCI) inclusive após o emprego de uma dose terapêutica (Figura 23.1).

Também devemos ressaltar que o dano celular e os efeitos biológicos dessa radiação dependem de alguns fatores celulares. A quantidade de NIS expresso na membrana celular é proporcional à concentração intracelular do iodo-131, portanto quanto maior for sua expressão e estímulo, maior será a internalização e organificação do radioiodo e, consequentemente, maior a dose de radiação e probabilidade de morte celular pela radiação. Outro fator é o tempo de residência do radioiodo no intracelular e de sua eliminação do organismo (medida pela meia-vida efetiva do iodo-131 no organismo), pois quanto mais rápido for secretado pela célula e pelo organismo, menor será o tempo em que a célula foi exposta à radiação ou da biodisponibilidade sérica do iodo-131, levando à menor probabilidade de morte celular.

Um importante tópico a ser discutido é a biodistribuição normal do iodo, já que outros tecidos podem apresentar NIS ou transportadores celulares capazes de internalizar o iodo. Contudo, esses tecidos normais não organificam o iodo e, após internalizá-lo rapidamente, eliminam-no.

A absorção do iodo é feita no trato gastrointestinal, sendo então administrado ao paciente por via oral na possível apresentação líquida ou em cápsulas. O iodo-131 passa então a circular no sangue e é absorvido pelos tecidos que apresentam NIS. Glândulas salivares, glândulas sudoríparas, estômago, glândulas mamárias e placenta são alguns exemplos de tecidos que habitualmente concentram o iodo. As glândulas salivares eliminam rapidamente o radioiodo na saliva, bem como o estômago no suco gástrico, e uma parte desse iodo é reabsorvida no trato gastrointestinal e outra parte é eliminada nas fezes. O iodo também é filtrado pelos rins, que são a principal via de excreção dele no organismo, pela urina (sendo aconselhável para o paciente reter a urina o menor tempo possível para diminuir o tempo de irradiação da bexiga). O iodo é secretado na pele pelo suor.

Indicações Clínicas

O emprego do iodo radioativo no tratamento do câncer bem diferenciado da tireoide pode apresentar dois propósitos distintos.

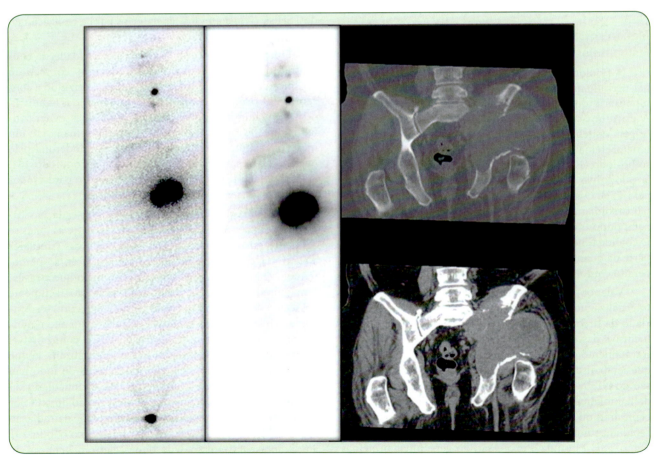

FIGURA 23.1. PCI diagnóstica e após dose terapêutica de 350 mCi de iodo-131 de paciente com doença metastática por carcinoma papilífero de tireoide. Acúmulo focal na região cervicotorácica à esquerda, em grau discreto nos campos pulmonares e em grau acentuado na hemibacia esquerda (extensa lesão infiltrativa visibilizada na CT de pelve).

O primeiro é chamado de ablação com radioiodo. Seu objetivo é erradicar tecido tireoidiano cervical remanescente, em geral composto por células tireoidianas normais em focos microscópicos, que é realizado após o procedimento de tireoidectomia total. Sua indicação visa principalmente reduzir a taxa de recorrência locorregional e tornar os níveis séricos de tireoglobulina indetectáveis. O acompanhamento da recorrência é feito principalmente pelos níveis de tireoglobulina, e quando há tecido remanescente normal produzindo esse marcador sanguíneo, torna-se mais difícil a detecção precoce da recidiva da doença. É importante ressaltar que a eficiência de ablação depende da quantidade de tecido cervical remanescente, e ela pode ser acessada por captação ou pesquisa de corpo inteiro realizadas com radioiodo. Quando há presença de concentração cervical de radioiodo superior a 10%, é possível considerar exames de imagem para visualizar massa tireoidiana residual, podendo-se indicar nova abordagem cirúrgica principalmente quando ela é visualizada nesses exames de imagem. A realização da pesquisa de corpo inteiro ou de captação cervical de radioiodo não é obrigatória e pode ser dispensada em centros que contem com cirurgiões experientes no procedimento de tireoidectomia total.

A ablação é um procedimento realizado rotineiramente em todos os pacientes submetidos à tireoidectomia total. A única situação de exceção em que a ablação é questionável e em que se aceita a não realização da ablação são os carcinomas papilíferos da tireoide com tamanho igual ou inferior a 1 cm, que sejam unifocais e que não apresentem nenhuma das seguintes características: evidências de metástases a distância, invasão capsular, histórico de exposição à radiação ou histologias mais agressivas (variantes esclerosante difusa, células altas ou células colunares). De acordo com as diretrizes da *American Thyroid Association*, recomenda-se ablação para os pacientes com evidências de metástases, extensão extratireoidiana, tumores com 1 a 4 cm ou fatores de maior risco como celularidade mais agressiva. Não é recomendado para pacientes com neoplasias menores de 1 cm, unifocais ou multifocais, com todos os focos menores que 1 cm, e que não apresentem características de maior risco ou agressividade.

O segundo é denominado tratamento com radioiodo. Esse tratamento, por sua vez, tem o intuito de tratar a recorrência locorregional e a doença metastática a distância, destacadamente quando não é possível a ressecção cirúrgica delas. Os sítios de destaque para a recorrência locorregional são os linfonodos cervicais, enquanto na doença metastática são pulmão e ossos. Em geral, pode ser necessária uma pesquisa de corpo inteiro antes da administração da dose, na tentativa de confirmar os sítios onde ocorre concentração do radioiodo, bem como a proporção de sua concentração nas lesões (caso sejam múltiplas). Porém, caso uma pesquisa (de corpo inteiro) prévia à dose e com baixa dose (2 mCi para evitar efeito de atordoamento com a redução da concentração do iodo-131 quando a maior dose com finalidade terapêutica for aplicada) não demons-

tre concentração do radioiodo, é necessária pelo menos uma pesquisa de corpo inteiro pós-dose para classificar uma lesão como não concentrante. Esse fato ocorre pelo fato de a sensibilidade de visualização de uma lesão em exame de corpo inteiro com radioiodo ser dependente da dose administrada ao paciente, sendo, portanto, significativamente mais baixa em estudos com até 5 mCi.

O tratamento da doença avançada com radioiodo tem demonstrado efetividade em erradicar doença em alguns casos, retardar a progressão da doença e reduzir sintomas. O tratamento pode ser repetido caso a doença se mantenha iodo-concentrante. Não se recomendam tratamentos em pacientes que apresentem lesões conhecidas e que não tenham apresentado concentração de radioiodo em pesquisa de corpo inteiro após um tratamento (exceção para procedimentos de ablação, dado que as concentrações em tecidos remanescentes normais podem reduzir a concentração em metástases). Também é conhecido que o prognóstico dos pacientes com lesões que não concentrem iodo é pior, sendo essa característica uma evidência de menor diferenciação celular e maior agressividade tumoral.

Atividade Administrada

A melhor atividade de iodo-131 a ser administrada para os pacientes com neoplasia diferenciada da tireoide é um tema controverso e não há consenso sobre qual apresenta melhor efeito terapêutico com menor incidência de efeitos colaterais. Esquemas para ablação com doses variando de 30 a 200 mCi têm sido reportados, apresentando resultados variáveis, bem como esquemas para tratamento com doses variando a partir de 100 mCi também são encontrados em literatura médica. Também não há consenso sobre o limite de dose máxima cumulativa, sendo assunto de extrema controvérsia.

Também são encontrados em literatura estudos comparando a eficiência de doses determinadas empiricamente (esquemas de dose fixa) em relação à determinação da dose por métodos dosimétricos. Novamente ainda não há consenso sobre a melhor estratégia, com ambas apresentando pontos positivos e negativos.

A principal vantagem dos esquemas com doses fixas baseadas em características do tumor primário e do estadiamento é a sua praticidade. Nessa modalidade os pacientes são tratados de forma não individualizada e a padronização ocorre pelas características de sua doença. Um exemplo é o emprego de 100 mCi para ablação habitual, 150 mCi para ablação de tumor primário com características mais agressivas, 200 mCi para tratamento de doença linfonodal, 250 mCi ou mais para tratamento de doença metastática a distância. O racional que baseia esse escalonamento de dose é a variável e menor expressão de NIS nos tecidos metastáticos. Proporciona-se, assim, uma maior dose de radiação para os tecidos que concentrariam em menor intensidade o radioiodo, levando à maior morte celular. Também é advogado que com doses maiores se criaria menor radiorresistência tumoral. Porém, não há evidência comprovativa e definitiva em literatura. Sua principal desvantagem seria o maior índice de complicações decorrentes do tratamento.

Já o esquema de cálculo dosimétrico apresenta a vantagem de individualizar a dose com base na concentração e no volume tecidual, otimizando o efeito terapêutico com a menor dose possível. Essa menor dose também implicaria menor incidência de efeitos colaterais indesejados. Seria, portanto, um método de tratamento paciente-dirigido. Porém, esse método necessita de avaliação sequencial temporal do paciente, determinando tanto a meia-vida efetiva do radioiodo no paciente, sua captação tumoral e seu percentual de retenção, aumentando a complexidade e custos envolvidos no tratamento, fatores representantes de suas desvantagens. Ocasionalmente também há dificuldade de determinar o volume de distribuição do radioiodo, como nos casos de ablação de tecido remanescente cervical, que impossibilita um acurado e preciso cálculo dosimétrico, restringindo a aplicação dessa metodologia.

A atividade máxima recomendada com irradiação para o sangue não deve superar 200 cGy.

Resposta Terapêutica

Devemos analisar as informações de literatura criteriosamente. A heterogeneidade dos estudos dificulta a interpretação e a conclusão acerca dos benefícios da iodoterapia. Além disso, a dificuldade em separar as variáveis de confusão, como estratificação de risco, fatores prognósticos e baixa agressividade tumoral, também prejudica a realização de estudos. A resposta terapêutica ao radioiodo também é variável em literatura e relacionada com a classificação da doença.

Para os tumores de alto risco e pacientes com doença avançada, as evidências apontam que o tratamento com radioiodo é efetivo em facilitar o acompanhamento clínico, detectar precocemente a recorrência e reduzir a taxa de recorrência e mortalidade. Também é defendido por autores que a detecção precoce da recorrência por meio de pesquisas de corpo inteiro em vez diagnósticos baseados em sintomas e sinais clínicos resulta em melhor prognóstico com menor taxa de mortalidade. Coloca-se que a estratégia mais agressiva de terapia garante sobrevida superior a 90%.

Alguns estudos não apontam diferença de sobrevida em cinco anos para diferentes atividades de radioiodo nos pacientes com baixo risco. No entanto, propõem que com baixas atividades, como de 30 mCi, a necessidade de uma segunda dose é de 22%, enquanto com atividades de 100 mCi essa necessidade cai para 11%. Devido à baixa recorrência e à baixa mortalidade relacionadas à doença nesses pacientes, é difícil chegar a conclusões definitivas sobre o real benefício da iodoterapia.

Em metanálise, apesar de haver publicações demonstrando redução de mortalidade causada por doença relacionada à ablação, boa parte dos estudos com ajuste por fatores prognósticos e cointervenções não consegue demonstrar esse benefício. Isso é justificado pelo fato de a doença ter baixa agressividade e a mortalidade global desses pacientes em geral não se correlacionar com a doença. Nos estudos com as maiores séries de pacientes, a ablação apresentou redução da recorrência global da doença, com taxas de recorrência em torno de 20%, e, separando em recorrência locorregional e metastática, muitos estudos demonstram com clareza a redução de recorrência nas principais variantes do carcinoma bem diferenciado da tireoide.

Contraindicações, Efeitos Adversos e Cuidados

Como contraindicações absolutas para a dose terapêutica com iodo-131, têm-se a gestação (mesmo não se constatando aumento das taxas de malformações ou abortos), tendo em vista a observação de alterações cromossômicas, e a amamentação que não será interrompida, já que o radioiodo pode habitualmente ser secretado no leite. Caso a amamentação possa ser interrompida e a paciente lactante expresse o desejo de interromper a amamentação, o tratamento com radioiodo pode ser considerado. Já as contraindicações relativas são, principalmente, a depressão medular nos casos em que seja considerado o emprego de altas doses de radioiodo, a função pulmonar alterada nos casos em que se espere que ocorra intensa concentração em metástases pulmonares (principalmente de padrão micronodular e difuso), a presença de lesões ou sintomas neurológicos quando há risco de que o edema e a inflamação causados pelo radioiodo possam gerar efeitos compressivos severos. Outra contraindicação relativa é a disfunção salivar nos pacientes com concentração duvidosa de radioiodo em metástase conhecida, porém essa contraindicação é bastante questionável.

Os efeitos adversos da radioiodoterapia podem ser classificados como imediatos (precoces) e tardios. Entre os principais efeitos adversos precoces, podemos observar dor e edema na região cervical, principalmente em casos com grande quantidade de tecido tireoidiano remanescente, decorrentes da ação local do radioiodo. Também se observam sialadenite salivar, alteração do paladar e gastrite, pela concentração fisiológica do iodo em glândulas salivares e estômago. Devido ao processo inflamatório gástrico, náuseas e vômitos também podem ocorrer, no entanto em geral são sintomas brandos e facilmente tratáveis com medicamentos sintomáticos. Depressão medular transitória pode ocorrer no primeiro mês, mas raramente tem manifestações significativas, excetuando-se os pacientes com medula óssea já com função alterada ou reduzida, e a hipofunção transitória gonadal é também relatada.

Em relação aos efeitos adversos tardios, podemos citar a sustentação das manifestações agudas, evoluindo para gastrite ulcerativa, depressão medular persistente e sialadenite crônica, sendo somente a sialadenite crônica uma complicação tardia comum e as outras bastante raras.

A fibrose pulmonar também é um evento raro, e pode ser ponderado o risco em cálculo da atividade máxima a ser administrada, tendo o cuidado de evitar a retenção pulmonar de radioiodo na atividade de 80 mCi por 48 horas, que pode aumentar a chance de causar esse efeito. Finalmente há o risco de desenvolvimento de segundas neoplasias, sendo comprovada a associação de altas doses com leucemia mieloide aguda quando a dose cumulativa é superior a 800 mCi. Não há evidências de risco significativo para câncer de bexiga, cólon, glândula salivar e mama em doses cumulativas abaixo de 400 mCi, sítios que costumam apresentar maiores doses de radiação recebida devido à biodistribuição normal do radioiodo.

As principais precauções recomendadas no tratamento com o iodo-131 em altas doses são relacionadas a questões de radioproteção, respeitando-se o princípio ALARA de expor tanto o paciente como as pessoas em contato com ele ao mínimo possível de radiação que seja exequível. Segundo normas de radioproteção da Comissão Nacional de Energia Nuclear (CNEN), doses altas de radioiodo necessitam de internação em ambiente hospitalar específico para essa finalidade. Durante a internação, o paciente fica em isolamento em quarto e banheiro privativos (Figura 23.2), e é orientado a uma hidratação oral abundante e constante com água para aumentar a frequência miccional, reduzindo a dose absorvida no trato urinário e gônadas. Essa medida também facilita que ele apresente níveis radiométricos satisfatórios para alta. Outra medida adotada frequentemente durante a internação desses pacientes é a estimulação da salivação com cítricos, balas ou gomas de mascar, tendo por objetivo principal reduzir o tempo em que a saliva radioativa fica estocada na glândula salivar. Reduzindo o tempo de estoque, espera-se reduzir a exposição glandular à radiação e consequentemente diminuir o risco de sialadenite. Pode-se prescrever medicação protetora gástrica, antieméticos e analgésicos a fim de evitar queixas e desconforto do paciente. A reposição hormonal com levotiroxina e a suspensão da restrição dietética e demais quesitos necessários no preparo prévio ao tratamento ocorrem após 48 horas da administração da dose de iodo-131.

Para confirmar a concentração do radioiodo, realiza-se a pesquisa de corpo inteiro pós-dose três a sete dias após a administração da dose terapêutica, a qual frequentemente demonstra alterações não visualizáveis na PCI pré-dose. O sucesso terapêutico é monitorado pela queda de níveis séricos de tireoglobulina e ocasionalmente por meio de exames de imagem. Pode-se realizar nova pesquisa de corpo inteiro para a avaliação do resultado do tratamento após um ano da terapia, e em casos de persistência de captação do iodo-131 nas metástases, o tratamento pode ser repetido. Outros exames de imagem importantes e que devem ser realizados para monitoração da doença e da efetividade da terapia são a ultrassonografia cervical com enfoque principalmente em linfonodos e a tomografia de tórax com cortes finos para melhor avaliação de nódulos pulmonares. Porém, não devemos nos esquecer de que é recomendável a realização da tomografia sem contraste iodado, pois o uso deste pode retardar em até três meses a aplicação de uma dose de iodo-131.

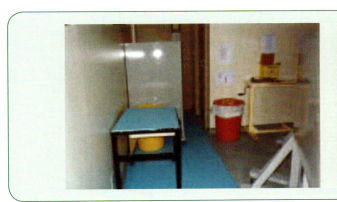
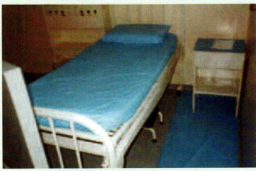

FIGURA 23.2. Quartos de internação para dose terapêutica com iodo-131 e outros radiofármacos.

Leitura Sugerida

- Sarkar SD. Thyroid gland. In: Elgazzar AH, editor. The pathophisiologic basis of nuclear medicine. 2nd ed. New York: Springer; 2006. p. 209-21.

- Becker DV, Sawin CT. Radioiodine and thyroid disease: the beginning. Semin Nucl Med. 1996;26(3):155-64.

- American Thyroid Association (ATA) Guidelines Taskforce on Thyroid Nodules and Differentiated Thyroid Cancer, Cooper DS, Doherty GM, Haugen BR, Kloos RT, Lee SL, Mandel SJ, et al. Revised American Thyroid Association management guidelines for patients with thyroid nodules and differentiated thyroid cancer. Thyroid. 2009;19(11):1167-214.

- Chung JK, Lee YJ, Jeong JM, Lee DS, Lee MC, Cho BY, et al. Clinical significance of hepatic visualization on iodine-131 whole-body scan in patients with thyroid carcinoma. J Nucl Med. 1997;38(8):1191-5.

- Filetti S, Bidart JM, Arturi F, Caillou B, Russo D, Schlumberger M. Sodium/iodide symporter: a key transport system in thyroid cancer cell metabolism. Eur J Endocrinol. 1999;141(5):443-57.

- Caillou B, Troalen F, Baudin E, Talbot M, Filetti S, Schlumberger M, et al. Na+/I- symporter distribution in human thyroid tissues: an immunohistochemical study. J Clin Endocrinol Metab. 1998;83(11):4102-6.

- Luster M, Clarke SE, Dietlein M, Lassmann M, Lind P, Oyen WJ, et al.; European Association of Nuclear Medicine (EANM). Guidelines for radioiodine therapy of differentiated thyroid cancer. Eur J Nucl Med Mol Imaging. 2008;35(10):1941-59.

- Sarkar SD, Beierwaltes WH, Gill SP, Cowley BJ. Subsequent fertility and birth histories of children and adolescents treated with 131I for thyroid cancer. J Nucl Med. 1976;17(6):460-4.

- Pacini F, Cetani F, Miccoli P, Mancusi F, Ceccarelli C, Lippi F, et al. Outcome of 309 patients with metastatic differentiated thyroid carcinoma treated with radioiodine. World J Surg. 1994;18(4):600-4.

- Kukulska A, Krajewska J, Gawkowska-Suwińska M, Puch Z, Paliczka-Cieslik E, Roskosz J, et al. Radioiodine thyroid remnant ablation in patients with differentiated thyroid carcinoma (DTC): prospective comparison of long-term outcomes of treatment with 30, 60 and 100 mCi. Thyroid Res. 2010;3(1):9.

- Beierwaltes WH, Rabbani R, Dmuchowski C, Lloyd RV, Eyre P, Mallette S. An analysis of "ablation of thyroid remnants" with I-131 in 511 patients from 1947-1984: experience at University of Michigan. J Nucl Med. 1984;25(12):1287-93.

- Haq MS, McCready RV, Harmer CL. Treatment of advanced differentiated thyroid carcinoma with high activity radioiodine therapy. Nucl Med Commun. 2004;25(8):799-805.

- Reynolds JC, Robbins J. The changing role of radioiodine in the management of differentiated thyroid cancer. Semin Nucl Med. 1997;27(2):152-64.

- Klubo-Gwiezdzinska J, Van Nostrand D, Atkins F, Burman K, Jonklaas J, Mete M, et al. Efficacy of dosimetric versus empiric prescribed activity of 131I for therapy of differentiated thyroid cancer. J Clin Endocrinol Metab. 2011;96(10):3217-25.

- Mazzaferri EL. An overview of the management of papillary and follicular thyroid carcinoma. Thyroid. 1999;9(5):421-7.

- Sawka AM, Thephamongkhol K, Brouwers M, Thabane L, Browman G, Gerstein HC. Clinical review 170: A systematic review and metaanalysis of the effectiveness of radioactive iodine remnant ablation for well-differentiated thyroid cancer. J Clin Endocrinol Metab. 2004;89(8):3668-76.

- Society of Nuclear Medicine Procedure Guideline for Therapy of Thyroid Disease with Iodine-131 (Sodium Iodide). Disponível em: http://interactive.snm.org/docs/Therapy of Thyroid Disease with Iodine-131 v2.0.pdf.

Terapia do Neuroblastoma e Feocromocitoma

24

PAULO SCHIAVOM DUARTE

Conteúdo

[^{131}I]MIBG
  Introdução
  Mecanismos de Captação
  Administração
    Atividade
  Preparo da Administração
  Alta do Paciente
  Indicações
  Resposta
  Efeitos Adversos/Cuidados

^{177}Lu-DOTATATO e ^{90}Y-DOTATOC
  Introdução
  ^{177}Lu-DOTATATO
  ^{90}Y-DOTATOC
  Mecanismos de Captação
  Administração
    Atividade
  Indicações
  Resposta
  Efeitos Adversos/Cuidados

^{131}I-MIBG

Introdução

A metaiodobenzilguanidina (MIBG) marcada com radionuclídeo foi desenvolvida em 1970 por Donald Wieland *et al.*, como agente para diagnóstico por imagem da medula adrenal. Como uma análoga da norepinefrina, a MIBG apresenta elevada captação tanto em tecidos ricos em inervação simpática (coração e glândulas salivares) quanto em tumores que expressam transportadores de norepinefrina (NET), especificamente aqueles da crista neural ou de origem neuroendócrina.

Em 1994, a MIBG marcada com iodo-131 (^{131}I-MIBG) recebeu aprovação do FDA (*Food and Drug Administration*) para ser utilizada como agente de imagem para localizar sítios de feocromocitoma e neuroblastoma. Em 2008, a MIBG marcada com iodo-123 (^{131}I-MIBG) também foi aprovada para essa indicação.

A utilização da ^{131}I-MIBG para terapia foi relatada pela primeira vez em 1984. Desde então, vários centros na Europa e nos EUA têm descrito a utilização dessa tecnologia para o tratamento de tumores neuroendócrinos, como neuroblastoma, tumores carcinoides e feocromocitoma.

Mecanismos de Captação

Após a administração endovenosa, a ^{131}I-MIBG é rapidamente clareada do sangue e se acumula nos tecidos inervados pelo sistema adrenérgico. Dessa forma, a retenção é especialmente prolongada em tecidos adrenérgicos ricamente inervados como a medula adrenal, coração e glândulas salivares.

Da atividade injetada, 10% a 15% acumulam-se nas células com receptores adrenérgicos. Durante as primeiras horas, o radiofármaco acumula-se nos pulmões e, após, no coração, onde o máximo de captação é observado com 2 a 3 horas. A acumulação máxima em tumores e/ou tecidos metastáticos é obtida entre 24 e 96 horas após a administração.

A maior parte do material administrado é excretada inalterada pelos rins via filtração glomerular. Em pacientes com função renal normal, cerca de 50% da atividade administrada é excretada pelos rins nas primeiras 24 horas e cerca de 90%, após quatro dias.

A meia-vida física do iodo-131 é de 8,04 dias e a meia-vida biológica da ¹³¹I-MIBG é de cerca de cinco dias.

Administração

Atividade

A atividade máxima tolerada é de 444 MBq (12 mCi) por kg sem transplante de medula óssea programada após a terapia e de 666 MBq (18 mCi) por kg quando o transplante está programado.

Em alguns relatos, aproximadamente um terço dos pacientes tratados com 666 MBq (18 mCi) por kg necessitaram de resgate hematológico baseado no valor de neutrófilo inferior a 200/microlitro por período superior a duas semanas, a despeito do uso de G-CSF, ou em decorrência de plaquetopenia refratária à transfusão.

A resposta objetiva tem sido relatada como em torno de 25% para atividade administrada de 444 MBq/kg e acerca de 37% para atividade de 666 MBq/kg.

Em nosso serviço, o protocolo utilizado preconiza 333 a 444 MBq (9 a 12 mCi) por kg, com limite máximo de 11,1 GBq (300 mCi) como atividade total. No protocolo utilizado no ICESP, empregamos 10 a 12 mCi/kg.

Preparo da Administração

O material é entregue congelado e leva aproximadamente 1 hora à temperatura ambiente para descongelar.

Antes da administração, testes de controle de qualidade devem ser realizados a fim de confirmar que a quantidade de iodo livre é menor do que 10%. Se o teste tiver sido realizado nas últimas 72 horas, não é necessária a sua repetição.

Administração preferencial é em acesso venoso central com velocidade de infusão ao redor de 90 a 120 minutos. No entanto, a administração em acesso venoso periférico é aceitável.

Alta do Paciente

A alta é dada geralmente de três a cinco dias após a internação.

Ao final da internação, o paciente pode ser levado ao serviço de medicina nuclear para realização de imagens da distribuição da ¹³¹I-MIBG. Para a realização dessas imagens, utiliza-se colimador de alta energia com imagens entre 300.000 a 500.000 contagens (Figuras 24.1 e 24.2).

Indicações

A metaiodobenzilguanidina marcada com iodo-131 (¹³¹I-MIBG) foi inicialmente desenvolvida como um agente para a realização de imagens com a finalidade de detecção e localização de feocromocitomas. Logo após, Kimming et al. demonstraram sua utilidade na detecção e localização de neuroblastoma.

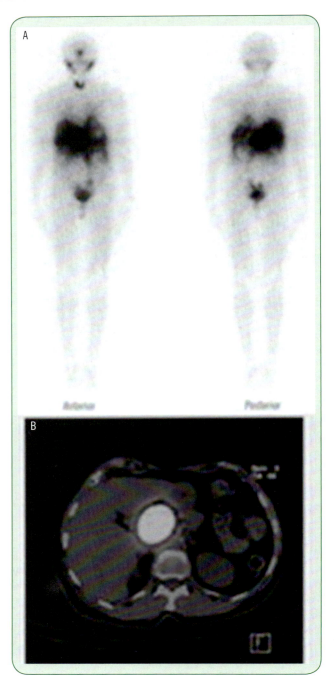

FIGURA 24.1. Imagens planas (**A**) e tomográficas (**B**) – SPECT/CT – realizadas sete dias após a administração de 7,4 GBq de ¹³¹I-MIBG. Nota-se hipercaptação em volumosa massa retroperitoneal no espaço portocava.

Aproximadamente, 90% dos neuroblastomas concentram a ¹³¹I-MIBG, com captação tanto no tumor primário quanto nas suas metástases.

Essa avidez do neuroblastoma pela ¹³¹I-MIBG, assim como sua radiossensibilidade, faz com que o fármaco possa ser utilizado como terapia. Ele tem sido utilizado tanto como agente único como em combinação com outras drogas quimioterápicas.

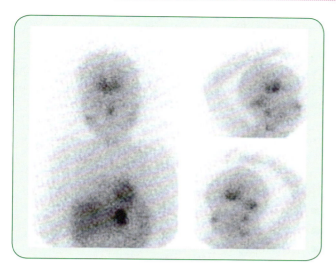

FIGURA 24.2. Cintilografia de paciente feminina, de 5 anos, realizada sete dias após tratamento com 170 mCi de ^{131}I-MIBG por neuroblastoma, evidenciando atividade na massa abdominal e captação fisiológica em sistema nervoso central (possivelmente associada a vias de transmissão noradrenérgica).

Nos feocromocitomas, desde 1984 muitos relatos têm demonstrado a utilidade da ^{131}I-MIBG no tratamento dos sintomas da doença e alguns poucos casos de resposta completa.

Resposta

Observam-se resposta objetiva em um terço dos pacientes com neuroblastoma e estabilidade da doença em torno de 30% a 40% deles. Fatores preditores da resposta são: idade superior a 12 anos, menos de três regimes de tratamento prévio, tempo mais longo entre o diagnóstico e a terapia e doença isolada no tecido mole ou no osso/medula óssea (quando em comparação ao envolvimento dos dois locais). Como referido anteriormente, a resposta é também dependente da atividade administrada.

No caso de feocromocitomas, uma revisão retrospectiva com 116 pacientes mostrou resposta tumoral em 30%, resposta bioquímica em 45% e alívio dos sintomas em 76% dos pacientes. Outra avaliação retrospectiva com 19 pacientes mostrou resposta tumoral objetiva em 47%, resposta bioquímica em 67% e alívio temporário dos sintomas em 89% dos pacientes.

Efeitos Adversos/Cuidados

Considerando a presença de alguma quantidade de iodo-131 livre no material administrado, é necessária a proteção da tireoide utilizando-se substâncias que evitam a captação do iodo-131 pela glândula. Essa administração deve ser iniciada dois dias antes da administração e ser mantida até 10 dias após. As principais substâncias utilizadas para essa proteção são: o iodeto de potássio, o lugol e o perclorato de potássio. No nosso serviço damos preferência à administração do iodeto de potássio.

Náuseas e vômitos, assim como elevação transitória na pressão sanguínea, têm sido relatados durante a infusão da ^{131}I-MIBG. A maior toxicidade é a mielossupressão, principalmente a trombocitopenia, que claramente está correlacionada com a dose administrada. Nenhum paciente desenvolveu neutropenia febril.

Trabalhos mostram que a toxicidade não hematológica é relativamente discreta, consistindo de náuseas e vômitos nos primeiros dois dias de tratamento (facilmente controlados com antieméticos), hipertensão grau II durante a infusão e hipotireoidismo assintomático em alguns pacientes, diagnosticado de quatro a oito semanas após o tratamento.

Como a ^{131}I-MIBG pode ter efeito cardiovascular em decorrência de alterações na atividade simpática, os pacientes são acompanhados com monitor cardíaco e medidas regulares da pressão durante a infusão.

No caso da administração em população pediátrica, quando os pacientes são mais velhos, eles são encorajados a urinar frequentemente para minimizar a dose para a bexiga. Em pacientes mais jovens, um cateter urinário pode ser colocado e mantido até a alta hospitalar.

No caso de utilização de cateter, o saco coletor deve ser acondicionado em compartimento blindado. Somente os pacientes estáveis são submetidos à terapia.

- Observações:
  - Os cuidados de radioproteção são semelhantes àqueles do iodo-131. No nosso serviço, a liberação para o meio ambiente ocorre quando a taxa de exposição é inferior a 6,6 mR/h a 1 metro do paciente;
  - A MIBG com alta atividade específica possui maior eficiência terapêutica e acarreta menos efeitos colaterais.

^{177}Lu-DOTATATO e ^{90}Y-DOTATOC

Introdução

Muitos tumores neuroendócrinos (NETs) preservam algumas características das células originais como a expressão de receptores de somatostatina (SSTR) na superfície celular, que, dessa forma, podem ser utilizados para a localização das lesões e terapia. Dos cinco tipos de SSTR, os tipos 2 e 5 são os mais comuns.

Sendo assim, análogos de somatostatina (SST análogos) marcados com radionuclídeos podem ser utilizados para diagnóstico e terapia. A terapia com análogos da somatostatina marcados com radionuclídeos tem se mostrado efetiva no tratamento de tumores neuroendócrinos e envolve receptores distintos daqueles da ^{131}I-MIBG.

Apesar de os pacientes com tumores neuroendócrinos do tipo gastroenteropancreático (GEP) apresentarem resposta mais favorável que aqueles com outros NETs, a utilização desse fármaco poderá eventualmente ser útil nos neuroblastomas e feocromocitomas. Dessa maneira, é importante referi-los neste capítulo.

177Lu-DOTATATO

DOTATATO é uma abreviação utilizada para descrever um análogo da somatostatina, o octreotato, ligado a um quelato (DOTA), que se liga a radionuclídeos. Esses últimos incluem o gálio-68 para imagem e o lutécio-177 (177Lu) para terapia.

Esses agentes têm alta afinidade por receptores de somatostatina tipo II, e as imagens com o 68Ga-DOTATATO permitem a seleção dos pacientes para serem submetidos à terapia.

O 177Lu-DOTATATO parece ser o melhor radiofármaco para o tratamento de tumores neuroendócrinos.

90Y-DOTATOC

O 90Y-DOTATOC utiliza o DOTA como quelante para marcar o octreotídeo (análogo da somatostatina) com o ítrio-90. O ítrio-90 (90Y) emite predominantemente radiação beta, mas devido à radiação X originada de Bremsstrahlung, existe a possibilidade de realizar imagens da distribuição do radiofármaco.

O 90Y-DOTATOC resulta em maior dose absorvida para o baço e os rins e baixo risco de mielotoxicidade. Dessa forma, é um tratamento bem tolerado, mostrando resposta objetiva de 23% de acordo com os critérios WHO (38% para tumores pancreáticos). A duração da resposta varia de 2 a 59 meses, e a maioria dos respondedores apresenta tumores neuroendócrinos gastroenteropancreáticos (GEP).

No entanto, o 177Lu apresenta algumas vantagens sobre o 90Y, que incluem: a emissão de radiação gama, o que permite a realização de imagens, e o menor trajeto percorrido pela partícula beta, o que aumenta a dose em tumores menores.

Alguns autores preconizam a combinação de tratamento com 90Y-DOTATOC e 177Lu-DOTATATO:

- 90Y – beta com energia mais alta e trajeto maior; melhor para tumores maiores e heterogêneos;
- 177Lu – beta com energia mais baixa e trajeto menor; melhor para tumores menores e metástases.

Mecanismos de Captação

O DOTATATO apresenta maior afinidade por SSTR2 (receptor de somatostatina tipo 2). Os vários fatores que podem determinar a captação do análogo da somatostatina nos tumores são:

- A estabilidade da ligação;
- A densidade de expressão do SSTR no tumor;
- O tipo de SSTR expresso pelo tumor;
- A afinidade do radiofármaco pelo SSTR;
- A eficiência do processo de internalização e reciclagem do SSTR;
- O aprisionamento final do radiofármaco no tumor;
- A quantidade do peptídeo injetado.

Administração

Atividade

A dose do 177Lu-DOTATATO é estimada em 7,4 GBq (200 mCi) por ciclo, com intervalo de 6 a 10 semanas entre os ciclos, com no máximo quatro administrações.

Imagem após tratamento com os seguintes parâmetros – fotopico centrado em 208 keV com janela de ± 10% e tempo de varredura de 10 cm por minuto.

Indicações

- Tumor inoperável/metastático.
- Aumento da captação nos sítios tumorais.
- Hematológico:
  - Hb > 10 g/L;
  - Leucócitos > 3.000 × 109/L;
  - Plaquetas > 100 × 109/L.
- Considerações bioquímicas:
  - Ureia e creatinina dentro dos limites normais;
  - Ritmo de filtração glomerular > 40 mL/min.
- Bom *performance status*.

Contraindicações

- Supressão medular.
- Metástases em medula óssea.
- Prejuízo renal.
- Envolvimento hepático extenso.
- Pobre *performance status*.
- Gravidez ou amamentação.
- Terapia prévia com radioterapia/radionuclídeos excedendo o limite de dose.

Resposta

A melhor resposta foi observada em:

- Maior captação com 111In-octreotídeo;
- Massa hepática limitada;
- *Performance status* mais elevado.

A despeito do protocolo utilizado, a resposta para tumores do tipo GEP tem sido de aproximadamente 25% (10% a 30%) utilizando 90Y-DOTATOC e aproximadamente 30% naqueles utilizando 177Lu-DOTATATO.

Efeitos Adversos/Cuidados

Pré-medicação com ondansetrona (5 mg/m^2 – máximo de 8 mg) duas vezes ao dia por cinco dias. Dexametasona (250 microgramas por kg por dia) dividida em duas doses por cinco dias.

Para a redução da dose para os rins, é utilizada infusão de aminoácidos (2,5% de L-lisina HCl e 2,5% L-arginina em água para injeção) infundida numa velocidade de 1 litro em 4 horas, iniciada 30 minutos antes da administração do radiofármaco. O ^{177}Lu-DOTATATO é infundido por uma segunda bomba em período de 30 minutos.

Estudos de biodistribuição demonstraram que a maior dose prescrita é para o baço, os rins e o tumor.

A toxicidade limitante da dose é renal e hematológica.

Após a administração, realizam-se HMG (hemograma), Ur/Cr (ureia/creatinina), eletrólitos e função hepática semanal.

Em pacientes em terapia com análogos frios da somatostatina, com a finalidade de maximizar a captação dos análogos marcados com radionuclídeos, estes últimos devem ser administrados antes da próxima dose da somatostatina fria de longa ação (LAR – *long acting release*). No caso de análogo de vida curta, suspender este último 24 horas antes da administração da somatostatina marcada.

Em pacientes com metástases hepáticas extensas (risco de necrose hepática fulminante), deve haver precaução, com diminuição da dose por ciclo. Há risco também em pacientes com comprometimento extenso de medula óssea ou tratados intensamente com quimioterapia prévia.

Leitura Sugerida

- DuBois SG, Matthay KK. Radiolabeled metaiodobenzylguanidine for the treatment of neuroblastoma. Nucl Med Biol. 2008;35 Suppl 1:S35-48.

- Grogan RH, Mitmaker EJ, Duh QY. Changing paradigms in the treatment of malignant pheochromocytoma. Cancer Control. 2011;18(2):104-12.

- Grünwald F, Ezziddin S. 131I-metaiodobenzylguanidine therapy of neuroblastoma and other neuroendocrine tumors. Semin Nucl Med. 2010;40(2):153-63.

- Mairs RJ, Boyd M. Preclinical assessment of strategies for enhancement of metaiodobenzylguanidine therapy of neuroendocrine tumors. Semin Nucl Med. 2011;41(5):334-44.

- Shusterman S, Grant FD, Lorenzen W, Davis RT, Laffin S, Drubach LA, et al. Iodine-131-labeled meta-iodobenzylguanidine therapy of children with neuroblastoma: program planning and initial experience. Semin Nucl Med. 2011;41(5):354-63.

- Vallabhajosula S, Nikolopoulou A. Radioiodinated metaiodobenzylguanidine (MIBG): radiochemistry, biology, and pharmacology. Semin Nucl Med. 2011;41(5):324-33.

- Gains JE, Bomanji JB, Fersht NL, Sullivan T, D'Souza D, Sullivan KP, et al. 177Lu-DOTATATE molecular radiotherapy for childhood neuroblastoma. J Nucl Med. 2011;52(7):1041-7.

- Kaltsas GA, Papadogias D, Makras P, Grossman AB. Treatment of advanced neuroendocrine tumours with radiolabelled somatostatin analogues. Endocr Relat Cancer. 2005;12(4):683-99.

- Schmidt M, Baum RP, Simon T, Howman-Giles R. Therapeutic nuclear medicine in pediatric malignancy. Q J Nucl Med Mol Imaging. 2010;54(4):411-28.

Terapia de Tumores Neuroendócrinos

MARCELO TATIT SAPIENZA
GEORGE BARBERIO COURA FILHO

Conteúdo

Radiofármacos
  Isótopos
  Fármacos Análogos da Somatostatina
  Outros Peptídeos
Protocolo de Tratamento e Atividade Administrada
  Cintilografia na Avaliação Inicial e Dosimetria
  Preparo e Administração do ^{177}Lu-DOTATATE

  Monitoração
  Seguimento
Indicações e Resposta
  Tumores Neuroendócrinos
Efeitos Adversos e Cuidados
Terapia com MIBG em Tumores Neuroendócrinos
Leitura Sugerida

Radiofármacos

Os radiofármacos análogos da somatostatina se ligam aos receptores de somatostatina comumente expressos na membrana celular de tumores neuroendócrinos, podendo ser marcados com diferentes radionuclídeos com finalidade diagnóstica ou terapêutica.

Isótopos

Diferentes radionuclídeos ligados a análogos da somatostatina já foram utilizados para a terapia de tumores neuroendócrinos. Altas atividades de ^{111}In-octreotídeo, que, além da radiação gama emite elétrons Auger, foram inicialmente empregadas, porém com resultados limitados e custos muito elevados. Isótopos emissores de partículas beta, como o lutécio-177 e o ítrio-90, resultam em melhor resposta e são os mais recomendados atualmente. As características físicas desses isótopos são mostradas na Tabela 25.1.

Fármacos Análogos da Somatostatina

As cadeias dos peptídeos análogos da somatostatina apresentam pequenas variações estruturais e de afinidade para os subtipos de receptores. No caso do octreotídeo, há maior afinidade pelos receptores do tipo 2, seguido pelo tipo 5 (SSTR2 e SSTR5). O octreotate apresenta afinidade pelo receptor do subtipo 2 (SST2) ainda maior que o octreotídeo, ao passo que o NOC é o composto com maior afinidade pelo subtipo SSTR3. A ligação dos peptídeos com o isótopo é estabelecida por um quelante bifuncional (DOTA), resultando nos compostos: DOTA-TATE, DOTA-TOC, DOTA-NOC e DOTA-lanreotídeo.

Os compostos mais empregados para terapia são o DOTATOC marcado com ítrio-90 e o DOTATATE marcado com lutécio-177. Os dois compostos têm características semelhantes, com rápido clareamento sanguíneo e excreção por via urinária, e alta dose absorvida no baço, rins e fígado, sendo a dose limitante para rins e medula óssea. Assim como os compostos de uso diagnóstico, esses

TABELA 25.1
Características Físicas dos Isótopos Conjugados com Análogos da Somatostatina para Terapia de Tumores Neuroendócrinos

Isótopo	Meia-vida (dias)	Decaimento	Energia (keV)	Alcance (máx.)
Índio-111	2,8	Auger	0,5 a 25	10 mícron
		Gama	171 e 247	
Ítrio-90	2,7	Beta	2270 (máx)/930 (méd)	12 mm
Lutécio-177	6,7	Beta	497 (máx)/150 (méd)	1,5 mm
		Gama	208 e 113	

radiofármacos ligam-se aos receptores de somatostatina expressos na membrana celular e a seguir o complexo receptor-radiofármaco é internalizado. Alguns autores consideram que o maior alcance das partículas do ítrio-90 seria vantajoso na irradiação de tumores com diâmetro acima de 2 cm, principalmente se a captação fosse heterogênea (áreas captantes seriam capazes de irradiar áreas vizinhas = *crossfire*), mas seria pior para pequenas lesões, pois grande parte da energia se depositaria fora da área de captação, havendo estudos com a utilização conjunta ou sequencial dos dois isótopos. A tendência atual é favorável ao uso do ^{177}Lu-DOTATATE, devido ao maior tempo de residência no tumor e à relação favorável de dosimetria tumoral em relação aos tecidos normais, além da observação clínica de boas respostas com esse composto. Além disso, o ^{177}Lu-DOTATATE apresenta emissão simultânea de raios gama, que permite a obtenção de imagens e estudos de biodistribuição (Figuras 25.1 e 25.2). Em nosso meio utilizamos o ^{177}Lu-DOTATATE fornecido pelo IPEN.

Outros Peptídeos

Diversos outros peptídeos são investigados para terapia de tumores neuroendócrinos ou de outros tumores, incluindo os dirigidos para receptor de bombesina ou GRP (*gastrin-releasing peptide*), presentes em câncer de próstata e mama, CCK2 ou receptor para gastrina, encontrado em carcinoma medular, GLP-1 (*glucagon-like peptide* 1), expresso em insulinoma, feocromocitoma e gastrinoma.

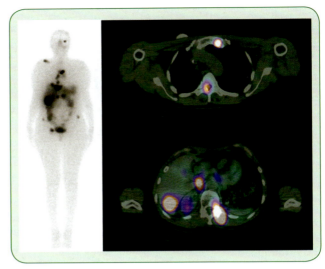

FIGURA 25.2. Paciente do sexo feminino, de 53 anos, portadora de tumor neuroendócrino brônquico previamente operado, evoluindo com múltiplas metástases ósseas, hepáticas e em linfonodos no hilo hepático. Imagens de varredura e SPECT-CT após terapia com ^{177}Lu-DOTATATE permitem acessar a captação do radiofármaco, bem como realizar avaliações dosimétricas de interesse. Nas imagens da paciente evidenciam-se captações focais distribuídas pelos segmentos cefálico, torácico, abdominal e pélvico, sendo demonstrado ao SPECT-CT sua localização óssea, hepática e em hilo hepático.

Protocolo de Tratamento e Atividade Administrada

Em nosso serviço empregamos protocolo baseado na experiência de Rotterdam, com quatro ciclos de 200 mCi de ^{177}Lu-DOTATATE em intervalos de oito semanas. A título de comparação, o ítrio-90 também é usado em múltiplos ciclos, como no protocolo de Basileia, que preconiza dois a três ciclos de 100 mCi de ^{90}Y-DOTATOC em intervalos de quatro a seis semanas. Existem também protocolos com a combinação dos dois radionuclídeos, propostos como forma de atingir de maneira mais eficiente tumores de pequenas dimensões (lutécio-177, menor energia e alcance das partículas beta) e grandes tumores com captação heterogênea (ítrio-90, maior energia e alcance).

Cintilografia na Avaliação Inicial e Dosimetria

A cintilografia ou a tomografia por emissão de pósitrons (PET) com análogos da somatostatina são empregadas para definir se há expressão de receptores no tumor que justifique a indicação do tratamento. O critério de indicação mais aceito é a captação tumoral igual ou superior à captação hepática (Figura 25.1). Além da seleção para tratamento, a cintilografia pode ser usada para medidas dosimétricas e predição de toxicidade renal, porém o estudo dosimétrico é mais frequentemente realizado após o primeiro ciclo de tratamento. A PET com FDG também pode ser empregada na avaliação pré-tratamento, haven-

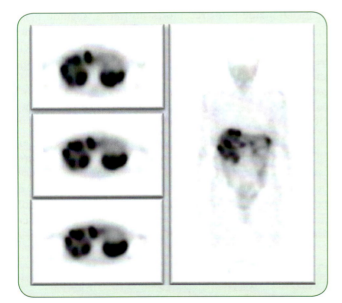

FIGURA 25.1. Paciente de 37 anos com carcinoma neuroendócrino de cauda de pâncreas ressecado há 20 anos, com metástase hepática submetida à quimioembolização há 15 anos. SPECT realizado 24 horas após a administração de ^{111}In-octreotídeo evidencia áreas focais de acúmulo anômalo difusamente distribuídas pelo parênquima hepático. O grau de captação permite indicar a terapia com análogos da somatostatina marcados com emissores beta.

do maior captação nos tumores pouco diferenciados e que expressam menos receptores de somatostatina. É possível, portanto, que a captação de FDG indique menor chance de resposta à terapia, assim favorecendo a indicação de outros tratamentos, tais como a quimioterapia com pró-droga do 5-fluorouracil (capecitabine) ou a associação de terapias.

A cintilografia de corpo inteiro também é feita após a administração da dose terapêutica do octreotato marcado (^{177}Lu-DOTATATE), com a finalidade de comprovar a captação inicial, a resposta tumoral e também para cálculos dosimétricos (Figura 25.2). A dosimetria é estimada no primeiro estudo, em que se estabelece dose segura para os órgãos limitantes. Destaque é dado para a dose renal, que deve ser inferior a 28 Gy em pacientes com fatores de risco para desenvolvimento de disfunções renais (hipertensão, diabetes, drogas nefrotóxicas) ou 40 Gy nos demais casos, desde que a dose em medula óssea não ultrapasse o valor de 3 Gy. A dosimetria é importante por estabelecer risco de toxicidade, mas a sua relação com resposta tumoral é pobre. A avaliação de resposta pela cintilografia pode ser prejudicada em casos de progressão de tumor pouco diferenciado, com baixa expressão de receptores da somatostatina.

Preparo e Administração do ^{177}Lu-DOTATATE

O preparo prévio à terapia inclui a suspensão de terapia com análogos da somatostatina por um dia antes do tratamento. Formulações de ação prolongada (Sandostatin LAR, Lanreotide, Autogel) deverão ser suspensas por quatro a seis semanas antes do tratamento, podendo ser substituídas por análogos de vida curta (octreotídeo), suspensos 24 horas antes do tratamento.

O tratamento é realizado em regime de internação hospitalar, com administração de 200 mCi de ^{177}Lu-DOTATATE por bomba de infusão durante 30 minutos. O tratamento é repetido em intervalos de 6 a 10 semanas, com o objetivo de alcançar quatro aplicações e dose cumulativa de 800 mCi. A dose final pode ser revista de acordo com a situação clínica e a estimativa dosimétrica dos pacientes.

Medicação antiemética é ministrada 30 minutos antes do tratamento. Solução de aminoácidos (por exemplo: 2,5% de L-lisina + 2,5% de L-arginina em 1.000 mL de soro fisiológico) ou outros compostos proteicos (gelofusina) são administrados em conjunto com o radiofármaco, para bloquear a captação renal por reabsorção nos túbulos proximais e, portanto, minimizar a dose de radiação para os rins.

Monitoração

Exames laboratoriais durante e após o tratamento incluem avaliação de parâmetros de toxicidade, tais como hemograma, função hepática (bilirrubina, albumina, tempo de protrombina), função renal (creatinina ou *clearance* de creatinina na avaliação inicial) e marcadores tumorais (cromogranina A ou marcadores específicos para o tipo tumoral).

O hemograma deve ser repetido após quatro a seis semanas de cada ciclo de terapia e a cada duas semanas em caso de toxicidade grau 3 ou 4 na escala da Organização Mundial da Saúde (OMS). Toxicidade graus 3 e 4 prolongada (maior que dois ou três meses) hematológica, renal ou hepática pode justificar modificação dos ciclos ou descontinuidade da terapia. A progressão tumoral constatada durante o tratamento por métodos de imagem ou clinicamente também pode justificar sua suspensão, ao contrário da elevação de marcadores tumorais, que é menos valorizada, porque muitas vezes é decorrente de lise tumoral.

Seguimento

A avaliação laboratorial no seguimento é preconizada três e seis meses após término da terapia e a seguir a cada seis meses. Não há critério definido de resposta bioquímica, em geral sendo considerada como resposta a queda de marcadores tumorais abaixo de 50% do basal, não explicada por outras modificações de terapia.

A resposta sintomática deve ser preferencialmente descrita de forma padronizada [por exemplo: critérios de toxicidade da OMS, questionário sobre qualidade de vida da comunidade europeia – EORTC QLC-30 (*European Organization for the Research and Treatment of Cancer Quality of Life Questionnaire C30*)].

A resposta tumoral ao tratamento é em grande parte balizada por critérios anatômico-estruturais e também deve ser medida de acordo com critérios padronizados (por exemplo: RECIST – *Response Evaluation Criteria In Solid Tumors* – ou SWOG – *South West Oncology Group*). São preconizados estudos de tomografia computadorizada ou ressonância magnética antes e em intervalos de três e seis meses após o tratamento e a seguir em intervalos de seis meses. A avaliação anatômica não é um método ideal, havendo subestimativa de resposta em caso de tumores císticos ou necróticos, além de serem mais frequentes respostas menores, com redução de massa na faixa dos 25% a 50%, de significado mais duvidoso que a redução acima de 50%. Porém, ainda não há suficiente padronização da avaliação de resposta baseada apenas em métodos funcionais (cintilografia ou PET) que permitam sua substituição.

Indicações e Resposta

Tumores Neuroendócrinos

Os tumores neuroendócrinos têm incidência de 2,5 a 5 casos a cada 100.000 habitantes, porém com prevalência mais significativa (35/100.000) por serem tumores de crescimento lento e com sobrevida relativamente alta, de 60% em cinco anos. Cerca de 70% dos casos têm origem gastrointestinal, 25% pulmonar e 5% em outros locais (timo, mama, trato geniturinário). A sobrevida varia de acordo com o estádio e o grau de agressividade do tumor. A presença de metástases hepáticas implica sobrevida mediana de dois a quatro anos, ainda menor para tumores de grau 3 ou 4. Além do efeito da massa tumoral, podem existir manifestações decorrentes da secreção de hormônios e neurotransmissores, tais como o glucagon, insulina, peptídeo intestinal vasoativo (VIP) e gastrina, chegando ao quadro da síndrome carcinoide classicamente caracterizada por diarreia grave, hipotensão e eritema cutâneo.

Mais de um terço dos pacientes apresentam doença não localizada ao diagnóstico, sendo frequentes as metástases hepáticas na apresentação ou evolução. No caso de doença metastática inoperável, as opções de terapia citorredutora são limitadas. A quimioembolização ou embolização das metástases hepáticas pode ser uma opção para casos selecionados de tumor progressivo e sem trombose de veia porta. A quimioterapia em geral apresenta efeito limitado e de curta duração, com resposta objetiva em aproximadamente 30% dos casos, exceto nos raros tumores indiferenciados. O octreotídeo é um análogo da somatostatina de meia-vida plasmática longa, que se liga a receptores expressos pelas células tumorais e inibe a secreção hormonal, com importante papel paliativo (melhora dos sintomas em quase 90% dos tumores carcinoides com síndrome) e possível estabilização e retardo na progressão da doença.

A terapia com análogos da somatostatina marcados com emissores de partículas beta foi introduzida no início dos anos 2000. As indicações básicas são os tumores neuroendócrinos inoperáveis, idealmente de grau 1 ou 2 pela classificação da Organização Mundial de Saúde (Tabela 25.2).

Os estudos, já com alguns milhares de pacientes tratados, mostram doença estável em aproximadamente 75% dos casos tratados com ítrio-90 ou lutécio-177, com resposta objetiva tumoral em mais de 30% dos casos. Deve-se considerar que a avaliação de resposta objetiva tumoral é limitada em tumores de crescimento lento, especialmente após tratamentos citostáticos e não citotóxicos, sendo fundamental a avaliação da resposta clínica. Nesse sentido, descreve-se sobrevida livre de doença (17 a 40 meses) e sobrevida global (22 a 46 meses) após o tratamento, com ganho superior a dois anos de sobrevida mediana em comparação a séries históricas. A resposta é melhor nos tumores mais diferenciados, de grau 1 ou 2 pela classificação World Health Organization (WHO) 2010 e com estudo PET-FDG negativo.

Esses resultados tornam o ^{177}Lu-DOTATATE e o ^{90}Y-DOTATOC clinicamente aceitáveis no tratamento paliativo de tumores neuroendócrinos metastáticos ou irressecáveis. Porém, não existem ensaios randomizados que definam com clareza sua indicação e melhor momento de utilização em relação a outras estratégias. Por esse motivo, será muito importante observar os resultados do primeiro estudo fase 3 multicêntrico iniciado em 2012, no qual a terapia com ^{177}Lu-DOTATATE será comparada ao tratamento convencional com análogos de somatostatina não radiomarcados em pacientes com TNE gastroenteropancreáticos não ressecáveis (estudo NETTER-1). O estudo, no entanto, não contemplará situações como a indicação de quimioterapia em tumores pouco diferenciados ou quimio/radioembolização de metástases hepáticas.

Efeitos Adversos e Cuidados

As maiores séries de casos descrevem boa tolerância do tratamento. Não há efeito farmacológico dos análogos da somatostatina devido à baixa massa injetada, sendo os efeitos observados decorrentes da irradiação no corpo inteiro, no tumor e em órgãos críticos como os rins e a medula óssea.

A exposição à radiação torna a terapia contraindicada em gestantes, sendo recomendado empiricamente que se aguarde intervalo superior a seis meses do término do tratamento para engravidar. A dose de radiação recebida pelos profissionais e familiares é baixa, sendo suficientes os cuidados de radioproteção no dia da internação e cuidados com a urina durante dois dias.

A toxicidade aguda, observada no intervalo de 24 horas da aplicação, é a mais frequente, com quadro de náuseas em 25% dos casos, vômitos em 10% e desconforto ou dor abdominal em outros 10% dos pacientes. A crise carcinoide, emergência causada pela liberação de aminas ou peptídeos metabolicamente ativos, é um evento raro (< 1%), com risco maior nos casos de metástases extensas com envolvimento hepático ou sintomas hormonais intensos antes do tratamento. O quadro de *flushing*, hipotensão, mudanças de pressão arterial, diarreia, broncoconstrição e arritmias pode ser tratado com correção de distúrbios hidroeletrolíticos, octreotídeo frio, corticoides, metoclopramida, loperamida, fentolamina e bisoprolol (bloqueio alfa e beta adrenérgico para pacientes com feocromocitoma).

Nas semanas seguintes ao tratamento, é frequente a toxicidade hematológica. A chance de um paciente apre-

---

TABELA 25.2
Indicações e Contraindicações do Tratamento de Tumor Neuroendócrino com ^{177}Lu-DOTATATE

Indicações	• Cintilografia ou PET com análogo da somatostatina nos últimos três meses evidencia expressão de receptor, com captação tumoral maior ou igual à do fígado • Tumor neuroendócrino (TNE) inoperável/ metastático, idealmente grau 1 ou 2 (OMS 2010) • KPS ≥ 60 ou ECOG < 2
Laboratório	• Hemograma: hemoglobina > 8,0 mg/dL, leucócitos totais > 3.000/dL (neutrófilos > 1.000), plaquetas > 75.000/dL • Hepático: bilirrubina total < 3× limite normal, albumina > 30 g/L, tempo de protrombina normal • Renal: filtração glomerular > 40-50 mL/min
Contraindicações	• Absolutas: gestação, condição clínica instável, filtração glomerular < 40 mL/min ou creatinina sérica > 150 micromol/L • Relativas: amamentação (suspender) • Condições agravantes: hidronefrose obstrutiva, quimioterapia mielotóxica ou radioterapia extensa

sentar algum grau de toxicidade hematológica em um dos ciclos de terapia se aproxima dos 90%, porém a toxicidade de graus 3 e 4 ocorre em menos de 15% dos pacientes. A depressão medular é mais intensa no período de quatro a oito semanas após a aplicação, com maior risco em idade maior que 70 anos, quimioterapia prévia e função renal menor que 60 mL/min. Proporção significativa dos pacientes apresenta queda de cabelos parcial e temporária.

Eventos adversos tardios graves são raros, sendo descritas síndrome mielodisplásica, insuficiência renal e falência hepática (muitas vezes ligada ao envolvimento do fígado pelo tumor). Os quadros hematológicos de síndrome mielodisplásica ou leucemia ocorrem em 1% a 2% dos casos. A queda de função renal é usual após terapia, com aproximadamente 4% de perda anual da função após terapia com lutécio-177 e 7%, com ítrio-90. A redução da função renal é mais acentuada em quem tem fatores de risco (mais de 70 anos, nefropatia, hipertensão arterial sistêmica ou *diabetes mellitus* de longa duração não controlada). Nesses casos preconiza-se limiar de 28 Gy para a dose renal, podendo alcançar 40 Gy nos demais pacientes. O conhecimento da reabsorção tubular e da radiotoxicidade renal na terapia com radiopeptídeos levou à adoção de medidas para proteção dos rins. Usualmente é empregada a infusão de aminoácidos ou gelofusina precedendo e concomitante à administração do radiofármaco, que leva ao bloqueio competitivo da reabsorção tubular e à redução em torno de 50% da irradiação renal.

Terapia com MIBG em Tumores Neuroendócrinos

Apesar de mais associada ao tratamento de neuroblastoma e feocromocitoma, a [131I]mIBG também é empregada ocasionalmente para o tratamento de tumores neuroendócrinos. A mIBG é um análogo da noradrenalina, mais empregada para investigação ou terapia de tumores neuroectodérmicos como o neuroblastoma e o feocromocitoma, mas que também pode ser captada em tumores carcinoides e outros tumores neuroendócrinos. A captação ocorre por sistemas de captação de aminas, com armazenamento em grânulos neurossecretórios, não havendo a interferência de bloqueadores alfa ou beta (com exceção do labetalol). Mais detalhes sobre a captação e o preparo necessário são encontrados nos capítulos sobre diagnóstico e terapia com [131I]mIBG.

O uso da [131I]mIBG para diagnóstico de tumores carcinoides é restrito por sua sensibilidade limitada: 50% a 70% para tumor carcinoide (maior para os de origem gastrointestinal do que para os pulmonares); apenas 30% para carcinoma medular da tireoide. Porém, na impossibilidade de terapia com análogos da somatostatina (por questões de disponibilidade ou toxicidade renal), a terapia com [131I]mIBG pode ser indicada quando confirmada captação duas a três vezes acima da atividade de fundo em uma cintilografia.

O tratamento pode ser feito com alta dose inicial (> 300 mCi) ou em múltiplas doses seriadas (por exemplo: doses de 100 a 300 mCi a cada dois meses), orientadas pela resposta tumoral e pela toxicidade observada. As reações adversas mais frequentes são a depressão medular, levando a plaquetopenia e leucopenia (em geral de grau leve a moderado, mais frequente e intensa com altas doses cumulativas). Tardiamente pode haver o desenvolvimento de hipotireoidismo, pela irradiação da tireoide. Reações menos frequentes incluem o desencadeamento de leucemia mieloide aguda e pneumonite intersticial. Resposta sintomática é descrita em 50% a 75% dos casos de carcinoide, porém a redução tumoral ocorre em apenas 10% a 30% dos casos. Parece haver ganho de sobrevida no pacientes com resposta sintomática.

Leitura Sugerida

Revisões e *guidelines*

■ Kwekkeboom DJ, de Herder WW, van Eijck CH, Kam BL, van Essen M, Teunissen JJ, et al. Peptide receptor radionuclide therapy in patients with gastroenteropancreatic neuroendocrine tumors. Semin Nucl Med. 2010;40(2):78-88.

■ Bodei L, Mueller-Brand J, Baum RP, Pavel ME, Hörsch D, O'Dorisio MS, et al. The joint IAEA, EANM, and SNMMI practical guidance on peptide receptor radionuclide therapy (PRRNT) in neuroendocrine tumours. Eur J Nucl Med Mol Imaging. 2013;40(5):800-16.

■ Bodei L, Cremonesi M, Kidd M, Grana CM, Severi S, Modlin IM, et al. Peptide receptor radionuclide therapy for advanced neuroendocrine tumors. Thorac Surg Clin. 2014;24(3):333-49.

Artigos sobre terapia, inclui experiência da Holanda (Rotterdam) e Suíça (Innsbruck)

■ Kwekkeboom DJ, de Herder WW, Kam BL, van Eijck CH, van Essen M, Kooij PP, et al. Treatment with the radiolabeled somatostatin analog [177 Lu-DOTA 0,Tyr3] octreotate: toxicity, efficacy, and survival. J Clin Oncol. 2008;26(13):2124-30.

■ Imhof A, Brunner P, Marincek N, Briel M, Schindler C, Rasch H, et al. Response, survival, and long-term toxicity after therapy with the radiolabeled somatostatin analogue [90Y-DOTA]-TOC in metastasized neuroendocrine cancers. J Clin Oncol. 2011;29(17):2416-23.

■ Paganelli G, Sansovini M, Ambrosetti A, Severi S, Monti M, Scarpi E, et al. 177 Lu-Dota-octreotate radionuclide therapy of advanced gastrointestinal neuroendocrine tumors: results from a phase II study. Eur J Nucl Med Mol Imaging. 2014;41(10):1845-51.

Reações adversas

- de Keizer B, van Aken MO, Feelders RA, de Herder WW, Kam BL, van Essen M, et al. Hormonal crises following receptor radionuclide therapy with the radiolabeled somatostatin analogue [177Lu-DOTA0,Tyr3]octreotate. Eur J Nucl Med Mol Imaging. 2008;35(4):749-55.

- Bodei L, Kidd M, Paganelli G, Grana CM, Drozdov I, Cremonesi M, et al. Long-term tolerability of PRRT in 807 patients with neuroendocrine tumours: the value and limitations of clinical factors. Eur J Nucl Med Mol Imaging. 2015;42(1):5-19

Avaliação pré-terapia (mais referências no capítulo de diagnóstico – capítulo 17.5)

- Haug AR, Auernhammer CJ, Wängler B, Schmidt GP, Uebleis C, Göke B, et al. 68Ga-DOTATATE PET/CT for the early prediction of response to somatostatin receptor-mediated radionuclide therapy in patients with well-differentiated neuroendocrine tumors. J Nucl Med. 2010;51(9):1349-56.

Terapia de Linfoma

26

MARCOS SANTOS LIMA

Conteúdo

Introdução
^{90}Y e ^{111}In-ibritumomabe-tiuxetan (Zevalin®)
  Mecanismo de Ação
  Indicações
  Atividade Administrada

131I-tositumomabe (Bexxar®)
  Mecanismo de Ação
  Indicações
  Atividade Administrada
  Cuidados

Introdução

A radioimunoterapia (RIT) refere-se à administração terapêutica de radionuclídeos quimicamente conjugados com anticorpo monoclonal (mAb). É uma abordagem conceitualmente atraente para o tratamento do câncer, na qual a conjugação do radioisótopo ao mAb permite o fornecimento de uma radioterapia-alvo aditivamente ao efeito citotóxico do mAb. O anticorpo monoclonal pode ser gerado para reconhecer outros antígenos tumor-específicos ou antígenos que são altamente expressos em células tumorais e combinar-se com eles. O anticorpo monoclonal foi inicialmente considerado somente para servir como carreador direto para o radionuclídeo, que forneceria radiação para uma área específica da doença e preservaria o tecido normal. Está claro agora que o anticorpo monoclonal também desempenha papel importante na morte das células tumorais do linfoma.

A eficácia da RIT depende de uma série de fatores, incluindo as propriedades: do antígeno-alvo – especificidade, densidade e disponibilidade; do tumor – vascularização, fluxo sanguíneo e permeabilidade; da mAb – especificidade, imunorreatividade, estabilidade e afinidade; das características do radionuclídeo escolhido – características de emissão, meia-vida e disponibilidade.

Há um avanço na última década com a terapia com anticorpos radiomarcados ou RIT aplicada ao tratamento do linfoma não Hodgkin (LNH). Os radioimunoconjugados ^{90}Y-ibritumomabe (Zevalin®) e ^{131}I-tositumomabe (Bexxar®) foram autorizados pela FDA (*Food and Drug Administration*) como modalidade terapêutica de RIT para o LNH.

A despeito da sensibilidade de muitos linfomas à terapia inicial combinada com quimioterapia ou radioterapia, na maioria dos pacientes com LNH avançado há recidiva da doença. Além disso, muitos pacientes com linfomas de baixo grau permanecem incuráveis, e o tempo de sobrevida não foi alterado desde a década de 1960. A introdução de terapia baseada no anticorpo monoclonal (mAb) e, mais recentemente, da RIT tem proporcionado uma nova esperança para os doentes com LNH, e seu prognóstico pode ser melhorado. Finalmente em 1997, o rituximabe, um anticorpo monoclonal dirigido ao antígeno CD20 sobre a superfície das células B, foi aprovado pela FDA para tratamento do câncer, e isso foi um marco muito significativo na história da terapia com alvo definido. O rituximabe foi subsequentemente utilizado com sucesso em grande variedade de neoplasias dos linfócitos B. As taxas de resposta de um único agente como o rituximabe permanecem modestas, com taxa de resposta global por volta de 50% e resposta completa geralmente para os casos de linfoma folicular.

As características físicas consideradas importantes para um radionuclídeo na RIT incluem a meia-vida, o tipo de radiação (alfa, beta ou gama) e o alcance médio da ionização. O perfil de emissão do radionuclídeo determina não somente sua adequação para terapia, mas também o perfil toxicológico. Os estudos em animais têm indicado consistentemente que o órgão dose-limitante para a RIT é a medula óssea. Com o advento do transplante de medula óssea com células-tronco no sangue periférico, o limite da quantidade de radiação tolerável está aumentando e, nesse meio tempo, também há maior disponibilidade dos radionuclídeos.

Na prática, a escolha do isótopo ideal para RIT permanece controversa, com alguns defendendo os méritos do iodo-131, ítrio-90, rênio-186, cobre-67 e alguns emissores alfa. Estudos comparativos são difíceis de conduzir e estudos randomizados em humanos são difíceis de serem executados.

A maioria dos ensaios clínicos até agora foram conduzidos com iodo-131 ou ítrio-90, por causa de suas características favoráveis bem conhecidas de emissão, disponibilidade e propriedades radioquímicas que permitem uma ligação confiável e estável com mAb. O iodo-131 tem a vantagem de uma longa história de sucesso no tratamento do câncer de tireoide e segurança bem definida. Está prontamente disponível com custo baixo, é facilmente conjugado e emite partícula beta com alcance de 0,8 mm e radiação gama. A emissão da radiação gama permite fazer a imagem em equipamento de câmara gama para propósito de dosimetria, porém resulta em considerável radiação de tecidos não alvos, assim como em radiação do pessoal externo.

O ítrio-90 oferece uma série de vantagens teóricas sobre o iodo-131, embora os radioisótopos não tenham sido comparados diretamente e conjugados ao mesmo mAb. O ítrio-90 é um emissor beta puro, proporcionando maior energia de radiação (2,3 MeV para o ítrio-90 *versus* 0,6 MeV para o iodo-131), e tem alcance maior (5,3 mm para o ítrio-90 *versus* 0,8 mm para o iodo-131). Com esse alcance maior, poder-se-ia esperar um reforço do efeito, que, portanto, poderia ser potencialmente vantajoso no tratamento de tumores maiores, pobremente vascularizados ou tumores com expressão dos antígenos de forma heterogênea. No entanto, esse alcance maior aumenta a dose nos tecidos normais quando o alvo é uma doença microscópica, para o qual o alcance menor do iodo-131 poderia ser preferível. A meia-vida de 64 horas corresponde à meia-vida biológica do anticorpo monoclonal murino, e a ausência da emissão gama permite o tratamento sem internação. Além disso, se uma célula capta o ítrio-90, é provável que lá permaneça, diferentemente do iodo-131, que, quando captado pela célula, rapidamente é desconjugado, podendo pequena quantidade dele ser liberada na corrente sanguínea, reduzindo a dose recebida pelo tumor. A maior desvantagem do ítrio-90 está relacionada com seu preço mais alto, disponibilidade relativa limitada e mais complicada radioquímica para a conjugação. Além disso, como o ítrio-90 é um emissor beta puro, com ausência de emissão gama, há necessidade de se utilizar um segundo radioisótopo como o índio-111 para obter imagens para biodistribuição e estudos dosimétricos.

^{90}Y e ^{111}In-ibritumomabe-tiuxetan (Zevalin®)

Mecanismo de Ação

Imunoconjugado composto de um anticorpo monoclonal murino humanizado anti-CD20, denominado ibri-tumomabe, ligado a um quelante chamado tiuxetan. A porção quelante (tiuxetan) apresenta alta afinidade com os radioisótopos índio-111 e ítrio-90 e servirá para combinar esses compostos radioativos ao anticorpo ibritumomabe direcionado ao antígeno CD20 presente na superfície de linfócitos B normais e malignos.

Indicações

Pacientes portadores de linfoma não Hodgkin de células B de baixo grau, folicular ou transformado com doença refratária ou recidiva, incluindo aqueles refratários ao rituximabe (aprovado pela FDA em fevereiro de 2002).

Atividade Administrada

Administrado em duas fases:

- **Fase 1:** dose única de rituximabe 250 mg/m², 50 mg/hora, intravenoso (IV), dose dosimétrica precedendo a injeção de ^{111}In-ibritumomabe-tiuxetan marcado com 185 MBq (5 mCi) de índio-111 IV em 10 minutos dentro das 4 horas após a infusão do rituximabe para a realização de imagem e dosimetria. Imagens realizadas no dia, 24 e 48 horas depois;
- **Fase 2:** após sete a nove dias da **fase 1**, dose única de rituximabe 250 mg/m², 50 mg/hora, IV, dose terapêutica, 3,2 mg de ibritumomabe-tiuxetan marcado com ítrio-90 IV em 10 minutos dentro das 4 horas depois da infusão do rituximabe, com as seguintes doses:
  - 14,8 MBq/kg para pacientes com contagem normal de plaquetas;
  - 11,1 MBq/kg para pacientes com contagem de plaquetas abaixo de 100-150 × 109/L.

^{131}I-tositumomabe (Bexxar®)

Mecanismo de Ação

Trata-se da combinação de um anticorpo monoclonal murino (tositumomabe) ligado a um radioisótopo iodo-131; tositumomabe direciona-se ao antígeno CD20, presente na superfície de linfócitos B normais e malignos.

Indicações

Tratamento de pacientes portadores de linfoma não Hodgkin CD20 positivo, folicular com ou sem transformação, com doença refratária ao rituximabe e com recidiva após quimioterapia.

Atividade Administrada

O tratamento é realizado em duas fases – dosimétrica e terapêutica –, com intervalo de 7 a 14 dias. Cada fase consiste na administração intravenosa inicial de tositumomabe isolado, na dose de 450 mg durante 60 minutos, seguida da combinação de ^{131}I-tositumomabe em

20 minutos. Nessa fase é aplicado tositumomabe 35 mg e iodo-131 – 185 MBq (5 mCi). São feitas imagens de corpo inteiro para dosimetria e biodistribuição em três dias: D0; em D2, D3 ou D4; e D6 ou D7. Na fase terapêutica, o composto é aplicado na seguinte dose: tositumomabe 450 mg IV em 60 minutos e ^{131}I-tositumomabe 35 mg mAb marcado, com dose paciente específica de iodo-131 para proporcionar 65 a 75 cGy de irradiação de corpo total em 20 minutos de infusão IV. A determinação da dose de iodo-131 a ser administrada é baseada na fase dosimétrica.

Cuidados

Utilizar medicamentos protetores de tireoide no mínimo 24 horas antes da fase dosimétrica e continuar por 14 dias depois da dose terapêutica.

Leitura Sugerida

- DeNardo GL. Treatment of non-Hodgkin's lymphoma (NHL) with radiolabeled antibodies (mAbs). Semin Nucl Med. 2005;35(3):202-11.

Tumores Hepáticos

27

GEORGE BARBERIO COURA FILHO
PAULO LUIZ AGUIRRE COSTA

Conteúdo

[131]I-lipiodol
  Atividade Administrada e Uso Prático do ^{131}I-lipiodol
  Uso Prático do ^{131}I-lipiodol na Terapêutica do
  Hepatocarcinoma
    Indicações e Resposta
    Efeitos Adversos e Cuidados

Microesferas Marcadas com [90]Y
  Protocolo de Tratamento e Atividade Administrada
  Indicações e Resposta
  Efeitos Adversos e Cuidados

O fígado é um órgão que tem como uma de suas características o recebimento de aporte sanguíneo por dois sistemas distintos, sendo um o sistema arterial e o outro o sistema venoso portal. Como estudos demonstram que tumores maiores que 3 mm recebem predominantemente seu suprimento sanguíneo pelo sistema arterial e que o parênquima hepático normal recebe predominantemente seu suprimento sanguíneo pelo sistema venoso portal, modalidades terapêuticas que selecionem o sistema hepático arterial poderiam atuar nos tumores de forma maximizada, enquanto o dano ao parênquima hepático normal seria minimizado. Entre essas modalidades, podemos categorizar a radioembolização hepática, também conhecida por terapia por radiação interna seletiva. Essa metodologia consiste em realizar uma cateterização seletiva do segmento arterial responsável pela perfusão sanguínea tumoral e então injetar um agente terapêutico embolizante emissor de radiação, que cumpriria dois papéis: o primeiro seria ocluir as arteríolas tumorais; e o segundo ao estar fixado pelo seu papel oclusivo, poder irradiar adicionalmente o tumor, aproveitando o potencial tumoricida da radiação. Sendo assim, é um procedimento que tem sido indicado para tumores hepáticos.

Como opções de radiofármacos, temos o ^{131}I-lipiodol e as microesferas marcadas com ítrio-90, que abordaremos separadamente.

[131]I-lipiodol

O lipiodol marcado com iodo-131 é produzido no Brasil pelo Instituto de Pesquisas Energéticas e Nucleares (IPEN), com adequado controle de qualidade e baixo custo. Outros compostos com alta retenção tumoral e usados com a mesma finalidade incluem as microesferas de vidro marcadas com ítrio-90 e o lipiodol marcado com rênio-188.

O lipiodol é uma molécula empregada na medicina por suas características físico-químicas (densidade, viscosidade e baixa reatividade). A molécula orgânica foi sintetizada por Marcel Guebert, em 1901, e tem como substrato o óleo extraído da semente da papoula (ésteres etílicos dos ácidos graxos do óleo de papoula iodado). O lipiodol foi o primeiro contraste iodado, com largo emprego nos estudos radiográficos em ginecologia (histerossalpingografia), linfografia e mielografia, substituído a partir da década de 1960 pelos contrastes hidrossolúveis. Nesse período foram descritas intercorrências decorrentes da passagem desse fluido para o sistema venoso – embolia gordurosa.

No sentido terapêutico, o lipiodol primariamente foi utilizado com o conceito de agente embolizante tumoral, sendo injetado na artéria nutriente do tumor (infusão seletiva) (Figura 27.1). Seu emprego isolado ou associado a quimioterápicos mostrou resultados consistentes na redução dos tumores do fígado, particularmente no nódulo solitário, e aumento da sobrevida dos pacientes. Contudo, foram sinalizadas na literatura complicações pulmonares em uma fração variável de pacientes submetidos ao procedimento com essa substância, entendendo-se que seria decorrente da permeação arteriovenosa tumoral, resultando na migração da molécula para a circulação pulmonar (embolia gordurosa).

O conceito seguinte foi associar o benefício da embolização pelo lipiodol com a irradiação tumoral. A substituição do átomo de iodo da molécula de lipiodol por seu isótopo radioativo é uma técnica dominada pela radiofarmácia, e a escolha recaiu no isótopo 131 do iodo (^{131}I), por

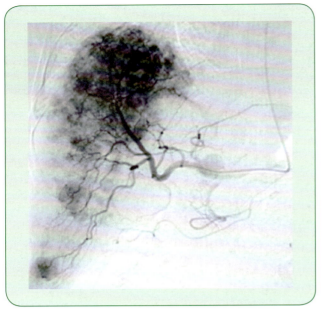

FIGURA 27.1. Imagem angiográfica na fase arterial para confirmação de posicionamento do cateter e impregnação do HCC pelo lipiodol.

suas características de meia-vida (oito dias) e espectro de emissões energéticas. Essas emissões são constituídas por partículas beta com energias máxima de 0,61 MeV e média de 0,192 MeV e emissão de fótons de 0,364 MeV, estes com 84% de abundância, conferindo potencial de dose radioablativa no alvo. A maior parte do efeito radiobiológico do ^{131}I, como em outras aplicações terapêuticas, deve-se à irradiação oferecida pelas partículas beta, favorecendo a destruição do tumor.

Atividade Administrada e Uso Prático do ^{131}I-lipiodol

O aporte sanguíneo arterial dos tumores hepáticos, contrastando com o fluxo predominantemente portal do fígado normal, torna a administração intra-arterial de radiofármacos betaemissores uma modalidade com grande potencial no tratamento dos tumores hepáticos primários e possivelmente dos metastáticos. Atualmente o único radiofármaco disponível em nosso meio é o lipiodol marcado com iodo-131, sendo empregadas atividades de 50 a 60 mCi em injeção uni ou bilobar.

Uso Prático do ^{131}I-lipiodol na Terapêutica do Hepatocarcinoma

A familiaridade do especialista em medicina nuclear com os estudos de biodistribuição de radiomoléculas e fisiopatologia e as bases da metodologia é essencial nesse tipo de abordagem. Ele também deve ter habilidade em analisar e proceder aos cálculos das frações de dose nas imagens geradas. Essa aplicação exige conhecimentos da legislação no que concerne à manipulação e ao uso terapêutico dos radioisótopos e à administração das condições ambientais durante todo o processo.

A seleção do paciente elegível para o procedimento obedece a critérios clínicos relacionados à função pulmonar, renal, hepática, aspectos cognitivos e expectativa de vida. Para o cálculo de dose, é necessário estudo de imagem recente que permita adequada avaliação das dimensões do fígado, das lesões e suas relações anatômicas com as demais estruturas do abdome.

O procedimento é realizado em duas etapas, no mesmo dia, com o paciente internado em quarto terapêutico. Inicialmente, visando ao conhecimento da biodistribuição individual da radiomolécula, é infundida uma dose diagnóstica de radiolipiodol de 37 MBq (1,0 mCi apresentado com alta atividade específica diluído em lipiodol frio de acordo com o volume do alvo) por meio do controle angiográfico por cateterismo seletivo do ramo da artéria hepática nutridora do volume de interesse para a radioablação. O cateter é mantido na posição selecionada pela angiografia e são registradas em câmara gama as imagens bidimensionais em projeções do fígado e dos pulmões que permitam estimar a permeação além dos territórios-alvo (Figuras 27.2 e 27.3). Se a fração da dose diagnóstica transferida para os pulmões pelo *shunt* arteriovenoso tumoral for superior a 20%, o procedimento terapêutico deve ser suspenso, pelo alto risco de complicações. Com essas imagens, é possível observar se houve escape do radiolipiodol por via arterial para outras estruturas (pequena curvatura do estômago, baço etc.), o que deve ser corrigido com o reposicionamento do cateter de infusão. Quando for possível, agora facilitado pela disponibilidade do SPECT-CT, são registradas imagens tomográficas que permitem a observação do lipiodol nos sítios de depósito. No início da aplicação dessa metodologia, considerada inédita em nosso ambiente, a experiência pessoal do grupo (vivenciada em outro serviço) incluiu a varredura de corpo inteiro em tempos diversos. Tais imagens deram a garantia de que a radiomolécula realmente estava restrita aos espaços previstos e de que sua permanência seria útil, com T1/2 efetivo de 4,04 dias. Finalizados os cálculos de biodistribuição relativa da molécula, temos condições de estimar a dose que será acumulada no foco de interesse e no volume hepático não tumoral, permitindo concluir o processo com a infusão da dose terapêutica guiada pela angiografia.

Estudo preliminar envolvendo 39 pacientes com hepatocarcinoma (HCC) e volume hepático médio de 2.554 cm^3 (valores entre 1.196 e 5.460 cm^3) permitiu estimar as médias da dose absorvida por esse tecido e pelo volume tumoral, respectivamente de 31 Gy (valores entre 5 e 70 Gy) e de 172 Gy (valores entre 25 e 688 Gy). As doses detectadas nos volumes tumorais analisados são consideradas efetivas do ponto de vista de radioablação. A técnica descrita mostrou impacto no tempo de sobrevida desses pacientes em relação a pares não submetidos a esse tratamento. Os pacientes foram acompanhados com avaliações clínica, laboratorial e de imagem anatômica.

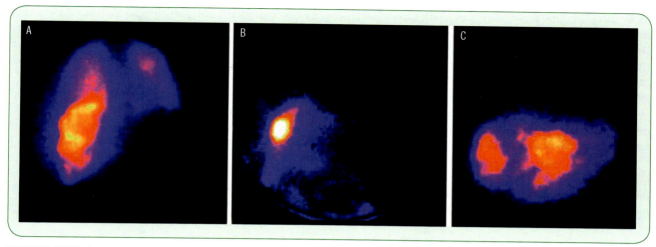

FIGURA 27.2. Imagens realizadas após a administração intra-arterial de dose traçadora de ^{131}I-lipiodol em diferentes pacientes com HCC, mostrando (**A**) captação em extenso tumor no lobo direito do fígado e intensa captação pulmonar que inviabiliza a terapia com esse radiofármaco; (**B**) caracterização do tumor em lobo direito do fígado e mínima com atividade pulmonar. Paciente posteriormente tratado, com excelente resposta; (**C**) captação do ^{131}I-lipiodol em múltiplos focos tumorais, submetidos a tratamento.

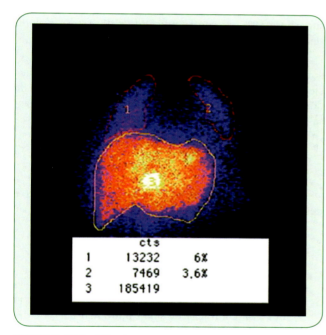

FIGURA 27.3. Cálculo da porcentagem de captação pulmonar do ^{131}I-lipiodol. Neste caso a captação pulmonar (direita = 6% e esquerda = 3,6%) encontra-se abaixo do limite de 20%, estabelecido empiricamente para dar seguimento ao tratamento.

Indicações e Resposta

A fisiopatologia do HCC e as possibilidades terapêuticas são apresentadas na literatura médica de forma extensa, sendo o tratamento de escolha até o momento a cirurgia. Outras opções incluem a embolização simples e a quimioembolização do tumor, que visam à redução do aporte sanguíneo para a lesão, associada à ação de superfície do quimioterápico. Mesmo com as opções terapêuticas disponíveis, a sobrevida de cinco anos dos pacientes com HCC é próxima a 5%. A indicação de cirurgia com propósito curativo é feita em apenas 10% a 20% dos casos que apresentem doença limitada a apenas um lobo e com a função hepática normal. Nos casos com doença mais avançada, empregam-se modalidades paliativas como a radioterapia, a quimioterapia sistêmica ou a embolização por via arterial.

O tratamento com emissores de partícula beta vale-se do elevado aporte sanguíneo arterial do tumor e tem objetivo paliativo, particularmente em casos sem indicação cirúrgica ou de quimioembolização. Pode ser realizado mesmo nos pacientes que apresentam trombose da veia porta. A redução do volume tumoral ocorre em 15% a 30% dos casos, sendo mais frequente nos tumores com diâmetro inferior a 5 a 7 cm. A estabilização do tumor é mais frequente do que a sua regressão, no entanto existem poucos estudos prospectivos controlados. Descreve-se também que a redução da atividade metabólica do tumor (detectada pela PET com ^{18}FGD) pode ser utilizada como indicador precoce de resposta. A administração combinada de quimioterápicos parece potencializar o efeito do ^{131}I-lipiodol, aumentando de 40% para 90% os casos com redução ou estabilização do tumor.

O tratamento adjuvante com ^{131}I-lipiodol também é pesquisado para reduzir a alta taxa de recorrência após a ressecção cirúrgica do hepatocarcinoma. Estudos prospectivos, conduzidos em pacientes submetidos à cirurgia com intenção curativa, mostram redução significativa da recorrência, aumento da sobrevida livre de doença e aumento da sobrevida total quando realizado o tratamento adjuvante com ^{131}I-lipiodol.

Efeitos Adversos e Cuidados

Após a administração do radiofármaco, segue-se o encaminhamento do paciente para o isolamento, por me-

Seção 3 – Terapia

didas de radioproteção, conforme preconizado pela legislação (Comissão Nacional de Energia Nuclear – CNEN). Durante o isolamento, o paciente recebe cuidados clínicos e monitorização da taxa de exposição ambiental, sendo liberado dessa restrição geralmente após três dias, quando essa taxa está inferior a 0,03 mSv/h a 2 metros de distância.

Reações adversas na fase aguda incluem febre, dor abdominal, leucocitose e elevação de enzimas hepáticas, eventualmente acompanhada da elevação de enzimas pancreáticas.

Além disso, há captação pulmonar (indicativa de *shunt*) ou tireoidiana (indicativa de iodo livre) em quase metade dos pacientes. A captação tireoidiana pode ser bloqueada de forma simples, com a administração de iodeto de potássio, ao passo que o índice de *shunt* pulmonar pode ser um parâmetro para redução da atividade administrada (esperado *shunt* inferior a 15% e dose pulmonar menor que 30 Gy).

Microesferas Marcadas com ^{90}Y

Como outra opção para a radioembolização hepática, destacam-se as microesferas marcadas com ítrio-90. O ítrio-90 (^{90}Y) é um emissor de partículas beta, com partículas de energia média de 0,93 MeV e máxima de 2,27 MeV, penetração tecidual média de 2,5 mm e máxima de 11 mm, e meia-vida física de 64,2 horas. As microesferas são comercialmente disponibilizadas em duas composições com particularidades demonstradas na tabela 27.1. Devido ao seu poder embólico, é possível distribuir doses tumorais de 50 a 150 Gy a até superiores a 1.000 Gy, de forma segura para os tecidos adjacentes.

Tabela 27.1

	SIR-Spheres	TheraSphere
Produtor	Sirtex, Austrália	Nordion, Canadá
Material	Resina	Vidro
Diâmetro	20-60 μm	20-30 μm
Atividade/partícula	50 Bq	2500 Bq
Nº esferas por recipiente 3 GBq	40-80 x 10^6	1,2 x 10^6
Dose máxima prescrita	3 GBq	20 GBq
Potencial embólico	Alto	Baixo
Pressão de infusão	Baixa	Alta
Uso de contraste durante infusão	Possível	Não

Protocolo de Tratamento e Atividade Administrada

Trata-se de um tratamento multidisciplinar que envolve passos como a seleção do paciente para o procedimento, em geral com participação do oncologista e/ou cirurgião responsável, a avaliação da nutrição arterial do tumor feita pela radiologia intervencionista e a determinação da atividade a ser administrada no paciente, que é feita pelo médico nuclear.

O paciente é submetido à arteriografia para se selecionar o melhor segmento arterial para distribuir a medicação no tumor e, minimamente, para o restante do fígado. Nessa arteriografia, depois de ser selecionada a artéria de escolha, é feita nela a administração de 5 a 10 mCi de macroagregado de albumina marcado com tecnécio-99m, seguido de varredura de corpo inteiro no intervalo máximo de 1 hora. Essa cintilografia serve para descartar atividade extra-hepática abdominal e quantificar o *shunt* hepatopulmonar. Esse *shunt* é decorrente do escape de microesferas radioativas para o pulmão, decorrente de *shunts* arteriovenosos intratumorais. Duas abordagens podem ser utilizadas: uma dosimétrica, limitando a 30 Gy a dose pulmonar em uma única injeção e/ou a 50 Gy em múltiplas injeções; ou a avaliação percentual, reduzindo a dose a ser administrada, caso esse *shunt* seja superior a 10%, ou contraindicando a dose, caso o *shunt* seja superior a 20%.

O passo seguinte é a determinação da atividade (A) em gigabecquerel (GBq), a ser injetada pela medicina nuclear. Para as esferas de vidro, seguem-se os princípios de dose em Gray a ser atingida no tumor (D), tendo-se a massa em quilogramas (M) do tumor, segundo a equação:

$$A = \frac{D \times M}{50}$$

Já para as esferas de resina, o protocolo dosimétrico é determinado por:

$$A\ (Gbq) = \frac{Dfígado \times [\ (\frac{T}{N} \times Mtumor\ ) + Mfígado]}{49670 \times \frac{(1 - FSP\ )}{100}}$$

Onde FSP é a fração de *shunt* pulmonar e T/N é determinado por:

$$\frac{T}{N} = \frac{(\frac{Atumor}{Mtumor})}{(\frac{Afígado}{Mfígado})}$$

Uma forma mais simples de calcular a atividade a ser administrada das esferas de resina é o método empírico que determina que: se o tumor ocupa menos de 25% da massa do fígado, a atividade é de 2 GBq; se ocupa de 25% a 50% da massa do fígado, a atividade é de 2,5 GBq; e se ocupa mais de 50% da massa do fígado, a atividade é de 3 GBq. A partir daí, corrige-se pelo percentual de *shunt* pulmonar: se for menor de 10%, **não é necessária correção**; se o *shunt* for de 10% a 15%, reduz-se a atividade a ser administrada em 20%; se o *shunt* for de 15% a 20%, a redução da atividade administrada é de 40%; e se o *shunt* for maior que 20%, a terapia é contraindicada.

Após a terapia de radioembolização hepática, é possível aquisição de imagens, tanto em câmara de cintilação por radiação de frenagem (*bremsstrahlung*) como em PET, devido a uma pequena emissão de pósitrons pelo ítrio-90, apesar de não ser um procedimento obrigatório, ainda que desejável.

Indicações e Resposta

Em geral, os pacientes selecionados apresentam lesões irressecáveis e doença predominantemente hepática, não são candidatos a quimioterapia ou terapias sistêmicas e têm função hepática preservada e expectativa de vida superior a três meses. Gravidez e amamentação contraindicam o tratamento de forma absoluta. As indicações têm sido para tratamentos de tumores hepáticos primários e também para metástases hepáticas.

No hepatocarcinoma, uma metanálise que incluiu 14 estudos demonstrou até 80% de resposta completa mais resposta parcial e doença estável, demonstrando sobrevida média variando de 7,1 a 21 meses. Para metástases, as taxas de resposta são variáveis de acordo com a histologia do tumor hepático, se usado como primeira linha de tratamento, ou como terapia de resgate. Para metástases de carcinoma colorretal, quando usado como primeira linha, encontram-se na literatura taxas de resposta de 91% a 44% com sobrevida global de até 29,4 meses, enquanto quando usado para terapia de resgate, as taxas de resposta são de 47% a 12,5% com sobrevida global encontrada de até 15,2 meses. Já para metástases de câncer de mama, há respostas reportadas de 61% a 47% com sobrevida global de até 11,7 meses. Para metástases hepáticas de tumores neuroendócrinos, encontram-se na literatura taxas de resposta de 67% a 51,7% com sobrevida global de até 70 meses, enquanto para colangiocarcinomas intra-hepáticos, as taxas de resposta são de 45% a 27% com sobrevida global reportada de até 14,9 meses.

Por se tratarem de doenças avançadas ou com arsenal terapêutico bastante restrito, a radioembolização hepática pode ser alternativa interessante para o controle delas, ainda que seu potencial curativo seja muito limitado.

Efeitos Adversos e Cuidados

Entre os efeitos indesejáveis que possivelmente ocorrem em decorrência do tratamento, estão os extra-hepáticos e os hepáticos, além da síndrome pós-embolização, que dura de uma a duas semanas pós-tratamento e é caracterizada por fadiga, presente em mais de 50% dos casos, e sintomas menos frequentes de febre, náusea e dor abdominal.

Os efeitos extra-hepáticos são aqueles decorrentes da deposição das microesferas radioativas em órgão que não seja o fígado. São descritas complicações como efeitos gástricos e de intestino delgado inflamatórios, sangramento, podendo em alguns casos ocorrer desenvolvimento de úlceras, a colecistite, a pancreatite e a pneumonite por radiação. As complicações de órgãos abdominais no procedimento costuma ter frequência inferior a 5%, e o *shunt* de cada paciente pode ser quantificado na cintilografia com macroagregado de albumina marcado com tecnécio-99m realizado antes da terapia.

Já os efeitos intra-hepáticos incluem a alteração de marcadores laboratoriais de função hepática, tais como elevações de enzimas hepáticas e bilirrubina, que em geral se mostram transitórias, a insuficiência hepática induzida por radiação, mais frequentemente associada a irradiações acima de 30 Gy no parênquima normal, sendo importante a avaliação dosimétrica pré-tratamento, e a necrose de ductos biliares, que é observada em menos de 10% dos casos.

Levando-se em conta esses potenciais efeitos adversos, algumas medidas profiláticas são recomendáveis. Dentre essas medidas, podemos ressaltar a prevenção de úlceras gástricas, que deve ser realizada durante uma semana antes do tratamento e mantida por quatro semanas após o tratamento, utilizando-se preferencialmente inibidores da bomba de prótons, mas também podendo ser usados bloqueadores H2. A profilaxia da síndrome pós-embólica é realizada com anti-inflamatórios esteroidais orais por três dias, iniciando-se no dia da terapia, podendo-se eventualmente realizar também uma administração intravenosa em maior dose de corticoides em pacientes de maior risco de fenômenos embólicos tumorais. Outra medida é o uso de medicação antiemética, que usualmente deve ser feito de acordo com sintomas quando o paciente apresenta síndrome pós-embólica mais importante. A analgesia também é realizada conforme os sintomas do paciente.

Leitura Sugerida

Terapia de hepatocarcinoma com microesferas-ítrio-90 e controle com [18]FDG

- Carr BI. Hepatic arterial 90Yttrium glass microspheres (Therasphere) for unresectable hepatocellular carcinoma: interim safety and survival data on 65 patients. Liver Transpl. 2004;10(2 Suppl 1):S107-10.

- Wong CY, Qing F, Savin M, Campbell J, Gates VL, Sherpa KM, et al. Reduction of metastatic load to liver after intraarterial hepatic yttrium-90 radioembolization as evaluated by [18F]fluorodeoxyglucose positron emission tomographic imaging. J Vasc Interv Radiol. 2005;16(8):1101-6.

Terapia de hepatocarcinoma com ^{131}I-lipiodol: dosimetria e resposta

- De Ruyck K, Lambert B, Bacher K, Gemmel F, De Vos F, Vral A, et al. Biologic dosimetry of 188Re-HDD/lipiodol versus 131I-lipiodol therapy in patients with hepatocellular carcinoma. J Nucl Med. 2004;45(4):612-8.

- Buscombe JR. Interventional nuclear medicine in hepatocellular carcinoma and other tumours. Nucl Med Commun. 2002;23(9):837-41.

- Risse JH, Grünwald F, Kersjes W, Strunk H, Caselmann WH, Palmedo H, et al. Intraarterial HCC therapy with I-131-Lipiodol. Cancer Biother Radiopharm. 2000;15(1):65-70.

Terapia de hepatocarcinoma com ^{131}I-lipiodol: perspectiva de associação com outras terapias

- Brans B, Van Laere K, Gemmel F, Defreyne L, Vanlangenhove P, Troisi R, et al. Combining iodine-131 Lipiodol therapy with low-dose cisplatin as a radiosensitiser: preliminary results in hepatocellular carcinoma. Eur J Nucl Med Mol Imaging. 2002;29(7):928-32.

- Partensky C, Sassolas G, Henry L, Paliard P, Maddern GJ. Intra-arterial iodine 131-labeled lipiodol as adjuvant therapy after curative liver resection for hepatocellular carcinoma: a phase 2 clinical study. Arch Surg. 2000;135(11):1298-300.

- Lau WY, Leung TW, Ho SK, Chan M, Machin D, Lau J, et al. Adjuvant intra-arterial iodine-131-labelled lipiodol for resectable hepatocellular carcinoma: a prospective randomised trial. Lancet 1999;353(9155):797-801.

- Boucher E, Corbinais S, Rolland Y, Bourguet P, Guyader D, Boudjema K, et al. Adjuvant intra-arterial injection of iodine-131-labeled lipiodol after resection of hepatocellular carcinoma. Hepatology. 2003;38(5):1237-41.

Terapia de radioembolização hepática com microesferas marcadas com [90]Y

- Ahmadzadehfar H, Biersack HJ, Ezziddin S. Radioembolization of liver tumors with yttrium-90 microspheres. Semin Nucl Med. 2010;40(2):105-21.

- Van de Wiele C, Maes A, Brugman E, D'Asseler Y, De Spiegeleer B, Mees G, et al. SIRT of liver metastases: physiological and pathophysiological considerations. Eur J Nucl Med Mol Imaging. 2012;39(10):1646-55.

- Kennedy A, Coldwell D, Sangro B, Wasan H, Salem R. Radioembolization for the treatment of liver tumors general principles. Am J Clin Oncol. 2012;35(1):91-9.

Sinovectomia Radioisotópica 28

HEITOR NAOKI SADO
MARCELO TATIT SAPIENZA

Conteúdo

Introdução
Radiofármacos
Atividade Administrada
Indicações
  Hemofilia

Artrite Reumatoide e Outras Sinovites
Contraindicações
Resposta
Efeitos Adversos
Técnica, Orientações e Cuidados

Introdução

A sinovectomia radioisotópica ou radiossinovectomia (RS) consiste em um tipo de radioterapia localizada, utilizada há mais de cinco décadas, que é feita por meio de injeção intra-articular de radioisótopos na forma coloidal. É indicada para tratamento de sinovites refratárias ao tratamento farmacológico ou ao uso intra-articular de corticoides.

Radiofármacos

O radioisótopo ítrio-90 (^{90}Y) na apresentação de ^{90}Y-silicato ou ^{90}Y-citrato é aprovado e utilizado na Europa para RS. No Brasil, o Instituto de Pesquisas Energéticas e Nucleares (IPEN) de São Paulo disponibiliza a hidroxiapatita marcada com ítrio-90 (^{90}Y-HA) ou com samário-153 (^{153}Sm-HA). O mecanismo básico de ação consiste na marcação de coloides ou partículas com radionuclídeos emissores de beta (β). Esses radiofármacos, ao serem injetados na articulação acometida, são rapidamente fagocitados pelos macrófagos da membrana sinovial inflamada. Devido à sua característica particulada (β), a radiação ionizante age localmente na sinóvia hipertrófica, causando dano celular e esclerose da membrana sinovial, poupando a camada cartilaginosa. Assim sendo, as características do radiofármaco ideal para RS são:

- A partícula ligada ao radioisótopo deve ser suficientemente pequena para ser rapidamente fagocitada, porém não tão pequena, para não haver extravasamento extra-articular (tamanho ideal entre 2 e 10 μm);

- A ligação entre a partícula e o radioisótopo deve ser estável, de preferência relacionada à meia-vida física do radionuclídeo;

- O radiofármaco deve se distribuir de forma homogênea no espaço intra-articular e não causar reação inflamatória no local.

O tamanho das partículas de hidroxiapatita (HA) varia de 10 a 20 μm, e as características físicas do ítrio-90 e do samário-153 estão listadas no Quadro 28.1.

QUADRO 28.1		
Características Físicas do Ítrio-90 (^{90}Y) e Samário-153 (^{153}Sm)		
	^{90}Y	^{153}Sm
Meia-vida	2,7 dias	1,9 dias
Energia máxima (β)	2,3 MeV	0,8 MeV
Alcance médio (β)	3,6 mm	0,8 mm

Atividade Administrada

A atividade administrada e o volume intra-articular injetado dependerão da articulação-alvo e da indicação clínica. Importante lembrar que o calibrador de dose deve ser ajustado para o emissor β empregado. As doses para RS em pacientes maiores de 12 anos, recomendadas pelo Centro de Medicina Nuclear do Instituto de Radiologia (InRad) do Hospital das Clínicas da Faculdade de Medicina da Universidade de São Paulo (HCFMUSP), estão descritas no Quadro 28.2. Para pacientes menores de 12 anos de idade, sugere-se redução em 50% da dose previamente recomendada.

QUADRO 28.2			
Atividade e Volume de Injeção Intra-Articular			
	^{90}Y-HA	^{153}Sm-HA	Vol.
Joelho	3 - 6 mCi	7 - 20 mCi	2-3 ml
Ombro	1 - 4 mCi	7 - 10 mCi	1-2 ml
Cotovelo	1,5 - 3 mCi	7 - 10 mCi	1-2 ml
Tornozelo	1,5 - 3 mCi	7 - 10 mCi	1-2 ml

Indicações

A RS é indicada para tratamento de sinovite refratária na artrite reumatoide e outras sinovites, podendo ser indicada como primeira opção de tratamento de hemartrose nos pacientes hemofílicos. Os critérios para indicação e contraindicação da RS utilizados como referência no Centro de Medicina Nuclear do InRad-HCFMUSP estão listados a seguir.

Hemofilia

A RS é indicada na artropatia hemofílica decorrente de hemartrose crônica e sinovite, sendo a articulação-alvo definida como aquela com mais de três episódios de sangramento em período de três a seis meses.

Mais do que tratar a artropatia hemofílica, o objetivo principal da RS reside em tentar bloquear o círculo vicioso hemartrose -> sinovite -> dano articular -> hemartrose, evitando progressão para perda funcional significativa e dor articular, além de diminuir o consumo de fatores de coagulação. Portanto, a RS deve ser indicada antes de haver danos permanentes à articulação-alvo e com base na classificação clínica da artropatia hemofílica (Quadro 28.3), sendo mais bem indicada nos graus I e II, com possível indicação no grau III, mas não sendo indicada no grau IV.

QUADRO 28.3	
Classificação Clínica da Artropatia Hemofílica	
Artropatia Hemofílica – Classificação Clínica	
Grau I ou Sinovite transitória	Recuperação total da articulação após hemartrose
Grau II ou Sinovite crônica	↑ do diâmetro articular e espessura da sinóvia; ↓ do arco de movimento articular
Grau III ou Artropatia crônica	Grau II + Deformidade articular e atrofia muscular
Grau IV	Anquilose fibrosa ou óssea

Artrite Reumatoide e Outras Sinovites

A artrite reumatoide (AR) consiste em doença inflamatória sistêmica, de caráter crônico, progressivo e de origem multifatorial. Seu tratamento atual envolve medi-

cações e intervenções articulares, tais como injeções intra-articulares ou cirurgias para prevenção ou reparo de deformidade articular.

A RS está indicada na AR nos casos de dor articular que limita atividades e/ou necessita de analgésico regular, com falha de resposta a pelo menos uma injeção intra-articular de corticoide. Assim como na AR, a RS pode ser indicada em outras causas de sinovites refratárias, tais como espondiloartropatias (por exemplo: artrite reacional ou psoriática), outras doenças inflamatórias articulares (por exemplo: doença de Lyme, doença de Behçet), derrame sinovial persistente, doença por depósito de pirofosfato de cálcio (DDPC), sinovite vilonodular pigmentada e artrite não diferenciada.

A RS também pode ser indicada para tratar sinovite residual nos casos de sinovectomia artroscópica incompleta, ou na presença de derrame articular persistente após artroplastia com prótese.

Contraindicações

As contraindicações absolutas e relativas para a RS são:

- Absolutas:
  - Gestação.
  - Lactantes.
  - Infecção cutânea local.
  - Cisto de Baker rompido.
  - Quadro agudo de hemartrose maciça.
- Relativas:
  - Tratamento em pacientes < 20 anos deve trazer benefício superior ao risco (situação usual em hemofílicos).
  - Perda significativa de cartilagem ou destruição óssea com instabilidade articular (melhor resposta se não houver evidência de dano articular).
  - Intervalo < 6 semanas de artroscopia ou cirurgia articular.
  - Intervalo < 2 semanas de punção articular.

Resposta

Estudos iniciais demonstraram bons resultados da RS, aparentemente sem relação com a indicação clínica (artrites ou artropatia hemofílica), o tamanho da articulação tratada e o radiofármaco utilizado, com taxas de sucesso variando de 40% a 90%; após um ano de seguimento, 60% a 80% dos pacientes tiveram resposta classificada como boa ou excelente. Quando comparada à sinovectomia cirúrgica, a RS apresenta resultado terapêutico equivalente, porém com menor custo e na grande maioria sem necessidade de internação e passível de repetição em intervalo de seis meses. Em relação à injeção intra-articular de corticoides, os dados da literatura são controversos quanto à superioridade ou não da RS, motivo pelo qual ela não costuma ser indicada antes da falha inicial do corticoide nas artrites.

Especificamente nos pacientes hemofílicos com hemartrose, a RS apresenta resultados categorizados como bom a excelente em 60% a 80% dos casos, com redução significativa dos sangramentos em 70% a 80% dos pacientes, acarretando redução de custo por serem evitadas cirurgias e complicações inerentes, além de diminuir o uso de fatores de coagulação. Apesar dos bons resultados e do ótimo controle da hemartrose, há dúvidas a respeito da indicação da RS na articulação do cotovelo, pois existem relatos de perda significativa da amplitude de movimento articular em parte dos pacientes, não sendo possível estabelecer de forma inequívoca a relação de tal déficit com a RS ou outro fator.

Efeitos Adversos

Precocemente podem ocorrer aumento transitório da dor articular devida à sinovite induzida pela radiação e leve inflamação ou pequena queimadura de pele no local da injeção, caso ocorra refluxo através do sítio da punção. Tais efeitos adversos são considerados leves, sendo aparentemente minimizados com injeção concomitante de corticoide.

Linfedema e febre podem ocorrer, porém são raros.

Efeito adverso grave como radionecrose é extremamente raro, sendo provavelmente relacionado a extravasamento do radiofármaco no sítio de injeção e passível de tratamento em câmara hiperbárica ou com retalho cirúrgico.

Existe risco teórico de indução de neoplasias, sendo essa uma das preocupações ao se evitar extravasamento extra-articular com consequente irradiação de linfonodos, porém sem casos descritos na literatura até o momento.

Técnica, Orientações e Cuidados

A seguir são listadas as orientações do Centro de Medicina Nuclear do InRad-HCFMUSP para realização de sinovectomia radioisotópica em pacientes hemofílicos. Pacientes com outras indicações seguem orientações similares, excluindo-se os itens referentes à hemartrose e ao uso de fator de coagulação. As imagens de um procedimento conduzido em paciente com hemartrose de repetição no joelho esquerdo estão ilustradas na Figura 28.1.

- *Avaliação inicial do paciente*: feita por hematologista (hemofílicos), reumatologista ou ortopedista (artrite):
  - Confirmar indicações e contraindicações;
  - Avaliação clínica:
    – Dor, sinovite, radionecrose;
    – Frequência de sangramento;
    – Necessidade de fator de coagulação;
    – Mobilidade da articulação;

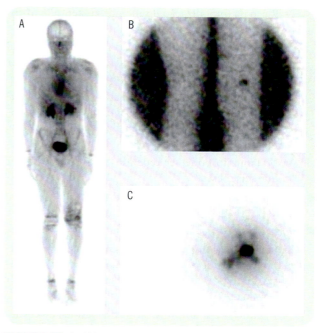

FIGURA 28.1. (**A**) Imagem de varredura feita na fase de equilíbrio após a administração de ^{99m}Tc-MDP confirma o acometimento de joelho esquerdo em paciente hemofílico, sem outras áreas de hiperemia. (**B**) Imagem com *flood* realizada imediatamente após a administração intra-articular de ^{90}Y-HA no joelho esquerdo. (**C**) Imagem de *bremsstrahlung* para confirmação da distribuição do radiofármaco betaemissor na articulação.

  - Solicitar avaliação e exames:
    – Avaliação da fisioterapia;
    – Radiografia da articulação, classificada pela escala de Pettersson;
    – Cintilografia óssea trifásica uma semana antes do tratamento (mais importante é a fase de equilíbrio, que pode ser feito em varredura de corpo inteiro).
- *Informações antes do procedimento*: orientação verbal e escrita, com assinatura de termo de consentimento:
  - Necessidade de imobilização articular por 48 horas;
  - Benefício do procedimento em 60% a 80% dos pacientes tratados;
  - Melhora, representada por redução da dor ou do número de episódios de sangramento, pode demorar de duas a quatro semanas, com melhora adicional por até seis meses;
  - Tratamento não beneficia as outras articulações não injetadas;
  - Aviso dos riscos e reações adversas possíveis após o tratamento;
  - Aumento transitório da sinovite por alguns dias;
  - Risco associado à punção: hemorragia, infecção (muito rara), extravasamento;
  - Risco de febre ou alergia (extremamente raras);

- Risco da imobilização do membro (exemplo: trombose ou tromboembolismo);
- Risco de exposição à radiação inclui necrose local se for injetado fora da articulação (rara) e câncer (risco teórico, não observado na prática);
- Tratamento é complementar às demais modalidades: reposição de fator de coagulação para hemofílicos, artrocentese, medidas clínicas (imobilização, repouso, gelo), fisioterapia;
- Tratamento pode ser repetido em intervalo maior que seis meses.

- ■ *Radiofármacos e atividade administrada: vide Quadro 28.2.*

- ■ *Injeção intra-articular do radiofármaco:*
  - Hemofílicos: manter fator de coagulação no mínimo maior que 50% do nível normal antes da punção, por dois dias mais profilaxia três vezes por semana por um mês mais reavaliação;
  - A punção e a administração do radiofármaco devem ser realizadas em sala adequada, com equipe treinada e em condições assépticas;
  - Além do profissional treinado para a punção, deve haver pessoal treinado no manuseio de radiofármacos, além de procedimentos de monitoração e gerência de rejeitos;
  - Deve-se puncionar com sistema de três vias e agulhas de 20 a 22G para joelho e de 23 a 25G para demais articulações;
  - Orientação/confirmação da punção:
    - Joelho: pode-se fazer sem controle radiológico, com confirmação de posicionamento por aspiração de sangue ou líquido sinovial pré-injeção;
    - Outras articulações: necessitam de orientação (por exemplo, ultrassonografia);
  - É necessário esvaziar o máximo possível a articulação (retirar líquido/sangue e anotar volume);
  - É importante homogeneizar e separar a hidroxiapatita na hora da injeção para não precipitar;
  - Deve-se injetar na sequência (não deve haver resistência):
    - Anestésico (por exemplo: lidocaína);
    - Radiofármaco;
    - Corticoide (metilprednisona ou triancinolona 40 mg para joelho, quadril ou ombro, 20 mg para cotovelo, tornozelo, punho ou subtalar);
  - A seringa deve ser lavada após injeção e durante a retirada com solução salina ou com a própria injeção do corticoide (2 a 5 mL para o joelho);
  - Deve-se manter pressão local com gaze e checar a gaze e as mãos com Geiger;
  - É necessário mobilizar passivamente a articulação imediatamente em uma excursão completa, mantendo pressionado o ponto da punção por 2 a 5 minutos, seguido de limpeza e curativo;
  - Deve-se realizar imobilização absoluta da articulação tratada por 48 horas, com tala ou repouso no leito (reduz absorção linfática e captação linfonodal);
  - É importante avaliar a biodistribuição: imagens da articulação e cadeia linfática proximal em câmara de cintilação imediata e três dias após injeção. Pode ser empregada janela de energia baixa (para imagem de *bremsstrahlung*) no caso de terapia com emissor beta puro.

- ■ *Instruções após a administração e cuidados de radioproteção:*
  - Prescrever analgésico comum se necessário;
  - Reforçar imobilização por 48 horas e evitar atividade intensa por um mês;
  - Reduzir exposição à radiação de membros da família e público;
  - Evitar engravidar por seis meses após o tratamento;
  - Se permanecer internado, orientar enfermagem dos cuidados necessários;
  - Realizar cuidados com a urina por dois dias após a injeção:
    - Urinar sentado e usar a descarga duas a três vezes, e em seguida lavar as mãos;
    - Em caso de incontinência: sondar por três dias e esvaziar coletor com frequência, usando luvas.

Leitura Sugerida

- ■ Clunie G, Fischer M; EANM. EANM procedure guidelines for radiosynovectomy. Eur J Nucl Med Mol Imaging. 2003;30(3):BP12-6.
- ■ Schneider P, Farahati J, Reiners C. Radiosynovectomy in rheumatology, orthopedics, and hemophilia. J Nucl Med. 2005;46 Suppl 1:48S-54S.
- ■ Dunn AL. Management and prevention of recurrent hemarthrosis in patients with hemophilia. Curr Opin Hematol. 2005;12(5):390-4.

- ■ Oztürk H, Oztemür Z, Bulut O. Treatment of skin necrosis after radiation synovectomy with yttrium-90: a case report. Rheumatol Int. 2008;28(10):1067-8.
- ■ Dos Santos MF, Furtado RN, Konai MS, Castiglioni ML, Marchetti RR, Silva CP, et al. Effectiveness of radiation synovectomy with Yttrium-90 and Samarium-153 particulate hydroxyapatite in rheumatoid arthritis patients with knee synovitis: a controlled, randomized, double-blinded trial. Clin Rheumatol. 2011;30(1):77-85.

Terapia de Metástases Ósseas 29

GEORGE BARBERIO COURA FILHO
MARCELO TATIT SAPIENZA

Conteúdo

Samário-153 na Paliação de Dor
  Radiofármacos
  Protocolo de Tratamento e Atividade Administrada
  Indicações e Resposta
  Efeitos Adversos e Cuidados

Rádio-223 na Redução de Eventos e Ganho de Sobrevida
  Radiofármacos
  Protocolo de Tratamento e Atividade Administrada
  Indicações e Resposta
  Efeitos Adversos e Cuidados

Samário-153 na Paliação de Dor

Radiofármacos

Os radiofármacos utilizados para tratamento de metástases ósseas são os compostos fosfonados marcados com samário-153, rênio-186 ou rênio-188, além de radionuclídeos integrados diretamente pela matriz óssea, tais como o estrôncio-89, o fósforo-32 e o rádio-223 (Tabela 29.1).

Apesar de não haver uma definição clara na literatura sobre qual o radiofármaco mais indicado, o samário-153 é o isótopo de escolha para essa modalidade de tratamento em nosso país, em razão de sua disponibilidade e custo. O samário-153 é ligado à molécula do ácido etilenodiamina-tetrametileno fosfonado, formando o complexo [153]Sm-EDTMP, que é captado na matriz mineral óssea por adsorção aos cristais de hidroxiapatita. Sua eliminação se dá por via urinária, também de forma similar à dos radiofármacos empregados na cintilografia óssea.

Protocolo de Tratamento e Atividade Administrada

O tratamento é ambulatorial em dose única, com administração intravenosa de 1 mCi de [153]Sm-EDTMP por quilo de peso corporal em acesso seguro e de forma lenta, por 1 a 2 minutos, seguida de *flush* de 10 a 20 mL de solução salina. Alguns serviços orientam manter o paciente em observação por 4 a 6 horas, com a possibilidade de cintilografia confirmatória da captação ou com fins dosimétricos ao término desse período, porém nossa experiência não confirma essa necessidade. O paciente deve ter recomendações para evitar contaminação urinária (em casos de incontinência, pode ser mantido com sonda vesical por 24 horas).

TABELA 29.1					
Características do Samário-153 e Outros Radionuclídeos Usados para Terapia Paliativa da Dor por Metástases Ósseas					
Radiofármaco	*Atividade padrão*	*Meia-vida (dias)*	*Energia beta máx. (MeV)*	*Energia gama (keV)*	*Penetração tecidual máxima (média)*
[153]Sm-EDTMP	1 mCi/kg	1,9	0,81	103 (28%)	2,5 mm (0,6 mm)
Estrôncio-89 (^{89}Sr)	4 mCi	50,5	1,46	910 (0,01%)	6 mm (2,4 mm)
Fósforo-32 (fosfato) (^{32}P)	5-10mci	14,3	1,71	-	8 mm (3 mm)
[186]Re-HEDP	35 mCi	3,8	1,07	137	4,5 mm (1,1 mm)
[188]Re-HEDP	30-118 mCi	0,7	2,12	155	10,4 mm (3,1 mm)
Rádio-223 ([223]Ra)	6 doses de 50 microCi/kg com intervalos mensais	11,4	5,6 a 7,4	-	< 0,1

O tratamento com ^{153}Sm-EDTMP pode ser repetido com a mesma atividade após um intervalo que assegure a recuperação medular, notando-se taxas de resposta similares ou pouco inferiores ao primeiro tratamento. Doses adicionais são mais recomendadas para pacientes com boa resposta à terapia inicial e na ausência de toxicidade medular significativa ou outras contraindicações.

Indicações e Resposta

Cerca de dois terços dos pacientes com câncer de próstata ou de mama e um terço dos casos avançados de câncer de pulmão, tireoide e rim apresentarão metástases ósseas sintomáticas, com difícil manejo da dor em muitos casos. O controle da dor e a melhora da qualidade de vida são objetivos de diferentes modalidades terapêuticas, incluindo analgésicos, quimioterápicos, bloqueadores hormonais, difosfonados, intervenções cirúrgicas e as radiações ionizantes. Os analgésicos, empregados de forma progressiva [anti-inflamatórios não hormonais, opioides de baixa potência associados aos anti-inflamatórios não hormonais (AINHs) e opioides de maior potência], têm menor custo e podem ser eficientes em 80% a 90% dos casos, mas o uso em altas doses tem limitações práticas por causa dos efeitos adversos, em geral dependente da dose (náusea, constipação, tontura e confusão). Até 70% dos pacientes com câncer de próstata ou de mama receptor-positivo têm algum grau de melhora com a terapia hormonal, porém de forma temporária. Os difosfonados inibem a ação osteoclástica e a reabsorção óssea e podem reduzir, além da dor, eventos como hipercalcemia, fraturas e compressão pelas metástases, com efeitos colaterais leves a moderados (febre e mialgia autolimitada de um a dois dias).

O mecanismo de ação das radiações ionizantes envolve redução de liberação de mediadores inflamatórios e da atividade osteoclástica local, com menor estimulação de fibras nociceptivas. A radioterapia local apresenta resposta em cerca de 80% a 90% dos casos, após intervalo usual de 10 a 14 dias e com longa duração em grande parte dos casos (dois terços dos casos por mais de um ano). A maior limitação da radioterapia é a presença de metástases disseminadas. A radioterapia de hemicorpo isolado ou sequencial, com doses de 6 a 8 Gy, pode ser empregada para pacientes com metástases disseminadas, apresentando resposta completa em aproximadamente 20% e parcial em 50% a 60% dos casos. A irradiação de grandes áreas é limitada pela toxicidade hematopoiética, pulmonar e gastrointestinal, decorrente da alta dose de radiação absorvida, com mielossupressão em 10% a 30% dos pacientes. A irradiação de múltiplas metástases ósseas com menor toxicidade que a radioterapia de campo extenso é obtida com a administração intravenosa de radiofármacos.

Com relação às demais alternativas de tratamento da dor, deve-se ressaltar que o tratamento com radiofármacos não deve ser reservado como última opção para pacientes que esgotaram todas as demais modalidades, pois melhores respostas são obtidas com o uso mais precoce. Além disso, o tratamento com radiofármacos não impede o tratamento posterior com quimioterapia ou radioterapia, desde que se aguarde o período de 6 a 12 semanas para o restabelecimento medular. Da mesma forma, pacientes que tenham realizado quimioterapia mielossupressiva ou radioterapia extensa devem aguardar pelo menos quatro semanas antes de usar o samário. Em relação ao uso de samário-153 e compostos difosfonados não radiomarcados, apesar da controvérsia inicial sobre possível competição em sítios de ligação, atualmente se considera que ambos os agentes podem ser usados de forma concomitante.

A maior experiência do uso de radiofármacos para tratamento paliativo é em pacientes com carcinoma de próstata refratário à hormonioterapia e em pacientes com câncer de mama, apesar de também ser aplicável em outros tumores que evoluem com dor por metástases osteoblásticas documentadas. Para indicação do tratamento (Tabela 29.2), deve ser confirmado que a dor está relacionada a metástases ósseas com alta atividade osteoblástica, detectadas em cintilografia óssea recente (Figura 29.1), e devem ser excluídas outras causas de dor (por exemplo: compressão de raiz nervosa e fratura patológica).

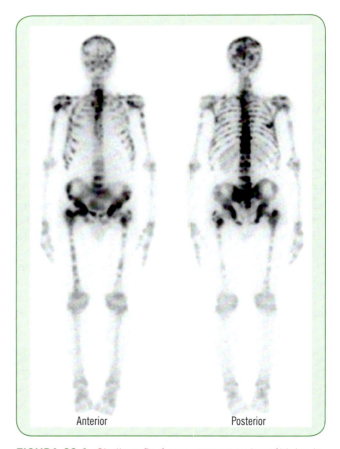

FIGURA 29.1. Cintilografia óssea comprovando múltiplas lesões ósseas metastáticas em paciente de 66 anos com carcinoma de próstata. Ao lado da indicação da terapia paliativa da dor com ^{153}Sm-EDTMP, há grande perspectiva da indicação crescente da terapia com rádio-223 nos casos hormônio-refratários com ausência de acometimento visceral, visando a controle da doença e ganho de sobrevida.

As contraindicações absolutas (Tabela 29.2) são gravidez e amamentação, orientando-se mulheres em idade fértil a evitar gestação por pelo menos seis meses após a terapia e a interrupção definitiva de amamentação. O tratamento também não deve ser realizado em pacientes citopênicos, apesar da possibilidade de medidas de suporte, devendo-se considerar também como contraindicações relativas a tendência de queda de valores hematológicos em exames seriados, o uso de outras terapias com potencial mielossupressor (quimio ou radioterapia extensa no último mês) e o envolvimento difuso na cintilografia óssea (*superscan*). Tendo em vista a eliminação por via renal, considera-se a redução da função renal com filtração glomerular abaixo de 30 mL/min como contraindicação ao tratamento, com administração de 50% da atividade para pacientes com filtração entre 30 e 50 mL/min. Em geral, o tratamento não é indicado para pacientes com expectativa de vida abaixo de quatro semanas, considerando o benefício duvidoso.

TABELA 29.2
Indicações e Contraindicações da Terapia com ^{153}Sm-EDTMP

Indicações	• Cintilografia óssea positiva nos últimos 2-3 meses • Correlação entre lesões na cintilografia e locais de dor • Dor intensa apesar de analgésicos ou reações adversas aos analgésicos • Não candidato a controle local com radioterapia • Sem quimioterapia ou radioterapia com campo amplo nas últimas 4-12 semanas • Expectativa de vida > 4 semanas • Consentimento esclarecido
Laboratório	• Hemoglobina > 9,0 mg/dl • Leucócitos totais > 3.500/dl • Neutrófilos > 1.500/dl • Plaquetas > 100.000/dl • Filtração glomerular > 50 ml/min.
Contraindicações	• Gravidez (excluir) • Amamentação • Filtração glomerular < 30 ml/min ou diálise • Compressão medular (indicação radioterapia) • Envolvimento medular extenso (superscan)

Deve ser esclarecido ao paciente que o objetivo do tratamento não é a involução do tumor ou o aumento da sobrevida, mas a redução da dor e a melhora da qualidade de vida. A eficácia terapêutica deve ser preferencialmente avaliada em escalas e intervalos padronizados, sendo observada melhora da dor que se inicia após intervalo de cinco a sete dias da injeção e com duração média de dois a quatro meses. Diversos estudos, totalizando quase 700 pacientes tratados com samário-153, predominantemente por metástases de câncer de próstata e de mama, confirmam redução da dor em 70% a 80% dos pacientes. Estudos comparativos mostram que a resposta ao samário-153, em termos de paliação de dor e desempenho clínico, e de toxicidade medular, é similar à de outros emissores beta, que devem ser selecionados em virtude do custo e disponibilidade.

Efeitos Adversos e Cuidados

A toxicidade medular de grau leve a moderado, com redução de contagens principalmente das plaquetas e leucócitos, é a reação adversa mais frequente. Depressão medular mais intensa pode ser observada em pacientes com menor reserva da medula. Por esse motivo, o tratamento não é indicado para pacientes com plaquetopenia, leucopenia de base ou antes de restabelecida a função medular após quimioterapia. A monitoração é feita por hemogramas semanais ou quinzenais, com queda principalmente de plaquetas e leucócitos atingindo valores mínimos após três a cinco semanas do uso do samário-153 (duas a três semanas no caso do rádio-223). A recuperação medular em geral se dá ao redor de seis a oito semanas. Toxicidade medular de grau 3 é descrita em cerca de 10% e de grau 4, em 1% dos pacientes submetidos ao tratamento com 1 mCi/kg de samário-153.

A resposta *flare*, com acentuação transitória da dor, pode ocorrer em 10% a 15% dos pacientes, em geral sendo de grau leve e autolimitada a 24 a 72 horas após a injeção. Provavelmente está ligada à resposta inflamatória e pode ser aliviada com AINHs ou corticosteroides. Quando as metástases ósseas acometem a coluna cervical, pode haver pequena possibilidade de compressão medular pós-terapia, devendo ser considerado o uso profilático de corticoides.

Rádio-223 na Redução de Eventos e Ganho de Sobrevida

Radiofármacos

Como visto anteriormente (Tabela 29.1), a maioria dos compostos para tratamento de metástases ósseas são os compostos fosfonados radiomarcados ou radionuclídeos integrados diretamente pela matriz óssea. Nesse segundo grupo está incluído o rádio-223, cuja principal diferença em relação aos demais compostos citados é a emissão de partículas alfa, que levam a uma alta deposição de energia em pequenas áreas (Tabela 29.3).

TABELA 29.3
Características Físicas da Emissão de Partículas Alfa e Beta

	Alfa (ex.: rádio-223)	Beta (ex.: samário-153)
Massa relativa	7.000	1
Energia inicial (keV)	3.000-8.000	10-2.500
Alcance tecidual (mm)	0,04-0,09	0,05-5
LET (keV/microm)	60-230	0,015-0,400
Carga	+2	-1
Pares de ion/microm	2.000-7.000	5-20
Quebras de DNA para morte celular	1-5	100-1.000

O rádio-223 é um elemento com meia-vida de 11,4 dias, que na sua cascata de decaimento emite 27 MeV de energia, com predomínio das partículas alfa (93%) em relação à emissão de energia beta e gama (respectivamente 3,2% e < 2%). Quimicamente é um elemento alcalino-terroso, análogo ao cálcio, com alta afinidade pelos ossos. Após sua administração por via intravenosa, é incorporado rapidamente pela matriz mineral óssea, em especial nas áreas com aumento de remodelação.

Apresenta alta transferência linear de energia (LET), ou seja, leva à grande deposição de energia em um pequeno raio ao redor do sítio de concentração. Essa deposição de alta energia em um raio equivalente a 2 a 10 células torna mais provável a dupla quebra de moléculas de DNA, com menor possibilidade de reparação e maior chance de morte celular que quando utilizados emissores beta. Ao mesmo tempo, o efeito é mais restrito à área de captação, com redução da dose de radiação nos tecidos vizinhos e das complicações tais como toxicidade medular. O clareamento sanguíneo do rádio-223 é rápido, decorrente da incorporação óssea e, em menor grau, por eliminação intestinal não hepatobiliar. A eliminação nas fezes é muito superior do que na atividade urinária, havendo baixa dose de radiação para os rins e vias urinárias.

Protocolo de Tratamento e Atividade Administrada

O tratamento é feito ambulatoriamente sob a supervisão do especialista em medicina nuclear, idealmente mantendo sistema de contrarreferência com o médico solicitante para a cobertura de intercorrências. Após a confirmação da indicação e a avaliação de parâmetros pré-terapia (destaque para a caracterização das metástases pela cintilografia e hemograma adequado), é feita a encomenda da primeira dose. Apesar de serem previstos seis ciclos de tratamento a intervalos de quatro semanas, cada nova dose só é encomendada após a administração da precedente, ainda assim condicionada ao estado clínico e hematológico adequado do paciente no dia do novo ciclo.

A apresentação do rádio-223 é em frascos contendo 6.000 kBq (162 µCi) em 6 mL na data de referência. A atividade indicada por ciclo é de 50 kBq (1,35 µCi) por quilo de peso corporal, administrada por via intravenosa em 1 minuto, com lavagem da via de acesso antes e após a injeção do rádio-223. O cálculo de volume a ser administrado é feito com base no peso do paciente medido no dia da terapia e considerando o decaimento físico. Assim como em qualquer procedimento, a atividade empregada deve ser conferida pré-administração, cabendo a observação da necessidade de ajuste específico do calibrador de dose para o isótopo.

$$Volume\ (mL) = \frac{Peso\ (kg) \times 50\ kBq/kg}{Fator\ decaimento \times 1.000\ kBq/mL}$$

O paciente deve ser orientado a manter cuidado com excretas (lembrando que a excreção intestinal é predominante) por uma semana após a injeção: se possível, deve usar banheiro separado e dar descarga várias vezes; roupa contaminada com fezes ou urina deve ser lavada em separado; cuidadores devem manter cuidados gerais (luvas ao lidar com excretas, lavagem das mãos etc.).

Quanto ao gerenciamento de rejeitos na clínica, devem ser feitos procedimentos usuais de monitoração e registro, sendo o tempo habitual de armazenamento pré-descarte de três a quatro meses.

Indicações e Resposta

O uso de radiofármacos emissores de partículas alfa representa uma mudança de perspectiva na terapia das metástases ósseas, pois o foco da redução de dor se ampliou para a redução de eventos relacionados ao esqueleto e o aumento de sobrevida. Além do efeito antitumoral direto causado pela energia liberada nas células tumorais a partir das áreas ósseas captantes, é possível que exista um efeito indireto no ambiente tumoral, mediado pela destruição ou inibição de liberação de fatores de estímulo por osteoclastos e osteoblastos.

O rádio-223 foi aprovado por órgãos internacionais nos Estados Unidos e na Europa em 2014, para terapia de pacientes com carcinoma prostático resistente à castração, marcando o início do uso clínico desse radiofármaco. Além da terapia em pacientes com câncer de próstata hormônio-refratário com metástases ósseas, está em fase avançada de pesquisa a terapia com rádio-223 em pacientes com outros tumores, com destaque para o câncer de mama.

A aprovação internacional foi, em grande parte, baseada num ensaio clínico randomizado (ALSYMPCA) com 921 pacientes com câncer de próstata hormônio-refratário randomizados 2:1 *versus* placebo. O estudo multicêntrico teve a participação do Hospital das Clínicas da Faculdade de Medicina da Universidade de São Paulo (HCFMUSP) e de outros serviços no país, tendo sido tratados pacientes com duas ou mais metástases comprovadas na cintilografia óssea e sem metástases viscerais. Esse estudo mostrou ganho significativo de sobrevida com o uso do rádio-223 em relação ao placebo (mediana de 14,9 *vs.* 11,3 meses), com redução de 30% no risco de morte, além de redução da dor em mais de 50% dos casos associada à redução do tempo para o primeiro evento esquelético sintomático (mediana de 15,6 *vs.* 9,8 meses), e com baixa toxicidade (Figura 29.2).

Efeitos Adversos e Cuidados

A toxicidade predominante é medular, com depressão leve a moderada com nadir de duas a quatro semanas, havendo boa tolerabilidade e sem aumento de outros eventos adversos em relação ao placebo. A baixa toxicidade medular em relação à terapia com samário-153 ou outros emissores beta se deve ao baixo alcance das partículas alfa, o que faz com que parte da medula seja poupada durante o tratamento. Muitas vezes os pacientes já apresentam reserva medular baixa em decorrência de invasão tumoral ou terapias prévias (quimioterapia ou radioterapia extensa), que pode se agravar como parte do curso da doença ou por causa da terapia com rádio-223.

Quadro de toxicidade medular grave é raro, grau 3 ou 4 em menos de 3% dos casos, porém a monitoração de hemograma antes de cada ciclo de tratamento é essencial. Parâmetros hematológicos sugeridos para o primeiro ciclo são apresentados na Tabela 29.4. O ciclo seguinte de tratamento pode ser adiado por até oito semanas, sendo indicada a descontinuidade caso não haja recuperação do hemograma nesse período.

Devido ao menor perfil de toxicidade hematológica apresentado pelo rádio-223, temos como perspectiva iminente a publicação de artigos avaliando a eficácia e a segurança da combinação de tratamentos quimioterápicos com tratamentos com emissores alfa.

Toxicidade não hematológica referida é principalmente gastrointestinal, incluindo náusea, diarreia e vômitos em mais de 10% dos casos, além de fadiga e dor óssea.

Apesar do curto tempo de seguimento dos pacientes, decorrente da introdução recente da modalidade e da própria gravidade clínica do quadro, não se observou até o momento aumento na incidência de segundo tumor primário ou síndrome mielodisplásica. Empiricamente, recomenda-se contraceptivo por seis meses após o tratamento.

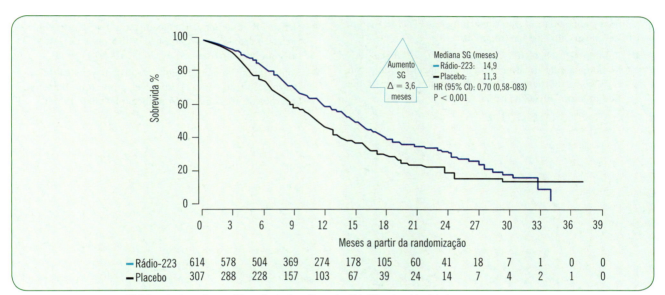

CI: intervalo de confiança; HR: razão de risco (*hazard ratio*); SG: sobrevida global.
Fonte: Parker C, et al. N Engl J Med. 2013;369(3):213-23.

FIGURA 29.2. A análise das curvas de sobrevida mostra o impacto da terapia com rádio-223 nos pacientes com câncer de próstata hormônio-refratário. A sobrevida mediana aumenta para 14,9 meses em relação aos 11,3 meses da terapia convencional.

TABELA 29.4
Indicações e Contraindicações da Terapia com Rádio-223

Indicações: CA de próstata refratário à castração com metástases ósseas e sem metástases viscerais
Contraindicações: depressão medular (no caso de uso em mulheres: gestação e aleitamento)
Requisitos: primeiro ciclo – neutrófilos ≥ 1.500 /mL; plaquetas ≥ 100.000/mL; hemoglobina ≥ 10 g/dL
Demais ciclos: neutrófilos ≥ 1.000 /mL; plaquetas ≥ 50.000/mL

Leitura Sugerida

Samário-153: revisão, comparação de radiofármacos e estudo retrospectivo com samário-153 na instituição (observação: posteriormente passamos a receber casos mais avançados, com pior resposta e maior taxa de complicações)

- Paes FM, Serafini AN. Systemic metabolic radiopharmaceutical therapy in the treatment of metastatic bone pain. Semin Nucl Med. 2010;40(2):89-104.

- Liepe K, Kotzerke J. A comparative study of 188Re-HEDP, 186Re-HEDP, 153Sm-EDTMP and 89Sr in the treatment of painful skeletal metastases. Nucl Med Commun. 2007;28(8):623-30.

- Sapienza MT, Ono CR, Guimarães MIC, Watanabe T, Costa PA, Buchpiguel CA. Retrospective evaluation of bone pain palliation after samarium-153-EDTMP therapy. Rev Hosp Clin. 2004;59(6):321-8.

- Rubini G, Nicoletti A, Rubini D, Asabella AN. Radiometabolic treatment of bone-metastasizing cancer: from 186rhenium to 223radium. Cancer Biother Radiopharm. 2014;29(1):1-11.

Terapia com rádio-223 (Xofigo®)

- Parker C, Nilsson S, Heinrich D, Helle SI, O'Sullivan JM, Fosså SD, et al; ALSYMPCA Investigators. Alpha emitter radium-223 and survival in metastatic prostate cancer. N Engl J Med. 2013;369(3):213-23.

- Coleman R, Aksnes AK, Naume B, Garcia C, Jerusalem G, Piccart M, et al. A phase IIa, nonrandomized study of radium-223 dichloride in advanced breast cancer patients with bone-dominant disease. Breast Cancer Res Treat. 2014;145(2):411-8.

- Pandit-Taskar N, Larson SM, Carrasquillo JA. Bone-seeking radiopharmaceuticals for treatment of osseous metastases, Part 1: α therapy with 223Ra-dichloride. J Nucl Med. 2014;55(2):268-74.

- Sieber PR. Emerging Therapeutic for the Treatment of Skeletal-related Events Associated With Metastatic Castrate-resistant Prostate Cancer. Rev Urol. 2014;16(1):10-20.

- Xofigo prescribing information. © 2013. Bayer HealthCare Pharmaceuticals Inc. Disponível em: http://labeling.bayerhealthcare.com/html/products/pi/Xofigo_PI.pdf.

Índice Remissivo

A

Aperfeiçoamento médico, 3
  bases da formação em medicina nuclear, 3
  incorporação de novos conhecimentos na formação em medicina nuclear, 4
  trabalhando com incertezas – o processo de tomada de decisão, 4
    análise crítica de literatura, 6
    arquivo didático, 12
    conhecimento especializado/expertise, 4
    contextualização clínica, 8
    medicina baseada em evidências, 7
Aplicações da PET e PET/CT com ^{18}FDG nos tumores do sistema musculoesquelético, 486
  aplicações clínicas, 487
  avaliação da resposta terapêutica e recidiva tumoral, 489
  biodistribuição normal e critérios gerais de interpretação das imagens, 486
  diferenciação entre tumores benignos e malignos, 488
  guiar sítio de biópsia, 490
  metástases, 487
  protocolos de aquisição e processamento de imagem, 486
Avaliação da função ventricular, 159
  estudo de primeira passagem (angiografia radioisotópica), 159
  - bases, 159
    interpretação da imagem, 161
    protocolos de aquisição e processamento de imagem, 159
    radiofármacos, 159
  ventriculografia radioisotópica ou cintilografia sincronizada das câmaras cardíacas ou *gated blood pool*, 161
    aplicações clínicas, 165
    bases, 161
      interpretação da imagem, 164
      protocolos de aquisição e processamento de imagem, 161
      radiofármacos, 161
Avaliação da inervação cardíaca com ^{123}MIBG, 178
  aplicações clínicas, 179
  bases, 178
    protocolos de aquisição e processamento de imagem, 178
    radiofármaco e mecanismos de captação: biodistribuição normal e fatores fisiopatológicos, 178
Avaliação de métodos diagnósticos, 119
  avaliação do desempenho de um teste, 122
    sensibilidade e especificidade, 123
    valores preditivos positivo e negativo, 123
  comparação de dois testes, 126
  comparação de testes, 124
    razão de verossimilhança para um resultado, 124
      negativo, 124
      positivo, 124
  definição, 121-122
    de grupo de pacientes doentes (utilização do padrão-ouro), 122
    do intervalo de referência para o resultado normal, 121
  determinação do ponto de corte de um teste, 124
    determinação do ponto de corte, 125-126
      baseada estritamente na melhor relação matemática entre sensibilidade e especificidade, 125
      levando em consideração a prevalência da doença, 125
      levando em consideração a prevalência da doença e as consequências de cada resultado, 126
  etapas na avaliação de um método diagnóstico, 119
  teste diagnóstico, 120-121
    ideal, 120
    diagnóstico real, 121
    variação do teste, 121
    variação no grupo de indivíduos normais e patológico – intervalo de referência, 121

B

Bases da tomografia por emissão de pósitrons (PET), 372
  conceitos gerais, 372
    PET e radiofármacos emissores de pósitrons, 372
  PET com FDG, 372
    biodistribuição e interpretação da imagem, 374
    farmacocinética e distribuição normal, 372
    mecanismos de captação nos tumores, 373

Índice Remissivo

PET com outros radiofármacos, 376
protocolos para administração e aquisição, 373

C

Câncer de mama, 456
 bases gerais do estadiamento, 456
 indicações clínicas, 458
  diagnóstico inicial, 458
  estadiamento, 459
  monitoração de resposta terapêutica, 460
  reestadiamento/detecção de recorrência locorregional ou a distância, 459
 introdução, 456
  incidência, mortalidade e principais apresentações, 456
 perspectivas, 461
 técnica, 457
  distribuição fisiológica, 457
  limitações do método, 458
  parâmetros de aquisição e processamento específicos, 457
  pontos-chave na análise, 457
  que procurar, O, 457
Câncer de pulmão, 409
 artefatos, 412
 avaliação de metástases a distância (estadiamento M), 411
  papel no tratamento radioterápico, 411
 avaliação de resposta, 411
 câncer de pulmão não pequenas células, 409
 câncer de pulmão pequenas células, 411
 estádios, 410
   estadiamento nodal, 411
 nódulo pulmonar solitário, 415
  racional para a utilização de PET/CT com ^{18}FDG na avaliação de NPSs, 415
  recomendações para a avaliação e NPSs utilizando PET/CT com ^{18}FDG, 416
 protocolo de aquisição, 412
Câncer de tireoide, 573
 atividade administrada, 575
 contraindicações, efeitos adversos e cuidados, 576
 indicações clínicas, 574
 radiofármacos, 573
  mecanismos de captação do Iodo-131: fatores fisiopatológicos e biodistribuição normal, 573
 resposta terapêutica, 576
Cintilografia cardíaca com pirofosfato, 168
 aplicações clínicas, 169
 bases, 168
  mecanismos de captação: fatores fisiopatológicos e biodistribuição normal, 168
  protocolos de aquisição e processamento de imagem, 168
  radiofármaco/farmacocinética, 168
 interpretação da imagem, 168
Cintilografia cerebral e estudos com Tálio-201 e Sestamibi, 346

aplicações clínicas, 347
 avaliação de tumores do SNC, 347
 diferencial de linfoma e neurotoxoplasmose em AIDS, 347
 sarcoma de Kaposi, 348
bases, 346
 interpretação da imagem, 347
 protocolos de aquisição, 346
 radiofármacos, mecanismos de captação e biodistribuição normal, 346
Cintilografia com ^{99m}Tc-sestamibi, 338
 aplicações clínicas, 339
  carcinoma de mama, 339
 bases, 338
  interpretação da imagem, 339
  mecanismos de captação e biodistribuição normal, 338
  protocolos de aquisição e processamento, 338
  radiofármacos, 338
 mieloma múltiplo, 340
  aspectos clínicos, 340
  cintilografia de corpo inteiro com MIBI, 341
  interpretação do estudo, 344
  métodos de imagem, 340
  padrão de captação, 344
  protocolo para cintilografia com MIBI, 344
 outros tumores, 344
Cintilografia com Gálio-67 (^{67}Ga) na avaliação de processos oncológicos, 332
 aplicações clínicas
  aplicações em outros tumores, 336
   câncer do pulmão, 336
   carcinoma hepatocelular, 337
   melanoma, 336
   mesotelioma, 337
  linfoma de Hodgkin e não Hodgkin, 334
   avaliação de resposta, 336
   estadiamento, 336
  predição de resposta precoce no curso da terapia (ínterim), 336
   relação entre tipo histológico e captação, 335
 bases, 332
  interpretação da imagem, 333
   axila, 333
   cabeça e pescoço, 333
   coração, 333
   distinguir captação em alça de captação em linfonodos mesentéricos, 333
   esqueleto, 334
   estômago, 334
   fígado e baço, 334
   hilo pulmonar e mediastino, 333
   mama, 333
   pulmão, 333
   rins, 333
 mecanismo de captação e biodistribuição normal, 332
  distribuição normal, 332

protocolos de aquisição e processamento, 334
    considerações técnicas e tempo após a administração, 334
    preparo, 334
  radiofármaco, 332
Cintilografia com Metaiodobenzilguanidina (MIBG), 350
  aplicações clínicas, 353
    feocromocitoma e paraganglioma, 354
    neuroblastoma, 353
    tumores carcinoides, 355
  bases, 350
    biodistribuição, 352
    considerações ao preparo para o exame, 351
    drogas que interferem na captação de MIBG, 351
    imagens de duplo-isótopo, SPECT e SPECT-CT, 351
    protocolos de aquisição e processamento, 350
    radiofármacos, 350
  perspectivas, 356
Cintilografia de perfusão miocárdica, 140
  aplicações clínicas, 156
  avaliação de perfusão miocárdica com rubídio-82, 155
    bases, 155
      mecanismos de captação: fatores fisiopatológicos e biodistribuição normal, 155
      protocolo de aquisição e processamento das imagens, 156
  bases, 140
    aquisição e processamento, 145
      aquisição, 145-146
        plana, 145
        tomográfica, 146
      correção de atenuação, 147
      equipamentos, 145
      reconstrução das imagens, 147
      verificação da aquisição e correção de movimento, 147
    modalidades de estresse, 142
      estresse, 142-143
        farmacológico com Dobutamina, 143
        físico (teste ergométrico), 142
      perfusão miocárdica e tipos de estresse, 144
      teste farmacológico com Dipiridamol ou Adenosina, 143
    protocolos de aquisição, 144
      estresse e, 144-145
        redistribuição com Tálio-201, 144
        repouso com duplo isótopo, 145
        repouso com radiofármacos marcados com Tecnécio-99m, 145
      repouso e redistribuição com Tálio-201, 144
    radiofármacos para imagem de perfusão, 140
      Cloreto de Tálio-201, 140
      outros radiofármacos, 141
      perfusão miocárdica e tipos de radiofármacos, 141
      sestamibi marcado com Tecnécio-99m, 141
      tetrofosmin marcado com Tecnécio-99m, 141
    reorientação e documentação, 148
      gated SPECT, 149
      interpretação da perfusão, 150

indicações, 154
  perfusão miocárdica na sala de emergência, 155
Cintilografia escrotal, 326
  aplicações clínicas, 327
    epididimite, 327
    padrão cintilográfico em outras doenças testiculares, 327
    torção testicular aguda, 327
  bases, 326
    interpretação da imagem: conhecimentos básicos de anatomia e vascularização, 327
    mecanismo de captação: fatores fisiopatológicos e biodistribuição normal, 326
    protocolos de aquisição e processamento de imagem, 326
    radiofármacos, 326
Cintilografia hepática com hemácias marcadas para a avaliação de hemangioma hepático, 248
  bases, 248
    biodistribuição normal, 248
    interpretação da imagem, 248
    protocolos de aquisição, 248
    radiofármaco, 248
Cintilografia hepatoesplênica e pesquisa de baço acessório, 251
  cintilografia hepatoesplênica, 251
    aplicações clínicas, 252
      cirrose, 252
      lesões hepáticas focais, 252
        adenoma, 252
        hepatocarcinoma, 252
        hiperplasia nodular focal, 252
      lesões ocupando espaço, 252
      síndrome de Budd-Chiari, 252
    bases, 251
      interpretação da imagem, 252
      protocolos de aquisição, 251
      radiofármacos/mecanismos de captação/ biodistribuição normal, 251
  pesquisa de baço acessório, 252
    aplicações clínicas, 253
      anemia e/ou plaquetopenia recorrente pós-esplenectomia, 253
      baço acessório, 253
      esplenose, 253
    bases, 252
      protocolos de aquisição, 252
      radiofármacos/mecanismos de captação/ biodistribuição, 252
Cintilografia óssea e PET com ^{18}F-fluoreto em doenças benignas, 282
  bases, 282
    aplicações clínicas, 284
      achados extraósseos e geniturinários, 294
        exemplos de captação extra-óssea por localização, 294
      doenças, 289-290, 292
        infecciosas e inflamatórias, 290
        metabólicas, displasias e outros quadros, 292
        vasculares, 289

Índice Remissivo

traumas, fraturas e lesões esportivas, 286

tumores ósseos benignos, 284

biodistribuição normal e critérios gerais de interpretação, 283

^{18}F-NaF, 284

^{99m}Tc-MDP, 283

mecanismos de captação, 282

^{18}F-NaF, 282

^{99m}Tc-MDP, 282

protocolos de aquisição e processamento, 282

^{18}F-NaF, 283

^{99m}Tc-MDP, 282

radiofármacos/farmacocinética, 282

^{18}F-NaF, 282

^{99m}Tc –MDP, 282

Cintilografia óssea e PET com ^{18}F-fluoreto em doenças malignas, 296

aplicações clínicas, 296

achados cintilográficos na doença metastática óssea, 297

cintilografia em tumores específicos, 299

condrossarcoma, 302

medicina nuclear na doença metastática óssea, 296

mieloma múltiplo, 303

osteossarcoma e sarcoma de Ewing, 302

tumores ósseos primários malignos, 301

Cintilografia pulmonar, 501

aspectos anatômicos e fisiológicos, 501

bases da pesquisa de *Shunt* direita-esquerda, 510

fatores fisiopatológicos e de interpretação do estudo, 510

protocolos de aquisição e processamento de imagem, 512

radiofármacos/farmacocinética/mecanismo de localização e biodistribuição normal, 510

bases do estudo de inalação/ventilação, 502

biodistribuição normal e fatores fisiopatológicos, 503

mecanismos de localização, 502

protocolos de aquisição e processamento de imagem, 502

radiofármacos/farmacocinética, 502

bases do estudo de perfusão, 503

biodistribuição normal e fatores fisiopatológicos, 504

mecanismos de localização, 504

protocolos de aquisição e processamento de imagem, 504

radiofármacos/farmacocinética, 503

interpretações de imagens e aplicações clínicas dos estudos de inalação e perfusão pulmonar (V/Q), 505

investigação de hipertensão pulmonar por TEP crônico, 510

SPECT e SPECT/CT na investigação de TEP, 509

tromboembolismo pulmonar (TEP), 505

discussão: arteriografia x cintilografia V/Q x angiotomografia, 508

discussão: critérios PIOPED, 508

padrões de imagem auxiliares na interpretação dos estudos V/Q, 507

ultrassom com Doppler de membros inferiores, 508

quantificação pulmonar, 512

Cintilografia renal dinâmica, 310

aplicações clínicas, 312

avaliação de transplante renal, 316

hipertensão renovascular, 314

obstrução do trato geniturinário: conceitos gerais e cintilografia renal com diurético, 312

bases

interpretação da imagem: análise visual e semiquantitativa/renograma, 311

mecanismos de captação e eliminação glomerular e tubular, 310

protocolos de aquisição e processamento de imagem, 310

radiofármacos/farmacocinética, 310

Cintilografia renal estática

aplicações clínicas, 321

malformações renais, 322

pielonefrite, 321

pseudotumor renal, 322

bases, 319

interpretação da imagem, 321

mecanismos de captação: fatores fisiopatológicos e biodistribuição normal, 319

protocolos de aquisição e processamento de imagem, 320

radiofármacos/farmacocinética, 319

Cisternocintilografia, cintilografia cardíaca com ^{123}I-mIBG em neurologia, cintilografia para avaliação de quebra da barreira hematoencefálica, 533

cintilografia cardíaca com ^{123}I-mIBG em neurologia, 535

bases, 535

biodistribuição normal e fatores fisiopatológicos, 535

protocolos de aquisição e processamento de imagem radiofármaco/farmacocinética, 535

cintilografia cerebral para avaliação do sistema dopaminérgico, 536

^{99m}Tc-TRODAT-1, 537

exames de medicina nuclear, 536

cintilografia para avaliação de quebra da barreira hematoencefálica (cintilografia cerebral convencional), 538

cisternocintilografia, 533

aplicações clínicas, 534

avaliação de fístula liquórica, 535

estudo da perviedade da derivação, 534

hidrocefalia, 534

bases, 533

biodistribuição normal, 533

fluxo normal do liquor, 533

protocolo de aquisição das imagens, 534

radiofármacos/farmacocinética, 533

Cistocintilografia, 323

aplicações clínicas, 324

refluxo vesicoureteral, 324

bases, 323

estudo, 323

direto, 323

indireto, 323

protocolos de aquisição e processamento de imagem, 323

Índice Remissivo

D

Dacriocintilografia, 546
  bases, 546
    bases fisiopatológicas, biodistribuição normal e critérios gerais de interpretação, 547
    protocolos de aquisição e processamento, 546
  indicações clínicas, 548
Densitometria óssea, 304
  densitometria DXA, 304
    estudos de seguimento pela densitometria DXA, 306
    indicações da densitometria DXA, 306
  introdução e conceitos de osteoporose, 304
  laudo da densitometria: *t-score* ou *z-score*?, 306
    aspectos avançados da densitometria DXA, 308
Diagnósticos em cardiologia, 139

E

Endocrinologia, 185
Estudo de perfusão cerebral e metabolismo glicolítico cerebral, 516
  cintilografia de perfusão cerebral, 516
    bases, 516
      biodistribuição, 517
      protocolos de aquisição e processamento, 517
      radiofármacos, mecanismos de captação e farmacocinética (^{99m}Tc-ECD/^{99m}Tc HMPAO), 516
    interpretação da imagem, 518
  tomografia por emissão de pósitrons (PET), 519
    bases, 519
      aplicações clínicas (SPECT e PET), 521
        doenças cerebrovasculares, 521
      biodistribuição, 520
      demências, 522
      distúrbios do movimento, 528
      doenças psiquiátricas, 529
      epilepsia, 526
      infecção, 531
      interpretação de imagens, 520
      morte encefálica, 529
      protocolos de aquisição e processamento, 520
      radiofármaco/farmacocinética, 519
      teste de Wada, 528
      trauma, 528
      tumores, 528
Estudos diagnósticos com análogos da somatostatina, 395
  aplicações clínicas, 398
    carcinoma medular de tireoide, 400
    outros tumores, 402
    tumores, 399, 402
      do sistema simpático-adrenal, 402
      neuroendócrinos gastroenteropancreáticos, 399

      neuroendócrinos, 399
  bases dos estudos com análogos da somatostatina, 395
    aquisição, processamento e biodistribuição – cintilografia, 396
      administração e aquisição, 396
      biodistribuição normal e critérios gerais de interpretação, 397
      preparo, 396
    aquisição, processamento e biodistribuição – PET, 398
      administração e aquisição, 398
      biodistribuição normal e critérios gerais de interpretação, 398
      preparo, 398
    mecanismos de captação dos análogos da somatostatina, 396
    radiofármacos, 395
      análogos da somatostatina, 395
      outros peptídeos, 395
      radiofármacos, 395-396
        para cintilografia, 395
        PET, 396
Estudos quantitativos, 329
  aplicações clínicas e suas metodologias, 329
    determinação, 329-330
      da taxa de filtração glomerular, 329
      do fluxo plasmático renal, 330
  bases, 329
    mecanismos de captação e eliminação: filtração glomerular e secreção tubular, 329
    radiofármacos/farmacocinética, 329
Esvaziamento gástrico, 214
  aplicações clínicas, 216
    aplicações em pediatria, 218
    avaliação de intervenções e terapia farmacológica, 218
    dumping e síndromes do esvaziamento rápido, 217
    gastroparesia diabética e síndromes de estase, 216
  bases, 214
    interpretação das imagens e curvas, 215
    protocolos de aquisição e processamento, 214
    radiofármacos, 214
    refeição sólida versus líquido, 214

F

Fígado e vias biliares, 233
  aplicações clínicas, 236
    avaliação da árvore biliar no pós-operatório, 241
      transplante hepático, 243
    colecistite aguda, 236
      achados que auxiliam no diagnóstico, 237
      administração prévia de CCK-8, 237
      intervenção farmacológica com Sulfato de Morfina, 237
      potenciais causas de resultados falso-positivos, 237
    doenças biliares crônicas acalculosas, 239
      avaliação da fração de ejeção da vesícula biliar (FEVB), 239
    hiperbilirrubinemia, 240
      hiperbilirrubinemia neonatal, 241
      obstrução do ducto hepático comum versus doença

Índice Remissivo

hepatocitária, 240
lesões hepáticas focais, 244
  adenoma hepático, 244
  hepatocarcinoma, 244
  hiperplasia nodular focal, 244
outras doenças do sistema biliar, 244
  cistos hepáticos com comunicação com a árvore biliar e cisto de colédoco, 244
  colangite, 244
bases, 233
interpretação de imagem, 236
  clareamento do parênquima hepático, 236
  fluxo sanguíneo hepático, 236
  forma hepática, 236
  função hepática, 236
mecanismos de captação e biodistribuição normal, 233
protocolos de aquisição e processamento de imagens, 234
  intervenção farmacológica, 235
  preparo alimentar, 234
  protocolos de aquisição, 235
radiofármacos/farmacocinética, 233

G

Gastrointestinal, 209
Glândulas salivares, 229
aplicações clínicas, 230
  lesões focais, 231
  litíase, 231
  sialadenite, 230
  síndrome de Sjögren, 230
bases, 229
  interpretação da imagem e curva, 229
  intervenções farmacológicas, 229
  mecanismos de captação e biodistribuição, 229
  protocolos de aquisição e processamento, 229
  radiofármaco, 229

H

Hipertireoidismo, 567
atividade administrada, 567
  adenomas solitários ou múltiplos autônomos, 568
  bócios multinodulares tóxicos e atóxicos, 568
  doença de graves, 567
contraindicações, 567
cuidados após tratamento, 572
efeitos adversos, 571
indicações, 567
radiofármacos, 567
resposta, 568

I

Imagem cerebral com traçadores amiloide, 539
bases, 539
  alterando o acesso ao diagnóstico da doença de Alzheimer, 540
  doença de Alzheimer e demência, 539
  imagem amiloide, 541
    ^{11}C-PIB em indivíduos idosos saudáveis, 542
    ^{11}C-PIB em outras condições, 542
    ^{11}C-PIB na doença de Alzheimer, 542
    ^{11}C-PIB no comprometimento cognitivo leve, 542
    acurácia da imagem amiloide, 544
    composto B de *Pittsburg* (^{11}C-PIB), 541
    guideline para o uso apropriado de imagens PET com traçadores amiloides, 544
    interpretando os estudos com ^{11}C-PIB, 542
  patologia da doença de Alzheimer, 540-541
    em indivíduos idosos saudáveis, 541
  pródromo da doença de Alzheimer, 541
Infecção e Inflamação, 265
aplicações clínicas, 268
  cardite, 269
  febre de origem indeterminada, 270
  infecções, 268-269
    e doença inflamatória pulmonar, 268
    em pacientes imunossuprimidos, 269
    abdominais e pélvicas, 269
    geniturinárias/nefrite, 269
  osteomielite – estudos comparativos com cintilografia óssea, 268
  sarcoidose, 268
aplicações clínicas, 272
  doença, 273
    cardiovascular, 273
    em vias biliares e rins, 273
    inflamatória intestinal, 273
  febre, 274
    de origem indeterminada, 274
    oculta, 274
  infecção, 273
    intra-abdominal, 273
    pulmonar, 273
  osteomielite, 272
aplicações clínicas, 275
  doença, 275
    inflamatória intestinal, 275
    renal, 275
  infecção, 275
    intra-abdominal, 275
    pulmonar, 275
  osteomielite, 275
aplicações clínicas, 277
  AIDS, 278
  arterite de, 278

células gigantes, 278
Takayasu, 278
detecção de doença infecciosa metastática, 279
doença inflamatória intestinal, 278
enxerto vascular, 277
febre de origem indeterminada, 278
inflamação pulmonar, 279
lúpus eritematoso sistêmico, poliarterite nodosa e granulomatose de Wegener, 278
osteomielite e próteses, 277
polimialgia reumática, 278
sarcoidose, 278
vasculites, 277
cintilografia com gálio-67 (^{67}Ga), 267
bases, 267
interpretação da imagem, 267
mecanismos de captação: fatores fisiopatológicos e biodistribuição normal, 267
protocolos de aquisição e processamento de imagem, 267
radiofármaco, 267
leucócitos marcados com ^{99m}Tc-Hexametilpropilenoaminooxima (^{99m}Tc-HMPAO), 274
bases, 274
interpretação da imagem/correlação com marcadores de medula, 275
mecanismos de captação: fatores fisiopatológicos e biodistribuição normal, 274
protocolos de aquisição e processamento de imagem, 275
radiofármaco e forma de marcação, 274
leucócitos marcados, 270
bases, 270
interpretação da imagem/correlação com marcadores de medula, 272
leucócitos marcados com ^{111}In-Oxina, 271
mecanismos de captação: fatores fisiopatológicos e biodistribuição normal, 271
protocolos de aquisição e processamento de imagem, 272
radiofármaco e forma de marcação, 271
outros radiofármacos para pesquisa de infecção e/ou inflamação, 279
anticorpos monoclonais e policlonais, 279
monoclonais, 279
policlonais, 279
outros traçadores, 279
citoquinas marcadas, 279
lipossomos marcados, 280
pequenas moléculas solúveis, 279
radiofármacos, 266
tomografia por emissão de pósitrons (PET) com fluordeoxiglicose (^{18}FDG), 275
bases, 275
interpretação da imagem, 277
mecanismos de captação: fatores fisiopatológicos e biodistribuição normal, 277
protocolos de aquisição e processamento de imagem, 277
radiofármaco, 276

Inflamação e infecção cardiovasculares, 180
cintilografia cardíaca com gálio-67, 180
bases, 180
interpretação da imagem, 180
radiofármaco, 180
FDG-PET-CT na avaliação de endocardite infecciosa, 182
indicações, 180
Instrumentação, 27
câmara à cintilação, 35
analisador de altura de pulso, 37
colimadores, 35
controle de qualidade, 37
controle de qualidade: uniformidade de campo, 38
desempenho em altas taxas de contagem, 38
posicionamento do fotopico, 37
quantificação da uniformidade, 38
resolução energética, 39
resolução espacial e linearidade, 39
uniformidade de campo, 37
fotomultiplicadoras, 36
princípio de funcionamento, 35
detectores à cintilação, 30
detector de iodeto de Sódio – NaI(Tl), 30
outros detectores sólidos, 31
detectores de, 31
Cádmio-Zinco-Telúrio, 31
Germanato de Bismuto, 31
Iodeto de Césio – Csl(TI), 31
Oxiortossilicato de Gadolínio, 31
Oxiortossilicato de Lutécio ou Lutécio/Ítrio – LSO, LySO, 31
Germânio e Silício, 31
semicondutores, 31
detectores de uso clínico sem formação de imagens, 33
calibrador de dose (curiômetro), 33
exatidão e precisão, 34
geometria, 34
linearidade, 34
reprodutibilidade, 34
captador e contador de poço, 35
Gamma Probe, 34
detectores gasosos, 28
câmara de ionização, 28
contadores, 29
Geiger-Müller, 29
proporcionais, 29
princípio de operação, 28
equipamentos híbridos, 50
micro-PET, 51
periodicidade do controle de qualidade, 51
PET/CT, 50
SPECT/CT, 50
testes e periodicidade conforme Anvisa – RDC nº 38, 52
calibrador de dose, 52
câmara à cintilação, 52

Índice Remissivo

PET, 52
  testes e periodicidade conforme CNEN NN 3.05, 51
    calibrador de dose, 51
    câmara cintilográfica, 51
    PET, 51
espectrometria, 32
  Compton: vale, borda e platô, 32
  detector ideal, 33
  espalhamento Compton no paciente, 33
  fotopico, 32
  FWHM e resolução, 33
  pico, 32-33
    de fuga do Iodo, 32
    de retroespalhamento, 33
    dos raios X característicos do Chumbo, 33
tomografia computadorizada por emissão de fóton único, 40
  aquisição da imagem, 40
  controle de qualidade para câmaras SPECT, 42
    centro de rotação, 42
    fotopico e uniformidade de campo, 42
    resolução espacial, 43
    sensibilidade, 43
  modificações da instrumentação, 40
  reconstrução da imagem, 41
    método de reconstrução iterativo, 41
tomografia por emissão de pósitron, 43
  aquisição da imagem, 45
    aquisição em duas dimensões versus três dimensões, 46
    correção de atenuação, 47
    método *Time of Flight*, 45
    normalização, 47
    reconstrução da imagem, 46
  bloco detector, 44
  coincidências, 48
    aleatórias, 48
    de espalhamento, 48
  controle de qualidade, 49
    sinograma, 49
  detectores para PET, 43
  janela de tempo para coincidência, 44
  método de reconstrução, 49
    detector, 49
    sensibilidade, 49
  resolução espacial, 48
    alcance do Pósitron, 48
    não colinearidade, 48
    tamanho do detector, 48
  válvulas fotomultiplicadoras e analisadores de altura de pulso, 43

L

Linfocintilografia de membros, 549
  aplicações clínicas, 551

linfedema, 551-552
    primário, 551
    secundário, 552
    outros quadros, 552
  bases, 549
    biodistribuição normal e critérios gerais de interpretação, 550
    mecanismos de captação – fisiologia da drenagem linfática, 549
    protocolos de aquisição e processamento, 550
    radiofármacos, 549
Linfoma, 477
  aspectos clínicos dos linfomas, 477
  avaliação da resposta à terapia – estudo ínterim, 482
  biologia tumoral, 479
  causas de falso-positivos e negativos na interpretação, 480
    falso, 480-481
      negativos, 481
      positivos, 480
  classificação dos linfomas não Hodgkin, 479
    agressivo, 479
    altamente agressivo, 479
  comparação do exame PET-[18]FDG com a cintilografia com gálio-67, 484
  critério de, 480, 483
    positividade da PET/CT-[18]FDG para acometimento linfonodal, 480
    de resposta da PET de Deauville, 483
  detecção precoce da recidiva, 483
  estadiamento, 480
    fatores prognósticos, 480
      adversos, 480
      favoráveis, 480
    linfoma, 480
      de Hodgkin, 480
      não Hodgkin, 480
  indicação do exame PET/CT-[18]FDG, 481-482
    no linfoma extranodal, 481
    para estadiamento inicial, 481
    para reestadiamento, monitoramento da resposta terapêutica e avaliação de massa residual, 482
  indolente, 479
  limitações do exame PET/CT-[18]FDG, 484
  principais indicações do exame PET/CT-[18]FDG, 480
    principais indicações clínicas, 480
  princípio do estudo metabólico, 479
Linfonodo sentinela e intraoperatórios radioguiados, 357
  aplicações clínicas, 361
    câncer de mama, 361
      localização radioguiada de lesão oculta, 366
      pesquisa do linfonodo sentinela, 361
    melanoma, 366
    outras aplicações, 367
      câncer da cabeça e pescoço, 367
      tumores ginecológicos, 367
  bases, 357
    conceitos gerais, 357

interpretação das imagens, 361
mecanismos de localização, 358
    linfonodo sentinela, 358
    outras lesões, 359
método (cintilografia e estudo intraoperatório), 359
radiofármacos, 357
    radiofármaco para, 357-358
        localização radioguiada de lesão oculta e pesquisa do linfonodo sentinela, 357
        para outros estudos intraoperatórios, 358

M

Melanoma, 491
indicações clínicas da PET/CT-18FDG em melanoma, 493
    diagnóstico, 493
    estadiamento, 493
        doença precoce – AJCC estádios I e II, 493
    monitoramento de resposta à terapia, 494
    seguimento e reestadiamento, 494
sobre a doença, 491
    bases gerais do estadiamento, 491
    incidência, mortalidade e principais apresentações, 491
técnica, 492
    limitações: causas de estudos falso-positivo e falso-negativo, 493
    parâmetros de aquisição e processamento específicos, 492
        protocolo de aquisição, 492
    pontos-chave na análise (locais de maior atenção, padrão visual, SUV), 493
Mucosa gástrica ectópica, 225
aplicações clínicas, 226
    antro gástrico retido, 226
    divertículo de Meckel, 226
    duplicação gastrointestinal, 226
    esôfago de Barrett, 226
bases, 225
    interpretação das imagens, 226
    intervenções farmacológicas, 225
    mecanismos de captação e biodistribuição, 225
    protocolos de aquisição e processamento, 225
    radiofármaco, 225
Musculoesquelético, 281

N

Nefrourinário, 309

O

Oncologia, 331, 371
não PET, 331
PET com FDG, 371

Outros métodos e técnicas *in vitro*, 259
cintilografia para, 260
    avaliação de trânsito intestinal, 260
    para detecção de sítio de perdas proteicas, 260
    para estudo do *Shunt* de LeVeen/comunicação peritônio-pleural, 260
outros métodos, 259
    cintilografia de perfusão arterial hepática com macroagregado de albumina marcado com Tecnécio-99m, 259
        determinação da posição do cateter pela administração intra-arterial do ^{99m}Tc-MAA, 259
técnicas *in vitro*, 262
    perda entérica de proteínas, 262
        marcação *in vitro* com Cromo-51, 262
        permeabilidade intestinal, 262
        pesquisa de hemorragia digestiva com Hemácias-cromo-51, 262
        teste respiratório com ureia para detecção de *Helicobacter Pylori*, 263
            indicações do teste, 263
            teste com ^{14}C-Ureia, 263
teste de Schilling, 263

P

Paratireoide, 203
aplicações clínicas, 204
    hiperparatireoidismo, 204
        estudos falso-positivo e falso-negativo, 204
        padrões cintilográficos, 204
bases, 203
    biodistribuição normal e critérios gerais de interpretação, 203
    mecanismos de captação, 203
    protocolos de aquisição e processamento, 203
    radiofármacos/farmacocinética, 203
Pesquisa de corpo inteiro, 197
aplicações clínicas, 199
    carcinoma diferenciado da tireoide, 199
bases, 197
    estímulo com TSH recombinante humano – TSHrh (Thyrogen*), 198
        captação cervical de 24 horas, 198
        PCI, 198-199
            diagnóstica, 198
            pós-dose terapêutica, 199
        SPECT-CT na PCI diagnóstica e pós-dose terapêutica, 199
    mecanismos de captação, 197
    protocolos de aquisição e processamento, 197
        biodistribuição normal, 197
        preparo, 197
    radiofármacos/farmacocinética, 197
PET/CT no adenocarcinoma colorretal, 424
aplicações clínicas, adenocarcinoma colorretal, 424

Índice Remissivo

tomografia por emissão de pósitrons, 425
PET/CT no câncer de esôfago, 419
  aspectos clínicos, 419
  bases do estadiamento, 419
    M, 421
    N, 421
    T, 419
  controle de resposta terapêutica, 422
  planejamento de radioterapia, 422
  pontos-chave na análise e limitações, 422
  seguimento, 423
PET/CT no câncer de estômago, 430
  parte I – adenocarcinoma gástrico, 430
    aspectos morfológicos de imagem, 431
    casos ilustrativos
    introdução, 430
      epidemiologia, 430
      quadro clínico, 430
        tratamento, 430
    papel da PET/CT com ^{18}FDG, 431
      avaliação de resposta terapêutica, 433
      detecção de recorrência, 433
      estadiamento, 431
  parte II – tumores estromais gastrointestinais (GIST), 436
    aspectos morfológicos de imagem, 436
    casos ilustrativos, 438
    conclusão, 437
    introdução, 436
      epidemiologia, 436
      quadro clínico, 436
    papel da PET/CT com ^{18}F-FDG, 437
      avaliação de resposta terapêutica, 437
      estadiamento, 437
    tratamento, 436
PET/CT no câncer de fígado e vias biliares, 448
  parte I – hepatocarcinoma, 448
    aspectos morfológicos de imagem, 448
    casos ilustrativos, 450
      caso, 450-451
        1, 450
        2, 451
    introdução, 448
      epidemiologia, 448
      quadro clínico, 448
      tratamento, 448
    papel da PET/CT com ^{18}FDG, 449
      detecção de recorrência e avaliação prognóstica, 449
      estadiamento, 449
  parte II – colangiocarcinoma, 452
    aspectos morfológicos de imagem, 452
    caso ilustrativo, 454
    introdução, 452
      epidemiologia, 452
      quadro clínico, 452
      tratamento, 452

papel da PET/CT com ^{18}FDG, 453
  detecção de recorrência, 453
  Estadiamento, 453
PET/CT no câncer de pâncreas, 441
  introdução, 441
    aspectos clínicos, 441
    bases do estadiamento, 441
    controle de resposta terapêutica, 444
    indicações clínicas, 442
      diagnóstico, 442
      estadiamento, 442
      estádio, 443-444
        M, 444
        N, 444
        T, 443
    metástases pancreáticas, 447
    perspectivas futuras, 447
    pontos-chave na análise e limitações, 442
    seguimento, 444
    técnica, 442
PET/RM – princípios e perspectivas, 378
  aspectos técnicos, 378
  considerações sobre *Workflow*, 379
  perspectivas futuras, 381
  potenciais aplicações Clínicas, 379
Princípios básicos da terapia com radionuclídeos, 557
  atividade acumulada, energia emitida por desintegração, fração de energia absorvida, 559
  dose absorvida de radiação (Gy), 558
  eficácia relativa biológica, dose biológica efetiva, dose efetiva uniforme, 562
  método de dosimetria mird, 560
  planejamento terapêutico em medicina nuclear, 562
  protocolo de dose máxima segura, 564
  radiobiologia da terapia com radionuclídeos, 561
Princípios básicos de física das radiações, 11
  átomos e estrutura da matéria, 11
  conversão massa-energia e a energia de ligação, 19
    conversão massa-energia e a energia de ligação, 19
    energia de ligação, 19
    massa e energia de ligação, 19
  espectro da radiação eletromagnética, 18
  estrutura do átomo, 13
    conservação de energia, 15
    dualidade onda-partícula, 14
    fontes emissoras de raios X, 15
    fóton, 14
    ionização e excitação, 14
    matéria, 13
    radiação, 13, 15
      corpuscular, 15
      de corpo negro, 13
      de frenamento, 15
    radioisótopos, 15
    raios X, 14

exercícios resolvidos de física das radiações, 25

interação da radiação com a matéria, 21

  efeito, 21-22

    Compton, 22

    fotoelétrico, 21

  produção de pares, 21

irradiação e contaminação, 16

modelos, 12-13

  de Bohr, 13

  atômicos, 12

  modelo de, 12

    J. J. Thomson, 12

    Rutherford, 12

natureza corpuscular e ondulatória das radiações, 17

  aniquilação de partículas, 17

  criação de partículas, 18

    elétron-volt (eV), 18

ondas eletromagnéticas, 16

  parâmetros de uma onda, 17

    características de uma onda, 17

    propriedades de, 17

      partícula, 17

      onda, 17

radiação eletromagnética, 16

radionuclídeos e suas radiações, 19

  decaimento, 19-20

    alfa, 19

    por partículas beta, 19

    por pósitron e captura eletrônica, 20

    captura eletrônica, 20

  elétrons Auger, 21

  raios X característicos, 20

  transição isomérica e conversão interna, 20

terminologia, unidades e matemática do decaimento radioativo, 23

  atenuação e transmissão de Fótons, 24

  distribuição de Poisson, 24

  equação geral do decaimento, 23

  estatística do decaimento radioativo, 24

  meia-vida, 23

    biológica e meia-vida efetiva, 23

    e constante de decaimento, 23

  unidades de radioatividade, 24

    no sistema internacional, 24

  vida média, 23

Procedimentos gerenciais e tecnológicos em medicina nuclear, 129

  conceito de gerenciamento, 129

    garantia da qualidade, 129

    modelo de confecção – POP em medicina nuclear, 130

  legislação, 135

  recursos, 131, 133

    humanos, 131

    para agendamento, 133

    tecnológicos, 133

Processamento digital das imagens e tecnologia da informação, 55

bits, 60

compressão de imagens digitais, 66

  características do JPEG, 67

  compressão, 66-67

    com perdas de dados, 67

    sem perdas de dados, 66

computador e digitalização, 59

  digitalização, 60

computadores e processamento, 68

  aquisição dos dados digitais (*Frame e List Modes*), 69

  criação da imagem digital, 68

  os sistemas PACS, 70

  padrão de imagem DICOM, 70

contraste de uma imagem, 63

conversão analógico-digital, 56

DICOM e PACS, 68

ferramentas de processamento de imagens, 62

filtragem, 57

filtros, 65

  filtros passa, 65

    alta, 65

    baixa, 65

formatos de arquivos de imagens, 67

frequência de Nyquist, 57

fusão de imagens (métodos híbridos), 64

histograma, 64

interpolação, 66

pixel, 61

  exemplos – tamanho do pixel, 61

procedimentos computacionais, 62

questões para aprendizado, 70

reconstrução no domínio da frequência, 59

resolução, 62

ruídos, 64

tons de cinza, 62

transformada de Fourier, 58

Proteção radiológica e dosimetria, 105

  classificação de áreas – área livre, controlada e supervisionada, 112

    exigências da agência nacional de vigilância sanitária (Anvisa)/Ministério da Saúde, 116

    normas da Comissão Nacional de Energia Nuclear, 112

  conceitos e definições, 105

  detectores de radiação, 107

  grandezas dosimétricas, 105

    atividade – A, 105

    dose, 106-107

      coletiva, 107

      de radiação (dose absorvida de radiação) – D, 106

      efetiva, 107

      equivalente (equivalente de dose) – H, 106

    exposição – X, 105

    kerma – K, 106

    relação entre taxa de exposição e atividade da fonte ("lei do quadrado da distância"), 107

    taxa de dose, 107

efeitos biológicos da radiação ionizante, 108
introdução às normas relativas ao uso da radiação em medicina nuclear, 112
radioproteção, 110
   cálculos de exposição, 112
   contaminação interna, 111
   cuidados com o paciente injetado, 111
   princípios, 110, 112
      ALARA, 112
   redução de dose, 110

R

Radiobiologia – bases celulares e moleculares dos efeitos da radiação, 87
   efeito, 95, 97
      Bystander e sua implicância clínica, O, 97
      indiretos da radiação ionizante: o estresse oxidativo e a geração de espécies reativas de oxigênio, 95
   mecanismos celulares após danos de radiação ionizante no núcleo, 89
   radiação ionizante e as fases do ciclo celular, A, 90
   radiossensibilizadores e radioprotetores, 100
   resposta adaptativa, 102
   vias efetoras de morte após a radiação: catástrofe mitótica, senescência apoptose, necrose/necroptose e autofagia, As, 95
Radiofarmácia, 71
   características ideais para os radionuclídeos usados em diagnóstico ou terapia, 71
   produção de radionuclídeos, 73
      aceleradores cíclotrons, 75
      controle de qualidade, 84
         controle de qualidade para, 84-85
            geradores $^{99}Mo/^{99m}Tc$, 84
            radiofármacos de ^{99m}Tc, 85
      geradores, 76
         gerador, 78-79
            de Estrôncio-82/Rubídio-82 ($^{82}Sr/^{82}Rb$), 79
            Germânio-68/Gálio-68 ($^{68}Ge/^{68}Ga$), 78
            Molibdênio-99/Tecnécio-99m ($^{99}Mo/^{99m}Tc$), 78
      métodos de preparação de radiofármacos, 79
         radiofármacos, 80-81
            de Carbono, 81
            obtidos por adição eletrofílica, 80
            obtidos por substituição nucleofílica utilizando Ânions radioativos, 80
      reator nuclear, 73
Refluxo gastroesofágico e pesquisa de aspiração pulmonar, 219
   pesquisa de aspiração pulmonar, 222
      aplicações clínicas, 222
         aspiração associada ao RGE e neuropatia, 222
      bases, 222
         interpretação da imagem, 222
         protocolos de aquisição e processamento conjugados à pesquisa de RGE, 222

radiofármacos, 222
salivagrama, 222
refluxo gastroesofágico, 219
   aplicações clínicas, 221
      comparação com outras modalidades, 221
      detecção de refluxo em crianças e adultos, 221
      estudos de seguimento, 221
   bases, 219
      interpretação da imagem e curvas, 220
      protocolos de aquisição e processamento, 219
      radiofármacos, 219

S

Sangramento intestinal, 255
   bases, 255
   critérios de interpretação da cintilografia para sangramento intestinal, 256
   preparo, 256
   radiofármacos, 255
   SPECT/CT, 257
   testes falso-positivos e artefatos, 256
Seção
   1 – bases, 1
   2 – diagnóstico, 137
   3 – terapia, 555
Sinovectomia radioisotópica, 601
   atividade administrada, 601
   contraindicações, 602
   efeitos adversos, 603
   indicações, 602
      artrite reumatoide e outras sinovites, 602
      hemofilia, 602
   radiofármacos, 601
   resposta, 602
   técnica, orientações e cuidados, 603
Sistema nervoso central, 515

T

Terapia de Linfoma, 591
   ^{131}I-tositumomabe (Bexxar®), 592
      atividade administrada, 592
      cuidados, 593
      indicações, 592
      mecanismo de ação, 592
   ^{90}Y e ^{111}In-ibritumomabe-tiuxetan (Zevalin®), 592
      atividade administrada, 592
      indicações, 592
      mecanismo de ação, 592
Terapia de metástases ósseas, 605
   Rádio-223 na redução de eventos e ganho de sobrevida, 607
      efeitos adversos e cuidados, 608

indicações e resposta, 608

    protocolo de tratamento e atividade administrada, 608

    radiofármacos, 607

  Samário-153 na paliação de dor, 605

    efeitos adversos e cuidados, 607

    indicações e resposta, 606

    protocolo de tratamento e atividade administrada, 605

    radiofármacos, 605

Terapia de tumores neuroendócrinos, 585

  efeitos adversos e cuidados, 588

  indicações e resposta, 587

    tumores neuroendócrinos, 587

  protocolo de tratamento e atividade administrada, 586

    cintilografia na avaliação inicial e dosimetria, 586

    preparo e administração do ^{177}Lu-Dotatate, 587

      monitoração, 587

      seguimento, 587

  radiofármacos, 585

    fármacos análogos da somatostatina, 585

    isótopos, 585

    outros peptídeos, 586

  terapia com MIBG em tumores neuroendócrinos, 589

Terapia do neuroblastoma e feocromocitoma, 579

  ^{131}I-MIBG, 579

    administração, 580

      alta do paciente, 580

      atividade, 580

      indicações, 580

      preparo da administração, 580

    mecanismos de captação, 579

  ^{177}Lu-DOTATATO e ^{90}Y-DOTATOC, 581

    ^{177}Lu-DOTATATO, 582

    ^{90}Y-DOTATOC, 582

    administração, 582

      atividade, 582

    contraindicações, 582

    efeitos adversos/cuidados, 582

    indicações, 582

    mecanismos de captação, 582

    resposta, 582

    resposta, 581

    efeitos adversos/cuidados, 581

Tireoide, 186

  aplicações clínicas, 189

    avaliação de, 190, 192-193

      massa subesternal (bócio mergulhante), 192

      nódulo tireoidiano em paciente com hipertireoidismo subclínico, 190

      tecido tireoidiano remanescente pós-tireoidectomia, 193

    diagnóstico de tireoidites, 192

      tireoidite, 192

        aguda, 192

        crônica de Hashimoto, 192

        subaguda granulomatosa ou de Quervain, tireoidite silenciosa e tireoidite pós-parto, 192

diferenciação das causas de tireotoxicose, 190

    bócio uni ou multinodular tóxico, 191

    doença de *Basedow-graves*, 190

    tireoidite, 191-192

      crônica de Hashimoto, 192

      subaguda, 191

  localização de tecido tireoidiano ectópico, 192

  planejamento de tratamento de hipertireoidismo com Iodo-131, 192

bases, 186

  biodistribuição normal e critérios de interpretação, 188

    captação, 188

    cintilografia, 188

  mecanismos de captação, 187

  protocolos de aquisição e processamento, 187

    captação de Iodo-131, 188

    cintilografia com Iodo, 188

    cintilografia com Pertecnetato de Sódio (Na^{99m}TcO$_4$), 188

    preparo, 187

  radiofármacos/farmacocinética, 186

testes funcionais da tireoide, 194

  teste, 194

    de estímulo, 194

    de supressão, 194

    do Perclorato, 194

Trânsito esofágico, 210

  aplicações clínicas, 212

    acalasia, 212

      distúrbio motor inespecífico, 212

      esclerodermia, 12

      esôfago em quebra-nozes, 212

      espasmo esofágico difuso, 212

      outros distúrbios, 212

  bases, 210

    interpretação da imagem e curvas, 211

    protocolos de aquisição e processamento, 210

    radiofármacos, 210

Tumores da cabeça e do pescoço, 388

  indicações clínicas da PET/CT, 393

    diagnóstico, 393

    estadiamento, 393

    seguimento, 393

  introdução sobre a doença, 388

    bases gerais no estadiamento, 388

    incidência, mortalidade e aspectos relevantes, 388

  técnica, 389

    limitações, 392

    parâmetros de aquisição e processamento específicos, 389

    pontos-chave na análise, 389

Tumores de sítio primário desconhecido, 496

  indicações clínicas, 497

    tumor de sítio primário desconhecido, 497

  introdução sobre a doença, 496

    incidência, mortalidade e aspectos relevantes, 496

  técnica, 497

limitações, 499
parâmetros de aquisição e processamento específicos, 497
Tumores do sistema endócrino, 404
carcinoma de tireoide, 404
particularidades técnicas, 404
indicações clínicas da PET/CT, 404
câncer de tireoide, 404-405
diagnóstico do nódulo tireoidiano, 404
estadiamento, 405
carcinoma medular da tireoide, 406
outras aplicações, 407
adrenal, 407
paratireoide, 407
síndrome de *Cushing*, 407
tumores neuroendócrinos, 407
Tumores do sistema nervoso central, 382
correlação de metabolismo glicolítico e grau histológico, 383
estadiamento – detecção de metástases cerebrais, 384
PET-[18]FDG, 383-384
auxiliando na biópsia, 383
na avaliação prognóstica, 383
na diferenciação entre recidiva e radionecrose, 384
nas infecções oportunistas e linfoma de SNC, 384
no seguimento após terapia, 384
tumores cerebrais nas crianças, 384
Tumores ginecológicos, 462
introdução, 462
bases gerais do estadiamento, 462
epidemiologia e principais apresentações, 462
pontos-chave na análise, 464
câncer, 465
de endométrio, 465
de ovário, 465
de vulva e vagina, 465
do colo uterino, 465
distribuição fisiológica, 464
indicações clínicas, 465
limitações: causas de falso-positivo e falso-negativo, 464
perspectivas, 465
que procurar, o, 464
técnica, 463
parâmetros de aquisição e processamento específicos, 463
Tumores Hepáticos, 595
[131]I-lipiodol, 595
atividade administrada e uso prático do ^{131}I-lipiodol, 596
efeitos adversos e cuidados, 597
indicações e resposta, 597
uso prático do ^{131}I-lipiodol na terapêutica do hepatocarcinoma, 596

microesferas marcadas com ^{90}Y, 598
protocolo de tratamento e atividade administrada, 598
efeitos adversos e cuidados, 599
indicações e resposta, 599
Tumores urogenitais, 467
câncer de bexiga, 472
avaliação do tumor primário, 472
PET/CT na avaliação, 472
de metástases a distância, 472
de recorrência, 472
nodal, 472
câncer de próstata, 467
doença metastática, 468
monitoração de resposta terapêutica, 469
perspectivas, 469
papel da PET-[18]FDG no estadiamento primário, 468
recorrência de doença, 469
câncer de testículo, 469
diagnóstico e estadiamento, 470
doença residual e recorrência de doença, 470
predição de resposta, 471
resposta ao tratamento, 470
câncer renal, 472
técnica, 475
parâmetros de aquisição e processamento específicos, 475
pontos-chave na análise, 475

V

Vários, 545
Viabilidade miocárdica, 170
bases, 170
hibernação, 170
cintilografia de perfusão miocárdica com, 171-172
[99m]Tc-sestamibi, 172
tálio-201 (SPECT), 171
estresse – redistribuição – reinjeção, 172
repouso – redistribuição, 171
medicina nuclear na avaliação da viabilidade miocárdica, 170
exames cintilográficos utilizados para a avaliação da viabilidade miocárdica, 171
PET com glicose marcada com flúor-18 ([18]FDG) para avaliação da viabilidade miocárdica, 174
protocolo PET, 174-175
Clamp para avaliação da viabilidade miocárdica, 174
dieta para avaliação da viabilidade miocárdica, 175
realização do estudo do metabolismo miocárdico de glicose com [18]FDG, 174

IMPRESSÃO:

Santa Maria - RS - Fone/Fax: (55) 3220.4500
www.pallotti.com.br